AF315712

GAZETTE HEBDOMADAIRE
DE MÉDECINE ET DE CHIRURGIE.

PARIS ET LES DÉPARTEMENTS :
Un an, 24 fr. Six mois, 13 fr. Trois mois, 7 fr.
POUR L'ÉTRANGER :
Le port en sus suivant les tarifs.
L'abonnement part du 1er de chaque mois.

BUREAUX :
A LA LIBRAIRIE MÉDICALE ET SCIENTIFIQUE
DE VICTOR MASSON
Place de l'Ecole-de-Médecine.

POUR S'ABONNER,
il suffit de détacher le bulletin ci-dessous,
d'en remplir les blancs,
et de le jeter à la Poste.

Ce Journal paraît tous les Vendredis.　　　　　**Rédacteur en chef : A. DECHAMBRE.**

La GAZETTE HEBDOMADAIRE DE MÉDECINE ET DE CHIRURGIE se publie depuis trois mois, sous la direction de M. le docteur A. DECHAMBRE, dans le format et avec la qualité typographique dont le présent *prospectus* offre un spécimen. Son étendue était d'abord de 24 colonnes. Dès le second numéro, l'administration du journal annonça qu'elle donnerait dorénavant un supplément de 8 colonnes tous les quinze jours ; mais, encouragée par la sympathie déjà sensible du public médical, elle doubla immédiatement, sans nouvel avis, l'augmentation promise, et ce qui devait être un simple *supplément* devint partie intégrante de la publication. Aujourd'hui donc la GAZETTE HEBDOMADAIRE DE MÉDECINE ET DE CHIRURGIE contient régulièrement par numéro 32 colonnes in-4°, soit environ 150,000 *lettres*. Elle formera, au bout de l'année, un beau tome de 840 pages, d'une dimension commode pour les bibliothèques, et susceptible d'être relié en deux volumes.

Le *prix* n'a pas varié avec l'étendue de la publication ; il reste fixé à 24 francs par an.

Le *cadre* que s'est tracé la GAZETTE HEBDOMADAIRE, et qu'elle remplit scrupuleusement depuis trois mois, est le suivant. Chaque numéro contient : 1° *Un article critique sur une ou plusieurs questions à l'ordre du jour*. Ces questions sont empruntées à l'Académie de médecine de Paris, à l'Académie des sciences, à diverses sociétés savantes de Paris, de la province et de l'étranger, aux livres, aux feuilles périodiques, à l'enseignement. 2° *Deux mémoires originaux*, à moins que l'étendue exceptionnelle du premier-Paris né laisse de place qu'à un seul. C'est un sacrifice auquel on se résigne aisément quand il est racheté par l'examen critique d'une ou de plusieurs questions importantes. 3° *Une revue de la presse médicale française et étrangère*. Un mouvement considérable d'échanges avec les journaux anglais, américains, belges, allemands, italiens, espagnols, permet de faire cette revue aussi complète et variée que possible. 4° *Un compte rendu des sociétés savantes* ou des congrès et réunions scientifiques, susceptibles d'instruire ou d'intéres-

ser. Au lieu de puiser le compte rendu à une rédaction commune, suivant l'usage de la plupart des journaux, la *Gazette hebdomadaire* a, pour ce genre de travail, un rédacteur spécial et qui n'est qu'à elle. 5° *Une revue des livres nouveaux*, conçue spécialement au point de vue analytique, de manière à faire connaître au lecteur moins nos opinions personnelles (que nous ne manquons pas néanmoins d'exprimer) que la substance même des ouvrages. 6° *Un feuilleton* consacré à la littérature, à l'organisation, à la législation et à la philosophie médicales. Cette partie du cadre contient, à des intervalles indéterminés, sous le nom de *Lettres médicales*, une revue des événements, grands et petits, qui peuvent intéresser le monde des médecins. 7° *Des nouvelles.*

Indépendamment de ces sept divisions, nous donnons une ou deux fois par mois une *Revue clinique* des hôpitaux ou de la ville, consacrée à des faits particuliers doués d'une signification spéciale à un titre quelconque, étiologique, séméiotique, thérapeutique, etc.

Ce cadre, nous nous hâtons de le reconnaître, ne nous est pas personnel ; il appartient à d'autres organes de la presse médicale ; mais on peut le remplir de diverses manières, et la *Gazette hebdomadaire* ne craint pas de dire que, en cela, elle n'imite personne. Par exemple, tout en ne négligeant rien de ce qui se fait chez nous d'essentiel et de réellement important, elle accorde une place considérable à la science étrangère. Il faut bien le reconnaître, la France sait beaucoup moins l'Allemagne ou l'Angleterre que l'étranger ne sait la France. Un des buts les plus louables et les plus utiles que puisse se proposer un journal est donc de servir d'organe au *cosmopolitisme* de la science médicale, d'amener au contact et, par suite, à l'épreuve d'un contrôle mutuel, les idées, les opinions, les observations de tous les pays. En second lieu, la *Gazette hebdomadaire* entend d'une manière qui lui est propre cette œuvre de diffusion et d'enseignement mutuel. A son sens, on ne l'accomplit que très imparfaitement, quand on se contente, comme on le fait d'ordinaire, de relever jour à jour et de reproduire

AVIS IMPORTANT. — *Les personnes qui prendront un abonnement pour l'année entière (de Janvier à Décembre 1854) recevront gratuitement les treize numéros publiés du 7 Octobre au 31 Décembre 1853.*

Je déclare m'abonner à la **Gazette hebdomadaire de médecine et de chirurgie** pour (1) à partir du 1er (2)

J'autorise à faire sur moi, pour prix de cet abonnement, un mandat de (3) payable à un mois de ce jour.

(4) ______________________________

Prière d'indiquer : (1) le nombre de mois, pendant lequel l'abonnement devra durer ; — (2) l'époque de laquelle il partira ; — (3) le prix à payer ; — (4) le nom et l'adresse et de jeter le présent bulletin à la poste. — En adoptant ce moyen, on évitera tout déplacement et tous frais d'envoi d'argent.

Paris. — Imprimerie de L. MARTINET, rue Mignon, 2.

sèchement tout ce qui sort du grand laboratoire de la presse. Ce genre de travail ne peut être sérieux qu'à la condition de présenter de temps à autre des *exposés critiques* dans lesquels les questions importantes sont prises à leur origine, suivies dans toutes leurs phases, et enfin définies dans leurs termes actuels. C'est ce que la *Gazette hebdomadaire* a déjà tenté pour l'*école de Rademacher*, en Allemagne ; l'*ictère aigu*, d'après les recherches récentes des Anglais et des Allemands ; la *compression des artères dans le traitement des anévrismes*, en Angleterre, etc. Tel est surtout le genre d'articles auquel elle sacrifie quelquefois un travail plus ou moins original, bien persuadée qu'elle sert mieux par là l'intérêt et le goût du lecteur. L'inconvénient n'est que pour elle, qui est ainsi amenée à tirer davantage de sa rédaction propre. De même, sans prétendre trouver la médecine dans l'alambic ou sous le microscope, elle donne une attention suivie aux travaux de chimie animale ou de micrographie, parce qu'elle croit qu'on en tirera un jour, pour la constitution de la science, des éléments d'une grande valeur.

Enfin, on trouve à la fin de chaque numéro, sous la rubrique *Bulletin de la presse et des livres*, l'indication détaillée de tous les articles originaux contenus dans les publications périodiques arrivant au bureau, et le titre des principaux livres édités par la librairie médicale, sans distinction de source ni de pays. Double ressource pour ceux qui s'occupent de recherches scientifiques.

La *rédaction* est confiée à une réunion d'écrivains dont il ne nous appartient pas de louer ici le talent, mais dont nous pouvons au moins constater le zèle et l'honnêteté scientifique. Indépendamment du rédacteur en chef, qui entre pour une large part dans la collaboration, les écrivains spécialement attachés à la *Gazette hebdomadaire*, et chargés, chacun selon l'objet de ses études de prédilection, — anatomie, physiologie, pathologie, sciences auxiliaires, etc., — de remplir les divers compartiments du cadre indiqué plus haut, sont MM. JULES BÉCLARD, professeur agrégé à la Faculté de médecine de Paris, dont la compétence en anatomie et en physiologie n'est ignorée de personne ; P. BROCA, également professeur agrégé et chirurgien des hôpitaux ; P. DIDAY, ex-chirurgien en chef de l'hospice de l'Antiquaille, de Lyon, qui a été pendant plus de dix ans, avec M. Dechambre, le collaborateur assidu de la *Gazette médicale de Paris* ; FANO, prosecteur de la Faculté de médecine ; GOUBAUX, professeur à l'École vétérinaire d'Alfort ; JACQUEMIER, auteur du *Manuel des accouchements* ; LEUDET, spécialement voué à l'étude de la médecine interne et de l'anatomie pathologique ; LOISEAU, ancien interne des hôpitaux de Paris ; VERDEIL, auteur, avec M. Robin, du *Traité de chimie anatomique et physiologique*.

On nous permettra d'ajouter que la plupart de ces rédacteurs sont familiarisés avec plusieurs langues vivantes ; que notamment l'anglais et l'allemand sont écrits et parlés par plusieurs d'entre eux, condition indispensable pour l'exécution de l'œuvre dont nous venons de présenter le plan.

Nous terminerons en donnant l'énumération des principaux travaux jusqu'ici publiés par la *Gazette hebdomadaire* :

1. DE LA PRÉTENDUE SUBSTITUTION DE LA FIÈVRE TYPHOÏDE A LA VARIOLE DEPUIS L'INTRODUCTION DE LA VACCINE, par M. BARTH, agrégé de la Faculté de médecine, médecin de l'hôpital Beaujon.

2. SUR LE TRAITEMENT DE L'ONGLE INCARNÉ, par M. GOSSELIN, chef des travaux anatomiques et agrégé de la Faculté de médecine.

3. OBSERVATION D'ANÉVRISME POPLITÉ TRAITÉ PAR L'INJECTION DE PERCHLORURE DE FER. — *Réflexions sur cette nouvelle méthode de traitement*, par M. LENOIR, chirurgien de l'hôpital Necker.

4. SENSATION DU GOUT CHEZ LES DIABÉTIQUES, par M. le docteur FALCK, de Marburg.

5. LES INHALATIONS ANESTHÉSIQUES DEVANT LA SOCIÉTÉ DE CHIRURGIE, par M. P. BROCA, agrégé de la Faculté de médecine.

6. DE LA TÉNORAPHIE, par M. le professeur SÉDILLOT, de Strasbourg.

7. SUR LES CARACTÈRES DE L'URÉMIE, par M. SCHOTTIN, de Kostritz.

8. NOTE SUR QUELQUES POINTS DU TRAITEMENT DU PRURIGO, par M. A. DECHAMBRE.

9. TRANSSUDATION AQUEUSE PAR L'OREILLE GAUCHE, SUITE D'UNE FRACTURE DU LABYRINTHE CAUSÉE PAR UNE CHUTE SUR LA TÊTE, par le chevalier LEOPOLD FERRI.

10. NOTE SUR LES KYSTES DU REIN, par M. VERNEUIL, agrégé de la Faculté de médecine.

11. DES TUMEURS LAITEUSES OU GALACTOCÈLES, par M. le professeur VELPEAU.

12. DU GETAH LAHAE, NOUVELLE SUBSTANCE PHARMACEUTIQUE, par M. J.-F. VANHENGEL, de Hilversum (Hollande).

13. MÉMOIRE SUR LES INJECTIONS DE PERCHLORURE DE FER APPLIQUÉES AU TRAITEMENT DES ANÉVRISMES, par M. le professeur MALGAIGNE. (Analyse très détaillée de ce mémoire, lu à l'Académie de médecine.)

14. DE L'ICTÈRE GRAVE, OU ATROPHIE AIGUE DU FOIE. — RÉSUMÉ DES TRAVAUX PUBLIÉS EN ANGLETERRE ET EN ALLEMAGNE SUR CETTE MALADIE, par M. LEUDET.

15. VALEUR DE L'ACARUS DANS LA CONSTITUTION DE LA GALE, par M. DEVERGIE, médecin à l'hôpital Saint-Louis.

16. SECOND RAPPORT SUR LE CHLOROFORME, par M. ROBERT, chirurgien de l'hôpital Beaujon. (Analyse très détaillée de ce rapport, lu à la Société de chirurgie.)

17. G. RADEMACHER ET SON ÉCOLE, par M. JULES BÉCLARD, agrégé de la Faculté de médecine.

18. DU TRAITEMENT ABORTIF DE L'ORCHITE BLENNORRHAGIQUE PAR LES CAUTÉRISATIONS SUPERFICIELLES AU MOYEN DE L'ACIDE AZOTIQUE, par M. CHASSAIGNAC, chirurgien de l'hôpital Saint-Antoine.

19. CONGRÈS D'ARRAS, DE NOVARE ET DE TUBINGUE, par M. J. BÉCLARD.

20. DE LA COMPRESSION DES ARTÈRES COMME MOYEN CURATIF DES ANÉVRISMES ; RÉSUMÉ DES TRAVAUX PUBLIÉS EN ANGLETERRE, par M. BROCA.

21. DU SARCINA ; DE SON ROLE DANS LA PATHOLOGIE HUMAINE, D'APRÈS LES TRAVAUX DONT IL A ÉTÉ L'OBJET EN ANGLETERRE ET EN FRANCE, par M. LEUDET.

Librairie de Victor Masson,
17, Place de l'École-de-Médecine,
A PARIS.

IODOTHÉRAPIE

OU

DE L'EMPLOI MÉDICO-CHIRURGICAL

DE L'IODE ET DE SES COMPOSÉS

ET

PARTICULIÈREMENT DES INJECTIONS IODÉES

Publications de l'auteur.

1. Mémoire sur les causes et le mécanisme de l'abaissement de la hanche dans la coxalgie et autres affections des membres inférieurs (*Gazette médicale*, 1835, n° 32).

2. Sur les inconvénients du cathétérisme simple et forcé de M. Mayor, dans le traitement des rétrécissements de l'urètre et des fistules urinaires (*Gazette médicale*, 1835, n°s 46 et 51).

3. De la cure radicale des varices par la compression médiate des veines variqueuses au-dessus du lieu malade (*Gazette médicale*, 1836, n° 6).

4. Anévrysme du tronc brachio-céphalique; ligature de l'artère axillaire d'après la méthode de Brasdor. Mort par suffocation un mois après l'opération (*Bulletin de la Société anatomique*, années 1834, n° 6, et 1836, n° 8).

5. Gangrène sénile; expériences qui prouvent que la température du cadavre est moins élevée que celle d'un membre sphacelé (*Gazette médicale*, 1836, n° 44).

6. Du traitement de l'ectropion, suite de brûlure, par la blépharoplastie (*Gazette médicale*, 1836, n° 48).

7. Du diagnostic des tumeurs variqueuses de l'aine, avec la hernie crurale, précédé d'une observation (*Gazette médicale*, 1836, n° 52).

8. Du traitement du psoriasis (lèpre vulgaire, dartres squameuses) par la pommade de proto-iodure de mercure (*Bulletin général de thérapeutique*, t. XIII, année 1837).

9. Des signes immédiats de la contusion du cerveau, suivis de quelques réflexions sur le traitement des plaies de tête (*Archives générales de médecine*, t. XIV et XV, année 1837), (prix Montyon).

10. Des irrigations continues d'eau froide dans la métrorrhagie et autres lésions du col de la matrice (*Gazette médicale*, 1838, n° 12).

11. De l'Hôtel-Dieu de Paris; sa démolition pour cause d'insalubrité (*Gazette médicale*, 1838, n° 34).

12. Des constructions nouvelles de l'Hôtel-Dieu de Paris; nécessité de cliniques nombreuses et d'un hôpital pour les convalescents (*Gazette médicale*, 1839, n° 42).

13. Des constitutions érysipélateuses qui règnent souvent dans les salles de chirurgie de l'Hôtel-Dieu, ou de l'erysipèle d'hôpital sous le point de vue chirurgical (*Journal des connaissances médico-chirurgicales*, 1839).

14. De la cure radicale des hernies, in-8°, 1839.

15. De la difficulté du diagnostic des tumeurs qui se développent dans le bas-ventre, précédée d'une hydropisie probable de l'ovaire, terminée par la guerison (*Gazette médicale*, 1840, n° 22).

16. Observation d'un vaste abcès de la fosse iliaque interne, guéri rapidement par les injections iodées, suivie de réflexions sur l'avantage de ces injections (*Gazette médicale*, 1840, n° 38).

17. Mémoire et observations sur un nouveau procédé très simple pour extraire certains corps aigus engagés dans le canal de l'urètre (*Gazette médicale*, année 1841, p. 283, et *Journal des connaissances médico-chirurgicales*, 1847).

18. Traité du strabisme et de sa cure radicale par la section musculaire, précédé de recherches anatomiques et physiologiques sur les muscles de l'œil (*Journal des connaissances médico-chirurgicales*, années 1841 et 1842).

19. De l'inamovibilité dans le traitement des affections chirurgicales, in-8° (chez LABÉ, libraire). (1844).

20. Mémoire et observations sur les fistules laryngées externes et sur leur cure radicale par les injections iodées (*Gazette médicale*, 1846).

21. Mémoire sur l'efficacité des injections iodées dans les abcès, les fistules, les kystes, etc., ou nouvelle méthode pour guérir promptement ces affections (*Journal des connaissances médico-chirurgicales*, 1846).

22. De la valeur des injections iodées dans la thérapeutique chirurgicale (*Gazette médicale*, 1849) (mention honorable de l'Institut).

23. Du traitement des abcès par congestion, ou de ceux qui dépendent d'une carie, par les injections iodées (*Mémoires de la Société de chirurgie*, t. II, fascicule 4, 1850. (Prix de l'Institut.)

24. Du traitement des anévrysmes par la galvano-puncture (*Mémoires de la Société de chirurgie de Paris*, t. III, fascicule 1er, p. 75).

25. Du traitement de l'ascite par les injections iodées (*Gazette médicale de Paris*, 1851). (Prix de l'Institut.)

26. De la cure radicale des hydropisies de l'ovaire par les injections iodées (Mémoire lu à l'Académie de médecine, 1852), etc., etc.

27. Du traitement des épanchements pleurétiques purulents par les injections iodées (*Archives générales de médecine*, 1853).

28. Du traitement des fistules à l'anus par les injections iodées (*Gazette médicale*, 1854).

29. Des applications locales de la teinture d'iode sur les ulcères, les plaies de mauvaise nature, virulentes, contagieuses, et comme moyen préservatif de l'infection putride et de l'infection purulente. (*Gazette hebdomadaire*, 1855.), etc., etc.

Paris. — Imprimerie de L. MARTINET, rue Mignon, 2.

IODOTHÉRAPIE

OU

DE L'EMPLOI MÉDICO-CHIRURGICAL

DE L'IODE ET DE SES COMPOSÉS

ET

PARTICULIÈREMENT DES INJECTIONS IODÉES

Par **A.-A. BOINET**

Docteur en médecine ;
lauréat de l'Institut de France, de la Faculté de médecine,
de la Société de médecine, de chirurgie et de pharmacie de Toulouse ;
ex-chirurgien interne et lauréat des hôpitaux de Paris ;
membre titulaire de la Société de chirurgie de Paris ;
de la Société de médecine du département de la Seine, des Sociétés médico-pratique,
anatomique, d'émulation et d'observation de Paris ;
correspondant du cercle médical et du cercle chirurgical de Montpellier ;
des Sociétés de médecine de Toulouse,
d'Angers, etc.

PARIS

LIBRAIRIE DE VICTOR MASSON

PLACE DE L'ÉCOLE-DE-MÉDECINE

M DCCC LV

A M. VELPEAU,

PROFESSEUR DE CLINIQUE CHIRURGICALE
A LA FACULTÉ DE MÉDECINE DE PARIS, MEMBRE DE L'INSTITUT,
CHIRURGIEN DE L'HÔPITAL DE LA CHARITÉ, ETC., ETC.

Si vous n'aviez pas fait usage des injections iodées dans la tunique vaginale, il est probable que l'emploi de ces injections dans un grand nombre d'affections graves, et autrefois au-dessus des ressources de l'art, serait encore à trouver ; la dédicace d'un traité sur les applications de l'iode en chirurgie, appartient donc de droit à celui qui a tant contribué à la propagation de cette méthode. C'est à ce titre, plutôt qu'à la haute position scientifique que vous occupez, que je vous dédie cet ouvrage, persuadé qu'il obtiendra l'approbation du public, s'il obtient la vôtre.

Hommage de profonde et respectueuse estime,

BOINET.

INTRODUCTION.

Vers le commencement de ce siècle (1820), un médecin observateur, le docteur Coindet, de Genève, soupçonna et reconnut que la guérison du goître, obtenue avec l'éponge brûlée, la poudre de chêne marin, l'æthiops végétal, dépendait de l'iode contenu dans ces substances. Dès lors, il s'empressa de faire usage de l'iode dans le traitement du goître, et les nombreux succès qu'il obtint l'engagèrent ensuite à l'employer pour combattre les scrofules. A partir de cette époque, 1821, 1822, l'emploi de l'iode ou de ses composés devint de plus en plus fréquent, et aujourd'hui l'importance thérapeutique de ce précieux métalloïde est un fait incontestable. Il est peu d'agents, en effet, qui s'appliquent à des maladies plus nombreuses et plus variées, et cette conquête, toute moderne pour la thérapeutique, a pris dans ces dernières années, particulièrement en chirurgie, une extension considérable ; elle nous paraît devoir obtenir de plus en plus la sanction du temps et de l'expérience. Il est surtout un genre d'utilité que nos recherches cliniques, nos observations et nos expériences, nous ont appris à retirer de l'emploi de certains composés iodiques, nous voulons parler des injections iodées. Ces applications locales ont procuré des résultats tels, que des maladies réputées incurables, comme les abcès par congestion, les ascites, les hydropisies enkystées de l'ovaire, l'hydrocéphale, les épanchements purulents de la poitrine et de l'abdomen, la morve, la farcin, etc., etc., ont trouvé dans cette médication nouvelle, un remède souvent efficace. Les résultats obtenus par ce nouveau mode de traitement ont été si surprenants et dès lors si peu d'accord avec certaines idées systématiques reçues et acceptées comme des aphorismes, qu'ils ont trouvé d'abord une vive opposition parmi les gens de l'art eux-mêmes, qui ont traité de téméraires, de dangereuses, d'impossibles des opérations qu'ils n'avaient pas faites et qu'ils n'avaient pas vues décrites dans leurs livres. Qu'ils ne craignent donc pas de les entreprendre ces opérations, et ils verront qu'ils obtiendront des guérisons là où restent impuissants tous les moyens qu'ils ont l'habitude d'employer. D'ailleurs, la thérapeutique ne doit avoir d'autres bases qu'un empirisme raisonné, c'est-à-dire que pour le traitement des maladies, elle doit puiser sa méthode et ses principes dans les résultats d'une expérience constante, qu'ils s'accordent ou non avec telle ou telle théorie : ainsi celui-là fait bien, qui emploie telle substance dans une maladie donnée, par la raison qu'elle réussit ordinairement dans la même maladie et les mêmes circonstances, quoiqu'il ignore la manière dont elle agit sur l'économie. Les acquisitions les plus précieuses de la médecine pratique confirment ces idées. Qu'on me dise si ce sont les systèmes qui nous ont révélé les vertus du quinquina, du mercure, de l'iode?

Employés localement, l'iode ou ses composés ont fourni des succès aussi nombreux que variés, dans les kystes de toute nature, dans les épanchements séreux ou purulents, dans les abcès chauds ou froids, dans les trajets fistuleux, dans les ulcérations simples ou de mauvaise nature, dans les inflammations spécifiques, virulentes, dans les engorgements chroniques de tous les organes, dans les tumeurs de nature diverse, dans les maladies de la peau, des yeux, etc., etc.

Employé à l'intérieur, il a été efficace dans les affections scrofuleuses, syphilitiques, goutteuses, arthritiques, cancéreuses et plusieurs autres affections constitutionnelles, etc.

L'observation nous a aussi démontré que l'iode n'est pas seulement un agent thérapeutique important, mais qu'il est antiseptique, antivirulent, et a la propriété d'annihiler les venins, de modifier avantageusement, de changer les sécrétions purulentes de mauvaise nature en sécrétions louables et de bonne nature, etc.

Enfin, un chimiste distingué, M. Chatin, après des recherches savantes, a considéré l'iode comme une sorte d'aliment nécessaire à la vie, en démontrant que son absence dans l'air, les eaux et les aliments de certaines contrées, était la cause de la dégradation de l'espèce humaine.

Jusqu'à présent, on n'a considéré l'iode qu'au point de vue de la thérapeutique, mais il nous paraît utile d'en dire un mot au point de vue de l'alimentation. Nous avons indiqué dans le second chapitre de ce livre, en nous appuyant sur des observations recueillies avec soin, les avantages immenses que l'on pourrait retirer de ce produit employé sous la forme alimentaire. Cette question nous paraît avoir une grande importance.

Des recherches et des observations de MM. Boussingault, Gange, Fourcault, Cantu, Chatin et d'un grand nombre de savants, etc., il résulte que l'iode existe partout dans la nature, mais en plus ou moins grande quantité suivant les contrées; qu'on le trouve dans l'air, les eaux, le sol, les produits alimentaires, etc.; que les milieux géographiques, géologiques et chimiques dans lesquels l'iode manque, sont les contrées où le goître, le crétinisme, les scrofules, les constitutions lymphatiques sont endémiques; que les produits d'un sol fumé avec des varecks, contiennent une proportion plus considérable d'iode; enfin, que les graines des végétaux placées dans du sable pur, arrosé avec un soluté d'iode, lèvent un peu plus vite que les graines semées à l'ordinaire et que les plantes qui en proviennent sont plus vigoureuses.

De tous ces faits, qui sont incontestables, ce ssavants ont tiré la conclusion que l'iode est une substance avantageuse et nécessaire à la vie, aussi bien pour les plantes que pour les animaux, et qu'on ne peut trop recommander l'introduction des produits iodurés dans l'alimentation des animaux destinés à fournir à l'homme une partie de sa nourriture, et ont recommandé aux agriculteurs de disposer des engrais ou des amendements iodifères dans le sol.

En conséquence de ces savantes recherches et de ces précieuses observations, que le goître, le crétinisme, les scrofules, les constitutions lymphatiques, etc., n'existent pas ou sont bien plus rares dans toutes les contrées du monde où il se trouve de l'iode en suffisante quantité dans le sol, l'air, les eaux et les produits alimentaires, nous avons eu l'idée de joindre l'iode à l'alimentation de l'homme , persuadé qu'en agissant ainsi sur des individus faibles, lymphatiques, scrofuleux , ou seulement prédisposés à la scrofule, à la phthisie, etc., on pourrait parvenir à modifier , à améliorer leur constitution et à guérir toutes les maladies qui en dépendent ; des faits nombreux sont venus justifier ces prévisions.

Considérant donc l'iode comme un aliment et non plus comme un médicament, nous avons cherché sous quelle forme il conviendrait mieux de l'administrer. Celle qui nous a paru la meilleure et qui est exempte de tout inconvénient, est la forme qui nous est présentée par la nature, c'est-à-dire que nous avons cherché à faire pour l'homme ce qu'on avait fait pour les plantes, les végétaux qu'on fume avec des varecks : nous avons administré l'iode tel qu'on le trouve dans la nature, combiné avec les plantes qui en contiennent en plus grande quantité. Employé ainsi à faibles doses d'une manière presque insensible mais constante, il a eu des effets très avantageux et très remarquables. S'il nous fallait dire d'une manière positive quel a été son mode d'action sur l'économie dans ces cas, et expliquer ce qui se passe dans l'organisme soumis aux aliments iodés , nous serions fort embarrassés, mais il nous a suffi d'avoir pu en apprécier les effets, pour en signaler tous les avantages et pour montrer son heureuse influence sur les organes de la digestion et de l'assimilation. Il est probable que l'iode, qui paraît avoir la propriété de changer l'état des solides et des liquides sans produire d'effets immédiats sensibles, agit en imprimant à l'économie une stimulation générale qui détruit les engorgements lymphatiques, et permet aux organes de reprendre leurs fonctions ; sous son influence la circulation est activée, et par suite les forces digestives sont excitées, accrues, et toutes les apparences d'une meilleure santé se manifestent.

Si nous avons donné la préférence à l'iode non préparé par la chimie et tel qu'on le trouve dans la nature, combiné aux plantes, c'est, comme nous l'avons déjà dit, pour imiter la nature et ensuite pour ne pas administrer une préparation d'iode qui pourrait avoir l'inconvénient d'irriter la muqueuse du tube digestif. Sous la forme où nous l'employons, il se prête avec facilité aux convenances, au goût, aux caprices mêmes des malades, puisqu'on peut l'associer facilement à tous les aliments, à toutes les boissons.

Ainsi, quand nous considérons l'iode comme un aliment, avec l'idée de soumettre l'homme à une alimentation iodée, nous ne voulons pas dire qu'on devra consommer de l'iode à l'état métalloïde, par exemple; nous ne sommes pas oublieux à ce point des premières lois de la nature. Mais, de même que ce n'est point au charbon végétal ou minéral, ni à ses combinaisons oxygénées ou hydrogénées à l'état d'isolement que nous empruntons le carbone dont nous vivons, mais bien aux végétaux qui ont su préparer pour nous ce principe, le rendre soluble et assimilable en l'amenant à l'état de sucre, de fécule, de principe gras, etc., etc., de même aussi, dans l'alimentation iodée que nous conseillons, recommandons-nous d'avoir recours aux préparations iodées naturelles, négligeant les produits du laboratoire. C'est aux fucus, aux plantes marines, aux crucifères, à quelques sources iodées naturelles que nous nous adressons; c'est là seulement que nous pourrons rencontrer, à l'état de molécule organique facilement assimilable, l'iode que nos organes pourront sans danger mettre à profit.

Pour administrer l'iode suivant nos vues, nous avons eu recours aux aliments et aux boissons d'un usage journalier : le pain, le chocolat, la bière, etc., sont les excipients que nous avons choisis. Ces aliments, en même temps qu'ils sont très économiques, sont d'un usage général et servent à peu près partout à la nourriture de chaque jour. Préparés avec des substances iodées naturelles comme celles que nous employons, ils remplissent avantageusement le but que nous nous proposons, celui d'offrir aux constitutions faibles, lymphatiques, scrofuleuses, tuberculeuses, etc., un aliment qui, en même temps qu'il nourrit, améliore et guérit. Cette substance, administrée dans ces conditions, est prise en quantité si minime, que ceux qui se nourrissent d'aliments ainsi préparés sont loin de se douter qu'ils prennent de l'iode. Procéder ainsi, c'est imiter la nature et la suivre pas à pas; c'est donner à doses infinitésimales mais quotidiennes, aux individus dont la constitution a besoin d'iode et qui ne le trouvent pas dans les produits alimentaires dont ils usent habituellement ou dans les milieux où ils vivent, un élément nécessaire, indispensable à leur constitution. C'est enfin placer ceux qui en font usage dans les mêmes conditions que les peuples qui, sans s'en douter, bénéficient, au point de vue de leur constitution et de leur santé, de l'iode qu'ils trouvent dans les milieux où ils vivent et qu'ils absorbent dans les boissons et les aliments dont ils font usage d'une manière continue.

Déjà M. Gange avait fait remarquer que l'emploi culinaire du sel marin iodé serait un mode avantageux de traitement dans le goître, les scrofules et beaucoup d'affections de la peau.

M. Boussingault avait observé que dans les Andes, où les populations font usage d'un tel sel, elles sont préservées du goître et du crétinisme, tandis que d'autres, qui n'ont pas les mêmes ressources, en sont atteintes. Ces faits sont à l'appui de notre manière de faire : en nourrissant les scrofuleux, les lymphatiques, les tuberculeux, les goîtreux, etc., avec des aliments iodés, tels que le pain, la bière, le chocolat, etc., nous avons réalisé l'idée du docteur Gange et mis à profit les observations de MM. Boussingault, Chatin, Cantu, etc.

Nous avons vu, en effet, que sous l'influence de l'iode administré pendant longtemps à petites doses et sous la forme alimentaire, les constitutions faibles, lymphatiques, scrofuleuses, s'amélioraient sensiblement, que les fonctions digestives étaient accrues et n'avaient jamais éprouvé le moindre trouble.

Ce moyen d'administrer l'iode est d'une facilité et d'une simplicité remarquables, soit qu'on se serve du sel de vareck purifié pour saler le pain ou la préparation des aliments, soit, ce que nous préférons, qu'on fasse usage des algues, du fucus ou toutes autres plantes marines ou substances renfermant de l'iode tel qu'il existe dans la nature.

Un agent doué de vertus si nombreuses, justifiées d'ailleurs par les succès les plus remarquables, a dû fixer l'attention de tous les praticiens; aussi a-t il été, dans ces derniers temps, l'objet de nombreux travaux. Pour notre compte, ayant assez largement contribué à l'extension de la médication iodée, nous avons cherché, après avoir recueilli un grand nombre de matériaux, à donner une appréciation plus complète des effets, des divers usages de l'iode, et à présenter la substance de tous les travaux publiés sur l'emploi de ce précieux métalloïde.

En publiant ce livre, mon but est de faire connaître toutes les circonstances qui indiquent ou contre-indiquent cet agent thérapeutique, toutes les formes qu'il convient de lui donner, tous les cas où il a réussi comme ceux où il a échoué, tous les auteurs qui ont fait quelque travail sur ce sujet, et enfin les applications nouvelles que nous en avons faites.

Le seul moyen d'arriver à ce grand résultat a été de passer en revue tous les travaux, toutes les observations publiées sur la thérapeutique de l'iode. J'ai rassemblé même les faits isolés qu'on trouve épars çà et là dans les diverses collections scientifiques, espérant que leur rapprochement leur donnera un intérêt et une importance dont ils étaient privés jusqu'alors. J'ai rejeté de ce travail tout ce qui ne se rapporte pas directement au traitement des maladies par les préparations iodiques, et comme il importe non-seulement d'éclairer le praticien sur l'efficacité des moyens que je propose, mais encore de lui donner toute la confiance possible sur la réalité des résultats obtenus, j'ai autant que possible accompagné chaque fait thérapeutique, d'observations qui l'établissent et l'appuient.

Tel est l'esprit qui a présidé à la composition de ce livre. Quant à la distribution des matériaux, je n'ai cru devoir adopter aucun ordre systématique. Comme les maladies qui peuvent être traitées par l'iode et ses composés sont nombreuses et variées, j'ai pris soin, pour que leur exposition soit plus claire et plus facile, de diviser cet ouvrage en plusieurs chapitres, d'établir plusieurs groupes ou sections que j'ai basés autant que possible, sur les données les plus certaines de l'anatomie, et sur les résultats obtenus par l'anatomie pathologique.

Dans un premier chapitre, j'ai exposé l'historique de la médication iodée.

Dans les deuxième et troisième chapitres, j'ai compris des considérations physiologiques générales sur l'action intime de l'iode sur l'économie, et sur son action locale sur nos tissus.

Le quatrième chapitre est consacré à l'étude des préparations iodiques le plus fréquemment mises en usage.

Dans les cinquième et sixième chapitres, je rappelle brièvement l'emploi très utile de l'iode dans les affections scrofuleuses et syphilitiques.

Pour les chapitres suivants, qui comprennent toutes les maladies qui peuvent être traitées par les composés iodiques, j'ai établi plusieurs groupes ou sections.

J'ai adopté en partie la division suivie par M. le professeur Velpeau, dans son travail sur les cavités closes (1); il divise ces cavités, en viscéreuses, articulaires, tendineuses, celluleuses, glanduleuses et ganglionnaires. Cette division m'a paru devoir subir quelques modifications, et être renfermée dans un cadre moins étendu, et qui peut comprendre cependant toutes les cavités où l'on peut pratiquer des injections iodées.

J'ai divisé les cavités closes en cavités séreuses, viscérales, articulaires, tendineuses, sous-cutanées, en cavités celluleuses et en cavités muqueuses. Quoique offrant des caractères communs, ces cavités diffèrent cependant assez les unes des autres, au point de vue de leur texture, de leur formation, des collections humorales qu'elles renferment, du mode d'action de la teinture d'iode sur leurs parois, et enfin du résultat définitif, pour qu'il soit indispensable de les diviser en plusieurs sections.

En conséquence, la première section comprend les cavités séreuses, viscérales, articulaires, tendineuses et sous-cutanées.

Chaque section est subdivisée en plusieurs groupes. La première section est constituée par trois genres. Le premier genre, qui forme le septième chapitre, renferme les cavités viscérales, dans lesquelles se trouvent l'hydrocéphale, le spina bifida, l'ascite, les épanchements de la plèvre, du péricarde, l'hydrocèle et toutes ses variétés, les sacs herniaires.

Le deuxième genre renferme les cavités articulaires et contient une espèce unique, les hydarthroses.

Le troisième genre a trait aux cavités synoviales tendineuses; il comprend les ganglions ou tumeurs synoviales et toutes leurs variétés. Nous aurions pu faire un quatrième genre des cavités séreuses, sous-cutanées, ou bourses muqueuses simples, qu'on

____

(1) *Recherches sur les cavités closes de l'économie animale.*

rencontre au niveau des saillies qui se rapprochent de la surface des téguments, et renferme une espèce particulière, l'hygroma, mais, comme elles ont une grande analogie avec les cavités synoviales proprement dites, je n'ai pas cru devoir en faire un genre à part.

La deuxième section est constituée par une classe unique, les cavités celluleuses ou cavités anormales de nouvelle formation et est subdivisée en trois genres.

Le premier, qui forme le huitième chapitre, est celui de presque toutes les tumeurs kystiques qui offrent un assez grand nombre de variétés ou d'espèces, comme les athéromes, les stéatomes, les mélicérides, les tumeurs hématiques, les kystes purulents, etc., suivant les liquides contenus.

Le deuxième est l'objet du neuvième chapitre et comprend plusieurs espèces : 1º la grenouillette, 2º les kystes de l'ovaire; 3º les tumeurs kystiques parenchymateuses de la glande thyroïde, du sein, du foie, du tissu osseux, etc., 4º les kystes hydatiformes, 5º les hydropisies du sinus maxillaire, etc.

Le troisième, qui comprend le chapitre dixième, renferme les cavités suppuratives qui contiennent :

1º Les abcès froids primitifs ou symptomatiques ;

2º Les abcès aigus phlegmoneux, glanduleux, osseux, articulaires;

3º Les fistules en général simples ou secondaires.

Le onzième chapitre traite des applications locales de la teinture d'iode sur les plaies, les ulcères, et comme moyen préventif de l'infection putride, de l'infection purulente et de l'absorption des virus.

Le douzième chapitre est consacré à l'étude des usages de l'iode à l'intérieur et des applications de la teinture d'iode en badigeonnage, dans certaines affections de la peau.

Dans le treizième chapitre, je m'occupe des tumeurs de diverse nature, comme le goître, les tumeurs lymphatiques, les engorgements du foie, de la rate, de l'utérus, des testicules, de la prostate, etc., qui ont été traités avantageusement par l'iode ou ses composés.

Dans le quatorzième chapitre, il est question des affections cancéreuses, ou plutôt des affections qui ont été considérées comme squirrheuses, et qui ont été traitées avantageusement par les iodiques.

Dans les derniers chapitres, je passe en revue plusieurs maladies dans lesquelles les préparations iodées paraissent avoir produit des effets avantageux. Telles sont la phthisie, qui est l'objet du quinzième chapitre; la goutte, le rhumatisme, les névralgies, qui forment le seizième chapitre; les maladies des yeux, qui sont traitées dans le dix-septième chapitre; celles des organes génitaux, qui composent un dix-huitième chapitre, et enfin plusieurs maladies diverses qui, ne se rattachant, soit directement, soit indirectement, à aucun des sujets traités jusqu'ici, m'ont forcé de faire un dix-neuvième chapitre.

Le dernier chapitre est consacré à un formulaire thérapeutique des préparations iodées, dans lequel on trouvera l'indication et les formules de toutes les préparations le plus souvent employées.

IODOTHÉRAPIE

OU

DE L'EMPLOI MÉDICO-CHIRURGICAL

DE L'IODE ET DE SES COMPOSÉS

ET

PARTICULIÈREMENT DES INJECTIONS IODÉES.

CHAPITRE PREMIER.

HISTORIQUE.

L'iode paraît être aujourd'hui un des corps les plus répandus dans la nature, et l'un des plus utiles pour la thérapeutique. Quoique sa découverte soit de date toute récente, puisqu'elle ne remonte qu'à 1811, où Courtois le découvrit dans les eaux mères de la soude, son emploi médical remonte à une haute antiquité. Ce qui prouve surtout en faveur des vertus curatives de ce nouveau produit, c'est que son usage paraît s'être perpétué par tradition dans la médecine populaire des différents pays, et les peuples, à l'insu les uns des autres, employaient dans les mêmes cas les plantes marines, l'éponge, le fucus, les eaux mères des salines, l'huile de foie de morue, etc. Les documents suivants, que nous empruntons à l'ouvrage de M. Dorvault sur les iodiques (1), et qui lui ont été communiqués par M. Stanislas Julien, de l'Institut, et professeur de chinois au collège de France, ne permettent pas de conserver le plus petit

____

(1) Dorvault, *Iodognosie*, 1850.

doute à cet égard : ils nous apprennent que les Chinois faisaient usage contre le goître, depuis un temps impossible à préciser, de plantes marines et d'éponges. Cette communication est trop importante, au point-de-vue historique, pour ne pas la consigner ici.

Goître. — Extrait du *Pen-Thsao-Kang-Mo* (1), de *Li-Chi-Tchin*, qui le présenta à l'empereur en 1567 et 1573 (livre XIX, fol. 28) : « *Vin de plantes marines*. Ce vin guérit le goître. » Prenez une livre de *plantes marines*, enveloppez-les dans un » morceau d'étoffe de soie, et faites-les tremper dans deux *ching* » (sorte de mesure) de vin (eau-de-vie de grain faible).

» Dans le printemps et l'été, on en boit deux fois par jour ; » en automne et en hiver, trois fois. Quand ce vin est épuisé, » on recommence.

» On peut aussi, après avoir bien lavé ces plantes pour en » enlever les principes salins, les réduire en poudre, pétrir » cette poudre avec du miel, et en former des pilules dont on » fait usage trois fois par jour. »

Autre recette, *ibid.*, fol. 30 :

« Quand le goître commence à se former, et qu'il a déjà la » grosseur d'un noyau d'abricot, on prend une once d'*éponge*, » on la lave pour enlever les parties salines, on la fait sécher » au soleil et on la réduit en poudre.

» On en prend un dixième d'once, que l'on enveloppe dans » du coton, et on la fait tremper dans du bon vinaigre. On la » met ensuite dans la bouche et on la suce ; quand elle n'a plus ». de saveur, on la remplace par une quantité semblable préparée » de la même manière. »

Autre recette :

« Quand l'enveloppe du goître commence à grossir, prenez » de l'*éponge* et des *plantes marines*, par parties égales ; réduisez- » les en poudre que vous pétrissez avec du miel, et formez-en des

---

(1) Le *Pen-Thsao* est en quelque sorte le code officiel des médecins et des pharmaciens chinois, qui souvent ne font qu'un. C'est le recueil où se trouvent consignées toutes les plantes simples, toutes les préparations dont les propriétés médicinales sont avérées par une longue pratique ; et comme les choses adoptées en Chine sont immuables, on conçoit dès lors à quelle antiquité doit remonter l'usage de l'iode, sous les auspices des éponges et des plantes marines.

» pilules grosses comme des noyaux d'abricot. Vous les mettez
» dans votre bouche, et les mâchez et les sucez jusqu'à ce qu'elles
» aient perdu leur saveur, auquel cas vous les remplacez. »

Les Chinois emploient aussi, *intus et extra*, le sel marin brut,
qui, comme on le sait, contient toujours quelque peu d'iode et
de brome.

La découverte des propriétés fondantes des productions marines iodifères sur le goître est d'autant plus curieuse, que cette
affection n'existe point sur les côtes maritimes, mais seulement
dans l'intérieur des terres. L'éponge brûlée fait partie de
presque toutes les poudres antistrumeuses des anciens et des
modernes. Dioscoride et Gallien recommandent plutôt l'éponge
carbonisée que réduite en cendre.

Un célèbre médecin de Montpellier, qui professait au xiiie siècle,
Arnaud de Villeneuve, traitait le goître par l'éponge brûlée qu'il
donnait à l'intérieur, et il est le premier qui ait bien expérimenté
l'emploi de l'éponge brûlée pour dissoudre les écrouelles. On la
prenait à la dose de 1 à 4 grammes, seule ou diversement mélangée (1). Il est permis de croire que les vertus antistrumeuses
de cette substance lui avaient été révélées par ses devanciers (2).
Quarin pense que de tous les remèdes antistrumeux, l'éponge
brûlée est le plus efficace. Il faut rapprocher de l'éponge brûlée
la poudre du chêne marin (*Fucus vesiculosus*, Linné) (Russell
la donnait à la dose de 1 à 2 drachmes), la poudre de ces petites
concrétions calcaires qui se trouvent dans les éponges, certains
coquillages et coraux. Fodéré préconisait le mélange, à parties
égales, de l'éponge seulement à demi-brûlée, avec le miel et la
cannelle en poudre. Herrenschwand, médecin de Berne, prescrit
la simple décoction d'éponge. L'éponge demi-brûlée et seulement
carbonisée fait encore la base du remède de Planque (*Chirurgie complète*, in-12, Paris, 1744). Fondés sur l'observation,
la plupart des auteurs anciens, Mead, Brambilla, Lane (*Mem. of
the Medical Society of London*, vol. I, n° 14), attribuent beaucoup

(1) *Breviarii* lib. II, cap. iv, *De bolio gulæ*.

(2) Cordoniré, avec beaucoup d'auteurs qui se sont répétés, font à Arnauld
de Villeneuve l'honneur de la première application; mais Chinchilla avance que
lorsque Arnaud conseilla l'éponge brûlée, il s'en référa aux expériences de Case-
mida. (Quintin Chiarlone, HISTOIRE DE LA PHARMACIE ESPAGNOLE.)

d'avantages à la prolongation du séjour de l'éponge administrée sous forme de tablettes ou d'électuaire dans la bouche. Tous conseillent d'en retarder longtemps la déglutition. Sous le nom d'*aceite de sal* (huile de sel), les habitants de la Colombie se servent de temps immémorial des résidus ou des eaux mères des différentes salines, et notamment de celle de Guaca, contre la même affection (Boussingault). Dans d'autres parties de l'Amérique, où règne également le goître, les stipes d'une laminaire se vendent aussi, depuis une époque impossible à préciser, pour combattre cette infirmité. Les malheureux qui en sont atteints, s'en délivrent souvent en mâchant comme du tabac des tranches de ces stipes, qu'ils nomment *palo coto* (Greville). L'emploi contre diverses sortes d'engorgements, d'un grand nombre d'algues et d'autres thalassiophytes, paraît s'être perpétué par tradition dans la médecine populaire des différents peuples. Le docteur don Magin Bonet, professeur de chimie à l'université d'Oviédo, a fait connaître récemment que les paysans des Asturies se servent traditionnellement, sous forme de cataplasmes et de décoction, dans le traitement de plusieurs maladies, du *Fucus palmatus*, plante dont on connaît la grande richesse en iode. L'emploi de l'huile de foie de morue est aussi fort ancien. Toutes ces substances ou produits doivent leurs propriétés antistrumeuses à l'iode.

On lit dans le *Formulaire magistral*, publié par M. Cadet de Gassicourt (Paris, in-16, 3ᵉ édit.), une composition de pastilles en vogue contre le goître, due à notre célèbre maître le professeur Antoine Dubois, et dont l'éponge brûlée, le carbonate de soude et la poudre de cannelle forment la base.

Parmi les autres agents médicamenteux qui ont le plus d'influence sur les scrofules, nous trouvons recommandées les eaux minérales, soit ferrugineuses, sulfureuses ou salines. Depuis Celse, un grand nombre de médecins éminents, parmi lesquels se distinguent Bordeu, Stoll, ont préconisé les eaux minérales. Cullen leur attribuait une grande influence quelles qu'elles fussent. « Les eaux minérales, dit-il, sont le remède qui paraît réussir le mieux, celui sur lequel les praticiens comptent le plus, et qu'ils emploient particulièrement. »

Russell, le premier, a parlé *ex professo*, de l'eau de mer dans les scrofules. Hippocrate la recommandait aussi. Celse, Pline, Macbride, parlent également de l'usage de l'eau de mer (Kortum, *Commentar. de vitio scrofuloso*).

L'analyse chimique, en faisant découvrir l'iode dans une foule d'eaux minérales, où auparavant on n'en soupçonnait pas la présence, est venue fournir l'explication des vertus curatives fort anciennement connues de ces eaux, dans les affections où les iodiques sont indiqués aujourd'hui avec succès.

C'est au docteur Coindet, de Genève, qu'appartient l'honneur d'avoir introduit l'iode, et par suite ses composés, dans la matière médicale. En cherchant dans le formulaire de Cadet de Gassicourt une formule, il y trouva que Russell conseillait le fucus brûlé contre le goître. Soupçonnant alors que l'éponge dont on se servait alors contre le goître, et le fucus, pourraient bien ne devoir leurs propriétés médicinales qu'à l'iode, dont Courtois avait démontré l'existence dans les eaux mères de la soude de varech, il l'essaya contre l'hypertrophie de la glande thyroïde et eut le bonheur de réussir. Un an ne s'était pas écoulé depuis le commencement de ses expériences, qu'il communiquait sa découverte à la Société helvétique des sciences naturelles réunie à Genève : c'était le 25 juillet 1820. Deux autres mémoires de Coindet parurent encore quelque temps après, et vinrent démontrer que l'iode était le véritable spécifique du goître, et que c'était un remède souverain pour le traitement des scrofules et de quelques maladies du système lymphatique. Les travaux de ce savant marquèrent une nouvelle phase, et firent une impression bien vive sur les médecins de toutes les nations de l'Europe ; plusieurs ne tardèrent pas à agrandir le cercle des applications de l'iode, déjà si heureusement ouvert. Les premiers qui essayèrent ce médicament contre le goître et les scrofules, furent JEAN DE CARRO, médecin à Vienne ; le professeur L. FORMEY, conseiller intime et médecin de S. M. le roi de Prusse ; le docteur Baup, médecin suisse ; Brera, professeur de l'université de Padoue. Vinrent ensuite M. Gimelle, qui l'employa contre le goître, les scrofules, les dartres et la leucorrhée, de même que MM. Kolley, médecin à Breslau, le docteur Sablaroles. Les idées de ces médecins furent adoptées par beaucoup d'autres en France et en Angleterre.

Gairdner, Baron, Benaben, Zink, Manson, Buisson, Cullerier, Richond, et tant d'autres dont on trouve les travaux analysés dans la *Bibliothèque de thérapeutique* de Bayle, préconisèrent également l'iode dans de nombreuses maladies et lui prêtèrent tout l'appui de leur nom; mais Lugol, médecin de l'hôpital Saint-Louis est certainement celui qui a le plus contribué à populariser l'usage de l'iode dans les maladies scrofuleuses.

Si l'on voulait mentionner les innombrables recherches faites utilement sur les applications thérapeutiques de l'iode, il faudrait citer une multitude de travaux et de noms d'auteurs. Nous nous contenterons de rappeler seulement, et par ordre de dates, ceux qui les premiers ont prescrit ce médicament avec succès contre une foule de maladies de nature diverse.

En première ligne se trouve Coindet (1), qui, après avoir guéri le goître par l'iode, s'avisa de s'en servir dans les engorgements scrofuleux et dans d'autres affections de nature également strumeuse. C'est aux succès nombreux qu'il a obtenus d'abord qu'on doit toutes les nombreuses tentatives (2) qui ont été faites ensuite contre beaucoup d'autres maladies, par MM. Gimelle (3), Kolley (4), Gœden (5), contre les scrofules, les dartres de diverse nature, la leucorrhée.

Par Brera (6), Sablaroles (7), Récamier et Trousseau (8), contre l'aménorrhée, la chlorose et l'hémoptysie.

Par Valentin (9), Miligan (10), Tardy et Gendrin (11),

(1) *Bibliothèque universelle de Genève*, t. XIV, p. 190, Sciences et arts, 1820, t. XVI, p. 140, 1821. — *Biblioth. thérap.* de Bayle, t. I.

(2) Formey, extrait du *Journal allemand de médecine pratique de Hufeland*, 1821 (voyez *Nouveau journal*, t. X, p. 394). — Jean de Carro, *Biblioth. univers.*, t. XVII, Sciences et arts, p. 65; t. XVIII, p. 62. — Baup, *Biblioth. univers.* 1821, t. XVIII, p. 304.

(3) *Revue médicale*, 1821, t. VI, p. 81.

(4) *Journal compl.*, t. XVII, p. 307.

(5) *Journal pratique de Hufeland*.

(6) *Saggio clinico sull' iodo*, etc., Padova, 1822, dans *Archiv. de médecine*, t. II, p. 432 (Coster).

(7) *Journal général de médecine*, t. XCVII, p. 3.

(8) *Journal des connaiss. médico-chirurg.*, t. I, p. 74.

(9) *Journal général de médecine*, juillet 1822.

(10) *The London Med. and Phys. Journ.*, 1828, p. 6.

(11) *Journal général de médecine*, septembre 1828.

Bayle (1), Manry (2), contre les affections goutteuses.

Par Gairdner (3), Baron (4), Fontana (5), Berton, Cottereau, Scudamore, Dixon, Wilson, Defuisseaux (6), contre les affections tuberculeuses de la poitrine et de l'abdomen.

Par Dupasquier (7), Bricheteau (8), et plusieurs autres, contre la phthisie pulmonaire.

Par Benaben (9), Gassaud (10), Garlik (11), contre le carreau.

Par Manson (12), Delisser (13), Bayle (14), Carré (15), Lugol (16), et autres, contre la paralysie, la chorée, la fistule lacrymale, la surdité, la dysphagie, les tumeurs blanches, les difformités de la colonne vertébrale.

Par Buisson (17), Richond (18), Wallace (19), Ricord (20), Gaultier, de Lyon (21), et presque tous les praticiens, contre l'anasarque, les engorgements lymphatiques et les affections syphilitiques.

(1) *Bibliothèque de thérapeutique*, 1828, t. I, p. 192.

(2) *Journal général de médecine*, mai 1829.

(3) Extrait de l'ouvrage anglais de Gairdner, par A. Dupau (*Revue médic.*, 1824, t. I).

(4) Extrait des *Recherches sur les maladies tuberculeuses*, par sir John Baron, traduit de l'anglais par madame Boivin. Paris, 1825, p. 479.

(5) *Repert. med.-chir. di Torino*, agosto 1824.

(6) *Annales de la Société de médecine de Gand*, 1842, n° 6.

(7) *Gazette médicale de Paris*, décembre 1842.

(8) *Gazette des hôpitaux*, mars 1844.

(9) *Revue médicale* et *Journal de clinique*, 1824, t. IV, p. 83.

(10) *Revue médicale* et *Journal de clinique*, septembre 1830.

(11) *Journal des connaiss. médico-chirurg.*, t. VI.

(12) Traduit et extrait de l'ouvrage anglais publié à Londres en 1825 (*Bibliothèque de thérapeutique*, par Bayle, t. 1, p. 150.)

(13) *The Edinburgh Journal*, t. XXI, p. 231.

(14) *Mémoire sur l'emploi de l'iode* (*Revue médicale*, février 1829, p. 237).

(15) *Journal des connaiss. médico-chirurg.*, t. III, p. 365.

(16) *Mémoires sur l'emploi de l'iode dans les maladies scrofuleuses*, 1830 et 1831.

(17) *Thèses de la Faculté de Paris*, 1825, n° 223.

(18) *Archiv. gén. de méd.*, t. IV, p. 321. — *Annales de la médecine physiologique*, par Broussais, t. IX, p. 527; t. X, p. 49 et 145.

(19) *The Lancet*, mars 1837.

(20) Dans plusieurs mémoires insérés dans le *Bulletin de thérapeutique*.

(21) *Observations pratiques sur l'emploi de l'iodure de potassium dans le traitement des maladies syphilitiques*. Lyon, 1845.

Par Richond (1), Eusèbe Desalle (2), Brera et Formey (3), L. Henry (4), John Bell (5), contre la blennorrhagie, les bubons vénériens et les engorgements vénériens chroniques.

Par Delisser (6), Hirsch (7), Hannemann (8), Klaproth (9), Wagner (10), Nesse, Hill (11), Ullmann (12), Ashwell (13), contre les scrofules, les ulcères et les maladies cancéreuses.

Par Magendie (14), contre les affections cancéreuses et scorbutiques.

Par Locher-Balber (15), contre la céphalalgie et le tic douloureux.

Par Martini (16), contre les ulcères chroniques de la bouche et du gosier.

Par Patterson (17), contre la carie vertébrale.

Par Lisfranc (18), contre les ulcères atoniques des jambes.

Par John Bell (19), contre la ménorrhagie.

Par Bardsley (20), contre l'hydropisie ascite.

(1) *Loc. cit.*

(2) *Journal complém. du Dictionnaire des sciences médicales*, 1824, t. XIX, p. 193, et *Journal universel des sciences médicales*, t. XL, p. 346.

(3) *Nouveau journal de médecine*, t. XII, p. 405.

(4) *Bulletin de la Société médicale d'émulation*, 1824, p. 311.

(5) John Bell, *Revue médicale*, 1828, t. XI, p. 300.

(6) *The Edinburgh Journal*, vol. XXI, p. 231.

(7) *Revue médicale*, 1826, t. III, p. 119.

(8) *Journal de médecine de Hufeland*, février 1823, traduit de l'allemand par Marc.

(9) *Journal de Hufeland*, 1823 (extrait de l'allemand par Heller).

(10) *Ibidem.*

(11) *Journal d'Edimbourg*, avril 1826 (extrait de l'anglais). — *Arch. gén.*, t. XII, p. 292.

(12) Note extraite par Marc du *Journal de Graefe*, W, 2.

(13) *The London Med. and Physic. Journal*, febr. 1832, n° 4.

(14) *Bibliothèque de thérapeutique* de Bayle.

(15) *Annales littéraires de médecine*, par C. Hecker, juin 1825, traduit de l'allemand par Hollard.

(16) *Repert. med.-chir. di Torino*, janvier 1834.

(17) *The London Med. Review*, juillet 1833.

(18) *Gazette des hôpitaux*, 1842, p. 540.

(19) *Revue médicale*. 1828, t. XI, p. 300.

(20) *The London Med. and Phys. Journ.*, n° 5, t. VII, p. 53.

Par le docteur Graves (1), Knüd et Kluge (2), contre la salivation mercurielle.

Par le professeur Rostan (3), contre le diabète sucré.

Par le docteur Krieg (4) et le docteur Alken (5), contre les gastralgies, les gastrodynies, et une splénite chronique avec engorgement considérable de la rate.

Par le docteur Ludicke (6), contre le farcin chez l'homme.

Par le docteur Zimmermann, de Hambourg (7), contre l'encéphalite des enfants.

Par le docteur Barosch, de Lemberg (8), contre le prurit du périnée.

Par MM. Legroux et Reynaud, de Montauban (9), contre l'œdème de la glotte.

Par Rul-Ogez (10), contre les symptômes chroniques d'un rétrécissement de l'œsophage.

Par Geo-L. Upshur, de Norfolk en Virginie (11), contre la pneumonie dans ses dernières périodes.

Par Manson (12), contre la coloration brune de la peau, produite par l'usage du nitrate d'argent.

Enfin, par Lugol (13), à qui revient l'honneur d'avoir fixé d'une manière toute particulière l'attention des médecins sur l'emploi de l'iode dans les affections scrofuleuses en général, par les succès nombreux qu'il a obtenus à l'hôpital Saint-Louis, et par les mémoires qu'il a présentés à l'Académie des sciences, et qu'il a publiés sur cet agent thérapeutique.

(1) *London Med.-Chir. Review*, 1834.

(2) *Journal de médecine de Hufeland*, 1833, et *Journal des connaiss. médico-chirurg.*, t. I, p. 89.

(3) *Gazette des hôpitaux*, octobre 1842.

(4) (5) *Gazette des hôpitaux*, 1843, p. 64.

(6) *Journal des connaiss. médico-chirurg.*, mars 1843.

(7) *Gazette des hôpitaux*, 1843, p. 380.

(8) *Gazette des hôpitaux*, 1844, p. 520.

(9) *Bulletin de thérapeutique*, t. XXX et XXXI, p. 301 et 369.

(10) *Journal de la Société des sciences méd. et nat. de Bruxelles*, janv. 1843.

(11) *Journal des connaiss. médico-chirurg.*, mars et septembre 1845.

(12) *Medic. Researches on the effects of the Iodin.* London, 1825.

(13) *Mémoires sur l'emploi de l'iode dans les maladies scrofuleuses*, précédé du rapport fait à l'Académie des sciences, par MM. Serres, Magendie et Duméril, 1829, 1830, 1831.

Dans le court historique que je viens de faire, et qui n'est même pas complet, je ne me suis occupé que des auteurs qui ont employé l'iode ou ses préparations à l'intérieur ou à l'extérieur, comme fondant ou résolutif; je vais maintenant citer ceux qui en ont fait usage à l'extérieur, et qui l'ont employé surtout sous forme d'injections , dans le but, soit de modifier, d'enflammer les tissus, etc. Les succès obtenus depuis quelques années par les injections iodées, appliquées à des maladies si nombreuses, si variées et si différentes , sont trop brillants et trop importants pour ne pas mériter de notre part, au point de vue historique, une attention toute particulière.

Sachant que les préparations d'iode avaient été employées *en topiques* sur l'hydrocèle, dans les ascites, etc., et qu'on leur attribuait des succès fondés sur leur vertu résolutive dans les engorgements glandulaires, M. le professeur Velpeau pensa à les essayer en injection. Les chirurgiens qui les premiers en ont fait usage dans l'hydrocèle sont : MM. Martin, de Calcutta (1); Velpeau (2); Fricke, de Hambourg (3). Après l'hydrocèle, les maladies où ces injections ont été employées sont les kystes de toute nature, synoviaux (4), séreux, hématiques (5), le bronchocèle (6), les tumeurs érectiles (7), l'hydrocèle enkystée du cordon (8), l'hématocèle (9), et plusieurs autres affections de même nature. Dès cette époque, en 1839, M. Velpeau pensait que des injections iodées faites dans le péritoine (10) seraient beaucoup plus efficaces et moins dangereuses que les injections irritantes qui avaient été essayées par quelques auteurs,

(1) *Transactions of the Medical and Physical Society of Calcutta,* 1834. — *Gazette médicale,* 1838, p. 561 (Dujat).

(2) *Archives générales de médecine,* janvier 1837. — *Dict. de médecine,* 1837, t. XV, 2ᵉ édit., article HYDROCÈLE.

(3) *Gazette médicale,* 1838, p. 648.

(4) Velpeau, *Nouveaux éléments de médecine opératoire,* 1839, 2ᵉ édit., t. III, p. 181.

(5) *Ibid.,* 1839, t. III, p. 153.

(6) *Ibid.,* 1839, t. III, p. 657.

(7) *Ibid.,* 1839, t. II, p. 52.

(8) *Ibid.,* 1839, t. IV, p. 278.

(9) *Ibid.,* 1839, t. IV, p. 300.

(10) *Ibid.,* 1839, t. IV, p. 13.

mais il n'en fit pas usage, pas plus que dans les tumeurs érectiles, où il se borna à les proposer. Le plus grand nombre de ces applications des injections iodées sont donc dues à M. Velpeau.

De mon côté, éclairé par les travaux du professeur de la Charité sur la cure des hydrocèles et des kystes de diverses natures par les injections iodées, j'ai, en 1839, ouvert une nouvelle voie à ces injections en les employant dans les abcès (1), chauds ou froids, dans les abcès par congestion ou symptomatiques d'une carie, dans les fistules, les trajets fistuleux, les fistules à l'anus, les hydropisies de l'ovaire, les épanchements thoraciques purulents, les ulcères, les plaies de mauvaise nature, les inflammations, etc., etc.

Elles ont été prescrites avec succès contre les hydarthroses par divers auteurs, mais d'abord par MM. Velpeau (2) et Bonnet, de Lyon (3); ensuite par MM. Bérard Auguste (4), Robert (5), Jules Roux (6), etc.

Contre les hydrocèles compliquées de testicule tuberculeux ou engorgé, par MM. Velpeau (7) et Vidal, de Cassis (8).

Contre l'hydrocèle congénitale, l'hématocèle, l'hydrocèle enkystée du cordon, l'hygroma, les hernies, etc., par M. Velpeau (9).

Contre la grenouillette, par M. Bouchacourt, de Lyon (10).

(1) *Gazette médicale*, 1840, p. 605. — *Gazette médicale*, n°ˢ 28 et 29, juin 1846. — *Journal des connaiss. médico-chirurgicales*, 1846. — *Gazette médicale*, 1849, p. 596. — *Mémoires de la Société de chirurgie*, t. II, p. 454. — *Gazette médicale*, 1850, p. 746, 795. — *Gazette médicale*, 1851, p. 488. — *Archives de médecine*, mars et avril 1853.

(2) *Académie des sciences*, 1842. — *Recherches sur les cavités closes* (*Annales de chirurgie*, 1843, t. VII et VIII). — *Des injections médicamenteuses dans les cavités closes*, 1845 (extrait des *Annales de chirurgie*, 1846, in-8).

(3) Martin, *Thèse de Strasbourg*, 2 mai 1842. — *Traité des maladies des articulations*, 1845, t. I, p. 454.

(4) *Société de chirurgie*, 1844. — *Bulletin de l'Académie de médecine*, 1845.

(5) *Bulletin de l'Académie de médecine*, 1845.

(6) *Ibidem.*, 1845.

(7) *Journal des connaiss. médico-chirurg.*, janvier 1843, p. 29.

(8) *Union médicale*, 1847, n° 22.

(9) *Des injections médicamenteuses dans les cavités closes*, 1845.

(10) *Bulletin de thérapeutique*, 1843.

Dans les articulations chez les animaux, les bourses muqueuses, les gaînes tendineuses, par MM. Leblanc et A. Thierry, etc. (1).

Dans les kystes du sein, du cou ; dans les kystes goîtreux, dans les kystes muqueux des grandes lèvres, dans les abcès, dans les tumeurs blanches, par MM. Velpeau, Jobert (2), et beaucoup d'autres.

Pour la cure radicale des hernies, par MM. Velpeau d'abord, Jobert ensuite, et plusieurs autres.

Depuis toutes ces publications, l'usage externe de l'iode s'est propagé au grand avantage de l'art de guérir, et plusieurs travaux importants ont été publiés sur l'utilité de ces médicaments, et surtout des injections iodées, contre des états morbides de diverse nature. Ainsi, en consultant les archives de la science, on trouve le travail de M. Abeille (3), présenté le 1ᵉʳ mars 1849 à la Société de médecine de Toulouse ; le compte rendu de celui de M. Borelli, de Turin (4); ceux de MM. Dorvault (5) et Payan (6), et un grand nombre d'observations consignées dans tous les journaux de médecine, et enfin tous nos travaux sur ce sujet, dont les premiers remontent à 1839.

De cet historique très abrégé, mais assez complet cependant pour rappeler les principaux auteurs qui ont recommandé l'usage de l'iode dans un grand nombre d'affections, il ressort que les travaux sur l'iode appliqué au traitement des maladies, se partagent en deux périodes bien distinctes, l'une médicale proprement dite, et l'autre chirurgicale.

Dans la première période, ou période médicale, qui comprend quatorze ou quinze ans, de 1819 à 1834, l'iode est employé à l'intérieur surtout ; et, malgré les résultats avantageux qu'il donne, il perd un moment de sa faveur, à cause des inconvé-

---

(1) *Bulletin de l'Académie de médecine*, 1845.

(2) Velpeau, *Des injections médicamenteuses dans les cavités closes*, 1846, in-8.

(3) *Sur les injections iodées* (*Revue médicale*, mai et juin 1849).

(4) *Compte rendu des travaux de la Société de médecine de Toulouse*, 1849.

(5) Dorvault, *Iodognosie, ou Monographie médicale et pharmaceutique des iodiques en général*, 1850.

(6) *Essai thérapeutique sur l'iode*, par Payon, 1851.

nients que son ingestion produit comme corps irritant, faveur qu'il retrouve bien vite lorsqu'une nouvelle préparation, l'iodure de potassium, est substitué à l'iode.

La seconde période , ou période chirurgicale, date de 1834 ou 1835, de l'époque où MM. Martin, de Calcutta, et Velpeau, eurent l'heureuse idée d'employer la teinture d'iode en injection dans l'hydrocèle. Depuis ce moment, cette nouvelle extension de l'iode pour l'usage externe a marché d'un pas rapide ; et j'ose croire qu'après M. Velpeau, à qui revient l'honneur d'avoir proposé et appliqué la médication iodée dans les kystes de toute nature, synoviaux, séreux , hématiques , les hydarthroses, etc., j'ai celui d'avoir encore agrandi cette extension de l'iode en le mettant en usage dans les abcès de toute espèce, dans les fistules et les trajets fistuleux, dans les ascites, les hydropisies enkystées de l'ovaire, dans les épanchements pleurétiques purulents, dans les ulcères, dans les plaies de mauvais aspect, avec sécrétion de pus fétide, virulent, contagieux, et dans une infinité d'autres maladies que nous indiquerons plus loin. Les travaux et les observations que j'ai publiés sur cet agent thérapeutique employé extérieurement , depuis 1839 jusqu'à ce jour, nous paraissent avoir contribué pour une large part à cet immense progrès.

Une question que je pourrais renvoyer à l'article du traitement des abcès par les injections iodées, mais qui trouve tout naturellement sa place dans cet historique, est celle de savoir si les injections iodées dans les abcès chauds, froids et symptomatiques d'une carie, dans les trajets fistuleux, etc., en un mot, dans toutes les affections si variées où elles sont employées aujourd'hui, constituent une méthode nouvelle, et à qui appartient cette méthode.

Voyons donc si les injections iodées dans les abcès chauds, symptomatiques, fistuleux, même dans les abcès récents, dans les fistules, les tumeurs hydatiques, les kystes de toute nature, les cavités séreuses, dans les cavités abdominales et thoraciques, etc., etc., constituent une méthode nouvelle.

Quelle est la cause et l'origine des injections iodées? Doit-on à Lugol, comme il l'a réclamé et comme on l'a réclamé pour lui, cette application nouvelle des injections iodées?

Cette nouvelle extension de l'iode est à peine introduite dans le domaine de la science, que déjà on réclame de tous côtés la gloire de son application. Dans une note insérée dans la *Gazette des hôpitaux*, Lugol a réclamé pour lui la priorité de ces injections dans les abcès froids, les trajets fistuleux, l'hydrocèle, etc., et a prétendu que MM. Martin et Velpeau et tous ceux qui ont fait usage de ces injections ont puisé dans ses travaux l'idée d'injecter une solution iodée dans la tunique vaginale, à l'exemple des mêmes injections qu'il faisait pratiquer depuis plus de seize ans dans les abcès froids. Cette réclamation de Lugol ne nous a pas paru sérieuse, et nous a étonné à ce point, que nous, qui connaissons parfaitement les travaux du savant médecin de Saint-Louis, nous n'avons pas pris dans ces travaux l'idée des injections iodées pour la cure des abcès et de bien d'autres maladies ; cette idée, nous la devons aux recherches de M. Velpeau sur l'hydrocèle, aux résultats qu'il a obtenus dans cette affection traitée par les injections de teinture d'iode, et aux remarques que nous avons faites sur les effets de ces injections dans différentes affections. Avant de discuter tous les points que nous venons d'énoncer, nous allons rapporter les circonstances qui nous ont amené à ouvrir une nouvelle voie à l'extension d'une méthode thérapeutique déjà féconde en succès, et qui prouvent les droits que nous avons à cette méthode. Nous nous trouvions en présence d'un de ces cas graves, où le praticien le plus éclairé ne peut obtenir la guérison par l'usage des moyens ordinaires. Il s'agissait d'un vaste abcès de la fosse iliaque interne qui, pendant plus de dix-huit mois, avait résisté à tous les traitements. Ne sachant que faire, j'eus la pensée de faire dans ce foyer une injection iodée. Ce moyen extrême ne me paraissait pas sans danger, surtout à l'époque où je le mis en usage, en 1839, alors qu'on employait avec une timidité extrême les injections iodées dans la tunique vaginale et dans quelques kystes de peu d'étendue. Avant d'en venir à ce remède qui ne laissait pas que de me donner de l'inquiétude, avec les idées qu'on avait sur l'emploi de cet agent thérapeutique, idées que je partageais moi-même, je voulus m'aider des lumières de quelques-uns de mes maîtres pour savoir si leur expérience ne me fournirait pas un remède que j'ignorais ou que je n'eusse point employé. On consulta séparément MM. les professeurs Roux, Sanson et Bérard jeune, qui conseillèrent : le premier, d'aller au Mont-Dor et de voyager ; le deuxième, de faire usage de pilules fondantes, de maintenir béante l'ouverture fistuleuse, de suivre un bon régime, etc. Cette opinion fut aussi celle de M. Bérard, qui, de plus, conseilla quelques injections détersives, le changement d'air et le séjour à la campagne. Muni de ces consultations, mon malade se rendit dans son pays, d'où il revint sans être guéri deux mois après, pour se soumettre aux injections iodées que je lui avais proposées. Le séjour à la campagne n'avait apporté aucune amélioration dans son état.

La suppuration n'avait pas diminué ; le trajet fistuleux était large et admettait facilement une sonde n° 9, que le malade introduisait matin et soir, pour empêcher le pus de séjourner. Une bougie pénétrait à 18. ou 20 centimètres de profondeur, et si, lorsqu'on pénétrait au fond du foyer, on cherchait à faire pénétrer la sonde plus avant, le malade ressentait à l'instant des douleurs très vives dans la région lombaire, s'irradiant dans la hanche et la cuisse et jusque dans le genou.

Les circonstances dans lesquelles je me trouvais pour faire une injection iodée n'étaient pas les mêmes, il est vrai, que dans l'hydrocèle ; ce n'était plus dans une tunique vaginale ou dans un kyste séreux que j'injectais de la teinture d'iode, mais bien dans le foyer d'un vaste abcès, entouré d'un tissu cellulaire abondant, de nerfs, de vaisseaux, de muscles, etc., recouvert d'une membrane séreuse très prompte à s'enflammer à la moindre occasion. Cette circonstance du voisinage du péritoine était bien de nature à me donner des inquiétudes, et m'en donnait réellement, que le résultat que j'ai obtenu pouvait seul dissiper : en poussant une injection pareille dans un foyer aussi vaste, situé sous le péritoine, je craignais beaucoup et je devais craindre que cette membrane, venant à s'enflammer, ne fût cause d'accidents plus graves que ceux que j'avais à combattre. Cette crainte eût sans doute suffi pour m'arrêter dans l'emploi de ce moyen, si l'espèce d'analogie que je croyais trouver entre une tunique vaginale et la poche des abcès qui suppurent depuis longtemps ne m'avait pas un peu rassuré. On sait, en effet, que les parois des abcés anciens sont tapissées de fausses membranes, d'une couche épaisse, d'une pseudo-membrane, en un mot, qui, en même temps qu'elles isolent les parties environnantes, les préservent du contact immédiat des liquides contenus dans les abcés. On sait encore que le tissu cellulaire qui a été enflammé devient plus dur, plus dense, plus resserré, est infiltré de sérosité, de lymphe plastique qui le prive en partie de ses facultés absorbantes. Telles furent les considérations et les réflexions qui m'engagèrent à faire cette injection ; je les consigne ici, telles que je les ai publiées en 1840 dans la *Gazette médicale de Paris*, pour faire voir par quel raisonnement je suis arrivé à faire des injections iodées dans les abcés. Je rapporterai plus loin cette intéressante observation avec tous ses détails, parce qu'elle a fixé l'attention de plusieurs médecins et qu'elle a été le point de départ d'une extension nouvelle et immense des injections iodées, dans bien des maladies où auparavant on aurait ni osé ni songé à les employer.

La guérison si prompte, si inattendue que j'obtins dans ce cas, me fit comprendre immédiatement les avantages immenses qu'on pouvait retirer de l'usage externe de l'iode dans l'art de guérir, et depuis cette époque je n'ai cessé de m'occuper de cette importante question. Voici d'ailleurs les réflexions que me suggéra cette observation, réflexions que je transcris ici pour montrer que j'avais prévu tout ce qu'on pouvait attendre des injections iodées dans le traitement de certaines maladies.

« Des conséquences pratiques du plus haut intérêt pour la
» thérapeutique des abcés chroniques, fistuleux, me paraissent
» découler de cette seule observation, qui d'ailleurs mérite
» l'attention à d'autres égards. D'abord ne prouve-t-elle pas
» l'innocuité et en même temps l'utilité des injections irri-
» tantes, au moins dans certains cas ? Ne démontre-t-elle pas,
» comme **M.** le professeur Velpeau l'a si bien établi pour les
» hydrocèles, que la teinture d'iode est une substance *absor-*
» *bable* dont l'infiltration ne semble pas exposer aux inflamma-
» tions gangréneuses ; qu'elle peut mieux que les injections
» vineuses, avec moins d'embarras et plus promptement, ame-
» ner une *inflammation adhésive ?....* Ce fait devra donc nous
» servir d'avertissement pour l'avenir, en nous apprenant à

» moins craindre ces vives inflammations et à les considérer,
» sinon comme nécessaires, au moins comme peu nuisibles à la
» guérison ; peut-être même cette influence a-t-elle été avan-
» tageuse en déterminant un gonflement général des parois du
» foyer ; celles ci, rapprochées de cette façon au contact les
» unes des autres, ont pu établir des adhérences entre elles et
» produire ainsi leur adhésion complète.

» Désormais il reste donc établi, par ce seul fait, qu'on peut
» sans danger employer les injections iodées dans d'autres ma-
» ladies que dans les hydrocèles, et nous en profiterons pour
» dire en passant qu'en général on emploie trop rarement les
» injections détersives et irritantes, et que de nos jours nous
» avons peut-être tort de négliger un genre de médication
» auquel les anciens avaient recours plus souvent. »

Depuis la publication de cette observation, nous avons eu
recours à ces injections, dans plusieurs cas où tous les moyens
ordinaires n'avaient pas réussi, et toujours nous les avons employées avec succès (1).

J'ai dit comment et par quel raisonnement j'avais été amené
à tenter une injection iodée dans un cas difficile, embarrassant,
où tous les moyens avaient échoué ; j'ai dit que, ne sachant plus
que faire pour guérir un abcès si vaste, et dont les suites pouvaient être si dangereuses, les recherches et les observations de
M. Velpeau sur le traitement des hydrocèles par les injections
iodées m'avaient déterminé à employer ces injections, me basant sur l'idée émise par M. Velpeau, que la teinture d'iode est
une substance non absorbable, dont l'infiltration n'expose pas
aux inflammations gangréneuses, et qu'elle peut amener une
inflammation adhésive. D'un autre côté, la similitude qui semble exister entre les membranes séreuses, les parois de différents kystes, et les parois des abcès anciens suppurant depuis
longtemps, et qui succèdent aux inflammations aiguës, modérées, chroniques ou latentes, me fit penser qu'il devait y avoir
aussi quelque ressemblance dans la manière de se comporter,
sous l'influence des agents modificateurs. Ce furent ces seules

(1) *Gazette médicale de Paris*, nᵒˢ 28 et 29, juin 1849. — *Journal des
connaissances médico-chirurgicales*, août et septembre 1846.

considérations qui m'engagèrent à faire cette injection iodée
chez le malade soumis à mes soins. Je pouvais à la vérité avoir
oublié les indications et les préceptes posés par Lugol, aussi
me suis-je empressé, avant de repousser sa réclamation (1), de
relire ses mémoires et ses observations sur l'emploi de l'iode;
eh bien ! je suis forcé de l'avouer, je n'ai pas trouvé un seul
mot, une seule pensée qui pût donner à ce médecin ou à ceux
qui ont réclamé pour lui, ne pouvant le faire pour eux, le droit
de revendiquer la nouvelle extension de ce moyen thérapeutique, dans le cas où il a été employé par MM. Martin et Velpeau
et dans ceux où je l'ai employé moi-même. Je dirai plus, les
observations de Lugol, les conclusions, soit particulières,
soit générales qu'il en tire, sont plutôt de nature à éloigner
qu'à faire naître l'idée de l'emploi des injections iodées dans
les cas particuliers où nous les avons employées ; car, suivant
ce praticien, le traitement local ne doit être qu'un adjuvant du
traitement intérieur, et nous verrons plus loin comment il
comprend que le traitement local n'est qu'un adjuvant.

4° Qu'enfin l'extension et l'application de cette méthode
dans les abcès nous ont été suggérées par les travaux de
M. Velpeau.

5° Que de cette idée, de guérir les abcès chroniques par les
injections iodées, qui avait pour elle les lois de l'analogie, aux
tentatives de son emploi dans tous les cas de foyers purulents
ou séreux, quelle qu'en fût la cause, il n'y avait qu'un pas;
aussi nous empressâmes-nous de le signaler dans les remarques
que nous avons publiées (2) en 1840, à l'occasion de l'observation qui nous a servi de point de départ, et de faire connaître
les résultats favorables que nous avions obtenus contre plusieurs maladies graves qu'on guérissait difficilement ou qu'on
ne pouvait pas guérir du tout (3). Nos tentatives, nos essais
ont été répétés, et des succès nouveaux et nombreux sont venus
se joindre à ceux que nous avions mentionnés. C'est donc de
cette époque, de 1839, que datent les applications nouvelles

(1) *Abeille médicale*, n° 5, mai 1846.
(2) *Gazette médicale*, 1840.
(3) *Gazette médicale*, 1846 : *Du traitement des fistules laryngées externes.* —
Journ. des connaissances méd.-chirurg., août, septembre 1846.

des injections iodées dans les abcès et les fistules, et que l'attention des gens de l'art a été appelée sur cette extension nouvelle de l'iode. Dès ce moment, nous avions compris les avantages immenses qu'on pouvait retirer de l'usage externe de l'iode dans l'art de guérir, et depuis nous n'avons cessé de nous occuper de cette intéressante question, dans le but d'éclaircir les doutes, d'aplanir les difficultés, de lever toute incertitude, et de rappeler les esprits à une doctrine solide par des observations nombreuses.

Convaincu, par une observation attentive des faits que nous avions sous les yeux, des modifications heureuses que les injections iodées produisaient sur nos tissus, quelle que fût leur nature, nous en vînmes à les employer contre la carie, les abcès symptomatiques ou par congestion, les hydropisies enkystées de l'ovaire, les épanchements thoraciques purulents, les fistules à l'anus, les inflammations de nature différente, les plaies avec sécrétion fétide, contre les ulcères syphilitiques, récents ou chroniques ; pour modifier, détruire les mauvaises qualités du pus, les sécrétions virulentes, contagieuses, comme moyen préventif de la résorption purulente, de l'absorption des virus et comme moyen curatif de l'infection putride, etc., etc. Des succès ont encore couronné ces nouvelles tentatives et ont marqué définitivement et à tout jamais l'introduction de ces injections, de ces applications iodurées, dans le domaine de la pratique chirurgicale.

Nous venons de dire que la réclamation de Lugol n'est pas fondée, les remarques suivantes que nous avons adressées (1) au médecin de Saint-Louis, et auxquelles il n'a pas répondu, le démontreront au delà de toute évidence. Si on lit les mémoires et les observations de Lugol sur l'iode, on est bientôt convaincu qu'il n'y a pas un seul mot, une seule pensée qui puisse donner à ce médecin le droit de revendiquer la nouvelle extension de ce moyen thérapeutique, dans les cas où il a été employé par MM. Martin, Velpeau, Bonnet (de Lyon), Robert, J. Roux, par nous et beaucoup d'autres. Nous avons dit que les observations de Lugol, les conclusions, soit particulières,

____

(1) *Journ. des connaissances méd.-chirurg.*, 1846, p. 97.

soit générales, qu'il en tire, étaient plutôt de nature à éloigner qu'à faire naître l'idée de l'emploi des injections iodées, dans les cas particuliers où elles ont été employées dans ces derniers temps. Les travaux de Lugol sur l'emploi de l'iode sont si importants et si connus, que sa réclamation pourrait bien paraître juste pour quelques-uns ; mais elle n'est pas fondée. Pour éclairer les médecins sur ce point, examinons les faits. Ce moyen thérapeutique est devenu trop important dans l'art de guérir, pour que ceux qui ont contribué à ses progrès ne veuillent pas en revendiquer leur part. Nous allons donc mettre sous les yeux de nos lecteurs les titres de chacun à l'appui de ses prétentions ; nous ne connaissons qu'un moyen de le faire avec impartialité, c'est de ne rapporter que des faits d'une authenticité certaine, par ordre de dates et sans commentaires.

Il est bien entendu que personne ne conteste à Lugol la large part qu'il peut revendiquer dans l'emploi de l'iode ; on ne lui contestera pas non plus qu'il a employé les injections iodées, mais l'usage qu'il en a fait est loin d'avoir la valeur qu'il désire leur attribuer dans sa réclamation. Pourquoi et dans quel but Lugol faisait-il ces injections ? C'est là que se trouve toute la question. Était-ce dans l'intention spéciale, particulière, arrêtée, réfléchie, de produire les mêmes phénomènes que produisent les injections irritantes, celles faites, par exemple, avec le vin ou l'alcool dans la tunique vaginale ? Était-ce pour obtenir une inflammation adhésive, une modification des surfaces et des sécrétions purulentes, etc. ? Tels sont la pensée, l'intention et le but des chirurgiens qui, aujourd'hui, font des injections iodées, soit dans la tunique vaginale, soit dans les abcès fistuleux ou autres kystes de diverses natures. Rien de semblable n'est exprimé, même d'une manière vague, dans les observations ou les mémoires de Lugol. Son but est net, clair et positif ; il se servait des injections iodées comme d'un moyen d'investigation, ensuite pour faire pénétrer dans l'économie une plus grande quantité d'iode, et nulle part dans ses observations, pas plus que dans ses conclusions générales, Lugol ne parle des injections iodées comme d'un moyen propre à déterminer une inflammation adhésive ; bien plus, quand ce phénomène a lieu par hasard, il ne le fait jamais remarquer, et l'attribue, ainsi que toute amélioration éprouvée par les malades, au traitement ioduré général.

Voici d'ailleurs comment il s'exprime : « Le traitement externe ne doit pas être regardé comme *topique*, c'est-à-dire comme ne modifiant que la sensibilité des parties qu'il touche. Les préparations iodurées appliquées localement sur les parties malades, sous forme de frictions, pansements , *injections*, cataplasmes, bains locaux, etc., ne constituent pas seulement un traitement externe, local ; toutes les applications iodurées sont des topiques spéciaux , qui deviennent en second lieu un traitement intérieur *par absorption cutanée.* Le traitement interne des scrofuleux ne doit donc pas être estimé seulement par les doses d'iode introduites dans l'estomac ; il faut, je pense, pour en apprécier le degré de force, avoir égard à l'absorption cutanée qui a lieu par la surface quelquefois très étendue que l'on touche d'iode. » (Page 179, 3° mémoire.)

Plus loin, en parlant des injections qu'il conseille derrière les paupières et dans les fosses nasales, *pour faire tomber les croûtes, toucher la maladie et la modifier très heureusement*, il ajoute (pages 187 et 188) : « Les mêmes injections doivent être faites dans les trajets fistuleux ; ce genre de médication est précieux, *parce qu'il porte le remède sur les surfaces malades.* C'est en outre un moyen d'investigation plus certain que le cathétérisme pour connaître le degré de profondeur, le nombre de sinuosités d'un trajet fistuleux. » Enfin, une dernière preuve que Lugol n'a jamais fait une seule injection dans le but d'irriter les parois des abcès ou des trajets fistuleux pour en obtenir l'adhésion, c'est qu'il dit (page 190), en parlant de la solution iodée rubéfiante : « J'en ai d'abord fait usage pour exciter favorablement les ulcères scrofuleux de toute nature, tuberculeux, cutanés, esthiomènes, celluleux, ainsi que l'*orifice extérieur* des trajets fistuleux produits par la carie. »

Des observations et des réflexions de Lugol , il résulte , en effet, qu'il employait les injections iodées, d'abord dans les abcès froids immédiatement après la ponction , afin de les déterger, de les modifier, *de les toucher*, suivant son expression, de porter le remède sur les surfaces malades, *afin qu'il fût mieux absorbé;* ensuite dans le trajet fistuleux, comme un moyen d'investigation plus certain que le cathétérisme, puis *aussi pour favoriser l'absorption de l'iode ;* que pour lui, et dans sa pensée, ces injections n'agissaient pas autrement que les frictions, les cataplasmes, les bains iodurés et l'eau iodurée minérale donnée à l'intérieur ; et dans aucune observation, dans aucun endroit de ses mémoires, il n'est dit qu'il avait pour but de produire une inflammation adhésive. « Constamment, dit-il dans une de ses dernières conclusions (page 196), je fais ponctionner ces kystes spacieux qu'on nomme abcès froids, et après qu'ils sont vidés du pus tuberculeux, je les fais remplir de solution iodurée *deux ou trois fois à chaque pansement.* » Après ces injections qui ne sont pas sans analogues (il est évident que Lugol ne veut pas désigner ici l'injection de vin dans la tunique vaginale, parce qu'on n'injecte pas ce vin pour qu'il soit absorbé, et l'on ne fait pas remplir la tunique vaginale deux ou trois fois à chaque pansement; d'ailleurs le reste de l'alinéa explique clairement sa pensée), on frictionne les parois cutanées du kyste avec de la pommade iodurée ou celle de proto-iodure de mercure, et, après cette friction, on applique un cataplasme ioduré, aussi chaud que le malade peut le supporter. La chaleur que porte le cataplasme divise davantage l'iode, rend son absorption plus générale, plus uniforme, plus intime, et partant plus salutaire.

Maintenant, si l'on veut lire les observations particulières de Lugol, on ne trouvera rien de plus satisfaisant. On peut consulter les observations 5, 8, 11, 20, 21 de son troisième mémoire. Il est positif qu'on n'y trouve pas exprimée, même d'une manière vague, l'idée qu'il réclame sur ce nouveau point de thérapeutique. Ces observations, et les réflexions dont il les accompagne, prouvent plus contre lui que pour lui ; car pourquoi alors, s'il savait si bien l'avantage qu'on pouvait retirer des injections iodées employées localement dans les trajets fistuleux comme cause d'inflammation adhésive, ne les a-t-il pas employées chez des malades qu'il a traités sans succès pendant des mois, des années, et a-t-il laissé suppurer des abcès, des fistules qu'il pouvait guérir radicalement en quinze jours ou en un mois. Les observations 12, 13, 14, 17, 18, etc. (3e mé-

moire), sont là pour attester que le médecin de Saint-Louis n'a
pas aperçu les conséquences pratiques qui découlaient des injections iodées qu'il a faites dans certains cas. Son but n'était
donc point de produire une inflammation locale, adhésive, mais
bien, comme il le dit d'un bout à l'autre de ses mémoires, de
mettre l'iode en contact avec de plus larges surfaces, afin d'a-
voir une absorption plus considérable de ce médicament ; aussi
les adhérences des parois du foyer, qu'il a obtenues deux ou
trois fois, et comme par hasard, ne les attribue-t-il pas aux
seules injections, mais à l'influence de l'iode sur l'économie
tout entière.

Toutes ces nouvelles applications de l'iode ne sont donc pas
acquises à l'art depuis longtemps, comme le dit Lugol, et
comme l'a voulu soutenir M. le docteur Abeille, dans une lettre
qu'il a adressée à la *Gazette des hôpitaux* (année 1851) à l'occasion de la priorité des injections iodées dans les abcès par
congestion. Et ceux qui préconisent les injections iodées dans
les abcès chauds ou froids, dans les trajets fistuleux, les kystes,
les hydarthroses, etc., dans les abcès par congestion, ne prétendent pas non plus guérir les constitutions scrofuleuses par
ce traitement local, ni changer la complexion des individus;
ils veulent seulement guérir, cicatriser des abcès, des fistules
ou autres affections qui souvent restent incurables, même sous
l'influence générale des préparations iodées.

Ce mode d'appliquer l'iode était donc nouveau aussi bien
pour Lugol que pour tous ceux qui, depuis, ont voulu
nous ravir cette idée; il est devenu le point de départ de
plusieurs autres applications dont on n'a pas tardé à enrichir le domaine de la thérapeutique. La part qu'on reven-
dique pour Lugol dans l'emploi des injections iodées n'a donc
pas la valeur qu'il a voulu s'attribuer ou qu'on veut lui attribuer;
car on se demandera toujours pourquoi ce médecin n'a pas
signalé d'une manière positive les avantages des injections
iodées dans les abcès, soit par congestion ou autrement, dans
les fistules, les kystes, etc., dans le but d'en obtenir la cicatrisation; pourquoi, s'il connaissait ces avantages, il n'en a pas
profité pour tarir ou guérir des trajets fistuleux qu'il a laissés
suppurer des mois, voire même des années, et pourquoi il a

laissé sortir, ayant encore des trajets fistuleux, résultat d'une carie des os, des malades qu'il regardait guéris sous le point de vue de la constitution scrofuleuse (obs. 16, 17, 18, etc.).

Nous sommes donc forcé de faire observer aux défenseurs de Lugol que les faits qu'ils citent n'ont pas la signification qu'ils veulent leur donner. De quelque manière qu'on les considère, il est impossible d'y trouver l'idée que le médecin de Saint-Louis a employé les injections iodées dans le même but qu'on emploie les injections vineuses pour le traitement de l'hydrocèle. Par conséquent, cette réclamation doit être regardée comme non avenue ; car si Lugol eût prévu les conséquences pratiques de l'inflammation adhésive des injections iodées, il n'eût pas manqué d'en parler d'une manière toute particulière, elles sont trop importantes. Lugol n'a pas profité de la leçon pratique que lui fournissaient ses observations ; les réflexions qu'il fait dans ses mémoires le prouvent au delà de toute évidence. Il n'a donc pas eu l'idée qu'il réclamait ou qu'on réclame pour lui (1) à propos des injections, elle ne lui est venue qu'après coup ; ou bien, s'il a eu cette idée, il a eu le très grand tort de la garder pour lui, la science et l'humanité ne doivent lui en tenir aucun compte. Qu'on se garde bien de croire, cependant, d'après cette déclaration si positive, qu'il soit dans notre intention d'enlever au savant médecin de Saint-Louis tout le mérite qui lui revient dans l'emploi de cet agent thérapeutique ; non assurément, ce mérite, nous ne lui contestons pas ; ce que nous avons voulu prouver, c'est qu'il n'a jamais recommandé les injections iodées dans le but de produire des inflammations adhésives, de modifier le pus et les surfaces sécrétantes.

Maintenant qu'il est démontré qu'on ne peut pas rapporter aux travaux de Lugol tout le mérite de ces nouvelles extensions de l'emploi de l'iode, cherchons-en la cause ailleurs.

En 1833, M. Ricord a publié quelques observations d'hydrocèles de la tunique vaginale, guéries par l'emploi de la teinture d'iode appliquée sur la tumeur à l'aide de compresses (*Journ. des connaiss. méd.-chir.*, t. I, p. 140). Ce mode de traitement lui

---

(1) Il est des gens qui essaient d'abord de voler pour eux en s'attribuant les idées des autres; lorsqu'ils ne peuvent y parvenir, ils s'efforcent alors de voler au profit d'autrui.

fut suggéré par les succès qu'il avait obtenus contre les tumeurs dites *ganglions* ou kystes qui se développent sur le trajet des tendons, contre l'hydropisie des bourses muqueuses et les hydarthroses, en les recouvrant de compresses imbibées de teinture d'iode. M. Ricord ne dit pas qui l'a engagé à employer la teinture d'iode dans ces diverses affections. Il est probable que cette idée lui a été fournie par la publication des travaux de Lugol, et surtout par ceux de M. Coindet, de Genève, qui, dès 1820, publia les succès qu'il avait obtenus à l'aide de l'iode dans le traitement du goître, des tumeurs blanches et de plusieurs autres engorgements indéterminés.

Les bons effets de l'iode employé par la méthode endermique, par M. Costes, dans quelques cas d'hydropisies générales et partielles (*Bulletin gén. de thérap.*, t. VII, p. 51, 1826), ont peut-être plus particulièrement engagé M. Ricord à essayer la teinture d'iode dans l'hydrocèle ; ce chirurgien peut encore avoir puisé cette idée dans les nombreuses observations sur l'emploi de l'iode, consignées dans le premier volume de la *Bibliothèque thérapeutique* de M. Bayle (pages 33 et suivantes).

Ces préparations d'iode appliquées en topique sur le scrotum, dans les cas d'hydrocèle, ont suggéré à MM. Martin et Velpeau l'idée de traiter cette affection par les injections iodées. Suivant M. Dujat, le chirurgien de Calcutta aurait employé ces injections en 1832 (*Gaz. méd. de Paris*, 1838, p. 561), quoique ses observations n'aient été publiées qu'en 1834 (*Transactions of the Medical and Physical Society of Calcutta*). Les observations de M. Velpeau datent de 1837 (*Dict. de médecine*, t. XV, 2ᵉ édit., article Hydrocèle).

Si nous ne nous trompons, M. Ricord et tous ceux qui, avant ou après lui, ont eu l'idée de guérir les hydrocèles et les épanchements séreux par l'application topique des préparations iodées, doivent être considérés comme les auteurs de la cause de l'emploi de l'iode, d'abord dans la tunique vaginale, ensuite dans différentes variétés de kystes ; MM. Martin et Velpeau comme les auteurs de cette nouvelle extension de l'iode ; car, en définitive, c'est là qu'ils sont allés chercher l'idée des injections iodées dans la tunique vaginale, puis dans les kystes.

Là, à peu près, était borné l'emploi de la teinture d'iode en injections, quand en 1839 nous eûmes l'heureuse idée de l'injecter dans un abcès fistuleux, dans le but d'en obtenir la guérison. Les réflexions auxquelles nous nous livrons, à la suite de l'intéressante observation que nous avons publiée dans la *Gazette médicale* (année 1840, p. 605), indiquent que c'est d'après les travaux de M. Velpeau sur la cure des hydrocèles par les injections iodées, que nous avons osé faire une injection de teinture d'iode dans un abcès fistuleux vaste et profond.

Les remarques que nous avons faites à l'occasion de cette observation sont évidemment la cause de l'extension nouvelle de l'emploi de la teinture d'iode. Nous avons indiqué les conséquences pratiques qui devaient en résulter pour la thérapeutique des abcès chroniques et fistuleux. Nous avons fait remarquer l'innocuité, et en même temps l'utilité des injections irritantes, au moins dans certains cas.

Dès lors il restait donc établi, par ce seul fait, qu'on pouvait sans danger employer les injections iodées dans d'autres maladies que dans les hydrocèles, et même sur le péritoine.

Il suffit de cet exposé rapide pour faire sentir ce qui appartient à chaque médecin dans ce nouvel emploi de l'iode. On ne peut s'empêcher d'apprécier l'immense part que doit avoir, dans cette nouvelle application de la teinture d'iode dans les abcès, les trajets fistuleux, etc., l'emploi de ce médicament en topique sur le scrotum, surtout si l'on observe que c'est par l'une que MM. Martin et Velpeau ont été nécessairement dirigés vers l'autre, et que ce n'est qu'après les remarques faites par M. Velpeau, que, à notre tour, nous avons ouvert une nouvelle voie à l'extension de cet agent thérapeutique, voie dans laquelle sont entrés MM. Velpeau, Bonnet (de Lyon), Jobert, Bouchacourt, J. Roux (de Toulon), Robert, Dieulafoy, Boreli, etc. Cette nouvelle méthode de guérir les abcès froids ou chauds, les trajets fistuleux, les blennorrhagies, certaines affections articulaires, les ascites, les hydropisies enkystées de l'ovaire, les abcès par congestion, les kystes de toute nature, etc., est, on peut le dire avec certitude, la conséquence naturelle, forcée d'abord, des idées et des travaux de M. Velpeau sur le traitement de l'hydrocèle et des différents kystes, ensuite de nos applications et de nos réflexions nouvelles. Cette opinion nous paraît tellement vraie, que l'emploi des injections iodées dans les abcès, les fistules, les hydarthroses, les blennorrhagies, les hydropisies, etc., serait encore à trouver, si la méthode thérapeutique des injections iodées dans la tunique vaginale n'avait pas été connue.

Il est donc vrai de dire que les travaux de Lugol n'ont servi à rien pour la méthode thérapeutique des injections iodées, telles qu'on les emploie aujourd'hui pour la cure des abcès, des fistules, des hydarthroses, et qu'avant 1839 personne ne les avait mises en usage dans ces affections, qu'on abandonnait souvent à la nature, quand tous les autres moyens ordinaires avaient échoué.

Nous croyons n'avoir omis dans cet historique aucune des pièces, aucun des faits relatifs à la question des injections iodées. En résumé, de l'examen des dates, de celui de tous les faits publiés sur l'emploi de l'iode en injections, nous croyons devoir déduire, touchant la question d'antériorité, d'invention et de publication des injections iodées, qu'il est aujourd'hui démontré pour tout le monde :

1° Que Lugol n'a jamais fait d'injections iodées dans le but d'agir localement et d'obtenir par ce seul moyen, soit des inflammations adhésives, soit la guérison de sécrétions, épanchements séreux ou purulents ;

2° Que M. Ricord est un des premiers, le premier peut-être qui ait proposé les applications externes de la teinture d'iode sur le scrotum pour guérir l'hydrocèle ;

3° Que MM. Martin et Velpeau, d'après ces faits, ont pensé à injecter la teinture d'iode dans la tunique vaginale, et qu'ils l'ont fait avec de nombreux succès ; que personne plus que ces deux chirurgiens, M. le professeur de la Charité surtout, n'a de droits à cette méthode thérapeutique, non-seulement pour l'hydrocèle, mais encore pour différents kystes ;

4° Que l'extension et l'application de cette méthode dans les abcès chauds ou froids, dans les fistules, dans les épanchements séreux, purulents, dans les hydropisies de toute espèce, etc., nous ont été suggérées par les travaux de M. Velpeau, et que le cas que nous avons publié en 1840, et les remarques que nous avons faites à cette époque, ont fixé l'attention des gens de l'art sur cette méthode nouvelle et engagé les praticiens à l'employer hardiment, dans des cas où personne n'aurait osé le faire auparavant ;

5° Qu'enfin, éclairés, enhardis par de nouveaux faits pratiques, MM. Velpeau, Bonnet (de Lyon), J. Roux, etc., ont essayé avec succès cette nouvelle méthode dans certaines affections des articulations, comme les hydarthroses, et que nous l'avons employée avec de grands avantages contre des affections regardées comme incurables, dans les abcès par congestion, dans les épanchements thoraciques, purulents, etc. Tous ces faits prouvent donc que cette nouvelle méthode est devenue le point de départ de plusieurs autres applications dont on n'a pas tardé à enrichir le domaine de la thérapeutique, qu'on a pu l'employer dans les trajets fistuleux des tumeurs blanches, soit dans le but de rétablir la synoviale dans leur état normal, soit pour y faire naître une inflammation adhésive et produire une ankylose, etc.; qu'on a pu encore l'employer dans l'empyème, par exemple, dans les ascites, les hydropisies des ovaires, pour la cure radicale de l'hydrocéphale, des hernies, etc. Tout ce que nous savons de ces injections et de leur manière d'agir nous permet d'affirmer qu'elles sont très utiles dans bien des affections qui, jusqu'à présent, étaient restées au-dessus des ressources de l'art.

L'exposé que nous venons de faire des applications de l'iode ou de ses composés au traitement de maladies nombreuses tant internes qu'externes, suffit pour démontrer tous les avantages qu'on peut retirer de la médication iodique qui, nous n'en doutons pas, obtiendra de plus en plus la sanction du temps et de l'expérience.

Cependant on serait grandement dans l'erreur, si l'on croyait que l'introduction de l'iode et de ses préparations dans la pratique de la médecine et de la chirurgie s'est faite sans contestation. Tout au contraire, cet héroïque médicament a trouvé, lui aussi, ses Guy-Patin. Les insuccès qu'il a eus ou les accidents qu'il a procurés entre des mains envieuses et inhabiles, ont été cause des attaques sans portée ni fondement qu'il a eu à subir, et n'eût-ce été la persistance de praticiens convaincus de ses éminentes propriétés curatives, il est à supposer qu'il serait déjà depuis longtemps tombé dans l'oubli.

Oui, dirons-nous avec M. Dorvault, comme l'antimoine, comme le quinquina, comme, en un mot, la plupart des médicaments héroïques, il eut à vaincre par ses propriétés médicinales positives la résistance systématique que lui opposèrent d'injustes et ardents détracteurs. Y a-t-il, en effet, rien de plus remarquable, et en même temps rien qui démontre aussi péremptoirement les propriétés antistrumeuses de l'iode, que la manière même dont ces propriétés ont été reconnues? Dès le XIIIe siècle, l'éponge brûlée était authentiquement usitée dans nos contrées pour combattre le goître; depuis un temps immémorial, l'huile de foie de poisson dans le nord de l'Europe, les eaux mères d'une saline, les eaux de mer et les stipes d'une fucacée dans diverses localités de l'Amérique méridionale, sont usités contre la même affection. Au commencement de notre siècle, Courtois découvre l'iode, Coindet devine les propriétés antistrumeuses de ce corps; l'expérience confirme ses prévisions, et aujourd'hui la présence de l'iode est reconnue dans les éponges, dans les algues, l'huile de foie de poisson, les eaux mères des salines, tous produits que, par une sorte d'intuition, des populations ignorant le lien commun qui les reliait entre eux avaient été portées à employer pour combattre la même maladie. Cette coïncidence empirique des faits, nous le répétons, défie les raisonnements les plus subtiles du scepticisme le plus arrêté.

Dans ces dernières années, de savantes recherches faites par MM. Chatin, Personne, Meyrac, Marchand et Niepce, nous ont appris que l'iode était abondamment répandu dans la nature organique et inorganique, et le premier de ces savants a cherché à apprécier les proportions de cette substance dans l'air, les eaux, le sol et les produits alimentaires de différentes contrées, dans le but d'en déduire des conséquences relatives à la distribution de l'iode et à l'existence du goître et du crétinisme. L'énergie des fonctions de la vie est en raison directe de sa quantité dans notre économie, ce qui nous ferait dire que l'iode est plutôt un aliment qu'un médicament, puisqu'il entre dans la composition de toutes les substances si nécessaires à la vie.

Tel est l'historique de l'introduction et de l'application des iodiques en médecine et en chirurgie.

Nous aurons soin de rappeler, dans le cours de notre travail, tous les praticiens dont les noms se rattachent à telle ou telle application de ce moyen thérapeutique qui est devenu trop important dans l'art de guérir, pour que ceux qui ont contribué à ses progrès ne veuillent pas en revendiquer leur part.

Avant de passer à l'application des injections iodées au traitement des maladies qui réclament leur emploi, nous croyons logique d'étudier dans de courtes généralités leurs effets physiologiques, puis de chercher à interpréter leur mode d'action. Les inductions que nous tirerons de cette étude, à peu près neuve encore, feront mieux comprendre les indications que l'on fait remplir à l'iode, et nous permettront d'établir sa thérapeutique sur des bases rationnelles.

CHAPITRE II.

CONSIDÉRATIONS MÉDICALES ET PHYSIOLOGIQUES.

—

De l'action intime de la médication iodique sur l'économie.

Dans cette partie de notre travail, nous donnons le résumé aussi substantiel que possible des auteurs les plus recommandables qui ont fait des recherches sur les effets physiologiques et sur l'action intime de la médication iodique sur l'économie. Comme ce sujet est à peu près hors de notre compétence, nous l'empruntons en grande partie à ceux qui en ont fait l'objet de leurs études.

L'iode, ou mieux l'iodure de potassium, qui est parmi les préparations iodiques celle qu'on emploie le plus souvent, et avec raison de préférence, est un de ces médicaments que les anciens médecins désignaient sous le nom de *fondants*, qu'on range aujourd'hui dans la classe des médicaments *physiologico-chimiques*, et que M. Dorvault propose d'appeler *chimico-catalytiques*, parce qu'ils agissent en modifiant chimiquement nos humeurs viciées.

Soumis à l'action d'une solution d'iodure potassique, le sang, la lymphe, le sperme, le lait, ne se coagulent pas, et leurs éléments protéiques, l'albumine, la fibrine, la caséine se fluidifient.

Ces mêmes phénomènes ont lieu dans l'économie vivante, dans certaines maladies où l'iodure de potassium est administré. L'action fluidifiante se produit et est rendue sensible par une modification dans la circulation lymphatique et sanguine, et l'intégrité de l'agent modificateur ou de l'iode est reconnue, soit qu'on agisse sur le sang, l'urine et surtout la salive. Plusieurs physiologistes, et tout récemment M. Cl. Bernard (1), l'ont démontré dans de nombreuses expériences faites sur des chiens et des lapins.

Introduit dans l'économie, dit encore M. Dorvault, auquel je me fais un plaisir d'emprunter les passages suivants, à dose thérapeutique, l'iode est absorbé directement et en totalité. Il passe dans le torrent circulatoire, et arrive, soit par les conduits naturels, soit par un effet d'imbibition ou d'endosmose, dans les produits de sécrétion, comme la salive, les larmes, le lait, et enfin dans ceux d'excrétion, comme les sueurs, les urines. La présence de l'iode est facilement démontrée dans chacun de ces produits, et tous les praticiens qui ont l'habitude de l'iodure de potassium et de l'iode, employés soit à l'intérieur, soit à l'extérieur, savent qu'il provoque la sécrétion et l'exhalation générale, augmente les fonctions des follicules muqueux de la bouche, des glandes salivaires, du canal alimentaire, du foie, des reins, de la peau, etc.

Les différents fluides animaux, une fois chargés du sel iodique, s'en débarrassent, ainsi que le démontrent les nombreuses expériences faites à ce sujet. M. Cl. Bernard (2), dans des expériences très intéressantes, a démontré que l'iodure de potassium se trouve dans toutes les sécrétions, seulement avec une plus ou moins grande rapidité, suivant les organes ; que cette substance n'est éliminée qu'en partie par les urines, et qu'elle peut rester dans l'organisme et se montrer pendant un temps plus ou moins long dans d'autres sécrétions, dans la salive, par

(1) *Expériences sur l'élimination élective de certaines substances par la sécrétion, et en particulier par la sécrétion salivaire (Arch. génér. de méd.,* janvier 1853).

(2) *Loc. cit.*

exemple, dans le suc gastrique ; de telle sorte que la portion d'iodure de potassium non éliminée reparaît dans la salive au lieu d'être expulsée au dehors, et est incessamment rejetée dans l'estomac, de là reprise par la circulation, puis ramenée dans la salive, et ainsi de suite ; de telle sorte que trois semaines après l'introduction de l'iodure de potassium, on le retrouvait encore dans la salive et dans le suc gastrique, tandis que dès le second jour ou le troisième jour, l'urine, la bile des chiens ne montraient plus les réactions de l'iodure. Cette persistance de l'iode dans la salive et dans le suc gastrique pendant trois semaines, et peut-être plus longtemps encore, doit être prise en grande considération, pour l'administration de ce médicament, qui, continué à haute dose fréquemment répétée et pendant longtemps, pourrait avoir de graves inconvénients.

Cependant le docteur Scharlau (de Stettein) a trouvé quotidiennement 345 centigrammes d'iodure potassique dans les urines d'un malade, auquel il faisait prendre 350 centigrammes de sel par jour ; la perte de 5 centigrammes éprouvée s'explique par le passage de l'iodure potassique dans la salive, la sueur, les larmes. Le docteur Kramer a constaté sur lui-même qu'après un traitement de cinquante jours par l'iodure potassique, six jours suffisent pour l'élimination de ce sel, en sorte qu'au bout de ce temps, 385 d'urine n'indiquant rien aux réactifs en contenaient par conséquent moins de 1/50000ᵉ de gramme. Ces expériences se rapprochent de celles de M. Cl. Bernard, qui ne trouve plus l'iode dans les sécrétions urinaires, bilieuses, après quelques jours ; mais il faudrait savoir si M. Kramer a cherché l'iode dans la salive. Dans des expériences faites par M. Marchal (de Calvi), ce médecin s'est assuré que l'iodure potassique commence à paraître dans les urines au bout de vingt-cinq à trente minutes, au plus tard d'une heure, et cela alors même qu'on n'a administré qu'une très faible dose de sel : par exemple, 5 centigrammes. Il s'est assuré aussi que le temps pendant lequel l'élimination s'achève est fort court : ainsi, un gramme d'iodure de potassium a été administré à un homme dont on a gardé les urines depuis le moment de l'ingestion jusqu'au moment où elles n'ont plus offert de traces d'iode par les réactifs, c'est-à-dire pendant trente-six heures. Les urines analysées ont donné 0,883 d'iodure ; donc, au bout de trente-six heures, il ne restait dans l'économie, d'un gramme d'iodure pris par le malade, que 0,117, encore probablement ce reste avait-il été éliminé par d'autres voies que les urines. Il est fâcheux que M. Cl. Bernard, dans les expériences si intéressantes qu'il a faites, n'ait pas dosé la quantité des principes organiques éliminés avec l'iodure de potassium, dont il a étudié les voies de transport hors de l'organisme ; sous ce rapport, ses recherches laissent à désirer dans leur application à la pathologie.

L'absorption de l'iode métallique est, comme celle de l'iodure de potassium, fort prompte. On fit respirer à un chevreau de l'air chargé de vapeur d'iode en lui maintenant la tête dans une grande boîte. Au bout d'une demi-heure, on saigna l'animal; le sang fut additionné de potasse, puis carbonisé, et les eaux de lavage, évaporées à siccité, donnèrent un résidu qui répandait des vapeurs d'iode par une addition d'acide sulfurique. (Panizza.)

Les effets physiologiques de l'iode sont les suivants : il agit comme irritant corrosif, déterminant l'inflammation et se combinant chimiquement avec les tissus sur lesquels il est appliqué. L'action locale simple n'est pas le seul effet que l'on puisse, à proprement parler, attribuer à l'iode non combiné, car à cet état il peut être absorbé et mêlé aux fluides en circulation, pour peu que les parties sur lesquelles il est appliqué puissent favoriser cette absorption. Les autres effets que l'on a attribués à l'iode sont des effets secondaires de l'inflammation et de l'ulcération du canal alimentaire, produits par l'iode. C'est à ces derniers que l'on doit rapporter la série effrayante des symptômes qui a été décrite par les physiologistes sous le nom d'*iodisme*, et qui ont été attribués, mais à tort, à l'accumulation lente des poisons dans le corps. Ce qui vient surtout à l'appui de cette considération, c'est que ces mêmes symptômes que l'on a observés à la suite de l'emploi de l'iode, sous des formes capables d'exciter une irritation locale, n'ont jamais été produits par cette substance, lorsque, par sa combinaison avec l'amidon, elle avait été privée de sa propriété irritante : c'est au moins ce qui résulte de nombreuses observations recueillies par M. Buchanan et de celles de beaucoup d'autres praticiens. Ce médecin affirme, quoiqu'il ait souvent administré les préparations iodées à très haute dose, qu'il n'a jamais vu l'iode déterminer l'atrophie des testicules, ni des mamelles, ou des palpitations, des syncopes, une débilité excessive, une respiration anxieuse et précipitée, des démangeaisons à la peau, des sueurs poisseuses et abondantes, l'augmentation des règles ou l'aspect purulent de l'urine que l'on range au nombre des symptômes qui caractérisent la maladie que l'on nomme iodisme.

Mais quels sont les fluides avec lesquels il se mêle, et par quelles voies est-il rejeté au dehors ? Nous avons déjà dit que quand l'iodure de potassium est donné à la dose de deux gros, le sang contient déjà, au bout de quatre à six heures, une grande quantité d'iode. Mais aussi, lorsqu'on donne l'iode à bien plus petite dose, bien que l'on en continue l'usage pendant beaucoup plus longtemps, on ne peut même, par l'analyse la plus minutieuse, trouver l'iode dans le sang. On est donc obligé d'admettre, pour que l'iode pénètre dans le sang, ou au moins y devienne appréciable, qu'il doit être administré tout à coup en quantité considérable.

De tous les fluides sécrétés, c'est l'urine qui a constamment offert l'iode en plus grande abondance. On y constatait sa présence quatre heures après que la première dose avait été prise, et quatre jours après la dernière. Dans quelques cas, on l'y trouva même après le cinquième ou le sixième jour ; et de quelque manière qu'il eût été administré, soit en une forte dose, soit au contraire que le sujet en prît depuis longtemps et que l'économie en fût comme imprégnée, on constatait sa présence pendant le même espace de temps.

Après l'urine, c'est la salive qui en offre la plus grande quantité. On l'a trouvé aussi constamment dans les larmes et dans le mucus du nez, bien que, pour ce dernier, il fût impossible de savoir s'il avait été réellement fourni par la membrane de Schneider ou par la glande lacrymale. L'iode a été aussi trouvé dans le lait, mais en très petite quantité, surtout si on la compare avec celle que contenaient simultanément l'urine et la salive. On a trouvé aussi l'iode dans le mucus sécrété par les poumons chez les individus atteints de bronchite chronique, mais il était difficile de déterminer si sa présence dans ce fluide n'était pas due au mélange de la salive. On ne pourrait cependant conclure des faits qui précèdent que l'iode se retrouve dans tous les fluides de l'économie. Nous avons déjà dit que le sang n'en offrait que dans certaines circonstances ; il y a encore d'autres fluides où, malgré de nombreuses expériences, on n'a pu retrouver la moindre trace d'iode, et nous plaçons en première ligne la sueur. Quelques physiologistes ont, il est vrai, dit qu'on avait constaté la présence de l'iode dans ce fluide, mais je puis affirmer, dit M. Buchanan, que dans ces expériences multipliées et faites avec le soin le plus minutieux, chez des sujets qui prenaient des doses énormes d'iode, et dont l'urine et la salive devenaient aussi noires que de l'encre par l'épreuve chimique ordinaire, on n'a pu trouver la plus légère trace d'iode dans le liquide de la transpiration.

Un autre liquide dans lequel M. Buchanan a cherché l'iode, c'est la matière purulente fournie par les ulcères, pour la guérison desquels on emploie l'iode avec succès ; mais dans aucune des nombreuses expériences faites sur des malades complétement saturés d'iode, il n'a pu trouver le plus léger indice de la présence de cette substance dans la matière purulente. L'absence de l'iode dans le liquide sécrété par la peau et les surfaces ulcérées est d'autant plus remarquable, que cette substance jouit d'une efficacité incontestée dans le traitement de plusieurs maladies cutanées et de différents ulcères.

Quant à l'influence des préparations d'iode sur les organes de la digestion et de l'assimilation, elle n'est pas défavorable ; au contraire, chez les malades qui prennent ces médicaments aux doses les plus fortes, la langue est nette et d'une couleur normale ; l'appétit et la digestion n'éprouvent aucun trouble, et dans beaucoup de cas l'état de ces fonctions est notablement amélioré.

L'iode peut produire la salivation, mais cet accident n'arrive pas fréquemment. Chez un homme qui avait pris 2,864 grains d'iode en quarante-deux jours sous forme d'iodure d'amidon, on fut obligé d'abandonner cette médication, à cause d'une salivation abondante, avec gonflement de la face et ulcération de la muqueuse buccale. Elle ne différa d'une salivation mercurielle qu'en ce qu'elle fut moins opiniâtre et cessa aussitôt que l'iode eût disparu de la salivation. L'homme qui l'avait éprouvée avait eu auparavant plusieurs salivations mercurielles.

Une des circonstances les plus remarquables de ce médicament, c'est l'absence de toute espèce de symptômes qu'on puisse lui attribuer. Les malades qui prenaient les doses les plus élevées sortaient et prenaient leurs aliments comme auparavant, en sorte que, si l'on n'avait tenu compte de l'état chimique de leurs sécrétions, et dans beaucoup de cas de la rapidité avec laquelle avaient disparu leurs maladies, on n'aurait pas pensé qu'ils fussent sous l'influence d'un traitement.

Pour ce qui est de l'efficacité relative des différentes préparations d'iode, elles agissent toutes de la même manière, et celle qu'on doit préférer doit être celle dont l'action locale sur l'estomac et les intestins est moins irritante, l'iodure de potassium par exemple, ou de la teinture d'iode rendue soluble par l'acide tannique.

Plusieurs opinions ont été émises pour expliquer la vertu curative des iodiques. Pour les uns, l'iodure de potassium est un *excitant;* pour les autres, un *hyposthénisant.* Selon les premiers, il imprime à l'organisme une stimulation générale qui détruit les engorgements lymphatiques et permet aux organes de reprendre leurs fonctions. Selon les autres, il apaise la surexcitation engendrée par l'état pathologique, et triomphe ainsi d'états morbides divers, tel que les douleurs ostéocopes, les nécroses, les ulcères syphilitiques, les exostoses, les tumeurs gommeuses, etc.

Suivant M. Dorvault, ces deux manières de voir ne seraient pas absolument vraies, parce qu'elles reconnaissent les phénomènes accidentels, les épiphénomènes de la médication iodique, mais n'expliquent pas le phénomène principal, c'est-à-dire le mode d'action du médicament sur le mal même ou du moins ses produits, et qu'elles reposent sur une fausse interprétation des faits. Il admet cependant l'excitation générale imprimée à l'économie par la médication iodique : car il n'est pas possible de nier que, sous son influence, la circulation est activée; que, par suite, les forces digestives sont excitées et accrues; qu'en un mot, toutes les apparences d'une meilleure santé se manifestent à la faveur d'un stimulant général. D'un autre côté, s'il ne reconnaît pas que l'usage des iodiques soit constamment suivi d'un certain ralentissement du pouls, effet qui fait conclure à l'action hyposthénisante du remède, il avoue cependant que dans certains cas de douleurs ostéocopes violentes, de tumeurs gommeuses avec symptômes inflammatoires graves, les iodiques agissent comme sédatifs de la circulation, et même qu'ils sont le narcotique par excellence des douleurs de cette nature: Mais ce n'est ni dans la stimulation proclamée par les uns, ni dans la sédation invoquée par les autres, que résident, selon lui, les vertus médicatrices des iodiques, puisque la stimulation, au lieu de précéder l'amendement de l'état pathologique, le suit ; elle n'est donc que la conséquence de cette amélioration, que la suite de la désobstruction des vaisseaux par l'effet princeps, fondamental de la médication ; et la sédation n'a lieu que parce que le médicament combat avec succès, non l'exacerbation circulatoire, mais avant, le mal même qui l'a causée.

Une troisième opinion, et c'est celle qui compte le plus de partisans, consiste à considérer les iodiques comme *altérants*, c'est-à-dire comme appartenant à cette classe de médicaments qui ont la propriété de changer l'état des solides et des liquides sans produire d'effets immédiats sensibles. Si cette opinion, dit encore M. Dorvault, a pour but d'expliquer la véritable action du médicament, mérite que n'ont pas les deux autres, elle ne nous paraît pas plus exacte en résultat, puisque les effets thérapeutiques de la médication iodique se manifestent, pour ainsi dire, dès la première dose ; ensuite que, lorsque l'action dynamique qui caractérise les altérants se produit, l'effet virtuel des iodiques est arrêté, suspendu, ou le plus souvent est déjà produit sur l'état pathologique que l'on combat, preuve la meilleure, sans contredit, que nous puissions apporter à l'appui de notre opinion.

Sans refuser toutefois la propriété altérante aux iodiques et sans croire qu'ils ne puissent rendre des services à ce titre, M. Dorvault conteste positivement qu'il faille rapporter à cette action, si ce n'est accessoirement, l'effet curatif des iodiques dans les maladies auxquelles ils ont été opposés. Selon sa manière de voir, l'iode aurait une action altérante en sus de la propriété fondante qu'il possède à l'état de combinaison, et la preuve, pour lui, que cette action altérante de l'iode métalloïde n'est pas celle sur laquelle repose principalement la médication iodique, c'est que l'iodure potassique où cette propriété a disparu est un iodique plus puissant que l'iode lui-même.

Une quatrième opinion a été encore émise par un praticien de mérite, M. le docteur Cantu. Les effets thérapeutiques de l'iode seraient dus à une action toute chimique. Ainsi l'iode, en contact avec les substances organiques même vivantes, en modifierait la composition, en s'emparant de leur hydrogène ; et la preuve, selon son auteur, qu'il en doit être ainsi, c'est qu'ayant pénétré à l'état de corps simple ou d'iodure dans l'économie, on le retrouve à l'état d'hydriodate dans les fluides et les solides. Cette opinion, il n'est pas besoin de le faire remarquer, repose sur la différence qu'on faisait autrefois entre les iodures et les hydriodates.

Ajoutons enfin que Vogt range les iodiques dans la classe des médicaments, opérant spécialement sur les systèmes sécréteurs et exhalants, et semble en faire des sudorifiques. Dans cette manière de voir, l'effet consécutif a été pris pour l'effet immédiat.

Pour expliquer l'action des iodiques dans l'intimité des organes, M. Dorvault pense que leur virtualité réside dans leur pouvoir fluidifiant sur les liquides animaux, action qui ôte à ces liquides la tendance qu'ils ont, dans certains états morbides, de laisser séparer leurs éléments constitutifs et protéiques et de former des produits nouveaux, tels que coagulum, fausses membranes, concrétions pathologiques diverses.

Quelles que soient les opinions émises sur l'action intime des iodiques dans nos organes, nous pensons que leur connaissance n'est pas d'une nécessité absolue pour le praticien, il lui suffit d'en connaître les effets avantageux dans les diverses maladies contre lesquelles on les emploie ; que les iodiques soient fondants, altérants, fluidifiants ou sudorifiques, etc., peu lui importe, pour peu qu'il guérisse et qu'il sache à quelle dose, sous quelle forme, et contre quelle affection il devra les mettre en usage. Si nous avons rapporté les opinions des physiologistes sur ce sujet, c'est pour montrer que nous avons voulu étudier cette question sur toutes ses faces.

Si nous sommes embarrassés pour savoir d'une manière positive ce qui se passe dans l'organisme soumis aux iodiques, il n'en est plus de même lorsque nous observons leurs effets ; que les iodiques soient employés à l'intérieur ou à l'extérieur, ils produisent quelquefois des effets qui, maintenus dans de certaines bornes, n'ont rien de grave ni d'inquiétant, et sont l'indication de l'action de la médication iodée sur l'organisme, mais qui, si l'on ne s'empressait de les arrêter en cessant l'usage de ces médicaments, pourraient donner lieu à des accidents plus ou moins considérables, qu'il importe que nous fassions connaître. C'est ce dont nous allons nous occuper maintenant.

Nous pouvons dire tout d'abord que ces accidents proviennent le plus souvent de l'emploi vicieux des iodiques ; c'est donc une question de pathologie et pas autre chose.

Quelques médecins ont pensé que dans l'état physiologique l'iode portait son action sur certains organes de prédilection, et que lorsqu'il agissait d'une manière pathologique, c'est sur ces organes, ou bien sur l'organe en souffrance, que par une sorte d'action élective il la faisait sentir, et que si les iodiques étaient toujours administrés dans les cas qui réclament leur emploi, il ne surviendrait pas d'accidents. Cette faculté, que les iodiques ont une sorte d'action élective sur certains organes, ne leur est point particulière, c'est presque une règle thérapeutique générale ; mais croire que si l'iode ou ses composés étaient administrés dans les cas qui réclament leur emploi, il n'y aurait pas d'accidents, c'est avouer un fait qui ne nous paraît pas démontré dans l'état actuel de la science et qui est contredit par de nombreux exemples.

Une question cependant, que nous ne devons pas passer sous silence, est la suivante :

L'iodure de potassium ou l'iode employés, soit à l'intérieur, soit à l'extérieur, sont-ils capables de produire des accidents ?

D'après M. Ricord, les lésions diverses qu'il détermine quelquefois se dissipent toujours avec une grande facilité et dans un très court espace de temps, pourvu qu'on en cesse l'usage et qu'on en diminue les doses. Ces remarques du chirurgien de l'hôpital des Vénériens sont parfaitement justes, et conduisent à cette conséquence pratique, que pour ne pas avoir d'accidents, il faut toujours administrer ce médicament à doses modérées, et éviter des abus qui peuvent avoir des conséquences très graves pour les malades, et qui peuvent devenir préjudiciables au médicament lui-même.

M. le docteur Rodet, chirurgien à l'hospice de l'Antiquaille de Lyon, est très partisan de ce médicament, mais il blâme avec raison l'abus qu'on en fait aujourd'hui. Suivant ce médecin, l'iodure de potassium porte son action irritante sur certains organes de prédilection, et lorsqu'il agit d'une manière pathologique, son effet se fait sentir sur l'un de ces organes de prédilection, ou bien sur l'organe qui se trouve déjà dans un état de souffrance et sujet à une irritation ou à une fluxion habituelle. Si ce médicament était toujours administré dans les cas qui réclament évidemment son emploi, il ne surviendrait peut-être jamais d'accidents.

Examinons donc les phénomènes produits par l'usage des iodiques sur les différents tissus et systèmes de l'organisme.

Au bout de quelques jours de son usage, l'iodure de potassium, s'il est administré à la dose de plusieurs grammes (de 5 à 10) dans les vingt-quatre heures, annonce son action sur la muqueuse buccale par une sécheresse plus ou moins prononcée de la bouche, puis il survient un afflux muqueux, une expectoration, une régurgitation très abondantes que l'on a nommés *ptyalisme iodique*. Les malades éprouvent un mal de gorge plus ou moins intense, une sensation de brûlure au pharynx; la muqueuse pituitaire est tuméfiée et accompagnée d'une sécrétion nasale assez abondante, pour simuler un coryza simple avec enchifrènement, mais généralement sans éternument. On peut facilement donc, dans le mucus nasal, dans la salive et l'expectoration des malades, reconnaître la présence de l'iode. La conjonctive oculaire s'injecte, se tuméfie, les yeux sont larmoyants et laissent écouler une sécrétion muqueuse, quelquefois très abondante. Tous ces phénomènes, qui se manifestent dans les premiers jours de l'usage des iodiques, n'ont rien de grave et disparaissent assez promptement et souvent d'eux-mêmes, malgré la continuation du médicament; mais ils sont pour nous une indication précieuse pour ne pas en augmenter la dose, et même pour la diminuer jusqu'à ce que sa tolérance soit bien établie.

Il est une autre série de phénomènes dus à l'action des iodiques, phénomènes qui sont pour nous de véritables accidents, qui ne deviennent sensibles que lorsque les iodiques ont été administrés pendant longtemps et à des doses très considérables. Ces accidents, que nous avons quelquefois remarqués et qui ont été signalés par plusieurs praticiens, sont une toux sèche, des vomissements opiniâtres avec de vives douleurs dans les voies gastriques, des diarrhées abondantes, en un mot tous les symptômes d'une irritation gastro-intestinale fort vive.

Les iodiques continués pendant longtemps et administrés à trop haute dose produisent assez souvent une surexcitation à la peau, caractérisée par de la rubéfaction, de la chaleur, un picotement, et même par des éruptions cutanées d'aspect et de siége variables. Ces éruptions qui se montrent de préférence à la face, au nez, au front et sur les épaules, ont une marche aiguë ; elles sont, quelquefois seulement, érythémoïdes et ressemblent au psydracia, à l'acné, à l'ecthyma. La suspension du traitement fait disparaître ces éruptions, dont une a été nommée la *maladie tachetée de Werlohf.*

Le docteur P. Bernard a attiré l'attention des praticiens sur une ophthalmie encore peu connue qu'il rattache comme cause à l'emploi de l'iodure de potassium, et qui, par son caractère, sa marche et son traitement, formait une variété nouvelle de conjonctivite.

Voici ses symptômes. Presque subitement, injection et rougeur de la conjonctive, tantôt en forme d'ecchymoses partielles, tantôt en arborisations. Les vaisseaux de la sclérotique participent rarement à cet engorgement. Supersécrétion des larmes, photophobie légère ; cercle ciliaire injecté, présentant un aspect bleuâtre très prononcé. Au début, tous les vaisseaux injectés de la muqueuse oculaire apparaissent tomenteux, rouges et petits, en laissant entre eux des espaces blancs de la membrane qui les renferme ; mais bientôt ils augmentent de volume, et la coloration rouge passe au bleu clair, puis au bleu foncé quand la maladie est arrivée à son apogée. Alors, infiltration du tissu sous-conjonctival, tuméfaction de la muqueuse, et les vaisseaux déjà fortement injectés deviennent plus gros, plus nombreux et plus saillants.

Cette affection se déclare ordinairement du deuxième au troisième mois environ de l'usage de l'iodure de potassium, et débute tantôt par un seul œil, tantôt par les deux.

Cette ophthalmie, qui dure huit à dix jours, se termine presque toujours par résolution, sans jamais produire de ces granulations si fréquentes à la suite des ophthalmies palpébrales; la suspension de l'iodure de potassium suffit le plus souvent pour enrayer la marche de la maladie. (*Annales d'oculistique*, mai 1843.)

Ils produisent encore l'atrophie de certains organes et même de tout l'organisme. Chez la femme, il cause la diminution des mamelles, et des testicules chez l'homme. M. le docteur Cullerier fils a publié sur ce sujet un travail spécial, qui se trouve consigné dans la *Revue médicale* (1). Il rapporte plusieurs observations d'atrophie de mamelles et de testicules. On en trouve d'autres exemples dans le *Journal d'Hufeland*.

La propriété atrophique de l'iode et de ses préparations n'est pas admise par tout le monde, et quelques praticiens prétendent même qu'elle est chimérique. Ils vont même plus loin et se croient autorisés à soutenir, en s'appuyant sur de nombreux faits, que l'iode produit un effet tout opposé, et que bien loin de produire l'atrophie, il est au contraire très propre au développement des organes. Comment concilier des opinions si différentes? Cela nous semble peu difficile; car, selon nous, les effets fâcheux produits par les iodiques ne peuvent provenir que d'un grand abus du remède, qu'il ait été administré pendant trop longtemps ou à trop haute dose : car il est démontré par de nombreux faits que les iodiques administrés prudemment, à des doses convenables, sont plus avantageux que nuisibles sur l'organisme; qu'ils ont la propriété de corriger, de réveiller la nutrition, qui est le plus souvent vicieuse et frappée d'inertie, chez les sujets dont l'état réclame leur usage. Le docteur Lugol a vu maintes fois des jeunes filles scrofuleuses devenir nubiles, et leurs seins, ainsi que les autres organes qui se développent à cette époque, prendre un embonpoint normal et caractéristique, sous l'influence du traitement iodique. M. Ricord a constaté cette restauration corporelle sur les syphilitiques. C'est une remarque que nous avons également faite chez tous nos malades traités par les préparations iodurées. Est-il besoin, pour quelques-uns, d'admettre une idiosyncrasie particulière pour expliquer ces accidents; sans

____

(1) *Revue médicale*, 1848.

le nier d'une manière positive, nous ne le pensons pas, car tous les faits que nous avons examinés jusqu'ici nous portent à conclure que l'administration des iodiques a été mal faite.

Qui ne connaît l'observation, citée par Gairdner (1), de cette jeune Anglaise qui, atteinte d'un goître fort considérable, avait été soumise à un traitement ioduré par son frère étudiant en médecine. La tumeur avait en grande partie disparu, quand le jeune homme crut devoir augmenter la dose afin d'amener plus promptement la résolution d'un noyau induré qui persistait. De vives douleurs d'estomac, de l'anxiété, de l'oppression, n'empêchèrent pas de continuer le remède, mais bientôt des vomissements presque continuels, des selles fréquentes qui devinrent sanguinolentes et très rares, des convulsions dans les muscles des bras, du dos et des jambes, qui ne lui laissaient pas d'intervalles de repos, inspirèrent de vives inquiétudes pour la vie de la malade. Sa maigreur surtout devint si prononcée, que Gairdner n'avait jamais vu un amaigrissement aussi considérable et aussi prompt. La malade finit par se rétablir, mais conserva longtemps des troubles gastralgiques.

De semblables accidents, qui furent malheureusement très fréquents, expliquent pourquoi l'iode, après avoir été accueilli avec ardeur et enthousiasme, fut frappé d'une défaveur universelle et rangé parmi les poisons les plus dangereux. Mais ces accidents attribués aux iodiques doivent être imputés le plus souvent au médecin, et non à l'agent médicamenteux qui a le malheur d'être administré par une main inhabile ou imprudente.

On a encore accusé les iodiques d'occasionner parfois des hémorrhagies pulmonaires et intestinales, la maladie tachetée de Werlohf ; mais ces accidents, qui sont très rares, n'ont jamais été observés que chez des sujets à constitution détériorée. Et d'ailleurs comment pourraient-ils produire ces accidents, lorsqu'on sait qu'un de leurs effets constants, au lieu d'appauvrir le sang, est de le rendre plus excitant et plus réparateur ?

Un grand nombre de médecins ont observé et signalé d'autres accidents très graves, sur lesquels ils ont insisté d'une manière toute particulière, dans le but surtout de s'opposer à l'emploi

____

(1) *Revue médicale*, t. I, p. 490.

des préparations iodurées. Ces accidents qu'il est impossible de nier, parce qu'ils sont réels, mais qu'on peut éviter, sont l'accélération du pouls, qui devient petit, déprimé ; des palpitations, une toux sèche, de l'insomnie, de l'amaigrissement, une faiblesse et une prostration générales ; des yeux ternes et creusés, de la pâleur de la face, le gonflement et le tremblement des jambes ; de la sécheresse de la peau, qui devient livide et sale ; des suffocations, des spasmes, de l'exaltation de la sensibilité, de l'abattement d'esprit, de la disposition à la frayeur, et tout ce qui constitue un dépérissement général, etc. Cet état particulier des malades, qui se produit lorsque l'économie est saturée d'iode, a été nommé *iodisme, ivresse iodique.*

Avant que de nous occuper de cette cachexie iodique, disons un mot de ce que nous entendons par *iodisme* et *ivresse iodique.*

Plusieurs auteurs ont établi, et avec beaucoup de raison selon nous, une différence entre les mots *iodisme* et *ivresse iodique.* La différence qui existe entre l'ivresse iodique et l'iodisme est aussi grande, aussi manifeste, aussi fondée que celle qui existe entre l'ivresse accidentelle et le *delirium ebrietatis :* c'est-à-dire que, dans le premier cas, les individus sont soumis, si je puis m'exprimer ainsi, à une saturation aiguë, passagère, des boissons alcooliques, tandis que, dans le second, cette saturation est chronique, permanente, et qu'elle laisse des traces profondes, alors même que les effets de l'ivresse proprement dite n'existent pas, et ces phénomènes ne se présentent que chez les ivrognes de profession, chez ceux, par conséquent, qui ont fait abus des boissons alcooliques. Il en est de même de l'ivresse iodique et de l'iodisme. Dans le premier cas, ce sont des effets passagers, momentanés, qu'on y remarque, tels que des migraines, de la stupeur, quelquefois des mouvements convulsifs, des vomissements, un goût tout particulier dans la bouche, un ralentissement assez prononcé de la circulation, une espèce de malaise, de légers tintements d'oreille, un certain degré d'hébétude. Dans le second, qui ne se manifeste qu'après un long usage de l'iode, et chez ceux qui en ont fait usage pendant longtemps et à trop haute dose, ce sont tous les accidents que nous avons énumérés plus haut, et qui dépendent de ce que l'économie est saturée d'iode : il existe alors ce qu'on peut appeler une cachexie iodique. On a cru pendant longtemps, et beaucoup de personnes croient encore aujourd'hui, que l'iode introduit dans l'économie n'y séjourne pas longtemps et qu'il en est promptement éliminé par toutes les sécrétions. Les expériences de M. Cl. Bernard, que nous avons déjà citées, et les observations cliniques, sont venues renverser cette opinion erronée et démontrer toute l'importance qu'un médecin doit mettre à suivre pas à pas l'action de l'iode. Car si cette incitation nerveuse causée par l'iode et appelée iodisme existe, il faut donc que l'iode soit toxique et qu'il ait la propriété de s'accumuler dans l'économie ? Or, nous avons vu que l'iode possède ces deux propriétés, mais il faut, pour que ces propriétés de l'iode deviennent sensibles, que cet agent soit administré à haute dose et pendant longtemps. Ainsi, dire que l'économie s'en débarrasse *complétement* et avec une très grande rapidité, est une opinion très fausse, et contre laquelle nous ne pouvons trop nous élever, parce que, acceptée comme vraie, elle engagerait les praticiens à administrer les préparations iodurées à de très hautes doses, persuadés qu'ils seraient que l'économie s'en débarrasse complétement et très promptement en quelques jours seulement, en trois ou quatre, cinq ou six au plus, tandis qu'à cette heure la nocuité du sel iodique et sa persistance au sein de l'économie ne peuvent plus être mises en doute. Nous avons vu que l'iode séjournait dans certains de nos organes pendant trois semaines et même plus, après son introduction dans l'économie.

Une masse assez importante d'inconvénients est donc attachée à la médication iodique. Mais, disons-le tout de suite, ces inconvénients sont plus apparents que fondés ; car les affections graves qui peuvent résulter de la médication iodique, telles que l'hémoptysie, la maladie tachetée de Werlohf, les vomissements, les diarrhées, l'iodisme en un mot, sont excessivement rares, puisqu'il n'y a que quelques praticiens qui les aient vues. Mais faisons remarquer que ce sont les praticiens qui n'ont pas manié l'iode d'une manière convenable qui l'accusent de produire les accidents que nous venons de passer en revue, car ceux qui l'emploient journellement et d'une manière rationnelle, s'arrêtent à peine sur sa pathogénésie. La meilleure preuve, d'ailleurs, que ces accidents trouvent leur cause dans la mauvaise administration des sels iodiques, c'est qu'ils cessent et disparaissent dès la simple suspension de l'usage du médicament. Cependant, pour hâter encore ce résultat, on peut administrer les antiphlogistiques, les opiacés, les préparations de quinquina préconisées à cet effet par les docteurs Coindet et Lugol.

Suivant M. Ricord, l'iodure de potassium n'occasionne la plupart des accidents pathogéniques, notamment le coryza, l'ophthalmie, le ptyalisme, etc., que lorsque la dose n'est pas en rapport avec le mal que l'on combat et la capacité du malade; ce qui revient à dire que si le médicament était toujours convenablement dosé, ce qui n'est pas facile, même aux plus expérimentés, il n'occasionnerait jamais d'accidents. C'est pourquoi il faut, pour ainsi dire, tâter la capacité iodique des malades et ne leur administrer d'abord les iodiques qu'à petite dose.

Dans la plupart des cas, l'activité de ce remède est si étonnante, qu'il n'est pas possible de croire que l'iode ne sera pas très dangereux s'il est mal appliqué, c'est-à-dire s'il est pris à des doses trop fortes ou continué trop longtemps sans interruption; et surtout si on le donne à des sujets faibles, délicats, ou atteints de quelque autre maladie, il n'est pas douteux que l'iode mal administré ne puisse produire quelques accidents fâcheux.

Mais ce remède est-il *un poison irritant, corrosif?* Il y a une grande discordance entre les praticiens ordinaires, comme entre les toxicologues spéciaux, sur la fixation du degré de nocuité de l'iode. Cette question est complexe et demande quelques explications pour être élucidée. Rappelons d'abord les expériences et les observations qui ont été faites par un grand nombre de médecins et de chimistes, nous les apprécierons ensuite. Ce point tient une trop grande place dans la thérapeutique de l'iode, et est trop important pour que nous ne nous y arrêtions pas d'une manière toute particulière.

La physiologie comparée nous apprend, d'après M. Bouchardat, que l'iode en dissolution aqueuse a une action toxique très puissante sur les animaux inférieurs; que les poissons périssent dans l'espace de deux à cinq minutes dans une dissolution qui contient 1/1000ᵉ d'iode.

L'iode est promptement mortel pour le sarcopte de la gale. Selon M. Cantu, les graines des végétaux placées dans du sable pur, arrosé avec un soluté d'iode, lèvent un peu plus vite que les graines semées à l'ordinaire, et les plantes qui en proviennent sont plus vigoureuses. Ces résultats seraient en complète opposition avec ceux obtenus par MM. Vogel, Robin et Bouchardat. Ces observateurs pourraient bien avoir tous raison, la différence de résultats pouvant tenir uniquement à la différence de force de soluté d'iode employé pour chacun d'eux.

Les plantes, dit M. Bouchardat, périssent au bout de deux ou trois jours dans de l'eau contenant 1/1000° d'iode, et un soluté un peu concentré d'iodure potassique leur est très nuisible.

D'un autre côté, M. Chatin a démontré, par des recherches savantes, de l'iode dans l'air, les eaux, le sol et les produits alimentaires ; il en a trouvé une proportion considérable dans le vin des vignobles de la Rochelle et dans les céréales des côtes du Calvados, où le sol est fumé avec des varechs, et il a vu avec MM. Grange, Boussingault, Fourcault, que les milieux géographiques, géologiques et chimiques dans lesquels l'iode manquait, étaient les contrées où le goître et le crétinisme étaient endémiques. Ils ont conclu de ces recherches que l'iode était une substance avantageuse aussi bien pour les plantes que pour les animaux, et qu'on ne saurait trop recommander d'introduire des produits iodurés dans l'alimentation des animaux destinés à fournir à l'homme une partie de sa nourriture ; ils recommandent donc aux agriculteurs de disposer des engrais ou des amendements iodifères dans le sol.

La conséquence à tirer de toutes ces remarques, c'est que l'iode ne produira de bons effets que lorsqu'il sera employé à des doses convenables, et qu'à faible dose il favorise non-seulement la végétation marine, mais aussi celle d'un grand nombre de plantes d'eau douce ; il en est de même pour l'économie. Employé à faibles doses, d'une manière presque insensible, mais constante, il a des effets avantageux ; employé à haute dose, et pendant un certain temps, il a souvent des effets fâcheux.

Étudions maintenant les effets de l'iode à haute dose sur les animaux et sur l'homme.

M. Magendie a introduit de la teinture d'iode, à la dose de 4 grammes, dans les veines de plusieurs chiens, sans aucun effet apparent. Voyant cette innocuité, il en avala lui-même une cuillerée à café, et il n'en résulta rien, si ce n'est une saveur désagréable. Il a vu un enfant de quatre ans à qui par méprise on fit prendre une cuillerée à café de cette teinture; aucun accident ne suivit cet événement.

Le docteur Cogswel a répété l'expérience de M. Magendie sur les chiens, et, comme ce dernier, à la dose de 4 grammes : il ne vit rien survenir de notable; mais, à celle de 8 grammes, il vit que les animaux périssaient. Toutefois il rapporte plutôt la mort, dans ce cas, à l'alcool qu'à l'iode. Il administra 4 grammes d'iode en neuf jours à un chien : cinq jours après la cessation de l'administration de l'iode, l'animal mourut. L'urine contenait une quantité sensible d'iode ; le sang, le cerveau et l'estomac, des traces seulement.

La conclusion à tirer de ces documents, c'est que l'iode, administré à trop haute dose à l'intérieur et sous forme d'iode métalloïde, doit être considéré comme un poison irritant peu énergique. Mais, comme on n'administre plus l'iode pur à l'intérieur depuis qu'il a été remplacé par l'iodure de potassium, ou qu'il a été rendu soluble par l'acide tannique, on n'a plus à craindre l'action fâcheuse de l'iode métalloïde sur l'estomac. Dans ces conditions, les préparations iodées ne peuvent donc plus être considérées comme toxiques, si l'on entend par poison toute substance qui, ingérée dans l'économie à petite dose, peut occasionner la mort. En effet, il ne nous paraît pas rationnel d'admettre qu'une substance a ce caractère lorsqu'elle n'est pas toxique à la dose de 10 et même 20 grammes ingérés en une seule fois; car autrement nous ne voyons plus quelle substance ne pourrait pas être classée parmi les poisons. Wallace dit également qu'il n'y a pas dans la matière médicale une substance qui soit à la fois aussi puissante comme agent thérapeutique, et aussi innocente quant à son action sur l'économie, lorsqu'elle est convenablement administrée, que l'iodure de potassium. Ce remède n'est donc pas un poison. Telle n'est pas cependant encore l'opinion générale. Des praticiens dosent le sel d'iode avec une prudence qui témoigne suffisamment de leur manière de voir à cet égard ; nous les approuvons, non pas parce que nous craindrions un empoisonnement, mais parce que nous pensons que cette manière de faire est plus avantageuse pour les malades, et que nous avons établi déjà que donner ce médicament à haute dose est souvent inutile pour l'obtention de l'effet cherché, mais est souvent nuisible. Nous ne pouvons trop insister sur ce point, que son administration prolongée à doses thérapeutiques élevées n'est pas sans inconvénient sur la santé. En effet, le sel iodique n'eût-il que l'inconvénient d'exciter d'une manière anormale les liquides de l'économie, que ce serait déjà bien quelque chose ; et puisqu'il est bien reconnu aujourd'hui que l'abus des substances les plus innocentes, du vin, par exemple, des simples alcalins, fait éprouver à l'économie une de ces modifications profondes qu'elle ne subit jamais impunément, *à fortiori* doit-il en être de même avec les iodiques ?

On a bien cité quelques exemples d'empoisonnement aigu par l'iodure de potassium ioduré. M. Dessaignes en a publié un exemple chez une jeune fille qui avala 6 grammes de ce composé, et chez laquelle il y eut malaise général, nausées, vertiges, que des boissons et des lavements émollients firent cesser. Dans ce cas il y eut plutôt une ivresse iodique qu'un véritable empoisonnement ; mais ce fait et ceux où il y a eu ce qu'on a appelé un commencement d'intoxication ont-ils été observés avec toutes les précautions voulues ? M. Devergie a fait aussi quelques expériences sur les animaux, il y a une quinzaine d'années, avec l'iodure de potassium. Injecté dans les veines, ce sel aurait produit une mort aussi prompte que l'acide hydrocyanique. Introduit dans l'estomac d'un chien à la dose de 4 à 8 grammes, selon la force de l'animal, il aurait déterminé la mort de l'animal, qui ne survient que par suite de la phlegmasie de l'organe avec lequel l'iodure a été en contact. Mais dans ces expériences l'iodure était-il bien neutre, ou ne contenait-il pas, au contraire, soit un excès d'iode, soit un excès d'alcali ?

Cependant nous ne voulons pas plus ici qu'ailleurs être trop absolu dans notre opinion. Si l'iodure est administré solide, nous concevons très bien, dit M. Dorvault, auquel nous empruntons ces remarques, qu'en raison de son action fluidifiante très grande, et de son affinité non moins grande pour l'eau, que dans ce cas il enlève aux dépens de l'hygrométricité normale des muqueuses, il produise sur ces dernières des désordres considérables, mais désordres que produiront à un degré d'intensité très voisin les autres sels alcalins, qui n'ont jamais passé pour vénéneux : par exemple, le sel marin. Nous refusons donc de nouveau, non pas la propriété irritante, qui est incontestable, mais la propriété toxique proprement dite, à l'iodure de potassium, pris en soluté même assez concentré. Mais à la longue, pris à haute dose, il pourrait produire des accidents graves, parce qu'il possède la propriété de s'accumuler et de se localiser dans l'économie, comme l'ont démontré les recherches de M. Cl. Bernard. Déjà M. Melsens avait reconnu que l'iodure de potassium ne traversait pas indistinctement tous les organes. Nous nous garderons bien d'imiter l'exemple du docteur Puche qui, voulant démontrer l'insignifiance de l'iodure de potassium, a porté la dose de ce sel jusqu'à 35 et même 40 grammes par jour (*Gazette des hôpitaux*, 1842). En aucun cas nous ne voudrions prescrire, et surtout d'emblée, une pareille dose de sel iodique.

Si, d'ailleurs, certains physiologistes ou médecins veulent motiver leur opinion sur des faits, il ne faut pas le faire d'après des expériences dans lesquelles on a donné à des chiens d'énormes quantités d'iode, telles qu'elles ne sont jamais prescrites, mais bien par des expériences où, en donnant tous les jours à ces animaux une certaine quantité, on aurait fini par produire les symptômes qui sont propres à cette substance si singulière. Ces expériences n'ont aucun rapport avec la manière dont on prescrit l'usage de l'iode; il n'est personne qui ne sache que certains médicaments, tels que les acides minéraux concentrés, le sublimé corrosif, l'arsenic, etc., n'aient deux manières différentes d'agir. Lorsqu'on en donne tout à la fois, une certaine quantité, l'estomac en est instantanément corrodé; mais introduits journellement dans l'estomac à des doses assez petites pour ne pas l'offenser, ils produisent à la longue, pour l'économie animale, des effets qui sont propres à chacun d'eux : et c'est sur cette seconde manière d'agir qu'est basé l'emploi de ces substances en médecine. Aucun des remèdes héroïques dont les médecins se servent tous les jours, tels que les préparations de mercure, d'antimoine, d'arsenic, d'opium, etc., n'occasionne dans la même proportion un aussi petit nombre d'accidents fâcheux. D'ailleurs les diverses préparations d'iode ont une action et des symptômes qui sont propres à chacune d'elles. Ainsi l'éponge calcinée occasionne des accidents différents de ceux de la teinture alcoolique d'iode ; celle-ci, si elle n'est pas associée à des astringents comme l'acide tannique, agit plus spécialement sur l'estomac, se manie plus difficilement et produit plus promptement les symptômes que nous appelons iodiques, que ne le fait l'iodure de potassium, et cette dernière préparation est plus facile à manier et produit moins d'accidents : c'est ce qui fait que dans la pratique on s'en sert presque exclusivement. Cette différence d'action de l'iode selon sa préparation n'est pas particulière à cette substance, on la retrouve surtout dans le mercure, avec lequel l'iode a de grands rapports pour la manière d'agir. Dans les applications nombreuses que nous avons faites des préparations iodiques, soit à l'intérieur, soit à l'extérieur, un phénomène nous a frappé, c'est la saturation de l'économie animale par l'iode. Cette remarque nous a servi pour modifier nos traitements. Ainsi, chez certains malades, il se développe plus ou moins subitement des symptômes iodiques, à la manière dont se manifestent les symptômes mercuriels ; mais en examinant attentivement ce qui se passe, on verra qu'ils ne paraissent jamais si subitement que déjà l'action de l'iode ne se soit manifestée par quelques symptômes qui lui sont particuliers, et comme il nous semble que toute action ultérieure est non-seulement inutile, mais devient d'autant plus nuisible que les iodiques continués saturent le corps davantage, on doit suspendre ces remèdes : c'est là une partie essentielle de notre pratique, à laquelle nous attribuons très spécialement les succès qui l'ont accompagnée. Nous croyons qu'il faut surveiller le moment où les iodiques vont manifester leur action, pour les suspendre sur-le-champ, et les reprendre huit à dix jours après, c'est-à-dire au moment où doit finir l'action de ceux qu'on a précédemment administrés ; les quitter de nouveau pour les reprendre et les laisser encore, en observant à peu près les mêmes règles à cet égard que tout médecin prudent suit dans l'administration du mercure, règle que nous ne sachions pas avoir été observée par tous ceux qui se sont servis de préparations iodurées, et dont l'omission a nécessairement nui au succès du remède. Nous ne saurions trop appeler l'attention des praticiens sur cette manière de faire usage des iodiques, qu'on les emploie intérieure-ment ou extérieurement.

Maintenant il nous paraît utile de poser cette question : A laquelle des préparations iodiques, l'iode lui-même compris, doit-on donner la préférence dans le traitement interne des affections qui réclament la médication iodique ?

Déjà nous avons dit qu'on avait substitué, et avec raison, l'iodure de potassium à l'iode métalloïde, parce que ce dernier avait l'inconvénient d'irriter fortement, même à petites doses, la muqueuse du tube digestif ; les accidents nombreux qui ré-sultèrent de son emploi inconsidéré, peu après la connaissance des travaux de Coindet, faillirent même compromettre sa répu-tation , en le faisant classer parmi les poisons les plus dange-reux. C'est pour remédier à ces inconvénients que l'on a pro-posé plus tard de rendre l'iode soluble à l'aide de l'iodure de potassium ; mais sous cette forme, qui est surtout avantageuse pour l'usage externe, il conserve, et voit même augmenter sa propriété irritante, corrosive, caustique. Pour se soustraire aux inconvénients attachés à l'emploi de l'iode métalloïde, Buchanan avait proposé l'emploi de l'iodure d'amidon, d'autres l'iodure de fer et d'autres iodures, etc. Mais si nous considérons que de tous ces iodures celui de potassium est le plus riche en iode, puisqu'il en contient 76 pour 100 , qu'il est celui dont la pré-paration est plus facile, et dont la conservation demande le moins de soins, on doit assurément lui donner la préférence. Il est, dit M. Dorvault, du petit nombre des substances qui se prê-tent avec facilité à tous les modes d'emploi, aux convenances, aux habitudes, au goût, aux caprices mêmes des malades. On peut l'administrer jusqu'à 10 grammes et plus d'un seul coup sans accident ; il ne produit ni la dyspnée, ni l'amaigrissement qu'occasionne l'iode ; il est régulier dans son action ; on l'as-socie facilement à d'autres agents thérapeutiques destinés à assurer son action ; d'ailleurs l'iode lui-même n'agit et ne pé-nètre dans les profondeurs de l'économie qu'à l'état d'iodure alcalin, et cela au détriment de la composition normale de nos humeurs. Si l'on tient compte de tous ces avantages, on ad-mettra facilement que l'iodure de potassium doit seul doréna-vant constituer la méthode iodique interne. Mais l'iode métallique a vu disparaître tous les inconvénients qui l'avaient fait rejeter, depuis qu'on a pu le rendre complétement soluble par l'addition de quelques centigrammes d'acide tannique, et dans bien des cas la teinture d'iode produit des effets plus marqués et plus avantageux que l'iodure de potassium.

Des observations nombreuses recueillies dans les salles de l'infirmerie de Glascow par le docteur Buchanan (*Gazette médicale de Londres,* — *Gazette médicale de Paris*, année 1837, p. 2) sur l'iode employé à haute dose (plusieurs malades ont pris dans l'espace d'un mois à cinq semaines, un quart de livre ou une demi-livre d'iode, sans qu'une aussi grande quantité, qui a été entièrement absorbée, eût produit dans aucun cas le moindre accident) lui ont permis d'en étudier les effets physiologiques et thérapeutiques.

Lorsque l'iode est administré sous la forme de teinture ou sous la plupart des autres formes habituellement employées, *et où il n'est point à l'état de combinaison*, la dose peut être élevée jusqu'à 3 et 4 grains, 15 ou 20 centigrammes dans les vingt-quatre heures ; mais si l'on dépasse cette dose, souvent même avant qu'on y soit arrivé, on voit se développer des douleurs dans l'estomac et les entrailles, et les autres symptômes de l'irritation gastrique. Suivant M. Buchanan , combiné avec l'amidon, l'iode perd son action irritante locale, et peut être administré sans inconvénient à la dose de 12 grains d'iode par jour, et même à une plus forte dose (1), sans déterminer la moindre trace d'irritation gastrique, bien que les sécrétions soient fortement imprégnées d'iode, et spécialement l'urine, qui devenait aussi noire que de l'encre, dès qu'on y versait de l'acide nitro-muriatique et de l'amidon.

Quelques personnes, considérant les fortes doses auxquelles M. Buchanan administrait l'iodure d'amidon, ont pensé que ce ne devait être qu'une substance inerte. Mais cette opinion serait tout à fait erronée, car sans parler même des effets qu'exerce cette préparation dans quelques maladies, il est certain qu'on ne pourrait point attribuer son inertie à ce qu'elle traverserait le

---

(1) M. Buchanan l'a administré jusqu'à 72 grains par jour, sans observer aucun symptôme d'irritation gastro-intestinale, ni d'aucune autre espèce.

canal digestif sans être absorbée, car on trouve dans la sécrétion l'iode en grande abondance, et sous les mêmes formes que
quand on l'administre pur. Pensant en outre qu'une portion du
médicament était entraînée avec les aliments sans avoir été
décomposée, M. Buchanan a souvent examiné les selles des malades qui en prenaient les plus fortes doses, et jamais elles ne lui
ont offert la moindre tracé de la couleur noire qu'elles auraient eue,
si elles en avaient contenu ; au contraire, elles étaient toujours
plus pâles que d'habitude. Pour en être encore plus certain, il
a fait examiner par un chimiste les selles d'un malade qui prenait
des doses d'une once. L'eau dans laquelle on avait fait bouillir
les matières ne donna pas la moindre trace d'acide hydriodique
ou d'iodures solubles ; pour s'assurer ensuite s'il ne restait pas
quelque partie d'iodure d'amidon non décomposée, la masse fut
traitée par une solution de potasse, et en neutralisant cette
dernière, on n'obtint pas la moindre quantité d'amidon. Il est
donc démontré que tout l'iode donné en combinaison avec l'amidon subit dans les premières voies les mêmes changements que
l'iode pur administré avec un autre véhicule, et que la seule
différence entre l'iodure d'amidon et les autres préparations
d'iode, c'est que le premier n'exerce aucune action irritante ou
corrosive sur l'estomac et sur les intestins, et dès lors peut être
introduit dans l'économie en bien plus grande quantité. Voici
la formule du docteur Buchanan :

```
Iode. . . . . . . . . . . . . . . . . . . . .    24 grains.
Amidon en poudre très fine. . . . . . . .     1 once.
```
Triturez l'iode avec un peu d'eau, et mêlez graduellement l'amidon.

Les physiologistes savent que quand on introduit de l'iode
pur dans l'estomac, il est promptement converti en acide hydriodique. Afin d'éviter la formation de cet acide dans l'estomac
et les accidents qui l'accompagnent, M. Buchanan a songé à
administrer l'acide hydriodique lui-même ; mais il rejette l'acide
hydriodique obtenu par les acides minéraux comme peu convenable, il recommande l'acide hydriodique formé avec l'acide tartrique. Celui-ci a une acidité légère, qui en fait une des préparations d'iode les plus agréables. Si l'acide hydriodique est pur
(quand il ne contient pas d'iode en dissolution), il n'exerce aucune

irritation locale ; lorsqu'il est suffisámment étendu, il est absorbé et pénètre tous les tissus de l'économie, et en sort par les sécrétions absolument de la même manière que quand c'est l'iode pur qui a été administré ; ses propriétés thérapeutiques ne diffèrent nullement de celles de l'iode. L'acide hydriodique pur concentré n'ayant aucune action irritante, peut être donné dans l'eau comme véhicule ; cependant, comme l'iode qu'il contient presque toujours en solution le rend irritant et en fait une préparation analogue à la solution de Lugol , qui ne peut être administrée qu'à une très faible dose, M. Buchanan prend la précaution de l'administrer dans une solution d'amidon comme véhicule. Par ce moyen, l'iode de l'acide décomposé se combine avec l'amidon, et est introduit dans l'économie sous la forme d'iodure d'amidon. Il l'a administré à la dose de 1 gros trois fois par jour, ce qui équivaut à 15 grains d'iode, puis à la dose d'une demi-once trois fois par jour, équivalant à 1 gros d'iode chaque jour ; enfin, dans quelques cas, il en a donné une once trois fois par jour, ce qui faisait 2 gros d'iode pur.

Voici la formule employée à l'infirmerie royale de Glascow.

Iodure de potassium.	330 grains.
Acide tartrique.	264 grains.

Préparez suivant l'art, en employant une quantité d'eau suffisante pour que chaque drachme de liquide contienne cinq gouttes d'iode.

Dans la *Revue médicale* (août 1837), M. Guibourt s'élève avec raison contre l'emploi de l'iode à haute dose, d'après la formule du docteur anglais que nous venons de citer. Il admet volontiers le mode de préparer l'acide hydriodique médicinal proposé par le docteur Buchanan ; seulement il trouve que la quantité d'acide tartrique indiquée est trop faible de 36 grains pour décomposer complétement 330 grains d'iodure de potassium.

Pour montrer combien on est dans l'erreur relativement à l'iodure de potassium, que l'on considère comme une substance vénéneuse, M. Buchanan fait connaître qu'on peut donner à la dose de 1 gros, 2 gros, une demi-once, l'iodure de potassium avec une impunité complète, et ne doute pas qu'on ne puisse l'administrer encore à des doses plus élevées sans aucun inconvénient. La seule précaution qu'il recommande en administrant ces doses élevées, c'est de faire boire au malade une grande quantité d'une boisson délayante. Dans aucun cas ce médicament n'a agi d'une manière appréciable sur l'estomac ou les intestins ; il paraît qu'au contraire il est complétement absorbé.

L'objet des expériences dans lesquelles M. Buchanan a administré ces doses considérables d'iodure de potassium n'était pas seulement de déterminer jusqu'où elles pouvaient être élevées, mais aussi d'obtenir la solution de quelques questions relatives à son mode de diffusion dans les divers organes du corps ; car lorsqu'on en fait entrer à la fois une si grande quantité dans l'économie, tous les fluides où il peut pénétrer doivent en être imprégnés. C'est en suivant cette méthode qu'il est facile de le découvrir dans le sang. Chez un jeune homme affecté de gonorrhée, auquel M. Buchanan avait fait prendre 2 gros d'iodure de potassium, il observa avec soin l'urine, et aussitôt qu'elle offrit des traces d'iode (ce qui arriva au bout de quatre heures), on lui fit une saignée du bras. En examinant le sang, on trouva que le sérum et le caillot étaient fortement imprégnés d'iode. La même dose fut donnée à un enfant qui avait une hydropisie du genou, et auquel on devait pratiquer la ponction de cette articulation. Cinq heures après qu'il l'eut prise, on fit une très légère ponction, par laquelle on retira 12 onces de synovie, à l'aide d'une ventouse : cette synovie contenait une grande quantité d'iode. On donna un soir 2 gros d'iodure de potassium et autant le lendemain matin à un vieillard qui avait l'une des plus volumineuses hydrocèles que l'on pût voir, puis on lui pratiqua, quelques heures après, la ponction, qui donna issue à plus de 30 onces de sérosité, dans laquelle il y avait une grande quantité d'iode.

Une autre question que nous voulons encore examiner, est celle de savoir comment il faut doser ce médicament. La vertu curative, ou plutôt le succès d'un remède repose presque autant sur la posologie, en ajoutant toutefois le mode d'administration, que sur l'indication ; car on détruit les bénéfices d'une bonne indication par l'emploi de doses irrationnelles. Que d'insuccès ne reconnaissent pas d'autres causes ! Ce qui rend un médicament précieux, en dehors de la haute action curative qu'il peut posséder, et surtout lorsque ce médicament est applicable au traitement d'un grand nombre de maladies, est la similitude de ses préparations pharmaceutiques. Cette heureuse condition caractérise éminemment la médication par l'iodure de potassium. En effet, les mêmes formes pharmaceutiques, les mêmes doses, conviennent à la fois au traitement du goître, de la scrofule, de la syphilis, etc.; est-ce à dire pour cela que, dans toute une classe, tout un genre, voire dans une même espèce de ces affections, la dose à administrer doive être invariable? qu'il n'y a pas à modifier suivant l'intensité du mal, la constitution, le tempérament, l'idiosyncrasie du sujet? Nous ne voulons nullement commettre une telle hérésie; tout au contraire, nous faisons reposer en grande partie la réussite de la médication dans les modifications posologiques, qu'un habile praticien sait toujours faire avec opportunité, et d'où résultent pour lui des cures qu'un autre moins bon observateur de cette règle de bonne thérapeutique n'aurait pas obtenues; car tout est là, nous le répétons, après un bon diagnostic et avec un bon mode d'administration; il ne suffit donc pas de prescrire d'une manière banale l'iodure de potassium contre les affections où il est indiqué, il y a d'autres conditions à remplir pour obtenir le succès que l'on attend de ce remède.

La dose de l'iode pur à l'intérieur est, dans les vingt-quatre heures, de 1, 2, 3, 4, 5 centigrammes, quelquefois plus, mais rarement. Cette manière d'administrer l'iode est généralement abandonnée à cause de ses inconvénients. Dans le goître, Coindet prescrivait 6 à 10 gouttes trois fois par jour dans de l'eau ou une tisane de la solution suivante, qui contenait environ 10 à 12 centigrammes d'iodure de potassium : c'était à peu près 2 grains à 2 grains 1/2 par jour.

Iodure de potassium.	2 grammes.
Iode	0,5 centigrammes.
Eau distillée.	30 grammes.

Dans la scrofule, Lugol administrait en commençant 6 gouttes du soluté suivant dix fois par jour, et allait en augmentant jusqu'à 24 et 36 gouttes par jour.

Iode.	1,2 grammes
Iodure de potassium.	2,4
Eau distillée.	23,0

Cette préparation était en quelque sorte la base du traitement antiscrofuleux de Lugol ; c'est à elle qu'il avait le plus souvent recours pour l'usage interne de l'iode. En calculant comme ci-dessus la quantité d'iodure de potassium qui représente la dose journalière au début , nous voyons qu'elle est d'environ 10 centigrammes (2 grains) d'iodure.

Comme on le voit, ces deux éminents praticiens, qui ont obtenu des succès si nombreux avec l'iode, n'administraient l'iode qu'à des doses inférieures. Nous disons donc qu'il est essentiel de commencer par de petites doses , dans la crainte de nuire à l'économie et de produire ces accidents d'intoxication lente dont nous avons parlé. Nous avons l'habitude , dans les scrofules, le goître, etc., de commencer par des doses très minimes et d'augmenter progressivement ces doses tous les quatre ou cinq jours, jusqu'à ce qu'on soit arrivé à faire prendre au malade 50 centigrammes d'iode par jour ; on se tient à cette dose pendant quatre ou cinq jours, puis on cesse entièrement l'usage de l'iodure pendant huit jours, pour y revenir de nouveau , recommençant comme au début par petites doses. De cette manière, on peut continuer pendant des mois, des années, l'iode ou l'iodure de potassium sans jamais avoir à redouter le moindre accident, et avec la certitude de modifier avantageusement la constitution des scrofuleux et de les guérir. Dans ces cas, l'iodure de potassium doit être considéré plutôt comme un aliment que comme un médicament.

Ordinairement presque tous les médecins débutent par des doses plus fortes que celles que nous venons de conseiller : dans la syphilis , par exemple , ils débutent par une dose de 0,50 centigrammes à 2 grammes par jour. Peut-être cette manière de faire est-elle utile dans les affections syphilitiques, d'abord parce qu'elles sont moins enracinées et qu'elles ne sont pas aussi souvent originelles que les scrofuleuses, puisque leur marche étant plus rapide, elles ont besoin d'une plus forte action pour les dominer. Ainsi M. Ricord, dans la grande majorité des cas, débute par 1 gramme 50 centigrammes d'iodure de potassium par jour, en trois fois. Il a remarqué qu'il faut ordinairement cinq à six jours de l'administration à cette dose, pour juger de l'effet produit, et que les accidents par doses mal appropriées (trop fortes ou trop faibles) apparaissent d'emblée le premier ou le deuxième jour. Si les symptômes qu'il combat ne s'amendent pas, et si d'ailleurs il ne survient aucun accident, il augmente alors chacune des doses de 50 centigrammes, ce qui porte la dose journalière à 3 grammes. Au bout de cinq ou six jours de l'emploi de cette nouvelle dose, il se comporte selon les effets produits, c'est-à-dire qu'il reste dans le *statu quo*, augmente ou diminue. Son opinion est qu'on a bien rarement besoin de dépasser 3 grammes par jour, pour arriver, comme maximum jusqu'à 6 grammes.

Le docteur Gaultier débute par 25 centigrammes par jour et double cette dose tous les trois ou quatre jours. Arrivé à 1 gramme, il continue cette dose quelque temps, si les symptômes s'amendent, puis augmente progressivement jusqu'à $1^{gr},50$ ou ou 2 grammes.

M. Payan, d'Aix, fait commencer par 75 centigrammes ou 1 gramme, et par 1/2 gramme seulement, quand les sujets sont irritables. Il augmente tous les quatre ou cinq jours la dose de 0,25 centigrammes jusqu'à 2 ou 3 grammes, ce n'est qu'exceptionnellement qu'il arrive à 6 grammes.

M. le docteur Wallace en fait prendre 2 grammes par jour, pendant toute la durée du traitement.

Administrer l'iodure de potassium à haute dose dès le début nous paraît une méthode vicieuse et dangereuse ; car si l'on ne perd pas de vue que le médicament séjourne dans l'économie pendant longtemps, on arrivera promptement à une saturation nuisible : il est donc important d'administrer l'iodure de potassium à doses ascendantes. Car entre l'insuffisance des doses des médicaments et la limite au delà de laquelle il peut être dangereux ou inopportun de les porter, il y a une série de nuances intermédiaires que les praticiens peuvent seuls saisir, et qu'il est impossible de prévoir et de formuler.

Il est des praticiens qui administrent ce médicament à doses évidemment exagérées. Ils oublient qu'il s'agit moins, pour obtenir le succès que donne toujours un remède héroïque lorsqu'il est bien indiqué, d'ordonner les doses les plus fortes que l'organisme peut supporter, que de l'administrer à doses curatives. En agissant autrement, il arrive que le médicament n'est qu'en

partie absorbé, et qu'il produit sur l'estomac et le tube intestinal, si ce n'est sur l'économie entière, une secousse nuisible
au succès du traitement. Quand la nécessité, où peuvent se
trouver les praticiens, existe, d'élever dans quelques cas les
doses d'iodure de potassium au delà des limites habituelles, il
faut en surveiller les effets avec grand soin.

Le mode d'administration des médicaments a une si grande
importance, que c'est souvent dans l'application convenable et
opportune que se trouve leur efficacité. Comme le fait observer
M. Dorvault, le mercure métallique est un antisyphilitique;
mais est-il un antisyphilitique aussi puissant que son bichlo-
rure ? Non assurément. Est-ce le chlore qui vient le compléter,
exalter la propriété antisyphilitique du mercure, ou encore
est-ce parce que le sublimé corrosif contient une fois plus de
chlore que le calomel, qu'il jouit d'une bien autre efficacité
contre la syphilis que celui-ci ? Il est encore évident que non,
car chacun sait que le chlore n'a aucune vertu possible. La supériorité du premier tient donc uniquement à l'état sous lequel
le mercure, seul agent thérapeutique, est présenté au mal.
Dans ce composé, en effet, non-seulement à même dose, le mercure a une action beaucoup plus considérable, mais encore
donne des résultats auxquels, ni à l'état métallique, ni à l'état
de calomel, il ne saurait atteindre, à quelque dose que ce fût,
toutefois à la condition que le mode d'administration soit complet, c'est-à-dire que ce sel soit associé à un excipient convenable en nature et en quantité. L'huile de foie de morue doit
ses hautes vertus médicinales, avant tout, à l'iode qu'elle contient. Mais cet iode, quoique en proportion presque homœopa-
thique, a une puissance thérapeutique très grande : à qui la doit-
il ? A son heureux mode d'association naturelle, qui se présente
sous un état de division extrême, sous l'égide d'auxiliaires et
d'adjuvants facilement assimilables et qui rendent son séjour au
sein de l'organisme plus permanent. C'est aussi là l'histoire
des hautes propriétés des eaux minérales naturelles. Ces faits
démontrent surabondamment l'importance du mode d'administration d'un médicament, et la nécessité pour le médecin de
rechercher toujours celui qui peut le mieux assurer son action.

A l'intérieur, ni l'iode, ni l'iodure de potassium ne peuvent être administrés sans excipient. A l'extérieur, on peut employer l'iode avec succès , soit en friction sur la langue , soit en poudre sur les plaies ou les surfaces dénudées. Les inhalations d'iode proposées par Baudelocque et Scudamore, dans la phthisie pulmonaire, ne peuvent être supportées par les malades. Quant à l'iodure de potassium, son meilleur mode d'administration est, sans contredit, celui qui consiste à l'employer dans l'eau distillée. Cette solution est ensuite administrée aux malades , étendue dans une tisane quelconque , ou dans un sirop approprié à la nature et à l'état du malade, comme les tisanes mucilagineuses, l'eau sucrée, les tisanes de houblon, saponaire, etc., les sirops de goudron, de quinquina , antiscorbutique , salsepareille , etc. On peut ajouter quelques gouttes de laudanum pour les sujets très irritables et dont l'estomac ne supporte pas l'iodure de potassium.

L'emploi culinaire du sel marin iodé, recommandé par le docteur Gange, serait un mode avantageux de traitement dans le goître, les scrofules et beaucoup d'affections chroniques de la peau. M. Boussingault a fait remarquer que dans les Andes, où les populations font usage d'un tel sel , elles sont préservées de goître et de crétinisme , tandis que d'autres, qui n'ont pas les mêmes ressources , en sont atteintes. Nous trouvons dans ces faits une preuve nouvelle à l'appui de notre manière de voir sur l'action intime des iodiques ; en effet , les fonctions digestives, qui sont troublées sous l'influence des véritables altérants, sont au contraire généralement accrues sous celle des iodiques, mais administrés à très petites doses et sous la forme alimentaire. L'idée du docteur Gange, de donner comme moyen curatif et préservatif des maladies strumeuses le sel iodé employé dans l'économie domestique, nous paraît excellente, et nous l'avons réalisée en nourrissant des scrofuleux avec du pain ordinaire iodé. Cette manière d'administrer l'iode est d'une facilité et d'une simplicité remarquables, elle nous a procuré des résultats très avantageux.

Partant de ce principe généralement admis aujourd'hui, que dans toutes les contrées du monde où il se trouve de l'iode en suffisante quantité , dans le sol , l'air , les eaux et les produits alimentaires, le goître, le crétinisme , les scrofules n'y existent pas ou y sont bien plus rares , nous avons pensé qu'en nourrissant les individus entachés de strumes avec un aliment iodé, nous réussirions à améliorer, à modifier, à guérir la constitution scrofuleuse et les maladies qui en dépendent. Comme le pain est l'aliment indispensable, le plus économique et en même temps celui dont on fait usage à peu près partout pour la nourriture de chaque jour, nous l'avons fait préparer avec de l'iode. Cet agent y entre en quantité si minime, que ceux qui se nourrissent de ce pain sont loin de se douter qu'ils prennent de l'iode. En agissant ainsi, notre but a été de nous rapprocher le plus possible de la nature , et en administrant aux scrofuleux des doses infinitésimales d'iode, mais quotidiennes, nous avons voulu les mettre dans les mêmes conditions que les peuples qui, sans s'en douter, bénéficient, au point de vue de leur constitution et de leur santé, de l'iode qu'ils trouvent dans les milieux où ils vivent, et qu'ils absorbent dans les boissons et les aliments dont ils font usage d'une manière continue. Pour arriver à un tel résultat, il nous a suffi de faire boulanger le pain ordinaire avec quelques grammes de poudre de plantes marines, de celles qui sont les plus riches en iode. *Le sel de varech purifié* pourrait également être employé dans la préparation des aliments , pour saler le pain , au lieu de sel de cuisine ordinaire. Ce sel est plus riche en iode que le sel marin iodé de M. Gange, et sa saveur et ses autres propriétés ne diffèrent pas sensiblement de celles du sel marin. Une autre manière d'administrer l'iode, qui est toute nouvelle et qui est vraiment très avantageuse, est de l'associer aux substances , aux sirops astringents, à tous ceux qui renferment de l'acide tannique, ou bien d'y ajouter de l'acide tannique si l'on veut l'administrer dans un sirop ordinaire quelconque.

Enfin, il est un autre mode d'administrer l'iode que nous ne devons pas omettre, nous voulons parler de son administration en frictions ; mais comme l'emploi de cet agent à l'extérieur doit faire le sujet du chapitre suivant, nous dirons seulement d'une manière générale que les préparations iodiques, administrées si avantageusement à l'intérieur, ne sont plus celles qu'on emploie à l'extérieur ; que l'iodure de potassium, par exemple, par son usage interne, peut amener la guérison définitive de certaines affections externes, mais qu'appliqué extérieurement, il ne paraît posséder aucune valeur thérapeutique, et que, sous le rapport des applications topiques, il ne peut nullement remplacer l'iode métalloïde, et surtout l'iodure ioduré. Il en résulte qu'il est très souvent utile, indispensable, d'employer simultanément les iodiques à l'intérieur et à l'extérieur, quoique les applications iodurées locales deviennent souvent ensuite un traitement intérieur par absorption.

CHAPITRE III.

CONSIDÉRATIONS PHYSIOLOGIQUES.

De l'action locale de l'iode sur les tissus.

Jusqu'ici nous ne nous sommes occupé que de la médication iodurée à l'intérieur, nous allons étudier maintenant les effets des applications purement locales des préparations d'iode sur nos tissus, et surtout des injections iodées qui, parmi ces préparations, occupent le premier rang. Leur emploi dans les abcès de toute espèce, dans les trajets fistuleux, dans toutes les cavités closes, dans les plaies, dans les ulcères, dans les inflammations de toute nature, etc., etc., est désormais tellement fréquent, que nous ne pouvons trop nous arrêter sur ce point de thérapeutique chirurgicale.

L'emploi des injections dans la cure des maladies chirurgicales n'est pas une invention nouvelle; on en trouve des traces depuis la naissance de l'art jusqu'à nos jours, mais cette ancienneté de services nous apprend peu de choses sur les indications qui doivent décider de leur nécessité. En 1757, l'Académie royale de chirurgie, voulant approfondir ce point de thérapeutique et connaître les avantages et les inconvénients que les injections peuvent avoir dans les différentes espèces de maladies, proposa pour le prix de 1758 la question suivante : « Déterminer les cas » où les injections sont nécessaires pour la cure des maladies » chirurgicales, et établir les règles générales et particulières » qu'on doit suivre dans leur usage. » Les conclusions du mémoire qui fut couronné, sont que les injections offrent de nombreux inconvénients et qu'elles ne peuvent soutenir le parallèle d'efficacité avec d'autres moyens, dans bien des cas où elles sont, comme eux, praticables. Ce jugement de la savante Académie n'a pas peu contribué, sans doute, à répandre l'opinion qui, pendant longtemps, a été généralement adoptée, et jusqu'à ces dernières années les injections n'ont été considérées, par la plupart des médecins et des chirurgiens, que comme moyens accessoires et d'une utilité contestable dans bien des cas ; bien plus, quelques auteurs modernes, exagérant les inconvénients des injections, les ont bannies de leur pratique et se sont efforcés de priver la chirurgie d'une ressource précieuse que rien ne peut suppléer dans certains cas, et qui, dans des mains habiles, a été souvent couronnée des plus heureux succès. L'utilité des injections est tellement admise aujourd'hui, que nous ne nous engagerons pas dans une discussion inutile pour prouver leur bonté et détruire les objections qu'on a, élevées contre elles pour les rayer de la liste des moyens chirurgicaux. Quoi qu'il en soit de toutes les raisons qui ont fait rejeter les injections, ou qui les ont réduites à n'être employées que pour favoriser la sortie des corps étrangers engagés dans des lieux inaccessibles aux instruments, ou dans des parties qu'il faut respecter ; aider l'écoulement du sang ou du pus, s'opposer à sa stagnation ou à son croupissement ; découvrir les tortuosités d'un sinus, dans lequel nos sondes ne pourraient pénétrer, etc., etc., l'esprit du temps actuel a pris une autre tendance, et nous ne pouvons qu'approuver les chirurgiens qui ont jugé la méthode des injections iodées digne de leurs profondes méditations. L'intérêt qu'inspire à présent ce point de thérapeutique fait espérer que le temps n'est pas loin où il sera mis en usage encore plus souvent et avec des chances plus grandes de succès. Déjà l'Académie de médecine de Paris, dans un débat qui fut soulevé, il y a quelques années, en 1846, à propos du traitement des hydarthroses par les injections iodées, s'en occupa sérieusement, mais sans avoir posé de principes, ni jugé cette nouvelle méthode thérapeutique ; mais, jamais on ne propose de nouvelles méthodes qu'elles n'aient et des partisans et des défenseurs également outrés dans la défense de leur opinion. La dispute rend problématiques les sujets les plus simples, elle fait naître quantité de questions indirectes, et tandis qu'on cherche à les résoudre, on perd de vue les vrais principes de la chose, en substituant l'explication des faits équivoques et accessoires à la considération pure et simple du point essentiel. Pour peu que durent ces disputes, il est bien rare que les passions n'y jouent un rôle et qu'elles ne dégénèrent souvent en querelles personnelles ; les faits ne sont plus présentés de la manière la plus instructive ; les gens de l'art qui ne sont point à même de les vérifier ou qui n'y donnent pas toute l'attention dont ils sont capables, peuvent être induits en erreur sur la foi d'autrui : d'ailleurs, ces contestations diminuent nécessairement la confiance, et elles ajoutent au malheur des individus malades la crainte des secours qu'on leur indique, puisque le moyen que les uns croient salutaire est rejeté par d'autres comme dangereux et meurtrier. Il est donc également utile et nécessaire de s'occuper de la recherche de la vérité sur un objet aussi intéressant, et la Société de médecine de Toulouse s'en était fait un devoir en mettant au concours, en 1848, la question qu'elle avait proposée : *Apprécier la valeur des injections iodées dans la thérapeutique chirurgicale.*

Approfondir cette nouvelle méthode de l'application locale de la teinture iodique, déterminer les cas où ces applications sont utiles, exposer les avantages et les inconvénients qu'elles peuvent avoir dans les différentes espèces de maladies et suivant la nature particulière des parties malades, tel est le but que nous nous sommes proposé dans ce travail.

La teinture d'iode, qui est la préparation iodique la plus usitée en chirurgie, produit des phénomènes différents, suivant qu'elle est plus ou moins concentrée, et suivant aussi la composition des tissus, leur état pathologique, etc.

Action sur la peau. — Appliquée sur la peau, la teinture d'iode pure n'est pas d'abord douloureuse, mais au bout de quelques applications, surtout si la peau est privée de son épiderme ou enflammée, elle cause une cuisson plus ou moins vive; elle forme par sa combinaison avec cette membrane une espèce de vernis, une pellicule très mince qui s'enlève sous forme d'écailles. La peau, touchée, badigeonnée avec un pinceau trempé dans de la teinture d'iode, devient jaune, brune, sèche, racornie, elle éprouve un resserrement, une astriction qui la font ressembler à du parchemin ; alors l'épiderme se détache, s'exfolie, et une transpiration abondante, un suintement ont lieu. A chaque nouvelle application, nouvelle exfoliation, nouvelle transpiration. Il est bien rare que ces applications répétées agissent assez profondément pour amener une véritable inflammation de la peau. Si la teinture d'iode est plus concentrée, si, en un mot, elle est caustique, elle produit plus promptement les mêmes phénomènes, et son application détermine une cuisson plus vive. Employée ainsi et tous les jours sur la même partie, la teinture d'iode est un résolutif puissant, qu'on peut continuer pendant plusieurs mois sans inconvénient aucun. Nous l'avons souvent mise en usage pour dissoudre des engorgements aigus ou chroniques des ganglions cervicaux, axillaires, inguinaux, des tumeurs du sein, des indurations du col de la matrice, des engorgements articulaires dans les tumeurs blanches, dans les hydarthroses, dans les engorgements chroniques des testicules, etc., et nous avons obtenu en quelques semaines des résultats que n'avaient pu nous procurer les moyens ordinaires. Des badigeonnages de teinture d'iode, faits sur le devant de la poitrine au-dessous des clavicules, chez les tuberculeux, ou les individus atteints de bronchite chronique, nous ont quelquefois procuré d'excellents résultats.

Action sur la muqueuse, sur le tissu cellulaire enflammé, sur les plaies, les ulcères, etc. — La teinture d'iode, appliquée sur les plaies, sur les ulcères, les muqueuses enflammées, etc., produit de petites eschares superficielles, et agit absolument comme sur la peau. Elle produit une cuisson à peine sensible ; il y a cautérisation superficielle, resserrement, sécheresse, racornissement des tissus touchés ; la matière muqueuse ou purulente, le sang, qui recouvrent les muqueuses ou les plaies, se coagulent; l'extrémité des vaisseaux capillaires se dessèche, s'agglutine :

il se produit un véritable vernis, une couche peu épaisse, une espèce de pellicule qui arrête tout d'abord l'exhalation, en même temps qu'elle défend les organes de l'impression de l'air. Peu à peu elle pénètre les tissus, et contracte avec eux une véritable union chimique. Bientôt après, ce contact de l'iode sur les surfaces enflammées et suppurantes suscite une irritation plus ou moins vive. Si dans ces circonstances on le continue, on peut irriter les muqueuses jusqu'à provoquer un suintement sanguinolent ; mais, dans tous les cas, ces phénomènes sont toujours locaux et sans réaction aucune.

Un des grands avantages de l'iode employé localement est de modifier rapidement les sécrétions de tous les tissus qu'il touche, qu'ils soient muqueux, séreux, osseux, celluleux, etc.; en un mot, quelle que soit leur nature. Ainsi, les qualités du pus sont toujours en rapport avec l'état des parties qui le produisent, et quelles que soient, en outre, les qualités spécifiques dont les parties sont douées, le pus est toujours doué également de ces qualités spécifiques ; les changements qui s'opèrent dans la sécrétion purulente dépendent donc de ce que la décomposition et la combinaison nouvelle ne s'accomplissent pas aussi parfaitement, probablement parce que les vaisseaux sécrétants ont perdu la structure et l'action appropriées. Et ces vaisseaux échouent non-seulement dans cette opération, mais encore dans leurs autres fonctions, comme la production des granulations, car la même structure qui rend les vaisseaux aptes à sécréter du pus, les rend également aptes à produire les granulations ; de sorte que ces deux phénomènes sont des effets concomitants de la même cause, qui est une organisation particulière surajoutée aux vaisseaux de la partie. Ces considérations de physiologie pathologique feront comprendre que, si sous l'influence de circonstances particulières dues, soit à l'état local de la surface suppurante, soit à la constitution, soit à une cause spécifique, la sécrétion est modifiée, et n'est que de la sanie ou une sécrétion virulente ou spécifique, au lieu d'être du pus de bonne nature, les conditions de guérison seront moins favorables, et que cette guérison n'aura pas lieu ou sera plus difficile, attendant pour se faire que la nature ou l'art modifient la surface suppurante ou malade, la ramènent dans les conditions indispensables à la cicatrisation ou à la guérison, c'est-à-dire à cette structure particulière, normale pour ainsi dire, que les vaisseaux doivent offrir pour sécréter du pus de bonne nature, puis ensuite de la lymphe plastique, sécrétions indispensables pour la guérison radicale des plaies ou des surfaces enflammées.

Si, dans ces cas où les parties sont indolentes, ou malades de telle sorte qu'elles n'ont aucune ou peu de tendance à contracter une véritable inflammation, de sorte qu'une suppuration parfaite ne peut s'établir ; si dans ces cas, disons-nous, et ils sont nombreux, on peut, en stimulant la surface sécrétante, produire une inflammation d'une autre nature, plus salutaire, et par suite une suppuration plus prompte, on arrivera plus sûrement et plus facilement à la guérison. C'est ce qui a lieu par l'emploi de l'iode, qui, comme nous l'avons démontré depuis longtemps et dit ailleurs, *agit à la manière des caustiques, tout en ayant une action spéciale relative sur les tissus.*

Son mode d'action dans bien des affections différentes, ses effets bien précieux et bien remarquables dans des maladies souvent rebelles à toutes nos ressources thérapeutiques, dans certains ulcères, certaines plaies, sont faciles à apprécier. Nous venons de dire que l'iode modifiait, changeait la nature de l'inflammation et des sécrétions, rien n'est plus facile à prouver. Appliqué sur les surfaces enflammées, suppurantes, l'iode détermine une irritation plus ou moins vive, les propriétés vitales se développent davantage au-dessous de l'espèce de couche de vernis qui s'est formée, et une suppuration ou une sécrétion plus ou moins abondante et de bonne nature détache cette eschare superficielle qui ne paraît être elle-même que le produit de l'union de l'iode avec les tissus. En activant ainsi les propriétés vitales des parties touchées, elle donne à toutes ces parties un autre mode de vitalité qui les rend propres à se débarrasser des impuretés et des entraves qui s'opposent à leur retour au mode naturel qu'elles affectent dans l'état sain. Les mauvaises qualités du pus ou des sécrétions sont modifiées, changées, les vaisseaux sont dégorgés, et en peu de temps les sécrétions purulentes ou non deviennent louables, par suite du changement dans l'état des surfaces enflammées. C'est alors que les parties acquièrent cette vie, cette fermeté qu'elles ont toujours, lorsqu'elles tendent à la guérison : ainsi, par l'action de l'iode, il survient bientôt, et après chaque application, une véritable fluxion qui revêt les caractères de la phlegmasie la plus légère, jusqu'à ceux de l'inflammation la plus intense, selon que la teinture d'iode est plus ou moins concentrée, que son contact a duré plus ou moins longtemps. Mais un point important à noter, c'est que ces inflammations sont toujours locales : ces applications d'iode sont donc détersives en même temps qu'elles sont légèrement caustiques. Elles ont la propriété de modifier, de nettoyer, de purger les surfaces suppurantes, et de les mettre dans des conditions favorables à la guérison ; elles ont de plus l'immense avantage d'enlever aux sécrétions purulentes, fétides et de mauvaise nature toutes les mauvaises qualités dont elles sont atteintes, et de les rendre instantanément inodores et de bonne qualité. Convaincu, par de nombreuses observations, des bons effets des applications iodiques sur les muqueuses enflammées, quelle que fût la nature de l'inflammation, spécifique ou non, nous les avons appliquées avec succès sur les ulcérations de toute nature, sur celles de la bouche, de la gorge, comme sur celles du col de la matrice ; dans le catarrhe utérin comme dans les vaginites aiguës ou chroniques, spécifiques ou non, etc. Dans les inflammations spécifiques, en modifiant à l'instant la sécrétion virulente, le principe contagieux est détruit, et les inflammations spécifiques deviennent des inflammations ordinaires, simples et faciles à guérir. Les ulcères vénériens, scrofuleux, atoniques, sordides, les plaies qui renferment certains virus, sont heureusement modifiés par cette préparation, qui amène un changement rapide dans leur vitalité et dans leur travail de réparation. Elle est d'un précieux secours pour les plaies de mauvaise nature, les plaies gangréneuses et les foyers à suppuration fétide. Son usage peut empêcher le développement de l'infection purulente, arrêter l'infection putride, guérir les érysipèles, etc.

On peut, par analogie, dire ce qui se passe dans les foyers purulents, dans les trajets fistuleux, dans les kystes suppurés, dans les abcès par congestion, chauds ou froids, avec ou sans carie, etc., où l'on injecte de la teinture d'iode ; les phénomènes sont absolument les mêmes que ceux que nous venons de signaler pour les muqueuses, les plaies, les ulcères, etc. Dans les abcès par congestion, par exemple, leurs parois ont perdu beaucoup de leur force tonique ; ces parois sont d'autant plus disposées à se relâcher, à se laisser distendre par le pus, qu'il y a plus longtemps qu'elles sont en contact avec le liquide. Si après les avoir débarrassées de la matière qu'elles contiennent, on les met immédiatement en contact avec de la teinture d'iode, on remarque qu'il y a comme sur la peau, sur les muqueuses, sur le tissu cellulaire, cautérisation superficielle, resserrement, racornissement des tissus touchés par la teinture iodique, qui coagule la matière purulente, dessèche l'extrémité des petits vaisseaux, etc., produit cette espèce de vernis dont nous avons parlé déjà et qui arrête tout d'abord l'exhalation et la résorption, en même temps qu'elle défend les parois de l'impression de l'air ; bientôt après, ce contact de l'iode sur les parois du foyer et sur la surface cariée suscite de l'irritation. En activant ainsi les propriétés vitales des parois de l'abcès et de la surface cariée, qui, réduite à l'état de nécrose, se sépare d'avec les parties saines de l'os, elle donne à toutes ces parties un autre mode de vitalité ; ces applications sous forme d'injections ont la propriété de changer, de débarrasser, de purger les parois des abcès, les surfaces cariées, et de les préparer avantageusement à la cicatrisation. En répétant ces injections en temps convenable, c'est-à-dire aussitôt que le liquide purulent s'est reformé, on empêche les matières de séjourner et d'acquérir par le croupissement un caractère putride, on entretient dans les parties malades l'action des propriétés vitales, et l'on provoque ainsi un travail inflammatoire favorable. A la suite de ces injections, qu'il ne faut jamais multiplier sans nécessité, la suppuration prend vite un bon caractère, et la maladie guérit plus promptement.

Déjà Lugol avait fait cette remarque importante, dont il n'a pas su tirer le parti pratique qu'elle renfermait, que l'iode est un caustique, et il avait fait préparer deux solutions, l'une rubéfiante, l'autre caustique, pour traiter certaines affections. Ainsi son soluté ioduré rubéfiant, qui était composé de 30 grammes d'iode, de 60 grammes d'iodure de potassium, et de 375 grammes d'eau distillée, lui servait à exciter favorablement les ulcères scrofuleux de toute nature, tuberculeux, cutanés, celluleux, les esthiomènes, ainsi que l'orifice extérieur des trajets fistuleux produits par la carie ; à toucher les paupières et les angles des yeux, dans les cas d'ophthalmie chronique oculaire ou palpébrale. Il s'en servait encore après la guérison, pour toucher les ulcères cicatrisées, afin de les rendre plus lisses, moins proéminents, moins livides, et faire perdre, en un mot, le plus possible, cet aspect hideux, ces stigmates indélébiles du tubercule scrofuleux.

Le soluté iodé caustique de Lugol était composé de 30 grammes d'iode, de 30 grammes d'iodure de potassium, et de 60 grammes d'eau distillée. Il l'employait pour châtier la peau rouge, hypertrophiée, imprégnée de pus, les ulcères tuberculeux et cutanés, l'esthiomène. Il l'employait dans tous les cas où le soluté rubéfiant n'avait plus d'effet local ou était insuffisant. Ce soluté, qui cautérise la peau à la manière du nitrate d'argent ou du nitrate de mercure, ranime les chairs molles et fongueuses avec une rapidité étonnante. On peut encore, si l'on veut, obtenir une dissolution plus concentrée d'iode, en formulant une partie d'eau ou d'alcool, une partie d'iodure de potassium et une partie et demie d'iode. Ce soluté est presque de l'iode liquide, qui a tous les avantages de l'iode en substance, sans en avoir les inconvénients. Il n'est d'ailleurs utile d'avoir recours à une solution aussi concentrée que dans quelques cas exceptionnels, dans ceux où l'on veut produire une cautérisation plus profonde, plus énergique, comme dans l'esthiomène, dans certains ulcères tuberculeux, fongueux, dans les caries superficielles et qu'on peut atteindre directement, dans certains trajets fistuleux ou fistules à l'anus peu étendues, dans certains tubercules de la peau, etc., cas dans lesquels nous l'avons employé avec beaucoup de succès ; mais, dans le plus grand nombre des cas, la teinture d'iode iodurée nous suffit.

Action sur les séreuses. — Le premier fait et le plus important qui ressort de l'injection iodée pratiquée dans les séreuses, c'est qu'elle ne détermine pas d'inflammation suppurative, si elle n'est pas caustique, et que les phénomènes qu'elle y produit sont différents suivant que l'injection est plus ou moins concentrée. Que dans le premier cas, elle fait naître un travail qui amène des adhérences plus ou moins étendues entre les surfaces séreuses ;

que dans le second, elle produit un changement du mode anormal de vitalité de l'exhalation et de la résorption des membranes séreuses, en ce sens que l'inflammation ou l'irritation causée par l'injection iodée a rétabli l'équilibre rompu entre ces deux fonctions, modifié les surfaces séreuses et ramené la santé dans les parties malades. L'action de l'iode, dans ces circonstances, se limite à activer, à ranimer ses fonctions absorbantes et à provoquer ainsi la résorption des épanchements séreux. Cette action est spéciale, spécifique pour ainsi dire. Mais si l'injection est plus concentrée, l'inflammation peut alors dépasser les bornes qu'on veut lui donner. Le liquide sécrété change de nature, il devient plus plastique ; c'est une lymphe coagulable, une matière glutineuse, comme une sorte de gelée, qui se répand ou se forme entre les circonvolutions intestinales, lorsque l'injection a lieu dans le péritoine, les réunit, les agglutine. Cette matière, si l'inflammation a eu encore plus d'intensité, peut se transformer en cellules, en brides, qui peuvent former des adhérences ; adhérences qui, avec le temps, finissent par se résorber et disparaître. En parlant de l'action de l'iode sur les séreuses, nous avons pris pour types les phénomènes observés sur le péritoine, nous réservant, lorsque nous traiterons des injections dans les autres séreuses, dans l'hydrocèle ; les hydarthroses, les plèvres, les kystes synoviaux, etc., d'indiquer tout ce que l'action de l'iode peut offrir de particulier dans ces différentes cavités.

M. Brainard a aussi expérimenté les injections iodées dans le tissu cellulaire sous-cutané, dans l'œdème, les épanchements qu'il appelle fibrineux, la phlegmasie *alba dolens*, etc. C'est une voie nouvelle dans laquelle nous croyons que personne n'a précédé M. Brainard. On savait, il est vrai, que lorsque l'injection iodée passe accidentellement dans le tissu cellulaire des bourses dans l'opération de l'hydrocèle, cet accident n'a pas de suites sérieuses, c'est même un des motifs qui font généralement donner la préférence aux injections iodées pour l'hydrocèle ; mais on n'avait pas songé, avant M. Brainard, à faire tourner au profit de la pratique cette observation de l'innocuité de l'injection iodée dans le tissu cellulaire.

Après avoir fait des essais sur les animaux, qui lui ont démontré que les solutions aqueuses d'iode ne produisent la suppuration dans le tissu cellulaire que lorsqu'elles y sont injectées de manière à le blesser par une action toute mécanique et lorsque les tissus sont à l'état sain (ce que nous avions indiqué dès 1846 en parlant des expériences de M. Babault), il a constaté que chez l'homme, quand les tissus sont atteints d'œdème ou d'épanchements fibrineux, ces solutions s'infiltrent rapidement parmi les fibres et n'ont aucune tendance à produire la suppuration ou la gangrène. Elles ont plutôt une tendance à empêcher de tels résultats.

M. Brainard a employé pour la première fois (en 1850) ces injections pour un œdème des extrémités inférieures dû à l'engorgement des ganglions lymphatiques.

Il injecta, au moyen d'une petite seringue, dans différents points compris entre la cheville et la partie centrale de la cuisse, une solution composée de 50 centigrammes d'iodure de potassium sur 30 grammes d'eau distillée ; des frictions disséminèrent le liquide dans les tissus. Cette opération fut renouvelée trois fois. La douleur fut très aiguë au moment de l'injection, mais il n'y eut ni suppuration ni inflammation, un entier succès suivit ce traitement.

L'année suivante, dans un autre cas d'œdème de même nature, au sujet duquel M. Brainard se contente de dire que la cause qui mettait obstacle à la circulation fut plus difficile à faire disparaître, l'injection fut suivie d'une diminution très marquée du gonflement œdémateux.

En 1850, dans un cas de phlegmasie *alba dolens* passé à l'état chronique, des injections faites dans différents points, pendant plusieurs jours de suite, des applications de pommade iodée faites en même temps et un bandage roulé sur le membre, amenèrent une guérison rapide et parfaite.

M. Brainard conclut de ces faits, que des substances qui, employées comme liniment, agissent si peu et si lentement, pourraient avec avantage être injectées dans le tissu malade, quand les fibres sont séparées par suite d'un épanchement.

On doit regretter vivement que M. Brainard, pour des faits aussi nouveaux, se soit contenté d'une simple énonciation ; il eût été bon qu'il entrât dans tous les détails propres à éclairer la question et à porter la conviction dans l'esprit du lecteur.

Quelque disposé que nous soyons à accepter les attestations d'un praticien aussi judicieux, nous aurions été heureux de pouvoir les confirmer par notre contrôle, ce qui nous est impossible en face de faits aussi sommairement indiqués.

M. Brainard mentionne un cas d'érysipèle des mains et des avant-bras, suite de congélation et d'amputation, où l'injection iodurée fut pratiquée sous la peau du dos de la main, fait qui a été publié dans le *Journal américain des sciences médicales*, avril 1852, page 564.

« Patric Marmion, âgé de vingt-trois ans, eut la main fortement gelée le 23 décembre 1851. Quelques jours après, le petit doigt gauche fut amputé, ce qui fut suivi d'une plaie de mauvaise nature. Il réclama mes soins le 15 janvier suivant.

» Les symptômes étaient les suivants : Main et avant-bras gauches enflés considérablement ; bras et glandes axillaires également gonflés et sensibles ; surface de la main et de l'avant-bras couverte de vésications rouges sur différents points et le siége de vives douleurs ; il conserve l'impression du doigt. Désordre constitutionnel considérable.

» *Traitement.* J'insérai sous la peau du dos de la main l'extrémité de la seringue à infiltration et introduisis lentement une demi-once d'eau distillée contenant 6 grammes d'iodure de potassium ; j'en favorisai l'infiltration par des frictions. Le même médicament, en solution dans l'eau avec l'iode, fut employé à l'extérieur. Le premier effet de l'infiltration fut une douleur très vive, qui se calma au bout de quelques heures, et entraîna avec elle une grande partie de celle éprouvée auparavant dans la main. Douze heures après, toute souffrance avait presque cessé. Ce gonflement se dissipa, et le 20, il ne restait de tous les symptômes que de la roideur.

» J'amputai, à la même époque, le petit doigt de la main droite, ce qui fut suivi du gonflement des glandes axillaires et de lignes rouges le long de la partie intérieure du bras, puis de rougeur, gonflement et douleurs aiguës comme dans le membre gauche. Pensant que la disparition des symptômes après l'infiltration de l'autre côté pouvait être simplement accidentelle, j'employai dans ce cas la solution iodique à l'extérieur et les moyens ordinaires appropriés à l'intérieur.

» Le 25, un abcès s'était formé au côté interne du poignet, je l'ouvris ; alors je tàchai de pratiquer l'infiltration au dos de la main droite, comme j'avais fait pour l'autre auparavant ; mais ayant répandu par accident la moitié du liquide préparé, seulement cinq grains d'iodure de potassium et deux drachmes d'eau furent infiltrés dans les tissus. Le 29 , un autre abcès s'était développé dans la pulpe du pouce et fut incisé. La guérison fut lente, mais il ne survint pas d'abcès à l'endroit de l'infiltration.»

Ce fait manque de détails suffisants ; il paraît cependant probant en faveur de l'injection, comme moyen de calmer rapidement l'inflammation et le gonflement. M. Brainard a d'ailleurs fait un grand nombre d'expériences sur les oiseaux et les quadrupèdes pour prouver que les injections iodées sous la peau s'opposent à la gangrène et à la suppuration. Il a fait les expériences avec le venin de serpents. Si l'animal survit aux effets immédiats du poison sur le système nerveux, le résultat de cette inoculation est un érysipèle œdémateux ou gangréneux, dont le développement est immédiatement arrêté par l'injection iodée.

Ces faits sont consignés dans un Mémoire que M. Brainard a présenté en 1853 à l'Académie des sciences.

Pour faciliter les injections sous-cutanées et assurer leur effet, M. Brainard se sert de ventouses appliquées sur le point inoculé et à un moment aussi rapproché que possible de celui où la morsure ou l'inoculation a eu lieu.

Une ventouse doit être appliquée immédiatement sur le point où l'inoculation d'un venin ou d'un liquide septique quelconque a eu lieu ; elle a pour effet d'arrêter l'absorption, fait acquis à la science depuis longtemps, mais aussi de déterminer un œdème local qui sépare les fibres et rend le tissu perméable aux injections. Si la plaie est aux mains , aux pieds , on fait autour du membre une ligature, de manière à empêcher en grande partie la circulation. Ceci fait, on plonge sous la peau, près de la plaie, une petite canule à infiltration, puis, avec une seringue, on pousse dans le tissu cellulaire la quantité de solution que l'on désire injecter. Si le gonflement est déjà étendu, on se servira d'une solution faible (3 grains d'iode et 10 grains d'iodure de potassium par once d'eau distillée), et cette solution doit être répandue au loin dans toute la partie tuméfiée et injectée à différents points. Si au contraire le gonflement est limité et l'inoculation récente, on prendra une solution deux ou trois fois plus forte que celle ci-dessus, et on la retiendra à l'endroit où est la plaie au moyen d'une ventouse, qu'on appliquera pendant deux ou trois minutes à la surface.

A l'aide de ventouses, on peut aussi faire pénétrer les liquides dans les tumeurs sous-jacentes à la peau, telles que les lipomes, les ganglions engorgés. M. Brainard propose de substituer aux injections iodées des injections caustiques pour brûler sous la peau les tumeurs qu'il appelle malignes, et qui ne sont pas susceptibles de résolution. Ces vues théoriques, auxquelles M. Brainard a été conduit par les expériences indiquées plus haut, ne sont appuyées sur aucun fait, et nous sommes obligé d'exprimer de nouveau notre regret que des idées neuves et ingénieuses soient émises sans que des observations bien faites viennent en démontrer la valeur.

A présent que nous avons indiqué, rapidement il est vrai, le mode d'action de l'iode sur les différents tissus de l'économie animale, jetons un coup d'œil sur les inconvénients et les avantages de ces applications locales. Déjà, dans des discussions qui ont eu lieu il y a quelques années à l'Académie de médecine, à propos du traitement des hydropisies articulaires par les injections iodées, des reproches ont été adressés à cette médication; mais ces reproches, comme nous allons le démontrer, n'étaient basés que sur des vues théoriques et non sur l'observation. Les faits nombreux consignés maintenant dans bien des ouvrages de médecine et dans tous les journaux ont réduit à néant les diverses critiques qui furent faites aux injections iodées. Ces faits, que l'on ne peut contester aujourd'hui, démontrent non-seulement que les injections iodées ne sont pas dangereuses, inutiles, mais au contraire qu'elles sont très innocentes, très utiles et très efficaces, là où tous les moyens connus restent impuissants. Qui contesterait à cette heure, je ne dis pas l'efficacité, mais la supériorité de ces injections dans les hydrocèles simples, dans les hydrocèles compliquées d'engorgements simples ou tuberculeux du testicule, dans les cavités closes, comme les bourses muqueuses, les kystes de toute nature, dans les abcès chauds, froids et par congestion, dans certaines fistules, dans les hydropisies ascites et celles des ovaires, dans les épanchements pleurétiques purulents, dans les inflammations virulentes, dans l'infection purulente et dans la résorption putride, etc.? Personne assurément, à moins de vouloir nier les faits les mieux observés et les plus concluants.

On a dit que cette méthode était dans certains cas dangereuse, irrationnelle. Nous avons prouvé, par l'observation directe, que l'action de la teinture iodée produisait des résultats différents, suivant les cas et suivant aussi la nature des tissus avec lesquels on la met en contact; nous avons dit encore que la concentration plus ou moins grande de soluté iodique apportait aussi des modifications dans les résultats produits. Ici on obtient une inflammation adhésive, comme dans les abcès, les kystes, les fistules, etc.; là cette inflammation adhésive n'a pas lieu, mais les tissus malades sont modifiés, changés et reprennent toutes leurs propriétés normales, comme dans les hydropisies, les hydarthroses, etc.

Avant de nous occuper des prétendus dangers des applications locales de l'iode, nous voulons résoudre une question qui a été posée par plusieurs chirurgiens, à savoir, si l'efficacité des injections iodées dépend de l'iode ou de l'alcool qui sert de véhicule à l'iode. Pour comprendre que l'alcool ne joue pas le rôle le plus important dans le moyen thérapeutique, comme l'ont soutenu quelques-uns, qui ont dit que les injections agissaient malgré l'iode plutôt que par l'iode, il suffit d'observer ce qui se passe sur les tissus où l'on fait des applications d'iode : sur les tumeurs, par exemple, soit que l'on fasse usage de l'iode en teinture alcoolique ou aqueuse, soit qu'on s'en serve en poudre ou mélangé avec de l'axonge, on remarque les mêmes phénomènes. D'abord, les malades éprouvent une sensation de chaleur assez vive, une cuisson plus ou moins forte ; la peau devient brune, rouge brun, chagrinée, sèche ; il survient de la rubéfaction, de la vésication; quelquefois même l'inflammation s'étend aux parties sous-jacentes. Sur les parties recouvertes par l'épiderme, ce dernier est détruit et disparaît promptement par petites parcelles; desséché, il se parchemine et forme des écailles qui, en se détachant, laissent au-dessous une transpiration abondante. Sur les parties dépourvues d'épiderme, sur les plaies, par exemple, les ulcères, les parois des abcès, des kystes, on remarque de petites eschares superficielles qui se détachent promptement. Il est évident que dans ces cas, ni la graisse ni l'eau dans lesquelles on avait mélangé l'iode n'ont produit ces phénomènes d'irritation, d'exfoliation, de sécrétion, et qu'il faut bien les attribuer à l'iode, qui seul a agi. C'est donc une substance active, et d'autant plus active, que la solution est plus complète; or, comme l'alcool dissout beaucoup mieux l'iode que l'eau et la graisse, il en résulte nécessairement que la teinture alcoolique d'iode doit être plus forte, plus active que la teinture aqueuse, et que si cette dernière produit des phénomènes que nous venons d'énumérer, on a tort de les attribuer à l'alcool, et de croire cet agent plus actif que l'iode, lorsqu'on se sert de la teinture alcoolique d'iode.

Quoique dans certains cas donnés, dans l'hydrocèle, par exemple, l'iode et l'alcool puissent produire des résultats identiques, il est bien démontré que ces deux substances n'ont pas la même propriété et n'agissent pas de la même manière. Nous avons d'ailleurs cherché à éclaircir ce fait, qui n'était pas douteux pour nous, par l'expérimentation. Chez un malade ayant de vastes abcès de même nature et à peu près de même étendue dans chaque épaule, nous avons injecté dans l'un 120 grammes d'eau-de-vie (1), et la guérison n'a pas eu lieu; dans l'autre, qui était plus considérable, 200 grammes de teinture alcoolique d'iode, et l'abcès a guéri rapidement. Voici cette observation que

(1) La pratique des injections d'esprit-de-vin pour faire suppurer les sacs membraneux n'est pas nouvelle · on la trouve recommandée dans les prix de l'Académie de chirurgie, année 1767 (*Essai sur les loupes*, par Chopart, p. 250 et 251, t. IV, 1ʳᵉ partie). Mais il est dit : « Que les expériences qu'on a faites n'ont pas toutes également réussi. On a remarqué souvent que les tumeurs enkystées, traitées par cette voie, étaient sujettes à reparaître au bout d'un certain temps, ou qu'elles restaient fistuleuses. Ce défaut de réussite l'a fait abandonner par un certain nombre de praticiens. Lorsqu'on injecte de l'esprit-de-vin dans la cavité d'une loupe, il excite une douleur très vive, et les malades se plaignent quelquefois qu'on les brûle Après trois ou quatre injections, il faut modérer un peu l'action de cette liqueur, car elle augmenterait beaucoup l'inflammation et produirait des accidents dans les parties voisines. L'esprit-de-vin agit en crispant et en resserrant la paroi interne du kyste, ce qui fait que le sac devient quelquefois trop dur. L'irritation qu'il excite attire l'inflammation et ensuite la suppuration. S'il agit également dans toute l'étendue du kyste, l'oi-

nous avons publiée en 1846, dans le *Journal des connaissances médico-chirurgicales*, page 100 et suivantes.

Abcès dans les épaules chez le même individu : injection de 120 grammes d'eau-de-vie dans l'abcès de l'épaule droite, point de guérison ; injection de 200 grammes de teinture d'iode dans l'abcès plus considérable de l'épaule gauche, guérison.

Dans le commencement du mois de mai de cette année, je fus appelé en consultation pour voir M. N..., propriétaire à Chatou. Ce malade, âgé de soixante-neuf ans, d'une bonne et forte constitution, jouissant habituellement d'une bonne santé, avait un abcès considérable dans le moignon de l'épaule gauche. Cet abcès s'était développé assez insidieusement et n'avait été soupçonné par personne, en raison des circonstances particulières au milieu desquelles il s'était formé. Depuis trois semaines environ M. N... était au lit pour une forte congestion cérébrale, accompagnée d'une pneumonie, survenues à la suite d'une contrariété violente et de beaucoup de fatigue. C'est pendant qu'on soignait ce malade des affections dont nous venons de parler qu'on remarqua, en le changeant de linge, un gonflement énorme de l'épaule gauche. Six mois auparavant M. N... avait fait une chute sur le poignet et l'épaule gauches, et ces parties étaient restées le siége de douleurs qui avaient été très vives pendant un mois, surtout dans le poignet ; mais ces douleurs ne l'empêchaient pas de se servir de son bras et de vaquer à toutes ses occupations. Il n'existait d'ailleurs aucun signe apparent de cette chute, lorsque M. N... tomba malade. — C'est pendant son séjour au lit que le bras et l'épaule devinrent plus douloureux et que se manifesta un vaste abcès qui contenait environ 300 grammes d'un pus séreux, clair, comme celui des abcès froids. Le pus s'écoula par flots par une ponction que je fis dans le point le plus saillant de la tumeur, vis-à-vis l'acromion. Cet abcès était profond et situé sous les muscles deltoïde, coraco-brachial, sous-épineux, et jusque sous le trapèze. A l'aide d'une sonde cannelée, je

cération est parfaite, aussi bien que la coalition consécutive des parois. Il faut donc remplir toute la cavité du sac, et réitérer les injections jusqu'à ce qu'on présume qu'il suppurera entièrement. On emploie ensuite les détersifs qui terminent la cure ; et l'on applique sur la partie des compresses avec le vin, les roses de Provins, etc., pour fortifier et resserrer la peau, qui est lâche et flasque. » — « Ces injections conviennent principalement dans les loupes rondes d'un petit volume, dont les attaches sont peu profondes, dans celles qui sont abcédées d'elles-mêmes, et dont le kyste ne sera ni trop dur ni trop épais. »

« Les mêmes injections d'esprit-de-vin ont été employées efficacement pour guérir une hydrocèle de cause vérolique. On fit une ponction à la partie la plus déclive, et l'on injecta pendant plusieurs jours cette liqueur, qui excita à la vérité des douleurs vives, mais guérit parfaitement. »

m'assurai de l'état des os, que je ne trouvai dénudés dans aucun point et fis une contre-ouverture à la partie externe et inférieure du deltoïde, dans le point le plus déclive de ce kyste purulent. — Cet examen m'apprit encore que probablement l'articulation scapulo-humérale n'était pas le siége de cet abcès, et qu'il s'était développé dans le tissu cellulaire du moignon de l'épaule, dans les points où il est lâche, abondant et forme de véritables bourses muqueuses.

Les jours suivants, une suppuration abondante eut lieu, mais bientôt le pus devint de mauvaise nature et avait une odeur insupportable. Il ne s'écoulait pas entièrement ; soir et matin on était obligé de le faire sortir par des pressions exercées sur l'épaule. L'état général du malade devint plus mauvais, la fièvre augmenta ; plusieurs jours de suite M. N... éprouva la sensation du froid, malgré la chaleur extraordinaire qui avait lieu ; la langue devint sèche, aride, et le délire, qui avait existé dès le commencement de la maladie, continua. De concert avec M. Delètre, médecin habituel du malade, nous eûmes recours aux injections chlorurées. Celles-ci modifièrent avantageusement la nature du pus, qui reprit ses qualités normales, sans diminuer de quantité.

Sur ces entrefaites, l'épaule droite se prit à son tour, devint douloureuse, gonflée, et un abcès se forma dans les mêmes parties que du côté opposé. Des cataplasmes n'ayant pu amener la résolution, je pratiquai à la partie externe et un peu postérieure de l'épaule une ponction qui donna issue à environ un verre de pus, clair et séreux, comme celui du côté gauche. Immédiatement après cette ponction, et après avoir vidé l'abcès de tout le liquide purulent qu'il pouvait contenir, je fis une injection de 120 grammes d'eau-de-vie que je laissai quatre ou cinq minutes. Du côté gauche je fis également une injection, mais de 200 grammes de teinture alcoolique d'iode, mélangée seulement d'un tiers d'eau. De ce côté, l'injection iodée produisit une inflammation adhésive. Du côté droit la nature du pus fut seulement changée : il devint jaunâtre, filant et inodore. Sa quantité diminua aussi, mais la suppuration continua ; en un mot, il n'y eut pas de guérison. Ces deux injections furent également douloureuses, moins cependant que chez les autres malades. Voici comment eut lieu la guérison du côté gauche : — Les jours qui suivirent l'injection iodée, il y eut du gonflement, et aucun écoulement ne se fit par les ouvertures fistuleuses. Au bout de quarante-huit heures, il s'écoula du pus séreux, qui les jours suivants fut remplacé par de la sérosité trouble ; puis enfin il y eut encore un petit suintement, et les ouvertures fistuleuses se fermèrent complétement : la guérison de cet abcès du côté gauche était radicale. — Je fis alors du côté droit une injection iodée qui produisit les mêmes résultats. Malheureusement le malade n'a pu jouir du bénéfice de ces injections, il a succombé un mois après aux accidents cérébraux dont il était atteint depuis plusieurs mois.

Ce fait prouve, d'une manière positive, que l'alcool ne peut pas remplacer la teinture d'iode et que ces deux préparations n'agissent pas de la même manière. Nous ferons remarquer, en outre, que l'abcès de l'épaule droite était de moitié moins considérable que celui de l'épaule gauche, et que cependant cet abcès a été promptement et radicalement guéri par l'injection iodée, tandis que le droit n'a été que modifié, amélioré par l'injection avec l'eau-de-vie. Nous engageons nos confrères à répéter ces expériences.

On a fait encore d'autres objections à la méthode des injections iodées : on a dit qu'elles produisaient des gangrènes et quelquefois une intoxication grave. A nos yeux, ces objections sont sans valeur; les faits que nous avons observés le prouvent d'une manière irrécusable : plusieurs fois nous avons employé la teinture d'iode pure et à des doses considérables, et jamais nous n'avons remarqué les accidents dont on accuse les injections iodées. A cet effet, on a invoqué les expériences de M. Babault sur les chiens; mais ces expériences et ces observations ne prouvent rien, selon nous, puisque les conditions physiologiques dans lesquelles il a expérimenté diffèrent essentiellement de celles où se trouvent les individus que nous soumettons aux injections iodées. On n'a pas fait attention, sans doute, que M. Babault injectait de la teinture d'iode étendue d'eau dans des tissus qui sont susceptibles d'absorption, tandis que nous faisons nos injections dans les cavités ou trajets à parois denses, épaissies, tapissées d'une fausse membrane, par conséquent imperméables et peu favorables à l'absorption. Il n'est même pas nécessaire d'invoquer ces conditions des abcès pour démontrer l'innocuité de ces injections : les faits nombreux de Lugol, MM. Martin, Velpeau et beaucoup d'autres dans ces derniers temps, et les nôtres particulièrement, prouvent combien ces craintes d'empoisonnement et de gangrène sont chimériques. Si, comme nous le pensons et comme l'observation le démontre, l'iode racornit, cautérise les tissus qu'il touche, cette cautérisation doit être d'autant plus forte et plus profonde que la préparation iodée est plus concentrée, et alors l'absorption devient aussi plus difficile. Soit cette raison ou une autre que nous ne connaissons pas, à chaque fois que nous avons employé la teinture d'iode pure, nous n'avons jamais eu la moindre raison de soupçonner l'influence toxique de l'iode, ni déterminé la plus petite gangrène. Les craintes qu'on a sur l'emploi des injections iodées sont donc loin d'être justifiées par les faits.

Pour bien faire comprendre l'action des injections iodées sur les parois des abcès des kystes et des fistules, etc., et pour montrer jusqu'à quel point elles sont innocentes, rappelons en peu de mots l'anatomie pathologique des abcès, des fistules, des kystes, etc. Toutes ces cavités sont revêtues d'une fausse membrane; derrière cette fausse membrane il existe une couche plus ou moins épaisse de lymphe plastique, infiltrée dans le tissu cellulaire; cette fausse membrane et cette lymphe plastique, en même temps qu'elles isolent les parties environnantes, les préservent du contact immédiat du liquide contenu dans l'abcès et les mettent à l'abri d'une absorption active; si ce liquide est de la teinture d'iode un peu concentrée injectée, l'absorption en deviendra d'autant plus difficile; il en est de même dans les abcès récents et circonscrits, l'absorption se fait aussi plus difficilement, puisque le tissu cellulaire qui a été enflammé devient plus dur, plus dense, plus resserré, est infiltré de sérosité, de lymphe plastique qui le prive en partie de ses facultés absorbantes. Dans de semblables conditions, est-il possible avec les injections iodées, en supposant que les effets qu'elles produisent elles-mêmes sur nos tissus, soient insuffisants pour s'opposer à leur absorption, est-il possible, disons-nous, d'avoir des phénomènes d'intoxication? L'expérience et le raisonnement démontrent le contraire. Les mêmes phénomènes ont lieu pour les membranes muqueuses et les membranes séreuses; cependant dans ces cas, l'absorption a lieu plus facilement, mais elle n'a jamais produit l'empoisonnement.

On sait d'ailleurs que du liquide de même nature, que des poisons, même très actifs, produisent des effets différents, quand ils sont en contact avec des tissus de composition et de texture différentes. L'urine, par exemple, qui ne produit aucune lésion sur la muqueuse vésicale ou urétrale, produit des infiltrations rapides et promptement gangréneuses dans le tissu cellulaire; il en est de même du vin, de l'alcool, de l'eau pure et de bien d'autres liquides, et cependant ces liquides, dont le contact est si pernicieux pour le tissu cellulaire, ne déterminent plus les mêmes accidents lorsqu'ils sont en contact avec la tunique vaginale, les

parois des abcès, des fistules, etc.; la différence de texture des
tissus, que cette différence soit naturelle ou causée par l'inflammation, est donc importante à noter. Nous ne devons pas moins
tenir compte de la nature du liquide injecté et de ses effets sur
les tissus avec lesquels il est mis en contact; et ici nous avons
encore cette remarque à faire, c'est que la teinture d'iode, introduite dans le tissu cellulaire, ne s'y infiltrera pas comme de l'eau
ou du vin, et si elle produit la gangrène, elle ne la produira pas
de la même manière que certains autres liquides, que ceux que
nous venons d'indiquer, par exemple. La raison de cette différence
d'action nous paraît facile à expliquer. Si, en effet, on n'injecte
dans le tissu cellulaire qu'une petite quantité de teinture d'iode,
cette petite quantité n'y produira pas les mêmes accidents que
la même quantité d'eau ou de vin, ou même n'y produira aucun
accident; et cela, parce que l'infiltration de l'iode est sinon
impossible, au moins plus difficile en raison du racornissement, du resserrement, de la cautérisation que l'iode produit
immédiatement sur les tissus qu'il touche. M. le professeur
Velpeau a dit, sans en donner l'explication, que la teinture
d'iode était *absorbable* et qu'elle ne produisait pas la gangrène
lorsqu'elle s'épanchait quelquefois dans le tissu cellulaire;
M. Velpeau a bien vu le fait, nous croyons l'avoir expliqué.
Nous ne voulons pas dire, cependant, qu'une grande quantité
d'iode, infiltrée ou injectée dans le tissu cellulaire n'y déterminerait jamais la gangrène, nous disons seulement que lorsque
cet accident surviendra, une grande quantité de tissu cellulaire
aura été mise en contact avec la teinture d'iode; alors cette
grande quantité de tissu cellulaire cautérisée, transformée en
eschare, mortifiée, privée de vie, deviendra corps étranger et
tombera en gangrène; ce ne sera plus, par suite de l'infiltration, que cette mortification arrivera, mais par suite de la destruction du tissu cellulaire, la teinture d'iode agissant comme
un caustique. Il n'y aurait peut-être que le cas où la teinture
d'iode étant très étendue d'eau, on pourrait observer les phénomènes de gangrène par infiltration; c'est probablement ce
qui a eu lieu dans les expériences de M. Babault; mais nous ne
pouvons trop le répéter, les expériences faites sur le tissu cellulaire à l'état normal ne peuvent pas être comparées aux faits

d'injection iodée que nous avons rapportés ; il n'existe entre ces expériences et ces faits pathologiques aucune similitude.

Les phénomènes qu'on observe presque toujours, après ces injections d'iode, sont et locaux et généraux ; les uns sont primitifs, les autres sont consécutifs. Les premiers, qu'on a regardés à tort comme des accidents, sont une douleur plus ou moins vive, du gonflement, de la cuisson, etc. Tous ces phénomènes sont nécessaires et d'un bon augure pour la guérison ; quand ils ne se produisent pas assez vivement, on doit craindre que le but qu'on se propose par ces injections ne soit manqué. Ces phénomènes ne sont jamais si manifestes que plusieurs heures après les injections et durent plus ou moins longtemps, quelquefois douze ou quinze heures, mais ils se dissipent peu à peu et sans laisser aucune trace fâcheuse. Des cataplasmes émollients les calment assez promptement. A quoi sont-ils dus ? Évidemment à l'action de l'iode sur les parois du kyste ou de la cavité où est injectée la teinture d'iode ; il survient bientôt une véritable fluxion, qui revêt les caractères de la phlegmasie la plus légère, jusqu'à ceux de l'inflammation la plus violente, selon que la teinture d'iode est plus ou moins concentrée, que son contact a duré plus ou moins longtemps et que la partie est pourvue naturellement d'un plus grand nombre de vaisseaux et de nerfs. Alors que se passe-t-il dans ces circonstances? Le sang afflue en plus grande abondance dans les parois du kyste ou du foyer? le tissu cellulaire environnant est infiltré d'une sérosité plus considérable, il est gonflé et tend à rapprocher les parois du foyer qui, elles-mêmes, sécrètent, ou si l'on veut, suent la matière unissante qui réunit le tout en une seule masse. Alors naît l'inflammation adhésive, qui sert comme de barrière à l'inflammation suppurative, en déterminant la réunion des parties qui, sans cela, deviendraient infailliblement le siége de cette dernière. Si le rapprochement du foyer a lieu dans tous ces points, si la période adhésive de l'inflammation se développe sur toutes les parois du foyer, suivant l'intention du chirurgien, la cure radicale a lieu et les récidives ne sont plus à craindre.

Quelquefois il ne s'établit qu'une inflammation partielle, soit parce que toutes les parois du kyste ou de l'abcès fistuleux n'ont pas été également enflammées, ou que le gonflement n'a pas été assez considérable pour les mettre en contact, ou parce que l'inflammation, au lieu d'être restée adhésive, est allée trop loin, est devenue suppurative, ou bien enfin, parce que la nature des parties touchées par l'iode exigeait plusieurs injections pour être modifiées convenablement, etc.; dans ces cas, lorsque la période inflammatoire se passe ou est passée, il faut revenir à une nouvelle injection.

Les phénomènes consécutifs varient suivant les tissus sur lesquels porte l'injection ; ainsi, si dans certains cas, le but du chirurgien est d'obtenir une inflammation adhésive dans les kystes, les abcès, les fistules, etc., etc., en un mot, dans les cas où le liquide iodé est en contact avec le tissu cellulaire et des vaisseaux capillaires enflammés ; dans d'autres, cette inflammation adhésive n'a pas lieu, et cependant il y a guérison, disparition du liquide contenu dans les poches closes et retour des tissus affectés à leur état normal. C'est ce que l'on observe dans les cavités séreuses et dans les canaux tapissés d'une membrane muqueuse. Ainsi on croit encore généralement aujourd'hui que la guérison de l'hydrocèle s'obtient toujours par l'adhésion des parois de la tunique vaginale, et cette idée est tellement répandue, qu'on lit dans tous les auteurs classiques qu'après la guérison de l'hydrocèle par l'injection, le testicule est plus exposé aux contusions, aux froissements que dans l'état normal, parce qu'il a perdu la faculté de ses mouvements, de ses glissements, par suite de ces adhérences de la tunique vaginale. Plusieurs faits d'anatomie pathologique sont venus prouver que cette manière de voir n'était pas absolument exacte, et que chez plusieurs malades guéris d'hydrocèle par l'injection iodée, il n'y avait aucune adhérence entre les parois de la tunique vaginale, et que sa cavité était parfaitement libre. D'un autre côté, les résultats d'autopsie d'individus atteints d'ascite, d'hydropisies articulaires, chez lesquels des injections iodées ont été faites, ont démontré que le péritoine, que les genoux affectés ont présenté les mêmes caractères anatomiques que les genoux sains. Les cas d'hydarthroses où les malades ont guéri, en recouvrant la mobilité des articulations, sont la preuve incontestable que les injections iodées ne déterminent pas des inflammations adhésives dans ces cas particuliers.

Les phénomènes généraux à la suite des injections iodées sont très variables, suivant la quantité de teinture injectée, suivant sa concentration plus ou moins forte, suivant son séjour plus ou moins prolongé dans les foyers, suivant enfin la texture des cavités qui reçoivent l'iode, les dispositions particulières des malades, etc. En général, quand ces injections sont faites d'une manière convenable et comme nous recommandons de les faire, les phénomènes généraux se bornent parfois à un peu de fièvre, à de l'agitation, un malaise général, quelquefois de l'insomnie, assez souvent les malades n'éprouvent rien, et ne se plaignent en aucune façon. Quelquefois à cette fièvre, à ce malaise, se joignent un goût tout particulier dans la bouche, du dégoût pour les aliments, quelquefois des vomissements, de l'insomnie, en un mot tous les signes de l'ivresse iodique, tels que nous les avons indiqués dans la première partie de cet ouvrage. Il n'est pas douteux dans ces cas, qu'une partie de l'iode injecté n'ait été absorbé ; elle produit les mêmes phénomènes que lorsqu'on l'administre à l'intérieur, phénomènes d'ailleurs qui sont de très courte durée et n'ont jamais de suites graves. Quelques chirurgiens cependant ont parlé d'accidents sérieuses occasionnés par l'injection de la teinture d'iode dans le foyer d'abcès symptomatiques ; nous ne nions pas le fait, mais il est probable que dans les cas où les accidents ont acquis un si haut degré d'intensité, les injections ont été répétées trop fréquemment, ou bien ont séjourné trop longtemps dans les foyers où elles ont été faites, étaient trop concentrées, ou bien enfin que ces accidents sont arrivés en vertu de certaines idiosyncrasies ; car de leur nature ces accidents, produits par l'absorption de l'iode employé localement, n'ont pas toujours lieu et sont extrêmement fugaces lorsqu'ils se produisent ; dans les nombreuses injections que nous avons pratiquées, nous ne les avons jamais observés avec ce caractère de gravité.

Dans un excellent mémoire de M. le professeur Bonnet, de Lyon, sur l'absorption et les effets de l'iode dans les pansements, et les opérations chirurgicales (1), ce savant confrère nous a accusé de refuser à l'iode la faculté d'être absorbé par la sur-

---

(1) *Gazette médicale de Paris.*

face des plaies, des ulcères, des abcès, des cavités closes, etc. Nous ne pouvons accepter cette accusation, puisque nous admettons avec M. Bonnet, l'absorption qui laisse pénétrer une certaine partie d'iode dans la circulation, qui modifie l'économie tout entière, ce qui est indiqué et reconnu par diverses voies d'excrétion; mais ce que nous avons nié et ce que nous nions encore, ce que les faits nous empêchent d'admettre, c'est cette absorption qui produit ces graves phénomènes d'intoxication qu'on invoquait pour rejeter les injections iodées. Nous avons dit, en effet, qu'une pareille absorption nous paraissait difficile et qu'elle n'avait jamais lieu. Nous ajouterons d'ailleurs que nous n'avons entendu parler que de l'absorption de la teinture pure d'iode, qui, en effet, se fait beaucoup plus difficilement, à cause des modifications physiques qu'elle fait subir aux tissus avec lesquels on la met en contact, et suivant leur état pathologique. Quant à l'iode appliqué en pommades, en poudre sur des plaies, des ulcères, des parties dépourvues d'épiderme, nos recherches et nos observations sont en tout conformes à celles du célèbre médecin lyonnais, mais quant à cette absorption de l'iode par les parois d'un foyer purulent, d'une cavité close, etc., pouvant donner lieu *à des accidents d'intoxication*, nous le nions absolument, quand les applications externes sont faites convenablement; nous n'avons jamais observé rien de semblable à la suite des nombreuses injections iodiques que nous avons pratiquées jusqu'à ce jour, et cependant il nous est arrivé souvent de laisser 100 ou 150 grammes de teinture d'iode pure, soit dans des abcès par congestion ou autre, soit dans des kystes de l'ovaire déjà injectés. Ceux qui invoquent ces accidents contre les injections iodées raisonnent sans doute d'après ce qu'ils savent, de la faculté reconnue aux muqueuses digestives et pulmonaires d'absorber l'iode, mais leurs craintes sont évidemment exagérées, et les accidents provoqués par l'iode sont excessivement rares, depuis qu'il a été remplacé par ses composés, par l'iodure de potassium, par exemple. Cette préparation, administrée sagement et à doses convenables, n'est pas toxique.

Un fait que nous avons apprécié depuis bien longtemps et sur lequel M. Bonnet, de Lyon, insiste avec beaucoup de raison, avait déjà été indiqué et recommandé d'une manière toute particulière par Lugol ; ce fait important, capital ; est que l'iode, appliqué localement sur des solutions de continuité, sur des points dépourvus d'épiderme, sur des plaies, pénètre dans le sang en quantité souvent considérable, et peut ainsi modifier l'économie, ce qui, nous nous empressons de le dire, n'est pas à nos yeux un motif suffisant pour se dispenser d'un traitement interne et général, lorsqu'on emploie l'iode à l'extérieur.

Le mérite de M. Bonnet, dans cette circonstance, est d'avoir apprécié d'une manière plus complète les effets des pansements iodés sur toute l'économie, et d'en avoir fait ressortir les avantages qui sont, dans certains cas, d'éviter toute fatigue des voies digestives.

Le moyen de suivre l'iode dans les injections à travers l'économie, est facile : il suffit de verser peu à peu dans l'urine quelques gouttes d'une solution d'amidon, ou d'une décoction de plantes mucilagineuses, de racine de guimauve, par exemple. Lorsqu'il y a de l'iode dans l'urine, une couleur bleue plus ou moins intense apparaît immédiatement. Il est important d'ajouter à la solution d'amidon quelques gouttes de la liqueur de Labarraque. Il suffit encore de toucher avec de l'acide nitrique, un papier amidonné imbibé de la salive ou de l'urine des malades pour obtenir une coloration bleue plus ou moins intense, pour peu que ces produits contiennent de l'iode. Ce procédé nous a toujours réussi, même chez des individus soumis à un traitement iodique très faible, et il est plus expéditif.

Cette recherche de l'iode par la solution d'amidon et du chlore, suffit, suivant M. Bonnet, pour déceler l'iode lorsqu'il est seulement dans la proportion d'un quatre-millième. Suivant que la teinte bleue est plus ou moins intense, qu'elle persiste plus ou moins longtemps, on peut juger approximativement la quantité d'iode qui pénètre dans l'économie.

Nous devons faire remarquer que les acides sulfurique et azotique versés dans de l'urine non iodée et à l'état normal, mélangés ou non d'eau amidonnée, la colorent en rouge violacé. Il faut prendre garde de confondre cette réaction avec celle de l'iode. Le chlore ne produit pas cet effet ; il serait donc préférable,

La rapidité d'absorption de l'iode à la surface des ulcères, des abcès, dans les cavités séreuses, est telle qu'on peut toujours le retrouver dans les urines, les larmes, la salive ou les sueurs au bout de quelques heures, et dure plusieurs jours, deux ou trois, quelquefois plusieurs semaines après la cessation des pansements ou des injections iodiques, mais, quelle que soit la quantité de teinture d'iode retirée ou laissée dans les abcès, l'iode n'a jamais été absorbé de manière à produire des phénomènes d'intoxication, ce que nous avons démontré et affirmé dans plusieurs mémoires (*Gazette médicale*, 1846, 1849, 1850, 1851 ; *Journal des connaissances médico-chirurgicales*, 1846 ; *Mémoires de la Société de chirurgie*, 1851).

Suivant le genre de préparation mis en usage, l'iode est plus ou moins absorbé ; ainsi plus facilement et plus promptement à l'aide des pommades, des bains, qu'avec la teinture alcoolique, surtout lorsque la teinture est pure. Son élimination a toujours lieu avec les divers produits de la sécrétion, et cela dans un temps assez court.

D'après ce fait incontestable, que l'iode appliqué localement sur les surfaces d'un ulcère, d'un abcès, d'une plaie quelconque ou d'une cavité séreuse, etc., peut être absorbé et ensuite éliminé par diverses voies, il reste démontré qu'il ne borne pas son action aux parties avec lesquelles il est en contact, mais qu'il modifie l'économie tout entière, en pénétrant dans la circulation même en quantité de beaucoup plus considérable que ne pourraient en tolérer les voies digestives.

Les effets généraux qui se manifestent, après qu'on a laissé séjourner une certaine quantité de teinture iodique sur une vaste surface absorbante, varient suivant l'étendue de cette surface, suivant sa texture et son état pathologique. Ces effets généraux sont immédiats, ou plus ou moins éloignés. Dès que la teinture d'iode se trouve en contact avec des séreuses étendues, avec le péritoine par exemple, les malades pâlissent, ils éprouvent un malaise général caractéristique, la circulation se ralentit et le pouls descend rapidement de plusieurs pulsations, de 15 ou 20, rarement moins, quelquefois plus ; il est petit, concentré, parfois très faible. Les extrémités se refroidissent, ainsi que toute la surface du corps. Les malades se plaignent de coliques plus ou moins vives, ont quelquefois des envies de vomir, un abattement considérable, un commencement de syncope, ils disent quelquefois qu'ils vont mourir. Tous ces phénomènes durent peu ordinairement et sont remplacés au bout de douze à quinze minutes par un sentiment général de bien-être. Le pouls se relève, la chaleur réparaît, la douleur du ventre diminue ; cependant ce dernier phénomène persiste quelquefois pendant plusieurs heures. On n'observe rien de semblable à la suite des injections pratiquées dans les kystes de l'ovaire, quelles que soient leur étendue et la quantité de liquide iodique laissé dans le kyste. Les phénomènes qu'on observe dans ces cas n'ont pas lieu immédiatement, ils apparaissent plusieurs heures après l'injection, souvent douze ou quinze heures, et ne sont que le résultat de la réaction inflammatoire : il en est de même dans les vastes abcès, dans ceux par congestion, par exemple. Les malades sont pris de symptômes de fièvre inflammatoire, tels que chaleur de la peau, transpiration augmentée, malaise général, fréquence du pouls, perte d'appétit, dégoût des aliments, altération plus ou moins grande, agitation, pesanteur de tête, insomnie, etc. Tous ces phénomènes durent douze ou quinze heures, rarement plus, et se dissipent spontanément, pour reparaître après une nouvelle injection.

Toutes les fois que cette fièvre artificielle et passagère a été renouvelée un grand nombre de fois, dit notre savant confrère, M. Bonnet, de Lyon, et que l'élimination de l'iode par les urines a été maintenue pendant plusieurs semaines, une amélioration notable s'est manifestée dans la santé des scrofuleux. Cette amélioration, remarquable sous le rapport des forces, de l'appétit, des digestions et du facies, a été évidente dans plusieurs observations. Les malades qui en étaient le sujet, avaient de vastes ulcères rebelles à toute cicatrisation, ou de grands abcès par lesquels on a pu pendant longtemps, plusieurs mois, chez quelques-uns, faire pénétrer l'iode jusqu'à une sorte de saturation. L'un d'eux a présenté ce phénomène remarquable d'une diminution sensible de la sécrétion séreuse dans des ulcères, éloignés de ceux par lesquels se faisait l'absorption ; mais quand l'iode est administré à haute dose pendant longtemps, c'est alors qu'apparaissent les symptômes de l'iodisme.

Nous avons dit que les expériences faites sur les sécrétions des individus soumis à l'usage des préparations iodiques, soit internes, soit externes, nous avaient appris que l'iode qui avait pénétré dans l'économie n'était entièrement éliminé qu'au bout de deux ou trois jours ordinairement, quelquefois au bout de cinq ou six jours, ou même plus, lorsqu'une quantité plus considérable d'iode avait été absorbée. La connaissance de ces faits et les observations que nous avons eu l'occasion de faire bien des fois nous ont appris qu'il était important de ne pas répéter ces applications d'iode tous les jours, lorsque l'absorption pouvait être considérable, et qu'il était préférable de ne les faire que tous les cinq ou six jours, toutes les semaines et même après un temps plus long dans certains cas, afin de permettre à l'économie d'éprouver lentement, d'une manière douce et continue, les effets modificateurs de l'iode, en un mot, afin de permettre à l'économie (et qu'on veuille bien me passer cette expression, qui rend ma pensée) de digérer l'iode absorbé, convaincu que je suis par des faits déjà nombreux, que les préparations iodées prises à petite dose et pendant longtemps, produisent de meilleurs effets que lorsqu'on les administre à haute dose, et dans un court espace de temps.

Une circonstance qui mérite encore d'être signalée, à cause de son importance pratique, est l'innocuité de l'air dans les foyers soumis aux injections iodées. Cette innocuité vient probablement de ce que les parois de ces foyers sont moins susceptibles d'absorption, par suite de la modification qu'ils ont subie par le contact de la teinture d'iode, et sans doute aussi, parce qu'il n'existe plus de liquide purulent qui puisse être altéré par l'air, ou bien enfin, parce que ce liquide, lorsqu'il existe, n'est plus putride, modifié, désinfecté, qu'il a été par la teinture d'iode. On sait avec quelle rapidité se remplit de nouveau un foyer purulent qu'on vient de vider, et quels grands dangers il y a à laisser ces foyers en communication avec l'air extérieur. Mais dans les cas où l'on pratique immédiatement après l'évacuation du pus, ou d'un liquide quelconque, une injection iodée, l'introduction de l'air ne produit aucun phénomène fâcheux, et cela, pour les raisons que nous venons de dire, ensuite, parce que, si après les injections iodées, les parois du foyer n'absorbent pas ou absorbent bien plus difficilement, elles ne secrètent plus, au moins dans les premières vingt-quatre heures, ou les deux ou trois premiers jours ; il en résulte donc que l'air qui peut s'introduire dans un foyer purulent ne peut pas vicier le pus qui n'y existe plus, qu'il n'y a plus par conséquent d'altération, de viciation, et d'absorption possible du pus, et qu'enfin ces accidents si terribles d'infection purulente, de résorption et d'infection putrides n'ont pas lieu ; les injections iodées dans les foyers purulents, ou les applications de la teinture sur les plaies, les ulcères, etc., ont, comme la cautérisation proposée par M. Bonnet, de Lyon, l'heureux privilége de s'opposer à la résorption purulente ; elles ont même cet avantage sur la cautérisation de pouvoir pénétrer les plaies dans toutes leurs anfractuosités et de toucher les points ouverts à l'infection. Nous avons déjà assez insisté sur leur mode d'action sur nos tissus, pour comprendre qu'elles agissent et physiquement et chimiquement. Dans le premier cas, en resserrant, en fermant toutes les bouches béantes, en coagulant le sang ou le pus dans les orifices vasculaires ; dans le second, en enlevant aux matières purulentes ou putrides leur mauvaise qualité. Quoique nous ayons dit que l'introduction de l'air n'est pas à craindre, lorsque les parois d'un foyer ont été touchées par l'iode, on n'en fait pas moins bien, quand on le peut, de prendre toutes les précautions conseillées pour les ponctions sous-cutanées, bien que la plupart des faits que nous avons observés nous prouvent que ces précautions ne sont pas indispensables.

Pour terminer ces généralités, il nous resterait à dire un mot de l'époque ou l'on doit pratiquer ces injections, de leur composition, de leur dose : ces points seront traités pour chaque maladie en particulier, où ils seront mieux à leur place. Nous dirons seulement d'une manière générale que l'on doit pratiquer l'injection aussitôt qu'on donne issue au liquide renfermé dans une cavité, et que la ponction pour lui donner issue, doit être faite aussitôt qu'on a reconnu la présence du liquide, et que cette ponction est jugée possible et sans inconvénient pour les malades. Il ne faut jamais attendre que la désorganisation des parties soit déclarée, ou que les maladies soient arrivées à leur maximum pour pratiquer ces injections. Nous dirons aussi qu'on peut pratiquer plusieurs injections de suite, ou à des distances plus ou moins éloignées, sans craindre qu'il en arrive rien de fâcheux. Un autre fait qui nous a été démontré par les injections iodées, c'est qu'on peut se dispenser de fermer l'ouverture de la ponction : nous avons vu, en effet, que l'introduction de l'air dans la cavité injectée ne pouvait offrir aucun inconvénient.

Quant à la composition de l'injection et à sa dose, tout cela dépend de l'inflammation plus ou moins grande qu'on veut produire, des tissus sur lesquels on va agir, de l'étendue des parties qui doivent éprouver le contact de l'iode. On peut dire d'une manière générale, qu'on doit donner la préférence à la teinture d'iode iodurée, c'est-à-dire dans laquelle on a ajouté de l'iodure de potassium, pour rendre plus complète la dissolution de l'iode, ou bien dans celle où l'on a mis de l'acide tannique.

Depuis quelques années, les préparations iodées employées localement ont procuré des succès nombreux et inattendus dans des affections regardées souvent comme incurables. Une foule de maladies ont été traitées par cette nouvelle méthode : tumeurs de toute nature, tumeurs blanches, hydarthroses, ulcères, maladies de la peau, hydrocèles, bourses muqueuses ou ganglions, tumeurs hydatiques, tumeurs kystiques proprement dites, grenouillette, ascites, hydropisies enkystées de l'ovaire, abcès froids ou chauds, abcès glanduleux, abcès par congestion, carie des os, bubons suppurés, fistules simples ou secondaires, fistules à l'anus, hydropisies dès sinus maxillaires, spina-ventosa, hématurie hémorrhoïdale, leucorrhée, vaginites aiguës ou chroniques, catarrhe utérin, ulcérations du col de la matrice, blennorrhagie, hydrorachis, épanchement pleurétique, infection purulente, etc., etc., ont tour à tour subi les effets avantageux de la teinture iodique, et disons-le hautement, les succès nombreux qui ont été constatés donnent à ce moyen thérapeutique une portée de la plus grande valeur. Les suites des injections iodées ont toujours été fort légères, et n'ont pas, le plus souvent, réclamé l'alitement. Ce résultat s'explique d'ailleurs par le mode d'action de la teinture iodique, après une excitation locale, modérée et avantageuse, que l'on chercherait vainement dans une autre substance.

Dans les cas où les injections iodées, où les applications

locales d'iode ont été employées chez l'homme, il n'est jamais survenu d'accidents ni généraux, ni locaux graves, et cependant, bien des fois, on a injecté de la teinture d'iode pure à la dose de 120 à 200 grammes et plusieurs fois de suite chez le même individu. On ne pourra donc plus arguer des prétendus accidents auxquels les préparations iodées employées à l'extérieur, peuvent donner lieu. Dans tous les cas où l'on a eu recours à cette méthode, les guérisons ont été souvent promptes et presque définitives. L'inflammation adhésive dans certaines maladies, et le retour des parties à leur état normal dans d'autres, ont souvent lieu. Ceci n'est pas une vaine allégation, puisque dans les cas nombreux publiés jusqu'à ce jour, il n'est survenu aucun accident d'aucune espèce, et que la douleur, la sensibilité, le gonflement, la fièvre, quelquefois l'agitation et l'insomnie, etc., que provoquent pendant quelques heures ces injections, se dissipent peu à peu, et cèdent facilement à l'usage des cataplasmes émollients et des boissons de même nature.

Nous pouvons conclure d'après tous les faits que nous avons observés, que les applications locales des préparations d'iode, parmi lesquelles les injections iodiques tiennent sans contredit la plus importante place, ne sont pas dangereuses ; qu'elles ne peuvent produire ni gangrène, ni intoxication, employées convenablement et dans les cas qui les réclament ; qu'elles produisent des effets différents, suivant les tissus avec lesquels elles se trouvent en contact ; que leur action produit des résultats différents sur les séreuses, sur les muqueuses et le tissu cellulaire, qui ont été le siége d'inflammation et d'irritation ; enfin, qu'elles agissent à la manière des caustiques, tout en ayant une action spéciale relative sur les tissus.

CHAPITRE IV.

DES PRÉPARATIONS IODIQUES LE PLUS SOUVENT EMPLOYÉES.

Depuis l'introduction de l'iode dans la matière médicale, les traitements par cette substance ont subi de nombreuses modifications. On emploie l'iode à l'intérieur et à l'extérieur ; on l'a administré jusqu'à présent sous mille formes différentes, mais de tous les composés iodés ou iodurés qui ont tour à tour été préconisés, l'iodure de potassium est celui qu'on préfère aujourd'hui, parce que la pratique et l'expérience ont démontré ses avantages sur les autres. Ce produit est la base de tout traitement ioduré, parce qu'il présente dans son administration beaucoup moins d'inconvénients que les autres composés, qu'il est plus soluble dans l'eau, moins irritant sur l'économie et jouit enfin d'une puissance curative bien plus grande dans toutes les affections où le traitement ioduré est indiqué. La pratique en retire tous les jours d'importants services, et c'est grâce aux succès nombreux qu'il a procurés que les traitements par l'iode sont devenus si en vogue depuis quelques années.

Nous ne voulons signaler, dans ce chapitre, que les préparations les plus importantes et surtout les plus usitées ; elles peuvent être divisées d'ailleurs en trois classes assez distinctes.

Dans l'une sont toutes les formules où ce médicament est à l'état simple ; la deuxième comprend les sels d'iode ; dans la troisième viennent se ranger les iodures.

Iode à l'état simple. — Les principales préparations sous la forme desquelles l'iode est administré à l'état simple, sont : l'iode en poudre, en grumeaux ou en vapeur, la teinture d'iode, les sirops iodés, les pilules d'iode, l'huile de foie de morue, les eaux iodées, le pain iodé et certaines eaux minérales, etc.

L'iode en poudre ou en grumeaux, en fumigations, est un mode d'administration bien précieux, soit pour le faire pénétrer en nature dans l'organisme par le système cutané, soit pour stimuler, dissoudre, modifier les tissus engorgés, enflammés, etc.

Sous cette forme, il peut agir et localement et d'une manière générale.

Il a été préconisé par Breslau qui employait le sachet dont la formule suit, contre le goître et les engorgements lymphatiques.

Iodure de potassium. . . . . 10 grammes.
Sel ammoniac. . . . . 80 grammes.

Pilez séparément les sels bien desséchés, mêlez et formez un sachet.

Il fut recommandé ensuite par Tanchou dont tout le monde connaît le sachet résolutif, qu'il mettait en usage contre les tumeurs du sein, et qui était composé de :

Iodure de potassium. . . . . 5 grammes.
Éponges torréfiées. . . . . 10 grammes.
Sel ammoniac. . . . . 40 grammes.
Sel marin. . . . . 10 grammes.

Il y a encore le sachet, dit collier de Morand, qui se composait de :

Sel ammoniac. . . . . ⎫
Sel commun décapité. . . . . ⎬ āā.
Éponges calcinées . . . . ⎭

Faites une poudre, répandez-la sur une ouate de coton en forme de cravate, recouvrez d'une mousseline piquée en losange et appliquez sur le goître du côté de la poudre : on renouvelle ce collier tous les mois.

Mais l'iode employé en poudre ou en grumeaux et renfermé dans un sachet ou dans la ouate, ne touche pas directement les parties malades et ne peut par conséquent les modifier qu'en agissant d'une manière générale. Ayant reconnu ce mode d'action de l'iode, qui agit en se volatilisant ou en se vaporisant, quelques praticiens ont songé à le mettre à profit : le docteur Chesneau a traité les tumeurs blanches avec des vapeurs d'iode (1) et paraît en avoir retiré de bons résultats; le docteur Hannon (2), de son côté, a aussi préconisé ce même mode d'administration, qui déjà avait été indiqué par Morand, Tanchou,

____

(1) *Revue médico-chirurgicale de Paris*, t. XI, p. 361.
(2) *Ibid.*, t. XII, p. 44.

Breslau et beaucoup d'autres, et que nous avions nous-même mis en usage pour les affections chroniques de la poitrine (catarrhes, tubercules, phthisie), et chez les individus dont les voies digestives étaient trop susceptibles. En effet, l'iode présente une propriété bien précieuse et jusqu'à présent trop négligée : nous voulons parler de sa facile volatilisation à la température ordinaire et de l'absorption facile de sa vapeur par la peau. Chez certains phthisiques ou scrofuleux qui ne pouvaient supporter l'administration de l'iode à l'intérieur, ou les badigeonnages pratiqués sur différentes parties du corps, sur la poitrine, par exemple, nous cherchions à faire pénétrer l'iode dans l'économie par le système cutané, et souvent nous avons obtenu de bons résultats de cette manière de faire, et des résultats aussi avantageux que lorsqu'il était donné à l'intérieur.

A l'exemple de Morand, j'ai fait mettre entre des feuilles de ouate de l'iode en poudre (25 à 50 centigrammes), et après avoir recouvert cette ouate de deux, trois, quatre, morceaux de flanelle piqués avec la ouate, je les fais appliquer sur la poitrine des malades et renouveler tous les quinze jours. J'ai employé le même moyen avec succès, sur des enfants atteints de carreau en leur faisant mettre sur le ventre une ceinture préparée de la même manière. Il est facile de généraliser l'emploi de ce moyen contre beaucoup d'autres maladies.

M. Hannon a également suivi à peu près le procédé de Morand. Il a renfermé quelques grumeaux d'iode (5 à 20 grains) dans une feuille de ouate de 1 décimètre carré environ, qu'il replie sur elle-même de façon à renfermer l'iode entre deux faces de la feuille. Cette opération terminée, on coud la ouate et son contenu dans un morceau de toile, de façon à former un sachet. C'est le sachet qui, appliqué sur la région où existe l'engorgement, constitue tout l'appareil nécessaire à la médication iodée ; il recommande, pour s'opposer à l'échappement des vapeurs d'iode et empêcher le linge des malades de bleuir, d'interposer entre la toile et le sachet un morceau de taffetas gommé ou une lame très mince de gutta-percha.

L'iode administré de cette manière, dit M. Hannon, agit avec une extrême rapidité, comme il est facile de s'en assurer dans le traitement du goître et de l'adénite strumeuse ; j'ai maintes

7

fois administré l'iode de la sorte contre ces affections, et dans tous les cas j'ai obtenu les résultats ordinaires du traitement par l'iode à l'intérieur, sans jamais en éprouver les inconvénients. Notre pratique vient en tout point confirmer celle de M. Hannon, qui a pensé qu'on pourrait utiliser cette manière d'administrer l'iode dans certaines localités où le métalloïde manque, soit dans l'air, soit dans l'eau, et où le goître et le crétinisme règnent endémiquement. Ne serait-ce point là le cas, dit-il, d'essayer le traitement par l'iode, comme nous l'indiquons? On pourrait être certain au moins de n'occasionner aucun trouble du côté des voies digestives.

M. Brault, de Saint-Servan, considérant l'iode comme un excitant, un irritant, un maturatif dans une foule de cas, a proposé de l'employer en poudre ou en grumeaux, dans les dégénérescences tuberculeuses des glandes, dans les abcès froids, les bubons, les ulcères scrofuleux, le lupus, etc. De plusieurs observations qu'il a recueillies (1), notre confrère conclut que l'iode est infiniment plus efficace dans les maladies que nous venons d'indiquer, lorsqu'on l'emploie en substance que lorsqu'on fait usage des préparations iodurées ordinaires, et il pense que l'iode employé en soluté caustique, celui de Lugol, par exemple, que la teinture d'iode concentrée, sont loin d'avoir les mêmes avantages de l'iode métalloïde; qu'employé par la méthode endermique, il n'offre pas les mêmes inconvénients que lorsqu'il est administré à l'intérieur; qu'il ne provoque pas l'amaigrissement général, la diminution notable des mamelles et des testicules, la dyspnée, le crachement de sang, et enfin l'empoisonnement.

En lisant le travail de M. Brault, il est aisé de voir qu'il raisonne et conclut des faits qu'il a vus à des faits qu'il ne lui a pas encore été donné de voir; mais ce qu'il ne fait qu'entrevoir a été réalisé, et l'on trouvera dans le cours de cet ouvrage ce que nous avons fait depuis longtemps dans le sens des prévisions de notre confrère de Saint-Servan.

Son procédé est celui de M. Hannon. Il place 10 centigrammes d'iode en poudre sur une feuille de ouate, recouverte de deux

______

(1) *Revue médicale*, année 1853, page 524 : *De l'usage externe de l'iode.*

autres feuilles de la même épaisseur., puis il introduit la ouate dans un sachet de taffetas gommé, qu'il applique ensuite sur la peau, ou bien, au lieu d'un sachet, il se sert d'un verre de montre dans la cavité duquel il place l'iode enveloppé de ouate. Un bandage maintient facilement le tout. Il emploie encore, le plus souvent, trois ou quatre disques de sparadrap de diachylon gommé superposés.

La quantité de substance à employer varie avec les cas. Il n'a jamais mis plus de 5 à 10 centigrammes à nu sur la peau. Dans le sachet il en a porté la dose jusqu'à 20 centigrammes. En général, il préfère les légers grumeaux ; en poudre, l'action de l'iode est trop rapide.

Il peut être ainsi appliqué sous forme de collier, de gilet, de ceinture, de genouillère, etc., soit directement sur les parties malades, soit dans un point plus éloigné de ces parties. Ce mode d'administration convient dans le traitement du goître, des engorgements glandulaires ou autres, chez les individus lymphatiques, scrofuleux, tuberculeux, syphilitiques, pour détruire la disposition à la phthisie, au crétinisme, au goître, etc. Employé ainsi, l'iode agit avec une extrême rapidité et a l'avantage de n'occasionner aucun trouble du côté des organes digestifs.

Sur les tumeurs ou les engorgements, il agit comme dissolvant ; sur les abcès, comme maturatif ; sur les plaies, les ulcères, les inflammations chroniques, spécifiques, comme puissant modificateur.

En *vapeurs*, en *fumigations*, il est utile dans les ophthalmies scrofuleuses, les tumeurs et fistules lacrymales, les tumeurs blanches, l'ozène. Il a été également employé dans la phthisie pulmonaire ; mais l'action qu'il exerce sur la peau, lorsqu'il est employé en fumigations, nous fait craindre que sa vapeur, appliquée directement sur les bronches, ne produise des effets plus fâcheux qu'utiles.

Teinture d'iode. Lorsque Coindet a proposé, pour la première fois, l'emploi de l'iode contre le goître, il prescrivit la teinture alcoolique à la dose de 4, 6 ou 8 gouttes, deux ou trois fois par jour, dans un liquide aqueux ; mais la teinture d'iode précipitant par l'eau, le liquide tenait en suspension des particules solides d'iode qui, en se déposant sur la paroi de l'estomac, y causaient de vives irritations et probablement de petites irritations locales. Aussi est-il arrivé que des personnes attaquées de goître, mais du reste bien portantes auparavant, éprouvèrent des douleurs d'estomac, la perte de l'appétit, de mauvaises digestions, l'amaigrissement, etc. Pour remédier à ces inconvénients, Coindet remplaça la teinture alcoolique d'iode par une solution d'hydriodate de potasse iodurée, ne laissant pas précipiter d'iode dans l'eau, n'exerçant sur l'estomac qu'une excitation légère et uniforme, tournant au profit des forces digestives. Ainsi, dès ce moment, non-seulement tous les accidents reprochés à l'usage de l'iode disparurent, mais encore les individus faibles et débiles acquirent de l'appétit et de l'embonpoint, et, chez les jeunes filles, la coloration du teint, l'apparition des règles et le développement des seins, témoignèrent de l'action bienfaisante du médicament. Mais l'hydriodrate de potasse est un composé iodique dont les effets quoique salutaires contre le goître, sont moins prompts et moins sensibles que ceux fournis par la teinture d'iode ; aussi l'abandon de cette préparation, à cause des inconvénients que nous venons de signaler, avait-elle eu lieu? Aujourd'hui, grâce aux recherches de M. Debauque, qui a trouvé le moyen de rendre l'iode soluble par le tannin, la teinture alcoolique devra être employée de préférence, à cause de son efficacité plus grande, dans bien des cas où l'on avait été obligé d'y substituer l'iodure de potassium ; elle reprend donc une nouvelle vogue depuis qu'on a trouvé le moyen de rendre l'iode complétement soluble.

M. Guibourt a fait des remarques importantes sur les variations que présente la teinture alcoolique d'iode dans sa constitution et ses effets thérapeutiques, suivant le temps plus ou moins long qui s'est écoulé depuis sa préparation.

Lorsque la teinture d'iode est récemment préparée, en dissolvant à froid, ainsi que le prescrit le Codex, 1 partie d'iode dans 12 parties d'alcool à 86 degrés centésimaux, si on la mélange avec le double de son poids d'eau, l'iode en sera précipité presque en totalité, sous la forme de particules noirâtres faciles à se séparer par le repos, et le liquide surnageant restera à peine coloré. Si on l'emploie dans ces conditions, c'est-à-dire si l'on n'en prend que la partie claire et transparente, on ne produira, suivant toutes les probabilités, qu'une irritation légère due principalement à l'alcool; si l'on agite le liquide pour l'injecter trouble, on déposera sur la tunique vaginale une masse de particules solides d'iode, qui produiront une inflammation qui pourrait devenir dangereuse.

Lorsque la teinture d'iode a cinq ou six mois de préparation, une partie de l'iode est séparée de l'hydrogène de l'alcool et forme de l'acide iodhydrique, lequel s'unit à une partie d'iode et forme de l'acide iodhydrique ioduré, qui ne précipite plus par l'eau. Il en résulte que lorsqu'on mêle cette teinture préparée depuis quatre ou cinq mois, avec le double de son poids d'eau, il y a bien encore une précipitation d'iode, mais trois ou quatre fois moins abondante qu'avec la teinture récente. La liqueur surnageante, au contraire, sera beaucoup plus colorée, et les effets de cette mixture ancienne seront différents de ceux obtenus avec la teinture nouvellement préparée.

Enfin, si l'on prend de la teinture d'iode préparée depuis un an, dix-huit mois, c'est à peine si elle se troublera par l'eau, et l'on obtiendra une médication différente.

Il faut conclure des faits précédents, que la teinture alcoolique d'iode est un médicament variable dans sa composition et dans ses effets, et qu'on doit le remplacer par une mixture toujours analogue faite extemporanément et de toutes pièces. Celle que propose M. Guibourt est la suivante; elle forme un médicament homogène dans toutes ses parties.

℞ Iode. 5 grammes.
 Iodure de potassium. . . . . : . 5 grammes.
 Alcool à 90 degrés centésimaux. . . 50 grammes.
 Eau distillée. . . . . 100 grammes.

Triturez dans un mortier l'iodure de potassium et un peu d'eau; ajoutez l'alcool et ensuite le restant de l'eau : la dissolution de l'alcool et de l'iode est complète.

Dans la préparation des injections iodées, nous obtenons le même résultat, c'est-à-dire la solution complète de l'iode, en ajoutant à la teinture du Codex 1 gramme ou 2 d'iodure de potassium par 25 grammes de teinture, ou bien en y ajoutant, comme le recommande M. Debauque, quelques grains d'acide tannique.

Nous avons souvent employé avec succès à l'intérieur la teinture d'iode ainsi additionnée, et dans ces derniers temps cette préparation a été recommandée par plusieurs médecins distingués, entre autres par MM. Blache, Trousseau, Guersant, Legendre. En 1851, M. Debauque publia dans le *Journal de pharmacie d'Anvers* (1) une note intitulée : *Iode rendu soluble par le tannin*, dans laquelle il racontait comment, après de nombreux essais tentés dans le but de rendre solubles dans l'eau, sans le secours de l'iodure de potassium, les petites quantités d'iode qui s'administrent d'habitude sous forme de teinture dans les potions, il avait été amené à découvrir que l'addition de 30 grammes de sirop d'écorce d'orange, dans une potion de 125 à 150 grammes, rend parfaitement solubles 25 à 30 centigrammes de ce métalloïde. Recherchant ensuite quel était le principe qui, dans le sirop d'écorce d'orange, pouvait favoriser la solubilité de ce corps, il reconnut que c'était à la faveur du tannin que l'iode était rendu soluble. Il recommandait aussi d'ajouter quelques grains d'acide tannique dans la préparation des injections iodées. Profitant des recherches de M. Debauque, nous avons pensé qu'on pourrait obtenir le même résultat, c'est-à-dire la solubilité de l'iode, en l'administrant dans tous les sirops qui contiennent de l'acide tannique, dans ceux de quinquina, de raifort (2), de noyer, etc., par exemple. En effet, l'iode administré de cette manière n'a plus les mêmes inconvénients que lorsqu'il est administré sous la forme de teinture dans une potion quelconque. De plus, on a l'avantage de pouvoir administrer en même temps un sirop recommandé dans les affections scrofuleuses, syphilitiques, etc.

Par once de sirop de quinquina, de raifort, de noyer, nous avons l'habitude de faire ajouter douze gouttes de teinture d'iode, ce qui équivaut à environ 5 centigrammes d'iode pur.

(1) *Revue médico-chirurgicale de Paris*, page 52, juillet 1851.

(2) Le sirop de raifort, préparé à froid par M. Dorvault et additionné d'iode, est d'une administration facile et d'une efficacité remarquable chez les enfants et pour toutes les affections où l'iode est nécessaire. Ce sirop nous paraît préférable à tous les autres.

L'iode, administré de cette manière, n'a aucun goût particulier et produit d'excellents effets. Je préfère cette forme d'administrer l'iode à toutes celles connues : on le fait prendre à la dose de six à douze gouttes trois fois par jour. La teinture, administrée ainsi, peut l'être dans presque tous les cas où l'on a besoin d'avoir recours à l'iode.

Plus tard, la teinture d'iode a été appliquée à l'extérieur, soit dans le but d'attaquer une maladie locale, soit pour introduire ce médicament par voie d'absorption. Son application est devenue générale. Nous en traiterons longuement plus loin.

Les *sirops iodés* qu'on préparait autrefois sont peu employés depuis qu'il est devenu si facile d'administrer l'iode dans les sirops ordinaires contenant de l'acide tannique. Ces sirops doivent surtout être employés chez les personnes irritables, chez les enfants. Ils sont surtout utiles chez les femmes contre les leucorrhées. Mais le sirop de raifort iodé, préparé à froid d'après la formule de M. Dorvault, nous paraît avoir une grande supériorité sur les autres sirops iodés.

Les *pilules d'iode* ont été rarement employées ; cependant M. Eusèbe Desalle assure avoir obtenu la guérison d'engorgements chroniques du foie avec des pilules d'un demi-grain d'iode, aidées, il est vrai, d'iodhydrate de potasse. Mais ce moyen d'administrer l'iode est inusité, à cause des inconvénients qu'il y a à donner un demi-grain d'iode en nature ; il doit produire sur la muqueuse de l'estomac les mêmes effets qu'il produit lorsqu'il est en contact avec la peau, c'est-à-dire une légère cautérisation.

Enfin l'*eau iodée*, administrée par Lugol dans les scrofules, et qui consistait dans les solutions séparées d'un demi, de deux tiers de grain et d'un grain, dans autant de livres d'eau salée, n'est plus employée.

En résumé, tous ceux qui ont employé l'iode métalloïde, soit en *poudre*, en *pilules*, en *teinture*, en *sirops*, etc., même à doses très faibles, ont remarqué son action irritante sur la muqueuse digestive, et cet inconvénient très grave faillit même compromettre sa réputation, en le faisant classer parmi les poisons les plus dangereux. C'est pour remédier à ces inconvénients que Lugol, d'abord, proposa de rendre l'iode soluble à l'aide de l'iodure de potassium. Ce perfectionnement très grand, quoique incomplet, n'en fut pas moins un immense service rendu à la thérapeutique ; et si l'administration de l'iode devint plus facile et plus régulière, sa propriété irritante ne fut pas diminuée, peut-être même fut-elle augmentée. Mais depuis qu'il a été constaté par des observations très nombreuses, que l'iodure de potassium, sans avoir les mêmes inconvénients, avait une action curative tout aussi puissante, cette préparation n'a plus été en usage et n'a été recommandée de nouveau, dans ces derniers temps, que depuis que le moyen de rendre l'iode parfaitement soluble a été trouvé.

Le succès d'un remède ne repose pas entièrement dans sa bonne préparation, il dépend encore du mode d'administration et du dosage. Ce point, sur lequel il nous paraît très utile d'insister pour ce qui regarde les préparations iodiques, mérite au plus haut degré toute notre attention, car tout le monde sait que les bénéfices d'une bonne indication sont souvent détruits par des doses irrationnelles. En effet, si l'efficacité d'un médicament, en dehors de la haute action curative qu'il peut posséder, et surtout lorsque ce médicament, comme l'iode, est applicable au traitement d'un grand nombre de maladies, dépend encore de son mode d'administration et de son dosage, il est donc de la dernière importance de ne pas le prescrire d'une manière banale et invariable dans les affections où il est indiqué, mais de le modifier suivant la nature du mal, son intensité, la constitution et l'idiosyncrasie du malade. Faute d'avoir suivi ces préceptes, bien des médecins ont éprouvé des insuccès, et ont conclu que l'iode n'avait aucune action certaine sur bien des maladies, sur les scrofules, par exemple.

Nous avons dit qu'administré d'abord par Coindet, pur et dissous dans l'eau, l'iode fut un instant dépopularisé à cause des inconvénients qu'il provoquait sur la muqueuse gastrique; mais il reprit bientôt une vogue nouvelle lorsque Lugol y ajouta de l'iodure de potassium, et surtout depuis qu'on a supprimé l'iode pur pour ne prescrire que l'iodure de potassium. Mais ce nouvel agent, qui est venu faire oublier les services rendus par l'emploi de l'iode, peut-il toujours remplacer ce métalloïde? produit-il toujours chez les scrofuleux les mêmes phénomènes organiques que l'iode lui-même ? De nouvelles recherches tendent à rappeler l'attention sur les résultats des essais tentés avec l'iode, et peut-être que de nouvelles formules pharmaceutiques permettront de triompher des obstacles qui ont fait renoncer à l'usage de l'iode , surtout si elles offrent une association qui, venant détruire les effets locaux de l'iode sur l'estomac, doit nécessairement favoriser l'administration de ce puissant agent thérapeutique. L'insuffisance de l'iodure de potassium dans certains cas, et le danger d'administrer l'iode en nature, ont conduit à l'emploi d'autres préparations naturelles ou artificielles d'iode ; c'est dans ce but que M. Hannon a recommandé plusieurs nouvelles préparations iodées, dans le cas de débilité générale , d'asthénie, et dans le traitement de toutes les affections qui tiennent à une détérioration de l'économie.

La dose d'iode employée par Coindet et Lugol était de 2 à 5 centigrammes dans un véhicule de 250 à 500 grammes, et à cette dose, et sous cette forme, l'iode produisait de très vives douleurs d'estomac et d'autres accidents. Peut-être qu'en suivant les formules de M. Hannon , quoique l'iode soit employé pur, on éviterait tous les inconvénients attribués à ce produit, tout en obtenant de bons résultats ; l'expérimentation clinique que nous en avons faite chez plusieurs enfants nous a appris que ces nouveaux composés étaient avantageux et nous a décidé jusqu'à présent à faire choix de ces formules. Employé ainsi, l'iode nous a paru n'avoir aucun inconvénient pour les organes digestifs.

Pour nous, qui recommandons d'administrer l'iode longtemps et à très petites doses, parce que nous pensons, basé sur des faits nombreux, que les préparations iodées ne sont avantageuses dans les affections strumeuses que lorsqu'elles sont prises à doses presque homœopathiques, persuadé que nous sommes que l'action thérapeutique de cet agent et de ses préparations est plutôt proportionnelle à la quantité d'iode nécessaire pour que toutes les sécrétions contiennent de l'iode qu'à la grande quantité d'iode qu'on peut prendre dans un jour, nous ne sommes pas étonné des succès obtenus par M. le docteur Hannon.

Un des meilleurs médicaments iodés qu'on puisse administrer à l'intérieur est sans contredit l'*huile de foie de morue*. Elle a un mode particulier d'action, et toutes les huiles iodées qu'on a composées dans ces dernières années pour la remplacer n'ont pu réussir aussi bien. Sa dose ordinaire est d'une cuillerée à bouche matin et soir, mais on peut l'administrer à des doses plus fortes. M. Bazin, médecin à l'hôpital Saint-Louis, la donne à la dose de cinq à six cuillerées matin et soir ; il en a obtenu des résultats remarquables dans toutes les affections de nature scrofuleuse. Mais, suivant nous, il vaut mieux, comme pour toutes les préparations iodées en général, l'administrer à des doses moins fortes, à la condition, bien entendu, d'en continuer l'usage pendant longtemps, pendant des mois, voire même pendant des années.

Le résultat de l'expérience, est que le médicament s'adresse essentiellement à la nutrition en général. Il est recommandé dans toutes les affections scrofuleuses, mais c'est surtout dans les affections du système osseux, le rachitisme, les caries articulaires ou autres, dans la phthisie pulmonaire, etc., qu'il produit les meilleurs effets.

Parmi les différentes huiles qu'on a proposées pour remplacer l'huile de foie de morue, et qui mériteraient d'être conservées dans nos formulaires si nous n'avions pas des préparations plus efficaces, nous citerons celle que prépare M. Berthé, pharmacien à Paris ; elle est préférable à toutes les huiles iodées, connues jusqu'à ce jour, parce qu'elle a une saveur moins désagréable que les autres huiles iodées, parce qu'elle est très facile à faire, et parce que tous les pharmaciens peuvent la préparer sans peine.

On a encore proposé, pour remplacer l'huile de foie de morue, un mélange de beurre, d'iodure de potassium, de bromure de potassium et de chlorure de sodium ; de toutes les préparations iodées qui ont été proposées, c'est bien certainement celle-ci qui est la moins heureuse.

Enfin, M. Renault, pharmacien à Paris, a préparé de l'albumine iodée ; mais cette nouvelle préparation ne peut remplacer l'huile de foie de morue, et si l'on voulait se servir de l'albumine pour administrer l'iode, mieux vaudrait faire usage des tablettes proposées par M. Soubeiran.

Toutes ces préparations, outre qu'elles ne remplissent pas

complétement le but qu'on se propose, ont l'inconvénient grave d'être considérées par les malades comme un médicament, et l'on sait, pour bien des malades et surtout pour les enfants, que tout ce qui est médicament emporte toujours l'idée d'une chose désagréable. Aussi l'administration de ces préparations médicamenteuses leur répugne tellement, qu'ils cherchent à s'y soustraire par tous les moyens possibles.

Pain iodé. Pour obvier à ces inconvénients, et pour mettre, autant que possible, les malades dans les conditions où se trouvent naturellement placés ceux qui habitent des lieux où l'air, l'eau et les aliments, contiennent la quantité d'iode nécessaire à l'économie pour la mettre à l'abri des scrofules, du goitre et du crétinisme, etc., nous avons pensé à donner aux individus atteints ou menacés de scrofules une alimentation iodée plutôt qu'une médication iodée. En agissant ainsi, nous ne voulions que mettre en application les enseignements qui nous sont fournis par l'observation de tous les jours, et imiter, pour ainsi dire, la nature, en introduisant dans notre aliment le plus commun, le plus journalier, dans le pain, l'agent thérapeutique indispensable aux scrofuleux, etc. C'est dans ce but que nous avons employé le pain iodé. De nombreux succès sont venus nous montrer l'efficacité de cette méthode, qui a le grand mérite d'être applicable chez tous les malades. Le pain iodé, que nous employons avec tant d'avantages depuis plusieurs années, se prépare en ajoutant dans la farine dont on se sert pour faire le pain de la poudre de plantes marines, de celles qui sont les plus riches en iode. Cette poudre, aussi finement pulvérisée que possible, est boulangée avec la farine ordinaire et sans autres précautions que celles qu'on prend pour la fabrication du pain. Pour chaque pain de quatre livres, nous faisons mettre 10 à 5 grammes de poudre iodée. Cette addition n'apporte aucune modification dans le pain, et ceux qui en font usage ne se douteraient pas de sa composition, si on ne les en prévenait; ce qui prouve que ce pain peut être mangé par tout le monde, et qu'il convient surtout aux personnes qui prennent difficilement le médicament sous les formes habituelles, et aux enfants, auxquels on peut se dispenser de dire qu'ils prennent un médicament en faisant usage de ce pain. De cette manière se trouve résolu le problème de la médication iodique par la méthode alimentaire. Tous les individus lymphatiques, scrofuleux, que nous avons soumis à l'usage journalier de ce pain, et sans autre médication iodée, soit en boisson ou autrement, en ont retiré des effets avantageux et ont vu disparaître assez promptement tous les symptômes dont ils étaient atteints. Pour donner plus de valeur à cette expérimentation, nous avons prié notre honorable confrère, M. le docteur Braive, médecin du bureau de bienfaisance du 3ᵉ arrondissement, de nous adresser les enfants les plus scrofuleux qu'il pourrait rencontrer dans la circonscription dont il était chargé; nous les avons nourris avec le pain iodé, préparé tel que nous venons de le dire, et tous ces enfants, au bout de deux ou trois mois de l'usage quotidien de cette alimentation iodée, ont éprouvé une amélioration des plus sensibles, quoique se trouvant d'ailleurs dans des conditions hygiéniques qui n'étaient pas à l'abri de tout reproche.

Nous avons vu, avec MM. Braive et Dorvault, sous l'influence de cette alimentation iodique, des trajets fistuleux se tarir, des ulcères et des plaies se cicatriser, des ophthalmies disparaître, en même temps que les engorgements ganglionnaires diminuaient, que les malades reprenaient des forces, de la vigueur et de l'embonpoint, etc. Cette alimentation est applicable dans tous les cas pathologiques qui réclament la médication iodique; elle ne cause ni sensation désagréable au goût, ni douleurs gastralgiques. Cette manière d'administrer de l'iode nous paraît la meilleure pour faire pénétrer l'iode dans le système absorbant chylifère, et pour agir sur l'ensemble de l'organisme par les voies de la nutrition; en effet, à la faveur de cette association, l'iode pénètre plus sûrement dans la masse du sang et parvient dans les fibres les plus déliées des organes.

Déjà on avait eu l'idée de faire du pain et des biscuits à l'iodure de potassium, et MM. Guersant et Blache avaient tenté la médication iodique par la méthode alimentaire, au moyen de l'iodure d'amidon; mais tous ces modes d'administration ont été promptement abandonnés, d'une part, parce qu'ils n'étaient pas économiques pour les gens peu fortunés, de l'autre, parce qu'ils avaient une action irritante sur la muqueuse digestive. La méthode iodique alimentaire que nous proposons n'a aucun de ces inconvénients.

Les faits qui démontrent que c'est à la qualité des eaux privées d'iode qu'il faut attribuer l'origine du goître, du crétinisme, etc., ont été observés dans toutes les parties du monde ; dans tous les pays où ces dégénérescences règnent endémiquement. C'est non-seulement une opinion populaire généralement établie, mais encore un résultat d'observation que chacun peut vérifier, que l'absence de l'iode dans les eaux ou les aliments peut donner naissance au goître, au crétinisme et aux scrofules. La présence de l'iode, dont M. Cantu a signalé l'existence dans la plupart des eaux potables, et MM. Chatin et Marchand dans la plupart des aliments, n'est donc pas une chose indifférente. Ce principe joue évidemment un rôle utile, nécessaire, dans la nutrition de l'homme. La proportion d'une certaine quantité d'iode neutralise probablement les effets nuisibles que certains sels en excès pourraient déterminer. Si des quantités infiniment petites d'iode, administrées journellement, peuvent guérir les scrofules, le goître, on peut admettre que de faibles doses peuvent en prévenir le développement. Quoi qu'il en soit, quand on réfléchit au fait de préservation rapporté par M. Boussingault par l'emploi des sels iodifères ; quand on pense que la proportion si faible d'iode contenue dans un gramme de poudre d'éponge suffit pour faire diminuer le goître, quand on continue pendant longtemps l'administration de cette poudre, on ne saurait s'empêcher d'attribuer une influence considérable à la présence ou à l'absence d'une très faible proportion d'iode, existant dans une eau ou dans un aliment qu'on emploie tous les jours et à tous les usages. Basé sur ces faits, nous avons cherché, pour les scrofuleux en particulier, qui, successivement dégradés, soit par le concours de plusieurs générations, soit par les mauvaises conditions hygiéniques et alimentaires au milieu desquelles ils vivent, ne trouvent pas dans les aliments dont ils se nourrissent la quantité d'iode nécessaire pour combattre et anéantir l'influence incessante de la cause scrofulisante, nous avons songé à les nourrir avec du pain iodé, c'est-à-dire à leur donner dans leur aliment journalier la quantité d'iode qui leur était nécessaire pour paralyser les causes, soit hygiéniques, soit héréditaires, qui déterminent leur détérioration scrofuleuse. On comprend sans peine que, puisque le concours de plusieurs générations successives, soumises aux mêmes influences, a été nécessaire pour produire la dégénérescence scrofuleuse, ce ne sera pas une chose prompte, ni aisée à faire que de relever ces races déchues.

Dans les essais que nous avons faits, dès 1849, du pain iodé, comme moyen prophylactique et thérapeutique, nous avons choisi des scrofuleux gravement atteints ; nous les avons nourris avec du pain dans lequel nous avons ajouté de 10 à 15 grammes de poudre de plantes marines par 2 kilogrammes de pain. La guérison de ces scrofuleux a eu lieu après deux, trois et quatre mois de cette alimentation, et chez plusieurs personnes âgées, des engorgements ganglionnaires chroniques ont considérablement diminué. M. Braive, qui a suivi ces malades qu'il nous avait adressés, a constaté avec nous et avec M. Dorvault que le succès avait dépassé nos espérances, et que cette alimentation n'avait donné lieu à aucun accident.

Nous espérons que nous pourrons réaliser bientôt des expériences sur une plus grande échelle et sous les yeux d'une commission spéciale. Nous ne doutons pas du succès de cette médication générale, qui a l'immense avantage d'être éminemment pratique et qui pourra être appliquée aux malheureux individus affligés de la scrofule, sans frais sensibles pour le trésor, par l'introduction dans les populations scrofuleuses du pain iodé.

Si nous avons préféré, pour fabriquer notre pain, de la poudre de plantes marines à de l'iode pur, ou à de l'iodure de potassium, c'est parce que cette poudre se mélange mieux avec la farine, qu'elle n'a pas les inconvénients pour l'estomac de l'iode et de l'iodure de potassium, et qu'en donnant l'iode sous cette forme, on se rapproche davantage de la nature. Peut-être obtiendrait-on les mêmes résultats, en mettant dans le pain de l'huile de foie de morue, mais il serait à craindre que ce composé ne donnât au pain le goût désagréable qu'on lui connaît et qui nuit à son usage.

A l'extérieur, on emploie l'iode en *bains*, en *injections*, etc. On prescrit les bains iodés dans les mêmes cas que l'iode à l'intérieur, dans les cas d'affections cutanées scrofuleuses, d'ulcères, de fistules, d'engorgements, etc. Les effets généraux produits par les bains iodurés, méritent, dit le docteur Lugol, qui le prémier les a conseillés, de fixer l'attention des praticiens. Ils peuvent opérer les changements les plus profonds, les plus salutaires. Leur action, en même temps qu'elle est locale sur la peau, agit sur le reste de l'économie par absorption et porte le remède dans la profondeur des organes. Mais un avantage que présente l'emploi du bain, c'est que la surface cutanée étant bien autrement grande que celle du tube digestif, on peut faire arriver par elle des doses bien autrement grandes que par celle-ci ; aussi a-t-on pu obtenir par le bain la guérison d'affections qui avaient résisté aux autres modes d'administration.

Les bains iodurés présentent cependant un inconvénient dans la pratique, c'est qu'ils offrent un mode de traitement très onéreux, et cette question de prix est assez sérieuse pour que l'administration des hôpitaux de Paris ait cru devoir interdire l'emploi des bains iodurés dans ces établissements. M. Dorvault pense qu'il serait facile d'obvier à ces inconvénients, en changeant la méthode des bains. Il a proposé, pour ces bains, de se servir d'une sorte de fauteuil-baignoire, d'une sorte de boîte étroite à double fond. Dans la partie intérieure, on placerait le liquide du bain et le malade, et dans le double fond on ferait passer de l'eau chaude pour entretenir la température du bain, si cela était nécessaire. De cette manière, au moins, la plus grande partie de l'agent médicamenteux, au lieu d'être perdue au double point de vue de la dépense et de la médication, serait absorbée, et le reste, si on le jugeait convenable, serait facilement retiré du liquide.

On sait combien les eaux minérales sont actives et salutaires, dans les affections lymphatiques et scrofuleuses. Nous avons rappelé ailleurs que ces eaux devaient leurs propriétés à l'iode qu'elles contenaient. Les succès si beaux et si concluants, obtenus par Lugol et Baudelocque avec les bains iodés ont été tels, que le médecin de Saint-Louis disait, que les bains iodurés seront au moins d'un aussi grand secours contre les affections scrofuleuses que les bains sulfureux le sont dans les maladies cutanées. Outre leur utilité générale, ces bains offrent encore des avantages particuliers : celui de suppléer au traitement interne, celui d'apporter un secours puissant dans certains cas de scrofule, que les traitements internes et externes ne modifient qu'avec trop de lenteur ; il était donc fâcheux de ne pouvoir trouver dans la capitale, ni dans les hôpitaux, un établissement qui pût donner la possibilité d'employer un moyen thérapeutique aussi puissant et aussi efficace que les bains iodés. On a cherché, il est vrai, à les remplacer par des bains salés renfermant des sels d'iode et de brome ; mais ces bains, tout utiles qu'ils sont, ne paraissent pas pouvoir remplacer les bains iodurés.

Sur nos indications, et d'après nos conseils, un établissement de Paris (1) s'est mis en mesure de préparer ces bains iodés. Ils ont le même avantage que ceux qu'on administrait autrefois à l'hôpital Saint-Louis, et sont de beaucoup moins onéreux. Ils sont préparés avec une décoction de plantes marines, des cendres de varech, et, si l'on veut les rendre encore plus actifs, on peut y ajouter une certaine quantité d'iodure de potassium ou quelques iodifères. Mais nous avons déjà fait remarquer plusieurs fois que les préparations iodiques agissent mieux, et beaucoup plus sûrement, lorsqu'elles sont administrées à petites doses et continuées pendant longtemps. La quantité d'iode que contiennent ces bains, s'ils sont fréquemment répétés, est plus que suffisante pour produire les effets thérapeutiques qu'on veut obtenir.

Les bains d'eaux minérales ont joué de tout temps un grand rôle dans les affections scrofuleuses. Nous savons aujourd'hui la cause de leur efficacité dans ces maladies : c'est parce qu'ils contiennent une certaine quantité d'iode. Les bains salés domestiques, les bains de mer, les bains sulfureux, les bains iodés surtout, sont utiles dans toutes les formes de la scrofule. Les bains salés renfermant des sels d'iode et de brome, tels qu'on les prépare avec les eaux mères des salines, ont fait la fortune des eaux de Kreutznach. M. Lebert a employé aussi avec beaucoup de succès les eaux mères de Bex, aux bains de Lavey, et il assure les avoir trouvées utiles chez les scrofuleux peu disposés à l'état aigu ou subaigu des phlegmasies locales : ils exercent une action salutaire sur la santé en général. Les bains iodés sont donc une ressource précieuse

(1) L'établissement des bains Saint-Georges (place Saint-Georges).

contre les maladies scrofuleuses, et il est à regretter que l'administration de l'assistance publique de Paris les ait entièrement supprimés dans les établissements hospitaliers.

Sels d'iode. — De tous les sels iodiques, l'iodure de potassium constitue l'un des médicaments les plus précieux. Ses propriétés sont celles de l'iode, plus celles de la potasse. Il est beaucoup plus employé que l'iode et les iodures. On l'emploie surtout en solutions ou en pommades.

Ce sel a été recommandé d'abord par Coindet dans les scrofules; il mettait environ 2 grammes d'hydriodate de potasse dans 30 grammes d'eau distillée, et ajoutait 50 centigrammes d'iode pur dans les cas rebelles; c'est en dernier lieu cette préparation qu'il préférait à toutes les autres. Elle est en effet plus facile à manier, elle irrite moins l'estomac, et elle a un goût moins désagréable. Plus tard, Cullerier oncle et Lugol l'employèrent dans la syphilis constitutionnelle, mais ils ne l'employèrent que comme auxiliaire et sans méthode arrêtée. M. Magendie, qui lui accordait une grande valeur, l'a porté souvent à des doses considérables, à 30 *grammes par jour*, par exemple, sans le moindre accident. A l'aide de cette solution administrée à hautes doses, il dit avoir guéri en quinze jours, deux cancers de la langue qui existaient depuis plusieurs années, et il a triomphé, assure-t-il, mais chez les jeunes sujets seulement, d'hypertrophies des ventricules du cœur. Wallace, le premier, a généralisé l'emploi de l'iodure de potassium contre la maladie vénérienne, et a été imité par Robers Williams, Ebers de Breslau, Kluge, Ricord, Payan, et aujourd'hui par tous les praticiens, qui le regardent comme le médicament le plus efficace, dans les scrofules, le goître, la syphilis, certaines affections de la peau, et l'emploient encore comme tonique, comme fondant, comme altérant, etc. Il est d'un usage tellement répandu, qu'il n'est guère de maladies où il n'ait été employé, et le plus souvent avec des succès remarquables.

On le donne ordinairement à la dose de 1/2 à 3 ou 4 grammes par jour, dans de l'eau distillée avec ou sans addition de sirop. Quelques médecins, comme MM. Magendie, Ricord, Cullerier neveu, l'ont donné à des doses plus élevées; mais nous dirons avec M. Payan d'Aix que nous sommes partisan des doses peu élevées, et que nous préférons l'administrer à doses progressives, en commençant par 25 ou 50 centigrammes, pour l'augmenter de 25 centigrammes chaque semaine, sans aller au delà de 2 ou 3 grammes par jour. Arrivé à cette dose, nous recommençons comme la première fois, en suivant la même progression et continuant ainsi jusqu'à terminaison de la maladie.

La *pommade d'iodure de potassium* est sans contredit la préparation d'iode qui a été le plus souvent mise en usage, et une de celles qui répond le mieux aux espérances du médecin. On l'emploie dans les proportions de 2 à 4 grammes dans 30 grammes d'axonge ; on y ajoute quelquefois 10 ou 15 centigrammes d'iode pur pour la rendre plus active. Elle est surtout recommandée dans les engorgements durs et indolents, dans le goitre, les engorgements scrofuleux, les tumeurs blanches, l'orchite chronique, etc.

Enfin, on a plusieurs fois donné l'iodure de potassium sous forme pilulaire à la dose de 5 centigrammes dans l'aménorrhée et dans les leucorrhées.

Iodures. — L'iode se combine à peu près à tous les métaux, en donnant naissance à des sels haloïdes, nommés *iodures*. Les iodures forment des préparations d'iode très énergiques, sont le plus souvent employés à l'extérieur et presque exclusivement sous forme de pommades. Les iodures les plus employés en médecine sont ceux de *mercure*, de *plomb*, de *fer*, etc. Parmi les autres métaux qui fournissent encore des iodures médicinaux, nous citerons, outre le *potassium*, dont l'iodure domine tous les autres, le sodium, le baryum, le calcium, l'ammonium, l'or, le zinc, l'arsenic.

Deux iodures de mercure sont employés, le proto-ioduré et le deuto-iodure ; ils diffèrent beaucoup entre eux par leur énergie. Le premier, moins actif, a été mis en vogue par M. Biett, qui en obtenait les meilleurs résultats dans le traitement des syphilides, dans certaines affections scrofuleuses de la peau, dans quelques cas de lupus peu graves, dans les engorgements scrofuleux et dans les cas de syphilis constitutionnelle. Il l'employait à l'intérieur et à l'extérieur. Ce sel mercuriel est très utilisé en médecine ; Dupuytren le préférait à tous les autres médicaments dans les affections vénériennes, et M. Ricord en fait avec raison un grand cas. Sa dose est de 1 à 10 centigrammes par jour, en pilules ; en pommade, de 50 centigrammes à 4 grammes par 30 grammes d'axonge. Nous l'avons employé avec un grand succès dans toutes les variétés de psoriasis.

Sous l'influence de cette pommade, essentiellement résolutive, il s'établit une vitalité plus grande, la peau s'irrite, les squammes tombent, les élevures s'affaissent ; au bout de quelques jours la résolution est complète et la peau a repris son état naturel. Nous avons obtenu à l'hôpital Saint-Louis un grand nombre de guérisons par ce moyen, non-seulement dans les affections squammeuses, mais encore dans quelques lésions chroniques, dans l'acné, le favus, etc.

Le second est un médicament très énergique, dangereux, peu usité, et qu'on ne doit employer qu'à très petites doses, de 5 à 25 milligrammes.

L'iodure de soufre, dont M. Biett a retiré de grands avantages dans les maladies chroniques de la peau, agit à peu près de la même manière que le proto-iodure de mercure, seulement il est beaucoup moins actif. Biett s'en est servi pour combattre les ulcères syphilitiques et scrofuleux. Mais c'est surtout dans le traitement des maladies de la peau, qu'il en a retiré des avantages bien marqués, à la dose de 0^{gr},50 à 0^{gr},75 par gramme d'axonge. Cette pommade détermine une irritation des plus vives dans les parties où elle est appliquée, et souvent un gonflement quelquefois érysipélateux, mais dont la durée est ordinairement très courte. Cette excitation est des plus salutaires; elle fait naître dans les parties malades une activité nouvelle qui détermine leur cicatrisation, quand elles sont ulcérées ou qui facilite la résolution des points engorgés.

L'iodure de plomb est également très employé, mais surtout en pommades, dans toutes les tumeurs, dans tous les engorgements scrofuleux. Lisfranc l'ordonnait également à l'intérieur sous forme de pilules contre les engorgements de la matrice. La dose est de 2 à 4 grammes pour 30 grammes d'axonge.

Les iodures *de sodium, de baryum, de calcium, d'ammonium, d'arsenic*, etc., ont quelquefois été employés, mais ils sont d'un usage peu fréquent.

L'iodure de fer est une préparation très utile et souvent employée, surtout chez les scrofuleux dont la constitution est très lymphatique, débilitée ; chez les femmes qui sont en même temps chlorotiques. Mais malheureusement, cette préparation est souvent infidèle, à cause de la facile décomposition que lui fait éprouver le contact de l'air, et malgré tous les efforts qu'on a faits pour empêcher son altération. Pour obtenir les effets que peut produire l'iodure de fer, lorsqu'il est pris sous cette forme, nous préférons administrer l'iode et le fer séparément. L'iodure de fer se donne à la dose de 20 à 50 centigrammes par jour sous forme de pilules ou de sirop.

Sous forme de pilules il s'altère promptement et ne produit que des effets très irréguliers. Sous forme de sirop, c'est une préparation qui répugne généralement aux malades et est même très souvent rejetée. Nous avons l'habitude de l'administrer de la manière suivante, et son action a été constante et merveilleuse sur l'organisme.

On fait prendre au malade d'abord un paquet de sulfate de protoxyde de fer pur, de 0,10 centigrammes, dans une cuillerée d'eau pure ou sucrée, et ensuite on fait prendre à l'instant même une cuillerée à soupe de la préparation suivante :

Iodure de potassium. . . . . 1 gramme.
Eau distillée . . . . 150 grammes.

Plusieurs formules de pilules d'iodure de fer ont été préconisées dans ces dernières années. Celle de M. Gilles nous a procuré des succès marqués, contre les scrofules et les constitutions lymphatiques.

Il existe bien encore quelques autres combinaisons d'iode, mais comme elles ne sont plus employées ou ne le sont que très rarement, nous nous contenterons de les rappeler. Ce sont : 1° l'iodure d'amidon, dont nous avons signalé les inconvénients, les iodures d'ammonium, d'arsenic, d'argent, l'éther iodhydrique, l'iodoforme et l'iodure de plomb. Ce sel a eu dans ces dernières années une vogue qu'il était loin de mériter, car son action est à peu près nulle, qu'il soit employé à l'intérieur ou à l'extérieur.

Les préparations iodurées sont encore employées très avantageusement, appliquées localement sur les parties malades, sous forme de frictions, pansements. Toutes les applications iodurées locales, dit Lugol, sont des topiques spéciaux, qui deviennent en second lieu un traitement intérieur par absorption cutanée.

Les pommades dont on fait le plus souvent usage sont celles à l'iode et à l'iodure de potassium, au proto-iodure de mercure, et on les emploie en frictions dans toutes les tumeurs, mais principalement dans les engorgements ganglionnaires chroniques, dans les tumeurs des os, dans le goître; pour panser les ulcères tuberculeux, scrofuleux, syphilitiques, dans beaucoup de maladies de la peau, comme l'esthiomène, le psoriasis, etc., etc.

Maintenant que nous avons à peu près indiqué les principales préparations iodées mises en usage, nous allons rapidement passer en revue toutes les maladies contre lesquelles elles ont été employées avec succès, soit d'une manière générale, soit d'une manière locale. Nous aurons soin d'indiquer en même temps les composés particuliers d'iode, auxquels les auteurs ont attribué les succès qu'ils ont obtenus.

CHAPITRE V.

MALADIES SCROFULEUSES.

Comme toutes les affections qui sont traitées par l'iode sont loin d'avoir entre elles une complète similitude, que les unes guérissent sous l'influence d'un traitement interne, les autres d'un traitement interne et externe en même temps, et un très grand nombre par un traitement externe seulement, nous les diviserons en plusieurs groupes, afin de mieux apprécier l'application particulière que peut réclamer chaque maladie suivant sa nature, son siége, sa forme, et suivant qu'elle est médicale ou chirurgicale, ou bien médicale et chirurgicale en même temps. Dans le premier nous nous occuperons des affections scrofuleuses ; le second sera relatif aux maladies syphilitiques ; le troisième se rapportera aux cavités pathologiques suppuratives, aux abcès, aux trajets fistuleux ; dans le quatrième rentreront les cavités closes naturelles, accidentelles ou anormales ; enfin, nous renverrons dans un dernier groupe, plusieurs maladies qui ne pourront trouver place dans le cadre que nous venons d'indiquer, et qui cependant peuvent être traitées avec avantage par les préparations iodées, soit en injections, soit autrement. Ces groupes feront l'objet d'autant de chapitres que nous allons successivement parcourir.

De l'iode et de ses composés dans la scrofule.

Les maladies scrofuleuses sont, après le goître, celles qui ont été le plus combattues par l'iode. C'est encore M. Coindet qui, le premier, l'introduisit dans leur traitement. Comme nous l'avons indiqué dans notre historique général, bien longtemps avant la découverte de l'iode, ses effets thérapeutiques étaient connus, et l'on y avait recours sans s'en douter. Dans les scrofules, Dioscoride et Galien recommandent plutôt l'éponge carbonisée que réduite en cendre. Quarin pensait que de tous les remèdes antistrumeux, l'éponge brûlée est le plus efficace. Au xiiie siècle, Arnaud de Villeneuve traitait également les scrofules par l'éponge brûlée ; il la donnait à la dose de 1 à 4 grammes, seule ou diversement mélangée, pour fondre les écrouelles. Cette substance était aussi regardée comme un antiscrofuleux infaillible, par Charles Lusitanus, Jean Juncker et plusieurs autres ; elle faisait partie de presque toutes les poudres antistrumeuses des anciens. Les habitants de la Colombie se servent de temps immémorial des résidus ou eaux mères de différentes salines contre la même affection (Boussingault). L'emploi contre diverses sortes d'engorgements, d'un grand nombre d'algues et d'autres thallasiophytes, paraît s'être perpétué par la tradition dans la médecine populaire des différents pays. Il faut rapprocher de l'éponge brûlée, la poudre de chêne marin (*fucus vesiculosus*) (1). Russell donnait à la dose de 1 ou 2 drachmes la poudre de ces petites concrétions calcaires qui se trouvaient dans les éponges, certains coquillages et coraux, qui composaient surtout les poudres antistrumeuses. Kortum recomman-

(1) Remède populaire en Angleterre, en Hollande et sur les côtes de l'Allemagne. Percival (*Essays medical, phylosophical and experimental*, t. II. — Warrington, 1790, et Darbey (*London medical Journal*), t. III, p. 392. — Schenck de Siegen (*Journal de Hufeland*, 1822). — Elberlingen, de Berlin (*Dissertation inaugur.* 1828), etc. (Trousseau.)

dait le chlorure de sodium (sel commun) à la dose d'une demi-once par jour, dans toutes les maladies scrofuleuses. L'emploi de l'huile de foie de morue est aussi fort ancien. Toutes ces substances ou produits doivent leurs propriétés antistrumeuses à l'iode. En faisant découvrir cet agent dans une foule d'eaux minérales où auparavant on n'en soupçonnait pas la présence, l'analyse chimique est venue fournir l'explication des vertus curatives fort anciennement connues de ces eaux, dans les affec-tions où les préparations iodurées sont employées aujourd'hui avec succès. En effet, Cullen attribuait une grande influence aux eaux minérales, quelles qu'elles fussent. Bordeu, médecin dis-tingué du xviie siècle, insistait beaucoup sur l'emploi des eaux sulfureuses des Pyrénées contre la scrofule ; or nous savons que toutes ces eaux contiennent de l'iode.

C'est au docteur Coindet, de Genève, que revient la gloire d'avoir appliqué directement et avec connaissance de cause l'iode contre les scrofules. C'est en consultant un formulaire qu'il apprit que Russell employait avec succès, sous le nom d'éthiops végétal (*œthiops vegetalis*), de poudre de chêne marin (*pulvis quercus marinæ*), le produit de la torréfaction du varech vésiculeux contre le goître, et considérant, d'une part, que l'éponge brûlée n'avait cessé d'être conseillée par les praticiens contre la même affection et contre les scrofules, il soupçonna que ces deux substances marines pourraient bien ne devoir leurs pro-priétés médicinales à autre chose qu'à l'iode, dont Courtois avait démontré la présence quelques années auparavant (1811) dans la première, et Fife (1819) dans la dernière. Procédant aussitôt aux applications directes de la révélation que sa profonde saga-cité lui avait suggérée, le célèbre praticien génevois ne tarda pas à voir tout le parti qu'il pourrait en tirer dans le traitement du goître d'abord et des scrofules ensuite. Une expérience étendue, variée, vint lui confirmer que l'iode était le spécifique de la scrofule, contre laquelle nous n'avions que des remèdes secondaires. La publication des travaux de Coindet (1) fut le signal d'une grande et noble émulation parmi les médecins de toutes les nations de l'Europe, qui ne tardèrent pas à agrandir

(1) Coindet, *Biblioth. univ. de Genève*, t. XVI, Sciences et arts.

le cercle des applications de l'iode, déjà si heureusement ouvert;
l'action de ce médicament fut étudiée avec beaucoup de soins,
en France, en Suisse, en Allemagne, en Angleterre, etc.

Depuis lors, bien d'autres praticiens ont appliqué l'iode au
traitement des maladies scrofuleuses, sous quelque forme que
ces affections se soient présentées. Baup (1), Brera (2), Gimelle (3), Kolley (4), Sablairolles (5), Baron (6), Benaben (7),
Zink (8), Delisser (9), Goëden (10), Lockar-Balber (11), Henning (12), Gairdner (13), Manson (14), Buisson (15), Formey et
tant d'autres, préconisent également l'iode dans le traitement
des scrofules ; mais Lugol (16), médecin de l'hôpital Saint-Louis,
et Baudelocque (17), médecin de l'hôpital des Enfants, sont
certainement ceux qui ont le plus contribué à populariser l'usage
de l'iode dans les maladies scrofuleuses.

Aujourd'hui l'iode et ses composés ont acquis une sorte de
célébrité ; ils passent pour un spécifique et sont généralement
employés. Les derniers travaux des auteurs modernes, et en
particulier ceux de MM. Trousseau (18), Payan, d'Aix (19), Dor-

(1) Baup, *Biblioth. univ. de Genève*, t. XVIII, p. 304, Sciences et arts, 1821.

(2) Brera, *Biblioth. univ.*, t. XIV et XVI. — *Saggio clinico sull' iodio*, etc.
Padova, 1822, in-8. — *Archives de médecine*, t. II, p. 432. (Coster.)

(3) Gimelle, *Revue médicale*, 1821, t. VI, p. 81. — *Journ. univ. des sciences
médicales*, t. XXV, p. 5.

(4) Kolley, *Journ. compl.*, t. XVII, p. 307.

(5) Sablairolles, *Journ. génér. de méd.*, t. XCVII, p. 3.

(6) *Extrait des recherches sur les maladies tuberculeuses*, par sir John Baron,
traduit de l'anglais par madame Boivin. Paris, 1825, p. 479.

(7) Benaben, *Revue médicale* et *Journ. de clinique*, 1824, t. IV, p. 83.

(8) Zink, *Journ. compl.*, janvier 1824.

(9) Delisser, *The Edinburgh Journal*, t. XXI, p. 231.

(10) Goëden, *Journ. de méd. prat. de Hufeland*, art. extr. et trad. de l'allemand par Hollard.

(11) Lockar-Balber, *Annales littéraires de médecine*, par C. Hecker, juin 1825,
traduit de l'allemand par Hollard.

(12) Henning, *Journal de Hufeland*, 1823.

(13) Gairdner, *Extrait de l'ouvrage anglais de Gairdner*, par A. Dupau.

(14) Manson, traduction et extrait de l'ouvrage anglais publié à Londres en 1825.

(15) Buisson, *Thèse de la Faculté de Paris*, 1825, n° 223.

(16) Lugol, *Mémoires sur l'emploi de l'iode*. Paris, 1829, 1830 et 1831, in-8.

(17) *Études sur les maladies scrofuleuses*.

(18) Trousseau, *Traité de thérapeutique*, t. I, p. 268.

(19) Payan, *Essai thérapeutique sur l'iode*. Bruxelles, 1851.

vault (1), etc., sont encore venus mettre en évidence les propriétés antiscrofuleuses de l'iode en général, et surtout de quelques-uns de ses composés.

Avant d'étudier la thérapeutique de chacune des principales formes de la scrofule, examinons si cette maladie générale, constitutionnelle, due probablement à une altération profonde de la nutrition, caractérisée par l'existence de divers produits morbides, tels que des engorgements glanduleux, des ulcères, des fistules, des ophthalmies chroniques, différentes affections de la peau, des os, etc., etc., est susceptible de guérir radicalement, ou bien si les moyens dont dispose la thérapeutique ne peuvent que la modifier et diminuer sa gravité, et parmi ces moyens s'il en est un qu'on doive préférer et administrer dans tous les cas, sans se préoccuper des diverses indications spéciales de la maladie. Nous n'hésiterons pas à répondre par l'affirmative, et à dire que de tous les agents de la matière médicale, il n'en est aucun qui se comporte d'une façon plus héroïque que l'iode dans le traitement des affections scrofuleuses, et qu'il répond à toutes les indications de la maladie, quelles que soient les formes sous lesquelles elle se présente.

Les anciens médecins regardaient la scrofule comme absolument incurable. Stoll disait : *Scrofulæ plerumque per omnem vitam permanent non sanandæ.*

Bien auparavant, Celse dit : *Strumæ vel præcipue medicos fatigare solent.* Cullen, Bordeu, partageaient la même opinion, et Baillou riait de ceux qui promettent merveilles au sujet des écrouelles, et disait que *le mal se moque d'eux.* Mais depuis que Coindet a découvert l'action antistrumeuse de l'iode, l'opinion des médecins s'est considérablement modifiée sur ce point, et si l'on ne peut dire d'une manière absolue que l'iode est un spécifique direct contre les scrofules, on ne peut nier ses effets héroïques dans le traitement de ces maladies ; s'il ne guérit pas radicalement dans tous les cas, il a la puissance de modifier la maladie, de la diminuer d'une manière évidente, de la guérir au moins momentanément et pendant des intervalles de temps pendant lesquels le mal semble guéri ; mais, suivant

(1) Dorvault, *Iodognésie.* Paris, 1850, in-8.

nous, s'il sommeille pour reparaître de nouveau, comme le pensent quelques auteurs, cela dépend probablement du malade et du médecin, plutôt que de la nature de la maladie et du remède lui-même, qui n'est pas administré ni convenablement, ni assez longtemps. En effet, si l'on admet, et il est impossible de faire autrement, que toujours les préparations d'iode ont une action favorable sur les affections scrofuleuses les plus graves et les guérissent momentanément, on doit se demander pourquoi elles n'auraient la propriété de les guérir qu'à demi, au tiers, au quart, autrement dit pourquoi elles pourraient guérir les affections locales, comme on l'admet, et jamais la maladie elle-même, et jamais cet état général, constitutionnel, qui produit des symptômes qui disparaissent sous l'influence des iodiques.

Est-ce donc à dire que l'iode peut guérir les manifestations de la scrofule et qu'il ne peut guérir la scrofule elle-même? Raisonner ainsi serait absurde, car c'est ici le cas de dire : qui peut le plus, peut le moins. Quoi ! vous pouvez modifier favorablement les symptômes de la scrofule, obtenir pendant un certain temps un mieux tel, que le mal semble guéri, et vous ne pouvez arriver à détruire complétement ce mal, dont vous avez fait disparaître tous les signes, et alors que vous l'avez réduit à sa plus minime expression, et qu'il n'existe plus qu'à l'état latent, pour ainsi dire?..... Mais si vous pouvez améliorer l'état de la plupart des scrofuleux, prévenir chez quelques-uns, qui ne sont encore que prédisposés, ou du moins retarder le développement de la maladie, modifier les formes du mal, arrêter les progrès, guérir un certain nombre d'affections locales, enfin, contribuer à la curation momentanée, ou même à la curation complète de la maladie elle-même, etc., dans certains cas, nous disons que vous pouvez guérir radicalement. Ne pouvant soutenir que la scrofule est absolument incurable dans certaines circonstances, plutôt que d'attribuer ces guérisons à l'action des médicaments, quelques-uns ont imaginé une forme bénigne, qui guérit spontanément, ou bien qui disparaît par l'influence annuelle des saisons, par l'heureuse révolution qui s'opère souvent à certains âges, et surtout à l'époque de la puberté, etc. Ceux-là n'ont pas voulu reconnaître que cette forme bénigne de la maladie n'était qu'un premier degré de cette dégénérescence qui atteint l'homme, le détériore successivement, et d'autant plus lentement que l'influence incessante de la cause scrofulisante est moins énergique ou empêchée dans son action de dégradation, par le concours de circonstances, soit hygiéniques, soit alimentaires, etc., qui agissent en sens opposé; il est bien évident, pour tous ceux qui ont étudié la question des scrofules, qu'il faut l'action continue et prolongée de certaines causes, pour amener progressivement les hommes à l'état de scrofuleux. Ces causes commencent par ébranler l'économie normale, par poser les fondements de cette constitution spécifique qui se transmet ensuite par hérédité.

Notre but n'est pas d'examiner ici, ni l'influence des causes auxquelles on attribue l'origine de la scrofule, telles que l'âge, la constitution, le sexe, l'hérédité, la privation de la lumière, de l'exercice, l'habitation, la qualité des boissons, des aliments, ni la part qu'on peut leur attribuer; nous ne voulons que les rappeler en passant, pour montrer qu'une maladie qui naît et se développe sous l'influence de pareilles causes, et qui est une véritable dégénérescence *totius materiæ*, ne peut disparaître en quelques semaines, quels que soient les moyens hygiéniques et thérapeutiques mis en usage; il ressort donc de ces remarques et des faits observés, que plus la maladie est ancienne et invétérée, plus il faudra mettre de persévérance et d'opiniâtreté dans le traitement général. Si autrefois la scrofule était considérée comme incurable, c'est parce que l'art ne possédait pas de remède capable de la neutraliser. A présent qu'il existe un agent dont l'action est presque infaillible, s'il est secondé par un traitement prophylactique puisé dans l'hygiène et l'alimentation, la scrofule est curable. On trouve encore des incrédules sur ce point, mais si nous jetons un coup d'œil sur la pratique commune et journalière, il est facile de voir que les malades ont été traités d'une manière incomplète, et que tout traitement est cessé dès que les manifestations apparentes de la scrofule ont disparu. Le long temps qu'il faut attendre pour la guérison, la répugnance pour tout ce qui est médicament de la part des malades, font que les malades et les médecins se découragent souvent trop facilement et trop vite, et négligent l'action d'un médicament et de soins qui, administrés convenablement et longtemps, auraient amené une cure radicale; il en résulte qu'on arrive à la disparition momentanée de quelques symptômes, à une guérison qui n'est que provisoire, ce qui fait dire à ceux qui considèrent la scrofule comme absolument incurable, qu'on guérit souvent les affections locales, presque jamais la maladie. Et peut-il en être autrement? le vice scrofuleux n'étant pas entièrement détruit, les causes qui lui ont donné naissance continueront d'agir, le traitement étant discontinué avant la guérison radicale: peu à peu les manifestations scrofuleuses se reproduisent et la maladie reparaît aussi intense et aussi grave que par le passé; de là cette autre opinion, que la scrofule est une maladie chronique, à longues périodes séparées par des intervalles de temps pendant lesquels le mal semble guéri, tandis qu'il ne fait que sommeiller pour reparaître de nouveau. Nous devons dire cependant que les probabilités de succès sont d'autant moins grandes que les individus sont plus âgés, que les voies digestives sont plus altérées, que les os sont plus malades, etc., etc. L'iode, au contraire, ne peut être employé dans des circonstances plus favorables, que lorsqu'il s'agit de les combattre chez de jeunes sujets et surtout avant la puberté.

De ces considérations générales sur la nature de la scrofule, sur sa marche, sur les modifications profondes qu'elle apporte dans toute l'économie, etc., nous concluons que toutes les affections scrofuleuses exigent un traitement général, et que, dans le plus grand nombre de cas, il faut employer tout à la fois un traitement local et un traitement général. Les principales indications que tout praticien doit avoir en vue dans le traitement de ces maladies sont: de modifier l'ensemble de la constitution, de faire disparaître les diverses formes de la localisation du mal, en cherchant à atteindre la source, qui est dans le sang; de chercher à éloigner les causes externes capables d'entretenir la maladie, de placer les malades dans des conditions favorables à la guérison, en réunissant, autant que possible, toutes les circonstances dont l'ensemble constitue une bonne hygiène; enfin, de remplir en même temps les indications spé-

:ciales qui ont rapport aux diverses formes de localisation des scrofules, en considérant la maladie comme affection localisée, et en cherchant à obtenir par des moyens externes, par le secours de la chirurgie, ce que ni les seuls efforts de la nature, ni le traitement médical et hygiénique seuls ne pourraient obtenir.

Avant de nous occuper de ce qui a rapport à la thérapeutique de chacune des principales formes de la scrofule, nous tracerons une esquisse générale de traitement, qui servira pour ainsi dire d'introduction à l'étude de la médication iodurée, dans ses rapports avec les diverses maladies contre lesquelles on l'a recommandée. Cette manière de procéder aura encore l'avantage de rappeler que, dans le traitement des affections strumeuses, les indications principales qu'on doit remplir avant tout sont de traiter l'état général ou, pour parler plus clairement, qu'il ne faut jamais combattre les affections externes de la scrofule sans faire subir aux malades un traitement interne. Nous venons de dire sur quelle raison repose ce précepte, qui d'ailleurs est assez généralement admis.

CHAPITRE VI.

MALADIES SYPHILITIQUES.

De l'iode et de ses composés dans la syphilis.

La syphilis a trouvé aussi un remède héroïque dans les préparations iodiques. Dès 1824, Biett aurait mis à profit l'opinion qu'aurait énoncée Coindet, sur l'utilité présumée de l'iode contre les engorgements de nature syphilitique, et prouvé par un grand nombre d'expériences, faites à l'hôpital Saint-Louis, dans les cas d'ulcères vénériens, que ce soupçon était fondé. Il est le premier qui ait combiné l'iode avec le mercure. Pour traiter ces sortes d'affections, il employait le proto et le deuto-iodure de mercure soit en pilules, soit en pommades, dans les cas de syphilis consti-

tutionnelle , principalement dans les syphilides. A la même
époque , le professeur Brera de Padoue , aurait également
employé l'iode contre ces affections ; parmi les observations
qu'il cite dans son ouvrage (1), on en trouve trois qui se rapportent à cette maladie. Peu après, en 1823, Richond des Brus (2)
essaya l'iode dans le traitement de la blennorrhagie et des bubons vénériens. Dans la blennorrhagie, il administrait l'iode à
la dose de 15, 20, 30, 40 et même 50 gouttes, matin et soir,
dans une potion gommeuse. Dans les bubons, il l'employait en
frictions , à la dose de 4 à 8 grammes par jour.

Vers la même époque, L. Henry (3) publiait deux cas de
blennorrhagie traités avec succès par la teinture d'iode en six
jours. Presque en même temps, Eusèbe de Salles (4) et Cullerier neveu (5) traitèrent des affections vénériennes par l'iode :
l'un employait, contre les engorgements vénériens chroniques
des testicules, la teinture d'iode à l'intérieur et l'iodhydrate de
potasse en frictions ; l'autre , au rapport de Buisson , employait
l'iode uni au mercure dans les affections vénériennes chroniques. Enfin, suivant les *Ephémérides médicales de Montpellier*,
Lallemand aurait fait usage de frictions iodées sur les bubons,
et John Bell (6) aurait administré l'iode avec succès dans les
blennorrhagies anciennes.

Jusqu'en 1830 environ , l'iode avait principalement été employé contre les accidents primitifs de l'affection vénérienne, et
en particulier contre les bubons et les blennorrhagies , car les
observations de Biett, de Brera, de Cullerier, d'Eusèbe de Salles,
qui , eux , auraient employé l'iode contre les accidents anciens
de la syphilis , avaient passé pour ainsi dire inaperçues, puisqu'elles n'avaient pas été assez décisives pour engager les praticiens à faire usage de ce médicament dans la vérole constitutionnelle , bien que le docteur Martini , de Lubeck , eût guéri
par l'iode, administré à l'intérieur, des ulcères du gosier, qui

(1) *Saggio clinico sull' iodio*, etc., Padova, 1822, in-8.
(2) *Arch. génér. de méd.*, t. IV, p. 321.
(3) *Bulletin de la Société d'émulation*, novembre 1824.
(4) *Journ. univers. des sciences méd.*, t. XL, p. 346.
(5) *Thèse de la Faculté de Paris*, 1825, n° 223.
(6) *Revue médicale*, t. XXI, p. 300.

auraient résisté à plusieurs traitements réguliers et au mercure (1826), bien que Lugol eût guéri plusieurs malades atteints d'accidents tertiaires par les préparations iodées (1) ; il est vrai que le médecin de Saint-Louis, comme le docteur Martini, concluait, d'après les résultats obtenus par le traitement, que les accidents étaient de nature scrofuleuse et non de nature vénérienne.

Les premiers essais sérieux et réfléchis de traitement de la syphilis par les préparations iodées, et en particulier par l'iodure de potassium, datent seulement de 1832. C'est au docteur Wallace, de Dublin, qu'ils appartiennent. Ses expériences, faites de 1832 à 1836, ont été publiées en mars 1836 dans un journal anglais (*the Lancet*), où il consigne le résultat de 142 observations de vérole constitutionnelle, observations qui comprennent toutes les variétés que peut présenter la syphilis.

En Angleterre il fut bientôt imité par d'autres médecins, entre autres, par le docteur Williams (2), Judd (3), A. Saville (4), Winslow (5), Bullock (6), qui ont publié plusieurs faits confirmatifs de l'efficacité de l'iodure de potassium, dans les affections syphilitiques chroniques.

En Allemagne, les docteurs Ebers, de Breslau (7), Haselberg, Hanck et Kluge, appliquèrent avec succès la même médication, et plus de 400 cas de syphilis observés par ces praticiens sont venus prouver les avantages de l'iodure de potassium comme antisyphilitique.

Pendant qu'on expérimentait l'iodure de potassium en Angleterre et en Allemagne, le docteur Ricord, en France, essayait l'iodure de fer, dont il constatait les bons effets, dans un grand nombre d'affections vénériennes chroniques, et le *Bulletin de thérapeutique* publiait (8), en 1837, les résultats remarqua-

(1) Lugol, *Emploi de l'iode*, 3ᵉ mémoire, 1831, obs. 26, 27 et 28.

(2) *Syphilidologie de Behrend*, de Berlin, t. II, p. 316 et 331.

(3) Judd, *A practical treatise on urethritis and syphilis*. 1836, in-8.

(4) *London medical Gazette*, 1835.

(5) *London medical Gazette*, décembre 1835.

(6) *Edinburgh medical Journal*, janvier 1837.

(7) *Medicinische Zeitung*, etc., 1836.

(8) *Bulletin de thérapeutique*, 1837, t. XII, p. 241.

bles qu'il avait obtenus ; mais dès qu'il.eut connaissance des travaux de Wallace et de ses imitateurs, le chirurgien de l'hôpital des Vénériens de Paris ne resta pas en arrière, et il est le premier en France qui ait administré l'iodure de potassium à haute dose. De plus, par ses remarques et ses publications, il a contribué plus que personne à généraliser l'usage de l'iodure de potassium comme antisyphilitique ; il en a posé les indications, régularisé les doses et précisé les cas particuliers qui le réclament d'une manière spéciale (1).

Depuis cette époque, de nombreux faits et de nombreux travaux, parmi lesquels nous citerons surtout ceux de M. Payan d'Aix, sont venus confirmer la valeur de la médication iodique contre les accidents constitutionnels de la syphilis, et aujourd'hui tous les médecins sont unanimes pour reconnaître l'efficacité de l'iode et surtout de l'iodure de potassium dans les accidents syphilitiques tertiaires.

Une question qui se présente maintenant, et résolue depuis longtemps déjà, est de savoir si l'iodure de potassium est indistinctement applicable à toutes les périodes de la syphilis ? L'emploi de ce médicament est devenu si vulgaire dans les accidents tertiaires dont il est le spécifique réel, le faisceau d'observations publiées par les auteurs de tous les pays est si considérable, qu'il ne reste aucun doute, sur une pratique qui n'a jusqu'à présent été marquée que par des succès, et qu'il nous paraît inutile de citer des faits particuliers. Nous nous contenterons donc de mentionner les travaux de Wallace, de Bullock (2), de Williams, de Judd, Saville, Winslow, Gauthier, Baumès, Sperino, Riberi, Gasca, Payan, et de beaucoup d'autres encore, mais de Ricord surtout, qui a tant contribué à répandre en Europe l'emploi de l'iodure de potassium, en lui donnant la sanction d'une expérimentation constamment heureuse, et en l'appuyant de son enseignement si populaire. Les observations de tous ces auteurs, et en général de tous les praticiens qui ont administré l'iodure de potassium, confirment la puissante efficacité de l'iodure de potassium contre la syphilis constitutionnelle ancienne, et en

____

(1) *Bulletin de thérapeutique*, 1839, t. XVII, p. 25.
(2) Henry Bullock, *the Edinburgh medical and surgical.*

particulier contre les accidents tertiaires. En lisant les travaux de ceux qui ont publié le résultat de leur pratique sur l'iodure de potassium, on est frappé d'un fait, c'est que tous, médecins nationaux ou étrangers, sont unanimes pour reconnaître son héroïque efficacité. Rarement la spécificité d'un médicament n'a été mieux et plus authentiquement démontrée. Aussi dirons-nous avec M. Payan d'Aix, dans presque tous les cas mentionnés par des praticiens distingués de la France et des pays étrangers, l'iodure de potassium avait été prescrit pour combattre des accidents dont l'ancienneté, la nature des désordres qu'ils avaient produits et l'inefficacité de toutes les médications anciennes, avaient fait pressentir la désespérante gravité : et cependant, dans tous les cas, nous avons vu cet héroïque médicament frapper le mal d'arrêt presque dès le commencement de son administration; apaiser et guérir ces douleurs ostéocopes qui faisaient naguère le tourment de tant de malheureux; résoudre avec une étonnante facilité ces exostoses, ces périostoses, ces tumeurs gommeuses, jusque-là si rebelles aux ressources ordinaires de l'art; faire cicatriser ces interminables et hideux ulcères, dont la marche parfois rongeante, esthioménique, produisait d'irréparables pertes de substance; triompher de ces rétractions musculaires, de ces caries, de ces nécroses syphilitiques, auparavant si fâcheuses dans leur suite et par leur durée; faire disparaître enfin ces diathèses dont l'incurabilité ne faisait jamais l'objet d'un doute. Si nous considérons d'autre part, dit encore M. Payan, que tous les progrès vers la guérison ont marché avec une rapidité plus grande qu'on n'eût semblé devoir l'espérer, que la médication est d'ailleurs à peu près innocente par elle-même et exempte des inconvénients qui font que tant de malades répugnent aux traitements mercuriels, on sera moins étonné que tant de médecins aient ressenti un entraînement réel, basé sur l'expérience des faits et sur les guérisons inespérées qu'elle a produites. En résumé, les accidents tertiaires de la syphilis contre lesquels l'iodure de potassium a une efficacité si puissante sont les périostoses, les exostoses, les douleurs ostéocopes, les tumeurs gommeuses, les nodus, les tubercules profonds, certaines syphilides, la carie et la nécrose syphilitiques, certaines rétractions

musculaires, ces ulcérations graves du voile du palais, des fosses
nasales, etc., etc.

Quant aux phénomènes secondaires, l'opinion de quelques
praticiens n'est pas aussi bien arrêtée. Si **M. Ricord** réserve
l'iodure de potassium pour les symptômes tertiaires, on en trouve
un grand nombre qui, s'appuyant sur des faits nombreux, pensent que cette préparation est encore très utile et même préférable au mercure dans la syphilis secondaire. De ce nombre
sont le docteur Wallace, qui, sur 142 cas de syphilis soumis à
ce traitement, compte 97 cas de syphilis secondaire; les docteurs
Honck et Kluge, Hocken, qui en citent des cas assez nombreux;
M. Gusmann de Zembert qui, après avoir expérimenté pendant
six ans, a toujours trouvé l'iodure de potassium inefficace dans
la syphilis primitive, et n'a bien réussi que dans la syphilis
secondaire (1); Pelyzari, qui pense que l'iodure de potassium
réussit d'autant mieux qu'il s'agit de syphilis secondaire, et rapporte trente observations à l'appui de son opinion (2), etc.

Maintenant s'agissait-il bien réellement de phénomènes appartenant à la seconde période de la syphilis, d'autant mieux
que la plupart des praticiens dont nous venons de rapporter la
pratique, et MM. Gauthier et Payan eux-mêmes, font remarquer
que plus les accidents secondaires étaient anciens ou rapprochés
de la catégorie des accidents tertiaires, plus aussi a été rapide,
par l'emploi de l'iodure de potassium, la tendance au mieux et
à la guérison. D'après les observations de ces derniers auteurs,
il est incontestable, cependant, que des lésions de la classe de
celles que l'on appelle secondaires peuvent se terminer heureusement par l'administration du sel iodé; d'ailleurs le médicament
qu'emploie M. Ricord et son école contre les accidents secondaires, médicament qu'il regarde comme le plus convenable
dans cette période du mal, est encore un composé iodé : c'est le
proto-iodure de mercure. D'après le plus grand nombre des
praticiens, il reste donc admis que le proto-iodure de mercure
doit être préféré à l'iodure de potassium dans les accidents secondaires de la syphilis, tels que les diverses espèces de syphilides, les rhagades, l'alopécie, les ulcères ou chancres con-

(1) *Medicinische Jahrbucher de oestereichischen Staates*, 1843.
(2) *Gazetta Toscana delle scienze medico-fisiche*, 1846.

sécutifs qui se développent sur divers points de l'enveloppe tégumentaire, les condylomes, les végétations syphilitiques dont le siége habituel est le pourtour des parties sexuelles et de l'anus, les ulcérations de la bouche, de la gorge, du pharynx, des fosses nasales, l'iritis syphilitique, l'orchite de nature vénérienne, etc.

Enfin, pour ce qui est des accidents primitifs, qui sont constitués par le chancre, la blennorrhagie, les tubercules plats et le bubon, M. Ricord, et d'autres avec lui, pensent que l'iodure de potassium est inutile contre ces accidents qui sont simplement locaux et n'ont pas encore infecté l'économie. Voulant éclaircir ce point de thérapeutique, M. Payan a soumis à l'iodure de potassium plusieurs individus atteints d'accidents primitifs, et, contrairement à l'opinion généralement admise, il a reconnu que dans la moitié des cas au moins, le résultat a été satisfaisant ; mais tout en admettant que, dans la période primitive de la syphilis, ce médicament a une efficacité moindre que dans les symptômes consécutifs, M. Mistler (1), de son côté, soutient que l'iodure de potassium serait très efficace dans les accidents primitifs ; qu'administré à la dose de 25 centigrammes à 1 gramme par jour, il aurait la propriété de hâter la guérison et de prévenir ensuite l'apparition des symptômes constitutionnels. Sur 38 malades atteints de chancres, 32 auraient été préservés de l'infection secondaire, et les 6 autres auraient eu des symptômes consécutifs, malgré le traitement. Pour bien juger cette question, il faudrait pouvoir reconnaître, dès le début, les chancres ou les accidents primitifs qui ne doivent être que locaux, de ceux qui plus tard devront infecter l'économie et faire naître des accidents secondaires et tertiaires ; car cela étant, il serait facile de savoir si l'iodure de potassium, administré contre ces accidents primitifs qui doivent devenir infectants, est un moyen prophylactique. Mais si l'on admet d'une manière générale, que tous ces accidents primitifs sont locaux dans la grande majorité des cas, l'iodure de potassium employé contre eux sera au moins inutile ; il ne retardera ni n'accélérera le moment de leur guérison. En résumé, le point essentiel pour bien appliquer l'iodure de potassium dans la syphilis est donc de bien distinguer ce qui

____

(1) *Gazette médicale de Strasbourg*, 1845.

appartient à la période primitive de ce qui regarde la période secondaire, et ce qui appartient à la période secondaire de ce qui dépend de la tertiaire.

Iodure de sodium dans la syphilis constitutionnelle.

A l'hôpital Sainte-Ursule, à Bologne, M. Gamberini a substitué, dans la syphilis constitutionnelle, l'iodure de sodium à l'iodure de potassium, non-seulement pour l'usage interne, mais encore pour l'usage externe sous la forme de pommade. L'avantage qu'il trouve à ce composé iodique sur l'iodure de potassium, c'est de n'occasionner ni maux d'estomac, ni éruption iodique, ni salivation ou autres accidents du côté de la bouche. Il a vu plusieurs malades qui n'arrivaient pas ou qui marchaient lentement vers la guérison tant qu'ils étaient traités par l'iodure de potassium, guérir rapidement sous l'influence de l'iodure de potassium.

Chez 114 malades chez lesquels il a employé l'iodure de sodium, il a fait les remarques suivantes :

Chez 12 malades affectés d'accidents vénériens constitutionnels dits *secondaires* et *tertiaires*, il a obtenu huit guérisons par l'iodure de sodium au bout d'un mois de traitement. La plus petite quantité de l'iodure de sodium employé fut de 3 gros, la plus élevée de 6 onces, la moyenne de 2 à 3 onces. Chez les 4 autres malades, on fut obligé de recourir aux frictions mercurielles pour détruire les derniers vestiges du virus vénérien, qui consistaient en des symptômes dits *secondaires*, tandis que les *tertiaires* s'étaient dissipés sous l'influence de l'iodure de sodium.

Chez 17 autres malades qui avaient été traités sans succès par les mercuriaux et qui étaient atteints de syphilis dite *tertiaire*, l'iodure de sodium eut un heureux résultat. La dose inférieure fut de 3 gros, la plus élevée de 6 onces, la moyenne de 1 à 2 onces.

Enfin, chez 85 malades atteints d'accidents syphilitiques *tertiaires* et traités par l'iodure de sodium seul, le succès fut constant. Pour le traitement des douleurs ostéocopes, la dose inférieure qu'on administra fut de 1 à 3 gros, la plus élevée de

8 à 12 onces, la moyenne de 2 à 4 onces. La même quantité fut à peu près nécessaire pour guérir les douleurs rhumatoïdes et l'arthralgie.

M. Gamberini pose les conclusions suivantes, relativement à l'usage de l'iodure de sodium :

1° La soude ayant plus d'affinité pour notre organisme, où cet alcali abonde, doit être plus convenable que la potasse.

2° Elle est moins désagréable au goût, partant elle est plus facilement prise que l'iodure de potassium, et l'on peut en augmenter journellement la dose.

3° L'iodure de sodium a réussi dans les cas où l'iodure de potassium n'avait pas rendu de bons services.

4° La première dose quotidienne peut être de 1 scrupule dans 3 onces d'eau distillée, en augmentant de 6 grains chaque jour, jusqu'à ce qu'on arrive à donner 2 gros.

5° L'iodure de soude est le meilleur succédané du mercure.

Pour l'usage externe sous forme de pommade, dans la proportion de 1 ou 2 gros pour 1 once d'axonge (1).

De la teinture d'iode comme médication topique dans le traitement du chancre phagédénique et des chancres ordinaires.

Le chancre phagédénique constitue la forme la plus grave de l'ulcère primitif de la syphilis. Son traitement local est souvent difficile, et tous les efforts des praticiens sont inutiles pour enrayer sa marche, en mettant de côté tous les moyens topiques bien connus, et souvent bien peu utiles; par aucun M. Ricord n'a obtenu des résultats aussi heureux, aussi prompts, que par la teinture d'iode (2). Elle amène constamment une modification prompte des surfaces ulcéreuses, qui bientôt perdent leur caractère phagédénique.

Dans les premiers jours de novembre 1841, un malade entre à l'hôpital du Midi, portant un chancre du fourreau. Ce chancre prit le caractère phagédénique et s'étendait, quoi qu'on fît. De la teinture d'iode pure fut appliquée à la surface avec un petit pinceau; il fut recouvert de charpie sèche. Le lendemain, les

(1) *Bull. delle scienze med. di Bologna.*
(2) *Bulletin de thérapeutique*, 1841, t. XX, p. 128.

bords décollés étaient affaissés, le fond avait un meilleur aspect. Nouvelle application de teinture d'iode ; quelques jours après il était cicatrisé.

Il en fut de même pour plusieurs ; mais dans un autre cas surtout, l'action de la teinture d'iode fut bien évidente. Un malade couché au n° 21 de la même salle portait un bubon passé à l'état phagédénique ; l'ulcération inguinale avait près de 6 centimètres de longueur sur 4 de largeur. Il fut traité sans aucun succès pendant deux mois par les moyens les mieux combinés ; la teinture d'iode seule, à la fin, modifia les surfaces au point que l'œil voyait chaque jour les surfaces ulcérées diminuer d'étendue. L'iodure de potassium, administré à l'intérieur depuis longtemps, était également resté sans effet. Toutefois son usage, dans ce cas, fut continué, conjointement avec la teinture d'iode en topique. La guérison définitive est arrivée en moins d'un mois.

De notre côté, nous avons également employé la teinture d'iode dans les chancres et les bubons ulcérés phagédéniques, et là où tous les autres moyens restaient impuissants, nous avons obtenu des succès aussi prompts que rapides. Non-seulement nous touchions les parties malades avec un pinceau de charpie trempé dans de la teinture d'iode pure, mais encore nous appliquions sur les ulcères des plumasseaux de charpie imbibés d'iode. Ces applications produisent une douleur assez vive, mais moins pénible que celle produite par la pierre infernale et le nitrate acide de mercure, et qui se dissipe assez promptement.

Quand on se souvient des difficultés si grandes dont s'accompagne ordinairement le traitement du chancre et des ulcéres phagédéniques, qui durent quelquefois plusieurs années, en dépit de tous les moyens, on est heureux d'avoir à sa disposition un moyen qui fournit des résultats aussi prompts et aussi avantageux.

Le traitement si avantageux des ulcères et des chancres phagédéniques par la teinture d'iode nous a donné l'idée de panser tous les chancres, quels que fussent leur nature, leur aspect et leur forme, avec de la teinture d'iode. Nous savions d'ailleurs, par de nombreux faits, que ce liquide possédait le précieux avantage de modifier promptement les surfaces enflammées, ulcérées, de changer en sécrétions de bonne nature des sécrétions de mauvaise nature, et de leur enlever leur caractère contagieux, comme dans la blennorrhagie, par exemple.

Guidé par ces faits, nous avons eu recours à la teinture d'iode pour panser tous les chancres que nous avons été à même de traiter depuis plusieurs années, et nous avons eu jusqu'à présent toujours à nous louer de cette médication.

Les chancres badigeonnés, pansés avec de la teinture d'iode, iodurée pure et additionnée d'acide tannique ont été plus promptement cicatrisés. Sous son influence, la surface du chancre est aussitôt modifiée; elle prend vite l'aspect d'une ulcération simple, et sa tendance à la guérison est remarquable. Pour obtenir ce résultat, il suffit de badigeonner le chancre ou les chancres avec de la teinture pure d'iode, et de les panser ensuite avec un plumasseau de charpie imbibé de cette teinture. Ce mode de pansement n'a aucun inconvénient.

Outre la propriété remarquable qu'a la teinture d'iode de favoriser, de hâter la cicatrisation des chancres, aurait-elle celle bien plus importante encore d'annihiler sur place le virus syphilitique? Si nous devons en juger par les modifications si promptes et si avantageuses que cette préparation détermine sur un grand nombre de sécrétions de mauvaise nature, nous ne serions pas éloigné de croire qu'il doit en être ainsi. Pour éclaircir cette grande question et pour savoir si l'iode est un moyen préservatif de la vérole, il suffirait d'inoculer le pus des chancres qui ont été pansés, badigeonnés avec de la teinture d'iode; si les inoculations produisaient des effets négatifs, nul doute que l'iode a la propriété d'annihiler le virus syphilitique. Dans ce cas, les lotions iodées ou les badigeonnages avec de la teinture d'iode devraient être employés comme moyen préventif, toutes les fois que les individus se seraient exposés à un coït suspect. Ce problème est trop facile à résoudre pour qu'il ne le soit pas bientôt.

CHAPITRE VII.

DES INJECTIONS IODÉES DANS LES CAVITÉS SÉREUSES.

L'emploi des injections dans la cure des maladies chirurgicales n'est pas une invention nouvelle, on en trouve des traces
depuis la naissance de l'art jusqu'à nos jours; mais cette ancienneté de services nous apprend peu de choses sur les indications qui doivent décider de leur nécessité, et sur les effets de
ces injections suivant leur composition particulière. En 1757,
l'Académie royale de chirurgie voulut approfondir ce point de
thérapeutique, et connaître les avantages et les inconvénients
que les injections peuvent avoir dans les différentes espèces de
maladies; elle proposa pour le prix de 1758 la question suivante :
« Déterminer les cas où les injections sont nécessaires pour la
cure des maladies chirurgicales, et établir les règles générales
et particulières qu'on doit suivre dans leur usage. » Les conclusions du mémoire qui fut couronné sont que les injections
offrent de nombreux inconvénients, et qu'elles ne peuvent
soutenir le parallèle d'efficacité avec d'autres moyens, dans bien
des cas où elles sont comme eux praticables. Ce jugement de
la savante Académie, n'a pas peu contribué, sans doute, à
répandre l'opinion qui paraissait être généralement adoptée
dans ces dernières années par la plupart des médecins et des
chirurgiens, et qui faisait considérer l'injection comme un
moyen accessoire et d'une utilité contestable dans bien des cas.
Bien plus, quelques-uns exagérant les inconvénients des injections, les bannissaient de leur pratique, et s'efforçaient de
priver les chirurgiens d'une ressource précieuse que rien ne
peut suppléer dans certains cas, et qui, dans des mains habiles,
a été souvent couronnée des plus heureux succès. Quoi qu'il en
soit de toutes les raisons qui avaient fait rejeter les injections,
ou qui les avaient réduites à n'être employées que pour favoriser
la sortie des corps étrangers engagés dans des lieux inaccessibles
aux instruments ou dans des parties qu'il faut respecter, aider

l'écoulement du sang ou du pus, s'opposer à sa stagnation ou à son croupissement, découvrir les tortuosités d'un sinus dans lequel nos sondes ne sauraient pénétrer, etc., etc., l'esprit du temps actuel a pris une autre tendance, et nous ne pouvons qu'approuver les chirurgiens qui ont jugé la méthode des injections, et surtout des injections iodées, digne de leur attention. L'intérêt qu'inspire à présent ce point de thérapeutique fait qu'il est souvent mis en usage et avec des chances très grandes de succès.

Approfondir cette nouvelle méthode, indiquer les cas où les injections iodées sont utiles, exposer les avantages et les inconvénients qui doivent avoir lieu dans les différentes espèces de maladies et suivant la nature différente des parties malades, tel est le but que nous nous sommes proposé d'atteindre.

Une foule d'affections ont été traitées avec succès par ce nouveau moyen : hydrocèles, bourses muqueuses, tumeurs kystiques proprement dites, grenouillette, hydarthroses, ascites, hydropisies enkystées des ovaires, épanchements purulents thoraciques, infection putride, purulente, abcès de toute espèce, chauds, froids et par congestion, bubons suppurés, fistules simples ou secondaires, fistules à l'anus, spina-ventosa, kystes osseux, blennorrhagie, leucorrhée, vaginite simple ou virulente, etc., ont tour à tour subi les bons effets des injections iodées, et les succès nombreux qui ont été constatés par tous les praticiens donnent à cette méthode thérapeutique une portée de la plus grande valeur.

PREMIER GENRE.

Hydrocéphale et hydrorachis, ou spina-bifida.

Si, en médecine ou en chirurgie, on peut nuire en agissant, on peut également nuire en n'agissant pas, et tels sont l'hydrocéphale et le spina bifida. Ces deux affections, qui malheureusement sont loin d'être rares parmi les vices de conformation congénitaux, ont toujours été considérées comme au-dessus des ressources de l'art, l'évacuation naturelle ou artificielle du liquide entraînant des accidents presque toujours mortels. L'opinion généralement admise est que, tant qu'il n'y a pas d'accidents imminents, on doit s'abstenir de toute opération, attendant pour agir que la mort soit prochaine, et encore, dans cette dernière circonstance, on n'agit pas dans le but de guérir, la guérison est regardée comme impossible, mais dans le but de prolonger la vie, en pratiquant une ponction de peu d'étendue et en faisant des ponctions successives. M. le professeur Malgaigne a dit (1) : « Si l'isolement de la tumeur est bien constaté, l'excision est le procédé le plus simple ; si la communication persiste, le plus sage est de s'abstenir. » Mais ce jugement n'est-il pas trop absolu, et doit-on toujours s'abstenir, et dans tous les cas, de l'évacuation artificielle de la sérosité ? Quelques faits, publiés dans ces dernières années, nous empêchent d'accepter ce jugement de M. Malgaigne, et nous font espérer qu'un certain nombre de cas d'hydrorachis et d'hydrocéphalie trouveront un moyen de guérison radicale dans les injections iodées.

Ce moyen thérapeutique, employé avec succès dans les hydropisies abdominales, dans les épanchements pleurétiques, etc., devait logiquement conduire à tenter l'effet de ces injections dans les collections séreuses de l'encéphale et de la moelle épinière. M. Brainard, président du collége médical de Chicago (Illinois), a été le premier à appliquer cette méthode dans l'hydrocéphalie et dans le spina-bifida. Le premier cas de guérison date de 1847, et a été publié en Amérique, et en Europe dans la *Gazette des hôpitaux* du 3 février 1849 (2). Il s'agit d'une jeune fille de treize ans, idiote et paraplégique, qui, après avoir subi quinze injections en dix mois, sans accident, a été guérie d'une hydrorachis et a recouvré en partie l'usage de ses membres inférieurs et de ses facultés intellectuelles. Nous rapporterons cette observation avec plusieurs autres faits observés encore par M. Brainard, et ceux qui appartiennent à MM. Velpeau, Chassaignac et Nélaton.

Avant de nous occuper du traitement de l'hydrocéphalie et

----

(1) *Journal de chirurgie*, février 1845 (Malgaigne).
(2) *Gazette des hôpitaux*, 3e série, t. I, n° 14, p. 58.

du spina-bifida par les injections iodées, voyons si, pour la première de ces affections d'abord, ensuite pour la seconde, il y a impossibilité absolue de guérir, et si cette impossibilité tient à la maladie ou uniquement à l'imperfection des moyens qui ont été employés, car c'est là que se trouve la véritable base de la thérapeutique.

L'hydrocéphalie est-elle une affection absolument incurable? Nous ne pouvons l'admettre, à moins de rejeter comme faux les succès des opérations consignées dans les observations de divers auteurs : dans celles de Sam-Vosc, qui ponctionne à trois reprises différentes la tumeur; de Hallbrouck, de Syme (1), ainsi qu'un fait rapporté dans le *the London medical Review*, January 1846; et un autre dans le *Bulletin de la Société de chirurgie de Paris* (séance du 20 juin 1850), par M. Chassaignac. Voici ce cas. Croyant avoir affaire à un kyste du cuir chevelu, chez un très jeune enfant, ce chirurgien ouvrit une hydrocéphalocèle; il ne reconnut son erreur qu'au moment où, en exerçant une forte traction sur les parois de la poche, il vit apparaître de la substance cérébrale, entraînée par les parois de cette poche, qui n'était autre que la dure-mère elle-même. Il craignait que cette fâcheuse méprise n'eût les conséquences les plus graves, mais ses appréhensions furent trompées. Tout s'est borné à une suppuration de quelques semaines, après lesquelles le rétablissement a été complet. Six mois après cette opération, tout portait à croire que la guérison était définitive.

Sur sept cas d'hydrocéphale traités par la ponction, Adams aurait réussi cinq fois. A chaque ponction, la quantité de liquide diminuait et la tumeur finissait par se réduire au volume d'une noix, et n'était plus alors constituée que par des parties solides.

Plusieurs faits de guérison d'hydrocéphalie par la ponction sont consignés encore dans la *Gazette des hôpitaux* (2). Dans l'un de ces faits qui appartiennent à M. Bedor, de Troyes, la ponction fut pratiquée neuf fois, dans l'espace de quatre mois, sur un enfant de quatorze mois; la première ponction avait donné issue à un litre de sérosité.

Graefe a également obtenu un succès sur un enfant de quatre

(1) *Archives générales de médecine*, t. X, p. 456.
(2) *Gazette des hôpitaux*, t. IV, n° 39, p. 156; no 147, p. 488. 1831.

mois, qu'il a ponctionné onze fois dans une année. Cet enfant, qui était bien portant, fut présenté à l'âge de deux ans et demi à la Société de médecine de Berlin (1).

En 1837, le docteur Hofling en rapporte un cas dont la guérison fut due à une cause assez singulière, à une fracture du crâne. L'enfant était âgé de cinq ans. Pendant huit jours, l'écoulement du liquide fut assez abondant, et diminua ensuite peu à peu. Deux ans après cet accident, la santé de l'enfant était excellente (2).

M. Conquest, de Londres, a publié, en 1838 (3), dix-neuf observations d'hydrocéphale traitées par la ponction, sur lesquelles il aurait obtenu neuf guérisons. Chez un enfant de deux mois et demi la ponction fut répétée quatre fois en un mois, et la guérison la plus complète fut obtenue par le docteur Kilgour, d'Édimbourg.

De son côté, le docteur West a publié, dans le *London médical Gazette*, un mémoire renfermant cinquante-six cas d'hydrocéphale traités par la ponction; dans plusieurs cas cette opération a procuré des guérisons radicales.

Enfin, M. Nonat (4) compte aussi un succès par la ponction chez un enfant de quatorze mois.

Ces succès ne seraient-ils pas plus apparents que réels, plus passagers que définitifs, et autorisent-ils, dans le cas d'hydrocéphalie, à pratiquer la ponction? Quant à la réalité des guérisons obtenues par la ponction, elle est indubitable; malheureusement elles sont très rares, relativement au grand nombre d'individus hydrocéphales : mais cette rareté dans le succès est-elle une raison pour ne rien tenter, et pour abandonner les malades à eux-mêmes? Nous pensons, au contraire, que c'est dans les maladies où les guérisons sont les plus rares, dans celles où l'on n'a rien à perdre, qu'il est permis, qu'il est même recommandé d'expérimenter des méthodes nouvelles.

Un fait qui ressort des cas d'hydrocéphale guéris, c'est qu'il est important de chercher à établir une distinction entre les cas

(1) *Archives générales*, 1832, t. XXVIII.
(2) *Archives générales*, 2ᵉ série, t. XV.
(3) *Gazette des hôpitaux*, 16 mai 1840, p. 230.
(4) *Gazette des hôpitaux*, 3ᵉ série, t. II, nº 115, p. 458.

curables et ceux qui ne le sont pas. Ainsi, on peut dire *à priori* que la guérison est rare, très rare, peut-être impossible dans les hydrocéphales aiguës congénitales, dans celles où l'hydropisie siége dans les ventricules du cerveau, parce que ces cas coïncident presque toujours avec une altération de cet organe ; qu'elle est possible, et qu'elle a été observée lorsque cette hydropisie de l'arachnoïde ne se propage pas aux ventricules cérébraux, et qu'elle est bornée à la partie de cette membrane séreuse en rapport avec les hémisphères. Lorsqu'elle permet aux enfants de vivre pendant quelques mois, qu'elle se forme lentement et graduellement ; en un mot, quand elle passe à l'état chronique, qu'elle soit congénitale ou acquise, dans ces cas l'opération est indiquée et doit être pratiquée, malgré les rares succès qu'elle fournit.

Il y a, pour certains cas d'hydrocéphale, impossibilité radicale de guérir, cela est vrai ; mais il en est d'autres où l'impossibilité tient peut-être à l'imperfection des moyens employés, et si l'on en trouvait qui fussent inoffensifs, en même temps qu'ils offrissent des chances de réussite, il faudrait s'empresser d'y recourir : les injections iodées semblent offrir ces chances de succès. Dans un mémoire présenté à la Société de chirurgie par M. Brainard, on trouve mentionné un cas d'hydrocéphale énorme traité par les injections iodées. Comme c'est le seul cas de ce genre qui soit connu dans la science, et que sous plusieurs rapports il est remarquable, nous croyons devoir le rapporter avec tous les détails donnés par l'auteur, afin que l'on puisse se former une opinion sur la valeur de la méthode employée.

Observation I. — *Hydrocéphale considérable ; vingt et une injections iodées dans l'espace de sept mois. — Amélioration considérable. — Mort à la suite de convulsions.*

Le sujet était une petite fille âgée de quatre semaines. Elle était très faible, avait un pied bot varus (côté droit), et ne pouvait faire exécuter que des mouvements très restreints à ses membres inférieurs. La tête était énorme ; mesurée autour des protubérances frontales et pariétales, elle avait 19 pouces de circonférence. Les parties supérieures des pariétaux et de l'occipital manquaient ; les os du crâne n'étaient qu'imparfaitement formés.

Le 13 octobre 1849, M. Brainard choisit le point le plus saillant sur le sommet, à gauche de la ligne médiane, pour faire la ponction à l'aide d'un petit trocart. L'injection faite, il retira la canule et couvrit de collodion la piqûre de l'instrument. Du 13 octobre au 14 avril, c'est-à-dire dans l'espace de sept mois, M. Brainard fit vingt et une injections contenant ensemble 6^{gr},25 d'iode et 18^{gr},35 d'iodure de potassium. Dans les premières opérations, le chirurgien ne retira qu'une quantité de liquide égale (environ 2 grammes de sérosité) à la quantité de solution qu'il devait injecter. Dans les dernières il retira des quantités de sérosité variant de 180 à 360 grammes, et injecta jusqu'à 30 grammes de liquide iodé. La première injection contenait 3 milligrammes d'iode et 6 milligrammes d'iodure de potassium. La plus forte injection contenait 60 centigrammes d'iode et 1^{gr},80 d'iodure de potassium.

Dans aucun cas, les injections qui furent faites d'abord tous les quinze ou vingt jours, ensuite tous les cinq ou six jours, ne produisirent de douleur, excepté lorsqu'on perçait les téguments en faisant la ponction. A part la réaction qui commençait douze à vingt quatre heures après l'opération et durait de quarante-huit à soixante-douze heures, il n'y eut pas d'accidents. L'iode était rapidement éliminé par toutes les sécrétions, et l'on n'en trouvait jamais de traces dans la sérosité encéphalique. Pendant la réaction, la tête était chaude et distendue ; quand la chaleur diminuait, le volume de la tête diminuait aussi ; elle devenait flasque, plus pâle qu'à l'état normal, perdait souvent 1 pouce de circonférence dans les vingt-quatre heures, et continuait de se rétracter pendant plusieurs jours, puis reprenait un volume plus considérable. Pendant les cinq premiers mois du traitement, la santé de l'enfant s'améliora d'une manière très remarquable. La figure, qui, dans le principe, était maigre, s'arrondit. La peau de la tête prit l'aspect naturel et se couvrit de cheveux. L'enfant engraissa et ses membres acquirent de la force.

Lorsqu'on retirait du liquide par la ponction ou que la tête diminuait de volume, l'enfant était agité et privé de sommeil, il avait des tressaillements et faisait des soubresauts ; on le soulageait en faisant une compression avec une bande. Quand, au contraire, la tête se remplissait et augmentait de volume, l'enfant était tranquille et dormait bien. Le liquide retiré était jaunâtre et donnait naissance à un léger nuage lorsqu'on le chauffait. Jamais, à aucune époque, on ne put découvrir dans ce liquide la plus faible trace de l'iode.

L'enfant mourut avec les symptômes caractéristiques de la dernière période de l'hydrocéphale : engourdissement, somnolence. Pour diminuer ces symptômes, M. Brainard eut recours à deux ponctions sans injection d'iode. Ces ponctions procurèrent peu de soulagement et eurent des suites plus graves que celles résultant de l'injection. La mort arriva le 14 mai 1850, à la suite de convulsions.

A l'autopsie, ont rouva 1200 grammes de sérosité limpide presque entièrement contenus dans les ventricules. Il n'y avait qu'une légère couche à la surface du cerveau. Les circonvolutions des hémisphères cérébraux étaient effacées, et ceux-ci formaient une immense cavité dont la surface interne n'était pas tapissée par une membrane. A la paroi inférieure de cette cavité était le plexus choroïde hypertrophié et présentant l'apparence d'une agglomération de follicules muqueux plutôt que l'apparence normale de la membrane; entre le cerveau et le cervelet il y avait un kyste du volume d'une petite prune. Au fond de ce kyste était une petite surface formée d'un tissu semblable sous tous les rapports au plexus choroïde de la grande cavité. Cette circonstance fit penser à M. Brainard que dans ce cas le liquide ne provenait pas de la membrane arachnoïde, qui était saine dans toute son étendue, mais bien de ce tissu anormal du plexus choroïde.

Si ce fait n'est pas un exemple de guérison complète, il prouve au moins l'innocuité des injections iodées, qui peut-être auraient eu un meilleur succès si les lésions graves que nous a révélées l'autopsie n'avaient pas existé. Il n'en est pas moins de nature à encourager à les faire dans les cas où l'hydropisie de l'arachnoïde ne se propagerait pas aux ventricules du cerveau, et où cet organe n'aurait subi aucune altération dans son développement.

Dans *l'hydrorachis*, qui est une affection de beaucoup moins grave que l'hydrocéphale, quoiqu'elle présente un haut degré de gravité, on a cherché aussi à en obtenir la guérison par les injections iodées : la similitude qui existe entre les séreuses péritonéale, vaginale et la séreuse spinale, l'analogie si grande entre les hydropisies du péritoine, de la tunique vaginale et des méninges, et les succès obtenus au moyen de ces injections dans les autres cavités séreuses, devaient logiquement conduire à tenter ces injections dans l'hydrorachis. Cette idée était toute naturelle et découlait forcément des recherches de M. Velpeau sur les injections iodées dans les cavités closes; on devait espérer obtenir l'oblitération du sac de la tumeur spinale ou par une inflammation adhésive, ou par une modification dans la sécrétion séreuse. Déjà plusieurs cas ont été traités de la sorte avec succès : plusieurs appartiennent à M. Brainard, qui le premier a appliqué l'usage des injections iodées à la cure du spina-bifida; les autres, à MM. Chassaignac, Velpeau, Nélaton.

M. Brainard, dans le travail qu'il a lu à la Société de chi-

rurgie, rapporte trois cas d'hydrorachis avec complication d'hydrocéphale. Chez un des enfants, la tumeur s'était rompue au
moment de l'accouchement, et la cavité était le siége d'une
suppuration abondante. Les injections furent commencées chez
lui et chez un autre à la naissance. Chez le troisième, le traitement ne commença qu'à l'âge de trois mois. Les injections non-
seulement ne produisirent pas d'accidents, mais amenèrent un
changement rapide et favorable dans la tumeur. Il est vrai de
dire que les trois enfants sont morts de convulsions; mais il
faut se rappeler qu'ils étaient hydrocéphales et que la guérison
de la tumeur datait, sauf un cas, de sept semaines, et dans un
autre de sept mois, lorsque les convulsions survinrent; dans le
troisième, ce fut après la quatrième semaine de traitement.

Nous allons rapporter les observations qui ont été publiées
sur ce sujet; malheureusement plusieurs sont très incomplètes
et d'autres manquent de détails très importants. La première
observation sur ce point de thérapeutique appartient à M. Brainard ; elle date de décembre 1847 et a été mentionnée en 1849
dans la *Gazette des hôpitaux de Paris*. Voici cette observation.

Observation II. — La malade était une jeune fille de treize ans. La
tumeur était située à la partie supérieure du sacrum et avait 9 pouces (anglais) de circonférence, 3 pouces de hauteur. Les parois étaient minces;
les membres inférieurs étaient atteints de paralysie partielle, et la malade
était idiote.

Le traitement dura dix mois, du 2 décembre 1847 jusqu'au mois d'octobre 1848. Je le suspendis cependant à différents intervalles pendant des
semaines, et une fois pendant trois mois. Je fis quinze injections ; j'employai
des solutions dont la force était au minimum de 1/2 grain d'iode et de
1 grain d'iodure de potassium pour 1 once d'eau distillée, et au maximum
de 4 grains d'iode et de 6 grains d'iodure de potassium pour la même quantité d'eau.

La guérison fut parfaite et permanente sans aucun symptôme dangereux, et en quelques années la malade recouvra l'usage de ses membres à
un degré suffisant pour pouvoir marcher, et en outre elle devint assez intel-
ligente pour être à même, jusqu'à un certain point, de se tenir et de se conduire convenablement.

Observation III. — Dans cette observation il s'agit d'une petite fille de
trois mois, très faible, atteinte d'hydrocéphale et de *spina-bifida*. La tumeur

occupait la région lombaire. Elle avait 3 pouces 1/2 de longueur, 2 pouces 1/2 de largeur et 1 pouce 1/2 de hauteur. Les parois étaient minces et semi-transparentes; le traitement de ce cas, à partir du 12 décembre 1850, dura quatre semaines. Je fis trois injections iodées et deux injections d'une solution de tannin. Il y eut une diminution rapide dans le volume de la tumeur, qui devint ferme et couleur de chair. La tête cependant était chaude et avait augmenté de volume. La malade mourut de convulsions, auxquelles elle était sujette depuis sa naissance. A l'autopsie, je trouvai l'ouverture donnant dans le canal rachidien entièrement fermée. Le sac contenait une drachme de sérosité limpide, les parois étaient épaissies, fermes, *sans aucune apparence d'inflammation*.

Le traitement ne produisit aucun effet fâcheux sur l'enfant, bien au contraire; cette petite fille, qui avant était faible, se fortifia sous l'influence de ce traitement, et sa croissance fut rapide jusqu'au moment de sa mort.

OBSERVATION IV. — Petite fille d'une semaine, ayant un *spina bifida* et une hydrocéphale. La tumeur était située sur la partie inférieure de la région lombaire. Elle avait 3 pouces de longueur et 1 1/2 de largeur. Un point de la surface était demi-transparent et paraissait formé seulement par les membranes du canal vertébral. J'obtins la guérison par une seule injection (20 septembre 1849) de 1/2 drachme d'une solution iodée (1 grain d'iode et 2 grains d'iodure de potassium pour 1 once d'eau distillée), suivie de l'application du collodion sur la surface de la tumeur. La guérison fut parfaite, l'enfant vécut encore sept mois après la fin du traitement.

OBSERVATION V. — *Spina bifida* volumineux situé sur la région lombaire. Cette tumeur s'était rompue pendant l'accouchement. Cet accident ne causa pas la mort de l'enfant. Mais comme une suppuration et un écoulement purulent provenaient de la cavité et du canal vertébral, je fis dans la cavité et dans le canal des injections répétées, avec des solutions iodées (4 grains d'iode et 12 grains d'iodure de potassium pour 1 once d'eau distillée); l'enfant guérit parfaitement et vécut en bonne santé sept semaines. A cette époque il mourut subitement à la suite de convulsions. L'enfant avait une hydrocéphale. Ce cas fait voir que l'inflammation du canal vertébral n'est pas aussi nécessairement mortelle qu'on le suppose.

M. Brainard rapporte encore dans ce Mémoire, qu'il a connaissance de deux autres cas de spina bifida, traités avec succès de la même manière et sous sa direction; mais n'ayant pas les détails de ces deux cas, il ne peut les donner maintenant. Il peut dire cependant, qu'ils n'offrent aucune différence essentielle avec les cas précités, et il croit pouvoir en tirer cette conclusion, que les solutions aqueuses d'iode et d'iodure de potassium peuvent être employées en toute sécurité dans le traitement du *spina bifida*, pourvu qu'on observe les précautions nécessaires. Dans les cas où il n'y a pas complication de grave malformation du rachis ou d'hydrocéphale, ce traitement réussit d'une manière remarquable. M. Brainard ne connaît aucun cas, où la mort ait paru être la conséquence de l'emploi de cette solution; dans tous elle a produit une amélioration notable, sinon une guérison parfaite.

Pour opérer avec sécurité et réussir, il faut, suivant M. Brainard, se conformer aux règles suivantes :

1º Au commencement il ne faut pas employer en solution plus de 1/32ᵉ de grain d'iode et plus de trois fois la même quantité d'iodure de potassium; s'assurer si la solution a été récemment préparée et si elle est parfaitement pure.

2º Il faut que l'injection produise une légère inflammation, et ne se servir que de la faible dose indiquée pour chaque injection successive.

3º La ponction doit être faite à un quart de pouce de la base de la tumeur, dans la peau qui est à l'état sain, afin d'éviter le danger de l'ulcération.

4º La quantité de fluide retiré doit être égale à la quantité de la solution injectée, et il faut empêcher par la compression exercée sur l'ouverture la sortie du liquide injecté.

5º Si le malade éprouve des mouvements convulsifs immédiatement après l'injection, on peut laisser écouler par la canule, la solution qu'on remplacera par une égale quantité d'eau distillée à la même température.

6º Il faut coucher l'enfant sur le ventre, et s'il y a production de chaleur et de tension dans la tumeur, il faut recourir aux lotions froides, qu'on appliquera sur la partie malade et sur la tête.

7º Aussitôt que la rougeur aura disparu et que la tumeur ne sera plus distendue, il faut appliquer du collodion sur la surface de la tumeur et en continuer l'application tant que la tumeur continue à diminuer de volume. Quand la tumeur cessera de diminuer, il faudra faire une nouvelle injection, et quand la tumeur aura disparu, il faudra continuer l'application du collodion pendant plusieurs mois.

Les règles posées par M. Brainard nous paraissent très judicieuses, mais elles ne sont pas absolues, et les faits de MM. Velpeau et Chassaignac prouvent qu'elles peuvent être modifiées. On remarquera que M. Brainard exclut l'alcool de l'injection, et qu'il ne fait pas ressortir le liquide à moins d'accidents. L'extrême susceptibilité inflammatoire de l'organe affecté paraît justifier d'abord l'exclusion de l'alcool, et les succès obtenus par l'auteur engageraient à suivre son exemple, si d'autres faits non moins concluants n'empêchaient de se prononcer d'une manière définitive. Y a-t-il avantage à laisser le liquide injecté dans la cavité séreuse ou à le faire écouler au bout de quelques minutes? M. Brainard faisant usage d'un liquide iodé très peu concentré, a pu le laisser sans inconvénient dans la cavité où il l'injectait; mais l'injection dont nous nous servons étant plus forte et alcoolisée, notre pratique particulière nous engagerait parmi ceux qui croient plus prudent de ne pas laisser le liquide dans la cavité du *spina bifida*. Nous devons dire que MM. Velpeau et Chassaignac ont vidé complétement la poche dans les cas qu'ils ont traités, qu'ils ont injecté de la teinture alcoolique d'iode étendue d'eau et pure, non-seulement sans accidents, mais avec succès. Il n'en est pas moins vrai qu'on ne saurait agir dans cette opération avec trop de prudence, et que si l'expérience prouvait que la pratique de M. Brainard réussit mieux, il faudrait adopter les précautions indiquées par ce chirurgien. Voici les observations de MM. Chassaignac et Velpeau :

OBSERVATION VI. — *Hydrorachis (spina bifida) chez un enfant de deux mois, siégeant à la partie inférieure de la colonne vertébrale, au niveau du sacrum. — Une seule injection iodée. — Guérison radicale* (1).

Le 14 janvier 1854, on apporta à l'hôpital Saint-Antoine un enfant âgé de deux mois. Il avait été présenté à l'hôpital des Cliniques à M. le professeur Dubois, qui reconnut la nature de l'affection et se proposa de traiter le petit malade ; mais ayant exigé que la mère ne se séparât pas de son enfant, qu'elle nourrissait, et entrât avec lui à l'hôpital, elle ne put s'y résoudre. C'est alors qu'elle vint se présenter à l'hôpital Saint-Antoine. L'enfant, chétif, d'une débilité extrême, offrait, au niveau de la région sacrée, une tumeur grosse comme un œuf de poule, allongée dans le sens

____

(1) *Bulletin général de thérapeutique*, 1853, t. XLV, p. 65.

vertical, mobile, pédiculée, ayant l'aspect d'un kyste; elle était fluctuante, transparente; la peau, très amincie, avait néanmoins l'aspect de la peau ordinaire. Pendant les efforts que faisait l'enfant pour crier, la tumeur devenait excessivement tendue, à un tel degré même, que l'on pouvait craindre une rupture vers le point de la peau le plus aminci. Quand l'effort cessait, la tumeur paraissait moins tendue. La pression exercée sur elle déterminait des mouvements convulsifs des membres inférieurs.

En raison de la gravité du mal, qui menaçait la vie de cet enfant et rendait sa mort imminente, je me décidai à tenter la cure radicale à l'aide d'une injection iodée.

Je fis d'abord une ponction avec un trocart ordinaire; il sortit environ deux cuillerées d'un liquide limpide citrin. Quand la poche fut ainsi vidée, je reconnus le point probable de communication de cette poche avec la cavité rachidienne; et le pouce d'un aide étant préalablement placé sur le pédicule de la tumeur, afin de prévenir toute pénétration de liquide dans la cavité, je fis une injection composée d'eau et de teinture d'iode à parties égales. Je laissai pendant une minute ce liquide en contact avec la surface interne du foyer, puis je le fis sortir aussi complétement que possible, et j'appliquai un pansement compressif à l'aide de bandelettes de sparadrap. L'opération fut très bien supportée; il n'y eut aucun mouvement convulsif immédiatement. L'enfant fut ensuite emmené hors de l'hôpital. Il y eut à plusieurs reprises des convulsions; les symptômes revêtirent une forme tellement grave, que l'état du malade paraissait désespéré. Dès le lendemain, la tumeur avait repris son volume primitif. Pendant quinze jours elle resta ainsi volumineuse, puis changea d'aspect et diminua insensiblement. On constata alors que sur divers points des parois on pouvait sentir comme des plaques indurées.

Enfin la tumeur disparut, mais lentement, car depuis trois semaines elle est tout à fait flétrie. Il ne reste plus qu'une saillie indolore, formée de peau plissée comme une vieille pomme. On reconnaît à son centre le lieu où existe la division osseuse du rachis. La santé générale de l'enfant est considérablement améliorée: il a pris de l'embonpoint, les mouvements des membres sont faciles, tout en un mot autorise à regarder la guérison comme parfaite. Cet enfant a été présenté guéri, à la Société de chirurgie dans la séance du 26 mai 1851.

OBSERVATION VII. — *Spina bifida chez un enfant de quatre mois. — Six injections iodées. — Guérison* (1).

Eugénie Auvray, âgée de quatre mois, entre, le 24 janvier 1851, dans le service de M. le professeur Velpeau, à l'hôpital de la Charité, salle

____

(1) Observation recueillie et publiée par M. le docteur Piachaud. (*Bulletin de thérapeutique*, p. 123, février 1851.)

Sainte-Catherine, n° 16. Cette enfant est née de parents bien portants, n'ayant aucun vice de conformation. Sa mère, âgée de vingt-sept ans, a eu un autre enfant, qui est fort bien constitué. Elle a toujours habité Paris, et vit dans de bonnes conditions hygiéniques ; jamais dans sa famille il n'y a eu d'enfant présentant une affection semblable. La grossesse a suivi un cours parfaitement régulier ; la mère n'a éprouvé aucune émotion morale vive, n'a fait aucune chute. Les mouvements du fœtus se sont fait sentir à quatre mois et demi, comme dans la grossesse précédente. A la naissance, on s'est aperçu que l'enfant portait une tumeur qui offrait le même volume et les mêmes caractères qu'elle présente aujourd'hui. Elle n'éprouvait aucun changement pendant les cris et les mouvements de l'enfant. Il n'y a jamais eu de signes de paraplégie. L'enfant ne paraissait nullement souffrir de ce vice de conformation. Les selles et les urines étaient régulières : l'enfant a de suite pris le sein et s'est nourrie très naturellement. Elle n'a pas été plus difficile à élever qu'un autre enfant. Elle a été vue par plusieurs chirurgiens, qui n'ont pas paru disposés à lui faire grand' chose. L'un d'eux se proposait, à ce qu'il paraît, de faire une incision sur la tumeur.

A son entrée à l'hôpital, nous trouvons l'enfant ayant une assez bonne apparence. Les chairs sont fermes et les fonctions se font régulièrement. Le sommeil est bon, les sens sont bien développés, les selles sont régulières ainsi que les urines. L'enfant est allaitée par sa mère. Les membres sont bien développés. On ne remarque dans les inférieurs aucune faiblesse, ni de mouvement, ni de sensibilité. La dentition marche rapidement ; la conformation est partout normale, sauf dans le point où existe la tumeur.

A la région lombo-sacrée, il existe une tumeur saillante, ellipsoïde, placée sur la ligne médiane, de la grosseur d'un œuf ; d'une forme régulière et se continuant avec les tissus de la région qu'elle occupe au moyen d'un pédicule. L'enveloppe de la tumeur n'est pas la même partout : elle est plus épaisse supérieurement, plus mince inférieurement.

En plaçant une bougie derrière la tumeur, on constate dans tous les points une transparence rosée parfaite. La respiration, les efforts violents, les cris de l'enfant, ne déterminent aucun mouvement appréciable dans le volume de la tumeur, ni dans sa coloration. Par le palper, on constate une fluctuation très manifeste ; les parois sont très distendues. La pression ne détermine aucune douleur, aucune faiblesse des jambes, et ne fait nullement diminuer la tumeur. On la fait osciller du reste très facilement sur son pédicule. Celui-ci, étant saisi entre les doigts, est assez dur ; mais on ne peut pas savoir assez exactement quelles sont ses connexions avec les parties profondes. Ce qu'il y a de certain, c'est qu'on peut l'ébranler avec assez de facilité, et qu'il n'y a d'obstacle à ce mouvement que la tension de la peau des parties voisines ; le mouvement peut se faire dans tous les sens. En examinant la colonne vertébrale, on constate que la série des apophyses épineuses existe partout régulière, en dessus et en dessous du pédicule de la tumeur ; aucun écartement nulle part, aucune déviation du rachis. La poitrine est bien conformée.

Le 27 janvier, au moyen d'un trocart à hydrocèle, M. Velpeau ponctionne la tumeur en bas et un peu à droite, dans un point où elle était recouverte par la peau. Il s'en écoule 45 grammes d'un liquide aqueux, parfaitement limpide, sans viscosité, incolore, ayant une parfaite analogie avec le liquide céphalo-rachidien, et donnant à peine des traces d'albumine par l'acide nitrique et l'ébullition (Quevenne). Une injection d'un mélange d'un tiers de teinture d'iode pour deux tiers d'eau , a été poussée dans la poche et laissée en contact avec ses parois pendant une demi-minute. Une faible portion de liquide a été laissée dans la cavité. La tumeur s'est affaissée sur elle-même, de manière à présenter assez exactement la forme de l'oreille d'un enfant. On s'est assuré aisément qu'il n'y avait pas d'écartement appréciable des lames des vertèbres , au niveau du pédicule de la tumeur. Ainsi aplatie, on l'a garnie de boulettes de charpie, et maintenu le tout au moyen d'un petit bandage de corps. Pendant l'opération, l'enfant a poussé des cris violents, a agité convulsivement les membres inférieurs ; mais de retour à son lit, elle a pris le sein et s'est promptement endormie.

Le 28. Cris fréquents hier dans la journée, nuit assez calme. Ce matin, face pâle, fatiguée; il y a de la fièvre, de l'assoupissement; respiration facile ; pas de frissons. La petite a continué à bien teter ; pas de vomissements, ni de diarrhée, ni de convulsions. La tumeur, très douloureuse au toucher, présente au sommet une teinte violette un peu plus foncée; elle est molle, remplie au tiers : le pédicule n'a pas changé de couleur.

Le 29. Hier au soir, apparition de plusieurs frissons, redoublement de la fièvre, nuit agitée, cris continuels ; la tumeur est très tendue, rouge, violacée, luisante, douloureuse. La peau qui entoure son pédicule est rouge et très chaude. L'enfant continue à bien teter. (*Eau blanche sur la tumeur.*)

Le 30. Tumeur fortement gonflée, luisante; le moindre toucher y provoque de vives douleurs que l'enfant accuse en agitant ses membres inférieurs et en poussant des cris. Le sommet de la tumeur est parsemé de petites pellicules blanchâtres à reflet argenté; son pédicule et la peau qui l'entoure ont perdu leur rougeur et la chaleur dont ils étaient le siége ; pas de sommeil, appétit, abattement moindre.

Le 31. La tension de la tumeur est moindre , son enveloppe commence à se plisser. L'enfant est assez gaie.

1er février. Au dire de la mère, la tumeur s'est complétement vidée pendant la nuit par le trou fait par le trocart ; ce matin elle est remplie de nouveau, tendue, luisante, et par le petit orifice on voit s'écouler quelques gouttes de liquide transparent.

Le 9. La tumeur n'a pas changé d'aspect, seulement elle est peu douloureuse à la pression ; l'état général de l'enfant est très satisfaisant.

Le 14. M. Velpeau pratique ce matin une nouvelle ponction près de la base de la tumeur ; il en retire 46 grammes de liquide aqueux, limpide, contenant à peine des traces d'albumine (Quévenne). Une injection, contenant une partie de teinture d'iode pour deux parties d'eau, est poussée par la canule.

Le 15. Agitation assez vive pendant la journée et la nuit. La tumeur s'est gonflée rapidement. Par la piqûre, on voit s'écouler une gouttelette de liquide limpide. Depuis ce matin, quelques boutons de varicelle se sont développés sur la face, le tronc et les membres, sans autres accidents particuliers.

Le 20. La tumeur est restée tendue, rouge, douloureuse, jusqu'à ce matin. Nous la retrouvons très molle, flétrie, plissée. Il paraît qu'elle s'est vidée en grande partie dans la journée d'hier ; en la comprimant, on fait sortir par la piqûre un peu de liquide transparent. L'état général est bon.

Le 21. Journée d'hier très mauvaise ; fréquents vomissements de mucosités blanchâtres et filantes. L'enfant a peu teté ; à chaque gorgée de lait qu'elle avale, elle quitte le mamelon pour pleurer et s'agiter. La face est pâle et abattue; il y a de l'assoupissement. La tumeur s'est vidée hier pendant la journée, mais elle se remplissait à mesure. Ce matin elle est dure et douloureuse, un peu réductible : il y a quelques légers mouvements convulsifs dans les mains. Les membres inférieurs, qui jusqu'à présent avaient bien soutenu l'enfant, refusent de la porter, et lorsqu'on essaie de la mettre debout, elle pousse des cris jusqu'à ce qu'on lui donne une autre position.

Le 22. Les pupilles sont très dilatées. Les vomissements ont continué, mais l'enfant a mieux teté ; la tumeur est très tendue, mais moins douloureuse.

1er mars. Les accidents se sont calmés peu à peu. Ce matin la tumeur est molle, plissée, comme flétrie quand l'enfant est couchée; mais en la levant, la tumeur se gonfle, devient rosée et douloureuse. Dans la position verticale, la fontanelle antérieure est déprimée, et si on comprime la tumeur, on sent cette fontanelle se soulever légèrement au bout de quelques instants : les jambes sont toujours faibles.

1er avril. Pendant le mois de mars, la tumeur a repris ses caractères primitifs. L'état général de l'enfant est à peu près le même. M. Velpeau pratique une troisième ponction, qui donne issue à 40 grammes de liquide transparent, comme les précédentes. Une injection de *teinture d'iode pure* est aussitôt pratiquée. Un élève ayant le doigt sur la fontanelle a cru la sentir se soulever au moment de l'injection.

Le 2. La tumeur a repris son volume assez rapidement, elle est rosée, assez molle, un peu ridée. L'appétit et le sommeil sont assez bons. L'enfant est gaie.

Le 5. Hier, vers le soir, l'enfant a été prise de vomissements de matières blanchâtres, qui n'ont cessé que ce matin. La tumeur est très tendue, violacée, douloureuse et très rouge au niveau de la piqûre : perte d'appétit; pas de sommeil, pas de convulsions.

Le 6. Tumeur à demi flétrie, violacée. La diarrhée observée hier persiste; retour de la gaieté et de l'appétit.

Le 7. Les vomissements ont reparu. La tumeur est de nouveau fortement gonflée, très douloureuse et d'une couleur violette très foncée; pas de sommeil, cris.

Le 20. Tumeur assez molle, un peu plissée, peu douloureuse; état général satisfaisant.

Le 26. Les parois de la tumeur se sont épaissies; elles sont maintenant comme infiltrées et en quelque sorte lardacées; il n'y a plus de transparence, et la tumeur est de couleur blanchâtre comme la peau.

Le 27. Quatrième ponction donnant issue à 30 grammes d'un liquide analogue aux précédents, seulement un peu plus citrin. (*Injection de teinture d'iode pure*)

5 juillet. L'opération n'a été suivie d'aucun accident. La tumeur a un peu diminué; elle est blanchâtre, à peine douloureuse. La santé générale de l'enfant est assez bonne. Sa mère veut sortir.

20 novembre. Depuis quelques jours Eugénie Auvray est rentrée dans le service. Le volume et l'aspect de la tumeur n'ont pas changé depuis sa sortie. L'épaississement considérable de ses parois, l'absence de douleur à la pression sont les points à noter. M. Velpeau ponctionne pour la cinquième fois la tumeur, d'où s'écoulent 35 grammes d'un liquide fortement coloré en rouge brun, inodore. L'injection se compose de 30 grammes de teinture d'iode et de 2 grammes d'iodure de potassium. M. Robin a trouvé dans le liquide, à l'aide du microscope, une quantité considérable de globules de forme un peu irrégulière, mais ayant tous les caractères des globules sanguins déformés.

8 décembre. L'opération n'a été suivie d'aucun accident. La tumeur est maintenant blanchâtre, non douloureuse au toucher, à parois mollasses et se laissant aisément affaisser; son volume est notablement moindre. L'état général est bon, et la petite malade sort de nouveau du service.

10 janvier 1852. Elle rentre à l'hôpital ce matin. L'état général est bon. Depuis deux mois l'enfant se soutient sur ses jambes et marche en poussant une chaise devant elle. L'appétit est bon, ainsi que le sommeil; le caractère toujours gai; toutes les fonctions s'exécutent normalement. La tumeur a diminué à peu près de la moitié de son volume primitif; elle est molle et flasque, très mobile sur son pédicule et non douloureuse à la pression. Sa couleur est d'un blanc grisâtre, et sa surface ridée d'une manière notable; ses parois, très épaissies, ont une consistance lardacée.

Le 12. Une sixième ponction, pratiquée par M. Velpeau, donne issue à 15 grammes d'un liquide citrin contenant de petits débris d'un jaune un peu roussâtre, paraissant être de fausses membranes. Une injection de teinture pure d'iode est poussée dans la tumeur. Les suites immédiates de l'opération ne présentent rien à noter.

Le 15. Depuis l'opération, il y a une constipation opiniâtre, de la fièvre, de l'insomnie, des pleurs, de l'anorexie, une soif ardente, mais pas de vomissements. La tumeur est très tendue, a repris son volume primitif, d'un rouge vif, chaude et douloureuse. Dans sa partie saillante, on voit une phlyctène large comme une pièce de 20 sous, faisant un relief assez notable et d'un jaune grisâtre.

Le 16. La malade est mieux, a repris sa gaieté, la soif est même assez vive; la tumeur est moins rouge. La phlyctène s'est crevée dans la nuit; l'épiderme est flétri à son niveau et renferme encore un peu de liquide jaunâtre légèrement trouble.

Le 26. État général satisfaisant. La tumeur conserve son volume ; l'inflammation y a disparu à peu près entièrement : mais le lieu occupé par la phlyctène présente une coloration grisâtre avec une saillie assez notable.

18 février. L'enfant est bien ; mais la tumeur conserve son volume. Le 25 avril elle quitte définitivement le service. A la place de la tumeur on ne trouve plus qu'une petite masse de téguments ratatinés formant encore une certaine saillie, mais ne renfermant aucune trace de liquide.

Il résulte donc de ces observations que le *spina bifida* peut être combattu avec succès par les injections iodées, qui paraissent applicables au plus grand nombre des cas. Avant l'usage de ces injections, on pensait que le *spina bifida* n'était pas curable, et qu'on ne devait en tenter la guérison que lorsque la tumeur ou le kyste, placée le long de la colonne vertébrale, était isolée et sans communication avec la cavité arachnoïdienne. Alors on avait affaire à de simples kystes séreux, et toutes les opérations, et surtout l'injection iodée, pouvaient en procurer facilement la guérison ; mais quand on se trouvait en présence d'une tumeur qui communiquait avec la cavité rachidienne, surtout si cette communication était très large, le chirurgien était pris d'hésitation et ne faisait aucune tentative pour obtenir une guérison qu'il pensait être impossible. Les faits de MM. Brainard, Chassaignac et Velpeau rentrent, à n'en pas douter, dans cette dernière catégorie, et l'on a vu les heureux succès obtenus par ces praticiens avec les injections iodées. C'est là une heureuse innovation dans une affection aussi incurable, et les faits que nous venons de rapporter seront de nature à ébranler la conviction de ceux qui redoutent encore les effets des injections iodées ;

mais, à supposer que ce traitement n'ait pas réussi à guérir les malades chez lesquels il a été mis en usage, tout au moins ne pourra-t-on pas se refuser à reconnaître la parfaite innocuité de la teinture d'iode dans l'hydrorachis, et aujourd'hui il n'est plus permis d'abandonner à eux-mêmes de malheureux enfants qu'on peut espérer guérir par un moyen facile à employer, et qui n'offre pas les dangers dont on l'a accusé.

Le fait de M. Velpeau est d'autant plus important, que non-seulement il est un exemple de guérison, mais que de plus il prouve l'innocuité dont jouissent des injections plusieurs fois renouvelées sans aucun accident sur un même sujet. C'est là, comme le fait remarquer avec beaucoup de raison M. Chassaignac, auquel nous empruntons les réflexions suivantes « un point capital dans la question ; car du moment que les injections iodées n'aggravent pas la situation d'un sujet atteint de *spina bifida*, et que, d'autre part, on se trouve réduit à des méthodes presque toutes dangereuses, le choix du praticien ne saurait être douteux. Il y a plus, avec un moyen inoffensif, on est un peu plus dégagé du souci de trouver des cas parfaitement appropriés et de discerner ceux qui se présentent avec des chances plus ou moins grandes de curabilité, car eût-on affaire à des cas voués à une incurabilité absolue, l'injection iodée ne pouvant pas les aggraver, l'employer ne serait pas un mal. Il résulte même de là, que les injections iodées deviendront peut-être le moyen de connaître la limite jusqu'où l'on peut pousser les tentatives de thérapeutique dans le traitement de cette affection.

» Les objections dirigées contre les injections iodées dans le *spina bifida* sont de deux espèces. D'une part, on dit : l'affection est d'une nature tellement grave, elle s'accompagne d'une altération nerveuse si considérable, qu'elle se place au-dessus des ressources de l'art, et que, parvînt-on à oblitérer la poche, on ne pourrait pas réparer la brèche que présente tout un département du système nerveux. Les portions atrophiées, détruites ou non développées de l'extrémité inférieure de la moelle laisseront toujours sans innervation les parties auxquelles elles étaient dévolues dans le plan normal de l'organisme. Ainsi ces objections concluent à une abstention systématique de tout traitement ; elles se fondent sur l'incurabilité de la maladie, non pas comme hydropisie, non pas comme ouverture anormale du canal rachidien, mais comme absence ou destruction de dépendances nerveuses indispensables.

» La deuxième objection est celle-ci : les moyens employés sont trop dangereux ; ils peuvent amener la suppuration dans les méninges et la mort des sujets.

» Voilà, si nous ne faisons erreur, à quoi se réduisent les objections des adversaires de l'injection iodée dans le *spina bifida*, et en disant l'injection iodée, nous devrions dire toute autre méthode, car il y a dans cette manière de voir : 1° contre-indication par la nature de la maladie; 2° contre-indication par le danger de la thérapeutique.

» Ainsi abstenez-vous systématiquement et laissez défiler en paix cette longue série d'enfants voués à une mort certaine. — Mort certaine ! Mais sommes-nous donc condamnés à une cécité volontaire pour ne pas voir des faits qui protestent contre cette sentence ? Comment, vous osez prononcer la léthalité nécessaire d'un état pathologique, et l'on vous montre des sujets qui atteignent l'âge d'homme, en s'accommodant pas trop mal, de cette affection nécessairement mortelle. On vous montre d'autre part, des sujets qui ont guéri, même avec l'emploi des méthodes les moins rationnelles, et vous ne voulez rien faire. Ils sont rares, ces exemples de guérison; mais loin que ce soit une raison pour ne plus rien tenter, c'est la raison la plus puissante, au contraire, pour chercher des méthodes à la fois plus efficaces et plus inoffensives en même temps. »

Il ne faut donc voir dans les objections qui ont été faites, que l'utilité qu'il y a de connaître les formes graves de l'affection, et de bien distinguer les cas, distinction qui n'est pas toujours facile *à priori*, et qui, après tout, n'a pas toute l'importance qu'on pourrait croire, puisque la méthode des injections iodées ne serait ni compromettante, ni offensive, même dans les cas qui ne seraient pas curables. On pourrait craindre, suivant quelques chirurgiens, l'inflammation et la suppuration de la séreuse spinale, mais les faits que nous venons de rapporter parlent plus haut que tous les raisonnements possibles et démontrent l'absence de ces accidents et de tout autre, bien que les injections, dans certains cas, aient été répétées un grand nombre de fois, jusqu'à vingt et une dans un cas, avant d'arriver à la guérison.

Un savant médecin, M. Laborie, dans un mémoire sur l'hydrorachis (1), a posé les indications suivantes :

On pourrait opérer, 1° si l'enfant est bien constitué et la tumeur unique ;

2° Si la tumeur est pédiculée ;

3° Si la peau qui revêt la tumeur est complétement formée, si elle n'est pas ulcérée, et si, à travers la peau, on reconnaît une transparence uniforme de la tumeur ;

4° Si la pression exercée sur tous les points de la tumeur ne détermine que peu ou point de douleur.

5° Si les mouvements imprimés à la tumeur sont indolores;

6° Enfin, si la tumeur est franchement fluctuante, et si partout on peut apprécier au même degré le flot du liquide à travers la paroi externe.

Il est évident que lorsque notre honorable collègue posait ces indications, il s'appuyait sur les faits connus et observés au moment de la publication de son travail, et n'avait en vue que les méthodes anciennes, telles que la ponction simple, l'excision, la suture entortillée. Ce qu'il redoutait surtout, c'était la méningite spinale, et il voulait mettre les praticiens à l'abri de ce grave accident, qui n'est plus à craindre avec les injections iodées : dans ces cas elles agissent localement et comme un antiphlogistique énergique. Ainsi, lors même que la peau serait ulcérée, que la pression de la tumeur déterminerait de la douleur, que ses mouvements seraient douloureux, circonstances qui autrefois devaient éloigner toute tentative d'opération, ces cas ne devraient plus être considérés comme formant une contreindication. Bien plus, nous ajouterons que l'innocuité de l'injection iodée, se confirmant par les cas que nous avons cités, on devra l'essayer dans bien des cas où auparavant tout essai thérapeutique eût été regardé comme une imprudence, dans ceux, par exemple, où la tumeur présente une base très large. Dans un cas de M. Brainard, la tumeur avait 9 pouces de circonférence et 3 pouces de hauteur; elle était accompagnée de paraplégie et d'incontinence recto-vésicale, etc.

(1) *Annales de la chirurgie.* Paris, 1845, t. XIV, p. 272.

Nous concluons des faits ci-dessus mentionnés, quoique encore peu nombreux, que les injections iodées, faites avec les précautions nécessaires, sont non-seulement innocentes, mais très efficaces dans le traitement du *spina bifida*, lorsqu'il n'est pas compliqué de vice de conformation grave du rachis ou d'hydrocéphale. Nous ajoutons qu'elles doivent encore être essayées dans cette dernière affection lorsque l'hydropisie ne siége pas dans les ventricules cérébraux et que la substance encéphalique n'a pas subi d'altération grave dans sa texture.

DEUXIÈME GENRE.

Du traitement de l'ascite par les injections iodées.

Est-il possible de guérir certaines hydropisies du péritoine par les injections iodées ? C'est là une question à laquelle on n'hésiterait pas de répondre par la négative, si l'on s'en rapporte aux plus grandes autorités de la science, et à tous les auteurs modernes qui se taisent sur ce point. Toutefois la science n'est pas entièrement dépourvue de faits, ni de notions sur cette manière de traiter les hydropisies par les injections ; ainsi, en 1824, M. Gobert, et après lui le docteur Lhomme (de Château-Thierry), dans une note lue à l'Académie de médecine, le 9 janvier 1827, proposait contre l'ascite l'introduction des vapeurs vineuses dans la cavité péritonéale. En 1831 et 1832 à Louvain, MM. Rul-Ogez, Craninkx et Van Roosbroeck, faisaient dans le péritoine des injections avec le gaz protoxyde d'azote. Plus tard, le docteur Vassal faisait connaître à la Société de médecine d'émulation (1) un cas d'ascite guéri à la suite d'une inflammation provoquée par l'irritation du péritoine au moyen de l'instrument dont il s'était servi pour donner issue au liquide. De son côté, M. Jobert (de Lamballe) essayait l'injection alcoolique et publiait un succès (2). M. Vivielle disait avoir guéri un cas d'ascite par des injections d'eau tiède (3); mais les résultats de toutes ces nouvelles tentatives, n'ayant pas paru assez satisfai-

(1) *Société de médecine pratique*, 1833, n° 12, p. 8.
(2) *Gazette des hôpitaux*, 1833, p. 278.
(3) *Thèses de Paris*, 1834, n° 103, p. 12.

sants, avaient été abandonnés ; et cependant, comme tendent
le démontrer de nouvelles tentatives et de nouvelles observations , l'idée était bonne ; seulement les moyens thérapeutiques
ne valaient rien.

L'innocuité , bien constatée dans ces dernières années, des
injections iodées sur nos tissus, sur les muqueuses comme sur
les séreuses, dans l'hydrocèle, les hydropisies des bourses mu-
quéuses , dans les kystes de toute nature , dans les abcès froids
ou chauds, fistuleux ou non , etc., nos nouvelles remarques sur
le mode d'action de la teinture d'iode sur les tissus enflammés
ou non , ont enhardi plusieurs praticiens et les ont amenés à
appliquer à l'hydropisie péritonéale les idées qui dirigent dans
le traitement ordinaire de l'hydrocèle. D'un autre côté , l'analogie si grande qui existe entre la tunique vaginale et le péritoine , tant sous le rapport de sa nature anatomique que sous
celui du liquide qu'elle renferme , a dû tout naturellement conduire à traiter l'ascite par les injections isolées ; en effet, quelques tentatives ont été faites dans ce sens , et les résultats qui
ont été obtenus jusqu'à présent permettent d'espérer beaucoup
de l'efficacité des injections iodées dans l'hydropisie abdominale ;
ces résultats prouvent , en outre , qu'on peut sans crainte faire
une ou plusieurs injections de teinture d'iode dans le péritoine
du même individu.

Mais avant d'aller plus loin , et pour mieux juger la valeur de
la nouvelle méthode que nous proposons , jetons un coup d'œil
sur les injections de nature diverse, qui ont été faites dans le
péritoine avec plus ou moins de succès. Ces injections ont été
faites avec de la vapeur vineuse (quatre observations , Gobert et
Lhomme), de l'air et du gaz protoxyde d'azote (Rul-Ogez,
Craninkx et Van Roosbroeck , quatre observations), de l'alcool
mélangé d'eau (Jobert de Lamballe , une observation), de l'eau
tiède et de la décoction de quinquina (Vivielle, une observation),
et enfin de la teinture alcoolique d'iode (Boinet , Griffon, Leriche, Rul-Ogez et Volant, Burggrave, Coste de Bordeaux, etc.,
et depuis, par un grand nombre de praticiens).

Obs. I. — La première tentative d'injection dans le péritoine remonte
à 1824. Il s'agit d'une femme de vingt-deux ans devenue hydropique à la
suite d'une suppression de règles. La ponction fut pratiquée le 8 mai 1824

par M. Gobert, qui fit immédiatement une injection de vapeur vineuse dans le péritoine. Voici comment il rapporte ce fait :

« Sur un poêlon contenant du vin, j'ajoutai en manière de chapiteau d'alambic un entonnoir renversé, et je plaçai sur le feu cet appareil ainsi disposé pour faire monter la vapeur du vin par le tuyau de l'entonnoir.

» Je pris une petite seringue dont on se sert pour faire des injections dans les oreilles ; j'en introduisis le bout dans le goulot de l'entonnoir et j'entourai les deux extrémités d'un petit linge mouillé, afin de les mieux joindre.

» Lorsque le vin fut en ébullition, je tirai le piston de la seringue, qui se remplit aussitôt de vapeur, et je condensai celle-ci en refroidissant avec de l'eau le corps de la seringue ; après quoi j'injectai douze fois de suite cette vapeur dans l'abdomen par la canule du trocart. La malade déclara, à la grande surprise des assistants, que cette vapeur « lui réchauffait l'estomac et lui faisait beaucoup de bien... »

» Il n'y eut ni faiblesse, ni douleur ; un bandage de corps fut appliqué. Le lendemain, il y eut une tympanite légère, qui se dissipa par l'émission du gaz.

» Le 24 juin, six semaines après l'opération, les règles avaient reparu. La malade avait fait une lieue à pied, pour faire constater à son médecin sa complète guérison. »

Obs. II. — La seconde observation d'injection de vapeur vineuse appartient encore à M. Gobert. Elle concerne une jeune fille de dix-huit ans dont l'ascite, accompagnée d'infiltration des extrémités inférieures, s'est produite après une suppression de règles datant de quinze mois. Cette injection amena encore une guérison radicale ; seulement la malade ressentait dans les grandes inspirations un tiraillement qui fit croire que le grand épiploon pouvait bien adhérer avec la paroi abdominale (1).

Obs. III. — Le docteur Lhomme (de Château-Thierry), encouragé par ces deux succès, essaya à son tour d'injecter de la vapeur vineuse chez un homme de quarante ans, qui était devenu hydropique à la suite d'une hématémèse qui avait duré quatre jours. Des purgatifs n'ayant pu guérir ce malade, il fallut recourir à la ponction, qui fut pratiquée six fois dans l'espace de dix ans. Ce fut alors que M. Lhomme, consulté, pratiqua une injection dans le péritoine, après avoir employé inutilement tous les remèdes usités en pareil cas ; il obtint un succès complet et procéda de la même manière que M. Gobert. Il répéta seize fois cette injection, sans que le malade sentît autre chose qu'un gonflement du ventre ; il eut seulement quelques coliques sourdes, qui durèrent pendant deux mois et disparurent d'elles-mêmes.

(1) Gobert, officier de santé à Haine-Saint-Paul, province de Hainaut. (*Ann. de la méd. physiol.*, 1824, t. VI, p. 487.)

Obs. IV. — Enhardi par ce premier succès, M. Lhomme a tenté une seconde fois ces injections de vapeur vineuse dans un cas d'ascite datant de vingt-neuf ans : mais il n'a pas réussi (1).

Comment ont agi ces injections de vapeur vineuse? Notons d'abord que le résultat a été heureux trois fois sur quatre, qu'elles n'ont produit aucun accident. Est-ce en enflammant le péritoine ou en rétablissant l'équilibre entre l'absorption et la sécrétion de la sérosité, qu'elles ont guéri? Rien ne démontre qu'elles aient amené des adhérences, puisque aucun des malades n'a succombé; seulement un cas peut le faire supposer, celui dans lequel le malade a éprouvé à l'épigastre un sentiment de tiraillement, au moment des grandes inspirations; peut-être l'action de ces injections s'est-elle bornée à modifier l'état pathologique du péritoine, et à s'opposer à un nouvel épanchement dans cette cavité. On ne peut rien affirmer sur ces différents points; tout ce que ces observations prouvent, c'est l'innocuité de la vapeur vineuse dans le péritoine, et leur efficacité dans certains cas pour guérir l'ascite.

Ces injections, fait observer M. Morel-Lavallée (2), dans un rapport sur ce mémoire, à la Société de chirurgie de Paris, ne resteront pas dans la pratique, il est trop difficile de les doser, d'en régler la température et la force. Cette vapeur de vin, qui n'est au fond que de la vapeur d'alcool, comment la refroidir à un degré convenable pour qu'elle n'arrive pas trop irritante, brûlante sur le péritoine, ou trop faible, ou mélangée d'air? En effet, avec un refroidissement trop intense, la vapeur alcoolique se condense en quelques gouttelettes dans la seringue, et le vide qu'y produit sa liquéfaction est rempli par de l'air. Alors cet instrument ne fait plus pénétrer dans la cavité abdominale que de l'air imprégné d'esprit-de-vin dans une proportion insuffisante et toujours impossible à préciser. Du reste, il serait difficile de se prononcer à cet égard, car, à l'incertitude du procédé de réfrigération en lui-même, s'ajoute encore le vague avec lequel M. Lhomme, comme d'ailleurs M. Gobert, s'exprime sur la manière dont il l'a employé. Ils se contentent de dire que la

(1) *Archives générales de médecine*, 1827, 1re série, t. XIII, p. 282.
(2) *Mémoires de la Société de chirurgie de Paris*, t. II, 4e fascicule, p. 385

seringue fut entourée de compresses imbibées d'eau froide, sans nous apprendre si, pendant les douze ou seize injections, ces compresses ont été renouvelées, etc.

Obs. V. — Un autre moyen, qui a également été employé avec quelque succès, et qui a réussi aussi trois fois sur quatre, est l'injection avec le gaz protoxyde d'azote. Il appartient à M. Roosbroeck, et a également été expérimenté par MM. Rul-Ogez et Craninkx, à Louvain. Avant d'en venir à injecter du protoxyde d'azote dans le péritoine M. Roosbroeck avait essayé une injection d'air, mais ce moyen n'ayant produit aucun résultat ni avantageux ni désavantageux, nous le passerons sous silence. Ayant remarqué sur lui-même que la respiration du gaz oxydule d'azote augmentait considérablement la sécrétion de l'urine et celle de la sueur, l'idée vint à ce chirurgien d'en injecter dans le péritoine. Il fit cette injection sur le malade chez lequel il avait injecté de l'air sans succès. Cette injection produisit à peine de la douleur et fut suivie de sueurs et d'urines abondantes, qui guérirent le malade, qui en était à sa neuvième ponction. L'opération fut faite le 17 septembre 1830, et le malade, examiné le 1er mai suivant, plus de sept mois après, était radicalement guéri. La cause probable de cette ascite était une maladie du cœur.

Obs. VI. — La seconde observation est celle d'une femme de cinquante ans, qui devint hydropique probablement à la suite d'une affection du foie. Plusieurs ponctions qu'elle avait subies avaient donné issue à un liquide purulent. Injection de protoxyde d'azote. Résultat satisfaisant d'abord; retour de l'ascite au bout de trois mois. Nouvelle injection, nouveau succès; seulement l'auteur ne dit pas s'il a été durable, n'ayant pas revu la malade depuis sa sortie de l'hôpital.

Obs. VII. — Dans la troisième observation, il s'agit d'une femme de vingt-neuf ans atteinte d'une péritonite chronique à la suite de couches et d'une ascite qui datait de trois ans. « On guérit d'abord la péritonite par une application de sangsues, écrivait le médecin belge à Broussais; puis, après la ponction, je lui insufflai la même quantité de gaz qu'aux autres. La nuit, elle sua au point que son lit en fut mouillé; ses urines étaient dix fois plus copieuses, et elles continuèrent d'être sécrétées en abondance. » Le résultat paraît avoir été satisfaisant; mais, fait remarquer M. Morel-Lavallée, l'omission d'une date ne permet pas de l'apprécier exactement (1).

Obs. VIII. — Broussais, qui avait reçu les communications de son confrère de Belgique, essaya à son tour cette injection gazeuse. Il avait un malade presque désespéré, atteint d'une ascite considérable, survenue

____

(1) Roosbroeck, lettre à Broussais, *Annales de la médecine physiologique*, 1831, t. XX, p. 157.

après une pneumonie et plusieurs rechutes de gastro-entérite. Il lui fit la ponction, et injecta ensuite un litre de protoxyde d'azote. Immédiatement après cette injection, la peau, qui était sèche comme du parchemin, devint humide, et les urines, qui étaient rares et bourbeuses, devinrent claires et abondantes, ce qui n'empêcha pas la malade de succomber huit jours après l'opération. L'autopsie démontra qu'il n'y avait pas trace d'inflammation dans le péritoine, et qu'il contenait peu de sérosité (1).

Ces observations manquent de détails importants ; par exemple, la quantité de gaz injecté n'est pas indiquée dans les trois premières ; nous dirons cependant, avec M. Morel-Lavallée, auquel nous empruntons encore les réflexions suivantes, qu'elles ont eu des résultats à peu près uniformes. Le premier point qui frappe l'attention, dans ces injections de protoxyde d'azote, c'est leur innocuité. Aucun accident, aucune réaction ; tout se borne à quelques douleurs de ventre, légères et momentanées; et chez le malade de Broussais, qui a succombé aux complications, l'autopsie, faite huit jours après, n'a-t-elle pas démontré l'absence de toute trace d'inflammation dans la séreuse abdominale ? En second lieu, c'est que ce moyen n'est pas seulement sans danger, mais qu'il est encore d'une incontestable efficacité. Sur quatre observations, il y a eu deux et peut-être trois succès définitifs, et une amélioration notable dans un cas désespéré.

Un dernier avantage de ces injections gazeuses, c'est que leur action sur le péritoine se borne manifestement à une simple modification de vitalité, qui rétablit l'équilibre entre la sécrétion et l'absorption de cette membrane, et que dès lors la guérison n'est point achetée au prix des inconvénients que peuvent entraîner les adhérences des intestins et de l'épiploon. Ces injections paraissent donc exemptes d'accidents primitifs comme d'accidents consécutifs. Sans doute, quatre faits, quelque heureux qu'ils soient, ne permettent pas de se prononcer définitivement sur la valeur d'un nouveau traitement, mais au moins était-ce ouvrir assez heureusement une voie nouvelle dans le traitement d'une grave affection, pour que le moyen auquel on devait ces succès reçût un accueil plus favorable. Ce n'est pas

(1) Broussais, *Annales de la médecine physiologique*, t. XX, p. 154.

cependant qu'il ne se présentât sous des noms recommandables; et si Roosbroeck et Broussais n'ont pas eu d'imitateurs,
cela tenait à l'effroi, effroi exagéré, nous l'espérons, qu'inspirait toute injection dans le péritoine.

En 1833, M. Jobert (de Lamballe) revint à l'idée d'injecter
un liquide dans le péritoine; il se servit d'un mélange d'eau
et d'alcool chez une femme atteinte d'hydropisie. Voici cette
observation :

Obs. IX. — La paracentèse est pratiquée par M. Jobert de la manière
suivante : Sur le côté gauche de l'abdomen et au lieu d'élection ordinaire,
une ponction faite dans la cavité abdominale donne issue d'abord à 8 onces
de sérosité, et avant qu'il ne s'en écoule davantage, on pousse à travers
la masse du liquide 10 onces du mélange suivant: eau tiède, 8 onces,
alcool, 1 once et demie.

Tout d'un coup, pendant que la colonne de liquide injecté traversait la
cavité du péritoine, la malade accusa une douleur très vive, accompagnée
de chaleur dans le point tout à fait opposé à celui qui avait donné passage
à l'instrument. Après la ponction, l'ouverture de la canule étant exactement fermée pour que rien ne pût s'échapper, on attendit environ un quart
d'heure, en imprimant de légères secousses à l'abdomen, afin qu'il y eût
mélange intime et action de l'alcool sur la surface interne du péritoine, et
puis on fit évacuer le liquide, dont le volume pouvait être de 12 litres ; il
était jaune citrin, fortement chargé d'odeur alcoolique. L'ouverture faite
par le trocart est fermée par plusieurs rondelles de diachylon et par un
bandage de corps appliqué autour de l'abdomen (1).

Le soir, il y eut une fièvre très prononcée, des coliques extrêmement
fortes, mais sans vomissement, sans tension de l'abdomen, sans douleur à la
pression, sans grippement de la face. On remarqua une agitation générale,
de la loquacité, une exaltation des fonctions intellectuelles, symptômes
attribués par le rédacteur du journal à une ivresse résultant de l'action de
l'alcool injecté, mais qui duraient encore le lendemain, et qui probablement
étaient tout simplement un effet de la fièvre.

Quoi qu'il en soit, le mouvement fébrile et les douleurs se sont dissipés,
et un mois après rien n'annonçait la reproduction du liquide. La guérison
semblait assurée.

Des hommes d'une grande autorité ont pensé qu'il s'agissait
plutôt d'un kyste de l'ovaire que d'une ascite. Ascite ou kyste de
l'ovaire, dit M. Morel-Lavallée, ce fait est très intéressant, mais

____

(1) *Gazette des hôpitaux*, 1833, p. 278.

on notera que c'est celui où l'injection péritonéale a été suivie des symptômes les plus sérieux, le seul où ils aient pris un caractère inquiétant; la prudence ne conseillerait donc pas de recourir au moyen qui a été mis en usage.

Enfin, en 1834, M. Vivieille, chirurgien en chef de l'hospice civil de la Rochelle, proposa l'injection d'eau tiède et de décoction de quinquina. C'était chez un homme atteint d'ascite à la suite de fièvres intermittentes. Voici cette observation et les réflexions qui la suivent, que j'emprunte au rapport de M. Morel-Lavallée.

Obs. X. — Chez un homme de quarante ans, devenu hydropique à la suite de fièvres intermittentes et d'un engorgement de la rate, je pratiquai, dit ce chirurgien, en présence de plusieurs de mes confrères, une ponction avec un trocart. Je vidai ce liquide à moitié, puis j'injectai dans la cavité abdominale 3 litres à peu près d'eau pure, à la température du liquide sorti. Je vidai encore la moitié du liquide, et je répétai cette manœuvre jusqu'à ce qu'il ne sortît plus que de l'eau pure, puis je tirai tout le liquide, et je fixai la canule par un bandage de corps qui tenait le ventre légèrement serré. Pendant l'opération, le malade manifesta peu de douleur; il était sans fièvre; le pouls resta le même. Je prescrivis la diète et l'usage de l'eau rougie. Tous les jours j'injectai par la canule de l'eau (à peu près 3 litres) à une température graduellement plus élevée; alors le malade éprouvait du malaise, le pouls s'élevait. Le troisième jour, j'ajoutai à 2 litres d'eau la même quantité de décoction de quinquina filtrée. Le malade au bout de quelques minutes, éprouva de très vives douleurs, ce qui m'obligea à donner issue immédiatement au liquide. Le pouls s'élevait sensiblement. Le soir, il y avait de la fièvre. Le lendemain, quatrième jour, pas de fièvre, je m'abstins d'injection; l'eau rougie fut continuée. Le cinquième jour, je répétai l'injection avec moitié eau et moitié décoction de quinquina; les douleurs se manifestèrent aussitôt. Je laissai le liquide pendant trois minutes. La fièvre survint; la douleur dans tout l'abdomen augmenta, principalement à l'endroit de la canule. Cet état dura presque toute la journée. Alors je me déterminai à ôter la canule, qui faisait éprouver au malade de vives douleurs, je prescrivis une boisson adoucissante; des fomentations émollientes furent appliquées sur le ventre et je continuai la diète. Le sixième jour, le malade avait passé une mauvaise nuit; la fièvre durait encore, mais avec moins d'intensité; la piqûre de l'abdomen était très douloureuse et légèrement rouge. Même prescription; et si les accidents inflammatoires n'avaient pas paru céder, je n'aurais pas hésité à pratiquer une saignée. Les accidents diminuèrent tous les jours; je suivis exactement la marche de la maladie. Au bout de huit jours, aucun signe de collection nouvelle dans la cavité de l'abdomen ne se manifesta, le régime fut gradué et augmenté suivant les forces, et trois semaines après le malade sortit de l'hôpital parfaitement guéri. Depuis ce temps, j'ai eu occasion de le voir souvent, il est toujours très bien. (J.-L.-A. Vivielle, chirurgien en chef des hospices civils de la Rochelle, THÈSES, Paris, 1834, n° 103, p. 12.)

Il y a dans ce fait plusieurs points à noter : d'abord l'évacuation primitivement incomplète de l'épanchement, et la proportion croissante de l'eau que les injections répétées mélangeaient avec la portion de liquide laissée dans le ventre, puis la canule fixée à demeure, enfin les injections multipliées d'eau à une température progressivement élevée et les injections de quinquina. Le contact permanent de l'extrémité de la canule sur le péritoine, le nombre des injections, les propriétés irritantes de celle de décoction de quinquina, montrent ce que peut supporter cette membrane dans l'ascite. On peut même se demander, et les douleurs qui se sont manifestées autorisent cette crainte, si l'irritation du péritoine n'a pas été portée au delà du degré suffisant, trop près de la limite où elle aurait commencé à être dangereuse ; si le moyen trouve sa justification dans le succès, nous le croyons trop complexe, et par cela même trop incertain pour être usité.

Quant à l'idée appliquée par MM. Jobert et Vivielle, de faire l'injection en laissant une partie plus ou moins considérable de l'épanchement abdominal, il nous paraît facile d'en comprendre le but, qui est de répartir le principe irritant dans une plus grande masse de véhicule, de le mettre plus sûrement en contact avec tous les points de la séreuse abdominale ; ce procédé, qui nous paraît sans avantages réels, pourrait avoir des inconvénients, si le liquide de l'injection était de nature à coaguler l'albumine ; ensuite il place le chirurgien dans la condition fâcheuse d'employer une injection dont il ne connaît pas la force, et dont il ne peut par conséquent calculer les effets.

Telles sont les observations d'injections diverses dans le péritoine que nous avons trouvées dans la science ; elles sont à peu près les seules qui aient été employées avec quelques succès avant les injections iodées ; en les rapportant, nous avons signalé leurs avantages et leurs inconvénients et indiqué les motifs de leur abandon. Maintenant il nous reste à examiner ce que sont les injections iodées, et si les résultats qu'elles promettent sont préférables à ceux obtenus par les injections que nous venons de passer en revue.

Le premier fait qui a appelé notre attention et celle des praticiens sur l'innocuité des injections iodées sur le péritoine et qui constate cette innocuité, date de 1839 ; il nous appartient. Il a été publié en 1840, dans la *Gazette médicale de Paris* (p. 605). Il a trop d'importance pour le sujet que nous traitons dans ce mémoire, pour que nous n'en rappelions pas les principales circonstances. Nous nous trouvions en présence d'un de ces cas où le médecin se trouve dans l'impossibilité de soulager son malade avec les moyens connus, et qui quelquefois fait sortir le praticien observateur des voies ordinaires, en l'engageant à tenter des moyens nouveaux. Il s'agissait d'un vaste abcès de la fosse iliaque interne qui, depuis plus de deux ans, résistait à tous les traitements mis en usage et conseillés par plusieurs professeurs et chirurgiens des hôpitaux de Paris. La paroi supérieure ou abdominale de ce foyer purulent était formée par le péritoine. Malgré cette circonstance, nous fîmes une injection iodée dans ce vaste abcès sous-péritonéal (il avait plus de 20 centimètres de profondeur), et douze jours après, la guérison était radicale. Parmi les réflexions que nous suggéra cette observation, nous faisions les suivantes :

« Les circonstances dans lesquelles nous agissions n'étaient pas les mêmes que pour l'hydrocèle : ce n'était plus dans une tunique vaginale que nous faisions une injection iodée, mais bien dans le foyer d'un vaste abcès, entouré de tissu cellulaire abondant, de nerfs, de vaisseaux, de muscles, etc., recouvert d'une membrane séreuse très prompte à s'enflammer à la moindre occasion. Cette circonstance du voisinage du péritoine était bien de nature à nous donner des inquiétudes, que le résultat que nous avons obtenu pouvait seul dissiper ; en poussant une injection pareille dans un foyer aussi vaste, situé sous le péritoine, nous craignions et nous devions craindre que cette membrane, venant à s'enflammer, ne fût cause d'accidents plus graves que ceux que nous avions à combattre, etc. »

Ce point étant établi par cette seule observation, que de la teinture iodée en grande quantité, avait pu être mise en contact

sur une surface assez étendue du péritoine , sans danger aucun,
et sans y faire naître une inflammation fâcheuse , il était tout
naturel de penser, qu'injectée dans l'intérieur même de la cavité
péritonéale, cette teinture n'aurait pas de conséquences plus
graves, et pourrait, dans l'ascite, produire des résultats semblables à ceux qu'on obtient dans l'hydrocèle. De plus l'analogie si grande qui existe, d'une part, entre ces deux affections, l'hydrocèle et l'ascite, et , de l'autre , entre la membrane
péritonéale et la membrane vaginale, devait tout naturellement
conduire à l'emploi de ces injections dans le péritoine ; aussi
ces circonstances, nos réflexions et le résultat que nous avions
obtenu, ont-ils engagé quelques chirurgiens à tenter ces injections, là où l'on n'aurait jamais osé le faire auparavant. Les
résultats qui ont été obtenus jusqu'à ce jour , loin de faire redouter ces graves accidents que faisait craindre toute opération,
toute irritation sur le péritoine, ont été des plus satisfaisants et
de nature à encourager à poursuivre cette voie de traitement;
c'est M. le docteur Dieulafoy (de Toulouse) qui , le premier, a
tenté de guérir l'ascite par les injections iodées. Aujourd'hui
la science possède de nombreux cas d'injections d'iode dans le
péritoine , et le plus grand nombre de ces cas sont des succès;
voici plusieurs de ces observations.

Obs. XI. — En 1841, le docteur Dieulafoy (de Toulouse) a pratiqué
dans l'espace de trois mois, trois injections iodées dans le péritoine, pour
guérir une ascite qui compromettait les jours d'un malade, après avoir résisté à tous les moyens mis en usage. La première injection fut faite le
21 mars 1841 , et la dernière le 30 mai de la même année. Il s'agissait d'un
teinturier âgé de quarante-deux ans, de mauvaise constitution, affecté d'une
diarrhée chronique qui durait depuis plus de deux ans et qui fut supprimée à
la suite de l'exposition au froid et de quelques excès de boisson. Quelques
jours après on constate un épanchement abdominal, qui oblige de recourir
à la ponction le 15 janvier, le 3 et le 20 février, le 9 et le 21 mars 1841.
Chaque ponction fournit de 20 à 24 livres de liquide ; le 21 mars, après
la cinquième ponction, M. Dieulafoy eut la première idée d'oblitérer la cavité péritonéale au moyen d'une injection iodée. On avait préparé d'avance
l'injection suivante :

Teinture d'iode. . . . . 32 grammes.
Iodure de potassium. 4
Eau. 150

Cette solution fut encore affaiblie au moment de l'injection, par l'addition d'une certaine quantité d'eau, étendue dans la cavité abdominale au moyen de la pression de la main. Le malade dit qu'il éprouvait une sensation de chaleur agréable. Après qu'on eut laissé séjourner quelque temps l'injection, le malade, auparavant couché à plat, fut remis sur le côté, et il sortit par la canule la moitié du liquide injecté ; le soir il y eut un peu de réaction fébrile et une légère douleur de l'abdomen que l'on combattit par des frictions mercurielles et un cataplasme.

Un mois après, le 19 avril, M. Dieulafoy fut rappelé et fit une nouvelle ponction qui ne fournit que 8 à 10 litres de liquide. Cette fois l'épanchement était moins considérable ; il n'occupait que la partie supérieure et droite de l'abdomen. Une nouvelle injection fut pratiquée ; elle présenta les mêmes phénomènes que la première.

Six semaines après, le 30 mai, M. Dieulafoy fut encore rappelé ; il fit encore une nouvelle ponction ; mais il ne retira que 3 litres de liquide. Une troisième injection iodée fut faite. Mêmes phénomènes ; état fébrile, douleurs abdominales. Huit jours après, le malade était dans un état d'anasarque générale ; mais la cavité abdominale ne contenait plus de liquide. La convalescence fut longue, et le malade, traité par des purgatifs, se rétablit complétement ; seulement, lorsqu'il voulait se relever, il éprouvait des tiraillements dans le ventre.

Il est important, dans cette observation, de faire remarquer la rapidité de la sécrétion séreuse, parce qu'elle exclut l'idée d'une hydropisie enkystée et ne peut appartenir qu'à l'ascite, ce qui nous paraît confirmer un diagnostic qui a été contesté par quelques membres de l'Académie de médecine. (Dieulafoy, Académie de médecine du 27 janvier 1846 ; *Bulletin de l'Académie*, t. II, p. 423.)

Obs. XII. — M. Dieulafoy se borne à indiquer un deuxième cas où il aurait également réussi.

Quelques années plus tard, inspiré et guidé par l'exemple du docteur Dieulafoy, M. le docteur Griffon pratiqua, le 9 juillet 1846, une injection iodée dans le péritoine d'une petite fille de dix-huit mois, et la guérit radicalement par une seule injection.

M. Velpeau écrivait en 1839 (*Nouveaux éléments de médecine opératoire*, deuxième édition, t. IV, p. 13) : « Ce que j'ai vu » des injections iodées dans l'hydrocèle et les kystes séreux me » porte à penser qu'elles offriraient encore plus de chances

» de succès que le vin, dans l'ascite et les kystes de l'abdo-
» men. » Le professeur de la Charité avait donc pressenti l'importance de ce moyen ; mais c'était une question qui ne pouvait
se juger que par les faits, et nous allons immédiatement les
aborder.

En 1842 (1), M. Velpeau, ayant fait avec succès une injection iodée dans l'articulation d'un genou atteint d'hydarthrose
chronique, voulut se rendre compte des effets produits sur les
séreuses par l'injection iodée ; il voulait savoir si le liquide iodé
amenait constamment l'adhérence des parois de la cavité qui l'a
reçu, puis si ces adhérences, une fois établies, sont indélébiles
et de nature à gêner les mouvements de parties naturellement
mobiles. Dans ce but, il pratiqua des injections de teinture d'iode
dans le tissu cellulaire et dans le péritoine de plusieurs animaux.
Il pressentait déjà l'importance de ce moyen dans les cavités
viscérales ; et il disait (2) : « Actuellement il n'y a plus qu'un
ordre de cavités séreuses à explorer sous le point de vue des
injections iodées ; mais celles-là sont, si l'on peut s'exprimer
ainsi, les plus inabordables de toutes ; ce sont les cavités viscérales, la cavité rachidienne, la cavité crânienne, les cavités
pleurales, la cavité du péricarde et la cavité du péritoine. » Qui
osera, ajoutait plus loin ce savant professeur, porter de la teinture d'iode dans un spina-bifida, dans la cavité du crâne, sachant que l'inflammation des méninges devient rapidement
mortelle ? Quelle perplexité pour celui qui ferait une injection
iodée dans le péritoine, quand on réfléchit aux dangers de la
péritonite aiguë ! Quoique rassuré déjà par le mécanisme de
l'inflammation que détermine la teinture d'iode dans les cavités
séreuses, quoique très disposé à admettre comme probable leur
efficacité dans le spina-bifida, dans l'hydropéricarde, dans
l'hydrothorax même, je n'aurai pas moins reculé jusqu'à présent devant leur première application à l'espèce humaine en
pareil cas. J'ai voulu que des expériences sur des animaux éclair-
cissent auparavant diverses questions dont la solution me paraît
importante. C'est au péritoine que je me suis adressé dans ce

____

(1) *Recherches sur les cavités closes naturelles ou accidentelles de l'économie
animale* (Velpeau, *Annales de chirurgie*, 1844).

(2) Ouvrage cité, p. 190.

but, parce que si les injections iodées devenaient un remède utile dans l'ascite, je regarderais comme démontré qu'elles doivent, à plus forte raison, être avantageuses dans les hydropisies de poitrine, etc. » C'est d'ailleurs ce que l'expérience a démontré depuis pour le spina-bifida, l'hydrothorax, etc.

Les expériences de M. Velpeau faites sur des chiens ont démontré :

1° Que tous ceux qui avaient subi l'injection iodée, composée avec une partie de teinture d'iode sur deux, trois, quatre parties d'eau, avaient succombé ; que ceux, au contraire, qui avaient subi l'injection avec un mélange d'une partie d'iode sur six parties d'eau et au delà, avaient survécu ;

2° Que, chez les chiens qui avaient succombé, la mort était arrivée, précédée des signes d'une violente inflammation, soit du péritoine, soit des intestins, mais que rien n'a pu faire supposer, chez ces animaux, un empoisonnement ;

3° Qu'aucun des animaux, au nombre de onze, traités par l'injection iodée, n'avait eu d'inflammation purulente, résultat, comme le fait remarquer M. Velpeau, qui est d'une haute importance dans la question.

En effet, à quelque degré d'intensité que l'inflammation se soit établie, à quelque époque que la mort soit survenue, nous n'avons jamais vu, dit le professeur de la Charité, de matière purulente dans le péritoine ; n'est-il pas permis de croire que les phlegmasies produites par l'injection iodée sont essentiellement adhésives et très peu disposées à devenir purulentes ? N'y a-t-il pas là un nouvel encouragement, de quoi rassurer sur quelques-uns des dangers que pourraient faire craindre les injections iodées dans le traitement de l'ascite ?

Plusieurs exemples que nous avons observés sur l'homme, et que nous rapporterons plus loin, sont venus confirmer toutes ces remarques importantes.

L'immobilité des intestins, et les adhérences que contractent leurs circonvolutions, sont un inconvénient dont il paraîtrait difficile de débarrasser l'opération en pareil cas, et une des objections capitales adressées à cette méthode, par ceux qui craignent qu'en guérissant l'ascite on ne s'oppose aux fonctions de l'intestin.

Les expériences de M. Velpeau et plusieurs faits pathologiques diminuent de beaucoup la valeur de ces objections. En effet, les animaux qui ont présenté à l'autopsie de semblables altérations pouvaient boire, manger et vivre ; les adhérences ne sont donc pas un obstacle absolu à la nutrition, à l'accomplissement de la digestion de l'individu, au rétablissement d'une santé régulière, à l'exercice de la vie, d'autant mieux que ces adhérences ont lieu seulement entre les intestins, et que ceux-ci n'adhèrent pas aux parois abdominales.

Deux fois M. Velpeau a constaté la même chose dans l'espèce humaine : une première fois avec M. Bretonneau et une seconde fois à l'hôpital de la Faculté. Dernièrement, le professeur Requin a eu l'occasion de faire la même remarque à l'hôpital de la Pitié.

« Tout ceci ne prouve-t-il pas, dit encore M. Velpeau, que la » matière épanchée dans le péritoine à l'occasion des injections » iodées, est une matière organisable inoffensive, susceptible » d'être résorbée ou détruite par les propres forces de l'orga- » nisme ? »

D'un autre côté, M. Velpeau avait injecté avec succès de la teinture d'iode dans de vieux sacs herniaires transformés en hydrocèle (1), et avait essayé, encouragé par ces faits, la gué- rison radicale de hernies simples ; jamais la moindre menace de danger n'a eu lieu chez ces malades. On le voit, il était bien près du péritoine, mais il n'a pas osé y pénétrer avec les injec- tions iodées. D'autres plus hardis, soutenus et éclairés par les recherches et les réflexions précédentes, ont été plus loin.

Obs. XIII. — Le 20 août 1845, M. le docteur Griffon fut appelé au- près d'une petite fille âgée de six mois, atteinte d'une ascite très prononcée, et présentant toute l'apparence extérieure d'un enfant de six semaines au plus. Tout indiquait chez elle une ascite du genre de celles qu'on nomme *essentielles*. On ne pouvait songer à provoquer la résorption d'une si grande quantité de liquide, et après avoir employé en vain les divers moyens de traitement prescrits en pareil cas, il fut obligé, le 11 septembre suivant, de pratiquer une ponction, qui donna lieu à l'issue de 3 grands

(1) *Des injections médicamenteuses dans les cavités closes* (Velpeau, *Annales de chirurgie*, 1845, t. XV).

litres de sérosité. Quelques jours après, le volume de l'abdomen était le même, et depuis le 8 octobre 1845 jusqu'au 30 avril 1846, M. Griffon pratiqua à diverses époques huit ponctions, qui donnèrent à peu près la même quantité de liquide. Cependant la croissance de l'enfant ne faisait aucun progrès; elle avait alors atteint l'âge de dix-huit mois. Elle tétait toujours. Ses cris continuels attestaient son état de souffrance. La diarrhée était survenue, alternant avec l'anasarque des extrémités et la rareté des urines. Le terme fatal était imminent, lorsque, ayant eu connaissance de l'opération pratiquée en pareil cas par M. Dieulafoy, M. Griffon résolut d'imiter son exemple, et le 9 juillet 1846, après avoir vidé la cavité péritonéale et en avoir évacué 4 litres de liquide, il injecta le mélange suivant:

> Eau. . . . . 150 grammes.
> Iodure de potassium. 2
> Teinture d'iode. 25

L'injection fut faite à plusieurs reprises, en malaxant le ventre pour faire mieux pénétrer le liquide dans tous les points de la cavité. Une seule injection suffit. Pendant les trois premiers jours, l'enfant parut souffrir plus que d'habitude ; le sommeil fut moins calme, et le ventre, chaud et tendu, semblait être en proie à une réaction inflammatoire. Ces symptômes furent promptement dissipés, au moyen de bains, de cataplasmes, etc. Depuis cette époque, l'enfant a repris ses forces ; l'infiltration a disparu; le ventre est un peu volumineux, mais il ne contient plus de liquide; les urines sont très abondantes. L'enfant est gaie et commence à se tenir sur ses jambes. Enfin, le 5 décembre 1846, jour où M. Griffon terminait cette observation, tout concourait à faire considérer cette enfant comme parfaitement guérie. (*Journal des connaissances médicales pratiques*, janvier 1847.)

Obs. XIV. — En 1847, M. le docteur Leriche (de Lyon) présentait à la Société médicale d'émulation de Lyon une observation d'ascite guérie radicalement par une seule injection iodée, pratiquée le 11 mars 1847. Le sujet de cette observation est une jeune fille de dix-sept ans, de faible constitution, réglée assez régulièrement depuis l'âge de quatorze ans, affectée, depuis quatorze mois, d'hydropisie ascite, et soumise à l'injection iodée dans le péritoine. Cette jeune malade vit augmenter le volume de son ventre, à la suite d'une affection légère des voies respiratoires, qui ne donna lieu à aucuns phénomènes généraux. Plusieurs médecins employèrent alors, mais sans succès, les diurétiques et les purgatifs drastiques. Le 8 mars 1847 M. Leriche entreprend le traitement; il trouve l'état général de la malade assez satisfaisant; toutefois le ventre présente au-dessous de l'ombilic un son mat et une circonférence de 1 mètre 7 centimètres, avec légère infiltration des membres inférieurs. Le 11 mars, assisté de M. Couche, il pratique la ponction , et obtient onze litres d'un liquide jaunâtre, puis il injecte la solution suivante :

> Teinture d'iode. . . . .   32 grammes.
> Iodure de potassium. . . . .   4 grammes.
> Eau   200

120 grammes seulement de cette solution peuvent s'écouler de l'abdomen après différentes pressions. La nuit suivante, quelques douleurs du côté de l'abdomen, un peu de météorisme et des borborygmes ; urines abondantes, diminution du ventre ; gaz intestinaux vers le troisième jour ; enfin, les jours suivants, jusqu'au 24 mars, sont marqués par de la faiblesse, un peu d'insomnie, une évacuation d'urines plus abondantes et plus claires. A partir de ce moment jusqu'au 30, époque de la guérison complète, on voit progressivement augmenter les forces, l'appétit, et diminuer d'autant le volume du ventre. (*Journal de médecine de Lyon.*) .

Le fait suivant appartient encore à M. Leriche ; mais quoiqu'il n'ait pas été suivi de guérison, il n'en démontre pas moins l'innocuité des injections iodées dans le péritoine.

Obs. XV. — Chez une femme de cinquante-huit ans , affectée d'une ascite symptomatique et d'une cirrhose du foie, M. Leriche fit successivement, à quinze jours d'intervalle, deux injections iodées, dont il ne donne pas la formule. Le liquide se reproduisit après la deuxième comme après la première injection, mais il y eut chaque fois à peine quelques coliques, et si la malade ne retira aucun bénéfice de l'opération, elle n'en éprouva non plus aucun accident.

Le docteur Rul-Ogez a communiqué à l'Académie de médecine de Belgique un cas d'ascite chronique guérie par une injection iodée. Le petit malade, âgé de sept ans, fut opéré le 8 septembre 1847. Un succès complet a couronné cette méthode curative.

Obs. XVI. —Joseph Moreau, aujourd'hui âgé de sept ans, après une maladie dans le ventre accompagnée de fièvre qu'il fit il y a trois ans, et dont ses parents ne peuvent guère me donner une description satisfaisante, vit, tout en restant pâle, faible et souffrant, son ventre augmenter insensiblement de volume. Les parents s'adressèrent à beaucoup de médecins, qui firent subir à leur enfant divers traitements tout à fait infructueux, parmi lesquels les purgatifs et les diurétiques ne furent pas ménagés ; enfin, en désespoir de cause, et après avoir épuisé par trois années de vaines tentatives leurs faibles ressources pécuniaires, l'enfant fut placé au mois de juillet dernier à l'hôpital des Enfants malades ; son ventre, à cette époque, était tellement distendu , que la marche était devenue impossible, et que l'état d'orthopnée croissant réclama, à la fin du mois de juillet, l'opération palliative de la paracenthèse, au moyen de laquelle on évacua du ventre environ un seau ordinaire plein de sérosité ; mais l'avantage qu'en recueillit le patient ne fut pas de longue durée, car à peine huit jours s'étaient-ils écoulés depuis la sortie du liquide abdominal, que déjà le ventre avait récupéré son volume primitif. L'enfant fut renvoyé chez lui comme incurable au mois d'août dernier, et peu après il me fut adressé. Son ventre, énormément distendu, couvrait en partie les cuisses et empiétait sur les cavités thoraciques ; la fluctuation était des plus manifestes ; l'orthopnée était excessive ; il ne dormait plus qu'à de rares intervalles ; bien plus, une violente inflammation de la partie inférieure du tube digestif, caractérisée par une diarrhée sanguinolente, était venue se joindre à l'affection existante et compromettait doublement la vie du malade.

Avant de rien tenter contre l'ascite, je m'efforçai de faire disparaître l'inflammation accidentelle, ce que j'obtins heureusement ; mais alors l'état d'horrible dyspnée exigea impérieusement l'opération de la paracentèse, que je pratiquai le 8 septembre dernier. J'évacuai ainsi plus de 10 litres de sérosité citrine, et après un nouvel examen du ventre, qui me permit de m'assurer que tous les organes de cette cavité paraissaient être sains, et que j'avais bien réellement affaire à une ascite, j'injectai dans la cavité péritonéale, par la canule du trocart , un mélange de 3 onces d'eau tiède et de 3 gros de teinture d'iode. Par des frictions douces, je fis circuler le mélange par toute la cavité péritonéale. Lorsqu'au bout de quelques minutes je voulus faire ressortir la solution, je vis avec surprise qu'il ne s'écoulât par la canule qu'une très petite quantité de sérosité jaunâtre. Sans m'inquiéter du séjour de la majeure partie de l'injection dans la cavité péritonéale, je retirai la canule. Le patient n'avait presque point accusé de douleur pendant l'opération.

Le jour même et le lendemain. il se déclara une légère péritonite, caractérisée par la fièvre . l'accélération , le resserrement et la petitesse du pouls, quelques vomissements bilieux, une grande sensibilité et la distension tympanique du ventre. Cette réaction inflammatoire ne dépassant pas les limites qui me parurent favorables à la guérison, je me bornai, pour toute médication, à prescrire le repos, la diète absolue et des boissons délayantes. Au bout de cinq ou six jours, toute trace inflammatoire avait disparu ; mais un épanchement modéré avait reparu dans la cavité abdominale , reconnaissable par une fluctuation sourde. Cependant le ventre, devenu indolent, avait perdu les cinq sixièmes de son volume. Je recommandai alors un régime fortifiant ; je favorisai les évacuations alvines et vésicales, etc. Un succès complet a couronné cette méthode curative, et aujourd'hui, près de quatre mois après l'opération, il ne reste à ce pauvre enfant que le souvenir de sa longue et cruelle maladie.

Ascite chronique, suite de fièvres intermittentes, chez un jeune garçon de treize ans, traitée avec succès par l'injection iodée, par le docteur VOLLAND, médecin à Varennes (Maine-et-Loire). (Observation adressée à M. Boinet.)

OBS. XVII. — Depuis dix mois, je donnais des soins à un jeune garçon âgé de treize ans, nommé Louis Busson, pour une ascite qui datait de plusieurs années, et qui s'était développée à la suite de fièvres intermittentes. Ces fièvres, qui sont endémiques dans le pays où j'exerce, avaient amené chez mon jeune malade un engorgement du foie et de la rate. Le premier de ces organes était assez volumineux pour déborder de quatre à cinq doigts les fausses côtes, ce qu'il était facile de constater toutes les fois que je faisais une ponction pour vider la cavité péritonéale. Pour combattre cette ascite et les causes qui l'avaient produite, j'avais essayé tous les moyens préconisés en pareil cas : sulfate de quinine, quinquina sous toutes les formes, toniques, ferrugineux, purgatifs, diurétiques, altérants, etc., tout avait échoué. Dix-huit fois déjà j'avais pratiqué la ponction, à laquelle j'étais obligé de revenir tous les quinze jours, pour soustraire cet enfant à la gêne de la respiration, à l'asphyxie occasionnée par la grande quantité de liquide qui, s'accumulait dans la cavité péritonéale et refoulait les organes thoraciques. Chaque ponction fournissait 10 à 12 litres de liquide transparent et de couleur citrine. Malgré tous mes efforts pour soulager ou guérir cet enfant, l'affection se montrait toujours aussi rebelle ; elle minait le petit malade, qui ne pouvait plus quitter la chambre. Il était voué à une mort certaine. Ne sachant plus que faire et enhardi par vos publications sur les bienfaits des injections iodées dans plusieurs cas graves, désespérés, je fis part aux parents de la seule ressource qui pouvait nous rester, ressource que je ne regardais pas sans grande gravité et de laquelle, je dois le dire, je n'attendais pas un résultat aussi prompt et aussi complet que celui que j'ai obtenu. Les parents me donnèrent tout pouvoir d'agir pour guérir leur pauvre enfant.

Le 27 avril 1848, après avoir retiré comme à l'ordinaire 10 litres de liquide de la cavité péritonéale, j'injectai dans cette même cavité, par la canule du trocart, la préparation suivante : eau distillée, 120 grammes ; teinture d'iode, 30 grammes. Mon jeune malade était couché sur le dos et un peu sur le côté gauche ; je le fis mettre sur le côté droit et comprimai légèrement les parois abdominales, pour mettre la vaste surface péritonéale en contact avec la liqueur injectée. Au bout de cinq minutes, il s'écoula par la canule à peu près le quart de la liqueur injectée. Le jeune Busson ne ressentit, au moment de l'injection, qu'une légère douleur, ne poussa aucun cri, et ne laissa échapper aucune plainte. Je recommandai aux parents de le tenir chaudement, de mettre sur son ventre des linges chauds, et de faire des frictions sur les cuisses et les parois abdominales avec de l'onguent napolitain. Eau de tilleul pour boisson, diète absolue.

Le lendemain 28 avril, vingt-quatre heures après l'opération, je visitai mon jeune malade : il était dans un état très satisfaisant ; il avait eu un peu de sommeil la nuit, son ventre n'était ni douloureux ni tuméfié; la chaleur de la peau était normale, et le pouls régulier sans fréquence. La soif n'était point vive ; il réclamait des aliments : un léger bouillon lui fut permis. Les frictions mercurielles n'avaient pas été faites, j'ordonnai aux parents de ne pas les oublier ; étant éloigné de 28 kilomètres de mon malade, je ne pouvais le visiter tous les jours.

Je le revis le 2 mai ; il était toujours dans une position très satisfaisante, réclamait avec instance de la nourriture : je lui permis des potages. Les jours suivants, il continua à bien se trouver et, le 15 mai, le jeune Busson commença à se lever. Son ventre n'était ni douloureux ni tuméfié; il ne contenait plus de liquide, toutes les fonctions s'exécutaient bien et les forces revenaient peu à peu. A la fin de mai, il n'y avait aucune trace de liquide dans le péritoine, et le ventre n'était le siége d'aucun phénomène digne d'être noté. Plus tard, cet enfant, qui avait une mauvaise alimentation et qui, pendant l'absence de ses parents, se nourrissait de fruits verts, succomba à une diarrhée colliquative. Le péritoine ne contenait point de liquide ; malheureusement l'autopsie n'a point été faite (1).

Injection iodée dans le péritoine (hydropisie ascite depuis huit mois).— Guérison (2), *par le docteur* LERICHE (de Lyon).

Obs. XVIII. — Madame Robert, âgée de trente-huit ans, d'une bonne constitution, mariée depuis quinze ans, n'a jamais eu d'enfants. Vers la fin de septembre 1847, cette femme nous raconte qu'elle se sentait indisposée depuis plusieurs semaines, mais que la nécessité de travailler faisait qu'elle s'occupait peu de son état maladif, quand un jour elle alla au Rhône laver du linge par une pluie très froide, ayant ses règles. Le soir, en rentrant chez elle, elle se mit au lit, à cause de douleurs vives qu'elle éprouvait dans le ventre et de lassitude dans les jambes ; elle s'aperçut que ses menstrues ne coulaient plus ; plusieurs jours se passèrent ainsi, faisant peu de chose ; quelques infusions de fleurs de mauve et des frictions avec de l'huile camphrée sur le ventre, qui était très douloureux.

Elle attendit ainsi patiemment une nouvelle époque menstruelle, pensant qu'elle se trouverait complétement débarrassée ; ce qui eut lieu en effet, mais sans que le ventre, qui avait déjà pris un certain volume, diminuât, et il y avait toujours un peu de douleur vers le bas-ventre.

(1) M. le docteur Vollant, de Varennes (Maine-et-Loire), nous a écrit qu'il avait encore obtenu un nouveau succès, dans un cas d'ascite traité par l'injection iodée. Nous espérons qu'il publiera cette nouvelle observation.

(2) *Union médicale*, 1850, n° 19.

Enfin, deux mois après, elle vit un médecin qui lui conseilla des purgatifs et des frictions avec la teinture de scille. Puis vint le tour des commères. Mais le ventre grossissant toujours, et les règles ne venant plus régulièrement, il y eut de la gêne dans la respiration, par suite du refoulement du ventre ; l'abdomen, mesuré à la région ombilicale, avait 1^m,37 de circonférence ; la peau est tendue et luisante. La percussion sus-ombilicale fait reconnaître la présence des intestins, et une matité complète dans tout le reste de son étendue ; quelle que soit la position qu'on donne au ventre, cette matité ne se déplace point. On reconnaît aussi d'une manière très manifeste la fluctuation d'un liquide ; les extrémités inférieures sont légèrement infiltrées ; il y a un peu d'anorexie ; du reste, absence complète de réaction fébrile ; les fonctions intestinales se font comme par le passé. Il est impossible, par cette présence du liquide, de reconnaître aucune tumeur dans le ventre. Nous conseillons à la malade l'opération de la paracentèse et une injection iodée, le cas échéant.

Le 21 juin, je pratiquai une ponction du ventre, et je retirai 16 litres d'un liquide jaune verdâtre, mielleux, transparent, dont le poids était de 16 kilogrammes 800 grammes. L'abdomen, mesuré de nouveau, ne donne plus que 82 centimètres. J'explorai alors avec soin les parois du ventre, et ne reconnus aucune espèce de tumeur. La cavité thoracique fut aussi explorée, et je ne trouvai rien qui pût me rendre compte de cette ascite. Après cet examen, bien que la malade se sentît un peu affaiblie à la suite de cette opération, je résolus d'injecter le mélange suivant :

Teinture d'iode. . . . .   32 grammes.
Iodure de potassium.   4
Eau.   250

A la suite de cette injection, qui n'occasionna *que fort peu de douleur*, je cherchai à mettre tous les points de l'abdomen en contact avec le liquide, et en retirai la plus grande quantité. Je plaçai un bandage de corps et recommandai à la malade de rester au lit. (Bouillon de bœuf.)

Le 22 juin, la malade a peu dormi, légèrement agitée, de temps en temps des coliques assez fortes. L'abdomen ne paraît pas avoir acquis de volume, légèrement douloureux au toucher. Le pouls est un peu élevé. (Eau de chiendent, cataplasmes de farine de lin, un grain d'opium pour la nuit, diète absolue.)

23 juin. Nuit bonne, ventre encore douloureux ; mesuré, il donne 85 centimètres. On reconnaît encore la présence de liquide à la partie inférieure. (Même prescription qu'hier.)

Le 26. Nuit assez bonne ; la douleur de l'abdomen a cessé ; les urines coulent assez abondamment ; désir d'aliments.

Le 30. Le succès se continue.

6 juillet. La malade se plaint toujours d'un peu de faiblesse ; elle est

pâle, paraît un peu amaigrie, se lève plusieurs heures dans la journée; le ventre, examiné, semble revenu à son état normal ; on ne reconnaît plus de liquide ; il lui semble qu'il y a une espèce de bride qui s'étend du pubis à la partie inférieure du sternum, ce qui lui fait éprouver une sensation très pénible.

Six mois après, nous revoyons la malade ; elle se trouve très bien. Aucun des symptômes qu'elle avait éprouvés n'a reparu. La sensation pénible qu'elle ressentait dans le ventre (produite probablement par des adhérences, provoquées peut-être sous l'influence de l'injection iodée) diminue chaque jour.

Depuis la lecture de ce mémoire à la Société de chirurgie de Paris (séance du 6 février 1850 ; *Bulletin de la Société de chirurgie de Paris*, t. I, p. 539), de nouveaux exemples ont été publiés, l'un par le docteur Ad. Burggraeve (*Annuaire de la Société de médecine de Gand*, année 1851, p. 145), deux autres par M. Coste (de Bordeaux) (*Journal de médecine de Bordeaux*, 1851 ; *Revue médico-chirurgicale de Paris*, t. IX, p. 41), et un plus grand nombre encore par MM. Tessier (de Lyon), Oré (de Bordeaux) et bien d'autres praticiens.

Obs. XIX.— Chez un jeune homme, que les boissons spiritueuses avaient amené à un état d'infiltration ou d'hydropisie générale, M. Burggraeve fit dans le péritoine une injection iodée. Il n'y avait aucune irritation intestinale ; le foie, la rate et les reins n'offraient rien d'anormal. Tous les diurétiques avaient été employés sans succès. La collection péritonéale, après avoir été évacuée par la paracentèse, se reformait presque aussitôt. Assisté du docteur Van de Moortele, il eut recours à l'injection iodée laissée en place. Après avoir retiré la plus grande partie de la sérosité par la ponction, il introduisit dans le ventre à peu près 60 grammes de teinture qu'il chercha à répandre uniformément, en malaxant la paroi abdominale. Au bout de quelques heures, il se produisit une péritonite au premier degré, mais qui fut bientôt suivie de résolution, sans qu'il fût besoin de la restreindre par les sangsues et les embrocations. Un régime tonique et fortifiant a ramené ensuite la santé. (*Annales de la Société de médecine de Gand*, 1854, p. 145.)

Les deux faits suivants sont empruntés au *Journal de médecine de Bordeaux* :

Ascite chronique. — Une seule injection iodée. — Guérison.

Obs. XX. — François Marie, âgé de cinquante ans, cordier, d'une constitution assez robuste, a eu plusieurs fois des fièvres intermittentes de tyses divers. Le quinine en fit toujours justice. Elles revinrent l'an dernier sous le type quotidien, et dès lors il remarqua que son ventre grossissait. Bientôt on constata un épanchement dans la cavité abdominale. Il entra une première fois à l'hôpital, où l'on traita et fit disparaître la fièvre. L'hydropisie persista ; on conseilla la paracentèse ; le malade s'y refusa et sortit.

Deux mois après, le 2 septembre 1850, il entrait dans le service de M. Coste, dans un état de maigreur extrême ; l'appétit conservé, mais l'estomac ne supportant que peu d'aliments ; la soif intense ; oppression, dyspnée ; rien au cœur : abdomen très volumineux ; peau distendue et lisse avec de l'œdème : au niveau de l'ombilic, tumeur fluctuante.

Le 3, on pique avec une lancette la tumeur de l'ombilic, et l'on fait évacuer 5 ou 6 litres de sérosité albumineuse.

Le 12 septembre, nouvelle ponction dans le même point. Sortie de 8 kilogrammes de liquide.

Le 16, nouvelle ponction au lieu d'élection cette fois. Injection d'un mélange de

Eau distillée	100 grammes.
Teinture d'iode.	20
Iodure de potassium.	2

Le liquide injecté séjourne environ deux minutes ; puis on en laisse écouler par la canule le plus possible.

Immédiatement après l'injectiou, le malade se plaignit d'une douleur vive, surtout vers la fosse iliaque gauche. Bientôt cette douleur se calma, et le malade put prendre un bouillon. Deux heures après l'injection, les douleurs se réveillèrent plus vives, frissons intenses, nausées, soif très vive, respiration sourde, anxieuse ; abdomen tendu et douloureux à la pression ; refroidissement des extrémités ; pouls à 80 (il était remonté de 22 pulsations). Le malade fut réchauffé avec des boules d'eau chaude, des cataplasmes laudanisés furent appliqués sur le ventre. Vers dix heures du soir, la chaleur avait reparu aux pieds et aux mains ; le pouls était à 104. Ventre aussi douloureux à la pression et plus tendu (0,05 d'extrait d'opium pour la nuit).

Vingt-quatre heures après l'injection, mieux notable. Un peu de sommeil la nuit ; traits plus reposés, pouls à 90, soif toujours vive, ventre douloureux. Le malade a uriné pour la première fois le matin.

Le 18, le mieux se soutient et se confirme.

Le 19, le pouls est revenu à son état normal.

Le 21, le ventre a diminué de volume ; on peut le presser assez fort ; cependant la pression de la région hépatique est encore douloureuse. (Lavement purgatif ; frictions avec l'huile d'amandes douces.)

Tout s'améliore jusqu'au 25. A cette époque, très bon état, sauf l'œdème des jambes, qui a considérablement diminué le 1er octobre. Le ventre a repris son volume normal, et les palpitations ne démontrent plus la présence du liquide. Mais quelques jours après, il survient de la diarrhée que l'on arrête avec l'eau albumineuse. Jusqu'au 18, il y a des alternatives de diarrhée et de constipation.

Le 21, on cesse toute médication, et le 29 le malade quitte l'hôpital parfaitement guéri. Il est entré depuis à l'hôpital pour se reposer au mois de mars, et n'avait pas eu de rechute.

Hydropisie ascite. — Injection iodée. — Récidive. — Guérison par les purgatifs et les diurétiques.

Obs. XXI. — Ce fait est relatif à une femme de quarante-sept ans, mal réglée, qui a eu, à l'âge de trente-quatre ans, une légère hépatite et des fièvres intermittentes tierce et quarte. L'hydropisie a paru après une imprudence, la malade s'étant plongée tout en sueur, ayant ses règles, dans l'eau froide. Le début remontait à seize mois. Une première ponction fut faite, et la malade mise à l'usage d'une tisane diurétique. L'épanchement s'étant reproduit rapidement, M. Coste pratiqua, le 24 octobre, une injection iodée avec le liquide dont la composition est indiquée dans l'observation précédente, sauf que la quantité d'iodure est de 4 grammes. Immédiatement après, il y eut des douleurs vives avec chaleur dans l'abdomen, des refroidissements des extrémités. Dans la soirée, le pouls s'éleva à 111; il était petit, serré, fréquent. Nausées, vomissements, anxiété, frissons vagues, respiration courte, ventre légèrement tendu à droite, douloureux à la pression. Dans la nuit, il y eut encore des vomissements; mais sans aucun traitement actif les accidents se calmèrent.

Le 27, évacuations abondantes, liquides et jaunâtres, œdème des jambes. Deux jours après, on constate la présence d'un liquide dans l'abdomen.

1er septembre, les progrès de l'hydropisie sont sensibles, et le 4 on pratique la ponction; on retire autant de liquide que la première fois, très albumineux et n'ayant aucune odeur d'iode. Le lendemain la malade est traitée par les pilules de gomme-gutte (0,30) et la limonade avec l'acétate de potasse. Grâce à ce traitement, les jambes et le ventre diminuèrent rapidement: et après une convalescence de quinze jours, la malade quittait l'hôpital en fort bon état. La guérison s'est maintenue; seulement il existe de temps en temps des tiraillements dans la région splénique. (*Journal de médecine de Bordeaux,* 1851.)

Fièvres intermittentes. — Hypertrophie avec dégénérescence du foie. — Ascite. — Deux injections iodées. — Mort. (Observation recueillie dans le service du professeur Requin, par M. Mingault, interne.)

Obs. XXII. — Le nommé Harsant, âgé de quarante-deux ans, marinier, est entré à la Pitié, salle Saint-Raphaël, n° 3, le 28 octobre 1850, pour une tumeur dans le côté droit, produite par un développement considérable du foie. Cet homme offrant un état cachectique assez prononcé a toujours eu une mauvaise santé, et s'enrhumait facilement. A l'âge de vingt-trois ans, il eut une fièvre tierce bien caractérisée qui dura trois mois. A trente-trois ou trente-quatre ans, il a été atteint d'un rhumatisme articulaire qui a cédé à deux saignées; depuis 1837, il a eu chaque hiver des fièvres intermittentes, tantôt tierces, tantôt quotidiennes, qui duraient deux ou trois mois et ne cédaient que très difficilement au sulfate de quinine. Depuis 1840, il a été purgé et saigné bien des fois En général, les digestions étaient bonnes et l'appétit passable , les garde-robes étaient régulières.

Au mois de juillet 1850, il remarqua qu'il avait les chevilles enflées le soir, que ses forces diminuaient et que son ventre prenait du développement. Son appétit était conservé, mais il n'éprouvait aucune douleur. Il vint à Paris et fut placé dans le service de M. Piorry, à la Pitié. A cette époque, dit le malade, il avait la rate très grosse et était pris de fièvre tous les jours. Soumis au traitement du sel marin , les accès disparurent au bout de quinze jours et la rate diminua de moitié, mais le ventre resta toujours aussi gros. Une tumeur assez volumineuse existe au-dessous des fausses côtes droites, et M. Piorry pense qu'elle est due à un kyste du foie. Ce malade fut ensuite soumis, mais sans résultat aucun, à des purgatifs fréquemment répétés, malgré un dévoiement continu qui dure depuis son entrée à l'hôpital. Il porte deux hernies inguinales volumineuses, qui ne sont pas habituellement réduites, quoique réductibles. Celle du côté gauche date de 1832 et celle du côté droit de 1843. Il éprouve souvent des coliques. La région du foie n'est douloureuse ni à la pression, ni autrement. L'épaule droite est le siége d'une douleur continue. Cet homme a une teinte ictérique très prononcée.

Au moment où l'injection iodée est faite, Harsant présente tous les signes d'une cachexie profonde: il est maigre, décharné; la peau est jaune, sèche; le ventre offre un volume considérable et est énormément distendu; les cuisses et les jambes sont infiltrées; le pouls est faible. Chaque soir il ressent un peu de fièvre. Il n'a pas de palpitations; il a un peu d'appétit, mais les digestions sont laborieuses ; il éprouve de l'oppression. Le sommeil est conservé. Malgré le développement du ventre on constate qu'il existe, à 3 centimètres au-dessous des côtes, une tumeur volumineuse qu'il est impossible de limiter exactement. La rate ne paraît pas très développée. Ce malade n'a jamais été ponctionné.

Le 25 mars, à neuf heures et demie du matin. M. Boinet pratique une ponction qui donne issue à 16 litres d'un liquide citrin, albumineux, et pratique une injection iodée composée de

Eau distillée. . . . . 200 grammes.

Teinture alcoolique d'iode. 30

Iodure de potassium.   2

Au moment de l'injection, le malade éprouve une sensation de chaleur vive, de brûlure dans tout le ventre, qui est bientôt remplacée par une douleur sourde, mais très supportable, qui dure jusque vers trois heures de l'après-midi. Le liquide de l'injection est laissé environ quatre minutes dans le péritoine, pendant lesquelles le ventre est malaxé dans tous les sens, après quoi on donne issue par la pression à un verre de sérosité peu colorée par l'iode. Un morceau de diachylon est placé sur la piqûre du trocart, et le ventre est modérément serré avec un bandage de corps.

Le pouls est à 72 au moment de l'injection et ne s'élève pas après. Au bout d'une demi-heure, le malade se trouve mieux, il éprouve quelques coliques, c'est à peine s'il sent quelques douleurs qui siégent surtout dans les hernies ; si l'on presse l'abdomen, le malade ne se plaint pas. Vers quatre heures, le malade a eu quelques envies de vomir et a rendu un demi-verre d'un liquide verdâtre. Il a pris dans la journée un bouillon qui a bien passé.

26 mars. Ce matin le malade a eu quelques nausées. Il ne souffre nullement, ni douleurs, ni coliques. Il a été une fois à la garderobe et n'a pas uriné de la nuit, ce qu'il avait l'habitude de faire dix ou douze fois. Son état général est assez bon. Il n'a point de fièvre ; le pouls est à 92. Le ventre n'est pas douloureux à la pression, mais il est gonflé. Cataplasmes sur le ventre ; bouillon ; potages ; vin de quinquina, 100 grammes ; julep diacodé pour le soir. Pour boisson, tisane gommée, et matin et soir une cuillerée à bouche de la préparation suivante :

Eau distillée. . . . .   300 grammes.
Iodure de potassium.   10

Frictions sur la région du foie, dont le développement est devenu très appréciable depuis la ponction avec la pommade qui suit :

Axonge. . . . .   30 grammes.
Iodure de potassium.   4

A la visite du soir, le malade a encore éprouvé quelques vomissements depuis le matin (environ un verre). Il dit n'éprouver de la douleur que dans les changements de position. Peau chaude ; pouls à 96. Le malade tousse un peu, mais il est atteint depuis longtemps d'une bronchite chronique.

27 mars. Bonne nuit, bonne journée. Point de fièvre, nulle douleur dans le ventre. Quelques envies de vomir, quand il boit trop de tisane, mais quand il boit peu, ou son vin, il n'éprouve rien ; le bouillon et le potage ont bien passé. Urines normales ; point de garderobes. Même traitement. On sent que l'épanchement se reproduit.

28, 29, 30 et 31 mars. Rien de nouveau ; pas de douleur dans l'abdomen, langue souple et humide, soif modérée ; ni nausées, ni vomissements ; peau fraîche ; pouls de 88 à 90. Sommeil, appétit ; deux garderobes les deux derniers jours ; augmentation du ventre. Même traitement.

Du 1er au 4 avril. Même état que précédemment. Aucun phénomène nouveau.

Le 4 avril, nouvelle ponction ; sans injection iodée. Sortie de 7 kilogrammes 500 grammes d'un liquide de même nature que la première fois. Compression légère sur le ventre. Même traitement. Cette nouvelle ponction paraît soulager beaucoup le malade.

Les jours suivants, absence de toute douleur dans l'abdomen ; sommeil ; très bon appétit. La maigreur du malade est toujours extrême, et sa faiblesse semble encore augmenter.

6 avril Le volume du ventre augmente encore ; la fluctuation est évidente, mais le ventre est souple, non douloureux à la pression ; le malade dort bien et a bon appétit ; le malade continue de tousser et ses crachats sont teints de sang. Le pouls est à 72.

9 avril. Nouvelle ponction, nouvelle injection ; au moment de l'injection, le pouls était à 92 ; quelques minutes après, il est à 72. Au moment de l'injection, le malade n'a rien ressenti : seulement, quelques minutes après, il éprouve comme une sensation de chaleur, de brûlure légère, mais supportable, au-dessus de l'ombilic. Le liquide, injecté à la dose de 100 grammes, est composé comme la première fois. Après être resté quatre ou cinq minutes, il ressort environ un litre de liquide coloré par l'iode. La ponction avait donné environ 13 livres de sérosité citrine.

A la visite du soir, quelques coliques légères, quelques élancements dans le ventre, qui est douloureux à la pression ; quelques nausées suivies de petits vomissements bilieux, après lesquels le malade dit éprouver du soulagement. Il préfère se coucher sur le côté droit, pour éviter la douleur qu'il éprouve lorsqu'il se met sur le dos. Le ventre est légèrement tendu, la peau froide ; le pouls est petit et à 72 ; pas de céphalalgie. Même traitement que les jours précédents.

10 avril Le malade a dormi passablement. Les douleurs ont cessé dès hier soir. Le matin, le ventre est souple, non douloureux, mais on sent manifestement le flot du liquide. Moiteur de la peau ; pouls à 76 ; langue blanche ; plus d'envies de vomir, ni vomissements. Quatre ou cinq selles diarrhéiques dans la nuit.

11, 12, 13, 14 avril. Rien de nouveau ; seulement le malade maigrit considérablement ; la face devient de plus en plus jaune, terreuse ; le ventre n'est pas douloureux, pas de garderobes depuis plusieurs jours. L'appétit diminue ; la langue est blanche, la bouche amère ; pas d'envies de vomir. Le pouls est à 66, petit, dépressible. Le volume du ventre augmente d'une manière sensible.

A partir du 15, il est pris de diarrhée ; le ventre n'est pas douloureux à la pression ; la petitesse du pouls augmente, de même que la teinte jaune de la face et l'amaigrissement. Le sommeil est moins bon, l'appétit est nul ; de l'œdème apparaît à la main gauche et aux jambes. Le malade expectore des crachats bronchiques ; il existe de la matité à la base du poumon droit, avec quelques râles sous-crépitants ; la langue devient sèche ; le pouls tombe à 60 pulsations, et le malade succombe le 22 avril, dans un état de marasme complet.

Autopsie. — Tout le corps, qui est considérablement amaigri, offre une teinte ictérique très prononcée. Le ventre est volumineux et paraît renfermer encore une grande quantité de liquide. Les jambes et les bourses sont œdématiées. La région du foie, au-dessous des côtes et dans une grande étendue, offre de la matité qui correspond à une énorme tumeur qu'il est facile de sentir à travers les parois abdominales.

A l'ouverture de l'abdomen, il s'écoule environ 12 litres d'un liquide coloré en jaune ; tout le péritoine offre les traces d'une inflammation légère, il a une couleur violacée, pâle, légèrement brunâtre en certains endroits ; il est comme macéré ; il n'existe d'adhérences dans aucun point, ni sur la paroi pariétale, ni entre les circonvolutions qui semblent séparées et réunies en même temps par une matière visqueuse, épaisse, comme gélatineuse, mais qui cède dès qu'on tire une anse intestinale. Toute la surface séreuse est comme dépolie, tomenteuse dans certains endroits. Le tissu cellulaire sous-pariétal paraît légèrement épaissi.

A la partie inférieure de l'iléon, dans une étendue assez considérable, on remarque à sa surface interne toutes les traces d'une inflammation aiguë.

Le foie offre un volume considérable ; il refoule en haut le diaphragme et dépasse les fausses côtes de 7 ou 8 centimètres. Il a perdu sa forme ordinaire et présente des bosselures très prononcées ; il est dur, facile à déchirer et a l'aspect d'un foie cancéreux ; il présente à la coupe et dans son centre, en différents points, des prolongements blanchâtres, larges de 3 à 4 centimètres. Ces prolongements, examinés au microscope, n'ont rien de cancéreux, et paraissent formés par de la fibrine.

La rate paraît avoir son volume normal ; elle est molle. Les poumons sont engoués, mais sans tubercules ni adhérences ; le cœur est sain.

Il nous a paru utile de rapporter cette observation avec détails, à cause des conséquences pratiques qu'on peut en tirer. Chez ce malade, deux injections iodées, composées de six parties d'eau sur une de teinture d'iode, ont été faites dans le péritoine, à une distance de quinze jours. Les signes qu'on a remarqués après ces injections, qui sont restées presque en totalité dans le ventre, n'ont pas été ceux d'une péritonite, même légère. Quelques coliques, un sentiment de chaleur, de brûlure,

un peu de sensibilité à la pression, quelques nausées ou vomissements... Tous ces symptômes se sont d'ailleurs promptement
dissipés; ils n'ont pas duré même vingt-quatre heures et n'ont
produit aucun phénomène de réaction; la position du malade,
qui était gravement compromise, n'a pas paru s'aggraver davantage sous l'influence de ces injections. Cependant, à l'autopsie, on a trouvé des traces d'une péritonite que rien n'avait
annoncée pendant l'existence; mais cette péritonite était si
légère, qu'elle n'eût probablement produit aucun accident, si ce
malade avait pu survivre et s'il n'avait pas été atteint de lésions
organiques graves, qui ont été la cause de la mort.

Un fait important que nous apprend cette autopsie, c'est que
l'injection iodée pratiquée dans le péritoine ne détermine pas
d'inflammation suppurative dans cette cavité, que l'inflammation
qu'elle peut y développer n'est pas mortelle, et que les phénomènes qu'elle y produit sont absolument les mêmes que ceux
que M. le professeur Velpeau avait observés dans les expériences
qu'il avait faites sur les animaux. En effet, ce savant chirurgien
avait fait remarquer qu'une injection iodée au septième, au huitième, au neuvième, etc., ne provoquait pas une inflammation
capable de faire périr les animaux; qu'à ces degrés, l'injection
iodée faisait naître un travail qui amenait des adhérences générales entre tous les organes contenus dans l'abdomen.

Les conclusions que M. Velpeau a tirées de ses expériences
paraissent tellement d'accord avec ce que nous avons observé à
l'autopsie de notre malade, que le lecteur nous saura gré de
rappeler les principales.

« Comme c'est l'inflammation qui tue, et non l'empoisonnement, il est permis d'espérer qu'en ne donnant à cette inflammation qu'une intensité légère, on en viendra à faire de l'injection iodée une opération peu dangereuse. La crainte de laisser
une certaine quantité d'eau iodée dans le péritoine n'arrêtera
plus la main du thérapeutiste. Rien d'ailleurs n'empêcherait de
combattre cette inflammation, si elle paraissait trop vive, par
les moyens qui lui sont journellement opposés, quand elle tient
à une autre cause.

» Aucun des animaux traités par l'injection iodée n'a eu d'inflammation purulente. Ce résultat me paraît d'une haute impor-

tance dans la question, puisque, à quelque degré d'intensité que l'inflammation se soit établie, à quelque époque que la mort soit survenue, nous n'avons jamais vu de matière purulente dans le péritoine. N'est-il pas permis de croire que les phleg-masies produites par les injections iodées sont essentiellement adhésives et très peu disposées à devenir purulentes? N'y a-t-il pas là un nouvel encouragement, de quoi rassurer sur quelques-uns des dangers que pourraient faire craindre les injections iodées dans le traitement de l'ascite?

» Les matières trouvées dans la cavité péritonéale nous ont offert plusieurs nuances; dans les premières heures ou les premiers jours, ce n'était qu'une substance rougeâtre, sanguinolente ou brune. Ailleurs, dans les bourses, dans les différents kystes dont j'ai parlé, l'épanchement que produit l'injection iodée reste généralement d'un rose clair, et je suis disposé à croire que la teinte brune, chocolat, roussâtre, qu'elles prennent dans le ventre, dépend en partie d'un travail chimique dû au voisinage des matières intestinales, travail qui s'opère sous l'influence d'une sorte d'exosmose; plus tard, et quand l'inflammation n'est pas extrême, ces matières se coagulent à la façon d'une gelée légère; plus tard encore, nous avons vu cette gelée s'organiser, se voiler d'une lamelle qui se continue avec la surface séreuse, qui devient séreuse elle-même, qui unit les circonvolutions intestinales entre elles, et qui ne paraît pas destinée à se coller aux parois abdominales.

» Ce fait n'indiquerait-il pas qu'un léger glissement continuel des surfaces irritées par la teinture d'iode suffit pour les empêcher de se dépolir, de se coller aux surfaces voisines? Il semble, d'un autre côté, qu'enflammés par l'iode, les intestins se resserrent, se contractent d'une manière presque constante d'abord, au point de rester comme immobiles à côté les uns des autres.

» Chez les chiens qui ont survécu, et qui ont été sacrifiés au bout de plusieurs mois, nous avons vu également que ce qui reste de cette gelée au fond des circonvolutions intestinales, entre les replis du mésentère, disparaît insensiblement par absorption, en ne laissant que quelques légères adhérences comme trace de son existence.

» Tout ceci ne prouve-t-il pas que la matière épanchée dans

le péritoine, à l'occasion des injections iodées, est une matière organisable, inoffensive, susceptible d'être résorbée ou détruite par les propres forces de l'organisme.

» Il y a encore ceci de remarquable, c'est que si les circonvolutions intestinales se sont toujours collées entre elles, si la face concave du foie et la face concave de la rate ont contracté des adhérences avec le tube digestif, les régions convexes de tous ces organes sont restées libres dans leurs rapports avec les parois mobiles de l'abdomen. » (*Recherches sur les cavités closes, naturelles ou accidentelles, de l'économie animale*, par M. Velpeau, 1843, p. 202.)

L'observation suivante, que nous devons à l'obligeance de M. le docteur Deperrière, médecin de l'hôpital de Saumur, et plusieurs autres que nous citerons plus loin, viennent confirmer pour l'espèce humaine et d'une manière toute particulière ce que les expériences de M. Velpeau avaient déjà démontré pour les animaux, et ce que nous avons été à même d'observer à la suite de l'autopsie que nous venons de rapporter plus haut.

Obs. XXIII. — Au mois d'août dernier, une dame Trubert, âgée de cinquante-cinq ans, se présenta à l'Hôtel-Dieu de Saumur pour subir la paracentèse Cette dame n'est plus réglée depuis huit ans, et depuis quatre ans elle est hydropique. Déjà six ponctions ont été pratiquées et ont fourni environ 40 litres de liquide. Il n'y avait aucun dérangement dans les autres fonctions. Le traitement suivi a été une application de vingt sangsues au siége, de la digitale à l'intérieur, de l'eau de Vichy, etc. Après avoir épuisé diverses médications inutiles, je lui pratiquai la ponction pour la première fois le 10 avril 1850. Elle quitta l'Hôtel-Dieu le surlendemain. L'examen attentif de tous les organes ne laissait reconnaître aucune lésion organique; cependant de nouvelles ponctions devinrent nécessaires le 10 juin, le 15 septembre 1850, le 10 avril, le 12 juin et le 5 septembre 1851. Au moment de la dernière ponction, la malade était très amaigrie, les fonctions digestives, la station et la marche étaient impossibles, le décubitus sur le dos ne pouvait être conservé; elle était réduite à vivre dans un fauteuil; les membres inférieurs, infiltrés, avaient acquis un volume énorme depuis la ponction du 12 juin. Une tumeur s'était manifestée dans la région épigastrique, un peu à droite de la ligne médiane. Cette tumeur, qui était profonde, mal circonscrite, irrégulière, paraît appartenir au pancréas, et comprime probablement la veine cave inférieure. Le pouls est habituellement lent, mou, très dépressible; le premier bruit du cœur est prolongé, surtout vers l'aorte et dans les carotides; on y entend un bruit de souffle prononcé. Les muqueuses sont décolorées. Ces symptômes se rapportent évidemment à un état chloro-anémique. Rien du côté des organes respiratoires; les urines sont peu abondantes, mais normales; le foie paraît sain.

Le 20 septembre, la collection abdominale est déjà très abondante; la malade est dans un triste état: elle ne mange plus, a des nausées; au moindre mouvement, la respiration est gênée, et souvent elle est menacée de lipothymie. Malgré la tumeur abdominale, constatée depuis les trois dernières ponctions, je propose à la malade de faire suivre la nouvelle ponction que j'allais pratiquer d'une injection iodée, suivant les conseils de mon ami le docteur Boinet, qui m'avait rassuré contre les dangers de ces injections dans le péritoine, et m'avait parlé des succès obtenus par leur emploi, même dans les cas d'affection organique. La malade accepta résolument, et comme un grand bonheur, ma proposition, et le 23 septembre, après avoir évacué le liquide péritonéal, j'ajoutais à sa place le liquide suivant :

> Eau distillée . . . .   500 grammes.
> Teinture d'iode.   100
> Iodure de potassium.   5

Je malaxai le ventre pendant deux ou trois minutes, pour mettre tous les points du péritoine en contact avec l'injection, et fis ensuite placer la malade sur le côté pour la retirer par la canule du trocart, mais je ne pus en faire sortir que quelques gouttes.

J'avais à peine injecté la moitié du liquide que la malade éprouva une vive douleur dans le ventre ; je continuai cependant jusqu'à épuisement du liquide contenu dans la seringue. La douleur alla en augmentant, et au bout de trois minutes elle avait acquis une très grande intensité. Ce fut alors, mais en vain, que j'essayai de retirer l'injection.

La malade accusa successivement à la gorge, puis à l'estomac, un sentiment de chaleur âcre, qui ne tarda pas à se propager aux entrailles, puis des douleurs très aiguës, s'étendant jusque dans la poitrine, se firent sentir dans tout l'abdomen ; difficulté de respirer, angoisses. Le pouls, qui était à 64 avant l'opération, monta à 90 ; il devint irrégulier. Soif ardente, accompagnée de nausées et de vomissements.

Dix minutes après l'opération, la douleur est beaucoup plus vive dans le point du ventre où a pénétré le trocart. L'opérée éprouve des frissons continus ; les membres supérieurs et inférieurs sont glacés; il y a impossibilité de conserver la même position ; les lèvres, la face et tout le corps sont pris de mouvements convulsifs.

Une *demi-heure* après l'opération, la prostration est extrême, le corps est couvert d'une sueur froide et gluante ; la physionomie est très altérée, le pouls nul, le froid glacial, le teint plombé, la voix éteinte; la malade fait comprendre qu'elle éprouve un sentiment de brûlure extrême, depuis la bouche jusque dans et par tout le ventre. Elle accuse en même temps un très mauvais goût dans la bouche. (Tilleul orangé ; lainages chauds ; eau bouillante dans le lit pour rappeler la chaleur.)

Quatre heures après l'injection, la chaleur générale est revenue, mais faible; la peau est visqueuse, la langue froide, l'haleine brûlante ; le pouls est à 120, la soif très ardente, mais la malade craint de boire, de peur de vomir; âcreté insupportable dans la bouche. L'intelligence est nette. Envies d'uriner sans résultat; le ventre est un peu moins douloureux, il est mou et n'a pas augmenté de volume. Le soir, et pendant la nuit, le pouls est à 130 ; la soif est toujours très vive; les douleurs du ventre sont supportables. (Boissons fraîches; cataplasmes; quelques cuillerées de potion calmante.)

24 septembre. Le pouls est à 140. La malade n'a pas dormi; elle a uriné plusieurs fois avec une sensation de chaleur désagréable au méat urinaire et dans le vagin. Les urines sont brunes et présentent à la surface des yeux comme le bouillon non dégraissé. Le décubitus est conservé; le ventre a beaucoup augmenté de volume; il n'y a pas de fluctuation. (Cataplasmes; bouillon de poulet; potion calmante; demi-lavement.)

Le 25. La malade a dormi ; la langue est brune, sèche et râpeuse; la chaleur et l'âcreté de la gorge ont diminué ; le ventre est tendu et météorisé, médiocrement douloureux, si ce n'est dans la région iliaque droite, point où l'injection a été faite. L'inflammation péritonéale s'est concentrée sur ce point. (Vingt sangsues ; cataplasmes ; boissons *ut supra;* demi-lavement huileux, *bis.*)

Le soir, la douleur iliaque a diminué, mais la prostration est très grande ; le pouls est à 130 ; la malade est dans une somnolence dont on ne peut la tirer. (Sinapismes aux jambes.)

Le 26. La malade a dormi et s'est réveillée avec un sentiment de bien-être prononcé; elle exprime sa satisfaction et se félicite du danger auquel elle a échappé. La figure n'exprime plus la souffrance; le pouls est à 75 ; la langue est plus humide, moins brune; le urines ont été assez abondantes, mais de couleur très foncée, brun noir. Il y a eu deux selles liquides accompagnées de coliques. Appétit (Deux potages, du bouillon; cataplasmes ; eau de Seltz gommée.)

Le 27. Pouls à 80 ; empâtement douloureux dans la région iliaque droite. Plusieurs selles liquides avec coliques. Urines claires. (Large vésicatoire, *loco dolenti;* le reste du traitement *ut supra.*)

Le 28. Pouls à 80, égal, régulier ; facies bon. La douleur du flanc droit a diminué. La diarrhée persiste; urines plus rares et plus brunes. Le soir, peau chaude, teint animé ; 100 pulsations. (Même traitement.)

Le 29. La nuit a été bonne ; la malade peut se remuer, se retourner dans son lit et se mettre sur son séant facilement. Elle exprime le bien-être qu'elle éprouve et demande à manger. Le ventre est médiocrement développé; à droite, il existe un peu d'empâtement sans douleur; point de météorisme, point de fluctuation , de la matité partout. (Pommade d'iodure de plomb en frictions sur le flanc droit : cataplasmes; bains alcalins trois fois la semaine.)

Depuis cette époque, madame Trubert n'a plus présenté d'accidents fâcheux; l'appétit s'est développé rapidement. Elle prend chaque jour 1 gramme de fer, du vin , des aliments réparateurs. Les garderobes sont faciles, régulières, de bonne nature ; la nutrition se fait bien.

Le 21 octobre, la santé générale est très bonne; l'œdème des jambes a disparu ; elle fait des promenades qu'elle supporte bien ; seulement le ventre est resté dur et un peu volumineux; la marche n'en est pas gênée, et il n'a pas besoin d'être soutenu. A la percussion, il est mat, et toutes les circonvolutions intestinales paraissent réunies entre elles, comme soudées; on sent, par endroit, des indurations, des masses dures qu'on ne peut déplacer ; quelques-unes ont le volume d'un petit œuf, et sont, à n'en pas douter, le produit de l'inflammation, puisque, avant l'opération, je n'avais jamais senti ni tumeurs de ce genre, ni ganglions mésentériques. La tumeur du pancréas n'est plus appréciable au milieu de cette induration générale du ventre, qui n'est pas dépressible, quoique suffisamment sonore. Cet état ne nuit en aucune façon aux digestions, qui sont faciles ainsi que la défécation. Somme toute, la malade se trouve très heureuse de l'état actuel, en le comparant à l'ancien, et jouit d'une bonne santé aujourd'hui 20 novembre.

Plusieurs réflexions importantes se présentent tout naturellement à la lecture de cette observation. La première est relative à la composition du liquide injecté. En effet, cette injection, outre qu'elle a été de beaucoup plus considérable qu'elle ne devait l'être, et qu'on ne l'emploie habituellement, était composée de cinq parties d'eau sur une partie de teinture d'iode; elle était évidemment trop concentrée; aussi est-il survenu chez cette malade des phénomènes très graves d'intoxication et une péritonite des plus manifestes. Cependant, malgré l'intensité de l'inflammation, il n'est pas survenu d'inflammation purulente, résultat important et qu'il est bon de constater, puisqu'il vient en aide aux expériences faites sur les animaux, et prouver que, à quelque degré d'intensité que l'inflammation soit établie, cette terminaison, ordinairement si fâcheuse dans le péritoine, n'est pas à craindre après les injections iodées faites convenablement. Les observations de M. Velpeau et les faits que nous avons rapportés démontrent que le moyen d'éviter ces accidents est de n'employer l'injection iodée qu'au septième, au huitième, et que les chiens succombaient lorsque l'injection était au cinquième, au quart, au tiers, etc.

Chez cette femme, l'injection a été employée au cinquième, et la mort n'a pas eu lieu; mais de graves accidents ont apparu immédiatement et ont fait courir les plus grands dangers à l'opérée; il est donc évident que l'injection était trop concentrée, et que si la vive inflammation qu'elle a produite n'a pas donné lieu à une péritonite purulente, elle a provoqué un épanchement considérable de matière plastique, qui s'est ensuite transformée en durillons, en masses dures, qui occupent le ventre de toutes parts, et qui ont réuni entre elles les circonvolutions intestinales. A en juger par les expériences et par les faits que nous connaissons déjà, il est probable que cette sécrétion de matière organisable aurait été moindre si l'inflammation avait été plus légère, si la dose de la teinture d'iode qui entrait dans l'injection avait été moins grande, et si la quantité de l'injection elle-même avait été moins considérable. Quoique le résultat obtenu dans ce cas ait été des plus heureux, il doit nous servir d'exemple pour l'avenir et nous mettre en garde contre les inconvénients qu'il peut y avoir à pousser dans le péritoine des injections iodées trop concentrées; une injection au septième ou huitième pouvant guérir tout aussi bien et sans accident aucun.

Un autre fait bien précieux qui ressort également de cette intéressante observation, et qui souvent a été invoqué contre les injections iodées dans le péritoine, c'est la crainte où l'on était que la masse intestinale, agglutinée, agglomérée, réunie, ne pût plus remplir ses fonctions, et que la nutrition ne vînt à en souffrir. Déjà les expériences et les observations de M. Velpeau avaient diminué de beaucoup la valeur de cette objection; cette nouvelle observation vient la renverser tout à fait. En effet, chez cette malade, dont le ventre est farci de durillons, de masses dures, dont le ventre n'est pas dépressible, mais est sonore, les digestions et la défécation ont lieu facilement et normalement; elle a même repris de l'embonpoint depuis la guérison que lui a procurée cette injection; elle ne souffre en aucune façon du ventre, n'éprouve aucun tiraillement, quoique probablement les intestins soient collés entre eux et réunis par ces masses dures, nombreuses, qui s'opposent à la dépressibilité de l'abdomen.

Il est probable qu'avec le temps ces indurations disparaîtront, que le ventre reprendra sa souplesse ordinaire, et que les intestins cesseront d'être agglutinés les uns avec les autres.

Cette observation prouve enfin qu'une tumeur abdominale ne doit pas être, dans tous les cas, une contre-indication pour les injections iodées dans le péritoine.

L'observation suivante est encore une preuve que la péritonite même la plus intense, produite par une injection iodée, ne se termine pas toujours par une inflammation suppurative; nous l'empruntons à M. Pé de Laborde. Chez une femme, dans le péritoine de laquelle il avait injecté un mélange de 120 grammes d'eau sur 30 grammes de teinture d'iode et 4 grammes d'iodure de potassium, il a vu survenir tous les symptômes d'une péritonite grave, sans observer d'inflammation purulente, ainsi que l'a démontré une nouvelle ponction faite un mois environ après la première.

Hydropisie ascite, symptomatique d'une affection du foie et de la rate. — Deux injections iodées. — Piqûre de la rate, guérison radicale, par M. Pé de Laborde, docteur-médecin à Monein (Basses-Pyrénées). (*Gazette des hôpitaux*, p. 52, 1854.)

Ob. XXIV.—Chez une femme de trente-deux ans qui avait déjà subi une ponction (12 mai 1853) qui avait donné issue à 16 litres de sérosité, une seconde ponction, qui laissa écouler 22 litres de liquide, fut pratiquée le 12 juillet 1853 et suivie d'une injection iodée. L'introduction de cette injection détermina instantanément une douleur tellement vive, que le médecin dut évacuer à la minute la quantité qui avait pénétré Les symptômes de péritonite furent des plus intenses et s'accompagnèrent de phénomènes propres à l'absorption de l'iode; ainsi, étourdissements avec trouble de la vue, malaise extrême, pouls radial petit et sans accélération (80), défaillances alternant avec des sueurs froides et prostration des plus marquées. Les extrémités devinrent très froides, la respiration s'accéléra, chaque inspiration occasionnait une vive douleur dans l'abdomen, qui devint le siège de tranchées violentes et intermittentes.

Tous ces symptômes furent combattus par les antiphlogistiques et les opiacés. Le 14, les douleurs abdominales étaient modérées, le ventre était encore ballonné et sensible à la pression ; les urines peu abondantes, toujours iodées.

Le 15, douleurs abominales modérées, ventre toujours un peu sensible à la pression et météorisé ; traces non équivoques d'un nouvel épanchement ; dix jours après l'opération, la malade avait quitté le lit et repris la direction de son ménage.

Sept semaines après cette opération, l'amélioration de cette femme était telle qu'elle était disposée à ne plus rien faire. Cependant le ventre présentait encore un grand volume, et la fluctuation était évidente. Il était toujours resté un peu de douleur au ventre, au niveau de la dernière ponction.

Une nouvelle ponction fut pratiquée, et 2 litres 1/2 seulement de liquide s'écoulèrent. La même quantité et la même composition de liquide iodé qu'à la première fois furent employées. La liqueur resta deux minutes, pendant lesquelles le ventre fut malaxé de manière à toucher tous les points de la cavité péritonéale.

La malade souffrit peu pendant cette opération et les cinq heures qui suivirent. Au bout de ce temps, des tranchées très vives et semblables à celles déjà décrites lors de la première injection apparurent et diminuèrent progressivement sous l'influence du même traitement. Le lendemain de l'opération, la malade était bien ; le pouls, à 92, était petit, calme ; le ventre était ballonné et le siége d'une douleur continue, mais faible.

Le 1er septembre, dix-sept jours après l'opération, l'amélioration a fait de grands progrès ; la malade dormait bien et avait de l'appétit. Le ventre n'offrait aucune trace de fluctuation, il était encore un peu ballonné, mais l'état général de la malade était des plus satisfaisants. Cette malade, revue cinq mois et demi après la deuxième et dernière opération, avait repris de l'embonpoint, les forces avaient augmenté ; sa guérison était radicale.

Nous pourrions encore citer de nombreux faits d'injection de teinture d'iode dans le péritoine, mais ceux que nous avons rassemblés ici sont suffisants pour montrer tous les avantages des injections iodées dans l'ascite. Nous analyserons seulement les treize premiers faits publiés dans la science. Sur ces treize cas, il y a eu onze guérisons et deux insuccès ; encore ceux-ci n'ont-ils été suivis d'aucun accident, quoique le péritoine ait été soumis deux fois à quinze jours d'intervalle au liquide iodique. Nous rappellerons que c'était chez une femme et chez un homme atteints de cirrhose et de cancer du foie. Ce qu'il y a de remarquable dans ces injections, c'est leur innocuité : point de réaction, point d'accidents. Les phénomènes qu'on a notés après leur emploi ont été d'une simplicité étonnante : chez les uns, une sensation de chaleur agréable, avec absence de toute douleur (obs. 11°, 14°, 16°, 22°); chez les autres, une douleur plus ou moins vive, un sentiment de tension, chaleur du ventre (obs. 13°, 15°, 18°, 20°, 21°, 23°); chez tous une fièvre légère, un peu de météorisme du ventre, de sensibilité à la pression, quelques coliques, de l'insomnie, etc. ; chez deux ou trois, quelques symptômes d'une légère péritonite (obs. 14°, 19°, 21°); chez un seul, péritonite intense (obs. 23°), etc. Mais tous ces phénomènes ont été de très courte durée, un ou deux jours seulement. Ils nous paraissent d'ailleurs nécessaires et d'un bon augure pour la guérison; s'ils ne se produisaient pas assez vivement, on devrait craindre que le but qu'on se propose par ces injections ne soit manqué. Jamais ils n'ont été si manifestes que plusieurs heures après les injections, et ont duré plus ou moins longtemps, quelquefois douze ou quinze heures, rarement plus longtemps; aussi se dissipent-ils facilement et sans laisser aucune trace fâcheuse. Le repos, la diète, des émollients, les antiphlogistiques, les ont toujours calmés assez promptement.

Il est encore d'autres phénomènes qu'il est important de noter, et qui se manifestent dès que la teinture d'iode se trouve en contact avec le péritoine. Dès que le liquide iodique a pénétré dans la cavité péritonéale, la face devient d'une pâleur extrême, les extrémités se refroidissent, le pouls éprouve une modification subite bien remarquable, le nombre des pulsations diminue d'une manière extrêmement rapide, de vingt-cinq à trente, quelquefois de près de moitié. En même temps il perd de sa force, devient petit, concentré, presque inappréciable dans quelques cas ; le malade éprouve un malaise plus ou moins grand, comme s'il allait avoir une syncope. Il est bon d'être prévenu de la manifestation de ce symptôme, qui dure ordinairement cinq à dix minutes, un quart d'heure au plus, parce que ceux qui font ces injections pour la première fois pourraient s'en inquiéter; bientôt après, la chaleur reparaît, le pouls se relève et reprend les caractères qu'il avait avant l'injection. La douleur diminue; dans aucun cas la mort n'est survenue, dans aucun cas on n'a observé ces péritonites si promptement mortelles que quelques médecins redoutaient tant.

Ces injections iodées sont restées dans le péritoine quatre ou cinq minutes ; quelquefois l'impossibilité de les faire ressortir a forcé d'en laisser le quart, la moitié, les trois quarts et même la totalité, et jamais il n'en est résulté le moindre accident, si ce n'est dans un seul cas où l'injection était trop concentrée et en trop grande quantité (obs. 23e).

L'injection qui a été employée le plus souvent, et qui a produit la guérison avec le moins de réaction, était composée comme il suit :

Eau distillée.	200 à 250 grammes.
Teinture pure d'iode.	25 à 30
Iodure de potassium.	2 à 4

La quantité du liquide injecté a varié entre 125, 150, à 250, 300 grammes.

Les phénomènes consécutifs de ces injections ont été, onze fois sur treize, la disparition du liquide contenu dans le péritoine et le retour de cette membrane probablement à son état normal. Dans trois ou quatre cas, les malades ont éprouvé la sensation d'un tiraillement, d'une espèce de bride, dû probablement à quelques adhérences du péritoine ; mais chez les malades où ce phénomène a été noté, il a diminué avec le temps et a fini par disparaître. Dans un seul cas (obs. 23e), des adhérences probablement nombreuses ont eu lieu ; des masses dures ont été la conséquence de l'injection ; malgré tous ces phénomènes consécutifs, la malade a parfaitement guéri et peut remplir facilement toutes ses fonctions.

On croit encore généralement aujourd'hui que la guérison de l'hydrocèle s'obtient par l'adhésion des parois de la tunique vaginale entre elles. Quelques faits récents d'anatomie pathologique sont venus ébranler cette opinion, et chez des individus opérés d'hydrocèle par l'injection iodée on a trouvé à l'autopsie, faite avec grand soin, qu'il n'existait aucune adhérence entre les parois de la tunique vaginale et que sa cavité était parfaitement libre. D'un autre côté, les résultats d'autopsie d'individus atteints d'hydropisies articulaires, chez lesquels des injections iodées ont été faites, ont démontré que les genoux affectés ont présenté les mêmes caractères anatomiques que les genoux restés sains; les cas d'hydarthroses où les malades ont guéri en recouvrant la mobilité des articulations en sont la preuve incontestable.

Dans les cas d'injections iodées sur les séreuses, l'effet de l'iode ne produit donc pas toujours une inflammation adhésive.

Que se passe-t-il, en somme, dans les hydropisies, quel que soit leur siége? Évidemment il y a défaut d'harmonie entre les deux phénomènes qui constituent la fonction récrémentitielle des séreuses, et qui consiste, dans des cas, dans une suractivité des vaisseaux exhalants de ces membranes, coïncidant avec l'insuffisance des vaisseaux absorbants, et pour d'autres cas, dans une activité à peu près normale des vaisseaux exhalants des séreuses, coïncidant avec un état d'atonie ou de défaut d'activité des vaisseaux absorbants. Qu'a produit l'injection iodée dans les cas de cette espèce où elle a été mise en usage? Évidemment un changement du mode anormal de vitalité de l'exhalation et de la résorption des membranes séreuses, en ce sens que l'inflammation ou l'irritation causée par l'injection iodée a rétabli l'équilibre rompu entre ces deux fonctions, modifié les surfaces péritonéales, et ramené la santé dans les parties malades. L'action de l'iode dans ces circonstances se limite à activer, à ranimer les fonctions absorbantes, et à provoquer ainsi la résorption des épanchements. Cette action est spéciale, spécifique pour ainsi dire.

Il y a donc deux modes de guérison pour l'ascite. Dans le premier, il y a rétablissement de l'équilibre rompu entre l'exhalation et l'absorption. Dans le second, l'injection iodée agit en produisant une péritonite qui n'a pas la gravité de la péritonite spontanée, mais qui n'en existe pas moins et qui se traduit après l'injection par des douleurs abdominales, par un météorisme léger, par une fièvre qui dure deux ou trois jours, et, après la mort, par des adhérences, par des fausses membranes. C'est cette péritonite qui modifie la sécrétion trop abondante du péritoine.

Si l'inflammation dépasse les bornes qu'on veut lui donner, si elle devient trop intense, alors apparaissent d'autres phénomènes. Le liquide sécrété change de nature, il devient plus plastique; c'est une lymphe coagulable, une matière glutineuse, comme une sorte de gelée qui se répand ou se forme entre les

circonvolutions intestinales, les réunit, les agglutine. Cette matière, si l'inflammation a eu encore plus d'intensité, peut se
transformer en cellules, en brides qui peuvent former des adhérences, adhérences qui, avec le temps, finissent par se résorber
et disparaître. Dans quelques cas exceptionnels on a vu l'inflammation produite par l'injection iodée devenir suppurante;
mais alors la teinture d'iode était trop concentrée et par conséquent trop irritante. Nous en citerons plus loin un exemple
remarquable.

En présence de ces faits, il est permis de se demander si l'on
doit encore hésiter avec autant de frayeur à porter la teinture
d'iode dans l'intérieur du péritoine, surtout si l'on réfléchit que
ces injections iodées ont été faites dans des circonstances fâcheuses, dans des hydropisies chroniques, invétérées, dont quelques-unes offraient de graves complications, des altérations
organiques, et qui, ayant résisté aux traitements les plus rationnels et les mieux appliqués, avaient amené les malades à deux
doigts de leur perte. Pensera-t-on que onze (1) succès sur treize
opérations seront un résultat à dédaigner (2)? Quelle est l'opération un peu importante, et faite dans des conditions égales
d'ailleurs, qui pourrait offrir un pareil résultat? Pour nous, ces
hydropisies, de causes si différentes, guéries par les injections
iodées, sont des résultats merveilleux. Cependant, quand l'ascite sera symptomatique d'une affection organique du cœur, du
foie, des reins, de la rate, etc., il faut peu compter sur un succès,
car dans ce cas ce n'est pas l'ascite qui fait mourir le malade,
mais bien la cause qui l'a produite.

L'opinion si générale parmi les médecins, et d'ailleurs si juste,
que la pénétration de l'air ou de quelque autre corps étranger
dans la cavité du péritoine est souvent, sinon toujours, un accident mortel, a dû naturellement faire reculer les chirurgiens
devant une pareille médication. Cette opinion qu'une injection
quelconque, et surtout irritante, dans la cavité péritonéale, est
une opération très dangereuse, est tellement enracinée dans les
esprits, que bien des médecins, pour ne pas dire presque tous,

(1) Un malade a subi trois injections.
(2) Les malades où l'injection n'a pas guéri l'hydropisie ont subi deux injections iodées, et ces injections n'ont produit aucun accident du côté du péritoine.

plutôt de croire à l'innocuité des injections iodées qu'ils rangent au nombre des injections irritantes et toxiques, aiment mieux mettre en doute la réalité des faits publiés, et croire qu'il s'est glissé quelque erreur de diagnostic, comme d'avoir pris des hydropisies enkystées pour des ascites. Mais en admettant même que ces injections ont été faites dans des hydropisies enkystées, et assez volumineuses pour contenir 10, 15 et plus de 20 litres de liquide, ne serait-ce pas déjà un beau succès, et de pareils résultats seraient-ils à dédaigner? Mais cette opinion si généralement admise perdra considérablement de sa valeur lorsqu'on saura que l'iode n'agit pas à la manière des irritants et qu'il a sur les séreuses une propriété particulière spéciale, comme de nombreux faits l'ont démontré.

Ainsi, aujourd'hui qu'on connaît le mode d'action de la teinture iodée sur nos tissus, on aura lieu de revenir de sa première terreur sur les dangers de cette injection dans le péritoine. D'ailleurs la crainte de ces terribles accidents signalés par les auteurs comme pouvant être la conséquence d'une pareille tentative s'évanouit devant l'expérience et l'innocuité des injections iodées dans les hydropisies péritonéales et autres; leur efficacité est aujourd'hui avérée, démontrée. Nous avons exposé, dans un autre travail sur les injections iodées (1), pourquoi ces injections n'étaient pas irritantes à la manière des autres caustiques, et pourquoi l'introduction de l'air dans une cavité injectée d'iode n'avait aucun inconvénient. En étudiant l'action de l'iode sur nos tissus, nous avons été amené à constater que les cavités où l'on injecte de la teinture d'iode sont beaucoup moins susceptibles d'absorption et de sécrétion, au moins dans les premiers jours qui suivent l'injection, par suite de la modification qu'elles subissent par le contact de la teinture iodée.

Donc, d'après les faits que nous venons de rapporter et d'un grand nombre d'autres publiés dans ces dernières années, nous pouvons conclure que les injections iodées peuvent être mises en usage sans trop de danger dans des cas nombreux d'ascites. L'expérience apprendra si l'on doit les employer dans tous les cas, quelle que soit leur cause ou leur nature. Nous avons vu

____

(1) *Gazette médicale*, 1849.

qu'elles avaient réussi, même dans des cas où l'ascite était le résultat de l'engorgement d'organes abdominaux ; seulement nous dirons que toutes les autres ressources de l'art doivent avoir été essayées avant d'en venir aux injections iodées, mais qu'il nous paraît convenable de les employer dès que l'ascite paraît trop rebelle aux médications employées, et de ne pas attendre que les malades soient à peu près épuisés.

Maintenant que nous avons rapporté et examiné isolément les injections de nature diverse qui ont été faites avec plus ou moins d'avantage dans le péritoine, voyons lesquelles de ces injections offrent à l'art le moyen le plus sûr et le moins dangereux d'obtenir la cure radicale des hydropisies ascites ou enkystées.

En résumé, nous avons passé en revue les vingt-trois premiers cas d'injections tentées dans le péritoine. Sur ces vingt-trois cas, des succès ont été obtenus trois fois par l'injection de vapeur vineuse, trois fois par le gaz protoxyde d'azote, une fois par l'injection alcoolique, une fois par des injections d'eau tiède et de décoction de quinquina, enfin onze fois par l'injection iodée. Les injections vineuses, au gaz protoxyde d'azote, comptent chacune un insuccès ; les injections iodées en comptent deux. Le tableau suivant fera voir d'un seul coup d'œil la nature des causes des différentes hydropisies qui ont été traitées et guéries, l'âge et le sexe des malades, la nature du liquide injecté, les résultats obtenus, etc.

CAUSES PRÉSUMÉES.	NOMBRE DES CAS.	CHIFFRE DES OBSERV.	AGE.	SEXE.	NATURE DE L'INJECTION.	NOMBRE DES INJECTIONS.	GUÉRIS.	INSUCCÈS.	ACCIDENTS , OBSERVATIONS.
Suppression ou dérang. des règles.	3	1re	22 ans.	Femme.	Injection vineuse.	1	1		
		2e	18 ans.	Femme.	vineuse . . .	1	1	. . . . .	Tiraillement, douleurs.
		18e	38 ans.	Femme.	iodée	1	1		
Fièvres intermittentes.	4	21e	47 ans.	Femme.	iodée	1	1	. . . . .	Nouvelle ponction, purgatifs.
		10e	40 ans.	Homme.	Eau tiède, quinq.	Plusieurs.	1	. . . . .	Série d'accidents graves.
		17e	13 ans.	Garçon.	iodée	1	1	. . . . .	19 ponctions.
		20e	50 ans.	Homme.	iodée	1	1	. . . . .	3 ponctions.
Maladies du foie (cirrhoses) . . .	3	6e	50 ans.	Femme.	Gaz prot. d'azote.	. . . . .	1	. . . . .	Liquide pur. Plusieurs ponct.
		15e	58 ans.	Femme.	iodée	. . . . .	. . . .	1	Point d'accident.
		22e	. . . . .	Homme.	iodée	2	. . . .	1	Point d'accident.
Gastro-entér. (diarrhée chronique)	2	8e	. . . . .	Homme.	Protoxyde d'azote.	. . . . .	. . . .	1	
		11e	42 ans.	Homme.	iodée	3	1	. . . . .	5 ponct. antérieures.
Hématémèse	1	3e	49 ans.	Homme.	vineuse ?. . .	1	1	. . . . .	Coliq. sourdes. 6 ponctions.
Maladie du cœur.	1	5e	52 ans.	Homme.	Protoxyde d'azote.	. . . . .	1	. . . . .	9 ponctions.
Péritonite chronique	1	7e	29 ans.	Femme.	Protoxyde d'azote.	. . . . .	1		
Affection des voies respiratoires. .	1	14e	17 ans.	Jeune fille	iodée.	. . . . .	1		
— abdominale non détermin.	1	16e	7 ans.	Garçon.	iodée.	. . . . .	1		
Causes non indiquées.	4	4e	. . . . .	Femme.	vineuse . . .	. . . . .	. . . .	1	Hydropisie datant de 29 ans.
		9e	. . . . .	. . . . .	alcoolique. .	1	1	. . . . .	Accidents nombreux.
		13e	18 mois	Petite fille	iodée	1	1	. . . . .	8 ponctions.
		12e	. . . . .	. . . . .	iodée	1	1		
Boissons spiritueuses	1	19e	. . . . .	. . . . .	iodée.	1	1	. . . . .	Péritonite légère.
Tumeur abdominale	1	23e	55 ans.	Femme.	iodée.	1	1	. . . . .	6 ponctions, accidents graves (600 gramm. de liquide iodé au 5e avaient été injectés).

Comme l'indique le tableau ci-contre, ces injections ont été pratiquées dix-neuf fois sur des adultes, neuf fois sur des femmes, huit fois sur des hommes et quatre fois sur des individus au-dessous de dix-sept ans, deux filles et deux garçons. Dans deux cas le sexe n'est pas indiqué.

L'âge n'est pas indiqué non plus dans six cas. Il a varié de dix-huit mois à cinquante-huit ans. Le sujet le plus jeune était une petite fille de dix-huit mois, le plus âgé une femme de cinquante-huit ans. Cette dernière, qui était atteinte d'une cirrhose du foie, compte parmi les insuccès ; mais nous ferons remarquer que, même dans ce cas, la teinture d'iode injectée dans le péritoine n'a produit aucun accident.

Les causes présumées de l'hydropisie dans ces vingt-trois cas n'ont pas été les mêmes. Elle serait survenue sans cause connue ou indiquée par les observateurs quatre fois, et sur ce nombre il y a trois succès, deux dus aux injections iodées (12ᵉ et 13ᵉ observations), et le troisième à l'injection alcoolique (9ᵉ observation) ; celle-ci a déterminé de nombreux accidents avant d'arriver à une guérison complète. La quatrième observation, traitée par l'injection vineuse, est un insuccès, mais chez un malade atteint d'hydropisie depuis vingt-neuf ans (4ᵉ observation). Les autres causes auraient été deux fois la suppression et une fois le dérangement des règles ; quatre fois des fièvres inter-mittentes, deux fois des gastro-entérites chroniques, trois fois des maladies du foie, une fois une hématémèse, une fois une maladie du cœur, une fois une péritonite chronique, une fois une affection des voies respiratoires, une fois une affection abdominale non déterminée, une fois les boissons spiritueuses, enfin une fois une tumeur abdominale.

Des trois hydropisies survenues à la suite d'un dérangement des règles, deux ont été guéries par l'injection vineuse (observations 1ʳᵉ et 2ᵉ), et l'autre par l'injection iodée (observation 18ᵉ). Celles produites par des fièvres intermittentes doivent leur guérison, l'une à des injections d'eau tiède et de décoction de quinquina (observation 10ᵉ), et trois à l'injection iodée (observations 17ᵉ, 20ᵉ et 21ᵉ). Nous ferons remarquer que la guérison du malade de l'observation 10ᵉ n'a été obtenue qu'après une série d'accidents graves qui ont failli, à plusieurs fois, mettre les jours du malade en grand danger. Les hydropisies dues aux affections du foie ont été traitées, la première avec succès, par le gaz protoxyde d'azote ; les deux autres avec insuccès par la teinture d'iode ; celle-ci, quoique n'ayant pas guéri l'hydropisie, n'a fait naître aucun accident. C'était chez une femme de cinquante-huit ans, affectée de cirrhose du foie, et chez un homme de quarante-deux ans, affecté, sinon de la même maladie, du moins d'une affection organique du foie, où deux injections iodées ont été pratiquées sans produire d'accidents (observations 15ᵉ et 22ᵉ). Dans les quatre cas d'hydropisie, produite par des affections abdominales, il y a eu trois guérisons par les injections iodées (observations 11ᵉ, 16ᵉ et 23ᵉ), et un insuccès par le gaz protoxyde d'azote (observation 8ᵉ). Ce traitement a réussi dans deux hydropisies produites, l'une par une péritonite chronique (observation 7ᵉ), et l'autre par une maladie du cœur (observation 5ᵉ) L'injection vineuse compte encore un succès dans une ascite survenue à la suite d'une hématémèse (observation III); enfin, l'injection iodée a réussi dans une hydropisie qui ne paraissait avoir d'autre cause qu'une affection des voies respiratoires (observation 14ᵉ). En somme, les injections iodées ont procuré la guérison onze fois sur treize, et l'on pourrait dire treize fois sur quinze, puisqu'elles ont été employées trois fois sur le même individu, dans l'espace de deux mois et demi; les injections vineuses ont réussi, de même que les injections avec le gaz protoxyde d'azote trois fois sur quatre. Tous ces succès ont eu lieu, quoique la cause de l'ascite ait été de nature très diverse, ainsi que l'indique le tableau suivant :

CAUSES SUPPOSÉES DES ASCITES TRAITÉES PAR L'INJECTION IODÉE.

Obs.	19ᵉ. Boissons spiritueuses	Guérison.
	18ᵉ. Suppression des règles	Id.
	17ᵈ. Fièvre intermittente, engorgement de la rate et du foie.	Id.
	15ᵉ. Cirrhose du foie	Insuccès.
	22ᵉ. Dégénérescence du foie, fièvres intermittentes	Id.
	11ᵉ. Diarrhée chronique	Guérison.
	14ᵉ. Affection des voies respiratoires	Id.
	16ᵉ. Affection abdominale, non déterminée	Id.
	13ᵉ. Hydropisie dite essentielle.	Id.
	12ᵉ. Cause inconnue	Id.
	21ᵉ. Fièvres intermittentes.	Id.
	20ᵉ. Fièvres intermittentes.	Id.
	23ᵉ. Tumeur abdominale (pancréas).	Id.

CAUSES DES ASCITES TRAITÉES PAR L'INJECTION VINEUSE.

Obs. 1re. Suppression des règles . . . .   Guérison.
     2e. Suppression des règles . . . .   Id.
     3e. Hématémèse . . . .   Id.
     4e. Cause inconnue . . . .   Insuccès.

CAUSES DES ASCITES TRAITÉES PAR LE GAZ PROTOXYDE D'AZOTE.

Obs. 6e. Maladie du foie . . . .   Guérison.
     8e. Gastro-entérite . . . .   Insuccès.
     5e. Maladie du cœur . . . .   Guérison.
     7e. Péritonite chronique . . . .   Id.

TRAITÉE PAR L'EAU TIÈDE ET LA DÉCOCTION DE QUINQUINA.

Obs. 10e. Fièvre intermittente . . . .   Guérison.

TRAITÉE PAR L'INJECTION ALCOOLIQUE.

Obs. 9e. Cause inconnue . . . .   Guérison.

Chez tous les malades la constitution était assez mauvaise, délabrée ; presque tous avaient suivi pendant longtemps, et sans succès, de nombreux traitements, et subi déjà plusieurs ponctions. L'un d'eux avait été ponctionné dix-huit fois ; d'autres neuf, huit, six, cinq fois, etc. (observations 3e, 5e, 11e, 13e, 17e, 23e). Dans ces cas, l'injection a aussi bien réussi que chez les malades où on l'avait pratiquée immédiatement après la première ou la deuxième ponction (observations 1re, 2e, 7e, 9e, 10e, 14e, 16e, 18e).

La durée de l'ascite datait, chez tous ces malades, depuis un espace de temps assez long, depuis six mois (observation 11e), une année (observation 13e), quatorze mois (observation 14e), trois ans (observation 7e), et dix ans (observation 3e). Dans un cas (observation 4e), elle datait de vingt-neuf ans. L'ancienneté de l'hydropisie ne paraît avoir eu aucune influence sur le résultat de l'injection.

Trois malades ont été soumis à plusieurs injections. Chez l'un (observation 11e), on a été obligé de revenir trois fois à l'injection iodée, et trois fois cette injection a été faite avec succès et sans déterminer aucun phénomène morbide vers le péritoine. Chez deux autres (observations 15e, 22e), l'injection iodée a été pratiquée aussi deux fois ; les malades n'ont pas été guéris de leur ascite, qui dépendait d'une affection organique du foie, mais le péritoine, injecté deux fois à quinze jours d'intervalle, n'en a éprouvé aucun symptôme fâcheux.

La quantité de liquide retiré par la ponction n'est pas non plus notée dans toutes observations, mais il y a des cas où à chaque ponction on a retiré 8, 10 litres, jusqu'à 24 litres de sérosité (observations 11ᵉ, 16ᵉ, 17ᵉ, etc.). Habituellement le liquide extrait était séreux, comme celui des ascites; une seule fois il a été purulent (observation 6ᵉ).

La quantité du liquide injecté n'est pas indiquée du tout dans quelques observations, ou ne l'est pas d'une manière rigoureuse dans quelques autres. Cette remarque regarde surtout les malades traités par l'injection de vapeur vineuse et par celle de gaz protoxyde d'azote. Pour les injections iodées, la quantité de liquide injecté a varié de 90, 250 à 600 grammes. Dans toutes ces injections, la composition du liquide a été à peu près la même, c'est-à-dire de 25 à 30 grammes de teinture alcoolique d'iode pour 150 à 200 grammes d'eau distillée; dans quelques cas on a ajouté, et avec raison, de 2 à 4 grammes d'iodure de potassium (observations 11ᵉ, 12ᵉ, 13ᵉ, 14ᵉ, 18ᵉ). Dans un seul cas (observation 23ᵉ), l'injection a été de 600 grammes, et composée de 5 parties d'eau sur 1 partie d'iode. La malade a guéri, mais après avoir éprouvé de graves accidents. L'injection qu'on doit préférer doit être préparée ainsi :

Eau. . . . .   200 grammes.
Teinture alcoolique d'iode.   30
Iodure de potassium.   4

En un mot, on ne doit jamais faire d'injections contenant plus d'un sixième ou un septième d'iode. Dans les cas rapportés par M. Oré, la teinture d'iode a été employée aux doses suivantes : un quart de teinture sur trois quarts de véhicule, avec une petite quantité d'iodure de potassium pour maintenir l'iode en dissolution. Cette dose, qui pourrait être employée en cas de récidive, nous paraît un peu forte pour une première injection; d'ailleurs, à quoi bon recourir à une injection aussi concentrée quand on peut obtenir d'aussi bons résultats avec une injection moins chargée. Cette manière de faire, qui est la nôtre, est aussi celle de M. Teissier, de Lyon, qui, comme l'avaient déjà recommandé MM. Vivielle et Jobert, pense qu'il ne faut pas évacuer tout le liquide contenu dans la cavité péritonéale avant de pousser l'injection de la teinture d'iode, voulant, en agissant ainsi, reporter le principe irritant dans une plus grande masse de véhicule et le mettre plus sûrement en contact avec tous les points de la séreuse abdominale, et mettre en rapport de composition le liquide iodique avec celui de l'épanchement. Il recommande aussi, lorsque le ventre est extrêmement volumineux, de pratiquer, quelques jours avant l'injection, une simple paracentèse pour diminuer l'étendue de la surface péritonéale.

Ces règles se fondent sur les considérations suivantes.

L'injection faite après avoir complétement vidé la cavité péritonéale se distribue d'une manière inégale, est retenue en partie par la masse des intestins grêles qui se pelotonnent sur elle et l'emprisonnent, ou bien s'accumulent dans les parties déclives, et elle agit trop fortement sur certains points, trop faiblement au contraire sur certains autres.

Ce fait serait démontré par l'observation d'un cas de péritonite mortelle survenue quarante heures après l'injection, et qu'a publiée M. Humbert. Cet auteur rapporte que tout autour de la ponction, dans une étendue de plusieurs centimètres, le péritoine était noirâtre, que les anses intestinales qui avaient subi la première impulsion du liquide tranchaient fortement par leur couleur foncée sur les autres paquets intestinaux.

Après l'injection iodée, la sérosité qu'on a laissée dans le péritoine, contractant de nouvelles qualités, se résorbe peu à peu et finit par disparaitre complétement. Chez une dame dont l'ascite pouvait contenir de 50 à 60 litres de liquide, on en a laissé 5 ou 6 litres pour recevoir l'injection iodée, et dans ce cas, quoique la maladie datât de quatorze ans, la résorption s'est faite et la guérison a eu lieu.

Suivant M. Teissier, on doit examiner avec soin les propriétés physiques et chimiques du liquide évacué, et, suivant qu'il est neutre ou alcalin, qu'il contient plus ou moins d'albumine, suivant qu'il est clair ou visqueux, qu'il est constitué par de la sérosité, du sang ou du pus, on doit modifier le degré de concentration de l'injection iodée, et même on doit en modifier la nature.

Plus le liquide sera alcalin, plus il faudra d'iode pour faire cesser son alcalinité ; si l'on n'injectait qu'une faible quantité de teinture d'iode, le médicament ne suffirait pas pour saturer les alcalis, soude, potasse, de la sérosité épanchée. En outre, plus la matière de l'épanchement sera chargée d'albumine ou de fibrine, plus il faudra que la proportion d'iode soit grande pour fluidifier les principes albumineux ou fibrineux et en faciliter la résorption.

Quand le liquide est clair, citrin, peu alcalin et peu albumineux, M. Teissier injecte dans le péritoine 20, 25 ou 30 grammes au plus de teinture d'iode, et 2 grammes d'iodure de potassium. Quand la sérosité est notablement albumineuse, hématique ou purulente, ou bien encore très alcaline, il injecte 40 ou 50 grammes de teinture d'iode et 4 grammes d'iodure. Quand l'injection est faite, M. Teissier conseille de l'abandonner entièrement dans le péritoine, à moins que le malade n'accuse immédiatement de très vives douleurs, cas dans lequel il serait prudent de retirer une partie de l'injection.

L'expérience n'a pas encore prononcé d'une manière définitive sur l'avantage qu'il y a à faire les injections de cette manière ou à suivre notre procédé ou celui de M. Oré, puisque des guérisons ont été obtenues à l'aide de toutes ces manières d'agir. Nôtre pratique particulière nous rangerait parmi ceux qui croient plus prudent de ne pas laisser le liquide dans la cavité et de ne faire d'abord que des injections peu concentrées, et la conduite tenue par M. Teissier nous paraît justifiée par le danger qu'il y aurait à injecter un liquide trop irritant dans la cavité du péritoine. Cependant il nous est arrivé dans un cas d'injecter dans le péritoine de la teinture d'iode avec partie égale d'eau, croyant injecter un kyste de l'ovaire ; le résultat définitif n'en a pas moins été très heureux. Voici cette intéressante observation, qui pourra être de quelque utilité à ceux auxquels pareille erreur arriverait.

Une demoiselle de trente ans, de constitution nerveuse, lymphatique, ayant toujours joui d'une bonne santé, non réglée depuis plusieurs mois, devint hydropique sans cause connue. Après avoir essayé de tous les remèdes des médecins et des charlatans, elle s'était mise entre les

mains d'un pharmacien des environs de Paris, qui prétend avoir un remède contre les hydropisies : ce remède consiste dans des purgatifs drastiques répétés, dont le résultat final est de produire des inflammations
intestinales graves et souvent mortelles. Cette demoiselle sortait des
mains de ce médicastre et était dans un état déplorable, lorsqu'elle vint
me consulter. Sa maigreur était extrême, et depuis plusieurs mois elle était
exposée à une diarrhée incessante que rien ne pouvait arrêter. Cette malade
se présente chez moi, m'annonçant qu'elle avait un kyste de l'ovaire,
qu'elle désirait se faire traiter par la méthode des injections iodées. Sur
ma remarque qu'elle pouvait bien avoir une autre hydropisie qu'une hydropisie enkystée de l'ovaire, elle me répondit qu'elle en était sûre, puisque
deux médecins très distingués des hôpitaux de Paris, qu'elle me nomma,
et dont un lui avait déjà fait une ponction palliative, lui avaient affirmé qu'elle
avait une hydropisie de l'ovaire. Plein de confiance dans le diagnostic de
mes savants confrères, je fis préparer une injection comme si j'avais eu
affaire à un kyste de l'ovaire, c'est-à-dire composée de 100 grammes de
teinture d'iode, de 100 grammes d'eau et de 4 grammes d'iodure de potassium. Le jour fixé, je me rendis chez la malade, accompagné du docteur
Delarue, qui m'assistait dans cette opération. Avant de la pratiquer, je ne
pris pas la peine de vérifier le diagnostic de mes confrères des hôpitaux, et
je fis une ponction qui donna issue à plus de 20 litres de liquide séreux ; le
ventre était extrêmement développé. Le liquide évacué par la sonde de
gomme élastique que j'ai l'habitude de mettre à la place de la canule du
trocart, je me mis en mesure de faire l'injection iodée ; mais au premier
jet, poussé avec force et confiance, la malade poussa un cri si pénétrant,
ressentit une douleur si vive, que je reconnus à l'instant mon erreur : je
faisais une injection dans la cavité péritonéale. Cesser l'injection, pousser
de l'eau tiède dans la cavité péritonéale, pour amortir les effets de la teinture d'iode sur cette membrane, fut l'affaire d'un instant ; bref, malgré toutes
les précautions que je pus prendre, une péritonite générale et des plus
intenses eut lieu. Tous les moyens les plus énergiques furent mis en usage
pour l'enrayer ; rien ne put y parvenir, et pendant plusieurs jours cette
pauvre malade, déjà affaiblie, fut dans un état désespéré. Enfin cette péritonite devint purulente ; le ventre était douloureux, ballonné et le siége
d'un épanchement assez considérable. La malade avait une fièvre continue
et tous les symptômes de la résorption purulente. Cette injection avait été
pratiquée le 16 mai. Le 10 juin, je pratique une nouvelle ponction, qui
donne issue à 8 litres de pus épais, floconneux, et je fais plusieurs lavages
avec de l'eau iodée, 10 parties d'eau sur une d'iode. Le pus sortait si difficilement à la fin, que je fus obligé de le retirer à l'aide d'une seringue, en
faisant le vide. Cette ponction et ces lavages produisirent une grande amélioration. Le ventre s'affaissa, devint moins douloureux, et les jours suivants l'épanchement sembla se localiser dans la partie inférieure du bas-

ventre, principalement du côté droit. La fluctuation étant bien évidente
dans ce point, le 3 juillet, je pratiquai une nouvelle ponction, qui laissa
écouler environ un litre et demi de pus. Une injection iodée, composée de
3 parties d'eau et de 1 partie d'iode, fut pratiquée et retirée après un
séjour de cinq minutes. Cette injection et les avant-dernières n'avaient pas
été douloureuses. Depuis cette époque, qui date de dix mois, il n'y a trace
ni de péritonite ni d'épanchement, et l'hydropisie est radicalement guérie.
Le ventre est souple dans tous ses points, non douloureux. La malade
n'éprouve aucun tiraillement dans le ventre. Les fonctions digestives, qui
autrefois étaient considérablement dérangées, s'accomplissent passablement. De loin en loin, il y a encore de la diarrhée ; mais les forces sont
revenues, et l'état général de la malade est beaucoup meilleur. Les règles
ont reparu et sont régulières.

Il faut avouer que cette guérison a été achetée au prix de
souffrances et de dangers bien grands ; mais cette observation
n'en servira pas moins à prouver que les péritonites traumatiques sont beaucoup moins à craindre que les péritonites puer-
pérales, par exemple, et que si pareil accident se renouvelait
jamais, il faudrait s'empresser de combattre vivement les accidents péritonéaux, et débarrasser par des ponctions opportunes
la cavité péritonéale du gaz et de la matière purulente qu'elle
pourrait renfermer. Ce fait doit nous avertir encore, qu'avant
de pratiquer une paracentèse qui devra être suivie d'une injection iodée, il faudra s'assurer soi-même de l'espèce de
l'hydropisie, et que dans le cas de diagnostic douteux, il faudra
procéder d'abord comme si l'on avait affaire à une ascite. Mais
il est toujours très facile de distinguer une hydropisie ascite
d'une hydropisie de l'ovaire, pour peu qu'on veuille s'en donner
la peine ; et c'est un tort de s'en rapporter aveuglément au
diagnostic des autres, lors même que leur réputation de savoir
est authentiquement établie.

Le dernier point qui nous reste à examiner, et dont la solution nous paraît de la dernière importance, est de savoir, parmi
ces injections de nature diverse, laquelle doit être préférée.
Nous avons déjà dit, en parlant de chaque injection en particulier, quels étaient ses dangers, ses inconvénients et ses avantages. Et d'abord les dangers et les inconvénients plus ou moins
grands attachés aux injections pratiquées par MM. Jobert (de
Lamballe) et Vivielle (injection alcoolique, injection d'eau tiède

et de décoction de quinquina), quoique ayant amené chacune une guérison radicale, sont plus que suffisants pour les faire rejeter, et pour justifier en partie les praticiens qui se bornent à employer des moyens seulement palliatifs. Nous ne nous arrêterons pas à les discuter, nous avons dit ailleurs ce qu'on doit en penser : elles offrent trop de dangers et d'inconvénients pour être mises en usage.

Quant aux injections de vapeur vineuse et de gaz protoxyde d'azote, elles méritent un examen plus sérieux et doivent fixer notre attention, car elles ont fourni chacune trois succès sur quatre opérations. L'action de la vapeur vineuse paraît être la même que celle du gaz protoxyde d'azote, c'est probablement d'apporter une simple modification de vitalité qui rétablit l'équilibre entre la sécrétion et l'absorption de la sérosité péritonéale ; peut-être que la vapeur vineuse produit une inflammation plus vive qui peut quelquefois faire naître des adhérences entre les feuillets du péritoine, mais jusqu'à présent l'autopsie n'est pas venue démontrer l'existence réelle de ces prétendues adhérences qu'on suppose exister, à cause des espèces de tiraillement dont se plaignent quelques malades. L'inconvénient le plus grand de ces injections vient de la difficulté de les doser, de régler leur température, leur force ; c'est sans doute ce motif qui les a fait abandonner. Cette vapeur de vin, qui n'est au fond que de la vapeur d'alcool, comment la refroidir à un degré convenable pour qu'elle n'arrive pas trop irritante, brûlante sur le péritoine, ou trop faible et mélangée d'air ? En effet, avec un refroidissement trop intense, la vapeur alcoolique se condense en quelques gouttelettes dans la seringue, et le vide qu'y produit la liquéfaction est rempli par l'air. Cependant nous reconnaissons que les injections de gaz protoxyde d'azote méritent d'être expérimentées de nouveau, car, comme les injections iodées, elles paraissent exemptes d'accidents primitifs comme d'accidents consécutifs. Quelques douleurs de ventre légères et momentanées sont les seuls phénomènes qu'elles ont provoqués au moment de leur emploi.

Restent donc les injections iodées ; les détails dans lesquels nous sommes entré lorsque nous les avons examinées nous dispensent d'y insister plus longuement pour faire ressortir les avantages qu'elles ont sur toutes les autres injections que nous avons passées en revue. En effet, de toutes celles qui ont été employées jusqu'ici, aucune ne paraît mieux remplir les indications que les injections iodées. Elles sont d'une innocuité remarquable, ne produisent souvent aucune douleur au moment de leur arrivée dans le péritoine; ou si une douleur se manifeste, elle n'est que légère et momentanée. Elles sont d'un usage facile, et leur efficacité a été constatée treize fois sur quinze, et les deux seuls cas où elles n'ont pas réussi ont été encore une preuve de leur innocuité. Presque toujours une seule injection suffit pour la cure radicale d'une hydropisie; mais si le retour du mal l'exige, ou bien si l'ascite ne guérit qu'incomplètement, comme on le verra dans l'exemple suivant, on peut pratiquer successivement de nouvelles injections, sans exposer le malade au plus petit accident. Leurs effets consécutifs ont été la guérison; dans quelques cas, les malades ont ressenti de légers tiraillements, qui n'ont altéré en rien les autres fonctions de l'économie, et ont disparu peu à peu. Enfin, ces injections iodées ont donné des guérisons dans des ascites très anciennes, de nature et de cause très diverses.

Depuis la publication dans la *Gazette médicale de Paris* de notre travail sur le traitement de l'ascite par les injections iodées, d'autres faits plus nombreux sont venus confirmer les avantages des injections iodées dans certaines hydropisies : parmi ces faits, nous mentionnerons ceux du docteur Teissier, de Lyon, publiés par M. Humbert dans la *Gazette médicale de Lyon* (septembre et octobre 1852), et dans le *Bulletin de thérapeutique*, par M. le docteur Philippeaux (1853, pages 145 et 298); ceux de M. le docteur Oré, de Bordeaux, également publiés dans le *Bulletin de thérapeutique* (1852, page 241), etc., etc.; ceux de M. Rodolfi, publiés dans *Gazzetta medica Lombardia*, 17 avril 1854, page 187; *Gazette hebdomadaire*, 1854, page 577. Ces faits sont au nombre de plus de vingt. Dans plusieurs cas il y a eu guérison; dans les autres la mort, excepté dans un cas, ne peut être évidemment attribuée aux injections iodées, et les craintes que ce moyen pouvait inspirer doivent disparaître aujourd'hui en présence des faits nombreux que la science possède et par lesquels l'innocuité de ce moyen nous paraît parfaitement établie.

A ces faits nous joindrons encore le suivant, à cause de l'intérêt tout particulier qu'il présente.

Hydropisie enkystée à la suite d'une péritonite chronique. — Trois injections faites dans l'espace de cinq semaines. — Guérison (1).

Dans le courant de janvier 1854, je fus appelé en consultation par M. le docteur Hulot pour un de ses clients, atteint d'une hydropisie ascite. Ce malade, nommé Besnard, âgé de trente-trois ans, cordonnier, demeurant rue de la Grande-Truanderie, n° 50, était au lit depuis longtemps et dans d'assez mauvaises conditions. Il était maigre, émacié et avait la peau sèche, et dans un état tel, que tout devait faire craindre une terminaison fâcheuse. Le ventre, qui avait l'aspect de celui d'un hydropique quant à son développement, offrait une forme particulière, c'est-à-dire que l'hydropisie ne paraissait pas occuper la totalité du ventre, mais siéger seulement dans la partie antérieure et supérieure. En effet, à la percussion, contrairement à ce que l'on rencontre dans l'ascite, on trouvait une matité très prononcée au sommet de la tumeur abdominale ; mais la circonférence de cette tuméfaction était parfaitement sonore, et les signes étaient tels, que si cette affection avait été observée sur une femme, on aurait bien pu s'en laisser imposer pour un kyste ovarique. La région du foie n'offrait aucun signe particulier, et ce malade n'avait jamais eu d'ictère. Les renseignements qu'il donnait laissaient penser qu'il avait eu une péritonite. En somme, le liquide, qui était en assez grande quantité, paraissait placé au-devant des intestins, entre eux et la paroi abdominale, dans une cavité particulière. La fluctuation était des plus évidentes

Appelé par M. le docteur Hulot pour savoir si je voudrais traiter cette hydropisie, qui avait résisté à tous les traitements, par les injections iodées, je pensai qu'il n'y avait rien de mieux à faire, vu l'état général grave du malade, qui s'affaiblissait de plus en plus chaque jour.

Ce traitement convenu, nous prîmes rendez-vous pour le 21 janvier 1854, et, assisté de mes confrères, MM. Hulot et Gelez, je plongeai le trocart dans le côté droit du ventre. Un liquide trouble, jaunâtre, séro-purulent, s'écoula aussitôt par la canule ; il en sortit 5 litres 1/2. Avant l'écoulement complet de ce liquide, je remplaçai la canule du trocart par une sonde de gomme élastique, et fis une injection de 100 grammes, composée de 1/4 d'iodé et de 3/4 d'eau. Après cette injection, qui resta environ cinq ou six minutes, et après avoir malaxé et pétri le ventre dans tous les sens, je laissai s'écouler l'injection et le reste du liquide avec lequel elle s'était mélangée ; il y en avait environ un litre. La sonde retirée, le ventre fut comprimé à l'aide d'une serviette. Cette injection ne fut suivie d'aucun accident, et n'eut aucun résultat. Bientôt le liquide reparut, et, le 9 février, l'hydropisie paraissait

(1) Cette observation a été publiée avec de plus longs détails dans l'*Union médicale*, année 1854, n° 103, t. VIII, p. 422.

aussi considérable que la première fois. Je conseillai une nouvelle ponction et une nouvelle injection ; mais cette fois je laissai s'écouler tout le liquide, et fis du côté gauche une seconde injection de 100 grammes, composée de 2 parties d'eau et d'une de teinture iodique. MM. Hulot, Gelez et un autre confrère étaient présents à cette opération ; ç'était le 18 février. Cette fois le liquide avait changé de nature ; il était séreux, de couleur brun clair et sans odeur aucune ; il n'y en avait que 4 litres. Entre la première et la deuxième ponction, la santé générale du malade s'était bien améliorée; l'appétit était meilleur et toutes les fonctions s'exécutaient mieux, ce qui continua après la seconde injection.

Si le liquide revenait, je recommandai bien de ne pas attendre et de pratiquer la ponction aussitôt qu'elle paraîtrait possible. Ce qui eut lieu le 2 mars, en présence de MM. les docteurs Hulot, Gelez et Kuln. Cette fois je retire seulement 3 litres de sérosité, tout à fait semblable à celle de l'ascite simple quant à sa limpidité, seulement elle a encore une couleur brunâtre. J'injecte 140 grammes de liquide iodique, composé de 2 parties de teinture d'iode sur 1 partie d'eau. Pendant et après l'injection, quoique la dose fût plus forte, il n'y eut aucune douleur, et le malade put sortir en voiture le jour de l'opération.

Parti pour la campagne vers la fin de mars, Besnard est revenu le 20 mai dernier, radicalement guéri, parfaitement bien portant et engraissé. Toutes ses fonctions se font bien ; il travaille comme ouvrier au chemin de fer du Nord.

Des faits et des considérations énoncés dans ce chapitre, il résulte :

1° Que différents fluides peuvent être injectés sans danger dans le péritoine et avec beaucoup d'avantage pour la guérison de l'ascite;

2° Que ces fluides sont, par ordre de mérite, les injections de teinture d'iode, de gaz protoxyde d'azote, de vapeur vineuse, d'alcool mélangé d'eau, et d'eau tiède mélangée d'une décoction de quinquina ;

3° Qu'on doit, malgré les succès qu'elles ont procurés, rejeter les injections d'eau tiède, d'alcool étendu d'eau et de vapeur vineuse, à cause de la difficulté de leur emploi et des accidents qu'elles ont fait naître avant d'amener la guérison ;

4° Que les injections iodées doivent être préférées aux injections du gaz protoxyde d'azote, en raison de leur emploi plus facile, de leur innocuité constante, et des succès bien constatés et nombreux qu'elles ont eus, jusqu'à ce jour, dans des ascites de cause et de nature bien différentes ;

5° Enfin, qu'elles doivent surtout être réservées pour les cas où l'hydropisie est idiopathique ou consécutive à un trouble fonctionnel quelconque, sans altération notable d'un organe important, comme on peut l'observer, par exemple, à la suite de la suppression des règles, à la suite des fièvres intermittentes, des affections exanthématiques, de la péritonite chronique, etc.

TROISIÈME. GENRE.

Du traitement des épanchements pleurétiques par les injections iodées.

En 1846, en parlant de l'application des injections iodées dans différentes affections, nous disions, dans un mémoire publié dans le *Journal des connaissances médico-chirurgicales* (1) : «Ce mode d'appliquer l'iode pourra devenir le point de départ de plusieurs autres applications, dont on ne tardera pas à enrichir le domaine de la thérapeutique : ne pourra-t-on pas l'employer dans l'empyème, par exemple? Tout ce que nous savons de ces injections et de leur manière d'agir nous porte à croire qu'elles seront très utiles dans les foyers de cette nature. »

Cette idée, qui découlait tout naturellement des remarques que nous avions faites dans les cas variés et nombreux où nous avions employé les injections iodées, ne tarda pas à trouver son application, et depuis, plusieurs praticiens l'ont mise en pratique avec succès. C'est au commencement de 1849 seulement que, pour notre compte, nous avons pu mettre à exécution le projet que nous avions conçu depuis plusieurs années, de faire des injections iodées dans les plèvres. C'était chez un malade auprès duquel nous avions été appelé, par notre savant et excellent confrère le docteur Genest, pour pratiquer la thoracentèse. Nous rapporterons plus loin cette intéressante observation.

De son côté, M. le docteur Boudant, de Gannat (Allier), a aussi essayé ces injections dans un épanchement thoracique

(1) *Mémoire et observations sur l'efficacité des injections iodées dans les abcès fistuleux, les fistules, les kystes,* etc. (*Journal des connaissances médico-chirurgicales,* année 1846).

purulent, et en a publié un succès (1). M. le docteur Massiani, chirurgien militaire, en rapporte un autre exemple dans sa thèse inaugurale (2); il appartient à son collègue le docteur Legouest, qui, assisté de M. Garreau, médecin en chef de l'hôpital militaire de Milianah (Algérie), a guéri un épanchement pleurétique purulent par les injections iodées. Le docteur Aran, médecin du Bureau central, en a communiqué deux nouveaux cas à la Société de médecine des hôpitaux de Paris. Depuis, de nouveaux succès ont encore été publiés par MM. Legroux, Trousseau, Legendre, Barthez et autres, etc.

Les injections intra-pleurales, dans le traitement des épanchements thoraciques séreux, sanguins ou purulents, ne sont pas nouvelles, on en trouve des exemples et des traces dans presque tous les auteurs anciens ; mais ces injections étaient de nature diverse, et employées souvent sans indications bien fondées. Elles ont été faites avec un mélange tiède de vin et d'huile, par Hippocrate (3); de l'eau miellée, par Galien (4), Rhazès ; des décoctions de plantes amères et aromatiques dans du vin mélangé à du miel rosat, par Guy de Chauliac (5), Lanfranc, Arculanus, Alexandre Benedetti, Fabrice d'Acquapendente, et Ambroise Paré (6), qui, pour les rendre encore plus irritantes, ajoutait de la teinture d'aloès ; de la décoction de quinquina, par Willis, Fréteau (7), Billerey, Audouard (8); une solution de chlorure de soude, par M'Queen (9) ; une faible solution de sublimé corrosif, et au besoin de nitrate d'argent, par Wells (10) ; une solution caustique, par M. Sédillot, de Strasbourg (11); une solution de chlorure de chaux, par M. Boudant; et enfin de la teinture alcoolique d'iode, par MM. Boinet, Boudant, Lagouest, Garreau et Aran, etc.

<hr>

(1) *Bulletin de l'Académie de médecine*, t. XV, p. 303.
(2) Strasbourg, 1851.
(3) Hippocrate, *De morbis*, lib. II, cap. xv.
(4) Sprengel, *Histoire de la médecine*, t. IX, p. 7.
(5) *Guidonis de Caul. chirurgia*, p. 212.
(6) Livre X, chap. xxxii, p. 251.
(7) *Journal de médecine*, t. XLVII, p. 121.
(8) Opuscule, in-8. Paris, 1808.
(9) *Journal des connaiss. médico-chirurg.*, 1847, p. 119.
(10) *Ibidem.*
(11) Sédillot, *De l'opération de l'empyème.*

Avant de rappeler quelques-unes des observations que nous avons trouvées dans les annales de la science sur ce sujet, et de faire connaître celles qui ont été fournies par les injections iodées, nous croyons devoir examiner si cette question, sur laquelle les auteurs modernes sont loin d'être d'accord, mérite d'être réhabilitée, ou doit être proscrite d'une manière absolue.

La pratique des injections intra-pleurales a subi à peu près le même sort que la thoracentèse, et moins heureuse que cette opération, dont elle est appelée à assurer les succès dans les épanchements purulents, elle n'est pas encore relevée de l'anathème lancé contre elle. Nous espérons que l'examen rigoureux des faits nous permettra de démontrer son utilité et son efficacité.

Il y a quelques années, l'opération de la thoracentèse était pratiquée si rarement, qu'on pourrait à peine en trouver quelques exemples dans les annales de la science. Le plus grand nombre pensait et pense encore aujourd'hui que procurant, même rarement, un soulagement éphémère, elle hâte dans tous les cas la mort des malades. Cependant, cette opération, connue depuis longtemps et décrite par tous les anciens auteurs avec beaucoup de soin, et en particulier par Hippocrate (1), était très en usage autrefois, et des observations nombreuses consignées dans les auteurs anciens attestent ses succès. Alternativement vanté, proscrit, puis réhabilité de nouveau, ce moyen thérapeutique paraît enfin devoir être inscrit définitivement dans la matière médicale, grâce aux travaux de M. Trousseau, et aux importantes améliorations apportées au manuel opératoire par M. Reybard, de Lyon, d'abord, ensuite par M. J. Guérin. Avant M. Trousseau, la thoracentèse n'avait jamais été pratiquée que pour des épanchements chroniques purulents compliqués, où le plus souvent tous les remèdes étaient restés impuissants, et dans des conditions telles que les malades, dont la vie était prochainement compromise, succombaient presque tous ; par conséquent les médecins et les chirurgiens considéraient cette opération comme très grave, très dangereuse, et laissaient succomber les malades plutôt que de recourir à une opération

____

(1) *De morbis*, lib. II, cap. xvi. — Charter, t. VII, p. 568.

qu'ils regardaient comme inutile, et qui, d'après leur manière de voir, hâtait la mort des malades.

Cette opération serait-elle donc dangereuse par elle-même? Non, sans doute; car, comme dit Lassus (1), c'est avec un pareil raisonnement qu'on tue l'art et les malades. Peut-on mettre en parallèle la gravité de la maladie, la certitude où l'on est que le malade périra si l'on n'évacue point le fluide qu'il a dans la poitrine, avec une simple ponction ou une simple incision, si faciles à faire et si peu dangereuses, qu'il n'y a pas, dans tous les livres de l'art un seul exemple qui prouve qu'un malade soit mort des suites d'une opération.

Nous partageons entièrement l'opinion de Lassus sur le peu de dangers que présente par elle-même l'opération de l'empyème; facile à exécuter, elle ne cause, en effet, que peu de douleur au malade, et elle n'intéresse aucune partie essentielle à la vie. D'ailleurs les résultats qu'ont obtenus MM. Reybard, Trousseau, Beau, Maillot, J. Guérin, et d'autres, dans les épanchements pleurétiques aigus, sont venus démontrer, mieux que tous les raisonnements, que cette opération n'est pas dangereuse par elle-même, qu'elle est simple, facile, et que les malades qui succombaient étaient ceux chez lesquels les épanchements étaient devenus excessifs, chroniques et purulents; que c'était par conséquent à ces dernières circonstances qu'il fallait attribuer la mort des malades, c'est-à-dire à l'époque trop avancée de la maladie à laquelle on avait recours à cette opération, et non à l'opération elle-même.

On pose aujourd'hui en précepte de ne pas laisser pénétrer l'air dans la cavité thoracique, et l'on attribue encore, comme autrefois, à cette pénétration de l'air, tous les accidents qui se développent à la suite de l'opération de la thoracentèse. En effet, les anciens procédés étaient vicieux et entourés de circonstances graves, puisqu'ils avaient l'inconvénient de laisser pénétrer librement l'air dans la poitrine; mais les nouveaux procédés, tout en ayant l'avantage de s'opposer à cette pénétration de l'air, n'ont pas procuré de meilleurs résultats que les procédés anciens. Lorsque les opérations ont été faites dans des pleurésies

______

(1) Lassus, *De la médecine opératoire*, t. II, p. 158, in-8.

chroniques purulentes et compliquées, la mort a presque toujours eu lieu : ainsi M. Trousseau, qui, sur onze opérations dans des épanchements aigus, a obtenu onze guérisons, compte sept morts, une guérison incomplète, sur dix opérations pratiquées pour des épanchements purulents (1). Dans ces cas, le procédé opératoire, tout perfectionné qu'il est, ne procure donc pas de meilleurs résultats que l'ancien procédé, et les accidents qui ont lieu ne viennent donc pas de la pénétration de l'air dans la cavité thoracique, puisque cette pénétration n'a pas eu lieu ; et cependant tous les malades atteints d'épanchements pleurétiques chroniques succombent presque infailliblement.

Alors où chercher la cause de la mort ? Puisqu'on ne peut plus l'attribuer ni au mode opératoire ni à la pénétration de l'air, on accusera l'ancienneté de la maladie, la faiblesse de l'individu, les lésions de la plèvre et du poumon, etc.

Les anciens, d'ailleurs, avaient cru devoir attribuer tous les accidents à la pénétration de l'air, et avaient cherché non-seulement à s'opposer à cette pénétration, mais encore à le retirer, lorsqu'il avait pénétré ; ils avaient eu l'idée aussi de vider le foyer purulent à l'aide d'une seringue, dans le but d'empêcher l'introduction de l'air. Voici, sur ce point, un passage remarquable que nous empruntons à Bell (2). Ce chirurgien voulait, *comme les anciens*, qu'on retirât l'air de la poitrine. Il employait une sorte de succion, qu'il exécutait soit à l'aide d'une seringue, à laquelle on ajoutait un bec d'ivoire ou de métal, qui s'appliquait exactement sur l'orifice de la plaie, soit au moyen d'une bouteille de gomme élastique qu'on appliquait vide sur l'orifice de la fistule et qu'on dilatait à plusieurs reprises. C'est encore Bell et après lui quelques chirurgiens qui ont recommandé qu'avant d'inciser les téguments, on les fît tirer fortement en haut, dans lo but de prévenir, par le défaut de parallélisme qui doit s'ensuivre entre la plaie antérieure et celle qui pénètre dans la poitrine, l'entrée de l'air dans cette cavité (3).

C'est probablement dans ces passages, que M. J. Guérin a

(1) Aran, l'*Union médicale*, 1851, n°° 138 et 140.
(2) *Cours complet de chirurgie*, t. V, p. 195, traduction de Bosquillon, in-8. Paris, 1796.
(3) *Ibid.*, t. V, p. 114.

puisé l'idée de la méthode sous-cutanée, qu'il a fait valoir avec tant de succès et a généralisée avec tant de bonheur.

Nous rappellerons que la viciation du pus ne doit pas toujours être attribuée à l'air, puisqu'on a observé plusieurs fois que la matière purulente était fétide au moment même où elle était évacuée pour la première fois, quoiqu'elle n'eût pas encore été en contact avec l'air.

Maintenant pourquoi cette opération, recommandée et employée avec succès par les anciens, a-t-elle été repoussée et abandonnée par les modernes? Telle est la réflexion qui vient tout naturellement en lisant les auteurs. Comment expliquer les succès obtenus autrefois, à quoi les attribuer, alors que la science du diagnostic et de la médecine opératoire était moins avancée et moins perfectionnée qu'elle ne l'est aujourd'hui, tandis que, de nos jours, cette opération est délaissée, à cause des insuccès qu'elle fournit?

Est-il possible de résoudre ce problème? car aujourd'hui, comme autrefois, les mêmes causes qui font rejeter cette opération existent; l'introduction de l'air était aussi et même plus fréquente, puisque toutes les opérations étaient faites par l'incision avec le bistouri. Moins éclairés que nous à l'endroit du diagnostic, les anciens opéraient à tort et à travers, opérant même des malades qui n'avaient pas d'empyème; et cependant ils obtenaient des succès là où nous ne rencontrons que des insuccès, malgré nos moyens de diagnostic et d'opération meilleurs que ceux de nos devanciers.

La lecture de leurs observations, qui, en général, sont peu complètes, prouve qu'ils ne savaient faire aucune différence entre les épanchements; ils les opéraient tous, qu'ils fussent aigus ou chroniques, c'est-à-dire séreux ou purulents, et, je le répète, ils avaient des succès là où nous ne comptons que des insuccès.

Le second fait qui nous a frappé en lisant les anciens auteurs, c'est que dans tous les cas où nous avons noté des succès, des injections avaient été pratiquées; ce qui nous porte à croire que les nombreux revers dont se sont prévalus les détracteurs de l'opération de l'empyème sont dus en grande partie à l'oubli de cette méthode à laquelle les anciens avaient recours avec tant de bonheur, quoique, peu éclairés sur la nature des conditions pathologiques qui en réclamaient l'usage, ils l'employassent souvent d'une manière peu rationnelle.

Il est donc logique de croire qu'en employant des injections, on devra user, dans les épanchements purulents, de la thoracentèse avec moins de timidité qu'on ne l'a fait communément jusqu'ici. Si toutefois on réfléchit que cette opération, seulement dirigée contre les effets d'une maladie préexistante, ne l'est nullement contre les causes, on devra s'attendre sans contredit qu'elle sera suivie de revers; mais suffit-il d'un doute dans le succès pour retenir, dans tous les cas, la main de l'opérateur ? Non certainement; attendu qu'il est assuré que, sans elle, le malade périra, et qu'on sait, d'autre part, que si des exemples constatent son défaut de réussite, il en est aussi un grand nombre qui établissent ses succès. *Sapius est anceps experiri auxilium, quam nullum.*

D'après ces considérations, et en nous appuyant sur les résultats statistiques cités par M. Aran, et sur d'autres faits déjà nombreux, nous dirons, avec ce savant médecin et avec M. le professeur Trousseau, que la thoracentèse doit être employée dans les épanchements aigus, à titre de palliatif, et à titre d'accélérateur de la terminaison de la maladie, et cela avec d'autant plus de raisons, que, dans les épanchements abondants chroniques, tous les remèdes sont le plus souvent impuissants, et la vie est prochainement compromise; mais, dans les épanchements purulents, les seuls dont nous voulons nous occuper ici, la thoracentèse ne fournit plus d'aussi beaux résultats, et presque tous les malades succombent après cette opération. Nous avons dit plus haut les raisons; il restait donc à savoir si, dans ces cas, qui ont presque constamment une terminaison fâcheuse, on serait autorisé à recourir à la thoracentèse suivie d'injections iodées, avec quelques chances de succès.

Les faits que nous avons recueillis, et que nous allons rapporter, répondent à cette question d'une manière satisfaisante.

L'espèce de discrédit où est tombée la pratique des injections dans les plèvres est la cause qu'on trouve, dans les annales de la science, fort peu de faits dont on puisse invoquer l'autorité, encore sont-ils rarement relatés avec quelques détails; cependant nous en avons réuni plusieurs qui témoignent en faveur de ces injections. Nous ferons connaître les principaux , en même temps que nous exposerons , d'une manière succincte, les opinions qui ont été émises à diverses époques sur ce point de thérapeutique.

Hippocrate a tracé d'excellentes règles sur la manière de pratiquer les injections intra-pleurales. Il faisait séjourner dans la poitrine le liquide qu'il employait, de manière qu'il retirât le soir l'injection du matin. *Infusum autem matutinum sub vesperam, et vespertinum mane , educito* (1). Ailleurs il donne le précepte, pour le cas d'empyème, de n'évacuer la totalité du pus que dix jours après l'opération , et d'injecter alors dans la poitrine un mélange tiède de vin et d'huile, afin que le poumon habitué au contact du pus, ne se dessèche trop promptement. *Postquam autem decimus affuerit dies, omni pure emisso, linamentum ex linteo indito. Deinde vinum et oleum tepefacta per fistulam infundito, ne pulmo a pure humectari solitus derepente ressiccetur; emittendum autem est, id quod mane infusum est, ad vesperam, quod vespera mane , etc. (2).*

Suivant Sprengel (3), le médecin de Pergame injectait de l'eau miellée ; il secouait fortement le malade, et après l'avoir fait coucher sur le côté affecté, lui prescrivait de tousser avec force, afin que le liquide s'écoulât avec le pus. Il lui arrivait souvent de voir le malade cracher, après une quinte de toux, une partie du liquide injecté.

Pour délayer le pus épanché dans la poitrine et en favoriser l'expulsion, Rhazès employait aussi l'eau miellée.

Le vin était le liquide que préférait Guillaume de Salicet, mais il répétait ces injections qu'il laissait s'écouler par la plaie, après avoir fait retourner le malade sur lui-même, jusqu'à ce que le vin injecté sortît parfaitement clair.

Guy de Chauliac, pour modifier les parois du foyer, se servait de liquides toniques ou excitants, tels que les décoctions de plantes amères et aromatiques dans du vin, auxquelles il ajoutait du miel rosat, des substances balsamiques (4); les injections

(1) Hippocrate, *De morbis*, lib. II, cap. xv.
(2) *Ibid.*, lib. II, § 45.
(3) *Histoire de la médecine*, t. IX, p. 7.
(4) *Guidonis de Caul. chirurgia*, p. 212.

évacuatives et détersives ont été recommandées par Lanfranc, Arculanus, Benedetti, Fabrice d'Acquapendente, Purmann, etc.

Ambroise Paré (1) employait des décoctions ou infusions de plantes aromatiques, et les rendait plus irritantes dans certains cas, en y ajoutant de la teinture d'aloès, ou une solution alcoolique d'onguent égyptiac.

Obs. I. — Ce chirurgien célèbre rapporte (2) qu'étant à Turin il fut appelé pour soigner un soldat nommé Lévesque, qui, à la suite de plusieurs coups d'épée dans le côté droit de la poitrine, avait un épanchement de sang, tel qu'il ne pouvait respirer ni parler à peine. Il avait une forte fièvre et crachait le sang, etc. Le chirurgien qui avait été appelé le premier avait cousu la plaie. Ambroise Paré la fit découdre, fit placer le malade la tête en bas, et sept ou huit onces de sang fétide et corrompu s'écoulèrent aussitôt ; il fit ensuite dans la plaie, après avoir fait coucher le malade, des injections composées d'eau d'orge additionnée de miel rosat et de sucre candi ; puis il faisait tourner le malade d'un côté sur l'autre pour lui remettre les jambes en l'air comme auparavant, ce qui permettait à l'injection de ressortir avec des grumeaux sanguins. Cela fait, les accidents diminuèrent, et petit à petit cessèrent. Les injections furent répétées le lendemain et faites avec une décoction de centaurée, d'absinthe et d'aloès, dans le but de mieux modifier la cavité thoracique. Mais ces injections, à cause de leur amertume et des envies de vomir qu'elles causaient au malade, en pénétrant dans les bronches, la trachée-artère et l'œsophage, furent remplacées par d'autres, et, à cette occasion, Ambroise Paré recommande de ne jamais les employer en pareil cas, c'est-à-dire lorsqu'il y a communication de la cavité pleurale avec les bronches, *à cause qu'elles donnent plus de fascherie au malade que de bien. Or, pour conclure, ludite playe fut si bien traitée, qu'outre mon espérance le malade guarit.*

Dionis n'employait que les injections évacuatrices ; Willis avait recours à la décoction de quinquina et aux préparations antiseptiques, pour corriger la fétidité du pus.

Cette pratique fut généralement suivie jusqu'au commencement du moyen âge, époque à laquelle Lamotte (3) la rejeta comme nuisible dans toutes les circonstances. Alors les opinions des chirurgiens furent diverses : les uns, avec Ledran, Morand et Van Swieten, qui employait l'eau miellée unie au sel marin

(1) Livre X, chap. xxxii, p. 251.
(2) *OEuvres complètes*, t. II, p. 97.
(3) Lamotte, CCXXIIᵉ observation.

et à un peu de vin, avec Garengeot, qui voulait qu'on ajoutât un filet de vinaigre, ou bien un peu de savon à des décoctions de scordium, de marrube et d'hysope, avec Gœdicke et Hermann, les employaient avec avantage, et en obtenaient de bons résultats ; les autres, avec Huermann, Bertrandi, Benjamin Bell, Lassus, les repoussaient dans tous les cas.

Du côté de ceux qui blâment ces injections, on ne trouve que des assertions générales, et l'on ne cite aucun fait dans lequel il ait été constaté qu'elles aient été nuisibles. C'est ainsi que Bell (1) se contente de dire qu'il regarde comme désirable qu'on puisse toujours les éviter ; que Chopart et Desault (2) les regardent comme propres à hâter la fin des malades, et que Pelletan (3) voit en elles un corps étranger dont l'introduction dans la poitrine peut déterminer de graves inconvénients ; il les proscrit surtout dans les cas d'épanchements purulents.

D'autres, avec Ravaton (4), Sabatier (5), Richerand (6), les croient utiles pour déterger la plèvre et modifier la vitalité de cette membrane ; mais blâment leurs abus, et proscrivent celles qui, trop irritantes, conserveraient une toux fatigante, et pourraient même occasionner l'inflammation du poumon. L'opinion de Larrey (7) est qu'elles sont constamment nuisibles.

Boyer (8) dit qu'il est presque toujours nécessaire de faire des injections dans la poitrine dans le traitement de l'empyème, soit pour entraîner au dehors le pus, dont le séjour deviendrait nuisible, soit pour corriger, autant que possible, l'état morbide de la plèvre et les mauvaises qualités de la matière purulente ; il ne conseille que les injections émollientes et détersives.

Fréteau, Billerey, Audouard, employaient la décoction de quinquina en injection, lorsque le pus devenait fétide ; ce dernier ajoutait un peu de laudanum liquide de Sydenham.

---

(1) *Cours complet de chirurgie*, traduction de Bosquillon, in-8, t. II, p. 205, Paris, 1796.
(2) *Traité des maladies chirurgicales*, t. II, p. 65.
(3) *Clinique chirurgicale*, t. III, p. 159.
(4) *Pratiq. mod. de la chirurg.*, p. 112.
(5) *Médec. opérat.*, t. II, p. 317.
(6) Tome IV, p. 181.
(7) *Cliniq. chirurg.*, t. II, p. 248.
(8) *Malad. chirurg.*, t. VII, p. 382.

Chelius (1), Bégin (2), ne les recommandent que lorsque le
pus est fétide. M. Velpeau (3) en est partisan, et pense que
c'est l'abus que les anciens en ont fait qui a porté les modernes
à les proscrire presque généralement; mais il dit qu'elles ne
conviennent pas dans les épanchements purulents que ne limite
aucune adhérence; que, dans les épanchements enkystés, leurs
avantages sont difficiles à contester, et il veut qu'on les emploie
aussitôt que la suppuration tend à se dénaturer.

M. Sédillot (4), se fondant sur les données de l'expérience et
sur les considérations anatomo-pathologiques propres aux épanchements purulents, reconnaît aux injections thoraciques une
utilité incontestable; il n'hésite pas à conseiller, dans certains
cas, l'emploi des injections caustiques, pour modifier profondément la vitalité de la membrane pyogénique qui revêt la cavité
pleurale.

Enfin, MM. Boudant, Massiani, Marrotte, Aran, ont rapporté quelques faits qui attestent l'efficacité des injections chlorurées et iodées dans les épanchements thoraciques purulents,
pour modifier la nature du liquide sécrété ou pour provoquer
une inflammation adhésive sur les parois du foyer.

Ce court historique suffit pour nous apprendre que la thoracentèse était à peu près bannie de la matière médicale, lorsque
les travaux de MM. Reybard, Trousseau, etc., sont venus la
réhabiliter, et que les injections thoraciques étaient tout à fait
rejetées de la thérapeutique moderne, lorsque nous avons proposé les injections iodées.

Si l'on consulte, en effet, nos auteurs les plus modernes et les
dictionnaires de médecine les plus nouveaux, c'est à peine s'il
est question des injections à la suite de l'opération de l'empyème,
et, s'ils en parlent, ce n'est que comme d'un moyen extrême
qu'on *peut* employer quand on ne sait plus que faire, et que le
malade est pour ainsi dire abandonné. Voici ce qu'on lit dans
le Dictionnaire en 30 volumes, à l'article EMPYÈME (5) : « On *peut*

(1) *Traité de chirurgie*, t. II, p. 128.
(2) *Traité de chirurg. et méd. opér.*, p. 33. — *Dict. de méd. et de chirurg.
pratiques*, art. EMPYÈME.
(3) *Médec. opérat.*, t. III, p. 724, 2ᵉ édit.
(4) *De l'opération de l'empyème*, p. 146.
(5) Tome XI, p. 435.

les employer lorsque le liquide qui constitue l'empyème a beaucoup de consistance et adhère aux parois du foyer qui le renferme ; elles conviennent aussi lorsque le contact de l'air irrite la plèvre déjà malade, et détermine la sécrétion d'un liquide noirâtre et fétide. Les injections, qui seront *toujours douces, émollientes*, ne doivent être portées dans la poitrine qu'avec ménagement ; on usera surtout de circonspection, si les bronches communiquent avec la cavité des plèvres. »

Ce passage indique positivement qu'on ne doit les employer que comme un simple moyen de lavage ; cependant on trouve, dans le Dictionnaire en 30 volumes, un chapitre remarquable au sujet des injections dans le traitement chirurgical de l'empyème ; il est vrai que l'auteur de cet article commence par dire qu'elles sont essentiellement inutiles dans le cas d'épanchement sanguin ou purulent, et qu'elles ne peuvent mondifier, déterger et guérir les ulcères du poumon, ceux de la plèvre et du péricarde, qui occasionnent ou compliquent quelquefois l'empyème. Cette manière de s'exprimer si nettement pour les cas particuliers que nous venons de citer a bien pu détourner les médecins de l'idée d'employer les injections dans l'empyème purulent, quoique le même auteur ait ajouté plus loin que « les observations de Jaymes, Robin, Bacqua, Fréteau, Audouard et Billerey, infirmaient toutes, sans exception, une semblable assertion ; car, quoique les malades confiés aux soins de ces médecins rendissent, par l'expectoration, du pus, des matières puriformes en tout semblables à celles fournies par l'empyème lui-même, et que, chez quelques-uns, les liquides injectés revinssent par la bouche (Jaymes, Robin et Bacqua), les malades n'ont pas moins guéri, et cela en grande partie par le secours des injections. »

L'observation d'Ambroise Paré, que nous avons rapportée plus haut, prouve que la communication de la cavité pleurale avec les bronches n'est pas une contre-indication. L'observation suivante de Covillard (1) viendra encore appuyer cette opinion :

Obs. II. — M. de Flaviac, officier au régiment de Vaillac, reçut une mousquetade au côté gauche qui lui rompit une côte, ce qui laissa la balle, de sorte qu'elle n'eut point de sortie. Je la cherchai, faisant situer en di-

(1) Covillard, *Observ. iatro-chirurgicales*, p. 167.

verses sortes le malade ; mais ce fut en vain, ces efforts n'ayant réussi que pour tirer divers fragments de la côte.

Or, la plaie s'étant fermée dans un mois environ, il se fit un grand amas de boue dans la poitrine, qui lui causait une grande difficulté de respirer, avec une puanteur d'haleine ; et sur ce, ayant consulté, avec MM. Arqué, Lauzier et Sillot, docteurs-médecins, la conclusion porte de lui faire l'opération de l'empyème, ce que j'exécutai, et d'abord sortit abondance de matière purulente, et d'autant que la putréfaction se démontrait par une grande et importune puanteur ; je me servis de plusieurs injections détersives, lesquelles étaient rendues par la bouche ; il garda longtemps un flux de ventre syntectique, c'est-à-dire colliquatif, comme je crus, d'autant qu'il était accompagné de fièvre lente ; et de fait, ce gentilhomme devint sec, aride, atrophié. Je combattis contre ces indispositions durant trois mois, lesquels expirés, il se retira sain et gaillard, ayant recouvré son embonpoint.

« Les injections, disait M. Rullier, auteur de l'article *Empyème* du Dictionnaire en 60 volumes, devront paraître réellement très utiles, soit comme moyen simple de délayer, de dissoudre et d'entraîner au dehors les matières coagulées, visqueuses et putrides, dont le séjour prolongé dans la poitrine deviendrait nuisible, soit comme propres à corriger, par une application d'autant plus efficace qu'elle est immédiate, la disposition atonique de la plèvre ou des membranes accidentelles organisées qui la revêtent, comme aussi l'inflammation gangréneuse spécicifique, qui s'empare trop souvent de la totalité ou d'une partie seulement des parois de l'empyème. Ainsi les injections jouissent vraiment du double avantage et de nettoyer la poitrine et d'agir de la manière la plus propre à modifier les forces vitales et les fonctions morbides des parties sensibles sur lesquelles elles sont immédiatement dirigées. »

Cette opinion, que nous partageons entièrement, n'est pas d'ailleurs une simple théorie, elle est fondée sur les faits.

Morand (1) en obtint un grand avantage dans un cas d'épanchement séro-purulent qu'il guérit chez un ecclésiastique de vingt-deux ans. Une première ponction donna issue à *six pintes* de sérosité, contenant une petite quantité de matière purulente vers la fin de l'écoulement. Sept jours après la première ponc-

(1) Morand, *Mémoires de l'Acad. de chirurg.*, t. II, p. 382.

tion , les accidents étant revenus , on opère par incision au même endroit , et l'on retire *cinq pintes* de sérosité dans lesquelles il y avait plus de pus qu'à l'évacuation précédente. A une bandelette de linge mise d'abord dans la plaie, on substitue une canule d'argent, et l'on emploie des injections détersives; l'écoulement séro-purulent devient moins abondant. Trois mois après l'opération, la plaie ne fournissait chaque jour qu'une demi-cuillerée de matière , et , au bout de sept mois , la guérison était complète.

Willis nous apprend qu'elles corrigèrent merveilleusement le mauvais état acquis par le pus ; au troisième jour de l'opération, ce fluide répandait une odeur si insupportable , que la chambre du malade en était rendue inhabitable ; mais les injections rétablirent bientôt les premières qualités de cette humeur, et la guérison eut lieu.

Dans l'observation de Fréteau (1), l'odeur du pus devint également gangréneuse et fétide peu de temps après l'opération; on commença aussitôt les injections , et ce fut après les avoir continuées pendant vingt jours que cette humeur perdit ses mauvaises qualités ; elle devint en même temps plus liée et moins abondante.

Obs. III. — On lit dans Ledran (2) qu'une de ses cousines, âgée de soixante-treize ans, eut, à la suite d'une pleurésie du côté droit, un épanchement purulent avec ulcération du poumon , qu'il fit une incision qui donna issue à plus de *trois demi-setiers* d'un pus liquide, grumeleux et fétide; la quatrième côte était cariée. Le quatrième jour, on fit des injections avec de l'eau d'orge miellée ; une partie du liquide sortit par la bouche. Le vingtième jour, l'expectoration purulente avait cessé, et deux mois après, la poitrine était entièrement fermée et la guérison était complète.

Obs. IV. — Le *Journal de Desault* (3) contient l'observation d'une petite fille de dix ans qui eut une pleurésie du côté gauche qui se termina par un empyème purulent, avec carie de plusieurs côtes, érosion de la plèvre, pus sanieux et fétide, etc. Au moment de l'opération, la quantité du pus est évaluée à plus de deux pintes. Le lendemain, on fait des injections avec une décoction d'orge, du miel rosat, et un peu d'eau vulnéraire spiritueuse,

(1) Fréteau, *Journal de médecine*, t. XLVII, p. 132.
(2) Ledran, *Observ. de chirurg.*, t. I, p. 221.
(3) Carboné, *Journal de Desault*, t. II, p. 137.

dont la dose est augmentée graduellement. Les pansements et les injections sont renouvelés deux fois par jour, et l'on a soin de laisser chaque fois, dans la poitrine, une certaine quantité de liquide injecté. La suppuration, toujours abondante, ne changea de nature qu'au bout de deux mois, après que la surface interne de plusieurs côtes fut exfoliée, et lorsqu'on fit des injections avec la décoction de quinquina, à laquelle on ajouta un cinquième d'alcool camphré.

En très peu de temps, le pus changea de nature et devint plus consistant, sa quantité diminua de jour en jour, et enfin la plaie se referma entièrement au bout de huit mois, et la petite malade obtint une guérison complète.

Deux autres exemples d'épanchements purulents, suite de pleurésie, guéris par des injections détersives et excitantes, sont encore cités, l'un (1) dans le *Recueil d'observations de médecine, de chirurgie et de pharmacie*, l'autre (2) dans la *Gazette médicale de Paris*.

Enfin, dans ces dernières années, plusieurs médecins ont proposé et employé avec succès les injections chlorurées dans les épanchements thoraciques purulents. Voici ces observations, qui appartiennent, la première, à M. Wells (3), la seconde, à M. Boudant (4), et la troisième, à M. Marrotte (5), médecin des hôpitaux de Paris.

OBS. V. — Le sujet de la première observation est un de nos confrères, le docteur M'Queen, âgé de trente-trois ans. L'empyème avait succédé à une pleurésie mal guérie et datait d'un an ; lorsqu'il alla réclamer les soins du docteur Wells, il avait tous les symptômes d'une fièvre hectique, joints à ceux d'un épanchement pleurétique du côté gauche.

La thoracentèse fut pratiquée le 7 juin 1836 ; une partie seulement du liquide purulent fut évacuée avec les circonstances ordinaires d'amélioration, puis de défaillance, chez l'opéré. Le soir, on retira encore un peu de liquide ; le malade passa la nuit suivante mieux que les précédentes. Le lendemain, on laissa de nouveau le liquide s'écouler librement, jusqu'à ce que le jet s'arrêtât ; il en restait encore une notable quantité dans la poitrine. La nuit du 8 au 9 se passe moins bien, on laisse encore écouler du

(1) Castryck, *Recueil d'observ. de méd. chirurg. et pharm.*, t. VI, .28.
(2) Roux, *Gazette médicale de Paris*, 1836, p. 736.
(3) *Journal des connaissances médico-chirurgicales*, 1847, p. 119.
(4) Boudant, *Bulletin de l'Académie de médecine*, t. XV, p. 303.
(5) Marrotte, *l'Union médicale*, n° 44, p. 181 année 1852.

liquide, ce qui soulage le malade. Le 10, nouvelle ouverture pour évacuer le liquide de l'empyème ; l'air s'introduit évidemment dans la cavité thoracique ; une tente est introduite pour éviter l'adhésion des bords de l'incision. Le 11, le 12 et le 13, le pus acquiert une odeur insupportable, symptôme fâcheux d'épuisement.

Voyant que la maladie prenait une tournure fâcheuse, l'auteur et le malade se hasardent à essayer l'effet d'une injection d'un quart de *pinte* de solution légère de chlorure de soude. Le liquide de l'injection est évacué par le tube après dix minutes de séjour dans la poitrine ; loin d'en éprouver de fâcheux effets, le malade se sent soulagé. Le lendemain 14, au matin, la fièvre est moins forte, le liquide sécrété dans la cavité pleurale est moins fétide ; on injecte une quantité de chlorure de soude plus forte que la veille, et on la laisse sortir au bout de quelques minutes. Le même traitement est continué les jours suivants avec une amélioration toujours croissante ; on ne cherche plus à éviter l'entrée de l'air dans la poitrine, il serait impossible d'y arriver, et d'ailleurs il n'en résulte pas d'inconvénients sensibles. La force de la solution et sa quantité sont augmentées graduellement. Les injections sont continuées jusqu'au 20 juillet, jour où le malade quitte la résidence de son médecin. Il ne sortait alors de la poitrine qu'un quart de litre environ de liquide dans les vingt-quatre heures. Depuis dix jours, le malade faisait de petites promenades ; son état général s'améliorait beaucoup sous l'influence d'un traitement interne, altérant et tonique. Le docteur Wells, au départ de son confrère, lui recommanda de continuer les injections.

Le 7 mars 1837, celui-ci lui écrit qu'immédiatement après son retour, il a été prendre les eaux à une source minérale diurétique, dont il a retiré de bons effets. L'amélioration, depuis cette époque, a été sensible, mais lente ; il peut faire vingt milles à cheval (quatre à cinq lieues), mais il sort tous les jours à peu près un quart de *setier* de liquide par la fistule thoracique ; et le malade, qui a cessé depuis quelque temps toute espèce de traitement, commence à se trouver moins bien et à sentir que le côté gauche de la poitrine prend du développement.

Le docteur Wells lui conseille d'essayer l'injection d'une faible solution de sublimé corrosif ; ensuite, au besoin, une autre de nitrate d'argent.

Le 27 mai 1838, le docteur M'Queen écrivit à son confrère qu'il venait d'avoir une légère attaque de fièvre, pendant laquelle l'évacuation du liquide pleural avait beaucoup augmenté ; mais à la suite de cela ses forces étaient revenues, et il ne perdait plus que deux cuillerées environ de liquide par jour.

En réponse à de nouvelles informations, le docteur M'Queen écrivait, le 20 mars 1844, à son confrère, que son état était à peu près le même qu'en 1837 ; mais il était survenu une déformation considérable du thorax. La différence entre les deux côtés était de 4 pouces ; le corps était tellement incliné à gauche, que l'épaule, de ce côté, était de 2 pouces plus bas que la droite; le cœur occupe sa position naturelle; il n'y a pas de murmure respiratoire du côté gauche, qui est inaccessible à l'air. A ces inconvénients près, le docteur M'Queen se porte mieux que jamais; il s'est fait planteur et prend beaucoup d'exercice sans inconvénient.

Obs. VI. — La seconde observation est celle d'un fermier de vingt-cinq ans, qui eut un épanchement thoracique gauche qui amena, au-dessous du sein gauche, sous le muscle grand pectoral, une tumeur molle, siége d'une fluctuation obscure. M. Boudant pratiqua la thoracentèse à l'aide d'une incision au lieu d'élection; 2 litres de sérosité purulente s'écoulèrent par l'ouverture. Une mèche fut introduite profondément dans la plaie, et, pendant cinq jours, il s'écoula du pus chaque fois qu'on enlevait cette mèche; mais le sixième, l'écoulement cessa par le fait d'une adhérence momentanée; le chirurgien la détruisit en introduisant le doigt dans la plaie, il sortit à l'instant même 1 litre de pus horriblement fétide.

Cette circonstance détermina M. Boudant à faire, dans la poitrine, des injections d'eau tiède, à l'aide d'une sonde de gomme élastique; il recommanda d'introduire profondément la mèche. Cette précaution ayant été négligée par les parents, car l'éloignement ne permettait, pas au chirurgien de visiter le malade tous les jours, il se produisit une nouvelle adhérence qu'il fallut encore détruire. On fit alors, le 6 février 1846, des injections avec une solution de chlorure de chaux (une cuillerée par litre); bientôt on fut obligé, chaque jour, de diminuer la quantité de liquide injecté, à mesure que la capacité du foyer diminuait. Le 21, il ne fut pas possible d'introduire de sonde dans la plaie, réduite à une étroite fistule, qui se cicatrisa dans les premiers jours d'avril. Plus d'une année après, la guérison ne s'était pas démentie; il n'existait d'autre trace de cette longue maladie qu'une dépression des côtes.

Obs. VII. — Dans la troisième observation, qui appartient à M. le docteur Marrotte, il s'agit d'une petite fille de quatre ans et demi qui, le 15 avril 1851, présentait les signes physiques d'un épanchement pleural gauche, et une dyspnée très grande qui s'expliquait par la pleurésie et par la coïncidence d'une tympanite excessive. Un mois plus tard, la figure était profondément altérée, un peu bouffie; les lèvres étaient légèrement violacées, et le système veineux du visage et du reste du corps était très dilaté; le pouls variait entre 140 et 150, et il y avait des paroxysmes fébriles, surtout le soir, terminés par des sueurs abondantes. Le côté gauche offrait une dilatation évidente.

Le 28 mai, M. Marrotte fit la ponction au moyen du trocart de M. Reybard, entre la huitième et la neuvième côte. Après l'évacuation de 125 grammes d'un pus lié et homogène, le courant du liquide s'arrêta, et, après quelques tentatives modérées, au moyen desquelles il obtint seulement quelques cuillerées, il retira la canule, ce qui n'empêcha pas le pus de couler en bavant. Avec une baudruche fixée avec du collodion, partout, excepté en bas, il établit une sorte de soupape, et la nuit la poitrine se vida de telle sorte, que le lendemain matin l'enfant éprouvait un bien-être remarquable, n'avait plus ni dyspnée, ni cyanose, ni chaleur fébrile; la diminution du côté était visible.

Le 30 juin, l'épanchement s'était reproduit aussi considérable qu'avant la ponction, et la fièvre était même plus intense; alors M. Marrotte ouvrit largement la plaie primitive, et il en sortit du liquide à flot, au moins deux grands verres; le pus était horriblement fétide. On fit des injections d'eau tiède, chargée de chlorure de soude (une cuillerée à café pour un verre d'eau).

Considérée dans son ensemble et depuis la thoracentèse, la sécrétion morbide a présenté trois phases différentes : d'abord séro-purulente, avec expulsion de débris pseudo-membraneux, elle fut ensuite purulente pendant six à huit jours, et enfin elle devint seulement séreuse. La quantité de l'écoulement variait d'ailleurs d'un jour à l'autre, depuis une tasse à café jusqu'à une ou deux cuillerées. Les symptômes généraux s'amoindrirent simultanément, et ils se montrèrent de plus en plus favorables à mesure que la sécrétion acquérait les qualités de la sérosité normale.

L'enfant se rétablit complétement par degrés, et, le 28 juillet, il y avait absence complète de liquide dans la plèvre.

M. Marrotte insiste sur les circonstances principales de ce fait intéressant; sur l'avantage, dans le cas de collection, d'ouvrir largement la plèvre, sans crainte de l'introduction de l'air; sur l'utilité des injections avec le chlorure de soude; sur l'aggravation des symptômes généraux, qui suivait toujours la rétention du liquide sécrété ; sur l'amélioration qui succéda à un régime nourrissant, même pendant la fièvre.

La manière d'agir de ces injections chlorurées a été la même dans les trois cas que nous venons de rapporter. Notons d'abord qu'elles n'ont produit aucun accident, et que le résultat a été des meilleurs. Est-ce en modifiant la surface des plèvres et la nature du pus, qu'elles ont guéri? Tout porte à le croire. Ainsi, chez les malades de ces trois observations, le pus devient fétide, il y a des symptômes fâcheux d'épuisement, de fièvre hectique, d'infection putride ; on a recours à des lavages, à des injections chlorurées, et aussitôt tous les accidents cessent comme par enchantement, les malades se sentent soulagés immédiatement,

la fièvre diminue ; le pus est moins fétide, d'une meilleure nature, moins abondant, malgré l'entrée de l'air dans la poitrine,
qu'on ne cherche même pas à éviter ; au contraire, M. Marrotte
recommande, dans les réflexions que lui suggère son observation, d'ouvrir largement la plèvre. Cette pratique nous paraît
d'autant plus utile et plus importante, que si les ouvertures
fistuleuses se bouchent, comme on a pu l'observer chez nos trois
malades, tous les accidents reparaissent, puis cèdent presque
aussitôt devant une nouvelle ouverture et de nouvelles injections.

Des autopsies, à la suite des guérisons obtenues par ces injections, ne sont pas encore venues démontrer si des adhérences
s'établissent entre les deux feuillets des plèvres. Les exemples
que nous avons cités dans le cours de ce travail peuvent le faire
supposer, puisque, chez les malades, il y a eu, après la guérison
de l'épanchement, déformation du thorax, dépression des côtes
du côté où avait siégé l'épanchement, et déviation légère de la
colonne vertébrale ; mais les adhérences qui ont lieu sont probablement le résultat de l'inflammation primitive de la plèvre,
adhérences d'ailleurs si fréquentes à la suite des pleurésies, et
non le résultat des injections. L'innocuité et l'efficacité des in-
jctions chlorurées dans certains cas, pour guérir les empyèmes
purulents, sont donc mises hors de doute par ces seules observations. Elles sont donc exemptes d'accidents primitifs, comme
d'accidents consécutifs ; et si les médecins qui les ont préconisées n'ont pas eu plus d'imitateurs, cela tenait à l'effroi, effroi
exagéré, nous l'espérons, qu'inspirait toute injection dans la
plèvre.

La composition des injections qui ont été faites dans la cavité
du thorax a beaucoup varié, comme nous l'avons vu, entre les
mains de ceux qui les ont employées, et c'est probablement
cette variété dans la nature de ces injections qui les avait fait
abandonner. Plusieurs des faits que nous avons rapportés nous
ont appris qu'il y en avait plusieurs qu'il fallait abandonner,
celles, par exemple, composées de substances âcres, fortement
aromatiques, préconisées par les anciens, et qu'ils appelaient
vulnéraires. On devra donc rejeter le mélange de vin et d'huile
recommandé par Hippocrate ; l'eau miellée unie au sel marin et
à un peu de vin par Van Swieten, les décoctions de scordium,

de marrube et d'hysope de Garengeot , auxquelles il ajoutait un filet de vinaigre ou bien un peu de savon. Il en sera de même de l'injection d'Ambroise Paré , qui , dans le cas que nous avons rapporté , avait employé , dès le second jour , une décoction d'orge , de centaurée, d'absinthe et d'aloès ; elle doit être rejetée, à cause des nausées et de la grande amertume à la bouche, éprouvée par son malade.

De toutes les injections, celles qui ont paru le mieux convenir jusqu'à présent, ce sont les décoctions d'orge ordinaire ou d'eau de guimauve, soit comme moyen simple de délayer, de dissoudre et d'entraîner au dehors les matières coagulées , visqueuses ou putrides , dont le séjour prolongé dans la poitrine deviendrait nuisible ; la décoction de quinquina ou les solutions chlorurées, dont le but est de corriger la disposition atonique de la plèvre ou des membranes accidentelles organisées qui la revêtent, et dont l'efficacité est bien constatée dans la plupart des cas où la matière de l'empyème acquiert des caractères putrides. Fréteau, Billerey , Audouard , MM. Boudant, Marrotte , etc., en ont retiré les plus grands avantages.

Telles sont les injections diverses qui ont été faites dans les cavités intrapleurales , avec plus ou moins de succès, avant les injections iodées; en les énumérant, nous avons signalé leurs avantages et leurs inconvénients, et indiqué les motifs de leur abandon. Maintenant il nous reste à examiner ce que sont les injections iodées , et si les résultats qu'elles promettent sont préférables à ceux obtenus par les injections que nous venons de passer en revue.

Connaissant le mode d'action des injections iodées sur les séreuses enflammées , sur les parois des cavités purulentes, il était tout naturel de penser que ces injections seraient très avantageuses dans les pleurésies purulentes, et les faits sont venus confirmer nos prévisions. En effet, les injections iodées, outre l'avantage immense qu'elles ont de faire disparaître, pour ainsi dire, instantanément la fétidité du pus , de modifier les tissus qu'elles touchent, elles relèvent l'action languissante des parties frappées d'inflammation chronique ou de mauvaise nature , et agissent de la manière la plus propre à modifier les forces vitales et les fonctions morbides des parties sensibles sur lesquelles elles sont immédiatement dirigées. Nous allons prouver par des faits combien elles ont été utiles, efficaces, dans plusieurs cas d'épanchements thoraciques, chroniques et purulents, affections graves auxquelles les malades auraient succombé sans leur emploi.

Obs. VII. — *Épanchement purulent à la suite d'une pleurésie; thoracentèse, injections iodées. Guérison* (1).

Dans les premiers jours de janvier 1849, je fus appelé par le docteur Genest, rue du Caire, pour l'assister dans une opération de thoracentèse. Il s'agissait d'un homme de vingt-cinq à trente ans, ébéniste, et d'une bonne constitution avant son épanchement, qui était survenu à la suite d'une pleurésie. Tous les moyens conseillés contre les épanchements thoraciques avaient été mis en usage et inutilement depuis plusieurs mois; lorsque je vis le malade, il était assis sur son lit, penché en avant, ne pouvant respirer; il disait qu'il étouffait : il ne pouvait même essayer de s'appuyer sur de nombreux oreillers placés derrière son dos sans être menacé de suffocation, il n'avait pas dormi depuis plusieurs semaines. La respiration était courte, saccadée et comme convulsive. Le pouls était petit, déprimé, très fréquent. La face était bouffie, les lèvres bleuâtres, comme dans un commencement d'asphyxie, tandis que tout le corps était d'une maigreur extrême. Le côté droit de la poitrine était considérablement augmenté de volume, les espaces intercostaux étaient élargis et comme soulevés. Le malade était si faible, qu'il faillit se trouver mal plusieurs fois pendant les mouvements auxquels il fut exposé, pour le mettre dans une position convenable pour l'opération.

Avec un trocart d'un assez gros volume, je fis une ponction entre la troisième et la quatrième côte, et 3 litres environ d'un pus assez mal lié, liquide, grumeleux, sortirent d'abord avec facilité par la canule. Le malade fut pris ensuite de quintes de toux qui durèrent plus d'une demi-heure, et pendant lesquelles il sortit encore du pus plus épais et par saccades.

J'aurais voulu, avant de retirer la canule, faire des injections émollientes d'abord pour nettoyer le foyer purulent, délayer le pus, puis faire ensuite une injection iodée; mais mon confrère m'en détourna, à cause de la faiblesse extrême de notre malade et de la fatigue qu'il avait éprouvée durant cette opération. Cependant, avant de retirer la canule du trocart, j'introduisis une sonde de gomme élastique, très molle, très flexible, que je laissai à demeure; cette sonde était moins grosse que la canule. Mon but, en agissant ainsi, était de pouvoir permettre au pus qui restait encore dans la poi-

(1) Ce fait a été communiqué à la Société de médecine du 3e arrondissement, 1850.

trine de s'écouler soit entre la plaie et cette sonde, soit par la sonde, puis de me réserver la possibilité de faire des injections.

La sonde, entourée d'une couche épaisse de charpie, fut bouchée avec un fausset, et un bandage de corps peu serré maintint tout l'appareil. C'était le 11 janvier.

Les premières heures après l'opération passées, le malade éprouva un bien-être marqué ; la journée et la nuit furent très bonnes, comparées à celles qu'il passait depuis quelque temps ; les symptômes généraux s'étaient bien améliorés ; en somme, il y avait un mieux sensible.

Le lendemain matin, nous trouvâmes le lit, la chemise, le bandage de corps, toute la charpie, inondés de pus qui s'était écoulé entre la plaie et la sonde. Celle-ci, débouchée, ne laissa s'écouler que peu de matière, peut-être une cuillerée à bouche. Je revins à la proposition que j'avais faite la veille de faire des injections ; M. Genest crut, par la raison que le malade était beaucoup mieux, qu'on devait encore s'en dispenser et attendre ; il avait d'ailleurs peu de confiance dans ces injections et les redoutait ; la présence de la sonde n'était pas non plus sans lui donner des inquiétudes.

Jusqu'au 15 janvier tout alla assez bien ; c'est-à-dire que le pus continua de s'écouler tout naturellement entre la sonde et la plaie ; mais, à partir de ce moment, l'écoulement s'arrêta tout à fait, la fièvre augmenta, en un mot le malade était moins bien. La sonde débouchée permit l'écoulement de deux cuillerées de pus d'une odeur assez prononcée. Mon confrère, persuadé que les accidents devaient être attribués à la présence de la sonde, pensait qu'il était prudent de retirer ce corps étranger.

J'insistai de nouveau pour les injections, persuadé que j'étais que c'était au séjour du pus plutôt qu'à la présence de la sonde qu'on devait rapporter l'état plus fâcheux du malade ; j'obtins enfin de mon honorable confrère de laisser la sonde et de faire des injections.

Le 16 janvier, la sonde fut retirée pour la nettoyer, et replacée ensuite.

Une injection d'eau de guimauve, faite pour laver le foyer purulent, dissoudre le pus, fut pratiquée et suivie d'une injection iodée composée de

Eau. . . . . 100 grammes.
Teinture d'iode. 10
Iodure de potassium. 1

Ces injections ressortirent partie par la sonde, partie entre la sonde et la plaie.

A partir de ce moment, le malade se trouva mieux, et dès le lendemain il fut soumis à un régime plus tonique et plus fortifiant, pour relever ses forces. Chaque matin et soir la sonde était ouverte et donnait issue à du pus de bonne nature (environ un demi-verre) ; des injections iodées à la dose indiquée ci-dessus furent pratiquées tous les deux ou trois jours, pendant trois semaines, époque où la sonde fut retirée, mais avec la précaution de la réintroduire tous les jours, matin et soir, et de la laisser en place vingt-cinq minutes, une demi-heure, pour s'opposer à l'oblitération de la fistule.

Le 7 février, j'employai une injection plus concentrée et composée de 50 grammes d'eau, de 10 grammes de teinture alcoolique d'iode, et de 1 gramme d'iodure de potassium. Ces nouvelles injections furent répétées toutes les semaines seulement. Sous leur influence, le pus devint moins abondant, plus aqueux, puis fut remplacé enfin par un suintement séreux; alors on cessa d'entretenir l'ouverture fistuleuse par l'introduction de là bougie, et dans les premiers jours du mois de mai le malade était radicalement guéri. Il avait repris de la force, un embonpoint remarquable, mangeait avec appétit, et pouvait faire des promenades assez longues. Dans le lieu où avait été pratiquée la ponction, il existait une cicatrice enfoncée, inégale; le thorax était aplati, revenu sur lui-même, et moins bombé que du côté opposé ; la respiration ne paraissait nullement embarrassée; mais, à la percussion, on trouvait de la matité dans une assez large étendue. Le malade fut envoyé à la campagne. M. Genest, que j'ai revu plusieurs fois depuis, m'a toujours dit que son client jouissait d'une excellente santé.

La première remarque qui ressort de cette observation, c'est que le malade serait mort, si la thoracentèse n'avait pas été faite; la seconde, c'est le danger qu'il y a de laisser séjourner le pus dans la cavité thoracique après la ponction, et l'avantage instantané qu'on trouve à l'évacuer aussitôt que son écoulement vient à cesser. En effet, pendant tout le temps que le pus s'est écoulé, notre malade a éprouvé un bien-être marqué; aussitôt que cet écoulement a été interrompu, des accidents nombreux et graves n'ont pas tardé à se manifester, accidents qui ont disparu avec la sortie du pus. L'avantage des injections n'est pas douteux dans ce cas; le pus était devenu plus épais, boueux, fétide, et sortait avec difficulté; une injection émolliente d'abord est faite sous forme de lavage, pour délayer le pus, rendre son écoulement plus facile, et est suivie d'une injection iodée, dans le but d'enlever la fétidité du pus, de modifier la surface enflammée des plèvres, de les exciter, de les mettre en un mot dans des conditions meilleures de sécrétion et de cicatrisation. Ces injections, de nature différente, n'ont produit aucun accident; bien plus, vingt-quatre heures après, le pus était modifié, il était de meilleure nature, la puanteur avait cessé et son écoulement était devenu plus facile; l'état général du malade avait aussi beaucoup gagné. Ces injections avaient donc été très utiles ; celles qui furent pratiquées dans le cours de la maladie n'ont pas été moins efficaces , et nous ne craignons pas de dire qu'elles ont été la cause de la guérison chez ce malade. L'air a-t-il pénétré dans la cavité des plèvres pendant et après cette ponction? C'est probable ; mais sa présence, si elle a eu lieu, n'a produit aucun accident ; nous devons dire d'ailleurs que nous nous en sommes fort peu préoccupé, convaincu que nous sommes que son contact n'est nullement dangereux après les injections iodées, ainsi que nous l'avons démontré dans d'autres circonstances.

Arrêté par certains préjugés de notre honorable confrère, préjugés d'ailleurs partagés encore par le plus grand nombre, nous n'avons pas toujours eu notre liberté d'action dans l'emploi de ces injections, et surtout dans la manière de les appliquer. Nous aurions voulu faire une injection émolliente et ensuite une injection iodée immédiatement après la ponction. Cette manière de faire avait à nos yeux l'avantage de débarrasser la cavité du thorax de tout le pus qu'elle renfermait, de la nettoyer et de la mettre dans des conditions meilleures pour recevoir l'injection iodée ; il est probable que si celle-ci avait été pratiquée dès les premiers jours, les accidents de putridité du pus n'auraient pas eu lieu. La présence d'une sonde de gomme élastique laissée à demeure dans la poitrine préoccupait aussi vivement notre confrère : aussi lui a-t-il attribué d'abord les accidents qui sont survenus dans les premiers jours. Cette sonde , qu'on doit toujours choisir molle, flexible, et qu'on pourrait remplacer avec beaucoup d'avantage par un tube de caoutchouc vulcanisé, nous paraît bien préférable à une tente ou à une mèche de charpie, qui bouche toujours, quoi qu'on fasse, l'ouverture de la plaie et empêche le pus de s'écouler ; quelquefois même elle peut s'échapper et se perdre dans la cavité thoracique, comme on en connaît des exemples. La sonde, outre qu'elle n'a pas ces inconvénients, permet au pus de s'écouler au fur et à mesure qu'il se forme soit entre elle et la plaie , lorsqu'elle n'est pas trop grosse, soit par son ouverture qu'on peut déboucher aussi souvent qu'on le juge nécessaire ; de plus elle rend les injections plus faciles, il est d'ailleurs toujours facile de la retirer. Lorsque le pus, en se modifiant, annonce que son abondance diminue, que son séjour devient moins à craindre, et que les injections deviennent inutiles, dans ce cas, la cavité de la plèvre se rétrécissant de plus en plus, il suffit de sonder la fistule matin et soir, au moins pendant un certain temps, pour l'empêcher de se fermer complétement.

La dose à laquelle nous avons employé l'iode dans nos injections a été d'abord d'un dixième et ensuite d'un cinquième. Si cette fistule avait eu moins de tendance à se cicatriser, si le pus ne s'était pas modifié aussi promptement, si la sérosité qui s'écoulait n'avait pas diminué, nous n'aurions pas hésité à élever la dose de l'iode et à mettre partie égale d'eau et de cette teinture, additionnée d'iodure de potassium.

Un fait qui nous paraît important dans ces affections, c'est qu'il est utile de soumettre les malades à un régime tonique aussitôt que les phénomènes généraux diminuent d'intensité. Cette manière de faire a paru avoir de bons résultats chez notre malade.

Obs. IX. — *Empyème purulent; thoracentèse de nécessité, fétidité du pus. Un an après, opération au lieu d'élection; injections chlorurées, puis iodées. Guérison complète* (1).

Une petite fille de trois ans et demi fut atteinte, à la suite d'une pleuro-pneumonie du côté droit, d'un épanchement pleurétique, avec fièvre et autres signes évidents de suppuration de la plèvre. Des applications de sangsues, un large vésicatoire, produisirent une amélioration qui persuada aux parents que leur enfant était guérie. Deux mois après, la mère alla chez M. Boudant, qui, après avoir examiné la malade, constata un épanchement considérable du côté droit de la poitrine, avec fièvre, toux, et une grande difficulté de respirer. Il lui fit appliquer plusieurs sangsues, puis plusieurs vésicatoires sur le côté malade, administra du calomel à l'intérieur et de la digitale en frictions, mais sans succès. M. Boudant proposa alors la ponction du thorax, qui fut rejetée d'abord; mais une tumeur de la grosseur d'un œuf de poule, qui s'était développée au niveau de la troisième et de la quatrième côtes, donna à la maladie l'aspect d'un abcès extérieur, et dès lors il fut permis au médecin de l'ouvrir. Il s'écoula par l'ouverture environ 2 litres de sérosité purulente; il resta une fistule qui

____

(1) *Bulletins de l'Académie de médecine*, t. XV.

fournissait du pus fétide en assez grande quantité. Un an après l'ouverture de cet abcès, la petite malade éprouvait encore une telle difficulté de respirer, que la thoracentèse fut jugée nécessaire ; elle fut pratiquée, le 21 janvier 1846, entre la quatrième et la cinquième côte du côté droit ; il s'écoula environ 1 litre d'un liquide consistant et grisâtre. Pendant un mois on fit, deux fois par jour, des injections dans la plaie, à l'aide d'une sonde de gomme élastique. Deux fois par semaine on ajoutait une cuillerée de chlorure de chaux dans le liquide de l'injection. La matière sécrétée ne tarda pas à changer de consistance et à devenir séreuse. Il y avait environ un mois qu'on suivait ce traitement, lorsque la mèche de linge introduite chaque jour dans la plaie glissa dans le foyer et y séjourna huit jours, puis se présenta à l'ouverture extérieure, dont il fut facile de l'extraire. La présence de ce corps étranger, en déterminant de l'inflammation, semble avoir hâté l'oblitération de la cavité pleurale, puisqu'à dater de sa sortie la suppuration diminua de jour en jour et devint entièrement séreuse.

Malgré cette amélioration, l'écoulement persista encore pendant deux mois, en répandant une odeur fétide, que le chlorure de chaux à haute dose ne put détruire. On fit alors des injections avec une mixture animée d'iode et d'iodure de potassium à la dose de 20 centigrammes chaque pour 500 grammes d'eau tiède. Ces injections, faites deux fois par semaine dans le mois de mai, ne causèrent aucun accident, et, sous leur influence, la sérosité perdit son odeur fétide, et bientôt cessa de couler. La guérison était complète au mois de juillet ; il ne restait d'autres vestiges de cette longue maladie, qu'un affaissement des côtes et une légère déviation du sternum à droite.

Obs. X. — *Empyème purulent, suite de pleurésie.* — *Ponction au lieu d'élection.* — *Retour des accidents.* — *Thoracentèse de nécessité.* — *Suppuration fétide et colliquative ; injections iodées.* — *Guérison* (1).

Carrier (Pierre), négociant à Douera (Algérie), âgé de trente-deux ans, assez bien constitué, entre à l'hôpital militaire de Milianah, le 28 juillet 1847, pour un épanchement pleurétique du côté droit.

Il dit que la maladie date du mois de janvier de la même année, et qu'elle a débuté par une douleur vague dans le côté, sans fièvre. Ce n'est qu'au mois de mars, à la suite d'un voyage qu'il fit à Alger, que des symptômes d'acuité se manifestèrent : douleur vive, dyspnée, toux sèche, réaction fébrile, qui ne cédèrent qu'en partie à un traitement antiphlogistique assez actif. Le malade continuait à éprouver une légère douleur au côté, de l'oppression et de la faiblesse. Au mois de juin, il fut obligé, quoique souffrant, de se rendre à Teniet-ab-Haad, à une quarantaine de lieues de Douera ; la fatigue du voyage ayant amené une nouvelle recrudescence, il

(1) Thèse de Massiani, p. 44.

entra à l'hôpital de Teniet-ab-Haad, en sortit vingt jours après, et se remit en route pour retourner chez lui ; mais il fut contraint de s'arrêter à Milianah, où il demanda son envoi à l'hôpital.

A son entrée, on constate un épanchement pleurétique considérable que tous les traitements employés n'améliorèrent que légèrement. Carrier, se croyant encore en état de pouvoir retourner à Douera, sort de l'hôpital le 28 août, et y rentre six jours après, y reste jusqu'au 2 novembre, pour y rentrer pour la troisième fois le 17 du même mois. Son état est des plus alarmants : faiblesse extrême, bouffissure de la face et œdème des extré-mités inférieures, lèvres cyanosées, respiration anxieuse ; fièvre continue, avec exacerbation le soir ; sueurs copieuses pendant la nuit, tuméfaction œdémateuse à la partie postérieure et inférieure du côté affecté.

La suffocation devenant imminente au moindre mouvement, M. le doc-teur Garreau, médecin en chef de l'hôpital, qui avait d'abord hésité à pra-tiquer l'opération de l'empyème, s'y résout le 25 décembre, à trois heures du soir ; elle est pratiquée par M. le docteur Legouest, chirurgien aide-major. Ponction avec le trocart au lieu d'élection ; évacuation de 2 litres et demi de pus sanguinolent, épais et très fétide ; soulagement d'abord, sueurs froides, menace de syncope ; on arrête l'écoulement, et l'on panse la plaie avec du diachylon, une compresse et un bandage de corps.

Pendant la nuit, toux, oppression, agitation ; l'appareil se défait, et une grande quantité de pus s'écoule par la plaie. Calme et sommeil.

Le lendemain, 26 décembre, amélioration, respiration plus libre ; pouls moins fréquent, régulier, plus développé que la veille ; en appliquant l'oreille sur le côté affecté, on perçoit du bruit vésiculaire, mêlé de râle muqueux, jusqu'à 3 centimètres au-dessus du mamelon. On introduit dans la plaie une tente qui s'échappe pendant la journée.

Le 27, la plaie est fermée ; mêmes symptômes que la veille.

Le 29, la plaie est entièrement cicatrisée. Dès ce jour, les accidents commencèrent à se reproduire et ne tardèrent pas à offrir plus de gravité qu'avant l'opération. Une tumeur fluctuante se développa au-dessous du point où la ponction avait été pratiquée.

Le 3 janvier 1848, incision de la tumeur ; écoulement de 800 grammes de pus de même nature que celui de l'évacuation précédente ; introduction d'une tente dans la plaie ; pansement simple. Le malade défait l'appareil, de peur que la plaie ne se ferme de nouveau. On continue à administrer les toniques.

Durant les trois jours suivants, la suppuration, extrêmement abondante, détermine une émaciation du malade, que l'on craint de voir bientôt suc-comber par épuisement. M. Legouest propose de pousser dans la cavité pleurale une injection iodée, pour modifier l'état des parois du foyer.

Le 7 janvier, à l'aide d'une sonde de femme introduite dans la plaie, sonde dans laquelle on adapte le bout de la seringue, on injecte dans la poitrine 125 grammes de liquide, contenant un dixième de teinture d'iode. Cette solution fut maintenue dans la cavité pleurale durant quinze secondes, puis évacuée. Le malade avait éprouvé, dès l'introduction du liquide, une douleur très vive à la partie latérale droite du thorax et dans l'hypochondre, douleur qui se calma peu à peu.

Le soir, cinq heures après l'opération, le pus avait déjà changé de nature ; il était plus lié, moins coloré en rouge et moins fétide. Le lendemain, écoulement d'une sérosité roussâtre, presque inodore, entraînant quelques flocons blancs et tomenteux. On continue à ne rien appliquer sur la plaie. L'air pénètre librement dans la cavité pleurale, et en sort avec bruit toutes les fois que le malade tousse on fait le moindre effort pour se mouvoir dans son lit.

Le 9 janvier, nouvelle injection iodée, faite de la même manière que la précédente ; mêmes phénomènes produits ; le lendemain, la suppuration est beaucoup moins abondante, et, à dater de ce jour, on voit sa quantité diminuer rapidement. Le liquide sécrété change de nature ; il devient citrin, limpide, et finit par se tarir. Deux mois après la seconde opération, la cicatrisation était complète. L'état général du malade, après avoir longtemps inspiré des craintes, s'améliore progressivement sous l'influence d'une médication et d'un régime tonique. Carrier quitta l'hôpital le 23 mars 1848, parfaitement rétabli, sauf une déformation considérable du côté droit de la poitrine, dont la paroi costale est déprimée latéralement et à la partie postérieure. Il y a en même temps abaissement de l'épaule correspondante, avec incurvation latérale de la colonne vertébrale.

Nous empruntons à M. le docteur Aran les observations suivantes, qu'il a publiées dans le *Bulletin de thérapeutique* (numéro du 30 janvier 1854) (1).

(1) *Bulletin général de thérapeutique*, t. XLIV, p. 54, 2ᵉ liv., 30 janvier 1854. Notre travail sur le traitement des épanchements pleurétiques purulents était fait, lorsque M. Aran fit connaître ses observations à la Société de médecine des hôpitaux. Si nous avons attendu pour le publier, c'est que nous désirions connaître dans tous leurs détails les deux observations de M. Aran. Elles ne changent rien à nos conclusions, et viennent confirmer notre manière de voir sur ce nouveau mode de traitement, mis en pratique avant M. Aran, qui probablement l'aura oublié, puisque M. Bricheteau, médecin de l'hôpital Necker, rappela les faits de M. Boudant, de Gannat, à propos de la communication de M. Aran. De notre côté, nous en avions communiqué un fait à la Société du 3ᵉ arrondissement, en 1850. C'est aussi par inadvertance, sans doute, que notre honorable confrère attribue à MM. J. Roux et Borelli des travaux qui appartiennent à d'autres, en parlant des succès obtenus par les injections iodées, dans les cas d'abcès chauds, d'abcès phlegmoneux, etc.

Obs. XI. — *Hydropneumothorax.* — *Ponction.* — *Injection iodée.* (Aran.)

Un jeune homme atteint d'un hydropneumothorax entre dans le service de M. Aran. La quantité de liquide épanché dans la plèvre augmentant de jour en jour, ce savant médecin se décide à débarrasser la plèvre par la ponction, et à injecter de l'iode, dans le but de provoquer des adhérences destinées à la fois à oblitérer la perforation pulmonaire et à provoquer l'accolement des deux feuillets opposés de la plèvre, si la chose était possible. L'injection iodée, dont la composition n'est pas indiquée, ne fut pas même sentie par le malade ; tout le liquide resta dans la plèvre. Quelques heures après, le malade fut pris des accidents de l'iodisme (1) (coryza, céphalalgie sus-orbitaire , mal de gorge, rougeur violacée de la muqueuse buccale et linguale, salivation), qui durèrent trente-six ou quarante-huit heures ; après quoi tout rentra dans l'ordre. Mais le liquide se reproduisit en partie, quoique assez lentement, et une deuxième ponction devint nécessaire deux mois après. Cette fois le malade ne voulut pas consentir à l'injection d'iode. Le liquide se reproduisit encore ; repris peu à peu par l'absorption, il disparut, et le malade entra en convalescence. Trois mois après cette nouvelle ponction, ce jeune homme, qui avait repris ses occupations, a été obligé de rentrer à l'hôpital, parce qu'il s'était reproduit une petite quantité de liquide. M. Aran se propose de revenir à la ponction et à l'injection iodée.

Nous aurions voulu trouver dans cette observation plusieurs détails qui manquent et qui nous paraissent importants. D'abord, quelle a été la nature de l'épanchement à chaque ponction ? quelle était à chaque fois la quantité de liquide évacué ? Après la seconde ponction , le malade ne veut pas consentir à une nouvelle injection iodée , et le liquide, qui s'est reproduit très faiblement , est repris peu à peu par l'absorption ; puis il guérit. Mais alors, si l'absorption du liquide put avoir lieu, et la chose paraît possible, puisqu'il n'en existait qu'une petite quantité, pourquoi recourir à la ponction et à l'injection iodée ? Cette précieuse ressource ne doit être employée qu'en dernier ressort, et lorsque tous les autres moyens ont échoué. Il est survenu chez ce malade des accidents prononcés d'ivresse iodique dus sans doute à l'injection trop concentrée d'iode qui a été employée dès la première injection ; moins forte, elle eût probablement produit des effets aussi salutaires, si nous en jugeons par les faits

(1) M. Aran appelle *iodisme* des symptômes que nous désignons sous le nom d'*ivresse iodique.*

qui sont à notre connaissance, et n'aurait pas fait naître les symptômes d'ivresse iodique signalés par notre honorable confrère. Il en eût été de même dans la seconde observation de M. Aran, où ce confrère a fait usage d'une injection composée de teinture d'iode, 50 grammes; eau distillée, 100 grammes, et iodure de potassium, 4 grammes. Voici cette observation, qui est très complète et intéressante au plus haut point.

Obs. XII. — *Pleurésie chronique avec épanchement purulent, traitée avec succès par la thoracentèse et l'injection iodée.* (Observation de M. Aran.)

Le 20 octobre dernier, un étudiant en médecine adressa à M. Aran, à l'hôpital de la Pitié, le nommé Bridier (Gilbert), âgé de vingt-quatre ans, serrurier, atteint d'un épanchement pleurétique gauche datant de plus de quinze mois. Ce jeune homme, assez maigre, d'une constitution médiocre, d'un tempérament lymphatique, fut couché au n° 17 de la salle Sainte-Athanase. Ce malade avait été vu à Vichy par M. le professeur Chomel, qui lui avait conseillé de venir à Paris pour se faire pratiquer la thoracentèse. L'épanchement était si considérable, qu'il avait refoulé le cœur à droite, déplacé en bas le foie et la rate.

M. le docteur Aran, assisté de M. le docteur Debout, pratiqua l'opération le 21 octobre 1852, en présence d'un grand nombre d'élèves; il suivit le procédé de M. Reybard (de Lyon) modifié. Il s'écoula environ 2 litres et demi de pus crémeux, jaune verdâtre, bien lié, en tout semblable au pus phlegmoneux. L'opération fut très douloureuse pour le malade; il fut surtout tourmenté par une petite toux quinteuse qui se produisait dès qu'il voulait respirer largement, qui, selon M. Aran, paraissait être le résultat de la pénétration de l'air dans les cellules pulmonaires, qui avaient perdu l'habitude du contact de leur stimulant naturel. Une injection composée de:

Teinture d'iode. . . . .   50 grammes.
Eau distillée   100
Iodure de potassium.   4

fut faite lentement dans la plèvre, à l'aide d'une seringue à hydrocèle; la pénétration du liquide ne fut même pas sentie par le patient. La seringue fut retirée avec précaution, et la baudruche réappliquée sur l'ouverture de la canule; puis le malade fut soulevé et tourné dans divers sens par des aides vigoureux, afin de mettre l'injection en contact avec tous les points de la plèvre. Cette manœuvre terminée, il ne s'écoula pas une goutte de liquide par la canule, qui fut retirée, et un morceau de diachylon fut placé sur l'ouverture du trocart.

Immédiatement après l'opération, le cœur reprit sa place, de même que le foie et la rate. La respiration s'entendait partout dans le côté gauche,

mais faible et avec un mélange de crépitation. Deux heures après l'opération, les symptômes de l'iodisme apparurent ; sécheresse des fosses nasales,
larmoiement. Dans la soirée, un peu de fièvre avec moiteur ; néanmoins la
nuit fut bonne, et le lendemain, 22 octobre, toute trace d'iodisme avait
disparu. Cependant la peau était chaude et un peu sèche ; le pouls large,
assez développé, à 72 ; la face animée ; la langue blanche, humide ; le
ventre souple, indolent ; appétit ; la respiration était parfaitement libre ;
le murmure respiratoire s'entendait très bien en avant sous la clavicule
gauche, et dans les deux premiers espaces intercostaux. La sonorité était
rétablie, mais beaucoup moins claire qu'à droite. Les urines, qui avaient
été recueillies sept heures après l'opération, contenaient une très grande
proportion d'iode ; il y en avait également dans la salive.

Le 23 et le 24, l'état de ce malade continua à être des plus satisfaisants ;
pas de fièvre, pas de douleur, et l'examen de la poitrine n'indiquait nullement que le liquide se fût reproduit.

Le 1er novembre, on remarque une réaction très notable du côté gauche
de la poitrine. Un rhume, que le malade contracta par son imprudence
quelques jours après, ne changea rien à cet état de choses si favorable. .

Ce jeune homme est resté dans les salles de la Pitié jusqu'au 17 janvier
1853. Il est sorti à cette époque pour retourner dans son pays ; il se trouvait alors parfaitement bien, et les fonctions générales étaient en bon état,
sauf un peu de maigreur et une coloration un peu blafarde de la face (1).

Voici les réflexions que cette observation a suggérées à
M. Aran. Une pleurésie chronique datant de quinze à dix-huit
mois, avec abondant épanchement purulent, traité par la thoracentèse et par une seule injection iodée, a guéri complètement, et d'une manière comme immédiate, presque sans aucun
accident. Il y a donc eu, immédiatement après l'injection,
agglutination des deux feuillets opposés de la plèvre, et la
preuve de cette agglutination se trouve dans la rétraction, dans
l'affaissement de la poitrine, dans l'abaissement de l'épaule correspondante.

De pareils faits nous semblent de nature à rassurer les praticiens sur les suites d'une pratique qui serait d'ailleurs justifiée
par les conditions fâcheuses en face desquelles nous nous sommes
placé.

Examinons maintenant si, dans les faits que nous venons de
rapporter, il est possible de dire quelle a été l'action de ces

(1) *Bulletin de thérapeutique,* loc. cit.

injections iodées sur les parties avec lesquelles elles ont été en contact. L'explication suivante nous semble la plus probable, elle est basée sur l'observation. Pour bien comprendre le mode d'action des injections iodées sur les plèvres chroniquement enflammées, nous rappellerons brièvement quelles sont les altérations pathologiques qu'on rencontre le plus généralement dans les pleurésies chroniques suivies d'épanchements purulents. Ces altérations sont l'inflammation plus ou moins grande de la plèvre, inflammation qui amène la formation de fausses membranes et de matière purulente. Eh bien! cette matière purulente, ces fausses membranes qui sont plus ou moins bien formées, sont des produits de sécrétion composés des mêmes principes immédiats que le sang, moins la matière colorante, c'est-à-dire de sérosité, de fibrine, matière organisable pour les fausses membranes, inorganisable pour le pus. La composition intime de ces produits morbides étant la même que celle du sang, est-il donc si déraisonnable de penser que les sels qui ont la propriété de dissoudre la partie solide du sang, la matière organisable, la fibrine, doivent également dissoudre les produits qui ont la même composition intime que le sang, et c'est, en effet, ce qui a lieu. Qu'on mette de la fibrine, de la lymphe plastique ou les divers produits de son organisation, dans une solution d'iodure de potassium, ces matières se dissolvent peu à peu et finissent enfin par disparaître complétement. En nous appuyant sur ces faits, ne peut-on pas croire que les injections iodées faites dans les cavités des plèvres et dans toutes les cavités purulentes en général agissent en diminuant la cohésion des fausses membranes, en les dissolvant peu à peu. Toujours est-il que ces fausses membranes, qui recouvrent plus ou moins complétement la surface interne des plèvres, qui sont plus ou moins adhérentes à la séreuse qu'elles tapissent, qui ont une épaisseur et une consistance plus ou moins grandes, suivant l'ancienneté de la maladie, sont, avec le pus, un obstacle aux adhérences des plèvres entre elles, adhérences qui deviennent possibles et qui ont lieu au fur et à mesure de la destruction, de la disparition de ces fausses membranes : phénomènes importants dus en grande partie aux préparations iodées qui, en modifiant le contenant et le contenu, c'est-à-dire les plèvres et leurs produits de sécrétion, transforment la surface sécrétante, qui, au lieu de pus, finit par fournir un liquide plastique déterminant la formation d'adhérences entre les parois opposées des plèvres et leur réunion partielle ou complète.

Le pus épanché contient souvent des grumeaux, des lambeaux de fausses membranes, qui peuvent rester dans la cavité thoracique, s'y putréfier après l'écoulement de la partie liquide, ou bien mettre obstacle à cet écoulement en obstruant l'ouverture qui doit leur livrer passage, en engorgeant les sondes ou les canules; alors ces injections deviennent évacuatives, elles délayent le pus, désagrégent et réduisent en flocons les grumeaux et les fausses membranes, dont le volume réduit permet leur expulsion; de plus, en nettoyant la surface suppurante, elles permettent aux injections suivantes de pouvoir être mises directement en contact avec elle.

Les autres avantages dont jouissent encore ces injections sont, après avoir débarrassé la poitrine, d'agir de la manière la plus propre à modifier les forces vitales et les fonctions morbides des parties sensibles sur lesquelles elles sont immédiatement dirigées; elles remplacent l'état morbide de la plèvre par un autre, dont la marche et les suites sont plus favorables à la guérison; elles arrêtent la sécrétion purulente, qui est remplacée par une véritable exsudation plastique ou séreuse; elles modifient presque instantanément le pus, qui, sous l'influence de leur contact, devient inodore, de bonne nature, de fétide et putride qu'il était auparavant.

Les faits que nous venons de rapporter, tout en démontrant l'innocuité et l'efficacité des injections iodées dans les épanchements thoraciques purulents, suffiraient pour bannir les craintes que pourrait inspirer cette pratique, si leur innocuité et leur efficacité n'étaient pas prouvées d'une manière plus directe par les succès qui ont été obtenus dans les foyers purulents, dans certains cas d'ascite, et dans beaucoup d'autres maladies.

Quelles sont les règles à suivre pour pratiquer les injections iodées dans la poitrine, et à quelles doses la teinture iodique devra-t-elle être employée pour remplir les indications que nous avons établies?

On est assez dans l'habitude d'évacuer d'une seule fois, et

tout d'abord, si on le peut, tout le liquide contenu dans la poitrine. Cette manière de procéder a certainement l'avantage de débarrasser plus promptement le malade d'un corps étranger nuisible, de diminuer son oppression, et de lui procurer un bien-être qu'il attend avec impatience. Cette pratique peut être excellente, et nous la conseillons pour les épanchements aigus et récents, parce qu'alors les poumons peuvent se dilater promptement et aussi vite que la poitrine est débarrassée de la sérosité qu'elle contient, qu'elle soit purulente ou non; dans les épanchements chroniques purulents, elle nous paraît beaucoup moins avantageuse, et fournit de moins bons résultats que celle qui consiste à vider la poitrine peu à peu, ou plutôt à laisser la poitrine se vider, pour ainsi dire d'elle-même, d'une manière lente, continue et successive. De cette façon, les poumons, depuis longtemps comprimés par le pus qui s'échappe lentement par l'ouverture faite à la poitrine, se dilatent peu à peu, successivement, au fur et à mesure que le pus sort, et finissent par combler le vide laissé dans la poitrine, par la sortie du liquide purulent. D'autre part, les parois thoraciques, se trouvant moins distendues de dedans en dehors, reviennent aussi sur elles-mêmes et diminuent la cavité thoracique.

Il nous paraît donc important, dans les épanchements anciens et purulents, après avoir fait la ponction avec un trocart, d'introduire par la canule de cet instrument une sonde de gomme élastique bien plus petite que la canule, de façon que le pus puisse s'écouler d'une manière lente et continue, entre la sonde et la plaie, ou bien par la sonde, qu'on débouche de temps en temps, cinq ou six fois dans la journée, et par laquelle on laisse sortir à chaque fois seulement quelques cuillerées de pus, ou un demi-verre, si on l'ouvre moins souvent. Au bout de deux ou trois jours, et dès qu'il ne s'en écoule plus par la sonde, on fait une injection émolliente ou mucilagineuse d'eau d'orge, de guimauve, de graine de lin ou même d'eau tiède, pour laver, nettoyer la cavité thoracique, et délayer le pus, les grumeaux; immédiatement après cette injection, on en fait une autre à l'iode.

La sonde introduite par la canule du trocart doit être molle, flexible, et assez longue pour atteindre jusqu'aux parties les plus déclives. Nous pensons qu'on pourrait facilement la remplacer par un tube de caoutchouc vulcanisé.

Si le pus s'écoulait difficilement par la canule ou la sonde, il faudrait l'ajuster sur une seringue, dont les dimensions seraient proportionnées à la quantité de pus qu'on voudrait retirer.

À mesure qu'on s'éloigne du jour de l'opération et que le vide qui existe dans la poitrine se remplit, on diminue successivement la quantité du liquide qu'on porte dans cette cavité; mais il est impossible de déterminer, en général, combien de temps on devra continuer ce moyen, parce que cela dépend d'une foule de circonstances variées qui tiennent à l'état pathologique des parties qui forment les parois de l'empyème.

L'emploi des injections iodées dans la poitrine exige beaucoup de circonspection ; dans les premières applications, surtout si l'affection est peu ancienne, si le liquide de l'écoulement n'est pas très purulent, on devra se contenter de faibles doses, et n'injecter qu'une très faible quantité de liquide, qu'on laissera séjourner fort peu de temps dans la cavité pleurale, et qu'on emploiera plutôt sous forme de lavage qu'autrement; il en a été ainsi dans les cas que nous avons rapportés. Chez notre malade, la quantité de teinture d'iode fut, pour commencer, de 10 grammes pour 100 grammes d'eau avec addition de 1 gramme d'iodure de potassium. Chez une petite fille de quatre ans, M. Boudant se contenta d'une solution plus faible, et ne mit que 20 centigrammes d'iode et autant d'iodure de potassium dans 500 grammes d'eau; il employa cette solution en injection deux fois par semaine. La suppuration, qui durait depuis quatre mois, et dont la fétidité avait résisté à l'emploi des injections chlorurées, ne tarda pas à changer de nature et à se tarir complétement. M. Legouest, chez son malade, a mis, comme nous, un dixième de teinture d'iode dans la solution qu'il a employée, et n'a pas ajouté d'iodure de potassium ; il a répété les injections tous les deux jours, sous forme de lavage, sans les laisser séjourner dans la poitrine. M. Aran ne dit pas quelle était la composition de l'injection iodée chez son premier malade. Chez le second, il a injecté une partie d'iode sur deux parties d'eau, avec addition de 4 grammes d'iodure de potassium par 50 grammes de teinture d'iode. Il y eut dans les deux cas des symptômes d'ivresse iodique, quelques heures après l'opération, symptômes qui probablement n'auraient pas existé, si l'injection avait été moins concentrée.

La sensation éprouvée par le malade, la persistance de la douleur après l'évacuation du liquide, les changements survenus dans la nature et la quantité de la suppuration, seront autant d'indices, dont le praticien devra tenir compte pour renouveler l'injection ou s'en abstenir, augmenter ou diminuer les doses. Si les injections ne produisent pas d'effets sensibles, si la suppuration n'est pas modifiée, ou si l'écoulement, devenu séreux, continue d'avoir lieu, et qu'il le soit ainsi, faute d'une inflammation assez vive pour produire des adhérences, il serait indiqué d'employer des injections plus concentrées, afin de provoquer le développement d'une inflammation adhésive sur les parois du foyer.

A la suite de ces injections iodées, lorsqu'elles sont trop concentrées, il arrive quelquefois une diminution momentanée de la sécrétion purulente, comme nous l'avons remarqué pour certains kystes de l'ovaire, due à une augmentation de l'inflammation. Ces phénomènes, qui n'ont rien de dangereux, et qui sont annoncés par une douleur plus ou moins vive, par l'accélération et la dureté du pouls, une réaction fébrile plus ou moins intense, cèdent assez facilement et assez promptement aux émollients ; cependant il est bon de les éviter, en ne provoquant pas une inflammation trop vive, qui pourrait avoir des résultats défavorables en s'opposant à la formation des adhérences curatives.

L'indication que les liquides iodés, injectés dans la cavité pleurale, doivent remplir, est d'abord de changer le mode de vitalité des surfaces malades, ensuite d'exciter ces surfaces pour arriver à une guérison radicale. La concentration des injections doit donc varier se'on qu'on se propose de ramener la sécrétion à son état normal, de provoquer la formation d'adhérences. Pour obtenir ces résultats, il faut, en commençant, n'employer que des injections peu fortes, de façon à exciter lentement l'action organique des parois du foyer, lorsque leur atonie est la principale cause qui entretient l'abondance de la suppuration. On devra donc suspendre ou ralentir l'usage de ces injections, aussitôt que les symptômes généraux et locaux indiqueront un certain degré d'excitation qu'il faudrait se garder de dépasser.

La complication d'une communication des bronches avec la cavité pleurale doit-elle être une contre-indication pour ces injections? Nous ne le pensons pas ; seulement il faudra avoir soin d'employer d'abord des injections peu chargées d'iode, dont le passage à travers les bronches nous paraît beaucoup plus inoffensif que celui du pus , qui suit la même voie. D'ailleurs les observations de Jaymes, Robin, Bacqua, Fréteau, Audouard, Billerey, nous prouvent l'utilité des injections , même dans les cas où les liquides injectés reviennent par la bouche ; pour éviter cet inconvénient, il faudrait avoir soin de pousser l'injection avec lenteur, et de faire tenir relevés les malades, pour les mettre à l'abri d'accidents de suffocation dans lesquels ils pour- raient être jetés.

Depuis que nous avons fait connaître les avantages des injec- tions iodées dans les épanchements pleurétiques purulents, des médecins distingués, MM. Trousseau, Legroux, Valleix, Le- gendre, Barthez, Windsor, etc., sont venus recommander cette méthode par des faits nouveaux, et fixer définitivement la théra- peutique des épanchements purulents de la poitrine. Les deux faits suivants, recueillis, l'un par le professeur Trousseau , l'autre par le docteur Legroux, tous deux médecins de l'Hôtel-Dieu, ont été soumis à la Société médicale des hôpitaux de Paris.

Pleurésie. — Épanchement purulent. — Trois thoracentèses successives. — Hydropneumothorax. — Canule à demeure. — Injections iodées chaque jour pendant six mois. — Guérison.

Un garçon âgé de six ans fut pris, le 13 février 1853, d'une pleurésie droite, traitée sans succès. L'épanchement augmente et, vers la fin de mai, il survient une anasarque générale, une atrophie extrême. Le profes- seur Trousseau est demandé en consultation par le médecin, M. Fleury. La paracentèse est décidée et pratiquée immédiatement. On retire 2 litres de pus crémeux et inodore. Quinze jours plus tard, l'épanchement occupe de nouveau toute la cavité droite. L'opération, pratiquée de nouveau, fournit un pus de mauvaise odeur. Au commencement de juillet, l'épanchement s'est reproduit; résonnance tympanique à droite jusque sous la clavicule ; gargouillement à la succussion; hydropneumothorax évident. Le 15 août, les accidents prennent une intensité telle, qu'on se décide à faire une troisième ponction, mais cette fois à laisser une canule à demeure, afin de pouvoir employer des injections iodées, 2 litres d'un pus fétide mêlé de bulles de gaz sont évacués.

On introduit dans la plaie une petite canule légèrement conique de 3 centimètres de longueur, ayant à son extrémité externe une plaque comme un bouton, et fermée par un bouchon métallique. Chaque matin on retire le bouchon, on laisse écouler le pus, et l'on fait une injection contenant environ 30 grammes de teinture d'iode, 40 grammes d'eau et de 20 à 30 centigrammes d'iodure de potassium. Pendant six mois, la quantité de pus varie d'un jour à l'autre de 100 à 300 grammes. En général, il n'avait pas de fétidité; de temps en temps le pus tarissait complétement. Au bout de six mois (février 1854), on s'aperçoit que l'injection faite dans la cavité pleurale pénètre dans les bronches, et jusque dans la bouche de l'enfant. On remplace alors la solution iodée par de l'eau chlorurée et du vin aromatique.

Chaque mois la quantité de liquide diminue; la poitrine se rétrécit, les forces se rétablissent. Dans le courant de juillet 1854, onze mois à peu près depuis que la canule a été placée à demeure, et dix-huit mois après le début de la maladie, il ne s'écoule presque plus de liquide. Au commencement de septembre, la sécrétion cesse complétement. Aujourd'hui, octobre 1854, la santé est parfaite ; la respiration s'entend dans tout le côté droit. L'affaissement de la poitrine, l'inclinaison de la colonne vertébrale diminuent de jour en jour.

L'auteur appelle l'attention sur l'abondance extraordinaire de la sécrétion purulente qui, en près de 200 jours, a dépassé 40 kilogrammes.

Pleurésie gauche. — Épanchement purulent. — Vingt-deux ponctions. — Canule à demeure.—Injections iodées pendant quatre mois.—Guérison.

Un garçon de six ans et demi a une pleurésie gauche, le 12 février 1853, traitée pendant six semaines sans succès. Le 1er avril, fièvre plus vive, quintes de toux suivies de l'expulsion de crachats puriformes évalués à 500 grammes. Douleur à l'épaule ; enflure générale le 20 avril, qui disparaît après quatre jours.

M. Legroux, appelé en consultation le 10 mai, constate une matité complète du côté gauche; voussure marquée. Il diagnostique un épanchement pleurétique avec perforation pulmonaire. Le 20 mai, voussure énorme du côté gauche; fluctuation sensible sous le grand pectoral aminci; cœur refoulé à droite; dyspnée extrême: ponction qui donne issue à 700 grammes de pus, et est suivie d'un soulagement immédiat. Les autres thoracentèses, au nombre de vingt-deux, sont pratiquées à peu près toutes les semaines, du 21 mai 1853 au 5 janvier 1854 : on évacue ainsi plus de 6 kilogrammes de pus.

Des injections iodées, à la dose de 30 à 40 grammes de teinture et de 4 grammes d'iodure de potassium pour 125 grammes d'eau, ont été faites dans la plèvre à partir de la deuxième ponction, et répétées quatorze fois jusqu'au 21 septembre. Pendant une de ces ponctions, vers le milieu de septembre, le pus avait une couleur chocolat. Au milieu de l'opération, il se fait tout à coup une expulsion de crachats d'un liquide identique avec celui que fournissait la canule. Cette expectoration ne s'arrête qu'au bout de plusieurs jours. A la dernière injection iodée, le liquide pénètre dans les bronches et provoque une crise de suffocation douloureuse.

Après diverses variations dans les accidents, le foyer se remplit de nouveau ; la fièvre reparaît et avec elle le marasme. Le 5 janvier 1854, le côté gauche est le siége d'une voussure considérable. Une ponction nouvelle est faite ; on retire 500 grammes de pus fétide. On place une canule à demeure. Le foyer est nettoyé avec de l'eau chlorurée, dont M. Legroux vante les bons effets. Le pus évacué diminue graduellement ; mais en même temps le côté affaissé s'incurve au point de constituer une véritable infirmité. La canule n'est enlevée que quand le foyer n'admettait que quelques gouttes de liquide en injection. Après être restée quatre mois dans la plaie, elle est remplacée par une mèche pendant six semaines. Aujourd'hui la respiration est revenue ; l'affaissement et l'incurvation s'effacent. L'enfant, qui a grandi beaucoup, jouit d'une parfaite santé.

Il serait difficile de trouver des observations plus concluantes en faveur de la thoracentèse suivie des injections iodées, et des avantages de laisser une canule à demeure, plutôt que de faire des ponctions successives. Dans une discussion qui eut lieu à la Société médicale des hôpitaux, à l'occasion de ces deux faits, MM. Trousseau et Legroux ont soutenu, avec raison, le principe que nous avions posé, que le but que l'on devait se proposer dans les épanchements pleurétiques purulents était de vider graduellement la poitrine, pour favoriser l'expansion progressive du poumon, d'empêcher le pus de séjourner dans la cavité thoracique et de lui enlever, par des injections iodées, les mauvaises qualités qu'il pourrait acquérir.

M. Barth a fait remarquer, avec raison, que ces opérations offrent plus de chances de succès chez les enfants que chez les adultes, parce que chez les premiers, la guérison s'opère par le retrait des parois thoraciques. Ce retrait, quoique moins prompt chez les adultes, a également lieu, ce qui est rendu.

évident par les observations que nous avons citées dans le cours de ce chapitre ; mais pour que ce retrait ait lieu chez les adultes, de même que chez les enfants, il faut que le pus de la cavité thoracique puisse s'écouler continuellement et aussitôt sa formation.

A la canule du trocart, ou à toute autre canule laissée à demeure, nous préférons une sonde de gomme élastique, dont la présence irrite moins la plèvre, et à l'aide de laquelle il est toujours facile de retirer d'abord le pus, ensuite l'air qui pourrait s'introduire ou séjourner dans la poitrine.

Le fait suivant témoigne encore des heureux résultats de l'association des injections iodées à la thoracentèse, dans le traitement de la pleurésie chronique avec épanchement.

Un homme de quarante-cinq ans vint consulter le docteur J. Windsor au mois d'avril 1854, pour une douleur sourde qu'il avait dans le côté gauche de la poitrine, avec toux presque sèche, impossibilité de se coucher sur le côté malade, etc. L'auscultation et la percussion apprirent qu'il existait un épanchement pleurétique abondant qui refoulait le cœur à droite.

Dans ces circonstances, M. Windsor se décida à recourir à la thoracentèse ; mais avant tout il pratiqua une ponction exploratrice dans le sixième espace intercostal, et cette ponction ayant donné issue à de la sérosité trouble, un peu puriforme, un trocart de petite dimension fut plongé dans le même espace, après avoir préalablement relevé la peau en haut, et l'on obtint ainsi l'écoulement de 52 onces de liquide. Cette ponction eut de très bons résultats pour le malade. Les choses allèrent assez favorablement jusqu'au 3 mai, où le malade paraissant plus gêné de la respiration, M. Windsor se décida à une nouvelle ponction qui donna issue à environ 30 onces de liquide séro-purulent, comme la première fois. Soulagement encore très marqué jusqu'à la fin de mai. Gêne encore plus grande de la respiration, toux plus fréquente, difficulté pour se coucher sur le côté. M. Windsor pratiqua le 30 mai une troisième ponction qui fournit 40 onces de liquide séro-purulent, et fit suivre la ponction de 150 grammes d'eau additionnée de 4 grammes d'iode, 8 grammes d'iodure de potassium et 30 grammes d'alcool. Le liquide ayant été retenu dans la poitrine pendant quelque temps, tandis qu'on imprimait au malade des mouvements destinés à mettre le liquide en contact avec la plèvre, on déboucha la canule, et il s'écoula environ 30 grammes de liquide, puis la plaie fut fermée avec soin. Cette ponction fut aussi bien supportée par le malade que les précédentes. Les suites se bornèrent à un goût particulier dans la bouche et dans la gorge, à un peu de fièvre et de sensibilité dans le côté de la poitrine dans lequel avait été faite l'injection, et à une diurèse abondante. Dès le surlendemain, tous ces phénomènes étaient calmés ; le 7 juin, le malade allait à la promenade tous les jours; l'amélioration se soutint. Le 20 juin, on notait que la toux était moins fréquente et plus facile, la respiration assez libre, même en se promenant; pas de douleur dans le côté; possibilité de garder une position quelconque, et surtout pas de sensation de déplacement du liquide comme auparavant. Le 1ᵉʳ juillet, le malade étant sur le point de partir pour la campagne, M. Windsor constatait que le cœur était revenu, ou à peu près, à sa situation naturelle, que l'air pénétrait librement presque jusque dans les dernières ramifications pulmonaires, sauf que le murmure respiratoire était un peu moins fort que du côté opposé; mais la percussion donnait le même résultat des deux côtés, et les espaces intercostaux se dessinaient très nettement. 15 jours après, le malade rentrait chez lui et reprenait ses occupations. M. Windsor l'a revu le 9 septembre, et la guérison ne s'était pas démentie. (*Association méd. journal,* octobre.)

Des considérations et des faits énoncés dans ce travail, il résulte :

1° Que, par suite de nos travaux sur les injections iodées, nous avions prévu et fait prévoir depuis longtemps le parti qu'on pourrait tirer des injections iodées dans le traitement des épanchements thoraciques; que nous l'avons indiqué dès 1846 (1), et mis en usage avec succès en 1849;

2° Que des injections intrapleurales de nature diverse, pratiquées par les anciens, ont été délaissées par les modernes, parce que, employées à tort et à travers, sans principes, ni règles, elles ne fournissaient que de mauvais résultats;

3° Que la thoracentèse a subi le même sort, et pour les mêmes raisons;

4° Que cette opération, pratiquée si rarement de nos jours, était considérée comme très fâcheuse, parce que, faite pour des cas d'épanchements purulents chroniques, elle n'avait jamais ou presque jamais de bons résultats;

5° Que si les anciens, qui opéraient tous les épanchements, qu'ils fussent aigus ou chroniques, ont obtenu des succès, c'est qu'ils les devaient aux injections qu'ils pratiquaient ensuite;

6° Que les nouvelles observations de M. le professeur Trousseau, les perfectionnements apportés dans l'appareil instrumental et le mode opératoire par MM. Reybard et J. Guérin, ont réhabilité l'opération de la thoracentèse dans les épanchements thoraciques aigus et récents;

(1) *Journal des connaissances médico-chirurgicales,* 1846.

7° Que, dans ces épanchements, cette opération doit être pratiquée à titre de palliatif et à titre d'accélérateur de la terminaison de la maladie, lorsque tous les autres moyens de traitement sont impuissants ou tardent trop à amener la guérison;

8° Que, dans les épanchements chroniques purulents, la thoracentèse, aidée des injections iodées, qui en assurent le succès, doit toujours être employée, parce que c'est le seul moyen de guérir les malades;

9° Que ces injections iodées, qui sont sans danger aucun, ont la propriété : 1° d'enlever presque instantanément la fétidité du pus, 2° de changer le mode de vitalité des surfaces malades, 3° de produire ainsi la guérison dans des cas réputés mortels;

10° Qu'il est nécessaire de laisser une canule ou une sonde à demeure pour permettre l'écoulement continu du pus, faciliter les injections et éviter les ponctions répétées.

QUATRIÈME GENRE.

Hydrocèles, hernies congénitales, sacs herniaires, hernies simples réductibles, épididymites, injections iodées.

Le traitement de l'hydrocèle a singulièrement varié depuis Hippocrate jusqu'à nous. Bien des méthodes ont été mises en usage pour la cure radicale de cette affection, et aujourd'hui toutes ces méthodes se réduisent à une seule, à la méthode des injections. Toutes les autres, comme l'incision, l'excision d'une portion de la tunique vaginale, sa cautérisation, les scarifications de son intérieur, l'emploi des tentes, du séton, des mèches, des bougies, des canules, etc., les médications générales et topiques, sont entièrement abandonnées. Il ne reste plus que les différentes sortes d'injections. L'incision seule, ou combinée avec l'excision, peut bien dans quelques cas rares être réclamée pour certains cas particuliers, mais elle ne sera jamais qu'une ressource exceptionnelle. L'opération actuellement préférée est donc la ponction suivie de l'injection d'un liquide plus ou moins irritant. Elle est si simple, d'un effet si constant, qu'elle restera la méthode générale. Elle a pour avan-

tage de ne pas être très douloureuse, d'inspirer moins de répugnance aux malades, qui ne voient pas là l'appareil d'une opération, de les exposer à moins d'accidents et de les guérir plus
promptement. Elle n'exige aucune préparation et permet d'insinuer jusque dans les plus petites sinuosités de la tunique vaginale une substance liquide qui, en modifiant la cavité, amène
une guérison radicale, que les hydrocèles soient récentes ou
anciennes, petites ou volumineuses, que la tunique vaginale soit
épaisse ou endurcie, que les testicules soient engorgés chroniquement ou non, que le liquide de l'hydrocèle soit séreux ou coloré.

Le premier document que l'on possède sur le traitement des
hydrocèles par les injections paraît remonter aux temps les plus
reculés. Celse dit (livre VII, p. 323, t. II, trad. de Ninnin), que
si l'eau est dans une poche, il faut, après l'avoir évacuée, faire
des injections avec une dissolution de nitre ou de salpêtre. Lem-
bert, dans ses œuvres chirurgicales, publiées à Marseille au
commencement du xviie siècle, conseille l'injection du sublimé
corrosif dans l'eau de chaux. Dans le courant du xviiie siècle,
cette méthode est encore mentionnée dans un livre publié
en 1739 par un chirurgien anglais, dans le *Traité des opérations*
de Sharp, et traduit en français en 1741 par Jault. C'est ce qui
a fait croire à quelques-uns que cette méthode était d'invention
anglaise; elle appartiendrait, suivant Monro fils, à un chirurgien du régiment de Hume également nommé Monro, mais il
l'aurait pratiquée en injectant de l'esprit-de-vin dans la tunique
vaginale. La violence de l'inflammation qui survint fit recourir
à un remède plus doux, et l'alcool fut remplacé par du vin, qui
procura plusieurs succès heureux. Cette méthode n'en fut pas
moins abandonnée, grâce aux insuccès de quelques praticiens
qui la désapprouvèrent, et ne reprit quelque faveur en France
qu'après la publication du mémoire de Sabatier intitulé : *Recherches historiques sur la cure radicale de l'hydrocèle*, et imprimé dans le cinquième volume des *Mémoires de l'Académie
royale de chirurgie*.

Chose singulière, mais assez fréquente en médecine, ce moyen
si simple, si supérieur à tous les autres pour guérir l'hydrocèle,
fut à peu près abandonné en Angleterre et à peine usité en
France pendant de longues années, tant les méthodes nouvelles

ont de peine à être acceptées par les praticiens les plus recommandables, comme les plus médiocres qui s'entêtent à conserver certains moyens curatifs, à respecter certaines idées surannées que la routine, quelquefois le mauvais vouloir, les empêchent de modifier, de changer, malgré les inconvénients attachés aux méthodes anciennes et malgré l'expérience de leurs contemporains.

La violence des symptômes inflammatoires qui se manifestèrent dans les premières tentatives de guérison radicale de l'hydrocèle par l'usage d'injections trop irritantes, les insuccès de quelques autres qui tombèrent dans un excès contraire en employant des injections trop peu irritantes ou en les employant d'une manière peu convenable, furent sans doute la cause de l'abandon de cette méthode, qui était pratiquée tantôt avec de l'eau froide, de l'air, d'autres fois avec une solution de potasse caustique, avec de l'eau phagédénique, avec une solution de sulfate de zinc, avec de l'alcool plus ou moins affaibli, et surtout avec du vin dans lequel on ajoutait du camphre, de l'eau vulnéraire, de l'alun et des roses rouges, etc. Le but qu'on se proposait était toujours le même, de faire naître dans la tunique vaginale une inflammation capable de déterminer l'adhésion de ses parois. Or, on conçoit que toute espèce de principe irritant introduit dans la cavité de la tunique vaginale soit de nature à remplir plus ou moins complétement cette indication.

Depuis le mémoire de Sabatier, le vin rouge, chauffé à une température de 30 à 32 degrés, a formé le liquide dont on s'est presque exclusivement servi en France, et Boyer et Dupuytren le firent définitivement admettre en y ajoutant soit un peu d'alcool ou en y faisant bouillir des roses de Provins. Par ce moyen l'opération de l'hydrocèle était devenue tout à la fois très simple et d'un succès à peu près constant, mais il entraînait encore certains apprêts assez embarrassants, ne réussissait pas toujours, causait des réactions locales et générales qui obligeaient les malades à rester longtemps au lit, faisait naître parfois des accidents graves, tels qu'une fièvre très vive, des abcès, la suppuration de la cavité vaginale, la gangrène du scrotum et même la mort : ce qui engagea plusieurs chirurgiens à songer à quelque chose de mieux encore, si c'était possible. Depuis plusieurs années, le célèbre professeur de la Charité, M. Velpeau, essayait plusieurs moyens, la compression, l'acupunture, etc.; mais il n'en avait retiré aucun résultat satisfaisant, lorsque ayant appris vaguement par des élèves que la teinture d'iode avait été appliquée par M. Ricord au traitement des hydrocèles, il crut qu'il s'agissait de l'injection de cette substance; partant de cette idée, il fit un mélange de 12 grammes de teinture d'iode et de 90 grammes d'eau, la ponction ayant été pratiquée comme pour l'injection vineuse, il porta dans la tunique vaginale le liquide précédent en place de vin, et la guérison fut obtenue en peu de temps. C'était dans le mois de juillet 1836; pendant le cours de ce traitement, M. Velpeau ayant pris de nouvelles informations, apprit que les applications dont on lui avait parlé étaient tout simplement des applications topiques, c'est-à-dire que M. Ricord s'était servi d'une solution de teinture d'iode pour en imprégner des compresses qui étaient ensuite appliquées sur les hydrocèles aiguës en cas d'orchites.

Mettant à profit ce malentendu et encouragé par le succès qu'il avait obtenu, M. Velpeau a continué ses essais, de telle sorte qu'aujourd'hui la meilleure méthode pour traiter les hydrocèles, et la plus généralement répandue, est la méthode du savant chirurgien de la Charité, c'est-à-dire la méthode des injections iodées; elle est depuis plusieurs années consacrée par l'expérience la plus rigoureuse de tous les chirurgiens de notre époque.

Suivant M. Dujat, M. Martin, de Calcutta, aurait employé les injections iodées pour la cure radicale de l'hydrocèle en 1832 (*Gazette médicale*, 1838, page 561), quoique ses observations n'aient été publiées qu'en 1834 (*Transactions of the medical and physical Society of Calcutta*).

Si nous ne nous trompons, MM. Coster (1), Ricord (2) et tous ceux qui avant eux ont eu l'idée de guérir les hydrocèles, les ganglions, l'hydropisie des bourses muqueuses et les épanchements séreux par l'application topique des préparations iodées, doivent être considérés comme les auteurs de la cause de l'emploi de l'iode dans la tunique vaginale, et MM. Velpeau et

____

(1) *Bulletin général de thérapeutique*, 1826, t. VII, p. 51.
(2) *Journ. des connais. médic. chirurgicales*, 1833, t. I, p. 40.

Martin, comme les auteurs de cette nouvelle application de l'iode, car, en définitive, c'est de là, ainsi que nous l'apprend le professeur de la Charité, que lui est venue l'idée des injections iodées dans la tunique vaginale, et personne plus que M. Velpeau n'a de droits à cette méthode thérapeutique, qu'il a publiée et vulgarisée en France.

Il a opéré par cette méthode des hydrocèles enkystées du cordon, des hydrocèles doubles, des hydrocèles multiples, c'est-à-dire formées par deux poches du même côté; des hydrocèles anciennes et récentes, petites et volumineuses, des hydrocèles compliquées d'engorgements, de tubercules du testicule et de l'épididyme; des hydrocèles simples, des hydrocèles qui avaient déjà été traitées sans succès par les injections vineuses, des hydrocèles congénitales, et enfin des sacs herniaires transformés en hydrocèles.

Voici en quoi consiste la méthode de M. Velpeau, et quels sont ses résultats : il emploie un mélange d'un tiers de teinture d'iode et deux tiers d'eau, ou de moitié de teinture et d'eau, en ayant soin néanmoins d'augmenter la proportion de teinture quand les tissus ou le malade semblent peu excitables, ou de la diminuer dans les cas contraires. La ponction est faite comme pour la cure palliative de l'hydrocèle, et une injection de 30 à 100 grammes du liquide précédent est faite dans la tunique vaginale, qu'il est inutile de remplir, pourvu qu'en malaxant la tumeur on force le médicament à en toucher tout l'intérieur. Après l'avoir laissé trois, quatre, cinq ou six minutes, on le retire, mais sans craindre d'en laisser une certaine quantité. Comme il n'est pas nécessaire de chauffer le remède, ni d'en remplir le kyste, ni de le faire ressortir en entier, une petite seringue suffit (1). Après l'injection, le malade peut ne pas rester couché. Comme il n'a pas été nécessaire de distendre la tunique vaginale, les douleurs ne se propagent que par exception dans les lombes par le trajet du cordon ; la réaction locale, d'abord à peine sensible, augmente pendant trois, quatre, cinq jours. La tumeur est douloureuse quand on la touche ou quand on la comprime ; autrement, le malade y songe à peine. Il ne survient à

____

(1) De toutes les seringues, les meilleures pour pratiquer les injections iodées sont les seringues d'ivoire noirci, telles que les fabrique M. Charrière.

peu près jamais de fièvre ; il est inutile de tenir les malades à
la diète ; ils peuvent se lever, marcher, quelques-uns même ont
pu continuer leurs travaux, et à partir du quatrième ou du
sixième jour, la résolution commence et s'opère avec rapidité (1).

Jusqu'à présent cette médication a rarement échoué, et les
faits qui attestent sa supériorité sur toutes les autres méthodes
sont tellement nombreux, qu'il est impossible de les énumérer.
Depuis bientôt vingt ans qu'elle est mise en usage, ses succès se
comptent par milliers et ont été fournis par tous les chirurgiens
qui l'ont essayée. C'est donc une méthode qui doit être substituée à celle des injections vineuses, défendues encore par quelques rares partisans.

Quelques insuccès, il est vrai, ont été signalés, mais ils doivent être, pour la plupart, attribués à l'inhabileté des opérateurs
et ne peuvent être comparés aux insuccès dus aux injections
vineuses. En effet, dans les cas où une certaine quantité de liquide s'est épanchée dans le tissu cellulaire du scrotum, il n'en
est résulté ni inflammation sérieuse, ni gangrène, comme cela
se voit dans les cas d'infiltration vineuse. L'injection iodée
n'expose pas à la suppuration de la tunique vaginale ; d'ailleurs,
n'étant point obligé de distendre la tunique vaginale, on ne
court pas le risque de faire refluer le liquide injecté dans l'épaisseur du scrotum, et il n'est pas nécessaire de faire deux ou trois
injections coup sur coup et de les laisser cinq à dix minutes dans
le kyste. La douleur éprouvée par les malades au moment de
l'injection iodée est beaucoup moins vive qu'avec l'injection vineuse. Les malades pourraient se lever et marcher sans de
graves inconvénients dès le lendemain.

Le seul inconvénient qu'on reprochait à la teinture d'iode
était de ne pas toujours se maintenir en solution dans l'eau et
de laisser précipiter l'iode dans la seringue, mais en y ajoutant
un peu d'iodure de potassium, comme le recommande M. Guibourt, comme nous avons l'habitude de le faire pour toutes les
injections d'iode, on rend cette précipitation de l'iode impossible, et la solution est toujours complète.

La préférence déjà accordée à l'iode sur le vin par un grand

____

(1) *Dictionnaire de médecine*, t. XV, p. 480, 2ᵉ édition.

nombre de praticiens était un argument en faveur des injections iodées; mais les circonstances d'hydrocèles doubles, ayant la même marche, arrivées à un même développement, exemptes de complications générales et locales, étaient nécessaires, indispensables, pour dissiper les doutes relatifs à la valeur de deux moyens rivaux en thérapeutique chirurgicale. Ces faits se sont présentés, et des chirurgiens, parmi lesquels nous comptons MM. Velpeau, Bouisson, de Montpellier (1),. Fleury, de Clermont, etc., se sont empressés de profiter de cas aussi favorables qui ont établi manifestement la prédominance du développement de l'inflammation dū côté de l'injection vineuse, tandis que du côté où a été pratiquée l'injection iodée, tout s'est passé avec calme, sans inflammation violente, douloureuse. Pour notre compte, nous avons été à même de vérifier deux fois la justesse de ces observations sur deux malades atteints d'une double hydrocèle, que nous avons opérés.

Les conclusions que nous devons tirer de tous les faits observés jusqu'à ce jour, sont que les injections iodées sont moins douloureuses que les injections vineuses, qu'elles guérissent plus promptement, exposent moins à la récidive, et ne sont pas accompagnées de ces accidents graves d'inflammations gangréneuses, de péritonites, qui ont souvent, amené la mort.

Un autre fait très important, que les injections iodées ont mis en évidence, et qui déjà a été signalé par plusieurs chirurgiens, et particulièrement par M. le professeur Velpeau, c'est qu'elles agissent comme résolutifs sur le testicule et ses dépendances lorsque ces organes sont engorgés ou même tuberculeux. Ces remarques, que nous avons eu l'occasion de justifier, sont appuyées par des observations publiées par plusieurs chirurgiens, entre autres par MM. Velpeau, Vidal (de Cassis), Serre, de Montpellier, etc. Le professeur de la Charité s'est assuré par une vingtaine de faits cliniques que ces injections sont un bon moyen de traitement dans les hydrocèles compliquées de testicule tuberculeux. M. Vidal (de Cassis) en a également publié dans le n° 22 de l'*Union médicale*, p. 92, année 1847, une observation

***

(1) *Journ. des connaiss. médic.-chirurg.*, n° 1, janvier 1847, p. 3, et mars 1847, p. 93.

remarquable. On en trouve encore plusieurs exemples dans le *Journal des connaissances médico-chirurgicales* (janvier 1843, page 29).

Mais si la tumeur formée par le testicule ou l'épididyme était lancinante, bosselée, dit Boyer (t. X, p. 219), l'injection hâterait la dégénérescence. L'expérience m'a prouvé, dit à son tour M. Velpeau, que c'était là une erreur ; dans plusieurs cas d'hydrocèle compliquée d'hypertrophie, de tubercule du testicule, de sarcocèle squirrheux ou encéphaloïde déjà fort avancés, la tunique vaginale s'est oblitérée après l'injection sans que la maladie principale en ait été exaspérée. Il y a plus, c'est que cette injection est en réalité un des meilleurs résolutifs qu'on puisse employer contre les engorgements chroniques du testicule.

L'injection iodée convient encore et doit être préférée au vin lorsque l'hydrocèle est constituée par un liquide trouble, sanguinolent, lactescent, de consistance crémeuse ou de chocolat délayé ; mais nous devons dire que quelquefois dans ces cas, si les parois de la tunique vaginale sont trop dures et trop épaisses, les injections irritantes peuvent être insuffisantes, et l'on est obligé de recourir à une opération plus grave, plus douloureuse, à l'excision ou à l'incision.

C'est surtout dans l'hydrocèle congénitale, qui se rencontre principalement chez les enfants, et qui a été également observée chez des adultes, que les injections iodées doivent être préférées. Dans ces cas, la cavité de la tunique vaginale n'est point encore séparée de celle du péritoine, mais la communication qui existe entre ces deux cavités est tellement restreinte, qu'il arrive souvent que la pression de la tumeur ou la position du malade n'en fait pas toujours disparaître aisément la sérosité, et que la tumeur rentre plutôt en masse à travers l'anneau externe. Chez les enfants, l'hydrocèle congénitale n'exige pas de traitement et disparaît presque toujours sans opération et par les seuls progrès de l'âge. Chez les adultes, si l'opération devient nécessaire, elle semble être dangereuse. Les injections irritantes ont été proposées par Viguerie ; mais la presque totalité des chirurgiens les ont repoussées formellement par la raison qu'il était à peu près impossible, malgré la compression la plus exacte exercée sur l'anneau, d'empêcher absolument le vin, pendant l'opération, de pénétrer dans le péritoine, et qu'alors on doit craindre de substituer une inflammation, une péritonite mortelle, à une affection légère. M. le professeur Velpeau ne partage pas cette opinion ; il a vu opérer à l'hôpital de Tours, avec l'injection vineuse, un jeune garçon qui fut guéri sans avoir éprouvé le moindre accident ; il a lui-même fait deux opérations semblables et n'a pas été moins heureux. Si de pareilles opérations faites avec le vin n'ont déterminé aucun accident et ont été suivies de succès, et s'il a été possible d'éviter toute introduction de liquide dans l'abdomen au moment de l'injection, avec combien plus de raisons doit-on recourir à la teinture d'iode pour cette variété d'hydrocèle, lorsqu'on sait par des faits nombreux que l'introduction d'une certaine quantité de teinture d'iode dans le péritoine n'expose pas à des accidents graves, que le gonflement qui suit l'injection ne permettrait pas aux quelques gouttes qui peuvent rester dans la tunique vaginale de remonter dans le ventre, que l'inflammation du kyste est une inflammation adhésive qui n'a aucune tendance à s'étendre au delà des surfaces qui ont pu être touchées par l'iode ; qu'enfin, ajoute M. Velpeau, la teinture d'iode n'obligeant point à distendre le sac, elle offre toute sécurité. L'hydrocèle congénitale doit donc être traitée par l'injection iodée, comme l'hydrocèle ordinaire, avec la simple précaution de fermer le canal inguinal avec le pouce pendant l'injection, et sans qu'il soit nécessaire de maintenir ensuite cette compression à l'aide d'une pelote ou d'un bandage quelconque, comme quelques personnes l'avaient conseillé, car en pénétrât-il quelques gouttes dans le péritoine, il n'en résulterait rien de fâcheux.

La doctrine régnante actuelle blâme en principe cette opération : on craint non-seulement de faire passer l'injection dans le ventre, mais encore de voir s'y étendre une phlegmasie suppurative développée dans le sac.

- D'abord, nous dirons avec M. Velpeau que la crainte du premier passage est tout à fait illusoire aujourd'hui. On sait combien il est facile de fermer l'orifice supérieur dans l'hydrocèle congénitale au moyen de la compression bien faite sur le canal inguinal, mais les chirurgiens ne redoutaient pas tant cela que l'extension de l'inflammation. C'est dans le but de la borner, de l'empêcher de gagner par en haut, que les chirurgiens ont proposé des pelotes et divers bandages compressifs. On pouvait avoir cette crainte d'une trop vive inflammation lorsqu'on se servait, comme autrefois, du vin chaud, et la crainte aussi du passage à la partie supérieure, lorsqu'on en faisait une injection abondante ; mais depuis l'heureux emploi de l'injection iodée, la plupart de ces dangers ont disparu : il n'est besoin que d'une petite quantité de liquide, on peut même ne pas tout évacuer après l'injection, ainsi que l'a fait plusieurs fois le chirurgien de la Charité, sans aucun inconvénient.

Nous ne voudrions pas, du reste, trop insister sur ces faits ; mais il était bon au moins de les opposer à ceux qu'une crainte exagérée empêche de pratiquer une opération qui n'a rien de grave en elle-même.

Hématocèle. — Une autre variété d'hydrocèle, qui prend le nom d'hématocèle à cause de la nature du liquide qu'elle renferme et de l'état particulier d'épaississement et d'induration que présente quelquefois la tunique vaginale, a souvent été traitée avec succès par les injections iodées. Il est de la dernière importance, cependant, d'établir une distinction qui est capitale au point de vue du traitement, entre les diverses formes d'hématocèle. Ainsi, que la matière contenue dans la tunique vaginale soit colorée en rouge, en brun ou roux, d'une consistance de miel, de bouillie, de chocolat, de lie de vin, etc., pourvu que la séreuse soit à peu près saine, qu'elle ne renferme ni caillots sanguins, ni corps étrangers fibrineux ou autres, qu'elle ne soit pas trop épaisse ni doublée par un dépôt pseudo-membraneux, ni formée de plaques cartilagineuses, superposées, ou comme fibro-cartilagineuses, etc., on doit avoir recours aux injections iodées qui, dans ces cas, réussissent comme dans l'hydrocèle simple. Les observations de guérison d'hématocèle par les injections et dans les conditions pathologiques que nous venons d'indiquer sont trop nombreuses pour que la reproduction de plusieurs d'entre elles puisse présenter de l'intérêt, il suffit de consulter les nombreux écrits périodiques qui paraissent tous les jours pour en trouver de nombreux exemples.

Nous rappellerons seulement comment M. le professeur Velpeau a été amené pour la première fois à traiter une hématocèle par l'injection iodée.

« Arrivé près d'un homme du monde pour l'opérer d'une hy-
» drocèle, il me vint quelques doutes sur la nature du liquide
» contenu dans la tumeur. Cependant, après en avoir fait part
» au confrère qui me servait d'aide, je procédai à la ponction
» immédiatement, afin de ne pas alarmer par mon incertitude
» et le malade et sa famille. Un verre de matière noire, rous-
» sâtre, sortit par la canule du trocart, et fut aussitôt remplacée
» par une injection d'eau iodée. Fort inquiets des suites de cette
» opération, nous crûmes devoir avertir les parents du malade
» que le cas n'était pas ordinaire, et que peut-être serions-nous
» forcés de pratiquer quelques incisions sur la tumeur au bout
» d'un certain nombre de jours. Eh bien! il ne survint aucune
» sorte d'accident, et le malade, naturellement très craintif et
» d'une santé fort délicate, guérit aussi vite et aussi simplement
» que s'il eût été affecté d'une hydrocèle ordinaire ; aussi n'ai-je
» plus manqué depuis de traiter de la même manière toutes les
» hématocèles purement liquides que j'ai rencontrées, réservant
» les incisions et autres opérations sanglantes conseillées jusque-
» là en pareil cas, pour les hématocèles qui contiennent une cer-
» taine quantité de grumeaux, de pelotons de fibrine ou de sang
» concret. Non-seulement j'ai réussi de cette façon dans les
» hématocèles de la tunique vaginale, mais encore dans les
» kystes hématiques liquides de toutes les autres régions du
» corps. Si l'on veut bien comparer la simplicité, la bénignité
» de l'opération dont je parle avec la gravité des opérations que
» les chirurgiens mettaient en usage auparavant, on verra si
» elle mérite le blâme que quelques personnes voudraient dé-
» verser sur elle (1). »

Depuis cette époque, ce professeur a pratiqué nombre de fois l'injection iodée pour des cas semblables. Mais lorsque, outre le liquide, la tumeur contient une certaine quantité de grumeaux que la ponction ne peut pas évacuer, les injections pourraient être insuffisantes pour en amener la résorption, et il faudrait

____

(1) *Des injections médicamenteuses dans les cavités closes,* p. 111. (Velpeau.)

alors recourir à l'incision. Cependant plusieurs faits sont venus prouver que, même dans ces derniers cas, l'injection peut encore suffire pour amener seule la guérison. Parmi plusieurs observations que nous possédons, nous citerons la suivante, qui appartient à la clinique de la Charité.

Steiner, Hongrois, âgé de trente-trois ans, cuisinier, d'une bonne constitution, s'aperçut il y a deux mois, sans avoir reçu de coup, qu'il se développait une tumeur au côté gauche du scrotum. La tumeur était déjà volumineuse lorsqu'il entra à l'Hôtel-Dieu, où le chef de service, sur le point de faire la ponction, s'arrêta, doutant de la réalité de l'hydrocèle, et lui fit appliquer des emplâtres fondants. Il sortit de l'Hôtel-Dieu pour entrer à la Charité le 3 mars 1843. La tumeur se présentait alors dans l'état suivant. Elle était piriforme, du volume du poing, dure, égale, sans changement de couleur à la peau, douloureuse à la pression, manifestement fluctuante vers le pédicule, qui était dirigé en haut, dépourvue de transparence à la bougie. En arrière et en bas, on sent le testicule, qui paraît sain, ainsi que l'épididyme et le cordon.

M. Velpeau se décida à en faire la ponction, comme s'il s'agissait d'une hydrocèle. Si le liquide rouge était fluide, abondant, il ferait une injection iodée ; s'il y avait des grumeaux, il inciserait. Il s'écoula 125 grammes d'un liquide rougeâtre, séro-sanguinolent, dont le jet fut *fréquemment interrompu.* Mais la tunique vaginale ayant paru se vider en grande partie, M. Velpeau prit le parti de faire l'injection, attendu qu'il serait toujours temps, en cas de non-réussite, de pratiquer l'incision.

On injecta donc un mélange d'un tiers de teinture d'iode et de deux tiers d'eau. Deux jours après le scrotum se tuméfia, devint rouge et douloureux (catapl. émoll.). La résolution ne commença qu'au bout de quinze jours, mais elle se fit peu à peu, et le 19 avril le sujet quittait l'hôpital. Le testicule gauche a encore le double du volume normal, mais depuis longtemps il n'est plus douloureux. Il reste au-devant de lui la preuve matérielle de l'existence de matières autres que du liquide. C'est une petite tumeur assez dure, du volume d'une noisette, parfaitement mobile et insensible à la pression.

L'injection convient donc lors même que l'hématocèle contient des grumeaux, résultat heureux pour la thérapeutique et curieux au point de vue de l'anatomie pathologique, puisqu'il prouve que ces couches friables, brunâtres, plus ou moins épaisses, qui doublent la tunique vaginale, dans les cas d'hématocèle, que ce magma fibreux qui l'accompagne souvent, disparaissent sous l'influence du travail de résorption que détermine l'injection iodée.

Est-ce à dire que l'injection iodée doive réussir dans tous les cas ? Nous ne le pensons pas.

Ainsi, dans l'hématocèle traumatique, lorsqu'il existe des caillots sanguins plus ou moins nombreux, plus ou moins volumineux, il ne faut pas recourir aux injections iodées, il pourrait en survenir des accidents redoutables ; car si la poche venait à s'enflammer, les caillots sanguins se trouveraient mêlés à de la matière purulente et disposés à subir la décomposition putride. D'un autre côté, la présence de ces corps étrangers dans la tunique vaginale empêcherait l'adhésion des deux feuillets séreux ; par conséquent, la série de phénomènes que l'on observe dans l'hydrocèle ne pourra plus se produire dans l'hématocèle.

Dans le cas où il n'existe point de caillots, où le liquide ne contient que des grumeaux peu volumineux et qui peuvent sortir avec le liquide de l'hématocèle, on pourra espérer quelques succès des injections iodées, seulement il ne faut pas espérer une guérison aussi rapide que celle que l'on observe après l'injection de l'hydrocèle.

Dans l'hématocèle spontanée, lorsque la tunique vaginale n'est pas épaissie et qu'elle paraît saine, quelle que soit la coloration du liquide épanché, les injections iodées réussissent à peu près constamment. Elles réussissent même dans quelques cas d'épaississement de la séreuse... Elles peuvent à la rigueur réussir, dit M. Gosselin, qui a fait des recherches importantes sur l'épaississement pseudo-membraneux de la tunique vaginale dans l'hydrocèle et l'hématocèle (1), lorsque la fausse membrane est au premier degré. L'injection serait tout à fait inutile pour le deuxième et le troisième degré. Elle serait suivie d'un prompt retour à la maladie ou d'une suppuration qui pourrait être de longue durée et sans aucun avantage pour les malades.

Avec le docteur Jamain, nous croyons pouvoir formuler de la manière suivante les indications de l'injection.

____

(1) *Archives générales de médecine*, mars 1851.

Il faut : 1° que le liquide épanché soit assez liquide pour que toutes les matières contenues dans la tunique vaginale puissent sortir par la canule ;

2° Il est indispensable que l'altération pathologique de la poche ne soit pas trop considérable.

L'opération sera faite, comme à l'ordinaire, avec un trocart assez volumineux pour permettre la sortie des grumeaux si le kyste en renferme. On s'assurera, avant de faire l'injection, qu'il ne reste rien dans la poche ou que celle-ci n'est pas trop épaissie. Dans ce cas, il vaudrait mieux s'arrêter que de continuer une opération au moins inutile et qui peut causer des accidents. Quand on aura déterminé aussi exactement que possible l'état de la poche, on poussera l'injection, qui doit être faite comme pour l'opération de l'hydrocèle, seulement on se servira de teinture d'iode pure en ajoutant, comme nous avons l'habitude de le faire, 1 gramme d'iodure de potassium par 25 grammes de teinture d'iode. Une injection moins forte pourrait ne pas susciter une inflammation suffisante pour arriver à l'adhésion de la séreuse vaginale et exposer à la récidive.

Hydrocèle chez la femme. — On rencontre quelquefois l'hydrocèle chez la femme. Cette affection aurait son siége dans le ligament rond. M. Velpeau serait disposé à croire que cette hydrocèle du ligament rond n'est autre chose qu'un kyste séreux accidentel. Quoi qu'il en soit, que ces tumeurs, désignées sous le nom d'*hydrocèle* chez la femme, soient réellement des hydrocèles, ou tout simplement des kystes, le traitement des injections iodées leur est applicable. En voici un exemple remarquable.

Cas d'hydrocèle chez une femme. — *Hydrocèle enkystée du ligament rond.* — *Injection iodée.* — *Guérison ;* par M. FLEMING. (*The Dublin hospital Gazette*, 1854.)

Catherine Ribaud, âgée de trente à trente-deux ans, femme de la campagne, ayant toute l'apparence de la santé, mère de quatre enfants, s'adressa à M. Fleming pour un bandage herniaire le 19 juin 1852. A l'examen, M. Fleming reconnut toutes les apparences d'une hernie inguinale oblique et complète, située du côté droit. La tumeur avait apparu pour la première fois six mois environ auparavant ; elle ne pouvait l'attribuer à aucune cause spéciale ; elle disparaissait dans la position horizontale ; elle n'était accompagnée d'aucun malaise abdominal ; les fonctions de l'intestin étaient assez régulières.

Cette tumeur occupait la place ordinaire de la hernie inguinale ; elle remplissait et distendait le canal inguinal ; elle était de forme cylindrique, un peu plus large en bas qu'en haut, ne variant pas de position ni de volume ; ce dernier approchant de la grosseur d'un œuf d'oie. Elle était tendue, libre de toute résonnance tympanique à la percussion ; à sa partie inférieure, donnait une sensation distincte de fluctuation ; sa transparence ne pouvait être complétement reconnue, la toux la poussait en avant, mais plutôt en imprimant une secousse en masse qu'en l'affectant autrement. A sa partie inférieure, elle était circonscrite très distinctement, tandis que l'abdomen, mou et compressible, permettait le plus complet isolement, et rendait distinctement perceptible au toucher le ligament rond. M. Fleming en conclut que la tumeur n'était pas une hernie, que c'était une hydrocèle enkystée du ligament rond. Quelques jours après l'avoir fait entrer à l'hôpital, il fit la ponction et donna issue à environ six ou huit onces d'un liquide ayant tous les caractères qu'on trouve dans celui de l'hydrocèle ordinaire de la tunique vaginale. La tumeur disparut complétement, et l'on put sentir les deux anneaux abdominaux, interne et externe, agrandis ; le canal était presque effacé, tellement ils étaient rapprochés.

Quelques jours après, le liquide se reproduisit de nouveau ; lorsqu'il y en eut environ quatre onces, M. Fleming fit de nouveau la ponction et poussa une injection iodée dans le sac. Les suites n'offrirent rien de particulier, tout se passa comme chez l'homme ; la tumeur se solidifia et diminua graduellement, jusqu'à ce que la malade quittât l'hôpital. On lui donna alors un bandage.

La cavité de la tunique vaginale disparaît-elle dans la cure radicale de l'hydrocèle ? L'opinion la plus généralement répandue aujourd'hui est que la guérison s'obtient par l'adhésion des parois de la tunique vaginale entre elles, et cette idée est tellement répandue, qu'on lit dans tous les auteurs classiques qu'après la guérison de l'hydrocèle par l'injection, le testicule est plus exposé aux contusions, aux froissements, que dans l'état normal, parce qu'il a perdu la faculté de ses mouvements, de ses glissements, par suite des adhérences de la tunique vaginale ; quelques faits récents d'anatomie pathologique sont venus ébranler cette opinion. En 1847, chez un malade mort dans le service de M. Velpeau, et qui quelque temps auparavant avait subi l'opération de l'hydrocèle par l'injection iodée, on a trouvé à l'autopsie, faite avec le plus grand soin, qu'il n'existait aucune adhérence entre les parois de la tunique vaginale et que la cavité était parfaitement libre. Cette pièce intéressante d'anatomie pathologique a été vue et vérifiée par tous les médecins et les élèves présents à la clinique de M. Velpeau et par tous les membres de la Société anatomique. Deux fois nous avons eu l'occasion de faire la même remarque sur des sujets qui avaient été guéris d'hydrocèle par les injections iodées. Cette opinion que la cavité de la tunique vaginale ne disparaît pas dans la cure radicale de l'hydrocèle est partagée par M. Chaumet, de Bordeaux, qui pense qu'il n'y a jamais d'adhérences que lorsqu'on fait suppurer directement la poche séreuse, soit par le séton, soit par l'incision ou quelque autre méthode ancienne. Cette manière de voir n'est pas nouvelle, et Pott, qui croyait qu'on pouvait obtenir une cure radicale sans déterminer l'oblitération de la cavité de la tunique vaginale, pensait que cette oblitération ne pouvait et ne devait avoir lieu que lorsqu'il y avait suppuration de la séreuse vaginale; cette opinion de Pott a été émise plus tard par Ramsden, Ward et Kinder Wood.

En général, le but qu'on se propose par les injections est de susciter dans la tunique vaginale une inflammation assez intense pour déterminer l'adhérence de cette cavité dans tous les points de sa surface. En oblitérant ainsi la cavité où le liquide s'amasse, il est évident que tout dépôt ultérieur de la même nature devient impossible. Un médecin militaire très distingué, M. Hutin, chirurgien en chef des Invalides, a cherché à voir si cette adhérence de la cavité de la tunique vaginale était indispensable à la guérison de l'hydrocèle. Profitant de sa position spéciale à l'hôtel des Invalides, il s'est livré à des recherches intéressantes que nous allons faire connaître et dont nous apprécierons la valeur.

M. Hutin a tenu note depuis 1845 des opérations d'hydrocèle pratiquées à l'hôtel des Invalides. Il a recherché également les hommes traités pour la même affection avant cette époque, et ces deux notes lui ont fourni la statistique suivante : 34 militaires opérés d'hydrocèles à diverses époques et par les différents chirurgiens en chef des Invalides existaient encore à l'hôtel avant son arrivée. Il en donne un tableau et y joint une liste de

30 opérations faites par lui-même depuis son arrivée en 1845.
En voici l'exposé :

Première catégorie des opérés.   *Noms des chirurgiens.*

Par le séton. 3   Sabatier.
Par l'excision. 2   Percy.
Par l'incision. 3   Yvan.
Par la cautérisation avec la potasse caustique. 8 Yvan.
Par la sonde à demeure. 8   Larrey.
Par les injections vineuses. 5   Pasquier père et fils.
Par les injections iodées. 4   Pasquier fils.
Par la ponction simple. 1   Désruelles , au Val-
                                  ———   de-Grâce.
                   Total. 34

Sur ces 34 invalides, 28 sont morts, 2 sont sortis de l'hôtel, et
4 y sont encore.

Deuxième catégorie des opérés par M. Hutin.

Ponction simple. . . . . 2 à cause de l'altération des testicules.
Injection iodée. 28

(Dans les 28 cas avec la teinture alcoolique d'iode, pour un tiers sur deux
tiers d'eau, sans addition d'iodure de potassium.)

Sur ces 30 opérés depuis 1845, 15 morts.

Mais comme ceux de la première catégorie, ils ont succombé
à diverses maladies indépendantes de leurs hydrocèles, qui se
trouvaient guéries depuis longtemps.

Ces indications du nombre des opérés, ainsi que des méthodes
suivies, nous semblent utiles à reproduire afin de mieux en apprécier les résultats; mais il n'est pas nécessaire de suivre
M. Hutin dans l'exposé sommaire de chacun des cas énumérés
par lui et se rapportant à une histoire statistique ou nécrolo-
gique des individus.

Le résultat de cette statistique, c'est que chez les opérés de la
première catégorie ou par diverses méthodes et par différents
chirurgiens, chez tous sans exception, il y avait oblitération
complète de la tunique vaginale, tandis que chez tous les opérés
déjà morts de la deuxième catégorie ou avec l'injection iodée,
les résultats ont été variables. Ainsi, sur 16 sujets, l'autopsie a
démontré huit fois des adhérences complètes, ou oblitérant la
cavité séreuse en entier, comme par les méthodes anciennes,

tandis que quatre fois les adhérences se trouvaient partielles seulement, et que les quatre autres fois il n'en existait pas de traces.

D'où l'auteur de ces recherches croit devoir conclure que, dans ces derniers cas, les injections iodées n'avaient et n'auraient ultérieurement provoqué aucune oblitération; et que ces hydrocèles, ainsi parvenues à guérison, n'eussent pas été à l'abri d'une récidive.

La disparition de la tunique vaginale n'est donc pas indispensable à la cure de l'hydrocèle, et elle n'arrive pas toujours à la suite des injections iodées, puisque, sur seize autopsies, M. Hutin a constaté qu'elle n'avait pas eu lieu dans la moitié des cas.

L'explication de ces différences se trouve sans doute dans l'irritabilité variable de la tunique séreuse, selon les individus, à tel point que le contact des liquides les plus irritants est facilement supporté par les uns, tandis que la moindre sensation du topique affaibli est parfois intolérable chez d'autres. Dans les cas où il n'y a pas oblitération de la tunique vaginale, l'effet de l'injection iodée a été de produire un changement du mode anormal de vitalité de l'exhalation et de la résorption de la séreuse vaginale, en ce sens que l'irritation ou l'inflammation causée par l'injection iodée a rétabli l'équilibre rompu entre les deux fonctions, modifié la surface séreuse et ramené la santé dans les parties malades. L'action de l'iode dans ces circonstances se limite à activer, à ranimer les fonctions absorbantes et à provoquer aussi la résorption des épanchements.

Hydrocèles enkystées du cordon. — Parmi les autres variétés d'hydrocèle, où les injections iodées sont encore employées avantageusement et de préférence à tout autre traitement, nous rangerons les hydrocèles enkystées du cordon et celles qui résultent d'un épanchement dans un vieux sac herniaire, en communication ou non avec la cavité du péritoine. Bien des chirurgiens, même parmi ceux de nos jours, excluent les injections iodées pour ces dernières à cause du danger qu'il y aurait selon eux à porter l'injection dans un kyste qui communique supérieurement avec la cavité du péritoine. Plusieurs observations que nous rapporterons plus loin viendront démontrer combien ces craintes sont chimériques. D'ailleurs, Desault guérissait cette affection au moyen d'une injection de vin rouge. Après avoir fait rentrer dans l'abdomen les portions d'intestin qui faisaient hernie, et pendant qu'un aide comprimait et oblitérait avec soin l'ouverture par laquelle la tunique vaginale et la cavité du péritoine communiquaient, ce chirurgien faisait l'injection après avoir fait sortir la sérosité de la manière ordinaire. Ce traitement réussit sans occasionner les suites fâcheuses qu'on aurait pu en attendre *à priori*, et notamment l'inflammation du péritoine depuis que l'injection vineuse a fait place à l'injection iodée. Depuis lontemps déjà M. le professeur Velpeau a proposé et mis en pratique pour les hydrocèles du sac herniaire le traitement de l'hydrocèle congénitale, malgré la différence qui existe entre cette espèce d'hydrocèle et l'hydrocèle de la tunique vaginale. Tantôt, dit M. le professeur Velpeau, qui a opéré des cas de ce genre, il y a hydrocèle en même temps que hernie dans le sac, et tantôt hydrocèle seulement dans un sac abandonné depuis plus ou moins longtemps par les viscères. Dans le premier cas, les viscères engagés bouchent plus ou moins complétement l'anneau soit crural, soit inguinal, le liquide les entoure et s'accumule au-dessous ; M. Velpeau en a observé plusieurs cas, un entre autres à l'hôpital Saint-Antoine, en 1829. Le sac herniaire contenait 2 litres de sérosité pure, et deux autres à la Charité en 1837, qu'il a opérés par l'injection iodée, et chez lesquels la guérison a été des plus promptes, mais n'a pas été radicale, puisque quelques mois après la hernie a reparu, mais sans que l'hydrocèle soit revenue (1).

Sacs herniaires. — Dans le second cas, c'est-à-dire dans les sacs herniaires transformés en hydrocèles, ces sacs ne diffèrent presque pas de la tunique vaginale. Voici le mécanisme de leur formation : une hernie réduite laisse un sac vide, qui se ferme par en haut au bout de quelques années si le bandage herniaire est bien maintenu ou si l'anneau crural ou inguinal est bouché par une masse épiploïque qui transforme le sac herniaire en

____

(1) *Dict. de méd.*, 2ᵉ édit., t. XV, p. 489 et 490. — *Annales de chirurgie française et étrangère*, t. XV, p. 370. — Velpeau, *Traité de médecine opérat.*

tunique vaginale pour ainsi dire; c'est, à proprement parler,
un simple kyste séreux. Dans son *Traité des hydropisies* (1),
M. le docteur Abeille en rapporte un exemple bien complet et
bien remarquable intitulé : *Hydrocèle chez la femme traitée et
guérie par les injections iodées.* Nous rapportons cette observation *in extenso* à cause de son importance et de l'interprétation
qu'on a voulu lui donner dans ces derniers temps, à l'occasion
d'une autre observation à peu près semblable de M. Jobert, de
Lamballe, communiquée à l'Académie de médecine avec la signification trop générale et un peu trop prétentieuse de *cure radicale des hernies* (2). Ces observations, que nous rapporterons
plus loin, ont beaucoup d'analogie avec celles signalées par M. le
professeur Velpeau (3); mais nous devons faire remarquer dès
à présent qu'elles ne se rapportent pas, comme on pourrait le
supposer, d'après les réflexions de certains journaux et de quelques chirurgiens, à la *cure radicale des hernies proprement
dites*, et le titre de chacune d'elles se trouve parfaitement d'accord avec sa signification naturelle. M. Abeille, qui n'avait pas
vu et avec raison une cure radicale de hernie dans son observation, l'avait intitulée : *Hydrocèle chez la femme, traitée et guérie
par les injections iodées.* M. Jobert a intitulé la sienne : *Observation d'hydrocèle et de hernie congénitales du côté gauche;
injection de teinture d'iode pure; disparition de l'hydrocèle et de
la hernie; formation d'un cordon cylindroïque, résultat d'un
produit déposé dans toute la longueur de la tunique vaginale.*
Il sera facile de montrer que les idées du professeur de la Charité, sur ce point de la thérapeutique, ont devancé celles de
MM. Jobert et Abeille; elles sont trop importantes et trop
explicites pour que nous ne nous empressions pas de les rapporter textuellement. Voici comment s'exprime M. Velpeau :

« Un sac retenu dans les bourses trouve son image presque
» complète dans la tunique vaginale. S'il se ferme par en haut,
» sa cavité se trouve ainsi séparée de celle du péritoine et peut

<hr>

(1) *Traité des hydropisies et des kystes*, 1832, p. 416. — *Gazette des hôpitaux*, 1851, n° 47.

(2) *Moniteur des hôpitaux*, 1re série, t. II, n° 39, p. 306, et n° 41, p. 327.

(3) Velpeau, *Recherches anatomiques, physiologiques et pathologiques sur
les cavités closes, naturelles ou accidentelles de l'économie animale*, 1843, p. 119.

» devenir le siége d'une hydrocèle analogue à l'hydrocèle simple
» de la tunique vaginale. Quand ce sac conserve une libre com-
» munication avec l'intérieur du bas-ventre et qu'il devient le
» siége d'une collection, c'est absolument comme s'il existait
» une hydrocèle congénitale. Personne n'avait osé dans ces cas
» recourir aux injections irritantes. Les circonstances ont tou-
» jours paru aussi défavorables alors que pour l'hydrocèle con-
» génitale. Les raisons qui m'ont fait attaquer cette dernière
» hydrocèle par les injections iodées devaient me conduire à en
» essayer l'emploi dans les hydrocèles du sac herniaire. En
» voici quelques observations qui montreront que loin d'être
» dangereuse, d'exposer aux graves accidents qui avaient tant
» effrayé les praticiens, l'opération est, en pareil cas, d'une
» extrême simplicité, d'une efficacité incontestable, d'un succès
» rapide.

» J'ai fait usage de ces injections dans des sacs de hernie cru-
» rale, dans des sacs de hernie inguinale, dans des cas où le
» collet du sac était simplement bouché par l'épiploon, dans des
» cas où le sac était fermé par coarctation de son extrémité
» supérieure.

» Dans les *sacs herniaires non fermés*, j'ai pensé que des injec-
» tions iodées pourraient amener la cure radicale des hernies.
» Sans les expériences nombreuses, variées, auxquelles je m'étais
» livré, mes tentatives de cure radicale des hernies auraient pu
» à juste titre être considérées comme téméraires ; mais avec ce
» que je savais de l'innocuité des injections iodées, de la nature
» et de la marche des inflammations adhésives, il pouvait me
» paraître parfaitement logique et prudent de procéder comme
» je l'ai fait ; toutefois, je ne me suis livré qu'à deux essais sous
» ce point de vue, et ces deux essais n'ont point amené la gué-
» rison radicale des hernies. Si j'y ai renoncé, ce n'est point
» que mes deux premières observations soient de nature à me
» faire changer d'opinion sur la valeur des injections iodées dans
» les sacs herniaires ; au contraire, ces essais, qui n'ont pas été
» suivis d'accident grave, montrent par eux-mêmes l'innocuité
» de l'opération ; seulement, ils m'ont appris qu'il existe une
» grande difficulté pour le manuel opératoire.

» Pénétrer dans le sac herniaire avec un trocart est presque

» impossible; cependant une incision à la place d'une piqûre
» exposerait à une inflammation purulente qu'il importe abso-
» lument d'éviter. En supposant même que l'inflammation ad-
» hésive du sac eût lieu, il est à craindre que la hernie ne fût
» pas pour cela radicalement guérie ; que les viscères, venant à
» frapper sur l'extrémité supérieure du sac par l'intérieur du
» bas-ventre, poussassent de nouveau devant eux le péritoine
» au point de s'échapper encore à travers les anneaux aponé-
» vrotiques. » (*Recherches sur les cavités closes de l'économie
animale*, par M. le professeur Velpeau, 1845, p. 119.)

Dans un autre travail intitulé : *Des injections médicamenteuses dans les cavités closes*, et inséré dans les *Annales de la
chirurgie française et étrangère*, t. XV, p. 112 et suivantes,
voici ce qu'on lit encore : « Dans de vieux sacs herniaires dont
» le collet s'est oblitéré, ce fut avec le même succès, avec la
» même innocuité (que dans les hydrocèles enkystées du cordon)
» que j'opérai ainsi trois femmes atteintes d'hydrocèle crurale,
» deux hommes affectés d'hydrocèle inguinale.

» Des résultats aussi constamment favorables étaient bien de
» nature, on en conviendra, à m'inspirer de la confiance, à me
» donner de la hardiesse. J'osai, en conséquence, traiter aussi
» par l'injection iodée *l'hydrocèle congénitale*, et chez quatre
» malades où j'ai fait cette opération, elle n'a été suivie d'aucun
» accident et a déterminé une guérison complète, radicale,
» avec la même simplicité que s'il se fût agi d'une hydrocèle
» simple.

» *Sacs péritonéaux, hernies étranglées.* — Bien plus, j'ai
» injecté la teinture d'iode dans des sacs herniaires, transformés
» en hydrocèles à l'occasion de hernies étranglées dont on avait
» chassé l'intestin, et dont le collet restait obturé par une masse
» d'épiploon. Or, les deux malades traités de la sorte à la Cha-
» rité n'ont éprouvé aucun accident, leur sac herniaire s'est
» oblitéré, et j'ai pu les croire radicalement guéris de leur hernie
» pendant quelques mois. Malheureusement ce dernier fait ne
» s'est pas maintenu, et une nouvelle portion du péritoine a été
» entraînée plus tard par les viscères, qui ont fini par former de
» nouveau hernie, par exiger un bandage contentif, mais sans
» que l'hydrocèle soit revenue.

» *Hernies simples.* — Il me parut dès lors permis de tenter
» avec réserve, avec prudence, les chances d'une injection iodée
» dans le sac des *hernies réductibles*, afin d'obtenir *la cure radi-*
» *cale* de cette ennuyeuse infirmité. Là je fus arrêté un instant
» par le manuel opératoire. Un sac herniaire vide n'est pas en
» effet, comme un kyste quelconque rempli de liquide, facile à
» ouvrir au moyen d'un trocart. Je fus donc obligé de me servir
» du bistouri pour arriver dans la cavité de la hernie. Deux ma-
» lades opérés de la sorte, c'est-à-dire à l'aide d'incisions et
» sans que je fusse bien certain que le liquide iodé fût arrivé
» dans la cavité du sac, n'éprouvèrent pas d'accidents immé-
» diats, mais la hernie ne se trouva pas guérie. Au bout de deux
» mois, alors que nous ne pensions plus à l'opération, l'un d'eux
» fut pris d'un rhumatisme articulaire général qui dura long-
» temps, et finalement d'une leucophlegmasie dont il mourut au
» bout de six mois. L'autre eut, au bout de vingt jours, un
» phlegmon sous-cutané qu'il fallut inciser et qui guérit promp-
» tement. On ne peut sans doute tirer aucune conclusion rigou-
» reuse de ces deux faits ; mais un malade affecté d'une énorme
» hernie crurale est venu lever tous les doutes sur ce point. Le
» sac herniaire, chez lui, était si large, qu'en en pinçant les
» parois et en les écartant par trois régions opposées, je par-
» vins à le tendre si complètement, que la ponction et l'injec-
» tion à l'aide d'un trocart en furent tout aussi faciles que celles
» d'une hydrocèle. Une compression établie sur la fosse iliaque
» servit de limite à l'inflammation, et toutes les personnes qui
» suivent l'hôpital ont pu s'assurer que le sac herniaire de cet
» homme s'est enflammé, gonflé, puis réduit et oblitéré, sans
» la moindre apparence de danger, de réaction sérieuse. »

Après ces passages, personne ne contestera au célèbre professeur de la Charité qu'il a eu l'idée de guérir radicalement
les hernies simples, réductibles, par l'injection iodée, qu'il a
pesé toutes les difficultés qui s'opposent à l'ouverture des sacs,
et qu'il est même arrivé à les vaincre dans un cas de hernie crurale où le sac était très large. D'ailleurs, les deux cas de
MM. Abeille et Jobert, qu'on a invoqués comme des exemples
de la cure radicale des hernies, ne peuvent être rangés dans la
catégorie des hernies simples réductibles, mais bien, celui de

M. Abeille, dans les cas d'hydrocèle dans un vieux sac herniaire, dont le collet s'est oblitéré ou a été oblitéré par une masse épiploïque, et semblable à ceux que M. Velpeau a cités dans son travail publié dans les *Annales de la chirurgie*, et celui de M. Jobert, dans la catégorie des hydrocèles congénitales, dont M. Velpeau a également cité plusieurs exemples de guérison par les injections iodées, ainsi que nous venons de le dire.

Tout ce que nous savons de l'action des injections iodées dans les cavités séreuses, ne nous laisse aucun doute sur la possibilité de la cure radicale des hernies simples réductibles par les injections iodées, et déjà quelques faits importants sont venus en donner la preuve ; mais comme l'a fort bien fait remarquer M. le professeur Velpeau, toute la difficulté se trouve dans le manuel opératoire. M. Jobert a, dans ces derniers temps, mis à exécution avec succès, pour les cas de hernies simples, réductibles, l'idée de M. le professeur Velpeau, en faisant connaître un procédé opératoire assez simple pour ponctionner les sacs herniaires des hernies réductibles et les injecter de teinture d'iode. Ces faits, publiés par M. Jobert, sont déjà au nombre de quatre ou cinq et prouvent la possibilité de la cure radicale des hernies par les injections iodées.

Voici les observations de MM. Abeille et Jobert.

La première, avons-nous dit, se rapporte à une hydrocèle dans un vieux sac herniaire, et la seconde à une hydrocèle compliquée de hernie congénitale.

Hydrocèle chez la femme, traitée et guérie par les injections iodées (1).

Madame Costa (d'Ajaccio), femme de cinquante ans, d'une bonne constitution, chargée d'embonpoint, portait une hernie inguinale gauche depuis sa dernière couche, c'est-à-dire depuis une quinzaine d'années. Elle avait l'habitude de maintenir la tumeur réduite au moyen d'un bandage. Quand la hernie s'échappait, elle parvenait elle-même à la faire rentrer.

Dans le courant de mars 1851, elle s'aperçut un beau matin qu'une tumeur d'un petit volume sortait de dessous la pelote de son bandage. Elle essaya, mais vainement, de la réduire. Un médecin fut appelé qui, voyant la consistance de la tumeur naissante, fit faire une application de sangsues quoiqu'il n'y eût aucune douleur. Une seconde et une troisième application

(1) *Traité des hydropisies et des kystes*, 1852, p 416, par M. Abeille.

furent faites à quelques jours d'intervalle ; mais loin de diminuer, cette tumeur grossit avec une certaine rapidité.

Effrayée par son accroissement autant que par aucune gêne ni douleur, madame Costa appela un second médecin. Celui-ci crut à une hernie étranglée et demanda une consultation en règle pour prendre un parti ; nous fûmes au nombre des consultants.

On constatait dans l'épaisseur de la grande lèvre une tumeur volumineuse comme le poing, piriforme, à sommet supérieur, se prolongeant jusqu'à l'anneau. Quoique la malade n'éprouvât ni trouble, ni souffrance, on fit des tentatives de réduction à diverses reprises, elles ne donnèrent aucun résultat. On proposait le débridement. Nous avions pu rigoureusement constater nous-même que la tumeur était constituée par deux portions continues, mais distinctes en consistance. L'une, supérieure, sortant de l'anneau, aboutissait en grossissant jusqu'à l'origine de la grande lèvre ; l'autre, toute contenue dans l'épaisseur de celle-ci, était d'un volume quatre fois plus gros et représentait assez bien le corps d'une vessie. La première était dure, résistante, sans élasticité, mate ; la seconde était tendue, mais élastique, et laissait clairement percevoir la fluctuation.

Il nous parut clairement qu'il s'agissait *d'un vieux sac herniaire* à l'ouverture duquel s'était glissée une portion d'épiploon qui, par suite de pression exercée par le bandage, s'était enflammée et avait acquis des adhérences solides. La portion sous-jacente du sac avait sécrété un liquide dont la quantité tendait à augmenter incessamment.

Nous priâmes nos confrères de remettre au lendemain le débridement résolu par eux.

Le lendemain, madame Costa avait passé une mauvaise nuit causée par la perspective de l'opération qu'on devait lui pratiquer. Quand tous les consultants furent réunis, pour les convaincre de la réalité de notre diagnostic, nous fîmes immédiatement une ponction évacuatrice dans la partie la plus déclive de la tumeur. Il s'écoula un plein verre de sérosité, et toute la portion saillante s'affaissa.

Nous proposâmes alors l'injection iodée pour le surlendemain, persuadé que le liquide se reproduirait dans cet espace de temps, ce qui ne manqua pas.

Le 2 avril la tumeur s'était remplie de nouveau ; une deuxième ponction en évacua une quantité de liquide égale à celle de l'avant-veille. C'était de le sérosité citrine donnant un très fort précipité albumineux par l'acide nitrique. La ponction avait été faite suivant la méthode sous-cutanée ; *une injection iodée au tiers et saturée par 1 gramme d'iodure de potassium* fut immédiatement poussée. La douleur fut médiocre et ne dura que quelques heures. Elle eut un retentissement jusque dans le rein correspondant. Nous avions laissé dans la poche environ un huitième de la solution injectée. Le lendemain de l'opération, la tumeur était dure, rénitente, mais sans dou-

leur. A partir du quatrième jour, elle commença à diminuer. Le quinzième
jour, toute la portion inférieure remplie précédemment de liquide était flétrie, complétement affaissée, et donnait à la grande lèvre l'aspect d'un repli
longitudinal; la portion supérieure formée par l'épiploon était dure, résistante, et tranchait brusquement avec l'inférieure.

Le bienfait de cette opération ne s'est pas démenti depuis plus d'un an
que nous pouvons observer cette dame.

Cette observation est extraite textuellement de l'ouvrage de
M. Abeille, et malgré quelques différences qui existent dans la
rédaction avec une autre observation publiée dans le n° 47 de la
Gazette des hôpitaux de 1851, sous le titre de *Hydro-épiplocèle
chez la femme*, nous pensons que c'est la même observation,
quoiqu'il soit dit dans celle publiée dans la *Gazette des hôpitaux*
que c'est dans *le courant de janvier* que la malade s'est aperçue
d'une petite tumeur, que l'opération a été faite *le 15 février*, etc., etc., tandis que dans l'ouvrage de M. Abeille il est
dit que madame Costa s'aperçut dans *le courant de mars* 1851
de cette petite tumeur, et qu'elle a été opérée *le 2 avril;* les
autres détails relatés dans ces observations ne peuvent nous
laisser dans le doute à cet égard. Dans le narré de cette observation, insérée dans la *Gazette des hôpitaux*, M. Abeille dit :
« Nos diverses manœuvres de réduction nous avaient convaincu
qu'un barrage solide à l'anneau empêchait la rétrocession dans
la cavité du péritoine du liquide épanché ; nous avions de justes
raisons de penser que le même barrage s'opposerait à l'introduction d'une partie de l'injection dans la même cavité. De là
exclusion du danger d'une péritonite ultérieure, à moins que
l'inflammation ne fût communiquée de proche en proche par le
sac, et même par l'épiploon. Mais en raison des adhérences et
de la pression longtemps supportée, ces organes devaient avoir
perdu une partie de leur sensibilité et par conséquent de leur
disposition à une inflammation vive. Cela admis, l'injection iodée
devait provoquer une exsudation plastique sur les parois du sac,
et peut-être au pourtour de la portion épiploïque, exsudation qui
devait déterminer des adhérences solides dans toute l'étendue
de la tumeur, et de là un double bienfait. Plus de sécrétion liquide, plus de poche kysteuse possible ; d'autre part, barrière
opposée à une plus ample sortie de l'épiploon, qui se trouverait

bridé de toutes parts jusqu'à l'ouverture inguinale... » Toutes ces réflexions, le titre, quoique différent, donné à cette observation, et l'opinion de M. Abeille lui-même, sont tels qu'il est impossible de voir autre chose dans cette observation qu'une hydrocèle dans un vieux sac herniaire, hydrocèles déjà traitées avec succès par les injections iodées, par M. le professeur Velpeau.

Hydrocèle et hernie congénitales du côté gauche ; injection de teinture iodée pure. — Guérison de l'hydrocèle et de la hernie.

Michelot, âgé de trente-quatre ans, est entré à l'Hôtel-Dieu le 18 novembre 1853. Jusqu'à l'âge de sept ans il a eu, dit-il, la bourse du côté gauche dans l'état normal, un peu moins volumineuse cependant que celle du côté opposé. A l'âge de seize ans, à la suite d'un violent effort, il vit apparaître dans le trajet inguinal, jusqu'au fond de la bourse correspondante, une tumeur dirigée obliquement de haut en bas et de dehors en dedans.

Une dépression transversale, sensible seulement au toucher, la divisait en deux moitiés inégales, l'une supérieure, l'autre inférieure. Cette dernière, du volume d'une noisette environ, était dure, rénitente, indolore, devenait le siége, quand on la pressait entre les doigts, d'une sensation analogue à celle que produit le froissement du testicule ; la deuxième, plus volumineuse, pâteuse et molle, limitée assez nettement en bas par la division transversale déjà signalée. Son volume augmentait après les repas, pendant la toux, et disparaissait naturellement lorsque le malade se plaçait dans le décubitus dorsal, pour reparaître aussitôt qu'il voulait marcher ou se tenir debout.

Un médecin, consulté, reconnut dans la tumeur inférieure le testicule gauche arrivé par une évolution tardive à son siége habituel; dans la tumeur supérieure, une hernie oblique externe de la tunique vaginale, qui s'était produite pendant l'effort. La hernie fut réduite, et l'on appliqua un bandage anglais pour la maintenir.

Le malade avait alors seize ans, il en a aujourd'hui trente-quatre. Pendant dix-huit ans il a donc supporté la pression d'un bandage. Depuis quelques mois la tumeur inférieure devenait plus volumineuse, et bien qu'elle ne fût pas plus douloureuse qu'autrefois, le malade consulta un médecin qui l'engagea à entrer à l'hôpital.

A son entrée à l'Hôtel-Dieu, je constatai les symptômes suivants :

Dans le pli de l'aine, du côté gauche, se trouve une tumeur du volume du poing, obliquement dirigée de haut en bas et de dehors en dedans, sans changement de coloration à la peau. Un étranglement circulaire très sensible à la vue sépare la tumeur en deux moitiés; l'une, supérieure et externe, qui suit le trajet du canal inguinal jusque dans la cavité abdominale ; l'autre, inférieure et interne, plongeant dans la bourse correspondante. Le doigt, promené sur la partie inférieure de la tumeur, rencontre le testicule ; il est plus petit que celui du côté opposé. Si l'on presse sur lui, le malade accuse une vive sensibilité. La tumeur, malgré sa distension et sa résistance, présente à sa partie inférieure une fluctuation évidente. La pression qu'on exerce sur elle la fait disparaître, mais elle reparaît dès que la pression a cessé enfin dans sa partie inférieure ; la lumière d'une bougie fait apercevoir sa transparence.

L'examen attentif de la tumeur et l'ensemble des phénomènes permettent de reconnaître une double maladie, consistant en une hydrocèle et une hernie inguinale oblique congénitales séparées par un anneau qui représentait un étranglement. Cette cloison incomplète, sorte de diaphragme, parut due à un rétrécissement embryonnaire de la tunique vaginale. Cette espèce de valvule soutenait les viscères par sa surface ventrale, si l'on peut s'exprimer ainsi, et correspondait par sa face inférieure au liquide séreux qui baignait le testicule. Je ne balançai pas à proposer au malade d'oblitérer la tunique vaginale, afin d'arriver, si faire se pouvait, à guérir en même temps l'hydrocèle et la hernie inguinale. Je ne fus pas trompé dans mon attente, ainsi qu'on pourra s'en convaincre par ce qui suit.

Je pratiquai l'opération en enfonçant obliquement le trocart dans l'épaisseur des tuniques du scrotum, en le faisant marcher lentement par un double mouvement de pression et de rotation, de manière à piquer le feuillet pariétal de la tunique vaginale. La pénétration du trocart dans la tunique vaginale fut annoncée par l'absence de résistance, et bientôt par la facilité avec laquelle la canule pouvait librement circuler dans son intérieur. C'est alors qu'une injection de teinture d'iode pure fut faite dans la tunique vaginale et le sac herniaire. Le liquide remonta jusqu'à l'endroit où la pression était exercée par un aide sur le point de communication du sac herniaire et du ventre. Il ne s'écoula par la canule qu'une petite quantité de sérosité, une cuillerée environ, et le doigt, appliqué sur le trajet du canal inguinal, a suffi pour intercepter toute communication entre la tunique vaginale et le péritoine. Un morceau de diachylon fut placé sur la piqûre, et un petit coussinet soutint les bourses.

Le lendemain, 26 novembre, les bourses étaient distendues par un liquide exhalé dans la tunique vaginale. La peau était rouge et modérément tendue, le malade n'accusa aucune douleur, il n'y eut ni fièvre, ni réaction.

Le 28, le gonflement a un peu diminué ; pendant les quatre jours suivants, aucun phénomène remarquable ne s'est présenté.

Le 4 décembre, dix jours après l'opération, on trouve déjà les bourses moins volumineuses, le malade demande à sortir.

Le 5, le volume de la tumeur est diminué, et tout le trajet inguinal est rempli par un cordon cylindroïde, ainsi que la portion des vaisseaux spermatiques qui s'étend depuis le testicule jusqu'à l'anneau inguinal. Les jours suivants, l'amélioration ne fait que s'accroître, et, le 12 décembre, les bourses sont revenues à leur volume normal, mais ont conservé, ainsi que le cordon, une consistance très supérieure à celles qu'elles ont habituellement.

Lorsque le malade est sorti de l'hôpital, il ne se plaignait d'aucune douleur du côté opéré, et il pouvait marcher sans fatigue et sans éprouver de gêne, quelle que fût la position qu'il prît.

Le testicule gauche était, comme avant l'opération, dans un état d'atrophie très prononcé, et il contrastait par son volume avec celui du côté opposé. Cet organe était aussi plus élevé qu'avant l'injection, et cette élévation vers l'anneau semblait due à l'action rétractile d'un produit qui s'étendait de son extrémité supérieure à l'orifice péritonéal du canal inguinal. Cette substance, d'une consistance remarquable, représentait une sorte de cylindre dur et très résistant qui suivait le trajet du cordon des vaisseaux spermatiques en parcourant tout le trajet inguinal jusqu'à son orifice abdominal. Lorsque le malade toussait ou faisait des efforts, on ne pouvait reconnaître aucun changement dans l'état des parties.

Depuis le mois de décembre 1853, époque où l'opération a été pratiquée jusqu'au 28 mars, date de la présentation du malade à l'Académie, les organes se sont maintenus dans le même état, et quoiqu'il se soit livré à ses occupations habituelles, il n'est pas survenu la moindre trace de déplacement des viscères, et je crois pouvoir regarder la hernie comme guérie.

L'injection faite avec la teinture d'iode pure dans le sac herniaire n'a donc déterminé chez notre opéré ni inflammation locale sérieuse, ni réaction, ni trouble fonctionnel. Sur plusieurs autres malades, il ne s'est déclaré non plus aucun accident, et l'on peut dire que le travail s'est toujours maintenu dans de justes limites. Ce n'est donc qu'une inflammation adhésive qui s'est déclarée chez les malades soumis à cette opération.

Le produit plastique qui s'est épanché dans le sac herniaire représente pour nous une sorte de tampon, de bouchon, qui ferme toute issue aux viscères et au liquide séreux qui tendent à se précipiter dans la poche herniaire. La nature à elle seule comble la cavité accidentelle à la manière d'un lambeau autoplastique. Nous avons obtenu avec une facilité remarquable le dépôt de lymphe dont il vient d'être question, et il s'est exhalé avec la même rapidité dans le sac herniaire que dans la séreuse abdominale, lorsque les viscères qui y sont contenus sont soumis à une opération.

Ce procédé me paraît jusqu'à présent avoir rempli les indications que je me proposais, et il me paraît d'autant plus mériter l'attention des praticiens qu'il n'est suivi d'aucun accident, et qu'il est d'une grande innocuité.

Cette observation de M. Jobert est des plus remarquables et vient à l'appui des idées et de la pratique de M. le professeur Velpeau. Elle vient confirmer les faits déjà acquis à la science, que les hydrocèles congénitales peuvent être traitées avec succès et sans danger avec les injections iodées, de même que les hydrocèles congénitales compliquées de hernie. Mais M. Jobert est encore allé plus loin, et il a appliqué avec succès à des hernies simples réductibles la méthode des injections iodées, grâce à un procédé qu'il a imaginé sur la manière de faire la ponction des sacs herniaires. Ce point important domine toute la question. On comprend que du moment qu'on pourra ponctionner le sac sans léser les intestins et avec la certitude d'avoir pénétré dans le sac, l'application des injections iodées aux hernies ordinaires deviendra d'une facilité extrême. Reste à savoir si les résultats produits par ces injections iodées seront durables.

OBSERVATION. — *Hernie inguinale externe du côté gauche.* — *Guérison radicale par l'injection de teinture d'iode dans le sac.*

Paly (Edmond), commis, âgé de dix-huit ans, est entré le 8 mai 1854 à l'Hôtel-Dieu, salle Saint-Côme, n° 24. Il est porteur d'une hernie inguinale gauche du volume d'une noix environ qui ne le gêne pas dans ses occupations, mais qui l'a fait juger impropre au service militaire, dans lequel Paly désirait s'engager comme volontaire.

La tumeur ne descend pas jusqu'au fond des bourses. Sa limite inférieure est séparée du testicule par un étranglement en forme de collet ; elle rentre facilement dans le ventre par le taxis, et sort immédiatement lorsque le malade tousse ou se tient sur les pieds.

Paly, désirant vivement être débarrassé d'une lésion qui lui ferme l'entrée de la carrière militaire, M. Jobert se décide à tenter la guérison par l'injection iodée.

Le 12 mai, une incision de 2 centimètres environ est pratiquée sur le trajet du canal inguinal et intéresse la peau et le tissu cellulaire sous-cutané. Au moyen d'un ténaculum implanté dans la paroi antérieure du canal, un aide soulève cette paroi, tandis qu'un autre le comprime sur le détroit supérieur du bassin, afin d'empêcher que le liquide injecté ne pénètre dans l'abdomen ; une ponction avec un trocart fin est alors pratiquée ; l'instrument, dirigé en haut et en dehors, pénètre sans difficulté dans le canal inguinal, ce que l'on reconnaît par la liberté avec laquelle se meut l'extrémité de la canule. On injecte environ 5 grammes de teinture d'iode pure. Le relief, que produit cette opération sur le trajet du canal inguinal, est une preuve que le liquide a pénétré dans le conduit. Le malade a peu souffert pendant tout ce temps.

Un point de suture entortillée réunit les deux lèvres de la plaie, qu'on recouvre d'un petit linge cératé.

Le soir il y a un peu de gonflement de la région malade, et la toux provoque des douleurs assez vives. L'abdomen est indolent, il n'y a point de fièvre.

Le 14 mai, le gonflement et la rougeur sont assez considérables, l'épingle de la suture a été retirée hier ; la réunion est incomplète. L'exploration avec le doigt fait constater l'existence, au-dessous des téguments tuméfiés, d'un cordon cylindrique dur, solide, dont la direction indique évidemment qu'il est constitué par de la lymphe plastique épanchée dans le canal inguinal.

Les changements ultérieurs qui se firent peu à peu furent les suivants : la petite plaie extérieure se cicatrisa en quelques jours, l'engorgement superficiel disparut ; alors le cordon profond s'isola nettement et apparut comme un pédicule très dur du volume du petit doigt, supportant le testicule et parcourant le trajet inguinal.

5 juin. — Le malade se lève et se promène dans la salle sans que la hernie reparaisse ; lorsqu'il tousse, on ne sent aucune impulsion des viscères abdominaux. Par mesure de précaution, il porte un suspensoir pendant quelque temps. Le testicule gauche a le même volume que celui du côté opposé. (*Union médicale*, 8 août 1854, n° 94.)

Hernie inguinale oblique gauche réductible, du volume d'une grosse poire. — Injection iodée, oblitération du sac, guérison.

M. de F..., âgé de vingt-sept ans, d'un tempérament lymphatico-sanguin, contracte à dix-neuf ans l'infirmité dont il s'agit.

C'est en 1837 qu'il s'aperçut pour la première fois de l'existence de cette hernie, qui rentrait d'elle-même dans la position horizontale et reparaissait subitement dans la position verticale. Les viscères rentraient avec bruit et sortaient souvent en déterminant une sensation douloureuse particulière que le malade regardait comme dépendant d'une pression spéciale exercée sur les organes. Jusqu'en 1847 M. F... n'avait pu contenir cette hernie à l'aide d'un bandage appliqué sur le canal inguinal. Quelle que fût la manière dont on l'appliquait, le bandage laissait sortir les organes pendant l'éternument, les efforts de toux, etc. Ces accidents s'opposaient par conséquent à l'exercice libre de la marche, et ce n'est qu'avec une crainte extrême qu'il se livrait à quelques occupations d'une indispensable nécessité. Toutes forces lui étaient refusées.

A force d'essayer des bandages, il finit par en rencontrer un qui bouchait si régulièrement le canal inguinal, que les viscères ne pouvaient le franchir que très exceptionnellement. Ce bandage, confectionné par un particulier anglais, se composait d'une pelote allongée très solide et d'une espèce de ceinture sans ressort.

Par le toucher et la pression, dit M. Jobert, je faisais facilement disparaître la hernie, et il ne restait plus alors à l'extérieur qu'un relâchement considérable du scrotum gauche. Dès que je cessais la pression exercée sur le trajet inguinal, la tumeur reparaissait avec une grande promptitude. La réduction était accompagnée de gargouillement.

Le désir impérieux que le malade avait d'être débarrassé de sa hernie m'engagea à lui proposer l'injection du sac avec la teinture d'iode. Avant d'entreprendre une pareille opération, je voulus m'aider des conseils de mes honorables confrères, MM. Rayer, Cloquet et Bégin. En présence de ces messieurs, je pratiquai la ponction du sac et l'injection de la tunique vaginale. Les bourses ayant été saisies, la peau étant tendue et le canal inguinal étant comprimé par M. le professeur Cloquet, afin d'empêcher l'injection de pénétrer dans le péritoine, j'enfonçai un trocart d'une moyenne grosseur par un mouvement de vrille dans l'épaisseur du cordon, en le dirigeant de bas en haut et d'avant en arrière, afin de parvenir au sac herniaire, qui, une fois piqué, laissa la canule se promener facilement et sans résistance dans la cavité du sac.

L'injection fut faite sans obstacle et sans beaucoup de douleur. Quelques cuillerées de teinture pénétrèrent dans le sac seulement. La canule fut retirée et un morceau de sparadrap appliqué sur la piqûre. Le malade compare la piqûre occasionnée par le trocart aux effets de la piqûre d'une grosse épingle. La matière injectée occasionna une cuisson qui dura plusieurs heures.

Il est bien entendu que les viscères furent repoussés dans le ventre avant de pratiquer l'opération, et ce n'est qu'après m'être assuré à différentes reprises de la position du sac et de ses adhérences avec les parties environnantes que je me décidai à pratiquer la ponction sans faire d'incision préalable.

Le malade fut placé dans une position horizontale, les jambes furent fléchies légèrement sur les cuisses et maintenues dans cette position par un traversin.

Voici ce qui se passa après l'opération dans le sac herniaire et dans le scrotum.

Presque immédiatement après l'injection une tuméfaction se dessina dans la direction du sac herniaire, et quinze heures après l'injection, la tumeur avait le volume de la hernie. La peau du scrotum était distendue, mais non rougeâtre, et l'on sentait un liquide fluctuant, demi-solide, dans l'intérieur de la tumeur. Pendant une huitaine de jours les parties demeurèrent stationnaires, et bientôt elles diminuèrent rapidement de volume. A dater du quinzième jour, la tumeur ne diminua que fort lentement, et une rigidité s'empara des restes de la tumeur et lui donna l'apparence, par la consistance, d'un morceau de bois, tant la dureté était grande.

Le vingt-cinquième jour, le trajet du cordon était occupé par un cylindre si dur et si compacte, que le malade put se lever, marcher et s'asseoir, sans que les viscères eussent la moindre tendance à franchir la cavité abdominale.

Quatre mois se sont écoulés depuis cette opération ; la guérison s'est maintenue, le testicule n'a subi aucune atrophie, et, dans le trajet inguinal, on ne rencontre qu'une corde dure et comme cartilagineuse qui dénote la solidité de la guérison.

Ces observations de **M. Jobert** sont remarquables et concluantes en faveur des injections iodées pour la cure radicale des hernies simples. Les phénomènes qu'elles ont produits sont absolument les mêmes que ceux qu'elles produisent ordinairement lorsqu'on les applique pures dans les cavités séreuses, inflammation, épanchement de lymphe plastique, adhérences des cavités. M. Jobert recommande, et avec raison, de pénétrer dans le sac herniaire par ponction avec un trocart et non avec le bistouri. Voici le procédé, ou plutôt les procédés, qu'il recommande, car il y en a deux. Dans le premier, il y a ponction et injection ; dans le second, il y a incision d'abord, ensuite ponction et injection.

Premier procédé. — *Ponction et injection.* — Toutes les fois que le sac est adhérent aux parties environnantes, toutes les fois que la tunique vaginale n'est pas oblitérée et qu'il existe une hernie de ce nom, toutes les fois que le sac contient de la sérosité reconnaissable à la fluctuation ou à la transparence ; tontes les fois, enfin, que la poche herniaire est épaissie ou cartilagineuse, on peut sans hésiter faire la ponction du sac herniaire en traversant obliquement les diverses couches qui les recouvrent, après les avoir tendues avec une main, qui les ramasse en arrière du scrotum.

Le trocart doit être plongé perpendiculairement d'abord, puis obliquement de bas en haut, en traversant pour ainsi dire les couches qui se présentent devant lui à mesure qu'il marche, et, parvenu à une certaine profondeur, le trocart est porté doucement en arrière, afin de ponctionner le sac. Le défaut de résistance, les mouvements que l'on peut imprimer à la canule sans obstacle, indiquent que l'on est parvenu dans une poche lisse, et c'est alors que l'injection iodée peut être poussée dans le sac herniaire sans inconvénient.

Injection. — Ordinairement M. Jobert injecte une ou deux cuillerées de teinture d'iode pure, et quelquefois moins ; la quantité du liquide iujecté doit, par conséquent, être en rapport avec l'étendue de la poche séreuse. Il se sert d'une seringue qui permet d'apprécier la quantité du liquide injecté.

On doit s'arrêter toutes les fois que l'on sent un obstacle, et, au lieu de retirer le liquide par la canule, je fais le vide avec la seringue, qui aspire la teinture contenue dans la poche. C'est alors que la canule est retirée et qu'un morceau de sparadrap est appliqué sur la piqûre tégumentaire.

DEUXIÈME PROCÉDÉ. — *Incision, ponction, injection.* — Toutes les fois que le sac est mince, mobile, qu'il se déplace facilement par la pression, il convient d'employer l'incision et la ponction.

Pendant que les viscères sont sortis, je fais une incision de 2 ou 3 centimètres sur la partie la plus déclive de la tumeur en incisant plusieurs des couches situées sous les téguments. Cela étant fait, on fait tousser le malade pour distendre le sac herniaire, puis, avec un ténaculum, on accroche le sac, sur lequel on exerce de douces tractions, et bientôt le trocart est enfoncé au-dessus du crochet, ayant eu soin préalablement de faire rentrer les viscères et de les maintenir réduits par les mains d'un aide. Ensuite on pratique l'injection iodée, comme dans le premier procédé.

L'opération terminée, M. Jobert réunit les lèvres de la plaie par un point de suture entortillée.

Les suites de cette opération sont des plus simples. Quelques heures après le gonflement des parties injectées, douleur très supportable. Mêmes phénomènes, en un mot, que dans l'hydrocèle après l'injection ; ce gonflement persiste pendant plusieurs jours, quatre ou cinq, sept ou huit, puis diminue progressivement, et la tumeur, due probablement à un épanchement de lymphe plastique, de molle, fluide qu'elle était d'abord, devient plus consistante, et acquiert une solidité, une dureté remarquables.

Peut-on comparer cette méthode, dit M. Jobert, aux méthodes variées et nombreuses qui ont été jusqu'à ce jour mises en usage pour obtenir la cure radicale des hernies? Sous le rapport du mode opératoire et du résultat, elles ne sont pas comparables, car le plus ordinairement elles ont été ou dangereuses ou inefficaces, et ont offert dans leur exécution d'immenses difficultés.

Dans la séance du 11 octobre 1854, M. Maisonneuve a proposé pour ponctionner le sac herniaire un procédé bien plus simple et bien plus sûr que celui de M. Jobert.

Premier temps. — Étant donnée une hernie scrotale, M. Maisonneuve commence par refouler les viscères dans l'abdomen, puis, saisissant entre le pouce et l'index de la main gauche la partie moyenne du scrotum, dans laquelle se trouve le sac herniaire vide, il transperce perpendiculairement le tout avec un trocart long et mince qu'il enfonce jusqu'à sa base, et dont il retire immédiatement le mandrin.

Deuxième temps. — Comme les parties pressées entre le pouce et l'index n'ont guère qu'une épaisseur de 1 centimètre, la tige presque tout entière du trocart fait saillie en dehors des tissus; alors, à l'aide de tractions douces et de pressions modérées, on étale sur toute la longueur de la canule la peau du scrotum et les parois du sac qu'elle renferme; de sorte que le trou d'entrée et celui de sortie deviennent le plus écartés possible, et que, par conséquent, la tige de l'instrument parcourt la cavité du sac dans son plus grand diamètre transversal. Pour plus de sécurité, on peut encore engager le malade à faire descendre momentanément sa hernie, ce qui complète l'écartement des parois du sac et refoule celui-ci contre les téguments.

Troisième temps. — Pendant qu'avec le pouce et l'index de la main gauche l'opérateur maintient les parties molles du côté du trou de sortie, il retire doucement la canule jusqu'à ce que son extrémité rentre dans la peau des bourses et arrive dans l'intérieur du sac. On reconnaît sans peine cette circonstance capitale à la facilité qu'on éprouve à faire mouvoir la pointe de l'instrument dans la cavité libre du sac herniaire.

Dès lors il ne reste plus qu'à pratiquer l'injection d'après les préceptes posés par M. Velpeau.

Voulant éviter les inconvénients et les difficultés des procédés de M. Jobert, nous avons imaginé un procédé que nous avons communiqué à la Société de chirurgie, également dans la séance du 11 octobre 1854.

Pour les deux premiers temps, notre procédé est le même que celui de M. Maisonneuve; le troisième temps, celui qui est le point capital de l'opération, en diffère et permet d'arriver plus sûrement et avec plus de facilité dans la cavité du sac herniaire. Voici ce procédé.

D'abord, au lieu d'un trocart ordinaire, je me sers d'un trocart dont la canule est percée de trous latéraux vers sa partie moyenne et supérieure. Le trocart ayant traversé le scrotum et le sac herniaire vide, j'étale sur la canule laissée en place la peau du scrotum et les parois du sac qu'elle renferme; puis, après avoir bouché la canule avec son capuchon ou le doigt, j'injecte, à l'aide d'une seringue, de l'eau dans le sac qui se distend aussitôt, ou bien je fais une insufflation, soit avec la seringue, soit avec la bouche. De cette façon, on acquiert facilement la certitude qu'on n'a bien traversé que le sac herniaire; alors on laisse écouler l'eau si l'on en a injecté, et l'on procède à l'injection définitive avec la teinture d'iode.

Ce procédé est des plus simples, des plus faciles, et l'injection dans le sac herniaire n'est plus un embarras. On est toujours sûr, en procédant ainsi, d'être dans le sac herniaire, et l'on n'a pas à craindre, comme avec les procédés de MM. Jobert et Maisonneuve, de pousser une injection dans l'épaisseur des tissus: ce qui pourrait avoir lieu.

Depuis, M. le docteur Demeaux a proposé le même procédé (1), et M. Ricord y a apporté une modification (2) qui peut avoir ses avantages: il introduit dans la canule du trocart une tige articulée dont les mouvements doivent être parfaitement libres si l'instrument a pénétré dans la cavité du sac, et il fait ensuite l'injection comme dans notre procédé.

(1) *Moniteur des hôpitaux*, 31 octobre 1854, t. II, n° 130, p. 1033.
(2) *Ibid.*, 7 novembre 1854, t. II, n° 132, p. 1050.

19

La méthode des injections iodées, par sa simplicité et son innocuité, semble promettre des résultats bien autrement supérieurs
ceux que l'on a obtenus par la suture, le pelotonnement du sac,
l'invagination, la cautérisation, les lambeaux formant bouchon, etc. Maintenant que le manuel opératoire est bien simplifié
et bien établi, les injections iodées dans les hernies simples seront-
elles tellement efficaces que leur résultat sera une guérison constante et radicale ? Nous ne pouvons nous empêcher d'émettre
quelques doutes sur ce point de thérapeutique. Que peut produire
l'injection iodée dans les hernies ? Tout au plus l'oblitération du
sac herniaire et non celle du canal inguinal, et la condition
essentielle d'une cure radicale est l'oblitération du canal. Le sac
oblitéré pourra bien empêcher momentanément les viscères de
former hernie, mais l'oblitération du sac sera-t-elle assez complète et assez constante pour empêcher un nouveau glissement
des intestins. Ces réflexions nous paraissent d'autant plus justes
que déjà nous avons remarqué plusieurs fois, ainsi que nous
l'avons indiqué en parlant de l'hydrocèle, que la guérison de
cette maladie par les injections iodées ne s'opère pas toujours
par l'oblitération du sac vaginal, et si les viscères, par les efforts
de pression qu'ils ont exercée, ont bien pu produire une hernie
dans l'état normal, n'est-il pas à craindre que le résultat ne soit
pas définitif si les viscères viennent exercer de nouveaux efforts;
le succès ne serait donc que temporaire. Il nous paraît prudent
de ne juger les résultats que promettent les injections iodées
dans les hernies simples qu'après un temps assez long.

Epididymites, orchites aiguës. — Des faits publiés par M. Velpeau, et ensuite par plusieurs autres chirurgiens, avaient déjà
signalé la propriété résolutive des injections iodées sur le testicule et ses dépendances, lorsque ces organes étaient engorgés.
Guidé par ces remarques, M. Jobert a voulu encore étendre
l'emploi de ces injections et les pratiquer dans la tunique vaginale pour guérir des épididymites et des orchites aiguës; il aurait obtenu des résultats satisfaisants. Avant d'examiner si cette
nouvelle extension des injections mérite d'être conservée dans
la pratique, rapportons une des observations de M. Jobert.

Épididymite blennorrhagique guérie par l'injection iodée (Gazette des hôpitaux; 10 mars 1855).

Un jeune homme de vingt-cinq ans, d'une forte constitution, d'un tempérament sanguin et d'une santé habituellement bonne, contracta en 1849 une première blennorrhagie qui persista longtemps faute de soins, et détermina vers le septième mois des phénomènes de cystite du col, caractérisés par des envies fréquentes d'uriner. Tous ces symptômes cédèrent à des bains, à des cataplasmes et à un repos prolongé. La blennorrhagie fut arrêtée par des capsules de copahu, et le malade resta deux ans en bonne santé sans conserver aucun suintement.

A la fin d'avril 1854, il contracta une nouvelle blennorrhagie qui persiste encore actuellement. Cette blennorrhagie ne fut jamais douloureuse, mais elle détermina il y a quatre à cinq mois quelques nouveaux phénomènes de cystite semblables aux premiers, et qui disparurent en quinze jours sous l'influence des bains et des émollients. A dater de cette époque, le malade s'aperçut que le jet de l'urine diminuait graduellement; peu à peu ce jet devint filiforme, et bientôt le malade n'urina plus que goutte à goutte.

Le 20 janvier 1855, il entra à l'hôpital pour une rétention d'urine déterminée par un rétrécissement. On pratiqua plusieurs fois le cathétérisme, qui s'accompagna toujours d'une hématurie peu considérable, et fit naître des douleurs dans le testicule droit. Entré le 26 janvier dans le service de M. Jobert, il est dans l'état suivant :

Le scrotum du côté droit est rouge, engorgé, douloureux ; on y sent une tumeur du volume d'un gros œuf. Cette tumeur est dure, sans fluctuation manifeste ; elle est composée de deux parties : en avant le testicule, qui à légèrement augmenté de volume, mais conserve son élasticité normale ; en arrière l'épididyme énormément gonflé et se continuant avec le canal déférent, qui est lui-même dur, engorgé, douloureux. La tumeur est très douloureuse à la pression ; la douleur se prolonge dans le ventre, suivant le trajet du cordon. Le testicule, bien qu'il paraisse sain, est lui-même très sensible. On ne constate pas de liquide dans la tunique vaginale.

L'écoulement urétral a considérablement diminué, à peine si le malade tache sa chemise pendant vingt-quatre heures ; la miction s'accompagne d'un peu de chaleur. Le lendemain, le malade dit avoir ressenti pendant la nuit des douleurs très vives qui l'ont privé de sommeil. Symptômes de réaction. Le quatrième jour, les douleurs étant toujours très vives malgré le repos absolu et les cataplasmes, M. Jobert pratique une injection iodée dans la tunique vaginale. L'absence de liquide rendait l'opération délicate. Un trocart de petit calibre est introduit obliquement au niveau de la tête de l'épididyme; il laboure pour ainsi dire les tissus jusqu'à ce qu'il ait pénétré dans la tunique vaginale. On s'en assure en promenant la canule du trocart à droite et à gauche, de manière à reconnaître qu'on est arrivé dans l'intérieur de la poche séreuse. Une ou deux gouttes de liquide séreux s'écoulent par la canule ; M. Jobert injecte aussitôt la valeur d'une cuillerée à café de teinture d'iode pure. L'injection faite, il la laisse dans la tunique vaginale pendant quelques secondes ; puis l'aide fait le vide en retirant le piston, et l'on injecte de nouveau la même quantité de teinture iodée, après quoi on retire la seringue et on laisse écouler le liquide injecté. Une couche de diachylon est appliquée sur les piqûres. Pendant cette opération, les douleurs ont été supportables ; c'est au moment de la première injection qu'elles ont été le plus vives. On soutient le scrotum à l'aide d'un petit coussin placé entre les cuisses.

Le soir, le scrotum est rouge, très sensible, la tumeur a augmenté de volume. Cette fois, on constate la présence d'une couche de liquide assez abondante, à laquelle est dû le gonflement; un peu de fièvre.

Dès le lendemain de l'opération le malade avait dormi, ce qui ne lui était pas arrivé depuis trois jours. La tumeur est encore plus volumineuse que la veille; elle est sensible à la pression, mais beaucoup moins douloureuse qu'elle ne l'était avant l'injection iodée.

A partir du quatrième jour de l'opération, le volume de la tumeur diminue de plus en plus, les souffrances ont tout à fait disparu ; on ne constate plus de fluctuation, le testicule est parfaitement indolent. L'épididyme et le cordon sont encore engorgés ; mais cet engorgement diminue tous les jours, et, le 9 février, c'est-à-dire dix jours après l'opération, le malade demande sa sortie et présente l'état suivant :

L'écoulement urétral a tout à fait disparu, ainsi que la rougeur et la sensibilité du scrotum. Le testicule paraît encore un peu plus volumineux que celui du côté opposé. L'épididyme, dont le volume est presque normal, est parfaitement indolent. Il est encore un peu gonflé, mais ce gonflement est régulier, et l'on ne sent pas ce noyau dur et douloureux qui persiste si longtemps après la guérison des épididymites par les antiphlogistiques et les émollients. Le cordon est indolent, et son volume est égal à celui du côté opposé.

Voici les réflexions de l'auteur de cette observation. On remarque :

1° L'innocuité parfaite de l'injection iodée pure dans un cas d'épididymite suraiguë.

2° La cessation presque immédiate des douleurs et la résolution prompte de tous les accidents inflammatoires.

3° La rapidité de la guérison, et surtout l'état définitif de l'épididyme, qui ne présentait pas ce noyau d'induration circonscrit, qui persiste presque invariablement après le traitement ordinaire.

Nous croyons que M. Jobert trouvera peu d'imitateurs pour le nouveau traitement qu'il préconise dans l'épididymite aiguë. En effet, qui voudra s'exposer à labourer le testicule ou l'épididyme avec un trocart, à courir les chances de ne pas pénétrer dans la tunique vaginale, à injecter de la teinture d'iode dans le tissu cellulaire du scrotum, etc., pour traiter une affection qui peut guérir et qui guérit ordinairement en quelques jours par des moyens beaucoup plus simples, par le repos, les antiphlogistiques, les calmants? Quels sont les autres avantages du traitement proposé par M. Jobert? La maladie a-t-elle été guérie plus vite? Si l'on analyse cette observation, on voit un individu atteint d'un écoulement blennorrhagique pris d'une rétention d'urine; cette rétention exige le cathétérisme, à la suite duquel, chose assez fréquente, il survient un engorgement du testicule et de l'épididyme. Ces accidents n'ayant pas cédé *au bout de quatre jours* au repos absolu et à l'emploi des cataplasmes, M. Jobert a recours à une injection iodée dans la tunique vaginale, et à partir du quatrième jour de cette injection, le volume de la tumeur diminue de plus en plus, et de telle manière, que le 9 février l'orchite, qui existait depuis le 23 janvier, c'est-à-dire depuis seize ou dix-sept jours, était dans l'état suivant : *le testicule paraît encore un peu plus volumineux que celui du côté opposé, l'épididyme est encore un peu gonflé.* En résumé, dans ce cas, la guérison a-t-elle été plus rapide par l'injection iodée que par le traitement ordinaire? Nous ne pouvons l'admettre. Seize ou dix-sept jours après le début de la maladie, l'épididyme est *encore un peu gonflé...* Dans une discussion récente soulevée à l'Académie de médecine à l'occasion du traitement de l'orchite par le collodion, M. Bonnafont n'a-t-il pas cherché à établir que dans la grande majorité des cas, huit jours suffisaient pour guérir l'orchite, et MM. Velpeau et Ricord n'ont-ils pas apporté de nombreux exemples qui prouvent que seize à dix-sept jours sont le laps de temps nécessaire pour la guérison de l'orchite aiguë abandonnée à elle-même ou traitée tout simplement par le repos, les cataplasmes, les antiphlogistiques, et, s'il en est ainsi, ce dont personne ne saurait douter, à quoi bon exposer le malade à une opération qui ne guérit pas plus vite et qui n'est exempte ni de dangers ni de difficultés?.

M. Jobert prétend qu'avec son traitement on se met plus sûrement à l'abri de l'induration de l'épididyme, qui persiste presque invariablement après le traitement ordinaire; mais en fût-il ainsi, que cette opération devrait encore être mise de côté pour les épididymites aiguës, attendu que ces indurations de l'épididyme cèdent parfaitement bien, et assez promptement, à un traitement aussi efficace, plus simple, plus facile à appliquer et moins dangereux; je veux parler des badigeonnages de teinture pure d'iode sur le scrotum, ou bien des applications d'un sachet iodé sur le testicule ou l'épididyme engorgés. Parmi plusieurs exemples de guérison d'induration et d'engorgement chronique que j'ai observés, je rapporterai le suivant.

OBSERVATION. — Un riche propriétaire de Mexico, venu à Paris pour s'y faire opérer d'une hydrocèle très volumineuse qu'il avait depuis douze ou quinze ans, m'a offert un des exemples les plus frappants de la puissance résolutive de l'iode appliqué en poudre dans un sachet.

Le 17 août 1854, assisté de M. le docteur Delarue, j'opérai à l'hôtel de Bade une hydrocèle dont le volume était tel que depuis plusieurs années le malade, qui était âgé de cinquante à cinquante-cinq ans, ne pouvait ni monter à cheval, ni marcher sans être muni d'un suspensoir. Cette hydrocèle, moins la transparence, avait tous les autres signes qui caractérisent cette maladie. La fluctuation était des plus évidentes. Pressant de la main gauche la tumeur dans le but d'amener le liquide au-devant du testicule, que je ne pouvais bien limiter à cause du volume de l'hydrocèle, je plongeai le trocart dans le scrotum. Pas une goutte de liquide ne sortit par la canule; cependant l'extrémité de la canule était mobile et me paraissait être dans une poche plutôt que dans un corps résistant. Avais-je pénétré dans le testicule, dont le volume était celui d'un œuf de dinde? La chose est probable; mais rien ne me l'indiquait, ni la douleur ressentie par le malade, ni la sensation éprouvée par ma main au moment de l'opération, ni l'écoulement de quelques gouttes de sang, ni enfin la fixité de la canule, à laquelle je pouvais imprimer des mouvements dans tous les sens. Quoi qu'il en fût, et sûr qu'il y avait une grande quantité de liquide dans la tunique vaginale, je retirai la canule et fis une nouvelle ponction sur un autre point du scrotum; cette fois, il sortit avec une grande facilité 450 à 500 grammes d'un liquide coloré, hématique. La tunique vaginale vidée, nous reconnûmes que le testicule était très gros et avait le volume que je viens d'indiquer. Une injection iodée, avec 2 parties de teinture d'iode iodurée sur 1 partie d'eau, fut faite suivant les règles ordinaires et laissée six minutes environ à la dose de 60 grammes. Les suites de cette opération furent des plus simples, et, au bout d'un mois, le malade était radicalement guéri de son hydrocèle; il n'y avait pas la moindre trace de liquide, mais le testicule n'avait pas diminué de volume. Il n'était ni bosselé, ni douloureux à la pression ; seulement, de temps en temps il était le siége de quelques douleurs, mais ces douleurs existaient depuis longues années ; d'autre part le malade, qui était très satisfait de son état présent, affirmait que ce testicule droit avait toujours été bien plus gros que celui du côté opposé. Dans le but de ramener cette glande à son volume normal, j'engageai le malade à placer dans son suspensoir un sachet iodé de caoutchouc que je fis préparer par M. le docteur Gariel, et un mois après l'usage de ce sachet, le testicule avait repris un volume ordinaire, et même était moins gros que celui du côté gauche. J'ai revu ce malade plusieurs mois après ce traitement, et la guérison persistait.

Est-il possible d'établir une comparaison entre un traitement aussi simple, aussi efficace, aussi innocent, et celui proposé par M. Jobert, qui offre de grandes difficultés dans son exécution, et n'est pas exempt de dangers ; ils ne sont comparables sous aucun rapport.

CINQUIÈME GENRE.
Des hydarthroses.

Transporter aux synoviales articulaires le même traitement qu'à la séreuse vaginale, qu'aux séreuses sous-cutanées, qu'aux séreuses tendineuses, etc., était sans doute une idée hardie, peut-être même téméraire ; mais lorsqu'une affection est rebelle à tous les moyens connus, et qu'elle entraîne l'impuissance absolue d'un membre et même la mort, n'est-on pas autorisé à tenter pour la guérir les opérations qui réussissent dans les maladies avec lesquelles elle a beaucoup d'analogie. Donc, l'analogie qui existe sous tant de rapports avec la tunique vaginale, les séreuses synoviales des tendons et les synoviales articulaires d'une part, entre l'hydrocèle, les kystes synoviaux et les hydarthroses de l'autre, devait nécessairement conduire à essayer pour les hydarthroses le moyen qui était si efficace pour l'hydrocèle et les tumeurs synoviales. Il est vrai que si la suppuration de la tunique vaginale, lorsqu'elle survient, ne présente aucun danger, il n'en est pas de même de celle des synoviales articulaires, qui est toujours très grave, et peut devenir mortelle. Cette différence a dû, en effet, retenir la main des chirurgiens ; mais la connaissance acquise

par de nombreuses expériences sur les animaux et par de nombreuses observations sur l'homme, que de la teinture d'iode
injectée dans le tissu cellulaire, dans les cavités séreuses, et
dans une infinité de cavités diverses, n'y provoquait pas d'inflammation suppurative, mais bien une inflammation adhésive,
a diminué les inquiétudes de quelques chirurgiens, et les a dé-
cidés à faire des injections iodées dans les séreuses articulaires.
Une autre crainte encore les a préoccupés, c'est qu'en supposant que l'injection iodée pût guérir l'hydarthrose, et ne fasse
naître aucun accident inflammatoire, ils craignaient d'oblitérer
la cavité articulaire, en faisant naître des adhérences qui, abo-
lissant les fonctions de l'articulation, produiraient l'ankylose en
dernier résultat. Toutes ces considérations, disons-nous, ont dû
rendre très circonspect dans l'emploi des injections iodées dans
les cavités articulaires; mais n'eût-on obtenu qu'un résultat
aussi imparfait, que dans une maladie que rien ne peut guérir,
et dont la mort est quelquefois la terminaison, l'ankylose aurait
encore été un succès.

L'idée et même la pratique des injections dans l'hydarthrose
ne sont pas nouvelles. On lit dans le *Traité des maladies chirurgicales* de Boyer, que Guy, chirurgien de l'hôpital du Cap,
avait fait avec succès, en 1789, des injections d'eau de Goulard
animées de tafia camphré, dans un cas d'hydarthrose; en 1830,
M. Jobert avait essayé des injections d'eau d'orge alcoolisée.
Ces tentatives hardies n'avaient pas eu d'imitateurs et étaient
entièrement délaissées et jugées si dangereuses, que personne
n'osait plus les reprendre de nos jours. Boyer avait dit:
« L'injection d'un liquide irritant dans une articulation atteinte
d'hydarthrose expose à des accidents si graves, que la vie
des malades en est gravement compromise, et qu'elle conduit
souvent à la nécessité de l'amputation. »

Malgré cet anathème de Boyer et de tous les modernes, deux
chirurgiens éminents, MM. Velpeau et Bonnet, de Lyon, n'ont
pas craint de revenir aux injections dans les articulations; mais
cette fois avec un liquide iodé, s'appuyant sur des faits nombreux
qui avaient démontré que cette préparation n'avait pas les mêmes
inconvénients que les autres liquides, et qu'elle ne produisait
pas d'inflammation suppurative.

Le premier fait qui frappe en lisant les auteurs, c'est que nos anciens maîtres ne pénétraient point dans les articulations par ponction, mais par incision; c'est qu'ils faisaient des injections dans un tout autre but que celui où elles sont faites aujourd'hui, c'est-à-dire non pour y faire naître une inflammation adhésive ou modifier les surfaces articulaires, mais pour les nettoyer, les laver, les débarrasser du pus qu'elles contenaient et lui procurer un écoulement libre et permanent. Ils réservaient d'ailleurs ces incisions et ces injections pour les collections purulentes des articulations, pour les abcès articulaires, non pour les hydarthroses.

Cependant ils avaient bien reconnu que la ponction simple d'une capsule articulaire était de beaucoup moins dangereuse que son incision, même peu étendue, et, s'ils préféraient cette dernière, c'était d'abord pour préparer un écoulement facile au pus et pouvoir revenir journellement aux injections; ils négligeaient les ponctions parce que cette opération avait, selon eux, l'inconvénient, en se refermant trop vite, de favoriser la reproduction du liquide dans l'articulation, et de n'avoir remédié que temporairement à la maladie. Alors, dans l'intention d'empêcher l'accumulation ultérieure du liquide, ils employaient quelquefois l'incision; mais comme cette opération était considérée avec raison comme très dangereuse, ils n'osaient la pratiquer, et préféraient abandonner à elles-mêmes les hydarthroses qu'ils n'avaient pu guérir par les moyens ordinaires.

De pareils faits ne peuvent donc pas être invoqués comme preuve du danger qu'il y aurait à soumettre les hydarthroses au traitement de l'hydrocèle par injection iodée.

L'ouverture des articulations est en effet une opération dangereuse et abandonnée dans le traitement de l'hydarthrose, à cause de l'inflammation purulente qu'elle développe. En effet, dit M. Velpeau, l'observation clinique montre qu'une fois établie dans les jointures, l'inflammation purulente compromet souvent la vie; elle finit d'autres fois par nécessiter l'amputation du membre, et dans les cas les plus heureux, elle laisse au moins à sa suite une ankylose, une difformité irrémédiable. On conçoit, d'après cela, que personne ne veuille, sans de puissants motifs, s'exposer volontairement à de pareils dangers.

Et cependant, chose singulière, les anciens et même les modernes, si timides, et avec raison, dans les incisions à pratiquer pour donner issue au liquide des hydropisies articulaires, considéraient comme peu dangereuses les incisions qu'ils faisaient pour extraire les corps étrangers des articulations. Une manière de voir si opposée, dans des cas qui paraissent à peu près identiques, était basée, suivant Boyer, sur le seul fait que dans les cas d'hydropisies articulaires compliquées de la présence d'un corps étranger « la membrane synoviale a conservé son état naturel, » et que l'ouverture qu'on y pratique pour donner issue au corps étranger et à la synovie est comme une plaie simple, *pourvu qu'on la réunisse immédiatement et que le malade ne commette aucune imprudence.* Cette assertion, dit Boyer, est fondée sur de nombreuses observations, et notamment sur celles de Paré, Simson, etc.

Nous ferons remarquer que les succès dans ces cas dépendaient plutôt du soin qu'on prenait de réunir immédiatement la plaie, de s'opposer à l'introduction de l'air dans l'articulation, et de toutes les recommandations faites aux malades de ne commettre aucune imprudence, que de l'état plus ou moins sain de la capsule articulaire. Les anciens, d'ailleurs, étaient tellement pénétrés de ce fait que l'impression de l'air sur l'intérieur des articulations était très dangereuse, qu'ils prenaient la plus grande précaution pour éviter cet accident; dans ce but, ils recommandaient d'étendre la peau en sens contraire du trajet que le bistouri doit parcourir, afin qu'après l'opération cette membrane, en revenant sur elle-même, pût couvrir l'ouverture de la capsule (1). C'était l'incision sous-cutanée que M. J. Guérin a recommandée dans ces dernières années. Mais elle a le même inconvénient que la ponction, si elle se referme et se cicatrise promptement; elle a l'avantage, il est vrai, d'empêcher l'introduction de l'air dans l'articulation, mais elle ne s'oppose pas à la reproduction du liquide qui se reforme aussitôt. Dans ce cas elle n'est que palliative, comme la ponction, et ne guérit pas radicalement l'hydarthrose. M. Goyrand (2) ponctionne la séreuse par la même méthode et laisse le liquide s'épan-

(1) Boyer, *Traité des maladies chirurgicales*, p. 475, t. IV.
(2) *Gazette des hôpitaux*, mai 1842.

cher dans le tissu cellulaire qui entoure l'articulation; il exerce ensuite la compression sur l'articulation malade. Cette nouvelle application de la méthode sous-cutanée aux synoviales articulaires nous paraît heureuse, parce qu'à l'innocuité la plus parfaite elle réunit l'avantage de permettre un écoulement graduel et permanent de la sérosité.

Nous avons dit qu'on avait eu l'idée de la ponction suivie d'une injection irritante, et même qu'elle avait été mise en pratique avec succès. En voici une observation rapportée par M. Boyer.

OBSERVATION. — Une négresse âgée de trente-six à trente-sept ans, d'un tempérament bilieux et robuste, vint à l'hôpital du Cap en avril 1789, ayant le genou droit enflé et douloureux. M. Gay prescrivit un cataplasme fait avec la terre cimolée du coutelier et le vinaigre. La malade fut purgée et sortit de l'hôpital pour aller reprendre ses occupations ordinaires. Cette négresse revint quelque temps après; la douleur et le gonflement du genou avaient considérablement augmenté; on reconnut alors un épanchement dans l'article et l'on plongea aussitôt un trocart dans cette cavité. Il en sortit une matière transparente sans apparence de grumeaux; on fit des injections avec de l'eau de Goulard animée avec le tafia camphré, *pour faciliter la sortie de l'humeur qui pouvait y être restée.* La quantité du liquide évacué fut évaluée à 7 ou 8 onces.

Le cinquième jour, le gonflement avait entièrement cessé. Il ne se faisait plus qu'un léger suintement par la petite ouverture. La malade sortit de l'hôpital vingt jours après l'opération. L'absence des grumeaux détermina l'auteur de cette observation à ne pas continuer les injections longtemps; il se crut également dispensé d'agrandir l'ouverture faite par le trocart (2).

Dans cette observation, les injections furent faites pour faciliter la sortie de l'humeur qui pouvait être restée dans l'articulation, et elles ne furent pas continuées aussi longtemps que dans un autre cas, où l'auteur avait été obligé d'agrandir avec le bistouri l'ouverture faite à la capsule. A n'en pas douter, cette ponction et ces injections furent pratiquées dans le but de nettoyer l'articulation, et non dans celui d'y produire une inflammation aiguë. Car il est bien positif que ce n'est point l'injection irritante, telle qu'on l'entend aujourd'hui, qui avait été employée par le chirurgien de l'hôpital du Cap.

(1) *Recueil périodique de la Société de médecine,* année 1797, t. II, p. 166.
(2) Boyer, t. IV, p. 382.

Les observations de M. Jobert appartiennent à la même catégorie. Ce chirurgien a injecté trois fois dans des hydarthroses
du genou de l'eau d'orge alcoolisée. C'est parce qu'il serait
survenu des phénomènes d'ivresse après ces injections, qu'il
aurait cessé de les faire. Ce motif nous paraît insuffisant et il est
à croire qu'elles ont été abandonnées pour des raisons probablement plus graves.

Guidés et encouragés par les succès nombreux qui avaient
été obtenus par les injections iodées dans plusieurs cavités séreuses, dans l'hydrocèle, dans certains kystes sous-cutanés,
synoviaux, etc., et jugeant, comme nous l'avons dit, par analogie, MM. Velpeau et Bonnet, de Lyon, ont introduit ces
injections dans le traitement des hydarthroses; depuis cette
époque, l'exemple de ces savants chirurgiens a été suivi bien
souvent déjà, et cette méthode compte aujourd'hui un assez
grand nombre de guérisons. Nous choisirons parmi ces observations les plus importantes et les plus authentiques.

Si ces injections ont trouvé tant d'adversaires, c'est sans
doute parce que l'on s'était exagéré beaucoup les effets qu'elles
devaient produire; on redoutait, ou bien la suppuration, ou bien
l'ankylose. Ces craintes que la raison pouvait inspirer doivent
désormais disparaître en présence des faits nombreux que la
science possède, et par lesquels l'innocuité de ces injections
dans les hydarthroses nous paraît parfaitement établie.

Qu'on veuille bien ne pas perdre de vue que nous ne recommandons ces injections que contre les hydarthroses qui ont résisté à tous les moyens qu'une longue expérience a conseillés
aux médecins.

Est-ce à M. Velpeau, est-ce à M. Bonnet que la chirurgie est
redevable des injections iodées dans les hydarthroses? Il est assez
difficile de se prononcer sur cette question, car si le chirurgien
de Lyon a fait le premier une injection iodée dans une articulation en mars 1841, avec l'intention de guérir une hydarthrose,
il ne l'a faite, comme il le reconnaît lui-même, que parce que
le professeur de la Charité avait posé les principes généraux des
applications iodiques dans les cavités séreuses. De son côté,
M. Velpeau avait déjà injecté de la teinture d'iode dans un genou
en avril et juillet 1839, mais en pratiquant une injection iodée

dans un kyste situé sur le bord interne du jarret. Ce fait fixa peu son attention; mais il n'en est pas moins vrai que cette injection, quoique faite involontairement, a été un enseignement utile et a montré son innocuité dans les articulations.

Voici les faits de M. Velpeau.

Obs. I. —Le 20 mars 1839, Hélène Fondère entre à l'hôpital de la Charité. Elle porte au genou droit, au bord interne du jarret, une bosselure fluctuante qui paraît se continuer avec une autre bosselure placée sur le côté interne de la rotule. Il parut d'abord difficile de préciser le siége de cette double tumeur. On l'attaqua pendant deux mois par les topiques résolutifs, les vésicatoires volants, le calomel et le chlorhydrate de morphine à l'intérieur.

La tumeur du jarret ayant pris un volume de plus en plus considérable aux dépens de la tumeur antérieure, on finit par croire que le tout était peut-être étranger à l'articulation. Après s'en être expliqué à l'amphithéâtre, après avoir dit qu'en supposant une communication avec la capsule du genou, l'injection iodée laissait l'espoir de ne pas provoquer d'accidents graves, M. Velpeau procéda à cette opération le 15 avril. La malade accusa une douleur fort vive; il y eut de la fièvre pendant deux jours; tout le genou se gonfla, et il fut évident que l'injection avait pénétré dans le genou. Cependant les accidents se calmèrent; mais comme le gonflement du genou ne paraissait pas s'éteindre assez promptement, on fit appliquer un vaste vésicatoire volant sur la région engorgée le 25 avril. Le 30, diminution notable de l'engorgement, frictions avec l'onguent mercuriel.

Le 9 mai, nouveau vésicatoire volant à cause d'un reste de gonflement qui persiste. On reprend les frictions mercurielles le 12. Le 17, nouveau et dernier vésicatoire. Le 21, les deux genoux sont de volume égal, et la tumeur du jarret est réduite à un petit noyau solide. (Observation recueillie par M. Charpentier.)

Obs. II. — Un second fait à peu près du même genre s'est présenté à l'hôpital de la Charité dans le courant de la même année.

Mala (Claude), boulanger, entre à l'hôpital de la Charité le 14 juillet 1839. Le genou droit présente en arrière, à la partie interne du creux poplité, en dehors des tendons qui vont former par leur épanouissement la patte d'oie, une tumeur globuleuse à base large, du volume d'un œuf, sans changement de couleur à la peau, indolente à la pression, donnant au doigt la sensation d'une fluctuation sourde et obscure.

Les mouvements du genou sont légèrement gênés, et la tumeur paraît plus saillante dans l'extension que pendant la flexion de la jambe. Il reste des doutes sur la communication avec la capsule du genou. Le 17, on pratique la ponction, qui donne issue à un liquide onctueux, synovial, un peu

épais ; on y injecte immédiatement quelques cuillerées de liquide iodé.
Après comme avant l'opération, on est dans l'incertitude sur la question de
savoir si le genou est ou non étranger à cette tumeur; comme la résolution
semble se faire attendre et que le travail inflammatoire qui succède à l'opération est peu marqué, on couvre la place de la tumeur d'un large vésicatoire volant. Quand ce vésicatoire est sec, la tumeur paraît ne plus exister;
dans quelque position qu'on examine le genou, on ne vient point à bout de
la retrouver, et le malade sort guéri le 27 juillet (1). (Observation recueillie
par M. Boniteau.).

Deux années s'étaient passées, lorsque M. Velpeau pratiqua
pour la première fois, à dessein, l'injection iodée dans une
articulation du genou : c'était le 2 mai 1842; le succès fut
médiocrement satisfaisant.

Obs. III. — Delaplace, âgé de dix-huit ans, bijoutier, entre le 14 février 1842 à l'hôpital de la Charité pour un gonflement du genou qui date
de plusieurs mois. Après avoir été soumis à divers traitements qui n'avaient
amené aucun résultat, une ponction avec le trocart à hydrocèle est pratiquée le 2 mars 1842, et l'on procède immédiatement à une injection iodée
dans la proportion d'un cinquième de teinture d'iode sur quatre parties d'eau.

De vives douleurs, une inflammation aiguë, accompagnées de fièvre,
s'établissent dans le genou et inspirent d'abord quelques inquiétudes. Le
tout se calme bientôt, et le 5 mars l'irritation ne paraît déjà que trop diminuée. On cherche à l'entretenir au moyen d'une flanelle imbibée de camomille camphrée. Le 11 avril, le gonflement et la douleur qui avaient
persisté longtemps, malgré divers moyens mis en usage pour les combattre,
se dissipent avec rapidité, et les mouvements de l'articulation deviennent
de plus en plus faciles et étendus. Le 22 avril, le malade sort de l'hôpital
complétement guéri. (Velpeau, *Recherches sur les cavités closes de l'économie
animale,* p. 169.)

C'était la première fois, dit M. Velpeau, que je pratiquais à
dessein l'injection iodée dans une hydarthrose du genou, et
j'y avais été conduit, moins par la confiance que m'avaient
inspiré mes deux premiers faits, que par suite du peu d'inconvénient qui en était résulté.

La première injection d'iode de M. Bonnet dans les articulations date de mars 1841. Cette première observation est un
succès. Elle n'a point été publiée, que je sache, mais elle

____

(1) *Recherches sur les cavités closes,* p. 155 et suivantes.

servit de point de départ au chirurgien de Lyon pour répéter cette opération, qu'il fit pour la seconde fois dans le courant de mai 1841. L'histoire de cette opération et de plusieurs autres semblables est consignée dans la thèse de M. Martin, soutenue à Strasbourg, le 2 mai 1842, et dans un mémoire de M. Bonnet, publié dans le *Bulletin de thérapeutique* (1).

La conclusion à tirer de ces faits et de ces explications, c'est qu'on peut dire avec certitude que M. le professeur Velpeau a, le premier, injecté de la teinture d'iode dans l'articulation du genou; que c'est, il est vrai, pour ainsi dire malgré lui et contre sa volonté que l'injection a pénétré dans l'articulation, mais qu'il n'en a pas moins été établi, par ce fait, qu'une injection de teinture d'iode poussée dans une grande articulation n'y avait produit aucun accident, et que M. Bonnet, le premier, a eu la pensée bien arrêtée, bien réfléchie cette fois, d'appliquer les injections iodées à la guérison des hydarthroses rebelles.

La priorité n'est d'ailleurs, pour ces deux savants, qu'un point très secondaire. Le point capital qu'il importe d'examiner actuellement, et que nous allons étudier, est de chercher quels sont les résultats obtenus jusqu'à ce jour. Le meilleur moyen d'y parvenir est de rappeler les principaux faits qui ont été publiés, de les peser, de les analyser, et de voir quelle est leur valeur. Commençons par les faits de M. Bonnet; ils sont les plus anciens.

Obs. IV. — *Hydarthroses des deux genoux, sans gonflement du tissu cellulaire. — Injections iodées dans les deux genoux trois ans après le début du mal. — Guérison après un mois de traitement.*

Une jeune fille de seize ans, d'un tempérament lymphatique, est atteinte d'une double hydarthrose dont elle n'a jamais éprouvé de vives douleurs; elle a toujours continué à marcher et à travailler. Admise à l'hôpital vers le milieu de mai 1841, les deux hydarthroses sont ponctionnées le même jour, et 30 grammes de teinture d'iode sont injectés dans chaque genou. Réaction, inflammation intense; fièvre, insomnie, un peu d'agitation; tuméfaction des genoux, dont la peau est rouge, tendue, brûlante; nausées, vomissements. Au bout de trois jours, l'inflammation s'apaise et les genoux commencent à diminuer. Le 8 juin, la malade était partie, marchant bien et presque complétement guérie.

(1) *Bulletin thérapeutique*, novembre 1842, t. XXXIII, p. 340.

Obs. V. — *Hydarthrose du genou gauche datant de trois ans sans gonflement du tissu cellulaire. — Injections iodées dans le genou. — Guérison prompte et durable. — Chez le même malade, hydarthrose du genou droit. — Injections iodées huit jours après le début de la maladie. — Guérison également prompte et durable.*

Louis-Sylvestre, âgé de vingt-huit ans, d'assez bonne constitution, entré à l'hôpital le 1er septembre 1841. Absence de symptômes inflammatoires dans l'articulation, qui est cependant le siége de douleurs très vives.

Le 4 octobre, ponction du genou avec un trocart, injection de 15 grammes de teinture d'iode laissée dans l'articulation. Douleur assez vive ; le genou devint rouge, douloureux, et prit un volume plus considérable qu'avant l'injection, fièvre, agitation. Dès le lendemain, la douleur est moindre, le genou cesse d'être rouge et distendu ; quatre jours après l'opération, diminution rapide de la tuméfaction, des douleurs, et, le sixième jour, le malade peut se lever. Onze jours après l'opération, il se promenait dans les cours de l'hôpital.

Pendant que le genou gauche éprouvait une amélioration inespérée, le genou droit devenait le siége d'une hydarthrose aiguë aussi douloureuse et aussi volumineuse que celle du genou gauche. En quatre jours elle avait acquis tout son développement. Le 16 octobre, semblable opération que sur le genou gauche. Cette fois, l'injection fut suivie d'une inflammation effrayante par sa rapidité et son intensité ; le malade pousse des cris pendant toute la journée. Quarante sangsues, qui ne produisirent aucun soulagement ; le gonflement, beaucoup plus considérable qu'avant l'opération, alla toujours en augmentant, la tension de la peau était extrême. Effrayé de la marche rapide du gonflement, M. Bonnet fit le jour même de l'opération, à sept heures du soir, une ponction palliative qui donna issue à environ 2 centilitres de sérosité limpide qui n'avait ni la couleur, ni l'odeur de l'iode. Tous les symptômes inflammatoires disparurent avec tant de promptitude, que le 25 octobre, neuf jours après l'opération, le malade sortit, marchant sans difficulté et n'ayant plus aucune trace de ses deux hydarthroses. Le malade a été revu plusieurs années après ; les genoux n'offraient pas la plus légère trace de gonflement, et tous leurs mouvements s'exécutaient aussi facilement que s'ils n'eussent jamais été malades.

Dans ces deux observations de M. Bonnet, les malades, opérés aux deux genoux d'hydarthroses, ont obtenu une guérison aussi prompte que durable ; ils ont pu marcher moins de deux semaines après l'opération. Seulement chez le malade de l'observation 5e, des accidents qui n'eurent aucune suite grave suivirent l'injection du genou droit ; l'inflammation devint alarmante par sa rapidité et son intensité. Le malade poussa des cris pendant toute la journée. Quarante sangsues appliquées à quatre heures du soir ne produisirent aucun soulagement. Le gonflement, beaucoup plus considérable qu'avant l'opération , alla toujours en augmentant ; la tension de la peau était extrême. A sept heures du soir, effrayé de la marche rapide du gonflement, M. Bonnet s'empressa de plonger de nouveau le trocart dans le genou. Cette ponction fit disparaître avec tant·de promptitude les symptômes inflammatoires que neuf jours après l'opération, le malade sortit marchant sans difficulté et n'ayant plus aucune trace de ses hydarthroses.

Malgré la violence de l'inflammation qui, probablement, trouvait sa cause dans les 15 grammes de teinture d'iode pure , laissés dans l'articulation par l'opérateur , la suppuration n'eut pas lieu, pas plus qu'une inflammation adhésive , puisque neuf jours après cette opération les mouvements de l'articulation étaient libres. L'enseignement que nous fournit encore cette importante observation , c'est qu'il faut se garder d'employer pour des hydarthroses récentes de la teinture d'iode pure, qu'il ne faut pas laisser cette teinture à demeure , et que si des accidents d'inflammation aussi intenses que ceux qui ont été signalés, se produisaient à la suite d'une injection iodée quelconque avec épanchement considérable dans l'articulation , il faudrait imiter la conduite de M. Bonnet, et pratiquer sans hésiter une ponction évacuatrice.

Obs. VI. — *Hydarthrose des deux genoux.* — *Absorption probable des cartilages.* — *Injections iodées deux ans après le début de la maladie.* — *Grande amélioration.*

Marie Massacrier, âgée de vingt-sept ans, de bonne constitution, est admise à l'hôpital le 22 mai 1842. Hydarthroses survenues à la suite d'une chute sur les genoux. Craquements pendant la marche qui font présumer une absorption des cartilages.

Le 14 juin, ponction et injection dans chaque genou de la solution suivante : eau, 15 grammes ; iode, 1 gramme ; iodure de potassium, 2 grammes. Inflammation très intense pendant quarante-huit heures. Dès le soir même de l'opération, genoux extrêmement tuméfiés, rouges ; le deuxième jour, les douleurs et le gonflement commencent à diminuer. A partir de ce moment, l'amélioration fut extrêmement rapide, et dix jours après l'injection, on ne pouvait plus reconnaître aucune fluctuation distincte; la malade commença à se lever, et, le 12 juillet, près d'un mois après l'injection, elle sortit de l'hôpital. La tumeur du genou avait presque complétement disparu ; mais la marche, quoique moins difficile qu'avant le traitement, n'était pas sans difficulté. La malade sentait toujours des craquements dans le genou.

Dans cette observation les résultats ont été moins complets que dans les précédentes. Cependant le liquide s'est résorbé, mais un mois après l'opération, quand la malade sortit de l'hôpital, la tumeur du genou avait complétement disparu, et la marche, quoique moins difficile qu'avant le traitement, n'était pas sans difficulté. La malade sentait toujours des craquements dans le genou. Nous ferons remarquer que la maladie durait depuis deux ans, et que ces craquements étaient probablement dus à quelques lésions organiques des surfaces articulaires.

Obs. VII. — *Hydarthrose du genou droit avec gonflement du tissu cellulaire datant de plus de trois mois. — Deux injections dans le genou à deux mois douze jours de distance. — Guérison presque complète après trois mois de traitement.*

Bovard, trente-quatre ans, entre à l'hôpital le 5 août 1841. Le 7 août, ponction et injection de 30 grammes de teinture d'iode, compression légère sur le genou, réaction peu marquée ; le malade souffrit à peine de la présence de la teinture d'iode dans la cavité synoviale. Dans la nuit du 8 au 9 août, chaleur, tension du genou, douleur assez vive. Le lendemain tout était calmé. Après huit jours, le malade ne souffrait plus, mais le genou n'avait pas diminué. Cautères, moxas pendant un mois.

Le 19 octobre, les dimensions du genou sont toujours les mêmes ; le tissu cellulaire est toujours empâté ; on sent la fluctuation et la présence de fongosités dans la cavité synoviale ; la santé générale du malade est bonne. Ponction qui donne issue à deux cuillerées d'un liquide clair, jaunâtre, sans flocons ; injection d'une quantité égale de teinture d'iode ; douleurs vives, tuméfaction du genou, qui devint chaud et brûlant ; réaction pendant vingt-quatre heures ; diminution du genou à partir du troisième jour ; au 31 octobre, le malade marche très bien ; sans claudication, plus de douleur, plus de fluctuation, il reste seulement un peu d'empâtement dans les parties molles extérieures. Il sort dans les premiers jours de novembre pour reprendre ses travaux.

Ici la guérison a eu lieu à peu près complétement ; mais M. Bonnet fut obligé de renouveler l'opération au bout de deux mois. Cette fois elle fut suivie de succès après un mois de trai-

tement. Deux injections successives et de divers moyens accessoires ont été employés, mais il ne faut pas perdre de vue
que chez ce malade les parties molles extérieures à la synoviale
étaient évidemment le siége d'une inflammation chronique.

Obs. VIII. — Dufournel, vingt-neuf ans, bonne constitution, est admis
à l'hôpital le 22 février 1842 pour une hydarthrose du genou droit datant
de treize ans avec gonflement des parties molles. Deux injections iodées dans
le genou, à deux mois de distance; vésicatoire, moxa, diminution dans le
volume de la tumeur, gêne plus grande dans les mouvements.

Ponction, injection iodée avec eau, 15 grammes; iode, 1 gramme, iodure
de potassium, 2 grammes. Inflammation aiguë du genou pendant trois jours;
aucune diminution dans la tumeur.

A la fin d'avril, nombreux vésicatoires volants autour de l'articulation;
diminution assez sensible du liquide contenu dans le genou.

Le 14 avril, nouvelle ponction, nouvelle injection comme la première.
Cette seconde opération ne produisit qu'une amélioration peu satisfaisante,
et lorsque le malade sortit dans le cours du mois d'août, son genou était
moins volumineux qu'à l'époque de son entrée; mais soit l'effet d'un repos
longtemps prolongé, soit effet des injections, les mouvements du genou
étaient plus difficiles.

Dans ce cas, deux injections ont été faites à deux mois de
distance, et si elles n'ont pas amené une guérison complète et
ramené la liberté des mouvements dans l'articulation, elles ont
diminué le volume du genou et n'ont été suivies d'aucun accident. Ne doit-on pas voir les causes d'un résultat aussi peu
satisfaisant, dans l'ancienneté de la maladie, qui datait de
douze ans, dans le gonflement des parties molles entourant
l'articulation, et peut-être aussi dans quelques lésions plus
profondes de l'articulation?

Les observations suivantes, qui ont été publiées par M. le
professeur Velpeau, sont aussi d'un grand poids dans la question
que nous étudions.

Obs. IX. — Femme de vingt-sept ans, entrée à la Charité en septembre 1842. Hydarthrose datant de trois ans, injection iodée suivie de vives
douleurs, d'inflammation aiguë accompagnée de fièvre. Bientôt diminution
régulière du genou, l'hydarthrose se dissipe absolument à la manière d'une
hydrocèle traitée de la même façon. Pourtant cette hydarthrose, extrêmement ancienne, était compliquée de bosselures évidemment fongueuses.
Guérison radicale constatée en février 1843, plusieurs mois après l'opération.

Obs. X. — Chez un cordonnier qui portait à la fois une hydrocèle du scrotum et une hydarthrose du genou droit, on pratiqua le même jour l'injection iodée pour l'une et l'autre affection. L'hydrocèle retint le malade à l'hôpital dix-sept jours. La guérison de l'hydarthrose avait eu lieu auparavant. Réaction générale légère. M. Velpeau a revu plusieurs fois cet opéré depuis sa sortie, et la guérison était parfaite.

Obs. XI. — Un grand garçon, jeune, lymphatico-sanguin, porte une hydarthrose au genou gauche. Il est opéré le lendemain de son arrivée de province. Il se trouva si vite débarrassé des accidents de l'opération et de son hydropisie, qu'il n'y eut pas moyen de l'empêcher de repartir huit jours après pour son pays. Depuis on a écrit à M. Velpeau que ce malade est resté guéri.

Obs. XII. — A la même époque, un jeune cordonnier de vingt-deux ans était atteint depuis près d'un an d'une hydarthrose du genou droit; il fut opéré comme le précédent et sortait de l'hôpital dix-huit jours après l'opération. L'injection iodée ne produisit chez lui que peu de réaction. La capsule se distendit néanmoins très fortement et resta ainsi pendant six ou sept jours. Le gonflement du genou n'en disparut pas moins avec une rapidité telle qu'il différait à peine de l'autre au quinzième jour. M. Velpeau l'a revu plusieurs fois après la sortie de l'hôpital et s'est assuré que l'hydarthrose était radicalement guérie.

Obs. XIII. — Malade souffrant depuis longtemps dans diverses jointures. Maigre, sujet à la diarrhée, légèrement ictérique sans aucun signe positif de lésion viscérale sérieuse, injection iodée. Il n'en résulta rien de particulier, et on le croyait guéri du douzième au quinzième jour lorsqu'il fut pris de douleurs vagues dans tous les membres, après quoi survint un état général qui menaçait de devenir sérieux, mais qui s'améliora bientôt; bref, le malade finit par s'ennuyer à l'hôpital et sortit avant d'être parfaitement guéri.

Ce malade eut au moins un demi-succès, puisqu'on le croyait guéri du douzième au quinzième jour; et en disant que ce malade est sorti avant d'être parfaitement guéri, M. Velpeau laisse à penser qu'il l'était en grande partie. Quant aux douleurs rhumatismales qui survinrent dans tous les membres quinze jours après l'opération, quant à cet état général qui survint ensuite et menaça de devenir sérieux, mais qui s'améliora bientôt, ils n'ont rien de commun avec les injections iodées, et ont pu être cause de leur réussite incomplète dans ce cas. Ce fait n'en prouve pas moins que chez les sujets dont la santé générale est mauvaise, l'injection iodée ne provoque aucune réaction dangereuse, et qu'en cas d'insuccès elle ne provoque aucun accident grave.

Obs. XIV. — Homme de trente ans, constitution lymphatique, porteur de deux hydarthroses depuis plusieurs années. On opère le genou gauche d'abord, puis trois jours après l'autre, à la demande du malade lui-même. Les suites de cette double injection furent d'abord très simples : fièvre et douleur pendant vingt-quatre heures, gonflement et quelques signes d'inflammation pendant quatre jours. Le douzième jour la cure paraît complète pour chaque genou ; mais plus tard le genou gauche se gonfle de nouveau, puis le cou-de-pied, puis le genou droit. Il est vrai que les deux jointures n'ont pas paru se remplir de liquide, que leur augmentation de volume semble tenir à des grumeaux, à des fongosités de la capsule articulaire ; mais il n'en est pas moins certain que les injections iodées ne l'ont pas guéri. Le mal a continué de se promener d'une articulation à l'autre sans jamais céder tout à fait depuis le mois d'octobre 1842 jusqu'au milieu de janvier 1843, époque à laquelle le malade est sorti en conservant un excès de volume dans ses deux genoux, quoiqu'il marchât librement.

Quoi qu'on ait pu dire, cette observation nous paraît encore une guérison par les injections iodées ; en effet, il est dit que la cure paraît complète le douzième jour, lorsque des douleurs rhumatismales envahissent les deux genoux, l'articulation tibio-tarsienne droite ; que pendant trois mois le mal continue d'aller d'une articulation à l'autre ; qu'on ne remarque aucun épanchement dans les cavités articulaires, mais seulement un gonflement qui n'empêche pas le malade de marcher librement. Ce malade n'était-il pas, depuis plusieurs années, sujet à des douleurs qui passaient alternativement d'une articulation à une autre ? Eh bien, le retour des douleurs qui envahirent non-seulement les deux genoux, mais encore l'articulation tibio-tarsienne, n'est-il pas la preuve que la cause rhumatismale existait encore, et que, malgré cette disposition fâcheuse, les injections iodées ont guéri les hydarthroses, puisque le liquide n'a pas reparu dans les articulations, et qu'à la sortie de l'hôpital le malade marchait librement ?

Obs. XV. — Un vieillard de soixante-huit ans, usé par la boisson, les écarts de régime et les maladies, entre à l'hôpital de la Charité en décembre 1842 pour une hydarthrose du genou droit. Une injection à parties égales d'eau et de teinture d'iode, bien que poussée de manière à distendre la capsule et laissée à demeure, ne produit d'abord aucune douleur ; mais dans la soirée et la nuit, douleurs, gonflement, fièvre, insomnie, qui durèrent vingt-quatre heures. Au bout de quatre jours, le volume du genou a

commencé à diminuer ; quinze jours après, cet homme a pu se lever et
marcher. Son genou reste inégal, bosselé, un peu gros ; mais le genou de
l'autre membre présente les mêmes inégalités sans contenir de liquide.

Ce malade est bien évidemment encore un exemple de guérison, puisque le genou malade ne présente que des inégalités
qui ne sont point dues à la présence d'une collection liquide, et
qui existent toutes semblables dans le genou qui n'est pas malade.

Obs. XVI. — Chez une femme dont le mal datait de cinq à six ans, dont
l'hydarthrose était compliquée de fongosités et, selon toute apparence,
d'ulcération étendue des cartilages, le genou reste roide, et la rotule en
partie soudée aux condyles du fémur.

En supposant que, dans ce cas, les injections iodées aient
produit l'ankylose, ce n'en serait pas moins un succès, car, en
amenant ce résultat et en prévenant le retour de la collection
liquide, ces injections ont empêché une tumeur blanche, terminaison ordinaire des hydarthroses chroniques, et maladie plus
grave que la soudure de l'articulation, qu'on obtient bien rarement, et qu'on serait si heureux d'obtenir, lorsqu'il existe
dans une articulation des lésions organiques, telles que l'altération des cartilages, le ramollissement des ligaments, la carie
des os, etc.

Depuis la publication de ces observations, M. le professeur
Velpeau a souvent fait avec succès ces injections iodées dans
des hydarthroses, et dans une leçon clinique à la Charité, le
11 mai 1850, récapitulant toutes les opérations de ce genre,
pratiquées jusque-là, il en comptait à peu près une cinquantaine, dont pas une, à sa connaissance, n'avait été suivie d'accidents graves. Il se résumait en disant qu'il n'y avait pas plus de
danger à porter l'injection iodée dans une articulation que dans
la tunique vaginale ; que la seule crainte qu'on puisse avoir dans
l'injection des articulations, c'est de la voir échouer.

Obs. XVII. — L'observation de M. J. Roux a trait à un cultivateur des
environs de Toulon qui, sujet à des rhumatismes, a été atteint d'une hydarthrose scapulo-humérale très volumineuse qui avait résisté à tous les
traitements M. J Roux ayant reconnu que la maladie affectait non-seulement la séreuse articulaire, mais encore les trois expansions extra-articulaires qu'elle envoie aux tendons de la longue portion du biceps brachial,

du sous-épineux et du sous-scapulaire, fit, en présence de MM. Aubert et
Levilaire, premier et second médecin en chef de la marine, une ponction
sous-cutanée, dans la fosse sous-épineuse gauche, avec l'instrument et par
la méthode de M. J. Guérin, retira 500 grammes de synovie, et exerça une
compression exacte durant quinze jours. Cette opération si simple ne produisit aucun accident, mais resta sans résultat heureux, car l'hydarthrose
se reproduisit aussi volumineuse qu'avant. Alors M. J. Roux pratiqua une
seconde ponction sous-cutanée, évacua le liquide articulaire et injecta
400 grammes d'eau iodée, dans les proportions indiquées par M. Velpeau.
Une partie de ce liquide, retiré trois fois dans la seringue et repoussé trois
fois dans l'articulation, fut définitivement laissée à dessein dans la cavité
de l'hydarthrose. Il y eut pendant trente-six heures de vives douleurs dans
l'articulation malade, de l'insomnie, de l'agitation, de la fièvre. Des cataplasmes émollients calment cet état ; mais les jours suivants une inflammation phlegmoneuse se développe dans la fosse sous-épineuse, dans le creux
axillaire et au-dessus du tendon du muscle deltoïde. Trois incisions donnent
issue à un liquide séreux mêlé de pus et de flocons albumineux. Après un
mois, les plaies se cicatrisèrent ; mais bientôt une nouvelle inflammation survint dans les mêmes points et nécessita encore trois incisions qui apportèrent toujours du soulagement au malade. Enfin des sangsues et ensuite
un vésicatoire furent appliqués sur le moignon de l'épaule. M. J. Roux fait
remarquer que probablement l'inflammation suppurative n'a jamais atteint
la séreuse articulaire, qu'elle est restée circonscrite dans ses trois expansions extra-capsulaires, qu'un fluide plastique avait séparé l'articulation de
ses prolongements. D'ailleurs le malade a fini par guérir, non-seulement
sans ankylose, mais en conservant presque tous les mouvements du bras.

Des accidents d'inflammation phlegmoneuse, une suppuration
abondante, ont eu lieu à la suite de l'injection iodée, qui a été
retirée trois fois dans la seringue et repoussée trois fois dans
l'articulation, et dont la totalité, qui était de 400 grammes, a
été laissée à demeure dans l'articulation. Probablement que cette
quantité d'eau iodée laissée dans une articulation, que ces
manœuvres de retirer et de repousser trois fois cette injection
n'ont pas été étrangères aux accidents de suppuration qui sont
survenus. M. J. Roux, qui s'en était tenu d'abord à une simple
ponction, vit bientôt l'épanchement se rétablir ; ce fait et bien
d'autres, qui prouvent que la ponction des hydarthroses n'est
pas dangereuse, qu'elle soit sous-cutanée ou autrement, prouve
aussi que ces ponctions sous-cutanées ne sont que palliatives, et
qu'elles ne suffisent que très rarement : les surfaces malades

n'étant point modifiées, l'épanchement reparaît bientôt après. C'est donc dans le but de s'opposer au retour de cet épanchement que M. J. Roux, imitant MM. Velpeau et Bonnet, a eu recours à l'injection iodée; seulement, nous avons fait remarquer que sa manière de faire n'était peut-être pas exempte de reproches, puisqu'on peut l'accuser de quelques accidents qui ont eu lieu. Il est bon de noter aussi que M. J. Roux s'était servi d'un trocart plat, circonstance qui a pu provoquer des accidents de suppuration, parce que cet instrument fait une incision et non une ponction. (Observation de M. J. Roux.)

Obs. XVIII. — Dans cette observation, il s'agit d'un nommé Castin, forçat âgé de vingt ans, qui fut atteint, dans la convalescence d'une fièvre typhoïde, d'une hydarthrose du genou droit. Cette articulation avait été le siége de douleurs passagères avec tuméfaction de l'extrémité supérieure du tibia et petites plaies des téguments correspondants qui donnaient lieu à un suintement, plaies qui plus tard se cicatrisèrent pour se rouvrir bientôt et se convertir en trajets fistuleux. Un stylet, en parcourant ces trajets, tombait sur le périoste de la tête du tibia.

En janvier 1846, il se fit un nouvel épanchement dans cette articulation. En février l'hydarthrose avait fait de grands progrès et s'étendait jusqu'au tiers inférieur de la cuisse, où la fluctuation était non douteuse. Tous les traitements furent inutiles. Le 15 avril le genou devint le siége de douleurs vives avec fièvre et insomnie. Après avoir continué jusqu'au 6 du mois suivant, le gonflement avec tension de la peau formait des reliefs étendus de chaque côté du ligament rotulien et du tendon des muscles droits antérieurs, qui étaient tous les deux déprimés. Une perforation eut lieu, et la tumeur se vida en laissant échapper une grande quantité de liquide formé de sang, de pus et de sérosité. Ce liquide se modifia peu à peu et finit par n'être plus que de la sérosité pure. Autour de l'extrémité articulaire du tibia étaient des pertuis qui laissaient arriver par le cathétérisme sur un tissu mou, quoique résistant, et non sur l'os à nu.

La pression sur le tiers inférieur de la cuisse faisait augmenter la quantité de synovie, qui s'échappait par l'ouverture fistuleuse; le genou avait à peu près le volume de l'autre, les mouvements y étaient assez faibles et ne déterminaient d'ailleurs ni douleur ni craquement.

C'est dans ces conditions que M. J. Roux fit par le trajet fistuleux une injection iodée composée de 3 parties d'eau sur 1 de teinture d'iode. Une partie fut laissée dans l'articulation par l'obturation de la plaie externe au moyen d'un morceau de taffetas anglais.

La douleur fut très vive et alla croissant pendant trois jours; la peau se couvrit de plaques érythémateuses autour de la cuisse et du genou.

Le 12, M. Roux fut obligé d'enlever le taffetas, de décoller les bords déjà réunis de la plaie, et de donner issue à une quantité de pus mélangé avec la solution d'iode. Dès lors tous les accidents diminuèrent graduellement. Le 24, le liquide articulaire offrait presque toutes les qualités d'une sérosité limpide et citrine. Sa quantité allait en décroissant.

Dans les premiers jours de juillet la plaie était guérie et l'écoulement tari. Le membre recouvra toute sa mobilité première. Ce malade succombait six mois plus tard à une affection étrangère, et M. Roux put s'assurer à l'autopsie que l'articulation opérée n'offrait aucune différence avec l'autre. La guérison avait été radicale.

Autopsie faite sept mois après l'injection iodée.

. Le genou droit, qui avait été affecté, offre les mêmes reliefs, les mêmes dimensions, la même mobilité que le genou gauche. La peau qui le recouvre présente des traces de vésicatoires, une cicatrice en dehors du bord externe de la rotule, diverses taches brunes et diverses cicatrices autour de l'extrémité supérieure du tibia.

L'articulation, ouverte et insufflée, se distend et forme une tumeur qui s'élève au-dessus de la rotule et s'étend en dehors au tiers inférieur de la cuisse, moins haut en dedans. La séreuse, les surfaces articulaires, les fibro-cartilages, les ligaments croisés, offrent les dispositions normales, sous le rapport de la couleur, de la consistance de la synovie sécrétée. Il n'existe nulle part de traces d'adhérences. En dehors, la séreuse offre un prolongement étendu sous le muscle vaste externe, et limité du côté du tendon du triceps crural par un repli falciforme saillant ; mais cette disposition se rencontre aussi dans l'articulation tibio-fémorale gauche, qui, comparée avec la droite, décèle les rapports d'une identité parfaite et d'une ressemblance absolue.

L'extrémité supérieure du tibia est évidemment raréfiée vers sa circonférence, et présente, ainsi que la portion supérieure de sa face externe, des traces d'ostéite capables de rendre compte des trajets fistuleux extra-articulaires qui existaient.

On n'observe rien de particulier sur le ligament rotulien, si ce n'est qu'il est recouvert de tissu rougeâtre.

On trouve dans le gros intestin toutes les lésions d'une colite chronique. Les poumons, remplis de tubercules à divers degrés, offrent des cavernes étendues. [Observation publiée par M. J. Roux (1)].

Cette observation est importante à cause de l'autopsie qui a été faite et des résultats qu'elle a fournis. Elle montre que les injections iodées n'ont déterminé dans ce cas aucune adhérence, aucune bride entre les surfaces articulaires, que celles-ci étaient

____

(1) *Gazette médicale de Paris,* année 1847, p. 145.

dans leur état normal, comme celles du côté sain; enfin, que l'inflammation; qui pourrait amener l'ankylose, soit par agglutination des surfaces séreuses, soit par suppuration, n'est pas à craindre.

Obs. XIX. — En septembre 1846, A. Bérard présentait à la Société de chirurgie de Paris un homme qui portait une hydarthrose fort ancienne du genou. De nombreux moyens avaient été employés pour obtenir la guérison, et tous inutilement. M. Bérard avait plongé un trocart dans l'articulation, il en était sorti une grande quantité d'humeur synoviale à l'état normal. Alors il avait fait une injection composée de 100 parties d'eau, 50 parties d'alcool, 5 d'iode pur et 5 d'iodure de potassium. La douleur fut modérée, et, après quelques minutes d'attente, l'injection fut évacuée. Il y eut une réaction assez forte, le genou se tuméfia, puis diminua de volume; mais cette diminution s'était arrêtée vingt-quatre jours après la première opération. M. Bérard fit une seconde ponction; il sortit une sérosité roussâtre, abondante, répandant une forte odeur d'iode et contenant une grande quantité de petits corps semblables à du riz crevé. Il ne fut point fait d'injection, et l'on se borna à envelopper l'articulation comme la première fois, avec des bandelettes de diachylon Il ne se forma point de nouvel épanchement. Au bout de quinze jours un bandage dextriné pour maintenir le membre dans l'immobilité Ce bandage fut enlevé trois semaines après pour être remplacé par des bandes roulées. Il fut alors permis au malade de marcher avec précaution; c'était le cinquante-deuxième jour après l'injection iodée.

Lorsque M. Bérard présenta ce malade à la Société de chirurgie, deux mois après l'opération, le genou était un peu plus volumineux que celui du côté opposé; mais le malade s'en servait sans douleur, et faisait dans Paris des courses assez longues.

Les petits corps semblables à du riz, sortis à la seconde ponction, prouvent que M. Bérard n'avait pas eu affaire à une hydarthrose simple, mais avec la complication probable de quelques lésions organiques. Après cette seconde ponction, il ne fut point fait d'injection iodée, ce qui, probablement, aurait hâté la guérison, et cependant le liquide ne se reproduisit pas, les modifications amenées par la première injection iodée, sur les surfaces articulaires, avaient sans doute produit cet important résultat. Ce fait est encore intéressant sous ce point de vue que l'injection iodée n'a pas dans ce cas développé d'inflammation adhésive dans l'articulation, quoique le malade ait été condamné pendant longtemps encore à l'immobilité de ses membres par un bandage dextriné, des bandelettes de diachylon et un bandage roulé. Cette remarque a son importance pour prouver que l'ankylose n'est pas à redouter à la suite des injections iodées dans les articulations exemptes de lésions graves. (Observation de M. A. Bérard.)

Obs. XX. — Au commencement de 1847, M. Robert opérait une hydarthrose ancienne du genou par les injections iodées. Cette affection avait résisté à une foule de traitements. La réaction fut très vive, il y eut de l'insomnie, une douleur très intense qui nécessita l'application de cataplasmes. Huit heures après, l'état aigu avait disparu, le genou restait fortement tuméfié. Peu de jours après cette tuméfaction allait décroissant, l'articulation récupérait ses mouvements avec progression, et quand le malade sortit de l'hôpital un mois et demi après l'opération, il ne lui restait plus qu'un peu de roideur et d'engorgement. (Observation de M. Robert.)

Obs. XXI. — *Hydarthrose très volumineuse du genou droit, datant de six mois, chez un jeune militaire de vingt-trois à vingt-quatre ans, du 42ᵉ de ligne, admis à l'hôpital de Givet. — Tous les traitements restent sans succès. — Guérison après deux injections iodées.*

Le 17 juin 1847, ponction sous-cutanée au-dessus et en dehors de la rotule. Écoulement de 800 grammes de sérosité visqueuse, hématique, couleur lie de vin; injection composée de 300 grammes d'eau distillée, 100 grammes de teinture d'iode et 5 grammes d'iodure de potassium, dont il resta environ un vingtième dans la cavité après y avoir séjourné pendant dix minutes.

Après l'opération, douleurs vives pendant douze heures, genou tuméfié, empâté; compression à l'aide de bandelettes de diachylon.

Quinze jours après le genou avait diminué de moitié, mais il était encore le siége d'une fluctuation manifeste; nouvelle ponction, issue de 250 grammes de sérosité visqueuse et couleur safran; nouvelle injection iodée aux mêmes proportions que la première fois; douleurs vives pendant quarante-huit heures, mais supportables.

Compression méthodique qui dut être renouvelée. Trois jours après, tout le genou avait diminué. Les mouvements articulaires commençaient à s'exécuter sans douleur; la compression fut encore renouvelée deux fois en dix jours, et le vingt-deuxième jour après la seconde injection, le malade sortait de l'hôpital, et huit mois après M. Abeille put constater que la guérison était solide et que ce militaire faisait son service comme les autres. (Observation de M. Abeille.)

Obs. XXII. — Une jeune fille de dix-sept ans, nommée Rollin, avait depuis neuf ans une hydarthrose considérable avec altération des parois capsulaires et des franges synoviales. Le genou gauche offrait une tumeur quadrilobée. Une ponction fut faite qui vida les deux bosselures supérieures de 60 grammes de synovie pure. Une injection fut pratiquée et suivie de douleurs très vives qui durèrent vingt-quatre heures. L'injection, qui avait été de 60 grammes et composée comme dans le cas précédent, fut évacuée, moins un dixième, après dix minutes. Compression méthodique; au bout de quinze jours, la partie supérieure de l'articulation avait repris sa forme et son volume, et les tumeurs supérieures avaient disparu.

Trois semaines après la première opération, une ponction fut faite à chacune des deux bosselures inférieures; il n'en sortit point de liquide, elles ne s'affaissèrent pas, et l'on ne put faire pénétrer dans chaque que 15 grammes de liquide iodé. Les douleurs furent aussi vives que la première fois. Sous l'influence de la compression qui fut faite pendant un mois, il ne restait plus qu'un peu d'empâtement dans les parties qui avaient été le siége des opérations. La jointure pliait avec facilité, et cependant la jambe ne pouvait arriver à l'extension complète, à cause de la rétraction des tendons fléchisseurs, qui formait une barrière insurmontable. La ténotomie proposée ne fut pas acceptée. (Observation de M. Abeille.)

Les deux observations suivantes nous appartiennent; elles ajoutent une nouvelle valeur à l'efficacité des injections iodées, et l'une d'elles prouve que ce moyen thérapeutique est également très avantageux, même dans les hydarthroses récentes.

Obs. XXIII. — *Hydarthrose considérable du genou gauche datant de dix-huit mois.* — *Deux injections iodées dans l'articulation.* — *Guérison radicale depuis plusieurs années.*

M. C. ., fabricant d'horlogerie, âgé de quarante-deux ans, d'une constitution faible, lymphatique, vint me consulter dans le courant de novembre 1849 pour une hydarthrose très volumineuse du genou gauche, survenue à la suite de fatigue il y a environ dix-huit mois. Jusqu'à présent cette affection a été rebelle à tous les traitements mis en usage, et même au traitement par les globules homœopathiques qu'il prend depuis six mois. Ce traitement n'a eu d'autre puissance que de diminuer sa bourse, mais non sa maladie.

Le genou gauche est le siége d'une hydarthrose considérable avec épaississement par endroits du tissu cellulaire sous-jacent. Le malade marche difficilement et éprouve des douleurs assez vives dans l'articulation, surtout lorsqu'il a fait une petite course.

J'essayai d'abord de faire disparaître cet énorme épanchement et le gonflement du tissu cellulaire par de la teinture d'iode appliquée en badigeonnage tous les deux ou trois jours, par le repos et les cataplasmes. Au bout d'un mois, ce traitement n'avait apporté d'autre changement qu'un peu plus de mollesse dans la tumeur, dont le contenu paraissait plus fluctuant. Le gonflement du tissu cellulaire avait disparu, et les parties molles du genou étaient moins épaisses.

Je crus l'occasion favorable pour traiter cette hydarthrose par les injections iodées, et, le 23 décembre 1849, avec un trocart ordinaire, je fis à la partie supérieure et externe du genou, à plus de 4 pouces au-dessus de la rotule, dans le cul-de-sac supérieur de la capsule articulaire, une ponction qui donna issue à 240 grammes d'une matière rougeâtre, filante, mais plus liquide que la synovie. Je fis ensuite une injection de 50 grammes composée de 2 parties d'eau, de 1 partie de teinture d'iode, et de 1 gramme d'iodure de potassium, que je laissai séjourner pendant quatre minutes, et dont je fis ressortir ensuite la plus grande quantité, mais avec beaucoup de difficulté.

Cette injection produisit immédiatement des douleurs très vives. Elles durèrent pendant plusieurs jours. Le genou reprit promptement le volume qu'il avait avant l'opération, devint chaud, douloureux, tendu, et le malade eut pendant vingt-quatre heures une fièvre très forte avec de la soif, et un malaise général tout particulier ; la nuit fut très mauvaise. Des cataplasmes de farine de graine de lin, arrosés de laudanum, appliqués pendant quatre jours, n'apportèrent pas, au moins en apparence, un grand soulagement. Au bout de cette époque les douleurs diminuèrent peu à peu, ainsi que le genou, qu'on pouvait enfin toucher et examiner ; mais la diminution de l'hydarthrose ne fut pas très rapide, et quinze jours après l'opération elle n'avait pas diminué de moitié. Il existait un gonflement du genou avec empâtement et fluctuation très évidente. L'état général du malade était excellent. Il souffrait moins dans son genou, pouvait marcher plus facilement, mais il n'était pas guéri.

Espérant achever la guérison par la compression et des pommades résolutives, j'eus recours à ces moyens pendant trois semaines, mais inutilement. Je revins alors à une nouvelle ponction et à une nouvelle injection d'iode de 30 grammes seulement. Il s'écoule moitié moins de liquide qu'à la première opération, mais il est encore rougeâtre, moins consistant qu'à la première ponction, et ressemble à de la sérosité épaisse teinte de sang. L'injection, qui est restée cinq minutes, a été moins douloureuse que la première et ressort plus facilement. Au bout de douze heures le genou se gonfle, devient douloureux, tendu, mais tous les phénomènes de réaction sont moins intenses que la première fois. Je n'opposai aucun traitement à ces symptômes, si ce n'est le repos absolu. Le malade eut de la fièvre. Vers le quatrième jour, le genou est moins gonflé, à peine douloureux, et la diminution commence et continue progressivement jusqu'à la disparition entière de l'épanchement ; seulement les parties molles du genou paraissent épaissies, empâtées ; mais le malade remue son genou, se lève, marche une partie de la journée. Des frictions avec une pommade d'iode iodurée, l'usage d'une genouillère de gomme élastique font disparaître en quelques semaines l'empâtement non douloureux dont le genou est encore le siége ; et deux mois après la dernière injection, M. C... est radicalement guéri. Pendant les deux mois qui suivirent la dernière opération, ce malade fut soumis à l'huile de foie de morue et à un régime fortifiant. Malgré les longues courses auxquelles M. C. est exposé par sa profession, la maladie n'a pas reparu, et le genou n'est le siége d'aucune douleur.

Obs. XXIV. — *Hydarthrose double. — Ponction simple d'abord des deux genoux. — Guérison du genou gauche. — Retour de l'hydarthrose dans le genou droit. — Ponction. — Injection iodée. — Guérison.*

Adèle Léonard entre à la Charité le 26 septembre 1851, et est couchée au n° 17, dans le service de M. Briquet, où elle a été admise pour des douleurs rhumatismales.

Cette jeune fille est âgée de quinze ans, elle est d'une constitution lymphatique et a été réglée à quatorze ans. Elle a souvent mal aux yeux, et l'œil droit est encore atteint d'une conjonctivite compliquée de kératite.

Ses genoux ont commencé à enfler depuis cinq ou six semaines, à la suite de beaucoup de fatigue. Elle est dans un magasin de modes et obligée de faire de longues courses. Elle ne couche pas dans un endroit humide.

Le traitement qu'elle a suivi à son entrée à l'hôpital a consisté en frictions avec de l'huile de camomille, de l'onguent napolitain, des cataplasmes, et elle a observé le repos le plus absolu.

A son arrivée à l'hôpital, on constate que les deux genoux sont le siége d'un épanchement assez considérable. Le droit est plus volumineux que le gauche. Les douleurs sont peu vives, et il n'existe aucun signe d'inflammation. Une ponction faite à la partie externe de chaque genou, au-dessous de la rotule, donne issue à environ deux verres de liquide séreux ; des bandelettes de diachylon sont ensuite appliquées autour des genoux et laissées à demeure pendant plusieurs jours. Sous l'influence de ce traitement, l'hydarthrose du genou gauche ne reparaît pas, mais celle du genou droit est revenue et a augmenté progressivement. Le 10 octobre, on pratique une nouvelle ponction dans le genou droit, qui laisse écouler environ un verre de liquide, et une injection de teinture d'iode, environ 30 grammes (partie égale d'eau et de teinture d'iode iodurée), est poussée par la canule du trocart. Aussitôt après la sortie du liquide, qui ne reste que quelques minutes, à cause des douleurs vives qu'il produit, une compression est exercée sur tout le genou à l'aide de bandelettes de diachylon. La malade a beaucoup souffert jusqu'à une heure de l'après-midi : elle a éprouvé des battements, des élancements dans l'articulation, qui ont été très intenses pendant les premières heures. Ces douleurs ont été en diminuant, et le lendemain elle souffre beaucoup moins. Les bandelettes restent en place pendant huit jours. L'hydropisie n'a pas reparu. La malade, quatre jours avant sa sortie de l'hôpital, qui a eu lieu le 24 octobre, c'est-à-dire douze jours après l'injection, se promenait dans la salle. Le genou n'était ni gonflé, ni douloureux; les mouvements étaient faciles. Plusieurs fois nous avons eu l'occasion de revoir cette malade depuis sa sortie de l'hôpital et de constater que la guérison s'était maintenue. Elle a pu reprendre son état et faire de longues courses.

A ces faits nous pourrions encore en ajouter plusieurs autres qui nous sont propres, cinq de Bérard (Auguste), un de M. A. Robert et un autre de M. Pamard, d'Avignon, un de M. Malgaigne et six autres de M. Barrier, chirurgien en chef de l'Hôtel-Dieu de Lyon. Dans ces cas, souvent la guérison a eu lieu, trois fois le mal s'est amélioré d'abord et a continué ensuite de faire des progrès, l'amputation de la cuisse est devenue nécessaire, mais au bout de six mois, chez deux malades de M. Bérard, et au bout d'un an, chez le malade de M. Robert. Ces malades, au moment de l'injection, avaient une tumeur blanche très avancée plutôt qu'une hydarthrose pure et simple.

Nous pourrions encore invoquer les expériences faites par MM. Leblanc, Thierry et Verrier, de Rouen, pour démontrer l'innocuité et les avantages des injections iodées dans les jointures. Les deux premiers ont fait connaître trente-cinq observations d'injections iodées, quinze dans les articulations, sept dans les bourses muqueuses et deux dans les plèvres, et desquelles il résulte que ces injections n'ont jamais été suivies d'accidents graves, et qu'elles ont toujours amené une guérison complète ou une amélioration notable dans l'état des animaux, sans qu'il y ait eu aucune récidive. De son côté, M. Verrier a pratiqué au moins vingt fois ces injections chez des chevaux atteints d'hydarthroses, de vessigons, et jamais il n'a eu d'accidents; il compte de nombreuses améliorations et divers succès absolument complets. Soit qu'ils viennent de la pathologie humaine, soit qu'on les ait puisés dans l'hippiatrique, tous les faits connus consacrent l'efficacité des injections d'iode dans les articulations. Cet agent thérapeutique pourra donc, en médecine vétérinaire, être substitué avec beaucoup d'avantage à la cautérisation transcurrente, opération longue et douloureuse, et qui a le grave inconvénient de déprécier les animaux en luissant après elle des traces indélébiles.

D'après tous les faits que nous avons réunis, et tous ceux qui sont connus, on peut donc soutenir que les injections iodiques dans les articulations atteintes d'hydarthroses ne sont pas dangereuses. En effet, aucun malade n'a succombé, et l'injection a réussi chez le plus grand nombre. Dans les cas où la guérison n'a pas eu lieu, elles n'ont été suivies d'aucun accident; chez aucun malade il n'y a eu d'inflammation phlegmoneuse, et quand l'opération a été pratiquée pour des hydarthroses qui n'étaient compliquées ni de carie, ni de nécrose, ni de fongosités articulaires, ni de gonflement des parties molles environnantes, le malade a guéri. Dans les cas contraires, c'est-à-dire dans les hydarthroses compliquées, le mal a toujours été amélioré plutôt qu'aggravé. Les phénomènes que l'on a notés après leur emploi ont été les suivants : Chez tous les malades, sans exception, les suites immédiates de l'injection n'ont pas été fâcheuses, et aucun des accidents formidables signalés par Boyer et redoutés par les chirurgiens de nos jours n'a eu lieu. Des douleurs vives quelquefois, très supportables en général, une réaction qui a varié entre un jour ou deux, rarement trois jours, et caractérisés par de la fièvre, quelquefois de l'agitation, de l'insomnie, du gonflement, de la tension, de l'inflammation de l'articulation, phénomènes qui n'ont pas tardé à diminuer, soit spontanément, soit sous l'influence du repos, des cataplasmes, de la compression; voilà tout ce qui s'est présenté après les injections d'iode. Ces phénomènes dont les suites n'ont jamais été graves, pourraient inquiéter les praticiens et les engager à recourir aux émissions sanguines, à des ponctions nouvelles, etc., qui seraient inutiles, car chez tous les malades la douleur a diminué après les premières vingt-quatre heures. Il en a été de même de la fièvre, de l'agitation, et tous ont demandé des aliments dès le second jour de l'opération.

Quant aux effets consécutifs, ils ont varié suivant les cas. Il ne pouvait en être autrement, car les hydarthroses offrent trop de variété sous le rapport de leur ancienneté et de leur complication, pour qu'un même moyen puisse les améliorer ou les guérir avec une égale certitude. La guérison radicale n'a donc pas été le résultat constant, et quand elle s'est établie, elle s'est souvent fait attendre plus longtemps que dans l'hydrocèle, parce que le kyste dans l'hydarthrose est formé de parois qui appartiennent, pour une grande part, à des surfaces ostéo-cartilagineuses, et parce que les hydarthroses anciennes et rebelles existent rarement sans qu'il y ait quelque lésion dans les jointures. Une première remarque, qui est un fait capital dans cette question, c'est que l'injection iodique n'a jamais produit d'inflammation suppurative dans les articulations, c'est que l'ankylose ou la soudure des surfaces articulaires n'a jamais eu lieu, et que les mouvements des jointures n'ont pas été empêchés, ni même notablement gênés, chez aucun des opérés dans les hydarthroses simples exemptes de complication, comme ulcération des cartilages, altération des parties molles,. etc. A l'appui de cette remarque, je rappellerai deux des observations de M. Bonnet (1), celles de MM. Velpeau (2), J. Roux (3), Malgaigne (4), Barrier (5), Abeille (6), et les nôtres.

M. J. Roux a cité une observation de guérison dans un cas où le genou, à la suite d'une hydarthrose, était devenu le siége d'une fistule synoviale.

M. Malgaigne, qui n'a, dit-il, employé qu'une seule fois les injections iodées, a obtenu un succès complet.

Enfin, six guérisons d'hydarthroses chroniques exemptes de complication, empruntées à la pratique de M. Barrier, ont été publiées dans la *Gazette des hôpitaux* et dans la *Gazette médicale de Lyon*.

Dans les hydarthroses compliquées d'érosions, de fongosités, d'altérations dans les tissus qui forment l'articulation, les résultats sont souvent incomplets, mais souvent aussi on obtient une amélioration notable ; le liquide qui formait l'hydarthrose peut disparaître, mais l'empâtement des parties molles, la roideur de l'articulation persistent, et si le malade recouvre quelque liberté dans le jeu de l'articulation, il existe des craquements qui sont l'indice probable de l'ulcération des cartilages. Dans

(1) *Bulletin général de thérapeutique*, 1842, t. XXIII, p. 340.
(2) *Annales de la chirurgie*. Paris, 1843, t. VII, p. 151 ; t. VIII, p. 15.
(3) *Gazette médicale de Paris*, 1847, p. 145.
(4) *Manuel de médecine operatoire*, 5ᵉ édit.
(5) *Gazette des hôpitaux*, août 1848 ; *Gazette médicale de Lyon*, 15 juin 1850.
(6) *Revue médicale*. Paris, 1849, t. II, p. 66.

ces cas défavorables, les injections iodées peuvent être suivies de l'ankylose (observation 16ᵉ de M. Velpeau), ou même de l'aggravation de tous les accidents (observations de MM. Bonnet, Bérard, Robert). Dans un cas de cette espèce, M. Bonnet fit à des intervalles de plusieurs semaines trois injections dans le genou avec un résultat à peu près nul ; il n'y eut aucun accidant, le liquide se résorba en partie, mais rien de décisif ne fut obtenu. On est souvent obligé d'agir dans ces cas comme dans les abcès des articulations.

Comment agissent les injections iodées sur les surfaces articulaires ? Se forme t-il, comme le pense M. Velpeau, entre les surfaces contiguës, une agglutination, des brides, des adhérences qui seraient plus tard détruites par le glissement des surfaces articulaires les unes sur les autres, par les mouvements répétés de l'articulation. Nous avons vu que les faits eux-mêmes ne permettent pas d'adopter cette opinion, puisque plusieurs malades chez lesquels la guérison a été aussi prompte que dans l'hydrocèle ont pu marcher, mouvoir librement l'articulation injectée, quelques jours après l'opération. Comme nous l'avons dit ailleurs, dans les séreuses, les injections iodées se bornent souvent à leur imprimer un mouvement fluxionnaire inflammatoire, qui modifie leur vitalité, sans les altérer dans leur texture. L'autopsie ne serait pas venue démontrer ce fait, que la conservation parfaite des mouvements de la jointure, après les injections, en serait la preuve la meilleure. Mais les résultats d'autopsie d'individus atteints d'hydropisies articulaires, chez lesquels des injections d'iode ont été faites, ont démontré que les genoux affectés ont présenté les mêmes caractères anatomiques que les genoux restés sains. (Observation 18ᵉ.)

Pour pratiquer ces injections, il faut faire la ponction des articulations avec un trocart ordinaire et non avec le bistouri. Nous avons donné plus haut la raison de cette préférence. Le lieu qu'il faut choisir pour la piqûre du trocart est le point où la fluctuation est la plus évidente. Pour le genou, ce lieu est ordinairement au-dessus et en dehors de la rotule, dans la partie où la synoviale articulaire fait une saillie plus considérable. En se servant d'un trocart, la piqûre disparaît immédiatement, et la plaie ne permet pas l'introduction de l'air et ne court aucun risque de suppurer. C'est assurément à cette condition d'une plaie simple, au lieu d'une incision, quelque étroite qu'elle soit, qu'il faut rapporter l'innocuité des ponctions dans les cavités séreuses. L'air introduit dans ces cavités au moment de la ponction et dont on se préoccupe tant, n'a pas non plus toute l'importance qu'on lui donne; il n'en est jamais résulté le moindre inconvénient, si la piqûre du trocart est fermée, cicatrisée. Nous avons constaté ce fait bien des fois dans les ponctions du péritoine, des kystes de l'ovaire, de la tunique vaginale, etc. D'ailleurs, l'inflammation traumatique produite dans une cavité séreuse, à l'abri du contact de l'air, diffère essentiellement des inflammations développées par tout autre mécanisme.

Pour faire la ponction il faut placer le membre dans l'extension, et avec la main gauche appliquée à la partie inférieure du genou, refouler le liquide en haut pour faire saillir dans le point où l'on veut ponctionner la capsule articulaire; avant de faire cette piqûre, on peut faire un pli à la peau. Cette précaution a pour but d'empêcher l'ouverture faite à la peau de correspondre avec celle de la synoviale dès que les téguments sont abandonnés à eux-mêmes et que la canule du trocart est retirée.

Le liquide qui forme l'hydarthrose est ordinairement visqueux, il ne s'écoule qu'avec peine, et sa sortie doit être facilitée par des pressions exercées sur le genou. Dès que l'écoulement cesse, on remplace la canule du trocart par une sonde de gomme élastique, et l'on fait immédiatement une injection iodée qu'on a préparée d'avance, et qu'on laisse s'écouler après l'avoir laissée séjourner dans l'articulation pendant quelques minutes, cinq ou six. On retire ensuite la sonde après avoir, à l'aide de la seringue, aspiré l'air et le liquide qui pourraient demeurer dans le kyste; on bouche ensuite la piqûre avec des bandelettes de diachylon qui servent en même temps à comprimer l'articulation, ou avec un linge imbibé de collodion. Le membre est laissé dans l'immobilité la plus complète jusqu'à ce que les phénomènes de réaction locale soient calmés. En faisant ressortir l'injection ou en retirant la sonde, il faut prendre garde de laisser le liquide iodique se répandre dans le trajet parcouru par le trocart; il pourrait le cautériser, empêcher la cicatrisation de la piqûre, ou produire une eschare qui laisserait à sa chute une communication entre l'air extérieur et l'articulation. M. Bonnet en a vu un cas semblable, et ce ne fut qu'après deux ou trois mois d'aggravation que le malade revint dans l'état où il se trouvait avant l'opération.

A quelle dose la teinture d'iode doit-elle être employée? M. Bonnet l'a employée pure dans ses premières opérations, mais il a eu quelquefois des accidents (observation 5ᵉ). M. Velpeau s'est servi habituellement d'un mélange d'une partie de teinture d'iode et d'une ou de deux parties d'eau; M. Barrier, de parties égales de teinture d'iode et d'eau-de-vie camphrée; enfin, dans ces derniers temps, M. Bonnet a essayé des solutions aqueuses d'iode, afin d'éviter la coagulation de l'albumine que produit l'alcool. Voici sa formule :

Eau.   16 grammes.
Iode.   2
Iodure de potassium.   4

Dans les cas que nous avons rapportés, nous avons fait usage d'une injection composée de parties égales d'eau et de teinture d'iode avec une petite quantité d'iodure de potassium pour maintenir l'iode en solution :

Teinture d'iode (du *Codex*). . . . }
Eau distillée. . . . . } ãã 30 grammes.
Iodure de potassium.   2

On en injecte dans l'articulation de 20 à 30 grammes, et après avoir laissé séjourner cette injection de quatre à cinq minutes, on en laisse ressortir tout ce qui peut s'en écouler, sans se préoccuper de ce qui peut rester dans l'articulation, où il en reste toujours une petite quantité. Cependant il faut en laisser le moins possible, dans la crainte que cette solution ne venant à s'échapper par la piqûre du trocart, celle-ci ne devienne fistuleuse.

Les soins à prendre après cette opération sont de maintenir le membre dans l'immobilité la plus complète jusqu'à ce que l'inflammation aiguë soit dissipée. Pour mieux obtenir cette immobilité, on peut, suivant le conseil de M. Bonnet, placer le membre dans une gouttière convenable; mais cette précaution n'est pas indispensable. Si les douleurs et le gonflement sont très intenses, on peut avoir recours à l'application, sur la jointure, de cataplasmes laudanisés, et à quelques calmants à l'intérieur ; mais si l'inflammation était très intense, si un épanchement considérable produisait une tension très douloureuse, il faudrait suivre l'exemple de M. Bonnet, enfoncer de nouveau le trocart dans le genou et donner issue à la sérosité trop abondante.

Lorsque l'inflammation aiguë commence à se dissiper, et que la résolution fait des progrès, il faut exercer sur l'articulation une compression uniforme avec des bandelettes de diachylon, appliquées de telle sorte. qu'elles forment une cuirasse, et les recouvrir d'un bandage roulé. Il est même avantageux d'établir ce bandage compressif immédiatement après l'opération et avant le développement de l'inflammation produite par l'injection. Ce bandage sera renouvelé aussitôt qu'il n'exercera plus de compression par suite de la diminution du gonflement articulaire.

Si, après une première injection, la maladie persiste, il faut recourir à une seconde, à une troisième, et en faire jusqu'à la guérison complète, en observant toutes les règles que nous avons posées. Dans plusieurs des observations que nous avons citées, ces injections ont été répétées avec succès.

En résumé, la teinture d'iode employée en injections dans les hydarthroses qui ont résisté à tous les moyens conseillés par une longue expérience, et même dans les hydarthroses récentes, est un médicament dont l'innocuité est parfaitement démontrée tant dans ses effets primitifs que consécutifs. Les faits nombreux que nous venons de rapporter, et ils ne sont pas les seuls dans la science, sont assez authentiques pour convaincre les plus incrédules :

1° Que les injections iodées dans les hydarthroses anciennes, simples et rebelles, loin d'être dangereuses, sont très efficaces.

2° Qu'elles n'amènnent pas nécessairement l'ankylose, et qu'agissant sur des surfaces cartilagineuses ou osseuses, plutôt que simplement celluleuses ou séreuses, elles ne peuvent produire des résultats aussi constants que dans l'hydrocèle.

SIXIÈME GENRE.

Du traitement des tumeurs synoviales, kystes synoviaux articulaires, ganglions, kystes synoviaux tendineux, bourses synoviales sous-cutanées (improprement appelées bourses muqueuses, kystes crépitants, dits hydatiformes) par les injections iodées.

Les affections connues sous le nom commun de tumeurs synoviales, de kystes synoviaux, de ganglions, d'hydropisies des bourses muqueuses, etc., forment une classe de maladies extrêmement répandues; on les observe dans presque toutes les régions du corps. Comme l'on ne s'accorde point toujours sur la valeur et le sens donnés, en pathologie, aux mots *ganglions*, *kystes synoviaux*, *kystes séreux*, etc., je crois qu'il est important, au point de vue du traitement, d'établir des distinctions entre les variétés nombreuses que présentent ces tumeurs synoviales. D'abord nous dirons, avec M. le professeur Velpeau, que, sous le titre de *tumeurs synoviales*, nous n'entendons point parler des tumeurs purement articulaires dont nous nous sommes occupé dans le précédent chapitre, mais bien de celles qui se continuent ou non par un pédicule avec une articulation, s'établissent entre les tendons et les os, entre les tendons et la peau, ou bien encore entre les divers tendons eux-mêmes, et enfin entre les os et la peau, et qui ont pour siége une membrane synoviale naturelle ou accidentelle.

Toutes les variétés peuvent se classer en trois groupes distincts.

Le premier comprend la maladie désignée par M. Velpeau sous le nom d'*aï*, ou crépitation douloureuse du tendon, et a pour siége les coulisses fibro-synoviales des tendons. Cette affection se termine presque toujours par résolution; mais comme il arrive quelquefois que cette heureuse terminaison n'a pas lieu, que la maladie se prolonge, passe à l'état chronique et se termine par des dégénérescences fongueuses des coulisses synoviales avec épanchement, elle rentre alors dans la classe des kystes synoviaux tendineux, et le même traitement devrait lui être appliqué.

Dans le second groupe se trouvent placés les kystes synoviaux, qui se divisent en ceux qui communiquent ou ont communiqué avec les membranes synoviales articulaires (kystes articulaires ou ganglions), et ceux qui sont tout à fait étrangers à l'articulation (kystes synoviaux tendineux, sous-cutanés, bourses synoviales sous-cutanées, improprement appelées *bourses muqueuses, hygroma*).

Enfin, dans le troisième groupe sont les tumeurs synoviales crépitantes, dites *kystes hydatiformes.*

Ces tumeurs synoviales ne sont pas des affections dangereuses, elles ne deviennent souvent incommodes que par la difformité ou la gêne qu'elles apportent à l'exercice des fonctions des articulations, par conséquent il faut que les ressources que la thérapeutique veut leur opposer soient assez innocentes pour ne pas les exposer à plus d'inconvénients que la maladie elle-même. Quoique ces affections soient bien peu graves par elles-mêmes, cependant quand on veut en entreprendre le traitement, on ne trouve pas toujours qu'il soit facile de le déterminer. Ce n'est pas, toutefois, que les méthodes manquent, car des médications nombreuses et variées leur ont été opposées, mais elles sont ou peu efficaces, ou elles risquent de faire développer des accidents graves. Ce sont surtout les kystes synoviaux qui communiquent avec les articulations et qui entourent les tendons des muscles fléchisseurs de l'avant-bras à leur passage sous le ligament annulaire, qui ont donné lieu à plus d'inquiétudes et de déceptions. Les moyens de traitement employés contre ces espèces de ganglions donnent des résultats si peu satisfaisants, les opérations chirurgicales, même les plus simples en apparence, ont été suivies si souvent d'accidents tellement fâcheux, de la mort même, que les chirurgiens ne les considèrent que comme un moyen extrême, comme une nécessité qu'il faut tâcher d'éviter aussi longtemps que possible.

Les moyens mis en usage sont donc ou insuffisants, ou dangereux ; il nous suffira, pour le démontrer, de les énumérer. Parmi les plus simples qu'on ait proposés, nous trouvons les topiques astringents ou résolutifs ; or, si parfois ces topiques procurent la diminution des kystes synoviaux, ceux-ci reviennent bientôt à leur premier état et reprennent leur premier volume dès qu'on en cesse l'emploi. La compression n'a guère mieux répondu à l'attente du praticien, de quelque manière qu'elle ait été employée; et lorsqu'elle a été suivie de l'écrasement ou de la rupture du kyste, les malades n'ont pas été pour cela complétement à l'abri d'une récidive. Disons plutôt qu'ordinairement la reproduction de la tumeur s'en est suivie, par la raison toute simple que cet expédient ne produit pas la destruction du kyste et n'en altère pas la nature. Les ponctions simples ou sous-cutanées faites avec un trocart ou par incision sont fort incertaines, parce que la guérison ne saurait consister uniquement dans l'évacuation du liquide; elles se referment sans amener aucune amélioration, ou demeurent béantes et donnent lieu à des fistules rebelles. Quant au séton, la vaste expérience de Boyer et d'Astley Cooper est là pour démontrer qu'il est loin d'avoir toujours réussi ou que les guérisons n'ont pas toujours été durables; les auteurs signalent d'ailleurs de graves accidents survenus par son emploi.

Les opérations plus graves, telles que l'incision, l'excision, l'extirpation, la cautérisation, soit avec le fer rouge, soit avec les caustiques, méritent moins de sympathie encore. En effet, outre qu'elles répugnent aux malades, elles exposent à des inflammations violentes, dangereuses, fatales, et laissent des cicatrices difformes quand la guérison a lieu. Or, si l'on se rappelle l'origine des kystes synoviaux, les rapports de voisinage qu'ils ont avec les articulations et les synoviales articulaires, on comprendra avec quelle réserve le chirurgien doit entreprendre ces diverses opérations.

Ainsi, sans vouloir précisément jeter du discrédit sur ces divers procédés, dont l'application peut parfois se présenter, on ne peut s'empêcher de reconnaître qu'ils laissent bien à désirer, et que la thérapeutique des tumeurs synoviales n'est pas jusquelà aussi riche qu'on le voudrait.

Ce furent sans doute ces considérations qui conduisirent les praticiens à essayer des injections irritantes dans les kystes séreux ou les bourses muqueuses, dans le but, comme dans l'hydrocèle, d'irriter la cavité du kyste et d'y faire naître une inflammation adhésive. Ce traitement est en effet plus efficace, moins dangereux et plus constamment curatif. L'idée de guérir

les kystes synoviaux sous-cutanés par les injections irritantes
est fort ancienne. Déjà, en 1803, le docteur Asselin, dans sa
thèse soutenue à l'école de Strasbourg, fait connaître des succès
obtenus par cette méthode. Il rapporte un cas de guérison d'une
hydropisie de la bourse sous-cutanée de la rotule, qu'il obtint
en injectant du vin chaud, avec addition d'un cinquième d'alcool dans la cavité du kyste, après l'avoir vidé par une incision
de 1/2 pouce pratiquée à la partie la plus déclive de la tumeur.
Ce chirurgien préférait le bistouri au trocart, parce qu'on fait
ainsi une ouverture plus large qui laisse un libre passage aux
concrétions fibrineuses plus ou moins épaisses, s'il en existe.

Vassilière a rapporté dans le 30ᵉ volume du recueil des
Mémoires de méd. chir. et pharm. militaires, page 330, l'observation d'un hygroma de la bourse sous-cutanée de l'olécrane,
qu'il guérit aussi par l'injection. Le liquidé fut évacué à l'aide
de la ponction faite avec un trocart très mince. Le sac vidé,
il injecta dans sa cavité du vin chaud miellé; 1 once 1/2 de
sérosité s'était écoulée de la tumeur.

Dirigé par les succès qu'il avait obtenus au moyen des injections iodées dans l'hydrocèle, M. le professeur Velpeau a pensé
que tous les kystes en général céderaient au même traitement,
et il a remplacé toutes les injections irritantes par les injections
iodées. Depuis 1836, il les a employées un grand nombre de
fois, et dans des cas extrêmement variés. Ainsi, plusieurs malades ont été traités à la Charité pour des hygromas de la rotule.

Obs. I. — Un homme qui offrait dans la bourse muqueuse antérotulienne
un épanchement de sérosité rougeâtre formant le volume d'un gros œuf de
dinde, opéré par l'injection iodée, n'éprouva presque aucune réaction, et vit
sa tumeur disparaître ensuite insensiblement dans l'espace d'un mois.

Obs. II. — *Hygroma du coude.* — *Plusieurs injections iodées.* — *Guérison.*

Dans le mois de janvier 1839, je fus consulté par M. L..., marchand de
vin, demeurant rue Coquillière, à Paris, atteint d'un hygroma de l'olécrane,
de la grosseur d'une petite noix, survenu à la suite d'une chute qu'il a
faite sur le coude en tombant dans sa cave. La maladie avait résisté à
divers traitements. Je jugeai convenable de le traiter immédiatement par
l'injection iodée. Assisté de mon confrère, le docteur Chesneau, je fis une
ponction à l'aide d'un petit trocart, et, le kyste vidé d'une matière épaisse,
rougeâtre, grumeleuse, je fis une injection avec de la teinture pure d'iode. Les

phénomènes de réaction furent peu intenses, et au bout de huit jours le
liquide s'était reproduit. Je fis une seconde ponction, puis une seconde
injection, et les mêmes phénomènes s'étant reproduits, je fus obligé de
revenir encore à une troisième ponction et à une troisième injection, qui
cette fois amenèrent une guérison radicale, guérison qui ne s'est pas démentie depuis plus de quinze ans qu'elle a eu lieu. Depuis cette époque,
nous avons eu plusieurs fois l'occasion d'opérer par les injections iodées
des kystes synoviaux sous-cutanés, ou autrement dit des hygromas, et
le succès a toujours été constant.

De toutes les tumeurs synoviales, celles qui ont été le plus
fréquemment traitées par les injections iodées et avec le plus
de succès sont celles dites ganglions. Toutes les observations
que nous avons rassemblées pour étudier ce point de thérapeutique sont unanimes à prouver en faveur des injections iodées.
Nous en citerons seulement quelques exemples. Nous doutons
qu'aucun des autres traitements eût pu donner des résultats
aussi avantageux et aussi exempts d'inconvénients de toute
espèce.

Obs. III. — En 1840, une jeune fille en pension à Picpus vint me consulter avec sa mère pour un kyste synovial (ganglion) qu'elle portait sur
le dos de la main, au-dessous de l'articulation radio-carpienne. Cette tumeur
avait le volume d'une grosse noisette. Divers moyens avaient été mis en
usage, même des prières, et tout avait échoué. J'essayai l'écrasement, qui
déjà avait été employé, mais sans résultat aucun. Je ne pus d'ailleurs parvenir à rompre ce petit kyste, que je n'osai opérer autrement. Enfin, sollicité par la mère, qui voyait une difformité énorme sur la main de sa fille,
j'essayai la ponction suivie d'une injection iodée, que le raisonnement me
portait à considérer comme devant atteindre le but curatif que je me proposais; mais je craignais que ce kyste n'eût quelque communication avec
les articulations. Cette injection ne fut pas très douloureuse, quoique faite
avec de la teinture d'iode pure. J'établis ensuite une compression avec des
bandelettes de diachylon, placées les unes sur les autres autour de la main;
et cette jeune fille, que je ne revis que huit jours après, était radicalement guérie, et la guérison s'est depuis maintenue

Obs. IV. — M. Velpeau a opéré de ces kystes synoviaux jusque dans
le jarret. Nous citerons en particulier l'observation d'un jeune homme qui
était couché au n° 1 de la salle Sainte-Vierge. Ce malade avait à la partie
interne et supérieure du mollet, immédiatement au-dessous des condyles
du fémur, c'est-à-dire dans le bord interne du jarret, une tumeur dont

l'origine datait de neuf années. Cette tumeur, sans changement de couleur
à la peau, non douloureuse à la pression , molle, qui disparaissait dans la
flexion de la jambe, qui proéminait et durcissait pendant l'extension, avait
le volume d'un œuf de poule. M. Velpeau se demanda si elle ne communiquait pas avec la synoviale articulaire, ou bien si elle avait tout simplement son siége dans la synoviale des tendons du jarret. Ne voulant à aucun
prix en pratiquer l'extirpation ou même l'incision , sachant d'un autre
côté que les injections iodées ne provoquent que peu de réaction inflammatoire, même dans les vastes cavités séreuses, il prit le parti d'y enfoncer
un trocart, et d'y injecter un mélange de deux parties d'eau sur une partie
de teinture d'iode. Pendant quelques jours un gonflement avec rougeur,
une véritable inflammation, se sont développés sur le côté interne du creux
poplité, puis les souffrances ont graduellement diminué, et dans l'espace
de trois semaines le kyste s'est réduit à un petit noyau parfaitement concret, qui a permis au jeune homme de reprendre ses occupations.

> Obs. V. — *Hydropisie de la gaine du jambier postérieur traitée*
> *par l'injection iodée.*

Le nommé Defrance, âgé de trente-six ans, journalier, couché à la salle
Sainte-Catherine, n° 14, est entré à l'hôpital de la Charité le 8 septembre
1842. Huit ou dix jours avant son entrée, ce malade, dans un. état de
transpiration considérable, s'était étendu presque nu sur le sol. A la suite
du refroidissement subit qui en fut la conséquence, il éprouva une lassitude générale, des douleurs dans les articulations, principalement aux genoux et aux pieds. A son entrée, on put constater un gonflement notable
placé en arrière de la malléole interne gauche : la fluctuation était manifeste. Par une pression alternative du doigt le long du trajet du jambier
postérieur, on produisait un déplacement de liquide avec sensation de crépitation, qu'on doit attribuer à la collection synoviale. La douleur existait
à peine. Des cataplasmes émollients furent prescrits ; le malade garda le
lit; mais comme la tumeur ne diminuait point, M. Velpeau se décida, le
12 septembre, à pratiquer avec le trocart une ponction , qui ne laissa
sortir par la canule que quelques gouttes de synovie. Une petite quantité
d'iode au tiers fut injectée. La douleur dura jusqu'au soir, mais avait disparu
le lendemain , seulement le gonflement était un peu plus considérable. Depuis, la résolution s'est faite, quoique lentement. Il est important de constater ce fait, que l'injection d'iode faite dans une gaîne tendineuse a été
sans inconvénient (1).

Si ces kystes contiennent une sorte de bouillie glaireuse ou
gélatiniforme, après en avoir expulsé une partie ou la totalité

____
(1) *Bulletin général de thérapeutique*, 1842, t. XXIII, p. 217.

par la canule à l'aide de pressions exercées en tous sens, on pratique une injection iodée. Plusieurs fois M. Velpeau a pratiqué cette injection dans des kystes qui, au lieu de sérum ou de synovie, contenaient, les uns une sorte de gelée transparente, les autres des concrétions fibrineuses, et la guérison n'en est pas moins survenue, comme dans les cas de kystes purement synoviaux.

Nous pourrions multiplier les exemples de kystes synoviaux dans le but de confirmer l'efficacité des injections iodées dans ces affections, mais les faits de ce genre sont devenus si communs et les guérisons sont si constantes, qu'il nous paraît inutile d'en citer un plus grand nombre.

Il est une autre variété de tumeurs synoviales qu'on observe surtout à la face antérieure du poignet et de la main, dont nous allons nous occuper maintenant. Ces tumeurs synoviales ne s'observent pas exclusivement au poignet, on les rencontre encore à la région dorsale de l'extrémité inférieure de l'avant-bras et du poignet; au pied (*Anatomie pathologique*, de Cruveilhier, t. I, p. 315); sous la gaîne des péroniers latéraux (Goyrand, d'Aix, *Lancette française*, 16 janvier 1834). Les cas de cette catégorie traités par les injections iodées sont assez rares pour que je ne doive pas négliger de consigner ici ceux qui sont à ma connaissance, d'autant mieux que les traitements qui ont été appliqués aux tumeurs synoviales crépitantes du poignet ou de la main sont insuffisants ou dangereux. Ces opérations, comme l'extirpation, l'incision, l'excision, le séton, la cautérisation, les ponctions simples ou les ponctions sous-cutanées, quoique ayant quelquefois donné des succès, sont douloureuses, graves et délicates; elles exposent à la blessure d'organes importants, à l'ouverture des articulations; nous connaissons même des cas dans lesquels les opérations sont devenues fatales pour le malade. Toutes ces opérations, d'ailleurs, peuvent être avantageusement remplacées par les injections iodées proposées par M. Velpeau.

On a fait quelques objections sur l'application de cette méthode; plusieurs tombent devant les faits cliniques. Les tumeurs hydatiformes sont, en général, assez volumineuses pour que la canule d'un trocart, même volumineux, puisse être introduite avec certitude dans leur cavité. L'épaisseur des parois du kyste et des tissus qui les recouvrent ne sont pas non plus une objection sérieuse. On comprend, du reste, qu'au besoin une incision préalable du kyste pourrait conduire dans son intérieur. Quant à la densité du liquide, à la dureté et au volume des corpuscules qu'il contient, présentés comme obstacle à l'évacuation de la poche, préalablement nécessaire avant l'injection, la difficulté est un peu plus grande, mais elle a été levée, comme on peut le voir dans plusieurs observations. D'ailleurs, dans ce cas, il suffirait de pousser quelques injections d'eau tiède pour dissoudre le liquide s'il était trop épais, et faciliter la sortie des grains gélatiniformes. L'entrée de l'air est tout à fait insignifiante, alors qu'on se propose de faire une injection avec la teinture d'iode, ainsi que nous l'avons démontré pour les abcès par congestion, les abcès froids, etc.

Une autre disposition sur laquelle M. Velpeau a insisté, comme rendant moins probable le succès de l'injection iodée, est la disposition multiloculaire de la tumeur. Cette disposition, qui est très rare, existait chez le premier malade auquel ce professeur appliqua ce moyen de traitement; si un cas pareil se représentait de nouveau, à l'aide d'un stylet ou d'une sonde cannelée introduite par la canule du trocart, il faudrait rompre les cloisons du kyste pour le transformer en une poche unique.

Voici l'observation de M. Velpeau :

OBS. VI. — Un jeune homme de vingt-deux ans, d'assez bonne constitution, entre, au mois d'août 1842, à l'hôpital de la Charité pour se faire traiter d'une tumeur en bissac du poignet. Après avoir essayé les pommades résolutives, la compression, le vésicatoire volant, l'incision souscutanée répétée trois fois, sans avantage aucun, je me décidai à l'injection iodée.

Une première fois la ponction fut pratiquée par la paume de la main. Je retirai de la sorte 15 grammes de liquide synovial très pur et quelques granulations hordéiformes ; mais une portion de la tumeur résista, en me donnant la certitude qu'il y avait un kyste multiloculaire. L'injection iodée ne fut suivie que d'une réaction inflammatoire peu intense. La piqûre du trocart se ferma par première intension. Pendant dix jours, j'eus l'espoir de voir la tumeur se résoudre ; bientôt il fallut renoncer à cette illusion. Je renouvelai l'opération sur les bosselures qui étaient restées, et je vis qu'il y avait encore dans cet endroit plusieurs cloisons que je déchirai avec

la canule du trocart. L'injection iodée fut faite dans cette cavité comme
elle avait été faite dans l'autre. Les suites en furent également très simples ; mais les grumeaux, les concrétions hordéiformes, qui paraissaient
constituer le fond de la maladie, n'avaient pas pu être tous extraits, et la
tumeur ne disparut point. Je crus devoir la fendre successivement sur plusieurs points et en faire suppurer l'intérieur quelques semaines plus tard.
Le malade a fini par guérir, et, qui plus est, la mobilité de ses doigts, la
liberté de ses tendons fléchisseurs, se sont rétablies, malgré la suppuration
étendue et abondante dont ils ont été longtemps entourés (1).

Peut-être, dans ce cas, le professeur de la Charité n'a-t-il pas
attendu assez longtemps la disparition de la tumeur, phénomène
qui ne suit pas toujours de près l'injection iodée, et cependant
sur lequel M. Velpeau a fixé son attention, puisqu'il rapporte
qu'il a été quelquefois sur le point de réopérer des kystes, des
hydrocèles qu'il croyait avoir résisté à l'injection iodée, et qui
cependant, au bout d'un temps plus long, de cinq ou six semaines, finissaient par guérir radicalement. Dans cette observation, c'est après huit jours seulement qu'il fait une nouvelle
ponction et une nouvelle injection, et que, quelques semaines
plus tard, il fendit la tumeur sur plusieurs points pour en faire
suppurer l'intérieur. A la suite de cette observation, ce professeur établissait que les injections iodées pouvaient être essayées
sans danger et avec quelques chances de succès dans les kystes
du poignet avec concrétions hordéiformes. Les résultats cliniques sont venus confirmer, dépasser même ces prévisions, soit
entre les mains de M. Velpeau, soit dans la pratique de plusieurs
autres chirurgiens.

Obs. VII. — *Tumeur hydatiforme du poignet.* — *Compression par les
bandelettes.* — *Ponction.* — *Injection iodée.* — *Guérison.*

Pouraine (Louise), domestique, vingt-huit ans, est entrée à la Charité
dans le service de M. Velpeau, le 6 mars 1844. Cette femme s'est toujours
bien portée. Il y a onze ans, montant un escalier de cave, en portant un
panier de vin, elle fit une chute et se retint avec la main gauche, dont la
face dorsale rencontra le sol. Deux ou trois jours après apparut une tumeur
grosse comme une noisette au-dessus du ligament antérieur du carpe, vers
le bord cubital de l'avant-bras. Environ deux mois plus tard, une seconde

(1) *Annales de la chirurgie française et étrangère*, 1843.

tumeur. aussi d'un petit volume, se montra vers l'éminence thénar; la malade ressentit d'assez vives douleurs. On lui conseilla des bains qui ne changèrent rien à son état. Elle alla alors consulter Dupuytren, qui lui prescrivit des sangsues et des vésicatoires volants. Elle ne fit point ce traitement. Pendant sept à huit ans les tumeurs restèrent à peu près stationnaires; mais il y a trois ans à peu près il en survint une nouvelle dans le creux de la main, et, à dater de ce moment, toutes ensemble commencèrent à prendre de l'accroissement. La malade se livrait alors à des travaux pénibles dans les champs. Quand elle gardait le repos quelque temps, les tumeurs diminuaient.

Tourmentée par cette maladie, elle se soumit chez elle à une incision qui fut pratiquée à la partie interne de la plus élevée des tumeurs. Il en sortit une cuillerée de petits grains blanc jaunâtre, semblables, dit la malade, à de l'orge perlé. Les grains étaient gluants et entourés d'une sorte de gelée. L'incision guérit très promptement, mais la tumeur diminua fort peu de volume. Enfin cette femme vint à Paris, et les tumeurs la gênant beaucoup, elle se décida à entrer à l'hôpital.

Le 10 mars, à la visite, voici ce qu'on peut constater. Il existe à l'avant-bras et à la main gauches une tumeur multiloculaire. Le ligament annulaire du carpe la divise en deux parties distinctes. La peau n'offre aucun changement de couleur; il n'y a ni chaleur, ni douleur. Les tumeurs sont fluctuantes, leur base est large. Elles soulèvent les tendons des grand et petit palmaires, de telle sorte que ces tendons divisent eux-mêmes la tumeur supérieure en deux autres, une interne, l'autre externe; la dernière est de la grosseur d'une aveline à peu près; l'interne, du volume d'un œuf de pigeon, est limitée en dehors par le tendon du palmaire grêle, en dedans par celui du cubital antérieur, qu'elle repousse, et en bas par le ligament annulaire. La tumeur supérieure paraît avoir son siége dans la gaîne des fléchisseurs; elle communique en dessous du ligament annulaire, qui la bride avec la tumeur inférieure ou de la paume de la main. Cette dernière a effacé le creux de la face palmaire. Elle s'étend depuis le ligament annulaire jusqu'un peu au-dessus de l'articulation métacarpo-phalangienne. La tumeur inférieure est elle-même divisée en deux moitiés latérales.

Quand on presse sur l'une de ces bosses, on sent une crépitation particulière qui donne l'idée de grains fuyant sous les doigts.

Le 11 mars, M. Velpeau pratique une ponction avec un trocart à hydrocèle sur le point le plus saillant; il sort en pressant à peu près un demi-verre de grains jaunâtres semblables à du riz. Ces grains, vus à l'œil nu, présentent l'apparence de petits kystes renfermant une matière gélatiniforme. Une injection iodée est faite par la piqûre.

Le 12 mars, la malade a souffert dans la nuit; elle n'a pu dormir. La tumeur est revenue à son volume ordinaire, elle est douloureuse. Les doigts sont fléchis et ne peuvent être étendus sans de vives souffrances. Compresses d'eau blanche, repos.

Le 13, les douleurs ont un peu diminué. La malade a dormi quelques heures; la tumeur augmente.

Le 14, le volume de la tumeur s'est accru encore; il est plus considérable qu'avant l'injection : elle est rouge, quelques élancements s'y font sentir. Elle n'est cependant pas très douloureuse au toucher.

Les jours suivants le volume diminue. Le 30 mars, la petite bosse située en dehors du palmaire grêle n'est plus qu'un noyau dur ; celle qui est en dedans est plus dure et plus bosselée qu'avant l'injection, mais ne paraît pas avoir diminué. Celle de l'éminence thénar est réduite à la moitié de sa grosseur, elle ne communique plus avec celle du poignet, ni même avec la tumeur du côté opposé de la main. Elle paraît comme enkystée; la fluctuation y est encore manifeste, mais l'on n'y perçoit pas de crépitation. L'éminence hypothénar est à peu près dans le même état qu'avant l'injection; elle communique encore avec la grosseur du carpe. (Frictions avec l'onguent mercuriel.)

Le 11 avril, on établit une compression avec des bandelettes de diachylon sur toutes les tumeurs. On l'enlève le 18, on pratique des frictions mercurielles jusqu'au 30, et l'on rétablit la compression jusqu'au 8 mai.

Le 9 mai, la malade est dans l'état suivant : Il ne reste sur le carpe qu'une très petite bosse appartenant à l'aponévrose interne. A la main les tissus sont un peu empâtés; l'éminence thénar est le siége d'une très petite bosselure dure, compacte; les mouvements de flexion sont faciles.

Cette malade est revenue montrer sa main à la consultation vers le 15; tout a encore diminué (1).

OBS. VIII. — *Kyste hydatique du poignet.* — *Ponction.* — *Injection iodée.* — *Guérison.* (*Gazette des hôpitaux*, 1845, p. 330, Chassaignac.)

Le nommé Jean-Baptiste Greilié, âgé de quarante-neuf ans, garçon grènetier, se tordit assez violemment le poignet droit en voulant soutenir un minot de féveroles très pesant. Cet accident lui arriva au mois de mars 1842. Il en résulta d'abord au-devant du poignet, à 3 centimètres à peu près au-dessus du ligament annulaire, une première tumeur qui devint grosse comme une noix, et ne l'empêchait point de se livrer à ses occupations habituelles. L'année suivante, apparut dans la paume de la main, au niveau de l'articulation de l'index avec le second os du métacarpe, une seconde tumeur qui envahit les gaînes tendineuses des trois derniers doigts, en remontant vers le ligament annulaire à la rencontre de la première tumeur. Le malade, obligé d'abandonner ses occupations à cause des dou-

____

(1) *Gazette des hôpitaux*, 1er octobre 1844.

leurs assez vives qu'il ressentait dans tous les points occupés par les tumeurs, entra à l'Hôtel-Dieu, salle Saint-Côme, n° 1, le 14 février.

Le 18 février, M. Chassaignac fit une ponction à l'aide d'un trocart à la partie la plus déclive de la tumeur. Cette ponction donna immédiatement issue à une grande quantité d'hydatides de la grosseur et presque de la forme d'un grain de riz. Le liquide dans lequel nageaient ces hydatides était peu abondant, transparent, séreux, un peu visqueux cependant. Une fois la tumeur palmaire complétement évacuée, ce ne fut qu'à l'aide d'une forte pression exercée de haut en bas que l'on put vider la tumeur de l'avant-bras, qui contenait, comme l'inférieure, une grande quantité de corpuscules blanchâtres, opalins, hydatiformes. On injecta par la canule du trocart de l'eau tiède d'abord pour vider complétement la tumeur à trois reprises différentes. Une quatrième injection fut faite avec de la teinture d'iode. Le kyste vidé une dernière fois, on exerça sur ses parois une légère compression au moyen d'un gâteau de charpie. L'ouverture de la ponction fut recouverte par une bandelette agglutinative.

Le 19, légères douleurs et sentiment de cuisson dans la main, plus fortes dans le point où a été pratiquée la ponction. Chaleur générale de la peau. On laisse le même pansement, et l'on continue la compression modérée. Un peu d'insomnie la nuit dernière. (Julep gommeux, une bouteille d'eau de Sedlitz, diète.)

Le 20, l'état du malade est satisfaisant.

Le 21, l'ouverture produite par le trocart est complétement refermée. Pas de rougeur, pas de sensibilité à la pression ; un peu de gonflement déterminé par l'injection irritante.

Le 24, la tumeur était sensiblement moins volumineuse que les jours précédents, toujours un peu sensible à la pression, sans rougeur ni chaleur anormale de la peau. (Emplâtre de Vigo *cum mercurio* sur la paume de la main.)

A partir de ce moment, la résorption des liquides épanchés dans la tumeur par suite de l'injection irritante s'opère rapidement, et le malade sort de l'hôpital en état de guérison complète.

Cette observation de M. Chassaignac est d'autant plus importante que la guérison a été constatée pendant la vie, et que, par une circonstance fort rare, le malade ayant succombé plusieurs mois plus tard à une affection de poitrine, le même chirurgien qui l'avait opéré a pu examiner le degré de guérison et les changements ultérieurs qui se passent dans la gaîne synoviale après ce mode de traitement. M. Chassaignac a constaté que des adhérences s'étaient établies dans la presque totalité de la tumeur, et que cependant il était resté dans un point quelques-uns des corps étrangers. (*Procès-verbaux de la Société de chirurgie*, séance du 15 avril 1846.)

Obs. IX. — *Kyste synovial du poignet. — Injection iodée.*

Un homme âgé de quarante ans environ, robuste, d'une excellente constitution, a été reçu pour être traité d'une tumeur bilobée à la face palmaire du poignet gauche, offrant tous les caractères des tumeurs synoviales en besace, décrites par Dupuytren. Le volume des deux poches n'était pas très considérable (un œuf de poule chaque) ; mais la fluctuation crépitante y était manifeste. On chassait facilement le liquide de l'une des poches dans l'autre en le faisant passer au-dessous du ligament annulaire du carpe, et l'on sentait distinctement ce bruit de frottement ou d'écrasement d'amidon qu'on attribue à la présence de concrétions synoviales polies, analogues à des pepins de coing. La peau, quoique distendue, était saine ; les fonctions de l'articulation étaient fort gênées. M. Jobert a fait à la tumeur inférieure du côté de la paume de la main une ponction avec un trocart qui a donné issue à un liquide séro-albumineux mêlé de concrétions synoviales encore molles. Par la canule de l'instrument il a fait aussitôt pénétrer dans les deux sacs une quantité de teinture iodée, délayée d'autant d'eau distillée avec addition d'un peu d'iodure de potassium ; le liquide de l'injection a été quelques minutes laissé en contact de la poche morbide, puis extrait en totalité, comme dans l'opération de l'hydrocèle testiculaire. Après cette opération, la tumeur s'est affaissée, a disparu, et la peau de ses deux poches s'est ridée. On l'a pansée en y exerçant une légère compression au moyen de compresses en plusieurs doubles et d'une bande. Aujourd'hui, huitième jour, on défait le bandage ; la réaction a été nulle. Les deux grosseurs sont, au toucher, pâteuses, un peu fermes ; la peau continue à être froncée ; tout indique qu'il se fait dans les deux cavités de la tumeur un épanchement de lymphe plastique, et que la nature travaille à leur oblitération.

Le 16 décembre, ce malade sort parfaitement guéri de l'hôpital ; il n'y est resté que quinze à vingt jours en tout. La double poche morbide est oblitérée ; on y sent à sa place un tissu cicatriciel ou plastique qui s'indure de plus en plus et se rétrécit. La peau est ridée, le malade se sert très bien de sa main et de son poignet (1).

Obs. X. — *Tumeur crépitante avec grains de riz hydatiformes. — Kyste synovial du poignet. — Injection iodée.*

Le 30 avril 1850, il est entré à l'Hôtel-Dieu, salle Saint-Côme, n° 5, dans le service de M. Jobert, un homme nommé Legendre, âgé de trente-

____

(1) *Annales de thérapeutique médicale et chirurgicale et de toxicologie*, par le docteur Rognetta.

six ans, exerçant la profession de maréchal. A la face antérieure du poignet gauche on aperçoit une tumeur qui proémine au bas de l'avant-bras: Cette tumeur est mal circonscrite, sans inégalités ni bosselures; elle soulève les téguments; indolente, sans changement de couleur à la peau, qui glisse aisément sur elle. On peut la comparer, par les dimensions, à un petit œuf de poule. Cette tumeur est bilobée. En pressant alternativement sur la tumeur de la main et sur celle du poignet, il est facile de se convaincre qu'elles se communiquent. On voit, dans ce cas, l'une d'elles s'affaisser pendant que l'autre se distend, et réciproquement. On constate de la fluctuation accompagnée de crépitation, d'un bruissement assez analogue au bruit que fait la neige écrasée entre les doigts

M. Jobert se décide à l'opération par injection iodée.

L'opération est pratiquée le 26 avril. Un trocart à hydrocèle est enfoncé dans la tumeur : il ne sort d'abord qu'un liquide séreux en très petite quantité; ce n'est qu'après avoir pressé sur la tumeur et fortement en tous les sens, que quelques petits corps blanchâtres, suivis bientôt d'un grand nombre d'autres, s'échappent enfin par la canule.

La tumeur paraissant complétement vidée, l'injection iodée est poussée dans son intérieur, laissée quelque temps en contact avec les parois de la poche, et ensuite repoussée en dehors pour la plus grande partie: Il n'en est laissé qu'une faible quantité à l'intérieur du kyste.

Un petit morceau de diachylon est appliqué sur la piqûre et le malade reporté à son lit.

Aucune douleur, aucun accident ne suivent l'opération.

Les jours suivants, on peut constater dans la poche la présence d'un liquide séreux, déposé par le fait de l'irritation produite par la substance injectée, puis le liquide se résorbe peu à peu, et le malade sort au milieu de mai 1850, présentant encore un certain gonflement au niveau de l'ancienne tumeur.

Obs. XI. — *Tumeur synoviale du poignet et de la paume de la main.* — *Injection iodée. — Aucun accident. — Guérison.*

Le 2 août 1850, un homme âgé de vingt-huit ans, robuste, bien constitué, entre à l'Hôtel-Dieu, salle Saint-Côme, n° 23, pour se faire traiter d'une tumeur synoviale siégeant à la paume de la main et au bas du poignet du côté droit. Le début de cette affection remonte à quinze ans, peu de temps après son apprentissage de serrurier, qu'il fut obligé d'abandonner neuf ans après pour se faire boulanger.

Depuis quinze mois les mouvements du poignet, de la main et des doigts sont devenus gênés et assez pénibles pour forcer le malade à rester dans l'oisiveté.

Au moment de son entrée, le poignet et la main sont le siége d'une tumeur indolente, sans changement de couleur à la peau. Au poignet, elle a à peu près les dimensions d'un gros œuf de poule qui serait coupé par moitié dans le sens de son grand diamètre. Elle est étranglée au niveau du ligament annulaire du carpe et se continue dans la paume de la main, où elle occupe surtout la région de l'éminence thénar et hypothénar. De la paume de la main elle se prolonge encore jusque sur la face palmaire des deux premières phalanges de l'indicateur correspondant, ainsi que sur la première seulement du doigt médius. La fluctuation y est évidente, mais on n'y perçoit aucun bruit de crépitation.

La tumeur de la main et celle du poignet ne paraissent pas communiquer ensemble; les mouvements des doigts, de la main et du poignet sont fortement gênés. De plus, le doigt indicateur et le doigt médius sont fléchis d'une manière permanente.

Le 7 août 1850, M. Jobert pratiqua l'opération. La veille, un trocart explorateur avait été enfoncé dans la tumeur; il en était sorti une petite quantité d'un liquide séreux qui montrait qu'on avait bien affaire à un kyste séreux synovial. Avec un trocart de moyen calibre, une première ponction est faite au niveau de l'extrémité phalangienne du deuxième métacarpien. Un peu de liquide séreux s'écoule par la canule, mêlé à une grande quantité de petits corpuscules pleins, solides, de couleur blanchâtre, ressemblant tout à fait à des grains de riz crevés par l'ébullition.

Une injection iodée est ensuite poussée dans la poche, laissée quelque temps en contact avec elle, et ensuite évacuée.

La tumeur de la paume de la main et celles des phalanges s'étaient seules affaissées.

Une seconde ponction fut faite au niveau du carpe, et donna issue, comme la première, à un peu de sérosité mêlée de grains de riz. Une seconde injection fut faite, et l'on put voir que le liquide ne refluait pas dans la paume de la main. Une petite bande de diachylon fut ensuite appliquée sur chaque piqûre.

Le soir, il survint quelques élancements qui empêchèrent le sommeil pendant la nuit. Le lendemain, 8 août, on enleva les bandelettes de diachylon. La main était gonflée, un peu douloureuse (cataplasmes).

Le 10 août, il y eut un peu de malaise et un léger mouvement fébrile qui dura seulement vingt-quatre heures.

Le 13, la tumeur avait sensiblement diminué de volume. Les doigts demeuraient toujours fléchis dans la paume de la main.

Le 18, les choses en sont toujours au même point; aucune douleur, aucun accident ne se montrent au niveau de la partie malade.

Le 1er janvier, les mouvements des doigts étaient toujours difficiles. Au niveau de la tumeur, les tissus étaient encore parfaitement durs et tuméfiés, et le malade ayant voulu travailler un peu au service de la salle, un abcès, qu'il fallut ouvrir, se forma en cet endroit.

Le 14 janvier, le malade sort incomplétement guéri.

La ponction des tumeurs synoviales, de quelque nature qu'elles soient, suivie de l'injection d'une liqueur susceptible d'enflammer ses parois et de les faire adhérer entre elles, est un procédé fort simple. Le peu de douleurs qu'il produit, les faibles accidents qui en sont la suite, la facilité avec laquelle le liquide pénètre dans toutes les anfractuosités de la cavité séreuse, la possibilité de graduer à volonté son action en le faisant séjourner plus ou moins longtemps, enfin le peu de danger avec lequel on peut y recourir de nouveau s'il ne réussit pas une première fois, telles sont quelques-unes des circonstances qui sont de nature à faire adopter définitivement les injections iodées, comme méthode générale, pour obtenir la guérison complète des ganglions, de l'hygroma, des tumeurs synoviales crépitantes, etc. L'expérience nous a souvent prouvé la sagesse de ce précepte, et les faits que nous venons de citer en sont la preuve démonstrative. Ils aideront, nous l'espérons, à faire sentir l'importance du parti qu'on peut tirer des injections iodées dans le traitement des tumeurs synoviales. La première objection et la plus grave se trouve écartée par les faits, à savoir, le danger d'une inflammation phlegmoneuse. Quant à celle des récidives et celle du rétablissement des mouvements dans les parties affectées, l'observation clinique a montré une terminaison heureuse dans presque tous les cas... Les corps hordéiformes non évacués par la ponction pourraient-ils, s'il en restait quelques-uns dans le kyste, s'opposer à la guérison et devenir le point de départ d'une nouvelle maladie? L'observation de M. Chassaignac est la seule où l'anatomie pathologique ait donné quelques renseignements positifs. Au bout de plusieurs mois, ces petits corpuscules n'étaient point résorbés, mais aussi ils n'avaient donné lieu à aucune menace de récidive.

Le rétablissement des mouvements offre des difficultés inévitables dans toutes les opérations qui ont entraîné des inflammations à leur suite; mais après les injections iodées, l'inflammation qui a eu lieu n'est pas un obstacle invincible aux mouvements des articulations : par exemple, au bout d'un temps plus ou moins long, les parties reprennent leur mobilité, les dépôts plastiques se résorbent peu à peu, le mouvement et le glissement déterminent la formation de nouvelles bourses qui assurent la liberté et le jeu des tendons. En 1847, MM. Leblanc -Thierry (1) et Bouley (2) ont publié des observations d'injections iodées qu'ils avaient pratiquées avec succès, soit dans les gaînes tendineuses des membres, soit dans les articulations des chevaux, desquelles il résulte que les injections iodées ont une efficacité bien supérieure à celle des vésicants et même du feu pour le traitement des molettes et des vésigons; qu'avec elles on a obtenu la disparition complète de tumeurs d'un volume quelquefois énorme, et, circonstance remarquable et importante à noter, souvent sans produire de gêne dans les mouvements, et, par conséquent, sans adhérence des parois de la cavité synoviale.

La méthode des injections iodées dans les tumeurs synoviales a désormais pris rang dans la pratique chirurgicale comme un moyen auquel on peut recourir sans crainte et avec de grandes chances de succès.

Voici le manuel opératoire. La ponction doit être pratiquée à l'aide d'un trocart très fin pour les kystes peu volumineux, d'un trocart à hydrocèle pour les kystes ordinaires, et de trocarts plus gros pour les kystes d'un volume considérable ou crépitants, afin de permettre la sortie des corps gélatiniformes qu'ils renferment.

Le kyste étant vidé, lavé, nettoyé au besoin de la matière glaireuse, gélatineuse qu'il peut contenir, on injecte par la canule du trocart, ou par une sonde de gomme élastique qu'on a mise à sa place, de la teinture d'iode. M. Velpeau se sert habituellement du mélange d'une partie de teinture d'iode et de deux parties d'eau; cette composition, convenable pour les ganglions, les tumeurs synoviales tendineuses, serait avantageusement remplacée par de la teinture d'iode pure dans les kystes synoviaux sous-cutanés, dans les kystes crépitants.

La quantité du liquide injecté et la durée de son séjour doivent aussi être prises en considération. Il est inutile de remplir la cavité du kyste, mais il est important d'en mettre assez pour

(1) *Clinique vétérinaire.*

(2) *Recueil de médecine vétérinaire pratique*, 1847, 3e série, t. IV, p. 3; t. VI, p. 471.

(3) *Journal de médecine vétérinaire de Lyon*, février 1849, p. 76.

que toutes les parois de la tumeur soient touchées, baignées par le liquide iodique; 15 à 20 grammes suffisent habituelle-ment pour les tumeurs les plus considérables.

Le séjour de ce liquide n'est pas moins important; il peut va-rier depuis deux minutes jusqu'à cinq, suivant la nature des kystes et de leur contenu. On peut, si l'on veut, ne pas extraire l'injection en totalité et en laisser une petite partie dans la poche pathologique en retirant la canule, surtout dans les hygromas. Cela étant fait, on applique une compression méthodiquement faite avec des bandelettes de diachylon imbriquées les unes sur les autres, et par-dessus une bande roulée.

Si la tumeur synoviale était cloisonnée, si elle contenait une matière gélatiniforme épaisse et impossible à évacuer par la ca-nule du trocart, et si les corpuscules ou grumeaux concrets ne pouvaient être expulsés par les pressions, il faudrait recourir à une incision sous-cutanée largement établie, vider le kyste et faire une injection iodée comme après la ponction. On établi-rait ensuite la compression, comme nous l'avons dit ailleurs.

La douleur qui résulte de cette injection est plus ou moins vive, elle dure quelquefois plusieurs heures. Au bout de douze ou quinze heures, de vingt-quatre heures, quelquefois de deux ou trois jours, il survient une réaction inflammatoire rarement très vive, mais qui provoque néanmoins un certain degré de fièvre dans quelques cas. Pendant cette période la tumeur re-prend son volume primitif, le dépasse quelquefois, rougit, s'échauffe, et offre tous les phénomènes d'une inflammation aiguë. Elle reste dans cet état pendant deux ou trois jours, puis peu à peu les douleurs se calment, la tumeur diminue de vo-lume, se ride, devient plus dure, et la guérison a lieu dans l'es-pace de quinze jours, d'un mois, de six semaines, selon le lieu occupé par la tumeur et selon la variété de kyste.

Lorsqu'on ne voit pas la tumeur diminuer dans les quinze premiers jours, on peut croire que l'injection a été inefficace, et l'on est souvent tenté de revenir à une nouvelle ponction et à une nouvelle injection; mais il est bon d'être prévenu que la résorption des matières qui s'épanchent dans les tumeurs syno-viales après l'injection est parfois assez lente pour faire croire qu'il y a récidive. Les succès complets que nous avons rapportés, et dont nous aurions pu encore multiplier les exemples, permettent d'espérer que la méthode que nous recommandons fournira un remède efficace dans le traitement de maladies qui jusqu'ici ont été très embarrassantes pour les chirurgiens. Ils confirment la vérité de la loi formulée dans les termes suivants par M. Velpeau : « Faire naître dans les cavités closes affectées d'épan- » chement une irritation qui soit toujours adhésive et qui ne » devienne jamais purulente. »

CHAPITRE VIII.

DES KYSTES CELLULEUX.

PREMIER GENRE.

Du traitement des kystes celluleux par les injections iodées.

Sous le nom de *kystes celluleux*, nous comprenons toutes les cavités closes accidentelles résultant d'une maladie et constituant une maladie elle-mêmes. Si nous n'avons pas rangé les kystes celluleux ou les cavités celluleuses pathologiques dans la section des cavités closes qui font partie de l'organisation à l'état normal, c'est que ces dernières, considérées sous le triple rapport de l'anatomie, de la physiologie et de la pathologie, ont tant d'analogie avec les cavités séreuses, que tous les anatomistes, depuis Monro, les ont désignées sous le nom de *bourses muqueuses, séreuses* ou *synoviales*, et que ces cavités, abstraction faite de la densité ou de la souplesse et de la mobilité qui les entourent, sont disposées comme les cavités articulaires, comme les cavités splanchniques ; elles ne forment par conséquent qu'un genre de la grande classe des cavités closes à exsudation séreuse. D'après ces considérations, nous avons cru devoir séparer les cavités celluleuses des cavités séreuses, et en faire un groupe à part, d'autant mieux que ces cavités, remplies d'un liquide quelconque, prennent facilement l'aspect de membranes muqueuses.

Les kystes celluleux ou les cavités celluleuses accidentelles présentent de nombreuses variétés en pathologie. Toutes les espèces de kystes, de dépôts, d'abcès en font partie. On les observe dans le tissu cellulaire, dans les ganglions lymphatiques, et, suivant quelques auteurs, dans certains corps glanduleux ou parenchymateux.

A cette occasion, nous ferons remarquer que les kystes qui se développent dans les corps glanduleux, dans les cavités muqueuses ou les canaux de certains organes glanduleux, ne sont pas absolument semblables aux kystes celluleux proprement dits, quoique la cause de leur formation soit identique. En effet, dans certains cas, ils paraissent avoir leur siége et leur point de départ dans les cavités muqueuses des glandes, et une fois développés, leur cavité offre presque tous les caractères des membranes muqueuses. Pour ces raisons, nous avons cru devoir les renvoyer dans la section des cavités muqueuses sous le titre de *kystes séro-muqueux, parenchymateux*.

Nous basant sur ces considérations, les kystes celluleux constitueront une classe unique, qui sera subdivisée en deux genres, qui comprendront plusieurs variétés.

Dans le premier seront comprises toutes les tumeurs kystiques proprement dites, commes les kystes séreux, hématiques, purulents, mélicériques, athéromateux, etc., suivant la nature du liquide qu'ils renferment.

Dans le second se trouveront toutes les cavités suppuratives, qui contiennent :

1° Les abcès froids primitifs ou symptomatiques;

2° Les abcès aigus, phlegmoneux, glanduleux, osseux, articulaires, etc.;

3° Les fistules en général, simples ou secondaires.

Nous aurions pu faire un troisième genre composé des kystes parenchymateux et glanduleux; mais cette variété de kystes, partie celluleux, partie muqueux, offrent, comme nous venons de le faire remarquer, des caractères assez nombreux et assez tranchés, soit dans leur siége, leur marche et leur mode de guérison, pour autoriser à les classer dans la section des cavités muqueuses.

Les kystes celluleux se rencontrent partout où il y a du tissu cellulaire ; il existe peu de régions où ils n'aient été rencontrés, et rien n'est plus variable que leur dimension. Ils ont été décrits sous le nom de *kystes séreux, hématiques, purulents, ganglionnaires*, etc., suivant la nature du liquide qu'ils renferment et aussi suivant leur siége. D'ailleurs, qu'ils se développent dans le tissu cellulaire, dans les ganglions, les glandes ou l'épaisseur d'un organe quelconque, leur mode de formation est le même; c'est sous l'influence de la pression excentrique, résultant de l'épanchement de quelque matière liquide dans les tissus préexistants, qu'ils se forment. Voici comment M. le professeur Velpeau explique leur formation : Une gouttelette de sérum, de liquide rougeâtre, s'épanche dans un de nos organes ; cette gouttelette crée alors une petite vacuole ; une, deux, cent gouttelettes semblables s'ajoutent à la première, et les parois de l'interstice cellulaire, de la vacuole primitive, se distendent, s'agrandissent par refoulement, par tassement des tissus voisins, à mesure qu'elles sont étalées, allongées par l'accumulation du liquide dont ils sont remplis. De là un kyste plus ou moins vaste. Louis, Haller, Morgagni, etc., expliquaient de la même manière la formation des kystes.

Différents par leur siége, leur volume, leur forme, leur consistance et la nature de la matière qu'ils renferment, les kystes celluleux se ressemblent presque tous par une enveloppe ou kyste formé par le tissu cellulaire refoulé, organisé, et qui s'est pour ainsi dire identifié avec les parties environnantes, au milieu desquelles il forme une cavité dont les parois sont plus ou moins épaisses, suivant l'ancienneté de la maladie et suivant la variété du kyste.

La cure de ces tumeurs enkystées par les moyens usités, par la ponction simple ou sous-cutanée, par l'incision, l'excision, l'extirpation, etc., est longue, difficile, et traversée par beaucoup d'accidents. En effet, vidés par la ponction, les kystes ne tardent pas à se remplir, et assez souvent après cette opération ils deviennent le siége d'une inflammation très vive qui expose à des accidents graves et oblige de recourir à l'incision. Si on les incise ou qu'on veuille les extirper, ce sont des dissections longues et pénibles, douloureuses pour les malades, toujours imparfaites, et par conséquent insuffisantes pour la guérison. Ce sont des lambeaux qui se rapetissent, s'altèrent, et dont chaque jour il faut retrancher quelque portion. C'est une plaie énorme, plus ou moins large, profonde, à laquelle on est sans cesse obligé de retoucher, et dont la cicatrisation, constamment retardée par les atteintes réitérées que l'on porte aux débris du kyste, dont le moindre reste peut devenir l'origine d'une nouvelle tumeur, ne s'accomplit qu'après un temps fort long et d'une manière plus ou moins régulière. Alors d'une maladie souvent légère on en fait un cas sérieux.

Nous ne voulons ici ni relever les inconvénients des différents procédés opératoires, ni exagérer les avantages de la méthode que nous recommandons de mettre en pratique, nous invitons seulement les chirurgiens à en faire l'essai. On trouvera dans les observations suivantes les détails du procédé opératoire, et l'on jugera si par la facilité de son exécution, le peu de douleur qu'il cause, et la promptitude avec laquelle la guérison a lieu, les injections iodées méritent la préférence que nous leur accordons dans la plupart des cas sur tous les autres moyens.

C'est encore à **M.** Velpeau que nous devons la première idée de cette nouvelle méthode, qu'il a mise en pratique bien des fois.

Ce professeur rapporte qu'en 1841 il pratiqua une injection iodée pour un kyste hématique situé dans le petit bassin. Voici cette observation.

Obs. I.—Une jeune dame, mariée depuis deux ans, impressionnable, nerveuse au dernier degré et un peu lymphatique, avait cessé d'être exactement réglée peu de temps après son mariage. Bientôt des douleurs vives s'étaient établies dans le bassin et tout le côté droit du bas-ventre. Sa santé générale se détériora à tel point, que cette dame, d'ailleurs douée d'un moral excellent et de beaucoup de courage, fut obligée de s'aliter complétement. Divers médecins de son pays furent consultés. Pendant dix-huit mois, des traitements aussi nombreux que variés furent essayés sans succès. La famille de la malade, désespérée, voyant d'ailleurs que les médecins appelés variaient d'opinion, ou plutôt n'avaient pas d'opinion bien arrêtée sur la nature de l'affection, prit le parti de l'amener à Paris. L'ayant examinée conjointément avec mon honorable collègue, **M.** Andral, et **M.** le docteur Faivre, je crus pouvoir diagnostiquer une collection de liquide brunâtre, couleur chocolat, derrière l'utérus, collection qui remontait vers la fosse iliaque droite.

Je conseillai en conséquence de ponctionner la tumeur par le vagin, et d'injecter par là une certaine quantité de liquide iodé, comme s'il se fût agi d'une hydrocèle. Je procédai huit à dix jours plus tard à l'opération; un verre et demi environ de liquide rouge brunâtre, évidemment hématique, mais très fluide, sortit par la canule; je poussai dans la cavité d'abord de l'eau tiède à titre de lavage, puis de la teinture d'iode étendue d'eau. L'opération, qui eut d'abord les suites les plus simples, se compliqua au bout d'une douzaine de jours d'accidents nouveaux, qui m'inspirèrent quelques inquiétudes. Ces accidents, qui se sont reproduits à des époques variables depuis, nous ont toujours paru étrangers à la tumeur injectée. Toujours est-il que cette tumeur n'a point reparu, qu'elle s'est complétement oblitérée, et que madame J... ne s'en est plus ressentie.

Cette observation est un beau succès des injections iodées. La seule opération qu'on eût osé tenter, à la rigueur, eût été l'incision, et en admettant sa possibilité, ne devait-on pas en craindre les suites? D'ailleurs l'incision n'amène qu'un soulagement passager et ne détermine pas une guérison radicale. De plus elle expose, si la plaie ne se réunit pas par première intention, à tous les dangers des opérations qui font naître ces inflammations purulentes, c'est-à-dire qu'elle provoque souvent une inflammation aiguë de mauvaise nature dans l'intérieur du bassin, inflammation qui s'est transformée plus d'une fois en péritonite mortelle.

Que ces collections aient lieu dans une cavité close accidentelle du tissu cellulaire sous-péritonéal, dans une cavité close accidentelle des parois du vagin, de l'utérus, de la vessie, du rectum, dans le cul-de-sac du péritoine, transformé en cavités closes par quelques adhérences; que ces collections soient composées d'un liquide purulent, séreux, hématique, on doit recourir aux injections iodées, plusieurs fois réitérées s'il en est besoin, plutôt que d'employer la ponction simple ou l'incision, seule ressource chirurgicale qu'on pouvait invoquer autrefois.

Si des collections de ce genre siégent dans l'aine ou la fosse iliaque, l'application des injections iodées devient encore plus facile. Plusieurs fois M. Velpeau a obtenu des résultats aussi satisfaisants que dans l'hydrocèle.

Ces collections séreuses, hématiques, purulentes, enkystées, peuvent se former sous l'influence d'un travail maladif de toutes les régions de l'économie, et surtout dans les ganglions lymphatiques. Elles peuvent acquérir un volume considérable ; on les a observées dans l'épaisseur de la cuisse, du bras, au pli de l'aine, dans le creux de l'aisselle, sur les parois du thorax, dans les mamelles, et principalement dans les régions cervicales. M. Velpeau en cite plusieurs exemples remarquables que je vais rapporter. Le premier avait son siége entre le triceps et la partie antéro-externe du fémur.

Obs. II. — Un adulte d'environ vingt-cinq ans, ayant éprouvé quelques semaines auparavant une douleur vague dans le membre, se fait admettre à l'hôpital de la Charité, offrant un renflement considérable, quoique mal circonscrit, un peu au-dessous du milieu de la cuisse droite. Ce gonflement, qui ne descendait pas jusqu'à la rotule, et qui avait au moins 15 centimètres d'étendue verticale sur 10 à 12 centimètres de largeur, n'était accompagné d'aucun phénomène inflammatoire. Comme le diagnostic du mal paraissait difficile à établir, je plongeai dans la tumeur une aiguille exploratrice. Je constatai de la sorte, ce que la fluctuation et quelques autres caractères m'avaient déjà fait supposer, savoir, qu'il existait une collection séreuse considérable dans la profondeur du membre. Ayant vidé le foyer par une ponction simple avec le trocart, j'espérai un moment en obtenir ainsi la guérison ; mais l'épanchement ne tarda pas à se reproduire ; et c'est alors que je songeai aux injections iodées. Je ne m'y décidai pourtant qu'avec hésitation. Malgré ma confiance dans l'innocuité de ce moyen, je me défendais à peine de quelque crainte ; j'avais peur que les parois de la cavité morbide ne fussent encore trop souples, trop friables ou trop extensibles pour retenir solidement le liquide médicamenteux, et que ce liquide ne vînt à s'infiltrer dans le tissu cellulaire voisin. Le tissu sous-musculaire de la cuisse est tellement souple, les inflammations dont il devient le siége se propagent si facilement d'un bout à l'autre du membre, qu'il m'était bien permis d'hésiter un moment.

Je pratiquai l'opération en m'entourant des précautions ordinaires. 120 grammes de liquide iodé furent injectés et laissés dans la cavité pathologique. Il en résulta sur-le-champ une douleur modérée. Un peu de fièvre eut lieu le lendemain et le surlendemain. La cuisse se gonfla, devint chaude, légèrement douloureuse et rouge pendant quatre jours. A partir de là, le foyer entra en résolution. Les quelques traces d'inflammation dont il avait d'abord été le siége s'éteignirent bientôt, et la guérison était complète le dix-septième jour. Les mouvements de la cuisse et de la jambe n'en ont éprouvé par la suite aucune gêne ; rien n'est survenu, ni pendant l'opération, ni après, qui pût justifier mes premières appréhensions.

C'est surtout, avons-nous dit, dans les ganglions lymphatiques, que se développent ces collections séreuses, purulentes, etc. Comme partout ailleurs, ces collections ne cèdent qu'aux moyens chirurgicaux ; il fallait jusqu'ici leur donner issue à l'aide de caustiques ou de larges incisions, qui ne réussissaient qu'après un temps considérable et en provoquant une suppuration abondante qui n'était pas toujours dépourvue de dangers. M. Velpeau en a déjà opéré un certain nombre par l'injection iodée.

Chez une femme couchée au n° 5 de la salle Sainte-Catherine, le kyste avait le volume d'une tête de nouveau-né et avait d'abord été pris pour un vaste abcès froid. Ponctionné une première fois, afin de ne laisser aucun doute sur la nature du liquide qu'il contenait, il se remplit complétement bientôt après. M. Velpeau en fit de nouveau la ponction et le remplit cette fois de la solution iodée ; un gonflement notable survint peu après l'opération. Il y eut une fièvre modérée pendant deux ou trois jours, puis la résolution commença. En moins de trois semaines toute tumeur avait disparu du creux de l'aisselle, et la femme, qui est revenue plusieurs fois à la consultation, est restée parfaitement guérie (1).

Chez deux autres malades une collection de plusieurs verres de liquide qui s'était déjà reproduite après la ponction simple, une tumeur grosse comme les deux poings a disparu dans l'espace de quinze jours sous l'influence d'une simple piqûre qui n'a point laissé de plaie, et de l'injection de quelques cuillerées d'eau iodée, qui n'a causé ni fièvre, ni douleur sérieuse, qui n'a pas même exigé qu'on changeât le régime des malades. Ces malades, que j'ai revus quelque temps après leur sortie de l'hôpital, n'avaient plus dans le creux de l'aisselle la moindre trace de leur ancienne maladie.

Le cou est une autre région où les kystes séreux, purulents, se rencontrent fréquemment. Ils ont souvent pour point de départ un ganglion malade, dégénéré, quoiqu'ils puissent se déve-

(1) *Bulletin général de thérapeutique*, 1841, t. XXI, p. 294.

lopper dans le tissu cellulaire proprement dit, dans la glande thyroïde. Suivant M. Velpeau, les injections iodées ne réussissaient pas dans les kystes purulents comme dans les collections séreuses. Plusieurs faits que nous possédons prouvent que les kystes séro-purulents, purulents, ganglionnaires ou non, traités par la ponction et l'injection iodée, guérissent encore comme partout ailleurs. Nous en avons opéré chez des enfants de sept à huit ans, chez de jeunes femmes chez lesquelles nous voulions éviter des cicatrices au cou, chez des adultes, et, dans tous les cas, les suites de l'opération ont été aussi simples que satisfaisantes. Seulement, nous ferons remarquer que dans les kystes de cette nature, nous avons été obligé de faire plusieurs injections, et que si M. Velpeau n'a pas réussi, c'est parce qu'il a renoncé trop vite aux injections, ou qu'il s'est arrêté après en avoir fait une première.

Obs III.—Un homme âgé de trente et quelques années portait à la région sus-claviculaire un vaste abcès ganglionnaire indolent, stationnaire. Je pensai, dit M. Velpeau, qu'il y avait lieu d'essayer une injection iodée, après en avoir extrait le pus. Les suites de l'opération ne différèrent pas d'abord de ce qu'elles sont dans les hydrocèles en général; mais la peau finit par rougir et s'enflammer; loin de diminuer, la tumeur augmenta de volume, et je trouvai convenable, quinze jours plus tard, d'en pratiquer l'incision, de la vider avec le bistouri.

J'ai traité de la même façon et avec les mêmes résultats un vaste kyste purulent sus-sternal. Il en a été de même de kystes ganglionnaires purulents placés chez deux malades sous le muscle sterno-mastoïdien, au niveau de l'angle de la mâchoire inférieure.

Ces faits, et un certain nombre d'autres relatifs à des tumeurs de l'épaule, de la cuisse, de l'aine, des parois thoraciques, m'ont prouvé dès longtemps que les injections iodées dans les abcès, par une ponction qu'on laisse refermer aussitôt, n'ont pas, à beaucoup près, la même efficacité que dans les collections séreuses ou sanguinolentes.

Dans ces cas, les injections iodées ne produisent pas une inflammation adhésive immédiate, comme dans les cavités séreuses, mais elles ont l'immense avantage, en les répétant, de modifier

les parois du kyste purulent, de les transformer, et par conséquent de changer la sécrétion, qui, de purulente qu'elle était
primitivement, devient peu à peu séreuse, sanguinolente, plastique; de mettre enfin la poche kystique et son contenu dans
des conditions telles que la guérison devient facile. Il faut,
pour obtenir ce résultat, recourir à de nouvelles ponctions et à
de nouvelles injections, et les faire aussitôt que le liquide contenu dans la poche kystique s'est reformé.

Obs. IV.—En 1846, une jeune fille de sept ans, demeurant rue des Vieux-
Augustins, portait depuis une année, en dehors du sterno-mastoïdien gauche,
une tumeur fluctuante de la grosseur et de la forme d'un œuf de poule. La base
était entourée de ganglions lymphatiques hypertrophiés, durs. Cette enfant,
qui était de constitution strumeuse, avait été soumise à tous les traitements
antiscrofuleux sans aucun avantage pour cette tumeur, qui était stationnaire, non douloureuse et sans changement de couleur à la peau; elle ne
gênait que par sa difformité. Voyant là un abcès enkysté d'un des ganglions
cervicaux, j'en fis la ponction avec un trocart ordinaire, et injectai de la
teinture d'iode à parties égales; il ne survint rien de notable. Dix jours
après, la tumeur avait reparu, et la fluctuation était aussi évidente que la
première fois. Nouvelle ponction, nouvelle injection. Cette fois le liquide
évacué était du pus de meilleure nature qu'après la première ponction. Dans
l'espace de cinq semaines, je revins quatre fois aux ponctions et autant de
fois aux injections iodées, après quoi la tumeur ne reparut plus. Sa cure a
été complète et ne s'est pas démentie depuis cette époque. A la dernière
ponction le liquide avait changé de nature, il était devenu clair, séreux.
Les piqûres du trocart ont fini par s'effacer, et aujourd'hui, plus de sept
ans après cette opération, il n'en reste aucune trace. Je fis disparaître les
ganglions indurés qui siégeaient à la base de cette tumeur et en d'autres
parties du cou, en les badigeonnant tous les deux ou trois jours avec de la
teinture d'iode pure. Cette petite malade fut en même temps soumise à un
traitement interne, et nourrie avec du pain iodé.

Obs. V.—Un nommé Duval, ouvrier ébéniste, âgé de trente-deux ans, portait au cou, depuis plusieurs années, une tumeur de la grosseur du poing. Elle
était située au-dessous de l'apophyse mastoïde gauche, et gênait beaucoup
ce malade lorsqu'il était obligé de porter sur l'épaule de ce côté des morceaux de bois. Il avait fait inutilement de nombreux traitements. S'étant
présenté à la consultation de l'hôpital Saint-Louis, il apprit qu'il avait un
kyste qu'il fallait enlever, mais qu'il ferait mieux, si cette tumeur ne le
gênait pas trop, de la conserver, parce que l'opération serait difficile et
pouvait être dangereuse. Telle était d'ailleurs la résolution de ce malade

lorsque j'eus l'occasion de le voir pour des travaux que je voulais lui confier.
C'était au commencement de 1849. Cette tumeur n'était pas douloureuse ;
elle était sans changement de couleur à la peau, dure et tellement tendue
que la fluctuation était difficile à percevoir. Le malade lui-même croyait,
d'après ce qu'on lui avait dit à Saint-Louis, qu'elle ne contenait pas de
liquide, et sur mon affirmation que cette tumeur contient du liquide, du
pus probablement, et qu'il est possible de la guérir par une simple ponction
suivie de l'injection d'un liquide particulier dans l'intérieur de cette poche,
il s'empresse d'accepter l'opération que je lui propose, surtout à cause de
la gêne que cette tumeur lui apporte dans ses travaux. Duval est de mauvaise constitution et offre tous les signes de la diathèse scrofuleuse : il porte
de nombreux ganglions engorgés autour du cou. Une ponction, faite avec
un trocart ordinaire, donne issue à de la matière séro-purulente (environ
un verre), et est suivie d'une injection de teinture pure d'iode. Les parois
du kyste étaient très épaisses et la ponction fut difficile à faire. Cette opération, faite le dimanche au matin, n'empêche pas Duval de travailler
comme d'habitude toute la semaine. Je pratiquai une ponction et une injection les deux dimanches suivants, en laissant à chaque fois le liquide iodé
séjourner cinq ou six minutes dans le kyste. Pendant tout ce traitement, il
ne survint aucun phénomène d'inflammation, et le malade ne discontinua
pas ses travaux. Depuis cette époque, j'ai revu le malade bien des fois, et
la guérison s'est maintenue. Cependant Duval a conservé une mauvaise
constitution, que sa position d'ouvrier chargé de famille ne lui permet pas
d'améliorer par une bonne nourriture et par les médicaments qui convien-
draient à sa santé détériorée.

Obs. VI. — Une jeune dame de vingt-quatre ou vingt-cinq ans, de constitution lymphatique, scrofuleuse, ayant eu plusieurs enfants, me fut adressée
en 1849 par son médecin, M. le docteur Hupier, pour une tumeur sus-
claviculaire du côté droit, bien circonscrite, du volume d'un petit œuf de
poule, avec sensation de fluctuation très obscure. Cette tumeur avait résisté
à tous les traitements mis en usage depuis plusieurs mois. Elle était indolente et ne tourmentait la malade qu'à cause de son siége et de la difformité
qu'elle occasionnait. D'un autre côté, madame R... en redoutait l'ouverture
soit spontanée, soit artificielle, à cause de la cicatrice qui devait en résulter. Ayant appris qu'on pouvait la guérir par une simple piqûre suivie
d'une injection iodée, elle se soumit volontiers à l'opération. Au lieu de
faire usage d'un trocart dont l'application dans ce lieu pouvait être dangereuse, je fis une ponction directe avec une lancette ; il sortit, en plus grande
quantité que je ne l'avais prévu, un pus verdâtre, filant (environ un demi-
verre). Par la piqûre de la lancette, j'introduisis un stylet creux, celui dont
j'ai l'habitude de me servir pour injecter les fistules à l'anus ou trajets fistuleux en général, et fis une injection avec de la teinture d'iode pure, avec

la précaution d'empêcher la liqueur iodée de ressortir entre les lèvres de la petite plaie et l'instrument. Cinq ou six minutes après j'ai laissé ressortir la plus grande partie. Une mouche de taffetas d'Angleterre fut appliquée sur la plaie, qui se cicatrisa par première intention. Le quatrième jour, du liquide s'étant reproduit dans ce kyste, je lui donnai issue en ouvrant la plaie à l'aide d'un stylet. Ce liquide était séro-sanguinolent et chargé d'iode. A l'aide de charpie et de compresses graduées, j'établis une compression sur le kyste et au-dessus de la clavicule. Cette fois je ne fis point d'injection. Huit jours plus tard il existait encore de la fluctuation dans ce kyste, qui était diminué de moitié. Je fis une nouvelle ponction avec la lancette dans le même endroit que la première fois et une nouvelle injection. Même compression que par le passé. Au bout de cinq ou six jours, le kyste, considérablement revenu sur lui-même, paraissait contenir encore un peu de liquide. Je rouvris la petite plaie faite par la lancette avec un stylet, et deux ou trois cuillerées à café de liquide, plus séreux que purulent, s'écoulèrent.

Après avoir mis une mouche de diachylon sur la piqûre, la compression fut continuée. Depuis cette époque, la guérison a eu lieu et la maladie n'a pas reparu. Cette malade, que j'ai revue plus de six mois après ces opérations, avait été radicalement guérie avec deux injections iodées. Elle a suivi longtemps encore le traitement interne auquel M. le docteur Hupier l'avait soumise.

Obs. VII.—Un autre client de M. le docteur Hupier, M. S..., âgé de quarante ans, menuisier, avait au cou, du côté gauche, depuis plus d'un an, une tumeur de la grosseur d'une pomme d'api. Cette tumeur, qui avait été longtemps indolente, sans changement de couleur à la peau, était devenue douloureuse, en même temps que plusieurs autres ganglions chroniquement engorgés. Appelé en consultation, je conseillai de ponctionner cette tumeur, qui était fluctuante, et d'y injecter ensuite de la teinture d'iode. Ce qui fut dit fut fait, et avec un trocart ordinaire, je ponctionnai cette tumeur, qui donna issue à environ 50 grammes de liquide séro-purulent mêlé de grumeaux tuberculeux. Une injection faite avec de la teinture d'iode, puis laissée à demeure pendant cinq ou six minutes, produisit une douleur assez vive mais de courte durée. A la seconde ponction qui fut faite, huit jours après la première, le liquide du kyste était couleur chocolat et contenait encore des grumeaux tuberculeux. Une nouvelle injection fut pratiquée et répétée encore deux fois dans l'espace de quinze jours; mais les deux dernières ponctions furent faites avec une lancette, la tumeur ayant considérablement diminué de volume. Chez ce malade, plusieurs autres ganglions du cou s'étant ramollis depuis et ayant formé des abcès, je les ai ponctionnés avec la lancette et injectés avec de la teinture pure d'iode; la guérison a eu promptement lieu, sans laisser autour du cou aucune trace des cicatrices des piqûres du trocart et de la lancette. Ce malade, qui a été soumis pendant longtemps à un régime fortifiant, à l'huile de foie de morue, à l'iodure de potassium, etc., jouit depuis 1851 de la santé la plus parfaite.

Ces observations, que je pourrais multiplier, prouvent que les injections iodées peuvent guérir les kystes purulents, mais à la condition de faire plusieurs injections et de les répéter dès que le pus ou la sécrétion du kyste se reforme, et jusqu'à oblitération complète de sa cavité; aussi est-on obligé, dans certains cas, de les renouveler jusqu'à six ou huit fois et même plus.

Quant aux kystes purement séreux du cou, les injections iodées en débarrassent les malades comme dans les autres parties du corps, avec une facilité étonnante. M. Velpeau en cite plusieurs exemples.

Chez un enfant de trois ans, qui avait dans la région sus-hyoïdienne du cou un kyste aussi volumineux que le poing, ce célèbre professeur fit une ponction avec un trocart fin et injecta de la teinture d'iode au tiers. Les suites de l'opération furent exactement les mêmes que celles de l'hydrocèle, si ce n'est qu'elles eurent une marche plus rapide. Quinze jours après l'enfant était guéri. Il en fut de même chez un autre enfant de six ans, qui avait un kyste séreux du volume d'un gros œuf dans la région carotidienne, au niveau de l'os hyoïde.

En 1840, une femme encore jeune entre à la Charité pour un kyste placé dans le même point que celui du dernier enfant et fut traitée de la même façon et avec le même succès.

Il nous serait facile de citer un plus grand nombre de faits, mais comme les résultats ont été les mêmes que dans les cas que nous venons de rappeler et qu'ils n'en diffèrent sous aucun rapport, nous croyons devoir parler des kystes d'une autre région.

Kystes du sein. — C'est dans les kystes séreux, hématiques, purulents, de la glande mammaire surtout, que cette médication peut rendre de véritables services. L'injection iodée est si simple, si facile, si bénigne et si efficace, qu'on aurait tort, avant de l'avoir tentée, d'en essayer aucune autre. Elle doit être substituée à l'extirpation, généralement préférée de nos jours, à la simple incision, au séton, aux caustiques. Les plaies qui résultent de ces opérations s'enflamment, suppurent et ne se cicatrisent qu'après plusieurs semaines, un mois, deux mois, en laissant souvent après elles des cicatrices difformes et en nécessitant dés pansements journaliers. **M.** Velpeau a déjà traité un grand nombre de ces kystes par cette opération, qui se réduit à vider la tumeur au moyen d'un trocart, à injecter aussitôt dans le sac de la teinture d'iode, soit pure, soit mélangée de moitié ou de deux tiers d'eau, et tout est fini.

Le premier cas de cette espèce, opéré par le professeur de la Charité en 1838, appartient à un jeune garçon de treize ans; il portait en dehors de la mamelle droite une tumeur globuleuse fluctuante, indolore, sans changement de couleur à la peau, et qui était transparente à la lumière d'une bougie. La ponction en fut faite avec un trocart ordinaire, et 60 grammes de liquide iodé, dont on laissa la moitié, furent injectés dans la tumeur, d'où l'on avait retiré 150 grammes de sérosité légèrement citrine. L'enfant se plaignit à peine. Les trois jours suivants, la tumeur se reproduisit en partie, devint un peu douloureuse, chaude, rouge, et, sans provoquer de fièvre, au bout de douze jours la tumeur était guérie.

Obs. VIII. — En 1840, madame B..., parente d'un médecin des environs de Paris, âgée de quarante et quelques années, vint consulter M. Velpeau pour une tumeur grosse comme un œuf de poule qu'elle avait au sein gauche, qui la tourmentait depuis plusieurs années, et qu'elle avait traitée par tous les topiques et par tous les remèdes imaginables. Plusieurs praticiens très exercés en avaient conseillé l'extirpation. Ayant constaté que cette tumeur était un véritable kyste, le chirurgien de la Charité fit une ponction et une injection de quelques grammes d'eau iodée. Il sortit par la canule environ deux cuillerées de sérum jaune-paille. Il ne résulta de cette opération que peu de douleur, le sein se gonfla modérément, sans réaction fébrile, pendant deux jours. Aucun topique ne fut appliqué, la tumeur diminua graduellement, de manière à ne plus être reconnaissable au bout de quinze jours. Depuis lors il n'en a plus été question, et madame B... reste définitivement guérie.

Nous pourrions multiplier ces observations. **M.** Velpeau, dans son *Traité des maladies du sein*, dit qu'il compte déjà plus de dix cas de kystes séreux de la mamelle traités avec succès par celle méthode ; de notre côté, nous en avons observé deux cas, que nous avons guéris par l'injection de teinture d'iode pure.

Si les kystes celluleux contiennent une matière séro-sanguino-lente, c'est-à-dire un fluide brun, rousseâtre, ressemblant à une décoction de café, d'une consistance de bouillie quelquefois, ce qui est aussi commun que d'y rencontrer un liquide séreux, jaunâtre et légèrement onctueux, la même médication procure des résultats non moins satisfaisants. Chez une dame que j'ai opérée par cette méthode, et qui, trois mois auparavant, avait reçu un coup sur le sein, le kyste renfermait un liquide qui ressemblait à du sang.

Obs. IX. — Une jeune dame de vingt-six ans, n'ayant jamais eu d'enfants et jouissant d'ailleurs d'une bonne santé, fit, en voulant sortir d'une baignoire où elle venait de prendre un bain, une chute sur la poitrine. Le sein gauche vint heurter avec une grande violence sur le bras d'une chaise sur laquelle cette dame crut s'appuyer pour se garantir dans sa chute. Il en résulta une ecchymose considérable, et le sein, qui était d'ordinaire assez gros, doubla de volume. Un épanchement de sang considérable eut lieu ; je craignis pendant quelque temps qu'il n'en résultât un vaste abcès. Des sangsues placées à la base du sein, des compresses résolutives, le repos le plus complet, une compression uniforme et faite avec soin, me firent espérer pendant longtemps que je triompherais de cet accident. Au bout de trois mois la malade n'était pas encore guérie, l'ecchymose avait entièrement disparu, le sein n'était plus douloureux, mais il restait plus volumineux que celui du côté opposé et était le siége d'une fluctuation très évidente que les résolutifs de toute espèce n'avaient pu faire disparaître. Était-ce un abcès ? Je ne pouvais m'arrêter à cette idée, car la malade n'avait éprouvé aucun des signes de la formation du pus. D'après ce qui s'était passé, il était bien plus probable qu'il existait un épanchement sanguin qui avait résisté à la ré-sorption. Dans cette pensée, et avant d'en venir à une ponction et à une injection iodée que j'avais proposées déjà plusieurs fois, je fis une ponction exploratrice, et aussitôt un jet de sang couleur de sirop de groseilles, très liquide, ayant quelque analogie avec le sang des règles, vint me confirmer qu'il s'agissait d'un kyste hématique. L'opération fut remise à quatre jours plus tard. Une ponction avec un trocart ordinaire donna issue à environ un verre de sang très liquide, sans grumeaux aucuns ; une injection (30 grammes) composée de parties égales d'eau et de teinture d'iode additionnée d'iodure de potassium fut poussée par la canule par le docteur Braive, qui m'assistait, et retirée en grande partie cinq minutes après. L'opération et ses suites furent des plus bénignes. Quinze jours après, la malade était radicalement guérie. Depuis 1851, époque à laquelle cette injection a été pratiquée, madame K..., que je vois souvent, n'a cessé d'avoir une bonne santé, et ne conserve même aucune induration, aucun engorgement. Les deux seins sont parfaitement semblables sous tous les rapports.

Les observations que nous venons de rapporter, et auxquelles nous pourrions en ajouter une foule d'autres, suffisent pour assurer à la méthode que nous proposons la confiance des hommes de l'art. Nous ne prétendons ni en généraliser l'emploi, ni la rendre exclusive; mais tous les kystes celluleux qui renferment un fluide liquide ou semi-liquide, séreux, gélatineux, sanguinolent, mêlé de concrétions fibrineuses, etc., peuvent être traités par ce moyen, qui est aussi simple que sûr, et que nous nous sommes toujours applaudi d'avoir préféré à tous les autres.

Peut-être n'est-il pas inutile d'ajouter qu'on y a eu recours quelquefois avec avantage dans des kystes contenant une substance épaisse, non liquide, et dans quelques autres dont les parois sont épaissies, dures, comme cartilagineuses. Nous terminerons ce chapitre par deux observations curieuses de tumeur enkystée : l'une est due à M. Cabarret, l'autre nous appartient.

Obs. X. — *Hygroma antibrachial, traité et guéri par la ponction et les injections iodées*, par le docteur O.-J. Cabarret (*Journal de la Société de médecine pratique de Montpellier*, août 1846).

Une dame de quarante-deux ans, d'un tempérament nerveux et d'une constitution détériorée par une leucorrhée très ancienne et une gastralgie presque continue, éprouva en novembre 1840 de grandes fatigues, et ressentit, à la suite d'une pression longtemps continuée sur la face antérieure de l'avant-bras, un sentiment de fatigue qui, bientôt, devint une douleur. Au bout d'une semaine il y avait un point d'induration sur le lieu douloureux ; plus tard, une petite tumeur succéda à l'induration. En 1841 et 1842, augmentation croissante de la tumeur dans ses divers diamètres, malgré divers traitements. A la fin de 1843, tout le pli du bras était envahi. Pendant l'année 1844, la tumeur devint plus grosse et arriva au volume des deux poings et rendit tout mouvement de flexion impossible.

Un trocart plongé dans la partie la plus saillante de la tumeur ne donna d'abord issue à aucun liquide ; mais après avoir injecté une petite quantité d'eau tiède, on fit sortir, en comprimant la tumeur, une liqueur bourbeuse, blanchâtre, inodore, ayant la consistance d'une bouillie de gruau à moitié cuite; alors on injecta un mélange composé de 90 grammes d'eau et de 12 grammes de teinture d'iode. Cette injection produisit quelques douleurs assez vives, puis on fit sortir la liqueur injectée, qui entraîna encore une certaine quantité de ce liquide bourbeux (il en était sorti à peu près un demi-litre). Pendant la nuit, sommeil interrompu, agitation; il s'écoula le matin une certaine quantité de liquide par la plaie ; dans la soirée, les douleurs augmentèrent et la peau commença à rougir. Le 10 décembre 1844, l'érysipèle s'était étendu, et il continua à être très vif jusqu'au 14 ; la plaie fournissait de la sérosité et un liquide boueux. Le 16, la tumeur avait repris un volume notable, parce que la bouillie renfermée dans le sac ne pouvait se faire jour au dehors. L'auteur se décida à débrider l'ouverture, et cet écoulement continua pendant la nuit. Le 18, tout était rentré dans le calme, et le 21 la cicatrisation était complète. Cette dame est retournée dans son pays parfaitement guérie, elle a recouvré tous les mouvements de son bras, et la tumeur ne s'est pas reproduite.

Obs. XI.—*Kyste volumineux, probablement hématique, à parois très épaisses de la fesse gauche. — Fluctuation profonde et douteuse. — Ponction, incision, injections iodées. — Guérison.*

Une petite fille de sept ans, en jouant avec son oncle, tomba fortement sur la clef de la porte d'un poêle. Dans la crainte d'être grondée et par amour-propre, elle déclara qu'elle n'avait éprouvé aucun mal; la fesse gauche, sur laquelle avait eu lieu la chute, devint le siége d'une ecchymose profonde qui, un mois après, laissait encore des traces. L'enfant persista à dire qu'elle ne souffrait pas, et rien ne fut fait contre cet accident. Cependant la fesse, de ce côté, était restée plus grosse, plus dure et plus empâtée que celle du côté opposé; mais comme l'enfant se portait bien d'ailleurs, que rien n'était changé dans ses habitudes, dans ses jeux, qu'elle marchait, courait, sautait sans se plaindre, on n'y fit pas davantage attention, espérant que cet empâtement et ce développement de la fesse, dont on connaissait la cause, et qui resta stationnaire pendant plusieurs mois, se dissiperait à la longue. Il n'en fut rien ; six mois après cet accident, les parents crurent remarquer que la fesse avait augmenté de volume, qu'elle était plus saillante, moins empâtée. Comme par le passé, la petite malade n'en souffrait pas et n'en éprouvait de la gêne que lorsqu'elle se baissait et voulait s'asseoir. Appelé à cette époque, dans le courant d'octobre 1849, je trouvai à la partie inférieure de la fesse, dans le point correspondant à l'ischion, une tumeur placée au milieu des parties molles, facile à circonscrire, dure, non douloureuse à la pression, et sans changement de couleur à la peau. Cette tumeur paraissait avoir le volume d'une grosse orange. Une certaine sensation laissait bien supposer la présence d'un liquide au centre de cette tumeur, mais rien n'était moins certain. J'étais d'autant plus embarrassé pour porter un diagnostic certain sur la nature de cette tumeur, que cet enfant provenait d'un père auquel elle ressemble beaucoup, mort d'un cancer du testicule gauche trois ans auparavant. Je songeai aussitôt à une tumeur de mauvaise nature, dont le point de départ était probablement l'ischion.

D'un autre côté, la santé générale de cette enfant était si belle, qu'avant de m'arrêter à cette idée, je crus devoir essayer de faire disparaître cette tumeur par des pommades fondantes et résolutives. Tout fut inutile, et, après trois mois de traitement, la tumeur paraissait encore plus volumineuse; il me semblait aussi que la fluctuation était plus manifeste, sans pouvoir cependant assurer d'une manière positive son existence. Cette tumeur était parfaitement uniforme, non bosselée, bien circonscrite, n'avait jamais été le siége d'aucune douleur, d'aucun élancement, n'était pas douloureuse à une forte pression, et ne gênait la petite malade que comme aurait pu le faire un corps étranger placé au milieu des parties molles de la fesse. Avec de telles conditions, l'ablation de cette tumeur me paraissait facile, et c'était la résolution que j'avais prise; mais avant j'avais décidé d'y faire une ponction exploratrice pour tâcher de m'éclairer et sur la nature de cette tumeur, et pour savoir si elle contenait du liquide à son centre, et de quelle nature était ce liquide. Le 7 janvier 1850, une première ponction faite avec un trocart explorateur ne m'apprit rien, si ce n'est qu'il existait une cavité assez vaste au centre de cette tumeur. Il ne sortit aucun liquide par la canule du trocart; en la retirant, je la trouvai bouchée de matière épaisse, semi-liquide, rougeâtre. Espérant qu'une ponction avec un gros trocart m'éclairerait mieux et permettrait peut-être l'écoulement de la matière contenue dans l'intérieur de cette tumeur, je pratiquai sûr-le-champ une seconde ponction, qui n'eut pas un meilleur résultat que la première. Une bougie de gomme élastique, introduite par la canule du trocart, pénétra facilement et à une assez grande profondeur au delà de la canule du trocart, ce qui me fit penser que cette tumeur était creuse et remplie de matière facile à traverser. En effet, la sonde retirée était chargée de matière demi-concrète, de matières épaisses, grumeleuses et de couleur chocolat. Malgré des pressions répétées sur la tumeur, je ne pus parvenir à faire sortir la matière contenue dans cette tumeur. Je pratiquai alors une incision de 1 pouce d'étendue à peine, et une matière épaisse comme de la bouillie, peu coulante, mêlée de grumeaux blanchâtres et d'une couleur chocolat, sortit à force de pressions réitérées et en les retirant avec une curette. Certain alors que j'avais affaire à un kyste, j'envoyai chercher de la teinture d'iode pour y pratiquer une injection, me réservant de l'ouvrir plus largement s'il en était besoin plus tard. Mais avant de faire cette injection, je commençai par cinq ou six injections d'eau chaude faites à l'aide d'une grosse sonde de gomme élastique que j'avais introduite dans la tumeur, dans le but de la nettoyer, de la laver et de la débarrasser de tout son contenu, ce qui eut parfaitement lieu. Malgré toutes ces précautions, ce kyste ne s'affaissa pas complétement et conservait encore un certain volume, ce qui dépendait de l'épaisseur de ses parois, qui offraient une certaine résistance à son retrait. Cette circonstance ne m'empêcha pas de faire une injection iodée de 50 grammes de teinture pure d'iode, additionnée de

2 grammes d'iodure de potassium, que je laissai séjourner pendant six minutes. Puis la sonde étant retirée, un morceau de diachylon recouvert d'une couche épaisse de ouate fut placé sur l'incision, et toute la fesse fut comprimée avec une longue bande roulée. Non-seulement l'iode avait été en contact avec toute la cavité du kyste, mais encore avec toutes les parties de la plaie de l'incision, voulant ainsi me mettre à l'abri des accidents qui se développent trop souvent à la suite des plaies les plus simples. Les suites de cette opération furent des plus ordinaires. Point de douleur, point de fièvre; rien ne fut changé au régime, seulement la petite malade resta au lit. Le quatrième jour, elle se plaignit de chaleur et d'un peu de douleur dans la fesse. Le bandage, qui était un peu desserré, fut enlevé. La plaie de l'incision était recouverte par le diachylon, et ses bords étaient réunis par de la lymphe plastique. La tumeur était plus molle, un peu douloureuse à la pression et le siége d'une fluctuation sensible. Les lèvres de la plaie ayant été décollées avec une sonde cannelée, une grande quantité de matière rougeâtre, mêlée de sang et de pus (environ 100 à 125 grammes) sortit aussitôt. Une première injection d'eau iodée (environ 1 gramme de teinture d'iode dans un verre d'eau) fut faite pour laver le kyste et suivie d'une injection de teinture pure. Comme la première fois, la plaie fut encore réunie d'une manière immédiate à l'aide d'un morceau de diachylon, et la compression continuée avec de la ouate, des compresses et un bandage roulé. L'enfant put se lever et reprendre toutes ses petites habitudes. Cette nouvelle injection fut aussi innocente que la première. Pendant huit jours, je ne fis rien autre chose que de resserrer le bandage tous les deux jours ; au bout de ce temps, la malade souffrant un peu et accusant quelques élancements dans la fesse, et l'appétit ayant diminué depuis la veille, le pansement fut enlevé. La plaie était presque entièrement cicatrisée, si ce n'est dans un de ses angles, où il existait un petit point blanc entouré de rougeur. Il y avait de la fluctuation, mais la tumeur était considérablement diminuée de grosseur; elle offrait à peine le volume d'un petit œuf de poule sentie au travers des parties molles, et semblait plus rapprochée de la surface de la fesse. A l'aide d'une sonde cannelée, je pénétrai dans la tumeur et donnai issue à du pus plus blanc et qui paraissait se rapprocher du pus de bonne nature. Avec une petite sonde de gomme élastique introduite dans la tumeur, qui, comme je l'ai dit, paraissait plus superficielle, je fis encore un lavage iodé et une troisième injection de teinture d'iode pure. Cette fois, 30 grammes de teinture furent suffisants, les mêmes précautions furent prises qu'après les autres opérations et la petite malade abandonnée à elle-même. Six jours après, l'enfant ayant dérangé son bandage pendant la nuit, la plaie s'ouvrit d'elle-même et laissa s'écouler sur la chemise et dans le lit de la matière mêlée de pus et de sang. La tumeur avait encore considérablement diminué de volume, offrait de la consistance à la pression, qui n'était pas douloureuse, et ne permettait plus que l'introduction d'une sonde

cannelée ; je ne pus y faire pénétrer une petite sonde de gomme élastique. A l'aide d'un stylet creux qui pénétrait à peine à 4 ou 5 centimètres de profondeur, je fis une injection avec de la teinture pure d'iode. Cette injection fut encore répétée deux fois dans l'espace de douze jours. A chaque fois il fallait avec un stylet décoller l'ouverture de la petite plaie, qui avait une grande tendance à se fermer, et qui, à la fin, ne laissait plus suinter qu'une matière aqueuse, lymphatique. M'étant présenté pour faire une dernière injection, je trouvai la petite plaie complétement cicatrisée et la tumeur réduite au volume d'une noix à peu près. Deux mois après ce traitement, la cure était radicale, et trois mois plus tard l'enfant conservait un noyau induré placé dans les parties molles de la fesse. Cette petite fille, que je vois de temps en temps, jouit d'une santé parfaite, n'offre, quatre ans après ces opérations, aucune dureté dans la fesse, mais seulement les traces d'une cicatrice rouge, faisant saillie sur la fesse et ayant environ 2 centimètres de longueur sur 1 de largeur.

Obs. XII. — *Kyste de l'orbite traité avec succès par les injections iodées.*

Le 29 mai 1848, M. Tavignot a adressé à l'Académie des sciences l'observation d'un enfant de douze ans relative à un kyste de l'orbite. La tumeur, du volume d'une noisette à l'intérieur, était située au-dessous de l'œil, vers le tiers interne de l'orbite. D'un côté elle s'enfonçait profondément dans l'orbite, tandis que la partie antérieure soulevait à peine la paupière supérieure et n'atteignait pas le bord orbitaire du frontal. Le kyste, ouvert par une ponction avec un trocart de médiocre volume, M. Tavignot fit deux injections de teinture d'iode avec addition d'iodure de potassium. La réaction inflammatoire fut assez vive sans pourtant avoir rien d'inquiétant ; le kyste, qui s'était d'abord distendu, est revenu peu à peu sur lui-même, et l'œil est rentré dans sa cavité ; il ne reste plus qu'un noyau dur, que l'on sent encore à travers la paupière supérieure.

Comment s'opère la guérison des kystes à la suite des injections iodées? Si l'on se borne à pratiquer une simple ponction ou une incision étroite, les parois de la cavité vidée continuent de sécréter du liquide, après avoir été débarrassées de celui qu'elles contenaient, et souvent après plusieurs ponctions. Le mal exige quelquefois des incisions multiples assez larges. Obtenir une inflammation purement adhésive est donc le but. Pour y arriver, il faut modifier, préparer les parois du kyste, pour que, ramenée au contact, elles puissent se coller, s'unir, se confondre et faire disparaître la cavité qui le formait. S'il contient du sérum, du sang ou un liquide qui s'en rapproche, l'inflammation adhésive est souvent immédiate, et une seule injection iodée suffit pour la produire. Si le liquide épanché est du pus ou s'il ressemble à du pus, ou bien s'il est épais, mélicérique, stéatomateux, graisseux, albumineux, etc., la réunion des parois est plus difficile, et pour qu'elle ait lieu, il faut faire plusieurs injections iodées et les répéter jusqu'à ce que les parois de la cavité pathologique soient changées, modifiées, à ce point que leur sécrétion ne soit plus du pus ou toute autre matière qu'elles sécrétaient primitivement, mais bien du sérum, de la lymphe plastique. En résumé, sous l'influence de ces injections d'iode, les parois des kystes se métamorphosent ainsi que leur sécrétion, et alors les dépôts sanguins, purulents, se transforment promptement en collections séreuses, et la guérison a lieu d'après le mécanisme que nous venons d'indiquer ; c'est-à-dire que les parois du kyste, débarrassées de leur contenu d'abord, modifiées, irritées ensuite par la teinture iodique, reviennent au contact, se collent et s'unissent sous l'influence de ce travail organique qu'on appelle inflammation adhésive. Quelquefois une première injection n'est pas suffisante pour amener du premier coup les parois du kyste dans les conditions où elles doivent être pour faire naître cette inflammation adhésive. Alors on est obligé d'en faire une seconde, une troisième, etc., et souvent c'est une nécessité lorsqu'on se trouve en présence des kystes remplis d'une collection, soit hématique ou purulente, soit mixte. Dans ces cas particuliers, ce n'est qu'après plusieurs injections réitérées à quelques intervalles qu'on obtient le recollement des parois du kyste, et par conséquent leur guérison complète. D'ailleurs, il est à remarquer qu'après chaque ponction et chaque injection la cavité du kyste diminue progressivement, et que, par suite, l'inflammation adhésive devient bien plus facile à développer. C'est donc en effaçant la cavité du kyste, par l'union intime de ses parois, que la guérison a lieu.

M. Borelli, de Turin (1), pense que l'effet des injections iodées est de détacher le kyste dans la tumeur, de le fondre et d'en

____

(1) Lettre adressée à l'Académie des sciences, le 2 décembre 1850, par M. Borelli.

permettre la sortie, soit naturelle, soit artificielle, etc. Nous ne pouvons admettre ce mode d'action de la teinture iodique sur les parois des kystes, et cette manière d'expliquer la guérison par la séparation, la fusion et l'extirpation du kyste ne nous paraît pas exacte. Sans doute que notre savant confrère aura pris pour le kyste ou partie du kyste la matière soit séreuse, sanguine, albumineuse ou purulente coagulée par l'action de l'iode, et c'est le coagulum sorti par l'ouverture de la lancette qu'il aura pris pour des morceaux de kyste, et l'aura déterminé à formuler cette opinion, que le kyste se décollait, se séparait, se fondait et pouvait être extrait.

Pour donner tort à cette manière de voir, qu'il nous suffise de rappeler que, dans la grande majorité des cas, tous les kystes séreux, celluleux, séro-muqueux, etc., etc., font partie intégrante du tissu au milieu duquel ils se développent. Si on les examine avec soin, il est facile de se convaincre qu'il est impossible de les isoler, de les séparer des tissus où ils ont pris naissance et qui les environnent; qu'ils se réduisent, en définitive, en une cavité creusée, développée par distension dans le parenchyme organique primitif. Or, on se demande comment pourrait arriver le décollement, la séparation, l'extraction d'un kyste, absolument comme le décollement et l'extraction du placenta de l'utérus à la suite de l'accouchement.

D'un autre côté, toutes les tumeurs enkystées n'ont pas besoin de devenir fistuleuses pour guérir, car il arrive souvent qu'après la première, la deuxième, la troisième injection, et quelquefois un plus grand nombre, la guérison est radicale, et cela sans expulsion ou extraction de la poche kystique, puisque après chaque ponction et chaque injection la piqûre du trocart ou l'incision s'est refermée immédiatement et sans suppuration aucune... Dans ces cas, que serait devenu le kyste s'il avait été décollé, séparé des tissus au milieu desquels il était? Un corps étranger privé de vie et susceptible de produire des accidents inflammatoires. Dans tous les kystes que nous avons traités et guéris par les injections d'iode, nous n'avons jamais observé ni cette séparation, ni cette fusion, ni enfin cette extraction du kyste, dont parle M. Borelli. Pour nous, et en nous basant sur l'observation, la guérison n'est que le résultat des modifications apportées par la teinture iodique sur les parois des kystes débarrassés de leur contenu et sur leur sécrétion (1).

CHAPITRE IX.

KYSTES PARENCHYMATEUX.

—

DEUXIÈME GENRE.

Kystes parenchymateux, séro-muqueux ou muqueux.

Sous la dénomination de kystes parenchymateux, séro-muqueux ou muqueux, je n'entends parler que de cette variété des tumeurs enkystées qui se développent dans le tissu même des organes.

Ils offrent dans la structure de leurs parois quelques particularités qui ne permettent pas de les ranger dans la même classe que les kystes séreux. La surface interne de leurs parois, qu'elle soit modifiée par la matière qu'ils renferment, ou que l'organisation distincte qui la caractérise dépende de la structure particulière des organes glanduleux au milieu desquels on les observe le plus souvent, n'est pas identique avec la surface des cavités séreuses, elle n'est ni si lisse, ni si onctueuse, ni si régulière; elle se rapproche bien davantage des cavités muqueuses, dont elle a souvent l'aspect.

Ces kystes ont probablement leur point de départ dans le centre de quelques lobules glandulaires, dans quelques vésicules ou conduits qui sécrètent un liquide qui lubréfie leur cavité. Or, que par une cause quelconque quelques-uns des orifices de communication viennent à s'oblitérer, le produit de sécrétion s'amasse dans un nombre plus ou moins considérable de vésicules, en déchire les cloisons, agrandit la cavité par refoulement, par tassement (Velpeau), comprime les vésicules voisines et se forme ainsi une poche dont les parois, formées par le tissu même de l'organe, s'hypertrophient d'abord, et, s'éloignant ensuite peu à peu de leur structure primitive, finissent quelquefois par

(1) Lettre adressée à l'Académie des sciences, le 14 décembre 1850, à l'occasion de la lettre de M. Borelli.

dégénérer : tels sont l'origine et le mode de développement que MM. Beck, Andral, Cruveilhier, Velpeau, assignent aux kystes des glandes, du tissu osseux, etc. Les parois de ces kystes font partie intégrante des organes, et il est impossible de les isoler. En définitive, le kyste se réduit à une cellule creusée, développée par distension dans le parenchyme organique primitif.

Les kystes de cette espèce se montrent souvent dans le corps thyroïde, les glandes salivaires, la glande parotide, la glande sous-linguale, la glande sous-maxillaire, la glande mammaire, le foie, les ovaires, le tissu osseux, etc. Des cavités closes se creusent dans leur tissu, et toujours par l'épanchement successif de globules ou gouttelettes de matière, c'est-à-dire, suivant M. Velpeau, par la pression excentrique qui résulte de quelque épanchement moléculaire contenu dans l'une ou plusieurs de leurs mailles. Dans ces cas, la matière que sécrètent naturellement les glandes se mêle souvent au sérum.

Ces kystes parenchymateux, formés par la dilatation progressive d'un canal ou d'une vacuole du tissu même de l'organe, ont beaucoup d'analogie avec les membranes muqueuses, tandis que les kystes développés dans le tissu cellulaire ou les kystes celluleux se rapprochent beaucoup des membranes séreuses.

Après cet aperçu, qui n'a pour but que de montrer pourquoi nous avons cru devoir faire une distinction entre les kystes parenchymateux et les kystes celluleux proprement dits, nous passerons aux faits particuliers.

———

PREMIÈRE VARIÉTÉ.

Kystes de la glande thyroïde.

M. Velpeau, le premier, a étudié l'action. Les injections iodées dans les tumeurs enkystées du cou, connues sous le nom de bronchocèles aqueux, hydrobronchocèles (Percy), hydrocèles du cou (Maunoir), hygromas celluleux, kystes séro-muqueux (Delpech), tumeurs enkystées, hydrocèles (O'Heirne), goîtres séreux, cellulaires ou thyroïdiens (Beck, Heidenreich), goîtres kystiques enkystés (Mayor, Roux), tumeurs cystiques (Laugier), etc. Il en rapporte dans son mémoire (*Recherches sur les cavités closes de l'économie*) quatre exemples choisis parmi ceux qu'il a vus.

Obs. I. — Une demoiselle de vingt ans, fraîche, belle, bien portante, était traitée depuis dix-huit mois pour un goître par les préparations d'iode à l'intérieur et divers topiques à l'extérieur. Comme la tumeur croissait plutôt qu'elle ne diminuait, la malade vint à Paris. La tumeur, placée sur le côté gauche du cou, avait le volume du poing, était fluctuante, et non concrète, comme on l'avait cru.

Ayant dit aux parents de cette jeune demoiselle qu'il serait peut-être possible de la guérir de cette affection à l'aide d'une simple piqûre et de l'injection de quelques gouttes d'un certain liquide, M. Velpeau fit une ponction exploratrice pour lever tous les doutes. Trois jours après il fit une ponction qui permit de retirer un demi-verre de sérum légèrement coloré en rouge, puis une injection de 40 grammes d'eau iodée. La douleur fut peu vive. Comme après l'opération de l'hydrocèle, la tumeur reprit peu à peu son volume primitif, qu'elle sembla même dépasser un peu, et diminua ensuite si rapidement que quinze jours après elle était réduite de moitié ; au bout d'un mois ce n'était plus qu'une masse du volume d'une noix. Mais cette masse, ce noyau, formé par les parois du kyste rétracté, a persisté depuis ; il est même parfois le siége de quelques douleurs.

Il n'y a jamais eu de réaction, de fièvre, de travail inflammatoire extérieur, et le tout s'est passé chez cette jeune personne avec la même simplicité que chez les personnes opérées de kystes au sein par la même méthode.

Obs. II.—Cette observation est celle d'une jeune dame de vingt-deux ans, pour laquelle M. Velpeau fut appelé, conjointement avec M. le professeur Marjolin, par le docteur Pilon. Cette jeune dame, d'une constitution nerveuse, lymphatique, avait sur le côté droit du cou une tumeur un peu moins volumineuse que le poing et survenue sans cause connue. Elle avait notablement augmenté de volume depuis un accouchement effectué dix mois auparavant. Cette tumeur, qui suivait tous les mouvements du larynx, nous parut avoir son siége dans le lobe droit de la glande thyroïde. La fluctuation était si obscure, que MM. Marjolin et Pilon doutèrent de sa réalité et crurent à un goître concret jusqu'à ce que, par une ponction exploratrice, M. Velpeau en eût tiré devant eux quelques gouttes. L'iode à l'intérieur, l'éponge calcinée, la poudre de Sancy, les pommades de diverses sortes, avaient été déjà essayées sans succès. La malade tenant beaucoup à être promptement débarrassée de sa tumeur, une ponction fut faite avec un trocart fin, et environ un demi-verre de liquide, analogue à de la décoction de café par la couleur et la fluidité, s'écoula par la canule de l'instrument. Une injection iodée fut faite immédiatement et eut même quelque peine à ressortir ; M. Velpeau fut obligé d'aspirer avec la seringue pour désobstruer la canule de quelques grumeaux qui s'y étaient engagés.

Après l'opération, tout se passa ici comme dans le cas précédent. Point de douleur, point de réaction générale ni locale appréciable pour la malade. L'appétit, le sommeil, n'en furent pas troublés notablement. Accroissement de la tumeur pendant quatre jours, état stationnaire pendant quatre autres jours, résolution qui marche vite d'abord, plus lentement ensuite, qui bientôt ne laisse plus à la place du goître qu'un noyau, qu'une sorte de plaque dure, sensible au doigt, mais qui ne se distingue plus à l'extérieur.

Obs. III. — Cette observation concerne un jeune homme qui, selon toute apparence, a été affecté d'un goître humoral aigu. Il avait un rhume depuis trois mois.

Le 27 mai, en se réveillant, courbature générale, pesanteur de tête, qui ne l'empêchent pas de travailler. Dans la journée céphalalgie, cardialgie, fièvre, qui forcent de se recoucher, douleur et tumeur au cou. Il entre à l'hôpital de la Charité.

La tumeur s'est accrue toute la journée du 27. Le lendemain matin, elle était descendue un peu plus bas et n'a plus augmenté. La douleur ne s'apaisa que le 29. À cette époque, larynx dévié de 3 centimètres à gauche, tuméfaction de la moitié droite du cou, depuis le niveau de l'os hyoïde jusqu'à la fossette sus-sternale; rougeur non franchement inflammatoire, douleur modérée, tumeur homogène, mobile, fluctuante, située sous le sterno-mastoïdien, plus apparente et comme pendante si le malade se lève, et ayant alors le volume et la forme d'un œuf. On n'y sent point de battements, la chaleur y est peu intense, la douleur n'existe guère que sous la pression. Autrement, c'est une simple gêne dans la respiration. Le malade ne peut remuer le cou (le sterno-mastoïdien comprime la tumeur), sa figure exprime l'anxiété. Cataplasmes, trente sangsues.

30 mai. On enfonce l'aiguille exploratrice dans la tumeur, quelques gouttelettes de liquide sanguinolent en sortent. Ponction avec le trocart armé de sa canule, sortie par jet d'un demi-verre de liquide onctueux, homogène, couleur de chocolat bouilli dans de l'eau. Le larynx revient à sa place; le malade est soulagé et enfin mieux Linges imbibés de chlorhydrate d'ammoniaque sur la tumeur.

Le 1ᵉʳ juin. Le malade ne souffre nullement. Il a peine seulement à remuer le cou, et la tumeur est encore sensible à la pression.

Le 10. La tumeur semble reparaître, surtout dans l'attitude assise ou levée.

Le 15. La grosseur augmente, quoique lentement. Pommade au précipité blanc.

Le 22. Seconde ponction avec le trocart; il sort un décilitre de liquide roux, grisâtre, épais, *mêlé de pus*. Injection de teinture d'iode. Le malade n'en souffre pas beaucoup.

Le 25. La tumeur est augmentée plutôt que diminuée.

Le 27. Plus de tumeur, peu de sensibilité à la pression.

Le 1er juillet. Sortie du malade. A la place du kyste, on sent un noyau dur, indolent. Le cou est redevenu très régulier; le malade s'en va tout joyeux.

Obs. IV. — L'observation suivante concerne un dentiste distingué de la capitale qui portait depuis longues années sur le côté droit du cou une tumeur à laquelle il n'avait d'abord fait aucune attention. Cette tumeur, qui paraissait liée au larynx, avait fini par prendre un accroissement notable et par dépasser le volume du poing. Elle refoulait à gauche le larynx et l'œsophage, soulevait en dehors le muscle sterno-mastoïdien, et faisait en avant un relief qui rendait le cou sensiblement difforme. La fluctuation y était évidente. Une ponction palliative fut pratiquée, le kyste contenait un plein grand verre de sérum parfaitement citrin. Il revint graduellement, et au bout de deux mois, son volume était aussi considérable qu'avant la ponction.

Une nouvelle ponction donna issue à la même quantité de sérum que la première fois, et M. Velpeau injecta 100 grammes de liquide iodé dans la cavité morbide et y laissa la moitié environ de l'injection. La tumeur redevint grosse, ainsi que cela arrive dans tous les autres cas; mais un mouvement fébrile, une perturbation générale, un trouble dans les digestions, se déclarèrent à partir du sixième jour et ont continué pendant longtemps, ainsi qu'une céphalalgie très opiniâtre. Toutefois, la résolution a fini par s'emparer de la tumeur, et M. B... est guéri radicalement de son goître depuis longtemps.

Il n'est pas probable que de pareils symptômes aient été provoqués par l'injection iodée; ils ont tout simplement coïncidé avec l'opération, d'autant mieux que le malade était depuis plusieurs années sujet à la céphalalgie.

Obs. V.—Un maçon (1) âgé de vingt-deux ans, d'une bonne constitution, n'ayant jamais eu d'engorgement strumeux ni au cou, ni ailleurs, éprouva, il y a un mois environ, un peu de roideur dans le cou du côté droit, et s'aperçut en même temps de l'existence d'une petite tumeur qui fut prise pour un engorgement ganglionnaire. N'ayant, du reste, aucune douleur, il s'en occupa peu et continua ses travaux. Cependant, voyant la tumeur augmenter ainsi que la gêne dans les mouvements du cou, il entra, le 2 septembre 1842, à l'hôpital de la Charité, dans le service de M. Velpeau, et fut couché au n° 17 de la salle Sainte-Vierge. La tumeur située au bas du cou était assez volumineuse et soulevait le muscle sterno-mastoïdien, qu'elle débordait en

____

(1) *Bulletin général de thérapeutique*, année 1842, t. XXIII, p. 220.

avant; elle était sans changement de couleur à la peau. Au toucher, on
sentait très distinctement les impulsions artérielles, l'œil même apercevait
des mouvements de soulèvement qui auraient pu en imposer pour des mouvements d'expansion et faire croire à un anévrysme ; mais l'oreille ne dis-
tinguait aucun bruit anormal, et, en embrassant la tumeur latéralement
avec les doigts, on sentait bien encore les mouvements de soulèvement,
mais on n'éprouvait point le choc latéral d'une véritable expansion. La tumeur se déplaçait bien un peu, pourtant sa base était large, et en engageant
fortement les doigts à son côté interne, il était impossible de l'isoler de la
partie inférieure du larynx. Une fluctuation des plus évidentes indiquait la
présence d'un liquide. Il était impossible de croire à l'existence d'un anévrysme ; l'absence de tous symptômes inflammatoires, de douleurs, d'élancements, le développement rapide de la tumeur, ne permettaient point non
plus d'admettre comme probable l'inflammation suppurative d'un ganglion
lymphatique.

Pour éclairer la question d'une manière incontestable, M. Velpeau pratiqua une ponction exploratrice avec une aiguille droite en fer de lance.
L'introduction de l'aiguille permit d'apprécier l'existence d'une cavité assez
grande. Il sortit par la piqûre quelques gouttes d'un liquide séreux, de
couleur brune assez foncée ; une certaine quantité de liquide s'infiltra dans
le tissu cellulaire, ce qui diminua un peu les dimensions de la tumeur. Au
bout de quelques jours, elle avait recouvré son volume primitif. La ponction
exploratrice n'avait amené aucune douleur ; le 12 septembre, M. Velpeau
a vidé la tumeur au moyen d'un trocart fin ; il en est sorti environ 4 onces
d'un liquide d'une couleur brune. Une injection iodée a été portée dans le
kyste, où une partie du liquide injecté a été laissée (un tiers de teinture
d'iode sur deux tiers d'eau). La douleur n'a pas été très vive ; cependant
elle a duré quelques heures et a occasionné un peu de céphalalgie. Le lendemain matin, la tumeur avait dépassé le volume primitif ; elle était pourtant peu douloureuse, et seulement au toucher. Depuis ce moment, la tumeur
marche vers la résolution et se conduit exactement comme il arrive dans
l'hydrocèle traitée par cette méthode, et, le 19 septembre, le malade est en
voie de prochaine et parfaite guérison.

On trouve des faits confirmatifs de ceux de M. Velpeau dans
plusieurs recueils scientifiques. M. Bouchacourt (de Lyon) en a
publié plusieurs observations dans le *Bulletin général de thérapeutique* (1). De notre côté, nous en avons observé deux cas où
l'efficacité de l'injection iodée a été aussi complète que dans les

____

(1) *Bulletin général de thérapeutique,* année 1844, t. XXVII, p. 191 ; année
1849, t. XXVI, p. 497.

exemples de nos savants confrères. M. Borelli, de Turin, en a cité quelques autres.

L'injection d'iode, substituée avec tant d'avantage au vin chaud dans le traitement de l'hydrocèle par M. Velpeau, devait nécessairement conduire ce savant praticien à utiliser ce médicament pour la cure des hydrocèles du cou. Des succès déjà nombreux ont établi l'innocuité de cette méthode et ont prouvé que l'injection d'iode n'a dans ces cas aucun des inconvénients de l'injection vineuse. Pour ces tumeurs, qu'on était obligé d'enlever en totalité ou de faire suppurer pour les guérir, ce nouveau mode de traitement est une véritable conquête de la chirurgie. La teinture d'iode injectée dans l'intérieur de ces kystes y détermine presque toujours une inflammation adhésive qui amène l'oblitération de la cavité. Cette méthode est de date toute récente, car dans un travail très complet et qui résume avec soin tous les travaux consacrés à ce sujet, publié par MM. L. Fleury et Marchessaux vers la fin de 1839 (1), ces auteurs ne font aucune mention de cette méthode, qui n'avait pas encore été mise en usage, et considèrent la ponction, soit comme un moyen d'exploration, soit comme un moyen palliatif, et l'injection d'un liquide irritant (du vin rouge par exemple) comme un moyen dangereux. Par conséquent, ces deux moyens étaient donc abandonnés dans le traitement des tumeurs enkystées du cou à cause de leurs dangers et de leurs inconvénients, et on leur préférait le séton joint à l'incision, et aidés quelquefois de l'excision. Tous les chirurgiens qui ont parlé de la ponction et de l'injection ont tenu le même langage. Percy, faisant un rapport sur le travail de Maunoir, se joint à l'auteur pour repousser ce genre de médication; Tenon en avait dit autant il y a cinquante ans, ajoute Percy. (*Collection de mémoires*, p. 130, Maunoir.)

Croyant qu'il existe une grande analogie entre l'hydrocèle de la tunique vaginale et les tumeurs cystiques du cou, frappé surtout de l'insuffisance de la ponction, Maunoir (1) voulut essayer une injection; mais sa tentative, loin d'être suivie de

---

(1) *Archives généra'es de médecine*, 1839, 3ᵉ série, t. V, p. 427 et suivantes.

(1) J.-P. Maunoir aîné, *Mémoire sur les amputations, l'hydrocèle du cou et l'organisation de l'iris.* Genève et Paris, 1825.

succès, faillit devenir fatale à la malade. Il remplit la poche de vin rouge, chaud et aiguisé d'une petite quantité d'alcool, ne le laissa qu'un instant, et cependant de vives douleurs se manifestèrent aussitôt. Le lendemain il y avait du gonflement et de la rougeur, et il survint même du trismus : une médication antiphlogistique assez énergique ne put arrêter les accidents ni prévenir la formation d'un abcès à l'extérieur du kyste, tandis que la cavité de celui-ci se remplissait de nouveau de liquide. Effrayé de son insuccès, Maunoir se hâta de publier lui-même son observation et de reconnaître qu'il s'était laissé diriger par une analogie trompeuse. « Les conditions anatomiques de ces tumeurs, dit-il, auraient dû me le faire soupçonner, quand bien même Delpech n'eût pas annoncé dans sa *Clinique chirurgicale* (1) *que dans quelque kyste que ce soit*, quels que soient la nature et le degré d'irritation que puisse produire le liquide injecté, il est impossible d'obtenir un épanchement de lymphe coagulable, comme cela a lieu pour l'hydrocèle de la tunique vaginale, la propriété de produire la matière coagulable étant entièrement refusée à la fausse membrane séreuse qui tapisse la surface interne des kystes, et qui, par ce caractère important, diffère si essentiellement des séreuses véritables. »

L'injection, ne pouvant déterminer l'adhérence des surfaces anormales, n'aurait donc d'autre but que celui de donner lieu à une suppuration plus ou moins abondante ; mais ce résultat lui-même n'est pas toujours facile à obtenir. Une injection très active peut provoquer des accidents spasmodiques ou inflammatoires très graves ; une injection trop faible n'a aucune action, et il est très difficile de déterminer l'énergie qu'on doit lui donner, puisqu'il faudrait pouvoir varier cette dernière avec les nombreuses différences qu'impriment à la nature des parois l'ancienneté et l'épaisseur du kyste. Il faut encore considérer que, lors même qu'on serait assez heureux pour déterminer par une injection la formation du pus, il faudrait ultérieurement pratiquer une incision pour évacuer ce liquide ; d'ailleurs, dit Maunoir, quand l'engorgement de la thyroïde complique la maladie, il ne s'agit pas seulement de produire l'adhérence des parois du

---

(1) Delpech, *Cliniq. chirurg. de Montpellier*, t. II, p. 79 et 83.

sac, il faut un mode de traitement avec lequel on parvienne en même temps à fondre cette glande.

Ces considérations, disent MM. Fleury et Marchessaux, ne suffisent-elles pas pour faire rejeter l'injection? Cette opinion, qui était vraie du temps de Tenon, Percy et Maunoir, avant l'emploi des injections iodées, n'a plus aucune valeur, aujourd'hui que des faits nombreux ont démontré que les kystes thyroïdiens remplis de sérum ou de liquide, soit brun, soit rouge, etc., cèdent tout aussi bien que l'hydrocèle proprement dite, aux injections iodées. Parmi les traitements recommandés, le séton joint à l'incision, l'excision, la destruction de la tumeur à l'aide des caustiques, son extirpation, étaient les procédés auxquels on avait recours de préférence dans les tumeurs, les kystes du cou : mais plusieurs de ces opérations, outre qu'elles sont excessivement dangereuses, compromettent gravement la vie, et lorsqu'elles réussissent, elles laissent des traces fort désagréables.

C'est une simplification thérapeutique des plus avantageuses que celle de traiter les tumeurs du cou par les injections iodées. Mais avant d'appliquer cette méthode à ces tumeurs, il est très important de bien spécifier leur nature, de savoir par exemple si la tumeur est un goître cystique ou un goître proprement dit, c'est-à-dire de savoir si la tumeur recèle une poche remplie de liquide, ou si cette tumeur n'est qu'une hypertrophie de la glande thyroïde, car ces deux cas exigent un traitement bien différent. Dans le goître cystique, le traitement ordinaire du goître n'aboutirait qu'à un insuccès, tandis que l'injection iodée est une opération sans danger qui donne une guérison prompte autant que sûre. Le meilleur moyen, dans ce cas, de fixer l'incertitude, si elle a résisté au palper convenablement exercé, est la ponction exploratrice : c'est un auxiliaire des plus précieux, dont MM. Velpeau et Bouchacourt ne se sont pas privés toutes les fois qu'ils ont eu quelques hésitations sur la nature du contenu de la tumeur. Cette petite opération est sans danger et n'empêche pas de pratiquer immédiatement la ponction avec un trocart plus considérable et l'injection, s'il reste établi que la tumeur contient du liquide.

En général, une seule injection a procuré la guérison du kyste par le mécanisme de l'inflammation adhésive, comme dans l'hydrocèle; mais quelquefois le résultat n'est pas aussi simple, et, au lieu de cette bénignité de symptômes, de cette résolution presque sans tuméfaction et sans douleur qui a été la suite de l'injection iodée dans la plupart des kystes du cou, la tumeur s'est enflammée après l'injection, du pus s'est formé dans son intérieur, et finalement on a été obligé de lui donner issue; mais dans plusieurs des cas où ces accidents ont eu lieu, d'autres injections que des injections iodées avaient été faites, et c'est probablement à cette circonstance qu'il faut attribuer l'inflammation suppurative qui a été observée dans plusieurs observations de M. Bouchacourt. En résumé, la guérison par inflammation adhésive est la règle, la suppuration est l'exception.

Quelquefois on est obligé de faire des injections successivement et à plusieurs jours d'intervalle pour obtenir une guérison complète. M. Bouchacourt cite le cas d'une jeune fille de neuf ans qui a exigé plusieurs injections (1). Ainsi, le 11 mai 1848, il fait une première ponction suivie d'une injection, et les répète le 17 du même mois, c'est-à-dire à six jours d'interva'le. Le liquide retiré à la seconde ponction était rosé, séro-sanguinolent... Peut-être dans ce cas le chirurgien de Lyon s'est-il trop pressé de revenir à la ponction et à l'injection, la tumeur n'ayant pas eu le temps de diminuer de volume et encore moins de se résorber. M. Velpeau, qui a eu l'occasion d'observer plusieurs faits où la résolution se faisait attendre assez longtemps, plusieurs semaines, par exemple, recommande de ne pas réopérer si promptement.

Assez souvent on rencontre le goître cystique, accompagné d'une hypertrophie de la glande thyroïde. L'injection, dans ce cas, n'est pas contre-indiquée; mais le malade doit être soumis en même temps à un traitement ioduré général, et des frictions iodurées, ou mieux des badigeonnages avec la teinture d'iode, soit pure, soit mélangée avec de l'éther sulfurique, doivent être faits sur la tumeur. M. Bouchacourt conseille, après la disparition de la cavité morbide, pour dissiper l'engorgement qui persiste quelquefois, d'appliquer sur le siége du mal des compresses imbibées d'eau sulfureuse de Challes. Nous préférons badi-

____

(1) *Bulletin général de thérapeutique*, année 1849, t. XXXVI, p. 500, obs. II.

geonner avec la teinture pure d'iode , comme nous le faisons pour le goître proprement dit, ou bien appliquer des sachets ou des colliers iodés.

Dans les cas où la tumeur serait très volumineuse , on est obligé, comme pour les kystes de l'ovaire , de faire plusieurs ponctions et plusieurs injections successives , afin de provoquer le retrait graduel des parois du kyste et de diminuer ainsi l'étendue de la surface à modifier ensuite par l'injection irritante.

Le liquide qui a servi à l'injection a varié suivant les chirurgiens. M. Velpeau a employé l'injection qu'il emploie d'habitude pour l'hydrocèle, un tiers de teinture d'iode sur deux tiers d'eau. M. Bouchacourt préfère une injection dans laquelle il ajoute, à de la teinture d'iode, un peu d'iodure de potassium, de l'eau de roses et de l'eau-de-vie camphrée, et qu'il formule ainsi :

Teinture d'iode.	8 grammes.
Iodure de potassium.	1 à 2 grammes.
Eau-de-vie camphrée.	15
Eau de rose.	30

Il recommande de modifier cette injection , selon que l'état local ou que la constitution du sujet font prévoir une irritabilité plus ou moins vive. Pour notre compte, nous avons fait usage d'une injection composée de parties égales d'eau et de teinture d'iode, avec addition de 2 grammes d'iodure de potassium par 25 grammes de teinture d'iode et de 1 ou 2 grammes de tannin. On pourrait sans inconvénient employer la teinture pure d'iode, comme nous l'avons fait plusieurs fois avec succès.

La durée du temps pendant lequel l'injection iodée devra être gardée dans le kyste doit être de plusieurs minutes (de cinq à dix), suivant que la douleur est plus ou moins aiguë ; si la douleur était très vive, on pourrait la laisser moins longtemps.

Pour que la guérison soit complète et radicale après l'injection iodée, dans les cas de goîtres kystiques simples et sans complication d'hypertrophie de la glande thyroïde , il faut attendre quinze jours, trois semaines, quelquefois un mois ou deux. Les faits que nous avons consignés ici, et que nous avons choisis dans un plus grand nombre, sont bien propres à recommander puissamment une méthode qui se présente comme la seule capable de guérir sûrement une maladie contre les incon-

vénients très réels de laquelle il n'existe actuellement dans la
médecine que des remèdes impuissants ou dangereux.

DEUXIÈME VARIÉTÉ.
Tumeurs ou kystes salivaires.

Dans son *Traité de médecine opératoire*, t. III, p. 537, 2ᵉ édition, 1839, M. le professeur Velpeau s'étonnait qu'on fût resté
jusqu'ici sans appliquer aux tumeurs salivaires la ponction et
les injections irritantes de l'hydrocèle : tout porte à croire,
ajoute-t-il, que les injections iodées réussiraient. Il rappelle
qu'un chirurgien de Salzbourg, cité par Sprengel, trouva plus
commode de faire des injections avec de l'eau-de-vie camphrée
ou de l'essence de térébenthine, et guérit son malade. M. Haime,
de Tours (1), ne fut pas moins heureux, il guérit aussi un malade en déterminant l'adhésion des parois du kyste. Leclerc
avait également obtenu une guérison avec le nitrate acide de
mercure.

Ces faits, et l'indication donnée par M. Velpeau de traiter les
tumeurs salivaires par les injections iodées, n'avaient pas engagé
les chirurgiens à recourir aux injections de liquides irritants
dans ces tumeurs, et en particulier dans la grenouillette, lorsque
M. Bouchacourt, de Lyon (2), mit à exécution l'idée du professeur de la Charité, et obtint une guérison radicale en quelques
jours.

Obs. VI. — Une jeune fille de quatorze ans, nommée Françoise Falland,
avait sous la langue, du côté droit, une tumeur du volume d'une petite amande,
un peu dure, mais dépressible et élastique. C'était une grenouillette. Le
24 avril 1843, à l'aide d'un petit trocart à hydrocèle, M. Bouchacourt fit
une ponction dans le centre de la tumeur, en ayant soin de la rendre plus
saillante par une pression exercée au-dessous de la mâchoire, sous le plancher buccal. A l'aide de pressions exercées sur la tumeur, il s'écoula plus
d'une cuillerée à café d'un liquide jaunâtre, très visqueux, et quelques
gouttes de sang. Une fois la tumeur vidée, il injecta immédiatement, à
l'aide d'une petite seringue, 25 grammes environ d'un mélange de teinture

(1) *Précis méd. d'Indre-et-Loire*, 1821, 2ᵉ trim.
(2) *Bulletin général de thérapeutique*, année 1843, t. XXIV, p. 351.

d'iode sur deux parties d'eau. La tumeur se trouva immédiatement reformée, la muqueuse se soulevait par la pression du liquide, et la malade accusait de la douleur.

La tumeur se maintint dans le même état les jours qui suivirent l'injection et sembla plutôt augmenter que diminuer. La malade y ressentait une douleur cuisante, mais le pouls ne s'éleva pas ; il n'y eut point de réaction générale. Le 3 mai, encore un peu de douleur à la pression, légère induration à la peau de la tumeur, dont les parois semblent épaissies, et dont le volume a diminué de plus de moitié.

Le 5 mai, il existe à peine du gonflement et une petite dureté encore un peu sensible à la pression. La malade quitta l'hôpital le 5.

Depuis cette époque, de nouvelles observations de grenouillettes, guéries par les injections iodées, ont été publiées, et plusieurs chirurgiens (1) ont appliqué cette méthode avec succès. Pour notre part, nous comptons aussi deux succès. Parmi les observations publiées, une appartient à M. le docteur Leriche, et deux autres à M. Bouchacourt ; elles ont été consignées dans le *Bulletin de thérapeutique*, t. XXXI, p. 356 et suivantes (année 1846). On en trouve encore d'autres exemples dans les journaux de médecine.

Il résulte de tous ces faits : 1° que M. Bouchacourt, le premier, a appliqué au traitement de la grenouillette la méthode générale de l'injection iodée ; 2° que cette méthode, qui est d'un emploi facile, a été employée avec un succès constant par plusieurs chirurgiens qui, à cette heure, la préfèrent à tous les traitements connus, qu'elle n'expose pas aux hémorrhagies, produit peu d'inflammation, peu de douleur, guérit dans un temps fort court sans amener de suppuration, et réussit dans les cas où d'autres méthodes ont été inutilement mises en usage.

Il n'est pas douteux que dans la grande majorité des cas, sinon dans tous, cette opération si simple, si efficace, remplacera les moyens anciens dirigés contre la grenouillette, et, comme ces moyens amenaient rarement la cure radicale de cette affection, les chirurgiens de tous les temps se sont beaucoup occupés de son traitement.

La grenouillette est-elle une dilatation des conduits salivaires, comme le pensent quelques-uns, ou due à un obstacle au cours

(1) MM. Velpeau, Denonvilliers.

de la salive qui la force à s'accumuler, ou bien est-ce une poche accidentelle, comme la plupart des kystes? La guérison par l'injection iodée est un argument de plus en faveur de cette dernière opinion, car la ressemblance dans la manière de se comporter sous l'influence des agents thérapeutiques implique certainement la similitude d'origine et de nature. Cette opinion que la grenouillette est un kyste indépendant du conduit de Wharton est d'autant plus probable, qu'on a rarement trouvé dans le liquide contenu les caractères de la salive.

Quoi qu'il en soit de la nature et de la cause véritable de cette ma'adie, il reste établi par les faits que je viens de citer qu'il est aussi inutile de détruire le kyste, soit en l'enflammant, soit en l'extirpant en partie ou en totalité, pour arriver à la guérison, que de chercher à rétablir d'une manière permanente le passage du liquide de l'intérieur de la poche, où il se trouve accidentellement retenu, à la surface interne de la bouche. ·

La ponction simple ou combinée avec l'incision n'a jamais été que palliative; la tumeur se reproduit bien vite et reprend son volume primitif avec tous ses inconvénients. J.-L. Petit rapporte (*OEuvres chir.*, t. I, p. 184) l'histoire d'une femme qui fut soumise, sans résultat avantageux, neuf fois à la ponction en deux ans. Ambroise Paré rejetait ce moyen et lui préférait la cautérisation avec un cautère actuel. Cette opération était-elle toujours suivie de guérison? Paré n'en dit rien.

A l'incision, Louis, Sabatier, joignirent l'emploi des mèches et des tentes; ils se servirent de fils de plomb pour s'opposer à la cicatrisation de l'ouverture de la tumeur. Après l'incision, Dionis, Heister, cautérisaient la surface interne du kyste: outre que ces opérations exposent à des accidents inflammatoires graves, elles sont douloureuses et demandent bien du temps pour arriver à la guérison.

J.-L. Petit, Desault, avaient recours à l'excision d'une portion du kyste.

Tous ces divers modes de traitement ont tour à tour été abandonnés, et si on les mettait encore en usage quelquefois, c'est parce que les chirurgiens, quoique connaissant leur insuffisance, les employaient faute de mieux, et à cause des quelques rares succès qu'ils avaient procurés en certaines circonstances. ·

Dupuytren, mécontent de toutes les méthodes préconisées jusqu'à lui, eut l'idée d'introduire dans une ouverture pratiquée au kyste un cylindre creux, ayant la forme d'un bouton à deux têtes par lequel devait s'écouler la salive. Cet instrument, malgré son petit volume, gênait les mouvements de la langue, enflammait la bouche, et il fallait, au bout d'un certain temps, l'enlever.

Dans ces dernières années, voulant remédier aux désavantages de cet instrument, à ceux du séton, de la ponction, de l'incision, de l'excision et de la cautérisation, M. Jobert proposa en 1844 une nouvelle méthode qui consiste à enlever toute la membrane muqueuse qui recouvre la tumeur salivaire sans toucher à celle-ci, à inciser ensuite le kyste, puis à réunir par plusieurs points de suture les parois renversées du kyste au rebord de la membrane muqueuse excisée. Le but de cette opération, qui est fort délicate, fort minutieuse, longue et difficile, est de maintenir le kyste ouvert au fond du plancher de la bouche ; mais les suites de cette opération, qui exige de longues manœuvres, sont un gonflement inflammatoire considérable des parties incisées, une réaction générale intense, et l'obligation ensuite de cautériser les lambeaux pour les empêcher de se réunir et de reformer le kyste. Après cette opération, qui n'a encore été employée que par M. Jobert et M. Forget, il faut attendre la guérison pendant plusieurs semaines, vingt-cinq à trente jours. De plus, la malade de M. Jobert était exposée à une salivation abondante.

Les considérations qui précèdent me font conclure que la méthode la meilleure, la plus simple, la plus prompte, celle qui est à la portée de tous les médecins, pour guérir la grenouillette et tous les kystes des glandes salivaires, est celle des injections iodées.

TROISIÈME VARIÉTÉ.

Kystes du sein.

Dans un chapitre précédent, j'ai parlé des kystes celluleux de la mamelle, des kystes qui se développent dans le tissu cellulaire qui unit entre eux les divers lobes ou lobules de la glande ; mais il en est d'autres qui ont leur origine, soit dans le tissu cellulaire séreux qui unit près de leur terminaison les conduits

excréteurs de cet organe, soit dans les conduits galactophores.
Ces kystes interstitiels sont presque toujours profonds et plus
rapprochés du centre que de la circonférence du sein. Ils ont
souvent été pris pour des tumeurs de mauvaise nature et ont
conduit les chirurgiens à pratiquer de graves opérations là où
une simple ponction suivie d'une injection iodée aurait suffi
pour guérir les malades. Ces kystes ont reçu différents noms
suivant le liquide qu'ils renferment ; on les a appelés purulents,
laiteux, séreux, séro-muqueux, mucilagineux, oléagineux, hématiques, etc. Leurs parois sont toujours très adhérentes au
tissu de la glande, ce qui doit ôter toute idée d'énucléation ou
d'extirpation. La face interne de leurs parois pour les kystes
séreux, séro-hématiques, hématiques, est lisse, comme celle des
membranes séreuses ; mais celle des kystes purulents, mucilagineux, oléagineux, séro-muqueux, est tomenteuse, inégale, et
a quelque ressemblance avec les membranes muqueuses.

Jusqu'à présent on a préféré ouvrir largement ces kystes et
introduire dans leur intérieur une mèche destinée à déterminer
l'inflammation suppurative de ses parois ; mais comme il est
impossible de savoir quelle est la nature du liquide renfermé
dans le kyste avant son ouverture, à quelle classe il appartient,
s'il est séro-muqueux, oléagineux ou mucilagineux, et qu'on
ne saurait méconnaître qu'il y ait plus de gravité à inciser largement un kyste qu'à lui pratiquer une simple ponction suivie
d'injection, il est donc sage de recourir à cette dernière méthode, sauf à recourir ultérieurement à l'incision si l'opération
première n'avait pas réussi.

L'injection ici, comme dans les kystes séreux ou celluleux,
doit être préférée pour les tumeurs uniloculaires, quand la présence du liquide a été parfaitement établie. Si, dans ces cas, l'injection a donné des guérisons incomplètes ou n'a pas réussi,
soit à cause de la nature oléagineuse ou mucilagineuse du liquide,
soit à cause de la surface tomenteuse ou presque muqueuse de
l'intérieur des tumeurs, c'est souvent parce que le chirurgien
n'a pas su employer convenablement les injections dans ces cas
particuliers. Croyant que ces kystes séro-muqueux, hématiques,
purulents, etc., devaient guérir comme les kystes séreux, par
une seule ponction et une seule injection, il s'arrête après une

seule ponction et une injection pour recourir à l'ancien procédé,
à l'incision ; mais des faits ont démontré que dans les kystes de
cette espèce il était nécessaire, indispensable de faire successivement plusieurs ponctions et plusieurs injections, comme pour
certains kystes de la glande thyroïde, pour certains kystes
purulents, etc.

Obs. VII. — *Kyste volumineux du sein pris pour une tumeur de mauvaise
nature. — Fluctuation douleuse, ponction exploratrice. — Écoulement
difficile d'un liquide brunâtre, épais comme du miel. — Plusieurs ponctions, plusieurs injections iodées. — Guérison.*

Une dame de Paris, âgée de trente-huit ans, n'étant plus réglée et n'ayant
jamais eu d'enfants, d'une constitution chétive, nerveuse, quoique d'une
bonne santé, s'aperçut, il y a environ deux ans, que la mamelle droite était
plus volumineuse que l'autre et éprouvait de la douleur lorsqu'elle se heur-
tait le sein ou le pressait avec les doigts. Elle y fit d'abord peu attention ;
mais le sein ayant beaucoup augmenté, elle consulta un médecin, qui considéra son mal comme très grave et ne lui laissa pas ignorer qu'elle aurait
à subir une opération. Après avoir essayé divers traitements et des pommades de toute espèce, elle vint me consulter au mois de juin 1850. Le
sein droit est une fois aussi volumineux que le sein gauche ; on remarque
à la partie supérieure une tumeur énorme plus grosse que le poing et qui
semble faire partie de la mamelle. Cette tumeur, qui n'a jamais été le siége
d'aucune douleur, si ce n'est à une pression assez forte, est uniforme, dure,
résistante dans tous ses points, et offre une certaine élasticité qui me fait
supposer que du liquide pourrait bien exister au centre. Point de changement de couleur à la peau, qui est saine ; point de ganglions engorgés dans
les environs. Cette dame a cessé d'être réglée à l'âge de trente-cinq ans.
Elle ne sait à quelle cause attribuer ce mal. Personne, dans sa famille, n'a
été atteint d'affections cancéreuses.

Dans le but de lever toute incertitude sur la nature du mal et d'éviter
une opération plus grave, qu'il sera d'ailleurs toujours temps de pratiquer
si l'on ne peut la guérir, comme je l'espère, par un moyen plus simple, je
propose une ponction exploratrice. La crainte d'une amputation du sein la
détermina. Cette ponction donna issue à quelques parcelles d'un liquide
brunâtre, épais, ressemblant à du miel un peu liquide. En introduisant le
trocart explorateur, j'avais reconnu que les parois de ce kyste étaient dures,
épaisses, et j'avais conclu de cet examen que probablement les injections
iodées n'auraient aucun résultat satisfaisant, et qu'il me faudrait tôt ou
tard recourir ou à l'incision de cette tumeur ou à son extirpation. Je fis part
de toutes ces remarques à cette dame, qui, redoutant toute opération sanglante, voulut absolument essayer de la ponction, de l'injection iodée avant
d'en arriver à toute autre opération. Le 19 juin, huit jours après cette

exploration, avec un trocart plus gros que le trocart ordinaire, je fis une ponction. Il sortit avec beaucoup de difficulté et en bavant, et à force de pressions exercées sur le sein, environ 150 à 160 grammes d'un liquide épais, oléagineux, brun noirâtre.... J'eus recours à plusieurs injections d'eau assez chaude pour délayer ce liquide et nettoyer complétement le kyste, dont les parois étaient dures, épaisses, et ne revenaient pas complétement sur elles-mêmes. Ces précautions étant prises, j'introduisis par la canule une sonde de gomme élastique et fis par cette sonde une injection iodée composée de parties égales d'eau et de teinture d'iode, additionnée d'iodure de potassium ; 100 grammes environ furent laissés à demeure pendant huit minutes et s'écoulèrent ensuite assez facilement par la sonde, puis, avec une seringue d'ivoire comme celles dont je me sers habituellement pour les injections, je fis le vide dans la tumeur, et un morceau de diachylon fut appliqué sur la piqûre du trocart. Le sein fut recouvert de ouate et légèrement comprimé avec une longue bande. Cette opération ne fut nullement douloureuse, et aucune réaction ne se manifesta les jours suivants.

La malade disait seulement ressentir de la tension, du gonflement, des démangeaisons et de la douleur si elle appuyait sur le sein. L'appareil resta en place pendant six jours. Enlevé au bout de ce temps, je trouvai la piqûre du trocart cicatrisée. La tumeur avait à peu près repris son premier volume, mais elle n'était pas douloureuse, et la fluctuation y était très évidente. Pendant quinze jours je conseillai des badigeonnages avec de la teinture pure d'iode et fis prendre à l'intérieur de l'iodure de potassium. Sous l'influence de ce traitement, les parois de la tumeur parurent diminuer d'épaisseur, la tumeur était aussi volumineuse, mais la matière qu'elle contenait paraissait plus liquide. La malade reconnaissait elle-même que sa tumeur était fluctuante.

Le 14 juillet, nouvelle ponction, nouvelle injection. Cette fois, le liquide est encore filant, mais il est moins épais et s'écoule avec facilité par un jet lent, il est vrai, mais continu ; il est couleur chocolat au lait. Les parois du kyste sont de beaucoup moins épaisses, elles sont plus souples, et le kyste revient plus facilement sur lui-même. Après deux lavages d'eau chaude, je pratique une injection comme la première fois et avec les mêmes précautions et le même pansement. Cette opération n'empêche par la malade d'aller et de venir les jours suivants. A la levée de l'appareil de compression, qui a lieu huit jours après, on constate que la tumeur est de beaucoup moins volumineuse que la première fois, qu'elle est considérablement revenue sur elle-même, mais qu'elle est toujours le siége d'une fluctuation très sensible. Les badigeonnages de teinture d'iode sont continués. Je propose une nouvelle ponction et une nouvelle injection à la malade, qui s'y refuse pour le moment, d'abord parce qu'elle espère que sa tumeur, qui a déja diminué de moitié, disparaîtra peut-être d'elle-même, et ensuite parce qu'elle n'en souffre pas.

Au bout d'un mois environ, la tumeur restant stationnaire, madame C...
se décide à une troisième ponction, qui est pratiquée le 22 août. Le liquide
contenu dans le kyste était jaunâtre, séreux, sa quantité était de 50 à
60 grammes. Je fis une injection de teinture pure d'iode. Cette fois, la douleur fut plus vive et la réaction assez intense, le sein se gonfla, devint dur,
tendu, volumineux, douloureux, la malade eut de la fièvre pendant deux
jours. Des cataplasmes de farine de graine de lin laudanisés furent appliqués pendant plusieurs jours, et la malade condamnée à un repos absolu.
Au bout de quatre jours, tous les phénomènes de réaction avaient disparu
et la tumeur commençait à diminuer de volume. Le dixième jour, après
l'opération, elle avait subi une diminution telle que le sein était à peine
plus gros que celui du côté opposé ; cependant la tumeur contenait encore
du liquide, dont il était facile de sentir la fluctuation. Une ponction simple,
non suivie d'injection, laissa s'écouler environ 25 à 30 grammes d'un liquide séro-sanguinolent. Le sein fut enveloppé de ouate et soumis à une
compression méthodique qui fut renouvelée tous les jours pendant deux semaines ; au bout de ce temps le sein, exploré avec soin, offrait à son centre
une tumeur dure, non douloureuse, de la grosseur d'un marron. Les badigeonnages et les frictions avec une pommade iodurée furent encore continués pendant près de six semaines, et la malade soumise à un traitement et
à un régime toniques. La tumeur du sein ne parut en éprouver aucune
influence bien marquée, et la malade, examinée une année après la dernière
opération, conservait encore dans le sein, qui paraît moins gros que celui
du côté gauche, un noyau dur, une espèce de ganglion profondément situé,
non douloureux au toucher, et ne gênant en aucune façon cette dame, dont
la guérison paraît définitive.

QUATRIÈME VARIÉTÉ.
Des kystes séreux hydatifères et des abcès du foie.

La thérapeutique des kystes du foie, soit séreux, soit hydatiques, soit purulents, offre encore de grandes difficultés et surtout une grande incertitude. Tout le monde est d'accord sur la
gravité de ces lésions et sur la rareté des succès que les chirurgiens
ont observés dans leur traitement ; nous espérons que les injections iodées, appliquées à ces maladies, fourniront de meilleurs
résultats. D'abord est-il prudent d'opérer ces kystes? et, si on
les opère, doit-on le faire aussitôt que la fluctuation est évidente
et avant que des adhérences soient établies entre la tumeur et
les parois abdominales, condition indispensable pour éviter un

épanchement péritonéal promptement mortel? Doit-on préférer l'instrument tranchant aux caustiques pour pratiquer cette ouverture, ou bien une simple ponction avec le trocart?

Les cas de guérison de quelques-uns de ces kystes après leur rupture spontanée, soit par un point des régions hypochondriaque ou épigastrique, comme M. Lebret en a vu un curieux exemple chez un enfant de neuf ans (*Gazette médicale*, 1849), soit par l'ombilic, ainsi que l'a observé le docteur Thompson (*the Lancet*, 1843) chez une femme âgée de cinquante-trois ans; soit par l'intestin, ainsi que M. Duparcque en a rapporté un exemple (*Bulletin de thérapeutique*, 30 août 1854); soit par tout autre point des parois abdominales; enfin, les succès incontestables obtenus par l'évacuation artificielle des foyers purulents du foie devaient conduire à tenter cette même pratique dans les cas de kystes hydatiques accessibles à l'opération.

M. Récamier a conseillé et pratiqué avec succès l'ouverture des kystes hydatiques du foie. La méthode consiste à faire une ponction exploratrice à l'aide d'un trocart presque capillaire et, l'existence du kyste étant reconnue, à placer successivement sur le milieu de la saillie que forme la tumeur, de la pierre à cautère pour détruire les parois du kyste et établir des adhérences entre ses parois et celles de l'abdomen afin de livrer passage aux hydatides, dont on favorise la sortie par des injections émollientes d'abord, puis détersives, et plus tard antiseptiques.

Cette opération de M. Récamier fut le point de départ de toutes les autres, mais elle présente des inconvénients. D'abord elle agit très lentement et ne remplit pas toujours le but qu'on se propose, l'établissement des adhérences entre les parois abdominales et la tumeur. D'un autre côté, il n'est pas toujours facile de limiter l'action de la potasse caustique ni de connaître l'étendue de ces adhérences, ni, par conséquent, d'éviter l'épanchement dans le péritoine lorsqu'on fend l'eschare formée par le caustique.

Pour obvier à ces inconvénients M. Bégin a proposé une incision sur le point le plus saillant de la tumeur en divisant peu à peu les parties jusqu'au péritoine, ou, autrement dit, jusqu'à la tumeur, comme dans l'opération de la hernie. On attend ensuite que l'inflammation forme des adhérences qui uniront le kyste avec les bords de la plaie pour y plonger le bistouri.

Avec ce procédé on s'expose précisément à l'inconvénient qu'on cherche à éviter, à la lésion du péritoine, et par suite à la pénétration de l'air dans sa cavité, ce qui pourrait donner lieu à une péritonite générale. Ce procédé est donc moins avantageux que celui de Récamier. Cherchant à se mettre en garde contre tous ces inconvénients et tous ces dangers, M. Jobert a proposé de faire des ponctions successives avec un petit trocart, à quelque temps d'intervalle, et de laisser la canule en place pendant vingt-quatre heures pour provoquer par l'inflammation des parois du kyste des adhérences entre lui et les parois abdominales, et empêcher ainsi tout épanchement dans le péritoine; mais il est souvent impossible, avec un petit trocart, de permettre l'écoulement du liquide contenu dans le kyste; et ces ponctions successives peuvent provoquer une inflammation trop vive et dangereuse.

D'autres chirurgiens, et nous sommes de ce nombre, ont songé à employer un trocart particulier très gros et construit de telle façon qu'on pût, à l'aide de petites érignes ou de crochets-érignes, accrocher de dedans en dehors les parois du kyste et les fixer à la paroi abdominale, avec laquelle elles contracteraient des adhérences. De cette façon, on se mettrait à l'abri de tout épanchement dans la cavité péritonéale. (Séance du 5 novembre 1851, *Bulletin de la Société de chirurgie*, t. II, p. 348.)

Mais tous ces procédés sont dangereux ou ne remplissent pas le but qu'on se propose. Nous préférons le suivant, qui est beaucoup plus simple et plus sûr; il est déduit de plusieurs remarques que nous avons faites, 1° que dans le plus grand nombre des cas, lorsque les tumeurs sont saillantes au dehors et dans les conditions qui indiquent l'opération, il existe presque toujours, pour ne pas dire toujours, des adhérences entre le kyste et les parois abdominales; qu'il en est ainsi lorsque la peau qui recouvre le point le plus culminant de la tumeur est maté et le siége d'un empâtement dans une étendue assez considérable; lorsque la tumeur elle-même est très saillante et que les parties qui séparent le doigt du liquide contenu dans le kyste sont très minces; de plus, que si l'on fait coucher le malade sur le côté opposé, la tumeur ne s'éloigne pas du point où elle est le plus saillante et où elle semble adhérer ; et si la fluctuation y reste aussi sensible, il n'est pas douteux que des adhérences existent entre le kyste et la paroi de l'abdomen ; alors on peut faire usage aussi bien du trocart que du bistouri.

En effet, si toutes ces circonstances se rencontraient dans tous les cas, l'incertitude et le danger de l'opération seraient moins grands, mais leur absence ne contre-indique pas le procédé que nous proposons. C'est celui que nous recommandons pour les kystes de l'ovaire, qui très rarement sont adhérents aux parois abdominales, et avec lequel nous n'avons jamais observé d'épanchement dans le péritoine, et cependant les kystes ovariques sont bien plus exposés à un retrait sur eux-mêmes que les kystes du foie qui siégent dans un organe qui, par sa position anatomique, n'est pas susceptible de déplacement.

Voici ce procédé, il nous paraît bien supérieur à tous les autres ; il consiste :

1° A ponctionner avec un gros trocart la tumeur du foie dans son point le plus saillant et où la fluctuation est très évidente.

2° A retirer le trocart et à introduire dans la canule restée en place une sonde de gomme élastique remplissant la canule aussi bien que le trocart, puis sur cette sonde, qu'on laisse dans le kyste, à retirer la canule.

3° A l'aide de cette sonde, qu'on peut laisser en place pendant plusieurs jours et tout le temps nécessaire pour que des adhérences puissent se former entre le kyste et les parois de l'abdomen, retirer le liquide contenu dans le kyste et y pratiquer des injections iodées.

4° Si le kyste contient des hydatides trop grosses pour pouvoir sortir par les ouvertures de la sonde, qui doivent être très larges, on peut débrider avec le bistouri et agrandir l'ouverture fistuleuse du kyste une fois que les adhérences seront établies.

Avec ce procédé, que des adhérences existent ou non entre le kyste et les parois abdominales, on ne craint aucun épanchement dans le péritoine, grâce à la sonde qui établit une communication directe entre le kyste et l'extérieur, et favorise par sa présence la formation des adhérences si elles n'existent pas encore. Elle sert en même temps à pratiquer des injections qui, nécessairement, arrivent dans le kyste sans courir les risques de pénétrer dans le péritoine ; d'ailleurs, quelques gouttes de teinture d'iode tomberaient-elles dans le péritoine, qu'il ne faudrait pas trop s'en occuper. Des faits nombreux déjà prouvent que ce liquide peut être injecté dans cette cavité sans grand danger pour le malade ; mais en prenant toutes les précautions que je viens de recommander, il n'en sera jamais ainsi.

Les faits suivants sont dignes de fixer l'attention des praticiens sur la valeur des injections iodées dans les kystes et les abcès du foie.

OBSERVATION VIII. — *Kyste hydatique du foie traité par les injections iodées.* — *Mort.* — *Autopsie.* (Observation recueillie par M. le docteur Mesnet, ancien interne des hôpitaux, etc.) (1).

Un homme de trente-trois ans, nommé Chaillot, charretier, de bonne constitution, jouissant habituellement d'une bonne santé, fut reçu à l'hôpital de la Charité, le 28 octobre 1851, et couché au n° 17 de la salle Saint-Louis.

Il raconte qu'il y a environ six ans, à la suite d'une peur qu'il éprouva, il eut une jaunisse qui dura douze jours, et qu'il fut malade pendant environ six semaines ; puis il reprit ses travaux comme d'habitude et continua de se bien porter jusqu'au mois de mai 1851, où il fut pris brusquement d'une violente douleur dans le côté droit, douleur qui devenait plus forte pendant la respiration, et qui céda à trois saignées et à six vésicatoires ; vers le mois de juin 1851, sans cause connue, apparut de nouveau une jaunisse qui dura encore une douzaine de jours, sans trouble aucun ni malaise dans la santé générale ; puis sa santé redevint bonne et lui permit de reprendre ses occupations et toutes ses habitudes jusqu'au mois de septembre 1851, ou, sans cause connue, il fut pris, vers la base de la poitrine, d'une douleur assez vive, accompagnée de fièvre et de dévoiement. La jaunisse reparut encore plus intense que jamais et n'a pas cessé depuis. Obligé de garder le lit, ses forces ont diminué de plus en plus, et à son entrée à l'hôpital, il présente l'état suivant :

Il est jaune, notablement amaigri, mais n'éprouve aucun malaise, si ce n'est de l'oppression. L'appétit est conservé et les digestions sont bonnes ; la respiration est normale des deux côtés ; seulement du côté droit, la sonorité n'existe qu'au sommet du poumon, cet organe paraissant refoulé et comprimé par le foie, qui a acquis un développement considérable. En-

---

(1) *Revue médicale,* février 1853. — *Bulletin de la Société de chirurgie,* 1852. (Séance de la Société de chirurgie, novembre 1851.)

effet, dans toute la partie inférieure et postérieure de la poitrine, en suivant une ligne qui, de la sixième vertèbre dorsale passerait au-devant du mamelon, on trouve une matité prononcée. La partie supérieure de l'abdomen, qui est très sensiblement élargie, surtout sur le côté droit, offre plusieurs saillies dues à plusieurs tumeurs abdominales qui paraissent appartenir au foie.

De chaque côté d'une ligne verticale descendant de l'appendice xiphoïde, immédiatement au-dessous des cartilages costaux, sont deux tumeurs à peu près égales en volume, arrondies, de 9 centimètres à peu près de diamètre, et qui semblent se continuer sous la paroi thoracique; elles sont indolores à la pression et mates dans toute leur étendue. Celle du côté gauche paraît mieux circonscrite et offre une dureté et une élasticité plus grandes que celle du côté droit.

Au-dessous de chacune de ces tumeurs, à droite et à gauche, au niveau de l'ombilic, sont encore deux autres tumeurs non appréciables à la vue, mais très sensibles à la palpation. Elles paraissent avoir le volume d'un œuf de poule et se continuer avec les tumeurs supérieures.

Enfin, dans l'hypochondre droit, au-dessous du rebord costal, est une cinquième tumeur plus volumineuse et plus saillante que les autres. Elle soulève la paroi thoracique et semble avoir son origine profondément dans la région du foie. Le son qu'elle donne est mat; elle est molle, élastique, douloureuse, et le siége d'une fluctuation très manifeste. Dans les examens répétés auxquels elle a été soumise, elle n'a jamais donné le frémissement hydatique.

Les parois abdominales, dans la partie la plus saillante de cette tumeur, sont amincies et paraissent adhérentes à la tumeur, dont le flot du liquide ne paraît séparé du doigt, dans un point assez étendu, que par une enveloppe peu épaisse. Toute la peau qui recouvre cette tumeur est pâle, mate, et offre tous les caractères de la peau ayant été exposée à une inflammation sous-jacente. Si l'on fait coucher le malade sur le côté opposé à la tumeur, c'est-à-dire sur le côté gauche, celle-ci n'abandonne pas la paroi abdominale et semble faire corps avec elle, et la fluctuation y reste aussi évidente.

Le 29 novembre 1851, à l'aide d'un gros trocart, M. Boinet pratique une ponction dans cette tumeur dans le point où les parois abdominales paraissent le plus amincies et où la fluctuation est le plus manifeste; c'est-à-dire vers la partie inférieure de la tumeur, à 5 centimètres environ du rebord costal. Il ne sort aucun liquide par la canule, bien qu'on puisse la tourner librement dans tous les sens et qu'il ne soit pas douteux qu'elle a pénétré dans une vaste poche. Un stylet, une sonde cannelée, introduits dans la canule et enfoncés de toute leur longueur, ne donnent pas un meilleur résultat. Après quelques minutes d'attente et de nombreuses manœuvres pour déboucher la canule, on voit apparaître quelques gouttes de pus, puis quelques lambeaux d'une membrane hydatique, puis un jet de pus qui se supprime aussitôt, et qu'il n'est plus possible de rétablir, malgré l'introduction nouvelle d'un stylet et d'une sonde cannelée. M. Boinet se décide alors à faire une incision. La canule est immédiatement retirée, et sur le lieu même où il avait pratiqué la ponction, il fait une incision de 3 centimètres d'étendue en coupant avec précaution, et couche par couche, la peau, les muscles et les aponévroses, puis enfin la poche du kyste, dans une étendue de 1 centimètre environ. A l'instant même il s'écoule avec facilité, la plaie étant tenue ouverte à l'aide d'un dilatateur, un pus jaune, assez bien lié, inodore, mélangé de poches hydatiques de différents volumes, les unes transparentes, les autres blanches, opaques et plus ou moins épaissies. Ces vésicules, au nombre d'une vingtaine, sont toutes ouvertes et pèsent avec le pus qui s'est écoulé 1050 grammes. Cette poche hydatique paraissant tout à fait vidée, M. Boinet injecte environ 75 à 80 grammes d'une préparation composée de

Teinture d'iode. . . . . |
Eau distillée. . . . . | aa 50 grammes.
Iodure de potassium   2

au moyen d'une grosse sonde de gomme élastique enfoncée jusqu'au fond du sac. Cette injection, laissée environ cinq minutes, ne produit aucune douleur et s'écoule presque en totalité par la sonde. Un pansement simple et un cataplasme sont appliqués sur la plaie, et par-dessus un bandage de corps. Après cette opération, qui a eu pour résultat immédiat de vider cette tumeur et d'y faire une injection iodée, le malade se trouve parfaitement bien, respire mieux, a moins d'oppression. Les autres tumeurs n'ont en rien été modifiées par cette ponction et conservent le volume et les caractères indiqués plus haut.

Le 30 octobre, vingt-quatre heures après l'opération, le malade est dans l'état le plus satisfaisant; la journée et la nuit ont été bonnes, ni douleur, ni malaise. Le malade a bien dormi et éprouve un bien-être inaccoutumé. Ce matin, il est calme, sans mal à la tête; le pouls est à 82, plein et bon; le ventre n'est ni tendu, ni douloureux à la pression. La région occupée par la tumeur est beaucoup moins saillante, et un liquide légèrement coloré par l'iode s'est écoulé par la plaie et a taché les pièces du pansement. La plaie présente un pertuis du volume d'un tuyau de plume par où suinte le liquide coloré dont je viens de parler. Langue bonne, point de nausées, ni vomissements, ni coliques, urines et garderobes faciles, de couleur normale, jaune-brunâtre, sans décoloration des matières. On recommande au malade l'immobilité la plus absolue. Cataplasmes, trois bouillons.

Le 31 octobre, l'état d'hier se continue exactement le même; nous n'avons à noter ni fièvre, ni malaise, ni frissons. Le malade, dont le sommeil a été bon cette nuit, n'a éprouvé ni chaleur, ni douleur dans l'hypochondre, dans le ventre, etc. On continue les cataplasmes sur le ventre en les renouvelant toutes les cinq ou six heures. A chaque pansement on trouve sur chaque cataplasme deux, trois, quatre poches hydatiques déchirées et de volume variable. Quelques-unes, cependant, sortent intactes. Il s'écoule constamment de la plaie un liquide purulent et ayant l'odeur et la couleur de la teinture iodique. La quantité de l'écoulement est difficile à évaluer, mais tout au plus suffisante pour tacher les pièces du pansement. Le pouls est à 80. La peau est bonne, sans chaleur ni sueur; toutes les fonctions se font bien.

Les jours suivants, jusqu'au 6 novembre, rien à noter. L'état général du malade est excellent; la peau de la face et de la région antérieure de la poitrine paraît moins jaune, l'appétit est revenu, et le malade, tenu les premiers jours à l'usage des bouillons, mange une portion.

A cette époque, le malade éprouve dans la journée un frisson qui dure environ une demi-heure, après quoi il se réchauffe et éprouve une légère transpiration. Dans la soirée, le pouls est à 110, la peau chaude, un peu humide; mais le malade se trouve bien et est sans malaise, il attribue ce frisson à du pain et à de la viande qu'il aurait mangé pour la première fois depuis qu'il est à l'hôpital. La nuit a été bonne.

Le 7 au matin, les linges du pansement sont à peine tachés. La matière qui s'est écoulée a une odeur fort désagréable et n'est plus colorée par l'iode. Le ventre et l'hypochondre droit ne sont ni tendus, ni douloureux, le pouls est à 90, la respiration est facile. Il est probable que l'ouverture du sac est bouchée par une hydatique qui, en empêchant la sortie du pus, aura été cause du croupissement de ce liquide, et par suite, du frisson. L'absence de l'iode dans le pus qui s'écoule, l'odeur infecte de la suppuration, engagent à pratiquer une nouvelle injection iodée.

Sur un stylet introduit dans le kyste, M. Boinet glisse jusqu'au fond de la poche une sonde de gomme élastique du plus gros calibre; il sort environ 50 grammes de pus épais, jaune verdâtre, fétide, mélangé de quelques membranes hydatiques rompues, puis il injecte par la sonde environ 80 grammes de teinture iodée, préparée comme pour la première fois. L'injection reste dans le kyste pendant cinq à six minutes, puis il en ressort à peu près la moitié. Cette seconde injection n'a produit aucune douleur, aucun malaise, et n'a donné lieu à aucun phénomène notable. Le malade accuse seulement un peu de cuisson à l'endroit de la plaie extérieure qui a été touché par l'iode. La sonde retirée, le malade a été pansé, comme précédemment. La journée a été bonne, il n'est pas revenu de frissons, la chaleur de la peau n'a point varié, et le malade a dormi toute la nuit.

Le 8 novembre, état très satisfaisant. L'appétit est revenu, le pouls est à 85; point de douleurs ni dans le ventre, ni dans l'hypochondre. Il s'écoule constamment par la plaie un liquide purulent, coloré par l'iode, mais beaucoup moins infect. Des poches hydatiques plus ou moins volumineuses sortent en même temps. Des cataplasmes sont continués tous les jours. Le malade mange une portion.

Du 9 novembre au 16, l'état du malade reste le même; il n'a ni frissons, ni fièvre, ni toux, ni dévoiement. Les garderobes sont de couleur normale; le teint semble notablement moins jaune, les nuits sont bonnes. Le malade continue de manger une portion ; l'écoulement a diminué chaque jour et ne contient plus, depuis le 9, de débris d'hydatides.

Dans la journée du 17, le malade éprouve deux ou trois frissons légers et de peu de durée. La nuit a été moins bonne que les précédentes. Le 18, à la visite du matin, M. Boinet pratique une nouvelle injection, composée comme les précédentes, et d'environ 100 grammes de liquide iodé. Cette injection reste presque tout entière dans la cavité du kyste.

Dans le courant de la journée, le malade vomit une petite quantité d'aliments pris le matin, le pouls est à 110 ; le malaise général qu'il éprouve se prolonge jusqu'au soir et se termine par quelques frissons passagers. Le malade a dormi la nuit, mais il a eu beaucoup de rêvasseries.

Le 19 et le 20, le malade se trouve mieux, il est calme, le pouls est à 100, la chaleur de la peau est modérée, la teinte ictérique paraît plus prononcée. Il s'écoule peu de chose par la plaie, ni toux, ni dévoiement. Il demande à manger, on lui redonne une portion.

Le 24, le malade se plaint de quelques douleurs, d'un sentiment de tension vers l'hypochondre droit. Dans la journée on aperçoit une poche hydatique engagée dans la plaie et à moitié sortie. Elle s'oppose à tout écoulement de liquide; elle est retirée avec les doigts, et sa sortie est immédiatement suivie d'un flot de liquide séro-purulent, légèrement roussâtre, mélangé de grumeaux blancs et d'une odeur insupportable. La poche hydatique avait au moins le volume du poing, et la quantité du liquide peut être évaluée à 300 grammes. Trois selles liquides, fétides, dans le courant du jour ; point de frissons, point de sueurs, point de toux ni douleurs dans la poitrine ou le ventre, pouls à 100. Teinte ictérique de la face plus prononcée.

Rien de nouveau jusqu'au 25, où le malade ressent un frisson qui dure une heure et demie. Les jours suivants, le malade a deux ou trois garderobes fétides, ayant l'odeur des matières qui coulent par la plaie ; la matité de la poitrine, du côté droit, est beaucoup moins étendue qu'avant la ponction et les injections, la tumeur qui formait le kyste paraît avoir considérablement diminué. Point de toux ni râles ; le malade dit avoir expectoré trois ou quatre crachats ayant le goût et l'odeur de l'injection iodée. Le pouls est constamment de 100 à 110. Le liquide du kyste s'écoulant avec beaucoup de difficulté à cause de la position, on fait des injections plus fréquentes dans le but de laver le kyste, d'empêcher le pus de devenir infect, et de favoriser le rapprochement des parois en l'excitant légèrement.

Tous les trois jours on injecte 80 à 100 grammes de la préparation suivante :

Eau distillée . . . .   90 grammes.
Teinture d'iode.   10
Iodure de potassium. . . . .   25 centigrammes.

Le malade continue de manger une portion.

Jusqu'aux premiers jours de décembre nous n'avons rien de particulier à noter du côté du kyste; mais l'état général devient de moins en moins bon, l'appétit diminue, et le malade se contente de quelques bouillons. L'amaigrissement va croissant; de temps en temps dans la journée, mais surtout le soir, surviennent des bouffées de chaleur qui se terminent par une légère sueur. La respiration est facile, point de toux, état de somnolence presque continu, pendant lequel il y a des rêvasseries; toujours deux ou trois selles fétides chaque jour, point de coliques, point de ballonnement du ventre; la bouche est mauvaise, la langue pâteuse. La teinte jaune de la peau est bien plus intense et a considérablement augmenté depuis quelques jours.

Le 10 décembre il y a aggravation dans l'état du malade; il a peine à se remuer dans son lit, la parole devient difficile, la langue s'embarrasse, les garderobes sont involontaires, il n'accuse pour toute souffrance qu'une douleur sourde et continue dans l'hypochondre gauche. L'émaciation est à sa dernière limite; il succombe le 12 décembre à trois heures de l'après-midi.

A l'autopsie, faite par M. le docteur Mesnet, interne du service, les intestins se présentent distendus par des gaz, sans rougeur et sans adhérences, excepté dans les points qui avoisinent le foie. Il n'y a point d'épanchement dans la cavité péritonéale.

Le foie est à peu près double de son volume normal; il s'étend en hauteur et en avant depuis la quatrième côte jusqu'à deux travers de doigt au-dessous du rebord costal; en arrière il s'élève jusqu'à la cinquième ou sixième côte. Il s'étend en travers de l'un à l'autre hypochondres. Son bord gauche recouvre le bord supérieur de la rate, son bord droit occupe la partie supérieure du flanc du même côté et a contracté avec le rein de telles adhérences que le rein doublé de volume est logé dans une dépression du foie et fait corps avec lui, tout en conservant ses enveloppes normales. Par toute sa surface du lobe droit, le foie adhérait avec les parties voisines; le lobe gauche était libre dans toute son étendue. La surface convexe, en rapport avec le diaphragme, était tellement soudée à ce muscle et à toute la surface de la base du poumon droit, qu'il a été impossible de la séparer et qu'il a fallu couper le tissu pulmonaire pour extraire le foie. Ces adhérences ne dépassaient pas la ligne médiane, c'est-à-dire le ligament suspenseur.

Le bord postérieur du foie et sa grosse extrémité étaient unis de telle façon aux parois des côtes correspondantes, qu'on a dû, pour les séparer, emporter avec le scalpel toutes les adhérences.

Par sa face inférieure, le foie était également uni aux différentes portions de l'intestin, avec lesquelles il était en rapport.

L'ouverture du canal cholédoque était libre.

Mis à découvert, le foie offre une altération profonde de tout le lobe droit, au moins doublé de volume. Le tissu hépatique a presque complétement disparu. Il est réduit à des lames d'un demi-centimètre à 1 centimètre d'épaisseur existant çà et là entre les parois de poches hydatiques nombreuses que nous allons décrire.

Ce lobe renferme une vingtaine de kystes hydatiques de volumes différents; les uns saillants à la surface du foie, les autres cachés dans la profondeur de l'organe. La vésicule biliaire a disparu ; sa place est occupée par quatre kystes situés à la face inférieure du foie. L'un d'eux a le volume du poing, est piriforme, a des parois dures, cartilagineuses, osseuses en différents points (comme le sont les incrustations de l'aorte chez les vieillards), et contient dans son intérieur un grand nombre de vésicules hydatiques dont les membranes rompues nagent au milieu d'un liquide séropurulent, grisâtre, fétide. Ce kyste a la forme et la place de la vésicule, mais il a été impossible de lui trouver d'autres caractères communs avec cet organe ; il ne présentait point de traces de canal cystique ; il était entouré d'une masse blanchâtre, fibreuse, qui pouvait aussi bien être le reste de la vésicule du fiel atrophiée, disparue par la compression.

La description de tous ces kystes peut être faite dans les termes généraux qui suivent. Les uns contiennent du liquide et des poches hydatiques plus ou moins nombreuses, les autres sont solides, c'est-à-dire ne donnent par l'incision, écoulement à aucun liquide, et n'offrent autre chose que des membranes minces, les unes transparentes, les autres opaques, imbriquées les unes sur les autres et présentant l'aspect de la coupe transversale d'un bourgeon lorsque les pétales ne sont encore point étalées.

Celles d'entre ces poches qui contiennent du liquide, et ce sont les plus nombreuses, renferment toutes, à l'exception de deux, un liquide puriforme, grisâtre, mal lié, floconneux, au milieu duquel nagent des membranes hydatiques déchirées, pour la plupart du volume d'une bille de billard.

Les deux poches qui font exception contiennent le liquide clair, limpide, des kystes non suppurés, et renferment chacune une douzaine de vésicules transparentes, sphériques.

L'examen plus spécial de la poche où ont été faites les injections iodées nous montre que la ponction avait été pratiquée au bord inférieur du foie, sur la paroi antérieure d'un kyste très volumineux, dont la surface était fortement adhérente à la paroi abdominale.

Le kyste, qui au moment de la ponction était du volume d'une tête d'enfant au moins et remplissait le flanc droit, ne dépassait plus sensiblement le bord inférieur du foie ; sa cavité, revenue sur elle-même, froncée dans toute son étendue, contenait quelques cuillerées de liquide jaune brunâtre, floconneux, très odorant, et deux vésicules hydatiques plus volumineuses que le poing.

La membrane qui tapissait le kyste, détachée dans presque toute son étendue, était en voie d'élimination ; deux points seulement la retenaient adhérente. Par sa partie supérieure, ce kyste communiquait avec un autre plus spacieux que lui, occupant presque tout le lobe droit du foie, remontant jusqu'à la surface de l'organe, la dépassant même, et s'étendant jusque dans le tissu du poumon droit, que nous avons déjà indiqué comme étant par sa base adhérent à la face convexe du foie, de telle sorte qu'il avait été impossible de les séparer. Il est certain qu'en ce point il nous a été impossible de trouver la limite naturelle que forme le diaphragme. (Le muscle avait disparu, et le tissu même du poumon, recouvert d'une membrane mince, grisâtre, baignée de pus, formait la limite la plus reculée de cette vaste poche hydatique.) Ainsi, la poche dans laquelle l'injection iodée avait été faite semblait, par l'intermédiaire d'une seconde, communiquer avec le poumon. Cette disposition serait, du reste, assez bien d'accord avec certains phénomènes éprouvés par le malade, tels que le goût de l'iode lui venant quelquefois à la suite de la toux et l'expectoration de crachats iodés.

Le tissu propre du foie avait donc presque disparu dans le lobe droit envahi par cette multitude de kystes hydatiques.

Le lobe gauche et les conduits biliaires ont offert une lésion bien remarquable, qui n'est décrite nulle part, et que nous indiquerons seulement parce qu'elle est étrangère à notre sujet. Dans toute l'étendue des conduits biliaires, on trouve des tubes partout continus, se divisant et se subdivisant comme les conduits eux-mêmes, canaliculés jusque dans leurs divisions les plus fines, libres au milieu du canal, pouvant s'extraire par une légère traction, et présentant un calibre d'autant moins considérable, des divisions d'autant plus multipliées, qu'on se rapproche davantage de la surface du foie. Les canaux biliaires qui renferment ces tubes sont dilatés. Les uns sont tapissés de leur muqueuse ; les autres n'offrent plus que des fragments de cette membrane. Tous contiennent dans leur cavité un mélange de bile et de pus.

Comme complément de l'autopsie, j'ajouterai : les poumons étaient sains, libres d'adhérences par toute leur surface, à l'exception de la base du poumon droit, fixée entièrement à la face convexe du foie, comme nous l'avons déjà indiqué, et formant la paroi supérieure de cette vaste poche hydatique qui occupait tout le lobe droit du foie. Le poumon droit était réduit à moitié environ de son volume normal. Son tissu était souple, élastique.

L'intestin, ouvert dans toute sa longueur, n'a offert aucune trace d'altération.

Le grand épiploon contenait au point de réunion de ses deux feuillets, le long de la grande courbure de l'estomac, deux kystes hydatiques : l'un du volume d'un gros œuf, l'autre du volume d'une noix. Les parois de ces kystes étaient épaissies, blanchâtres ; le liquide qu'ils contenaient était un mélange de pus et de détritus de vésicules hydatiques ; ils étaient surtout remarquables par le nombre considérable de membranes hydatiques qu'ils renfermaient.

Dans le cul-de-sac recto-vésical que forme le péritoine en se réfléchissant de la paroi postérieure de la vessie sur le rectum, dans le tissu cellulaire qui réunit la tunique séreuse au plan musculaire de la vessie, existait une tumeur du volume et de la forme d'un œuf de pigeon. C'était encore un kyste hydatique rempli complétement de membranes fines, transparentes, imbriquées entre elles.

Les reins étaient un peu plus volumineux qu'à l'état normal. Le cœur était sain. La rate, doublée au moins de volume, était gorgée de sang ; son tissu légèrement ramolli.

Ce fait nous semble avoir une valeur très grande en faveur de l'application des injections iodées au traitement des kystes hydatiques du foie. Notre malade en est le premier exemple. Sans vouloir rien préjuger de l'avenir de cette médication, puisqu'un fait isolé ne peut avoir qu'une autorité bien faible dans le procès d'une question aussi grave , nous voulons seulement indiquer en quelques mots les effets que cette injection a produits sur les parois du kyste. Comme effet immédiat, nous avons à noter l'absence de tout phénomène inflammatoire appréciable résultant du contact de la teinture iodée avec la poche hydatique. Les huit jours qui suivirent l'opération se passent sans fièvre, sans malaise, sans frissons, sans douleur à l'hypochondre. Au huitième jour survient un frisson qui est pour le chirurgien l'indication d'une nouvelle injection. Celle-ci, pas plus que la précédente, n'amène de troubles inflammatoires. L'action irritante de l'iode n'a donc eu là qu'un effet très modéré , tout en produisant cependant un travail phlegmasique que l'autopsie nous a permis d'apprécier ; et en effet, la membrane qui tapissait la cavité du kyste était détachée dans presque toute son étendue. Deux points seulement la retenaient encore adhérente ; elle était donc en voie d'élimination quand la mort est venue surprendre notre malade. Nous nous bornerons ici, et pour le moment, à ces indications, ne voulant point entrer dans la discussion d'une méthode opératoire, dont l'expérience seule pourra apprécier la valeur. Nous dirons seulement que probablement ce malade aurait trouvé la guérison dans cette opération si le kyste du foie avait été unique.

Deux autres faits observés l'un à l'hôpital des Cliniques, dans le service de M. Nélaton, l'autre à l'hôpital de la Pitié, dans le service de M. Valleix, sont venus dans la même année (1852) confirmer les avantages des injections iodées dans les kystes hydatiques du foie.

Nous rapprocherons de ces exemples l'observation suivante, qui intéressera vivement les chirurgiens et les engagera à appliquer les injections iodées dans tous les kystes hydatifères.

Obs. IX.—*Tumeur hydatique énorme dans le ventre.* — *Ponction et extraction du kyste hydatique en totalité.* — *Guérison par les injections iodées,* par M. Robillier, de Dunkerque. (*Revue médico-chirurgicale de Paris,* p. 247, t. X, année 1851.)

Le nommé Bomelard, marin, âgé de trente-six ans, portait depuis longtemps une tumeur énorme dans la région ombilicale. Elle faisait des progrès rapides, et avait déjà 70 centimètres de diamètre. Percutée, elle offrait un son mat ; ses alentours, occupés par les intestins, étaient sonores ; le nombril était effacé ; la peau, très amincie dans cet endroit, menaçait de faire rupture, et cette rupture pouvait avoir lieu dans le ventre. Ces considérations me déterminèrent à faire la ponction avec un trocart ; il en sortit une grande quantité de sérosité limpide. Après avoir retiré la canule du trocart, un lambeau du kyste hydatique se présenta à l'ouverture, je l'agrandis, et je pus attirer une grande portion du kyste semblable à des fausses membranes ; une grande quantité d'acéphalocystes sortirent pendant plusieurs jours, et je pus extraire jusqu'à la dernière portion du kyste hydatique. J'établis alors une compression pour rapprocher les parois de cette tumeur ; je fis tous les jours une injection iodée, et peu à peu le diamètre de la tumeur diminue. Deux mois après, elle était réduite à un très petit volume, et l'ouverture que j'avais entretenue avec une mèche se cicatrisa ; on ne sentait dans le ventre qu'un peu de dureté qui a disparu avec le temps. Depuis, ce marin se porte bien et a fait plusieurs voyages en mer.

A ces faits, déjà si concluants, M. Aran est venu en joindre deux autres très remarquables qu'il a publiés dans le *Bulletin de thérapeutique* (1). Avant de les rapporter, nous dirons un

(1) *Bulletin général de thérapeutique,* t. XLVII, p. 213, 15 septembre 1854.

mot du procédé qu'il a suivi pour faire la ponction : M. Aran recommande de faire usage d'un trocart capillaire ou explorateur, dans le but d'établir le diagnostic dans les cas difficiles en même temps qu'il sert à donner issue au liquide et à porter l'injection iodée dans la cavité du kyste.

Avec un trocart aussi fin, si le liquide est épais, purulent, et si le kyste renferme des hydatides, on s'expose à ne donner issue à aucun liquide et à laisser les poches hydatiques dans le kyste, et, si un trocart plus gros que celui dont on se sert ordinairement pour l'hydrocèle n'a pas suffi dans certains cas pour laisser sortir le liquide d'un kyste, comme nous l'avons observé dans l'observation que nous avons rapportée (Obs. 8ᵉ), comment pourra-t-on le faire avec un trocart capillaire? Il arrivera souvent que la ponction, faite d'abord dans le but d'éclairer le diagnostic, n'apprendra rien du tout, puisque le liquide ne s'écoulera pas et qu'on abandonnera, comme n'existant pas, des kystes qui auraient été reconnus et traités avantageusement par les injections iodées si l'on avait fait usage d'un trocart plus volumineux. Avec le procédé de M. Aran, on est exposé à commettre des erreurs et à croire qu'il n'existe pas de liquide dans une cavité ou une tumeur qui en renferme. Mais, d'ailleurs, à quoi bon faire usage d'un trocart capillaire? Est-ce pour éviter l'épanchement du liquide dans la cavité péritonéale? Mais rien n'est plus facile que de se mettre à l'abri de cet accident, en se servant d'une sonde de gomme élastique, comme nous le recommandons.

Voici les deux observations de M. Aran; elles offrent trop d'intérêt, au point de vue de l'application des injections iodées, pour que nous les passions sous silence :

Obs. X. — *Kyste hydatique du foie.* — *Dix ponctions successives avec le trocart capillaire.* — *Injection iodée après la dixième ponction.* — *Guérison.*

Brandon (Adolphe), âgé de trente et un ans, moulineur, entra le 11 août 1852 dans le service de M. Aran, à la Pitié. Il souffrait depuis deux ans à la suite d'une chute de 32 pieds de haut sur le pavé, et d'une contusion à la base de la poitrine du côté droit. Lorsque M. Aran put l'examiner, il se plaignait d'un malaise dans la partie droite de la poitrine et d'une gêne dans la respiration. La matité du foie se constatait dans une hauteur de 19 à 20 centimètres. Cet organe dépassait de cinq travers de doigt les fausses côtes, et s'étendait largement dans l'hypochondre gauche; les fausses côtes droites étaient repoussées en dehors, et une voussure très marquée se montrait au-dessous du mamelon droit ; on ne pouvait point trouver de frémissement hydatique, mais il existait un bruit de frottement péritonéal.

Une première ponction exploratrice, faite le 17 août avec un trocart capillaire porté à 8 centimètres de profondeur, laissa couler 360 à 380 grammes d'un liquide transparent et clair comme de l'eau de roche. Le lendemain, cet homme se trouvait bien soulagé : la voussure avait beaucoup diminué, le foie ne mesurait plus que 13 à 14 centimètres; mais au bout de quatre jours de la douleur reparut au niveau du mamelon. Le 5 septembre, nouvelle ponction avec issue de 250 à 300 grammes de liquide trouble teint de quelques gouttes de sang qui se coagule par la chaleur; soulagement très grand, diminution de la voussure ; mais le déplacement du foie par en bas n'a point beaucoup varié. Le 20 septembre, troisième ponction ; sortie de 100 à 125 grammes d'un liquide un peu trouble. Quelque temps après, il se manifeste des douleurs profondes dans la partie antérieure de l'hypochondre gauche. M. Aran, pensant à un second kyste, pratiqua une ponction dans le lobe gauche du foie. Cette ponction ne donna issue qu'à quelques gouttes de sang d'un beau rouge ; elle ne fut suivie d'aucun accident. Le 18 octobre, quatrième ponction dans le lobe droit: issue de 125 grammes d'un liquide un peu trouble, séreux. Le 27 octobre, cinquième ponction : sortie de 750 grammes d'un liquide trouble, jaune rougeâtre, paraissant contenir du pus et des matières grasses. Sixième ponction le 11 novembre : la canule se fausse en l'introduisant ; il ne sort que 60 grammes d'un liquide trouble, jaune rougeâtre. Septième ponction le 20 novembre: 125 grammes d'un liquide trouble, légèrement sanguinolent, les matières grasses y sont plus abondantes. Huitième ponction sans résultat le 10 décembre. Neuvième ponction le 18 décembre. Cette fois, par des efforts énergiques du malade, aidés par le refoulement des organes abdominaux, on parvient à retirer 400 grammes d'un liquide toujours trouble, un peu sanguinolent et chargé de matières grasses. Dixième et dernière ponction le 5 janvier 1853 : évacuation de 250 grammes d'un liquide semblable aux précédents. Cette fois, M. Aran injecta dans l'intérieur du kyste un mélange de 50 grammes de teinture d'iode et autant d'eau distillée, avec addition de 4 grammes d'iodure de potassium. Il abandonna le liquide dans le kyste, et appliqua un bandage serré autour de l'abdomen ; pas de douleurs pendant ni après l'injection. Le malade éprouva pendant quarante-huit heures quelques phénomènes d'iodisme, mais au bout de quatre jours, tout était rentré dans le calme. L'iode a été éliminé peu à peu par la salive et les urines. Toutes ces ponctions ont été faites avec le trocart capillaire, le malade couché sur le dos et préalablement endormi avec le chloroforme. L'instrument était plongé obliquement en dehors et à droite de l'épigastre, puis dirigé de haut en bas et de gauche à droite, à une profondeur de 7 à 8 centimètres.

La première ponction avait été suivie d'une grande diminution dans la voussure et dans la hauteur de la matité hépatique, mais la modification fut peu marquée après les deux autres ; ce fut seulement à partir de la quatrième ponction qu'on put constater une nouvelle et sensible rétraction du foie dans le sens vertical. Après l'injection iodée et lors de la sortie du malade de l'hôpital, le 10 mars, le foie continuait à dépasser le rebord des fausses côtes de deux et demi à trois travers de doigt. Quoi'qu'il en soit, à partir de l'injection iodée, cet homme a cessé entièrement de souffrir dans la région du foie ; en même temps, les forces et l'embonpoint sont devenus des plus remarquables, et le malade, gardé jusqu'au mois de mars à l'hôpital, n'a point vu sa guérison se démentir.

M. Aran fait remarquer avec raison combien toutes ces ponctions ont été innocentes ; pas la moindre douleur, pas de réaction.

Obs. XI. — *Kyste hydatique du foie.* — *Ponction avec le trocart explorateur.* — *Injection iodée.* — *Guérison.*

Fourneau (Adolphe), âgé de trente-sept ans, peintre en bâtiments, entra à l'hôpital Saint-Antoine le 27 juin 1854 dans le service de M. Aran. Cet homme souffrait depuis deux ans d'une douleur dans le côté droit. Après une scarlatine grave, il vit cette douleur s'exaspérer. On constata que le foie dépassait le rebord des fausses côtes à l'épigastre de trois à quatre travers de doigt; mais sous les fausses côtes en dehors, il ne les débordait que d'un ou deux. Le foie était douloureux à la percussion. Une pression, exercée entre les côtes en arrière, la main opposée étant placée en avant, fit éprouver une espèce de ballottement, une fluctuation profonde sans frémissement hydatique. Le malade éprouvait profondément dans le foie des douleurs vives qui le forçaient à rester couché la plupart du temps. Ces douleurs remontaient vers l'épaule ; elles s'irradiaient dans le dos et descendaient vers la région externe du foie. Pas d'altération des fonctions nutritives.

Le 1er août, après avoir constaté de nouveau la fluctuation dans le foie, M. Aran plongea un trocart capillaire dans l'hypochondre droit, à 2 centimètres de la ligne blanche, et à 3 centimètres environ du rebord des fausses côtes droites. L'instrument fut dirigé de bas en haut et de gauche à droite. Lorsqu'il fut parvenu à 5 centimètres de profondeur, M. Aran retira l'aiguille, rien ne s'écoula ; il replaça l'aiguille, et poussant le trocart dans la même direction, à 8 ou 9 centimètres de profondeur, il vit s'écouler, en retirant l'aiguille, un liquide incolore comme de l'eau de roche ; 750 grammes sortirent ; ils ne contenaient ni débris organique ni albumine. M. Aran injecta immédiatement : teinture d'iode , 50 grammes ; eau distillée, 50 grammes ; iodure de potassium, 2 grammes. L'injection fut abandonnée dans le kyste. Cette injection ne détermina aucune douleur. Une heure après, quelques phénomènes d'iodisme, accompagnés d'une réaction générale assez intense, se manifestèrent et durèrent jusqu'au 6 août. A partir de cette époque, l'amélioration fit chaque jour des progrès : le foie diminua de volume, l'hypochondre cessa d'être douloureux. Le 1er septembre, il ne restait qu'un peu de sensibilité à la pression entre les dernières fausses côtes en dehors, saillie de l'hypochondre très peu marquée, état général très satisfaisant, bon appétit.

Qu'est devenu ce malade, dont on cesse d'avoir des nouvelles un mois après la ponction et l'injection ? La guérison sera-t-elle radicale ? Il eût été très important de suivre ce malade bien plus longtemps après l'opération pour savoir quelles ont été les suites de cette opération.

Ces intéressantes observations nous suggèrent plusieurs réflexions pratiques relatives, soit à la marche de la maladie, soit au procédé suivi.

La première nous apprend que les ponctions successives, même capillaires, ne peuvent produire la guérison radicale des kystes hydatifères du foie, puisque, après la neuvième ponction, l'état du malade ne paraissait pas sensiblement amélioré; de plus, elle prouve que les ponctions capillaires n'empêchent pas le liquide de devenir purulent, puisque déjà, à la seconde ponction, le liquide qui, à la première, était clair comme de l'eau de roche, était devenu trouble, et qu'à la cinquième ponction il était trouble, jaune rougeâtre, et paraissait contenir du pus et des matières grasses. Les changements observés dans le liquide du kyste, après les neuf dernières ponctions, sont une indication qui nous paraît de la dernière importance, c'est-à-dire qu'il faut, immédiatement après la première ponction, pratiquer une injection iodée, pratique que vient d'ailleurs confirmer la seconde observation de M. Aran, qui, dès la première ponction, s'est empressé de faire une injection iodée, qui a procuré un résultat tel que de nouvelles ponctions n'ont pas été utiles.

Déjà nous avons exprimé notre opinion sur les ponctions capillaires recommandées par M. Aran au point de vue des difficultés que ces ponctions peuvent apporter pour l'écoulement du liquide et, par conséquent, pour le diagnostic; mais ces ponctions, avec des trocarts explorateurs ou capillaires, nous donnent encore une inquiétude que les observations elles-mêmes de M. Aran semblent confirmer : que deviennent les vessies hydatiques? Elles ne peuvent sortir par la canule d'un trocart capillaire; restées dans le foie, ne peuvent-elles pas, par la suite, y devenir la cause d'accidents plus ou moins graves, et ne remarque-t-on pas surtout dans les observations de M. Aran, mais surtout dans la première, que le malade, en sortant de l'hôpital le 10 mars, plus de deux mois après la dernière ponction et l'injection iodée, avait encore le foie très volumineux, puisqu'il dépassait le rebord des fausses côtes *de deux et demi à trois travers de doigt.* Il est vrai de dire que cet homme avait entièrement cessé de souffrir dans la région du foie; mais il serait important de savoir ce qu'est devenu ce malade et si la guérison s'est maintenue.

Nous ne voulons pas rejeter d'une manière absolue les ponctions capillaires ou exploratrices; mais nous pensons qu'il ne faut les employer qu'à titre d'exploration, dans les cas, par exemple, où il y a du doute sur la nature, le siége du mal; dans les cas où le kyste n'a pas encore acquis des dimensions considérables et avant que le tissu hépatique ait été refoulé et atrophié, avant que les inflammations successives aient amené, dans l'intérieur du kyste, des désordres profonds; il faut alors les employer, non comme moyen curatif, mais dans l'intention d'indiquer le siége du kyste et de tracer la route que le chirurgien devra suivre dans la ponction qu'il devra pratiquer avec un trocart plus volumineux. En procédant ainsi, il devient possible alors de vider le kyste non-seulement des liquides plus ou moins épais qu'il peut contenir, mais encore des poches acéphalocystes qu'il renferme. Le kyste, complétement débarrassé, se trouve dans de meilleures conditions pour guérir radicalement.

Pour les injections iodées, M. Aran a fait usage de la formule que nous avions employée, c'est-à-dire parties égales de teinture d'iode et d'eau avec addition d'iodure de potassium; seulement, il pense qu'il n'y a aucun inconvénient à abandonner le liquide de l'injection dans les kystes ou les foyers où l'on peut être appelé à pratiquer ces injections, et affirme n'en avoir jamais observé de fâcheux résultats. Cette pratique, en effet, si une seule injection suffisait toujours pour amener la guérison, pourrait être suivie ; le seul inconvénient qu'elle offre, c'est de produire des phénomènes d'ivresse iodique plus intenses et d'une durée plus longue ; mais, lorsqu'on est obligé de répéter les injections iodées et d'y revenir souvent, cette manière de faire aurait des inconvénients graves qu'il est d'autant plus sage d'éviter que le séjour, pendant cinq à dix minutes, de la teinture iodique dans les cavités où on l'injecte est, dans tous les cas, tout à fait suffisant pour produire les phénomènes qu'on se propose d'obtenir.

Nous espérons que les faits de M. Aran, réunis aux nôtres, contribueront à vaincre les répugnances qu'ont encore certains praticiens pour les injections iodées dans les kystes et les abcès du foie, même dans les cas qui leur sont en apparence peu favorables, et qu'ils démontreront les succès qu'on peut obtenir dans des affections considérées comme au-dessus des ressources de l'art, succès qui sont d'ailleurs assez favorables pour ne plus laisser le moindre doute dans l'esprit des observateurs attentifs.

CINQUIÈME VARIÉTÉ.

Des fistules, des collections purulentes, des hydropisies du sinus maxillaire (Kystes muqueux du sinus maxillaire de M. Giraldès) **traitées par les injections iodées.**

Les affections qu'on désignait autrefois et qu'on désigne encore sous le nom d'*hydropisies du sinus maxillaire* ont été considérées par M. Giraldès comme des kystes muqueux. Les recherches qu'il a faites à ce sujet sont consignées dans les *Mémoires de la Société de chirurgie de Paris* (1). Que ces affections soient simplement des hydropisies des sinus, ou bien des kystes muqueux, suivant l'opinion de notre savant collègue, cette nouvelle manière de voir n'a aucune importance ni pour la marche de la maladie, ni pour la symptomatologie, ni pour le traite-

(1) *Mémoires de la Société de chirurgie de Paris*, 1853, t. III, p. 479.

ment; car, dans tous les cas, il y a dilatation du sinus maxillaire, et le liquide ou la matière renfermée dans le sinus est identique, à savoir : une matière filante, visqueuse, de consistance sirupeuse, etc. Se fondant sur cette opinion, que les sinus contiennent des kystes muqueux, M. Giraldès a pensé qu'il était indispensable de modifier le traitement, et qu'on ne devait pas se borner à vider le sinus par une ponction, comme on a l'habitude de le faire dans les prétendus cas d'hydropisies, mais qu'il était nécessaire de faire subir au sinus une perte de substance, de l'ouvrir largement pour le débarrasser complétement des produits kystiques renfermés dans sa cavité.

Ouvrir largement le sinus dans le but de le vider des matières qu'il contient, qu'elles soient sanguines, séreuses, muqueuses ou purulentes, et de l'empêcher de se remplir de nouveau, était le conseil donné par Boyer, et qui reçut l'assentiment de tous les chirurgiens. Ce savant maître recommandait de faire sur la portion gingivale de la tumeur, au-dessus du bord alvéolaire, une incision courbe à concavité tournée en haut ; puis, comme les lèvres de cette incision ont de la tendance à se réunir et à oblitérer de nouveau la cavité, on saisit avec des pinces la lèvre supérieure convexe, et on l'emporte, soit avec le bistouri, soit avec des ciseaux ; on obtient ainsi une large ouverture par laquelle s'écoule la matière renfermée dans le sinus maxillaire. Ce procédé permet, il est vrai, l'écoulement plus facile du liquide ; mais il présente plusieurs inconvénients : 1° il expose à l'inflammation de la cavité du sinus maxillaire par l'introduction de l'air et des matières alimentaires; 2° à la suppuration du sinus et à la persistance d'une fistule qui se ferme d'autant plus difficilement qu'elle est placée dans un lieu moins déclive. En s'adressant aux injections iodées on peut éviter tous ces désavantages.

Quel est le but que le chirurgien doit chercher dans ces cas? Avant tout, de procurer une issue facile à la matière renfermée dans le sinus; ensuite, de combattre les causes qui ont donné naissance à cette matière et d'empêcher qu'elle ne se reforme. Une simple ponction, aidée des injections iodées, remplit facilement et sûrement toutes les indications.

Plusieurs cas peuvent se présenter. — 1° Le sinus maxillaire peut s'ouvrir spontanément, et alors une fistule existe. On doit profiter de cette ouverture fistuleuse pour porter de la teinture d'iode dans le sinus ; mais si la fistule n'est pas placée convenablement, c'est-à-dire si elle ne permet pas l'écoulement facile de la matière contenue dans le sinus, il faut recourir à une ponction située dans un lieu déclive. Cette ponction doit être faite à la paroi antérieure du sinus maxillaire si toutes les dents sont saines ; si, au contraire, la deuxième ou la troisième molaire sont malades, ce qui arrive le plus souvent, il faut d'abord enlever ces dents malades, qui correspondent au sinus, et perforer le fond de l'alvéole avec un trocart débarrassé de sa canule, pratiquer ensuite des injections iodées, à l'aide d'un stylet creux comme celui dont nous nous servons pour les fistules à l'anus et tous les trajets fistuleux étroits et profonds.

Les avantages des injections iodées dans ces cas sont : 1° de modifier la membrane qui sécrète le liquide, de changer la nature de ce liquide lui-même, de rendre son écoulement plus facile ; en un mot, de faire cesser l'état pathologique sous l'influence duquel la maladie du sinus s'est développée. Dans ces conditions, l'écoulement du liquide ayant lieu d'une manière continue, la tumeur de la joue s'affaisse, diminue peu à peu, le sinus se rétrécit et reprend bientôt sa forme normale. Les exemples suivants suffiront pour faire ressortir la valeur des injections iodées dans le traitement des hydropisies et des abcès des sinus maxillaires.

Hydropisie du sinus maxillaire gauche, injections iodées. —
Guérison radicale.

Dans le courant de 1852, M. N..., employé à la banque de France, vint me consulter pour une affection de la mâchoire supérieure gauche. Ce mal existait depuis plusieurs années et avait forcé le malade à avoir recours à différents médecins, et en dernier lieu à un des chirurgiens les plus distingués des hôpitaux, à M. Michon. Des opérations qui avaient eu pour but d'ouvrir le sinus maxillaire avaient été pratiquées à diverses reprises, mais jusqu'à présent elles étaient restées sans résultat, l'ouverture qu'on avait faite à chaque fois s'étant refermée presque aussitôt. La dilatation et la tuméfaction de l'os persistant, M. Michon tenta à son tour une nouvelle ouverture à la paroi antérieure du sinus, à peu près au-dessus de la première petite molaire, puis conseilla des injections émollientes. Cette nouvelle opération n'eut pas un meilleur résultat que les autres, et notre savant collègue, en raison de l'ancienneté du mal, de sa résistance à ne pas guérir et de la tuméfaction considérable et permanente de l'os maxillaire, avait émis l'idée qu'il existait probablement un kyste osseux dans l'épaisseur du sinus maxillaire, et qu'on serait peut-être forcé d'en faire l'ablation.

Lorsque je vis M. N... pour la première fois, je fis les remarques suivantes : la joue gauche offrait une tuméfaction considérable et était déformée, quoique non douloureuse à la pression. La mâchoire, de ce côté, était le siége de douleurs et d'élancements ; la voûte palatine, ainsi que le bord alvéolaire gauche, étaient soulevés, gonflés. Au-dessus et entre la première et la deuxième molaires, il existait une petite ouverture fistuleuse d'où sourdait continuellement une matière purulente, fétide, désagréable au goût, et qui s'accumulait lorsque le malade bouchait cette fistule à l'aide d'un morceau de cire ou d'un tampon de charpie, précaution qui était devenue indispensable pour s'opposer à l'introduction de l'air et des aliments, qui provoquaient sans cesse des accidents inflammatoires, des douleurs plus vives, etc.

Un stylet introduit dans la fistule se dirigeait vers le centre de la joue et semblait pénétrer dans la cavité du sinus maxillaire, cavité qui avait acquis une étendue considérable.

Que cette cavité fût celle d'un kyste osseux développé dans l'épaisseur du maxillaire supérieur, ou bien tout simplement le sinus maxillaire dilaté et les suites d'une hydropisie, je conseillai à M. N... l'usage des injections de teinture pure d'iode, lui recommandant de les pratiquer deux fois par jour, de tenir l'ouverture fistuleuse complétement oblitérée à l'aide d'une mèche de charpie, surtout en mangeant, mais avec la précaution de la déboucher plusieurs fois dans la journée pour permettre au liquide sécrété de s'écouler au fur et à mesure de sa formation, et au besoin d'en solliciter la sortie en faisant le vide au moyen de la succion.

En agissant ainsi, je me proposais plusieurs choses :

1° Avec les injections iodées je voulais modifier la membrane qui tapissait la cavité injectée, rendre de bonne nature la sécrétion purulente infecte qu'elle laissait écouler.

2° En recommandant une mèche dans l'ouverture fistuleuse, d'empêcher d'une part la fistule de s'oblitérer, de l'autre l'air, les boissons et les aliments de pénétrer dans la cavité.

3° Enfin en conseillant au malade de déboucher cette fistule plusieurs fois dans la journée, et même de pratiquer la succion sur l'ouverture fistuleuse, mon but était d'empêcher la moindre quantité de liquide de séjourner dans la cavité et de permettre aux parois de cette cavité de revenir sur elles-mêmes.

Ce traitement, suivi pendant cinq semaines, a amené une guérison radicale qui ne s'est pas démentie depuis plusieurs années. Peu à peu la joue s'est détuméfiée, le maxillaire a diminué de volume, la fistule s'est oblitérée complétément, et à cette heure il ne reste aucune trace d'une affection qui avait paru assez grave à un chirurgien très distingué pour lui faire craindre l'amputation du maxillaire supérieur.

Hydropisie du sinus maxillaire gauche, injection de teinture d'iode pure. —
Guérison.

Le nommé Mandard (Edmond-Antoine), âgé de quinze ans, apprenti tapissier, entra à l'hôpital Saint-Louis le 13 octobre. Cet enfant, d'une constitution peu robuste et d'un tempérament lymphatique, a cependant toujours joui d'une bonne santé. Il y a trois ans environ il fut atteint d'un violent mal de dent qui se termina par une fluxion à la suite de laquelle il survint, au niveau du maxillaire supérieur gauche, immédiatement au-dessus de l'arcade dentaire, une petite grosseur qui augmenta peu à peu de volume sans que pour cela le malade ressentît dans la partie affectée la moindre douleur. Il n'éprouvait même aucune gêne; la narine gauche fut seulement plus sèche que celle du côté opposé. Neuf mois environ après l'apparition de la tumeur, il consulta un médecin qui fit appliquer sur la joue un emplâtre dont nous ne connaissons pas la composition, et qui du reste n'apporta aucune amélioration. Ce ne fut que trois mois après que Mandard se décida à entrer à l'hôpital. Il était alors dans l'état suivant :

La joue gauche est le siége d'une tumeur régulièrement arrondie; elle est située à gauche du sillon naso-labial gauche, au-dessous de l'orbite et au-dessus de l'arcade alvéolaire. Exactement limitée, comme on le voit, elle existe sans changement de couleur à la peau et est indolente, même lors-qu'on exerce sur elle une forte pression. En ouvrant la bouche et relevant avec le doigt la lèvre supérieure, on voit qu'elle est exactement limitée au sinus maxillaire, qui a subi une notable dilatation, et dont la paroi anté-rieure a été notablement amincie. Ce dernier phénomène est facile à appré-cier; pour cela il suffit de soulever avec le doigt la lèvre supérieure et d'exercer une pression d'avant en arrière et de bas en haut; on sent alors que le sinus maxillaire se laisse déprimer en donnant sous le doigt la sen-sation d'un morceau de parchemin que l'on froisse. Il devint dès lors très évident que la tumeur était constituée par une dilatation du sinus maxil-laire. Notons, de plus, que la première grosse molaire supérieure du côté malade est complétement cariée jusqu'à la couronne, au point que toute la partie antérieure se trouve recouverte par la gencive. Toutes les autres dents sont parfaitement saines.

Le 17, M. Jobert, dans le but de s'assurer quelle pouvait être la nature de la tumeur, fit avec un petit trocart explorateur une ponction qui donna issue par la canule à quelques gouttes d'un liquide presque transparent, lequel, soumis à la chaleur, se coagule complétement. Il ne pouvait plus dès lors y avoir aucun doute, la tumeur était formée par une accumulation anormale de sérosité dans l'intérieur du sinus maxillaire ; en d'autres termes, on avait affaire à une hydropisie du sinus.

Le 21, M. Jobert, à l'aide d'un trocart à hydrocèle enfoncé obliquement de bas en haut, immédiatement au-dessous de la première petite molaire, fit une ponction qui donna issue à une assez grande quantité d'un liquide parfaitement semblable à celui qu'on avait retiré quelques jours auparavant, et qui, comme lui, se coagule sous l'influence de la chaleur. Lorsque la tumeur fut vidée aussi complétement que possible, on introduisit dans son intérieur de la teinture d'iode pure ; elle y demeura un temps d'autant plus long, qu'avec la sérosité restée dans l'intérieur du kyste, elle forma un coagulum qui ne peut être retiré qu'à l'aide de plusieurs injections d'eau, et encore ne le fut-il peut-être pas d'une manière complète. Quoi qu'il en soit, l'opération ne donna lieu à aucune douleur ; ce ne fut qu'un quart d'heure après qu'il survint quelques élancements qui durèrent trois ou quatre heures. Pendant le reste de la journée le malade alla très bien, et le soir il mangea comme à son ordinaire.

Dès le lendemain, la tumeur a repris le volume et l'aspect que nous avons notés plus haut ; mais l'état général continue d'être bon : il n'existe même pas de céphalalgie.

Le 24, le malade se plaint de quelques élancements ; ils sont heureusement rares et ne persistent que pendant peu de temps.

Le 30, la tumeur a notablement diminué de volume ; les parois du sinus maxillaire sont revenues sur elles-mêmes ; la paroi antérieure, en particulier, ne se laisse plus déprimer sous la pression du doigt. Les jours suivants, le volume de la tumeur continue d'aller en diminuant.

Le 10 novembre, le malade sort guéri de l'hôpital. La joue gauche est entièrement revenue à son état normal.

Cette observation est remarquable par la rapidité avec laquelle la guérison s'est opérée. (*Gazette des hôpitaux*, année 1853, p. 409.)

Parmi les tumeurs des sinus maxillaires, on rencontre encore quelquefois dans le maxillaire supérieur, mais le plus souvent dans l'inférieur et aussi dans quelques autres parties du squelette, des kystes qu'on appelle *osseux*. Ces kystes sont tapissés d'une membrane séreuse ou muqueuse, et renferment du liquide le plus souvent séreux. Comme ces affections nous paraissent avoir une grande analogie avec les kystes muqueux de M. Giraldès, ou avec les hydropisies du sinus maxillaire, et que la plupart des traitements qu'ils réclament sont ceux de l'hydropisie du sinus maxillaire, nous pensons qu'on pourrait leur appliquer, avec le même avantage, le traitement des injections iodées, et avec d'autant plus de raison que cette méthode guérit sans provoquer une inflammation suppurative propre à désorganiser la membrane qui tapisse ces cavités osseuses, destruction qui est regardée comme indispensable pour amener une guérison radicale à l'abri de toute récidive.

SIXIÈME VARIÉTÉ.

De la cure radicale de l'hydropisie enkystée de l'ovaire, par les injections iodées.

> *At prudenter, a prudente medico si methodum nescis, abstine.* (BOERHAAVE.)

> *Occidit, qui non salvat.* (SAINT AUGUSTIN.)

Dans un mémoire que nous avons lu à la Société de chirurgie dans la séance du 6 février 1850, publié en 1851 dans la *Gazette médicale de Paris*, et couronné en 1851 par l'Académie des sciences, nous avons démontré par des faits assez nombreux déjà, que les injections iodées étaient efficaces dans certaines hydropisies du péritoine, et nous annoncions qu'elles étaient également avantageuses et curatives dans une autre variété d'hydropisie regardée comme incurable, dans l'hydropisie enkystée de l'ovaire. Des faits nombreux et authentiques, datant déjà pour quelques-uns de plusieurs années (5 ou 6 ans), prouvent, en effet, la curabilité de cette grave affection, qui, au bout d'un temps plus ou moins long, se termine presque toujours par la mort.

Jusqu'à présent, l'hydropisie enkystée des ovaires a toujours passé pour être au-dessus des ressources de l'art, quoique son traitement ait beaucoup occupé les médecins et les chirurgiens du dernier siècle. La méthode par incision et exfoliation du sac, a été préconisée par Ledran, Delaporte, Morand, etc., et les mémoires de l'Académie de chirurgie, renferment plusieurs faits importants, qui déposent en faveur de cette méthode ; cependant, les modernes ne l'ont pas adoptée et ont donné la préférence à la ponction simple, qui n'est en résumé qu'un moyen palliatif ; mais, la chirurgie, qui avance tous les jours vers sa perfection, a trouvé d'autres ressources que la ponction, qui n'est pas ordinairement curative, et n'est qu'un moyen extrême, destiné à faire cesser momentanément la gêne que l'épanchement occasionne dans les fonctions de la digestion, de la respiration, de la circulation, etc.

Dans ces dernières années, une nouvelle réaction a paru s'opérer à cet égard, et l'on est revenu à une méthode qu'on avait déjà conseillée il y a longtemps, l'excision, et qu'on avait ensuite abandonnée, à cause des résultats malheureux qu'on avait obtenus, en voulant exciser la poche ovarienne. C'est surtout en Angleterre et en Amérique que plusieurs opérations de ce genre paraissent avoir été pratiquées avec bonheur, et l'on croit avec raison et en s'appuyant sur des faits qui paraissent bien observés, que ce mode opératoire devrait être préféré à celui qu'avait conseillé l'Académie de chirurgie. Quoi qu'il en soit de ces diverses méthodes de traitement, l'opinion de tous les médecins en France, est encore que l'hydropisie enkystée de l'ovaire est presque constamment incurable, et les exemples de guérison spontanée sont si rares, qu'il en existe à peine deux ou trois cas (1).

Il y a près d'un siècle, un médecin illustre et profond observateur, William Hunter disait en parlant de l'hydropisie enkystée des ovaires : « J'ai eu l'occasion de voir un grand nombre d'hydropisies enkystées dont plusieurs furent traitées par des médecins du premier rang, et cependant, je n'ai jamais observé un exemple de guérison. Je ne connais même pas un seul cas dans lequel la tumeur ait sensiblement diminué de volume, sous l'influence d'un autre traitement que la ponction. S'il m'était permis de juger, d'après tout ce que j'ai vu, tant sur le vivant que sur le cadavre, je serais porté à croire que l'hydropisie de l'ovaire est une affection incurable ; le trocart est

(1) Nous ne connaissons que celui de M. Bonfils, de Nancy, encore est-il le résultat d'une rupture spontanée de la poche-ovarique. (*Bulletin de l'Académie royale de médecine*, décembre 1843.) M. le docteur Camus, dans un excellent mémoire qu'il a publié dans la *Revue médicale* (novembre 1844) sur la rupture spontanée ou accidentelle des kystes ovariques, est arrivé à ces conclusions, basées sur les observations qu'il a rassemblées dans son travail, que des malades chez lesquels a eu lieu la rupture du kyste, 1° les unes sont mortes immédiatement, ou peu de jours après la première rupture; 2° d'autres, après une ou plusieurs ruptures, sont affectées d'une hydropisie ascite ; 3° la plupart ont survécu à une ou plusieurs ruptures, se sont trouvées guéries momentanément et ont fini par succomber à l'affection hydropique.

le seul palliatif (*Medical observation and inquiries*, t. II, p. 56). »

L'hydropisie de l'ovaire, dit Boyer, est presque toujours incurable, et son expulsion par la voie des urines ou des selles, est un événement, sinon impossible, au moins extrêmement rare, et ce grand chirurgien, dans sa longue pratique, ne cite qu'un seul cas de guérison, encore celle-ci ne fut-elle pas radicale et permanente, puisqu'au bout de trois ans, il fallut en venir à la paracentèse qui fut pratiquée six fois dans l'espace de huit à neuf mois, au bout desquels la malade mourut. L'observation de Boyer doit être rangée parmi les cas de rupture spontanée. Ainsi, si quelques guérisons ont été obtenues par l'emploi unique des médicaments, du mercure, de l'iode, de la compression, ou d'applications locales de nature variée, etc., elles sont si rares, qu'on est en droit de se demander si la force médicatrice de la nature ne doit pas avoir les honneurs de la guérison dans des cas si exceptionnels, ou plutôt si ces prétendues guérisons n'ont pas été le résultat de la rupture spontanée du kyste, guérisons qui n'ont été que momentanées et jamais définitives. Suivant Boyer, les diurétiques, les purgatifs, les sudorifiques, les fondants, et, en général, tous les remèdes capables de faciliter les sécrétions, n'ont aucun effet, non-seulement pour guérir l'hydropisie enkystée de l'ovaire, mais encore pour en ralentir les progrès ; leur usage peut même devenir nuisible, en dérangeant les fonctions des organes de la digestion ; aussi doit-on s'abstenir de ces médicaments. En admettant même que ces moyens puissent quelquefois procurer la guérison de l'hydropisie de l'ovaire, combien de malades qui ont succombé malgré leur emploi, et la maladie, quel que soit le traitement interne ou médical, suit toujours à peu près la même marche.

Aujourd'hui, quand l'hydropisie ovarique est parvenue au point d'occasionner des accidents graves par l'extrême réplétion de l'abdomen, on se contente de donner issue à la matière contenue dans le kyste, par la ponction.

L'expérience a fait connaître l'inutilité de ce moyen et même ses inconvénients ; après une première ponction, le liquide s'accumule encore plus rapidement ; au bout de quelques mois, de quelques semaines, il devient nécessaire de l'extraire de nouveau ; on fait ponctions sur ponctions, à la suite desquelles le liquide s'altère et prend de mauvaises qualités ; il en résulte que les malades s'affaiblissent et qu'elles meurent épuisées par la douleur et emportées par l'inflammation. Éclairés par tous ces phénomènes, les chirurgiens et les médecins ne consentent à pratiquer la ponction aux femmes atteintes d'hydropisie de l'ovaire que quand le volume du ventre est devenu si considérable qu'il rend la respiration presque impossible ou qu'il donne lieu à des accidents qu'on ne peut dissiper par les moyens ordinaires.

Réfléchissant, d'une part, sur le soulagement passager que les hydropiques ressentent lorsque le kyste a été vidé par la ponction, et de l'autre sur les effets des injections iodées sur les muqueuses et sur les séreuses, nous avons pensé qu'en empêchant le kyste de se remplir, qu'en cherchant en même temps à faire adhérer les parois par leur surface interne, on pourrait obtenir la guérison ou du moins prolonger les jours du malade. C'est, fondé sur ces principes, que nous avons osé tenter une nouvelle route, et le succès a répondu à nos espérances.

La médecine, toujours impuissante, et la chirurgie, trop réservée peut-être, abandonnent ordinairement cette maladie à elle-même. A la vérité, elles avaient l'excuse de leur inaction, dans la durée quelquefois longue de ces hydropisies, qui ne permet pas de sacrifier aux chances d'une opération hardie la probabilité de plusieurs années de vie. C'est pourquoi l'on se contente, quand l'extrême développement de la tumeur exige impérieusement d'y porter remède, de la vider par la ponction; mais ce moyen, ordinairement infructueux dans les hydropisies des cavités naturelles, l'est bien davantage dans les collections des kystes, bien moins susceptibles que les séreuses de reprendre leur capacité première : aussi une accumulation nouvelle remplit-elle le kyste en très peu de temps, et en moins de temps encore si l'on renouvelle la ponction.

Sous ce point de vue, l'hydropisie enkystée, se terminant toujours d'une manière fâcheuse, appartient donc à la médecine agissante, surtout si elle fait des progrès rapides ou si elle se déclare dans le jeune âge. Alors, si une opération est praticable, si elle n'entraîne pas un danger de mort imminent, il faut la tenter et se proposer, après avoir vidé le kyste, de diminuer sa capacité et d'y susciter un travail modificateur qui empêche le liquide de s'y reformer. C'est ce que nous avons fait, et déjà de nombreux succès ont couronné nos efforts.

Avant d'exposer dans tous ses détails la méthode que nous proposons, qu'on nous permette, pour mieux la faire apprécier, de passer rapidement en revue les divers procédés que la médecine opératoire a mis en usage, et presque toujours sans succès, pour arriver à la guérison radicale de cette maladie. D'abord, nous voyons que la ponction est le moyen qu'on emploie le plus ordinairement contre cette espèce d'hydropisie, mais qu'il n'est que palliatif.

Dans le but de le rendre curatif, plusieurs moyens variés, qui tous avaient pour but de développer une inflammation dans le kyste et d'amener l'adhérence de ses parois, lui ont été ajoutés. C'est ainsi que des injections ont été faites dans la tumeur, que des mèches ont été introduites par l'ouverture pratiquée par le trocart, que des sondes, des canules, des tentes de diverses sortes y ont été laissées à demeure pour entretenir l'écoulement du pus ou des autres liquides. Les injections étaient émollientes d'abord pour nettoyer la surface interne de la poche, ensuite on les a remplacées par des injections de gaz irritants, de vin chaud, de solution d'azotate d'argent, dans le but d'irriter, d'enflammer les parois du kyste. Olleuroth a même proposé, dans le but de détruire en partie les parois du kyste et de rendre plus fluide le liquide, quelquefois trop épais pour s'écouler facilement, de faire des injections d'une solution faible de potasse caustique ou de teinture de cantharides. Nous ne sachions pas que ces moyens aient été employés; mais une sonde d'argent, laissée à demeure par Olleuroth, lui a procuré un succès chez une femme qui avait déjà subi sept ponctions assez rapprochées et inutiles; après l'écoulement de quatre à cinq litres d'un liquide jaunâtre, il a bouché l'extrémité de la canule avec un tampon qu'on retirait matin et soir pour laisser sortir le liquide. Le vingt-huitième jour seulement, l'instrument fut retiré, la guérison eut lieu et existait encore trois années après. (*London medical*, 1835.)

Associer à la ponction des injections détersives ou irritantes, laisser le liquide contenu dans le kyste s'écouler soir et matin, était assurément le moyen le plus rationnel et le plus simple pour obtenir le rapprochement des parois du kyste, sa détersion et la-cohésion de ses parois ; mais la plupart des chirurgiens ont abandonné cette méthode, parce qu'ils la regardaient comme inutile ou dangereuse : inutile, à cause de la difficulté avec laquelle, après la ponction abdominale, les liquides s'écoulent à l'extérieur; dangereuse, parce que les injections développaient des inflammations, soit du kyste, soit du péritoine, qui devenaient promptement mortelles.

Pour parer à ce grave inconvénient, la difficulté ou l'impossibilité de l'écoulement du liquide hors du kyste, quelques chirurgiens ont proposé de ponctionner la tumeur à sa partie la plus déclive, c'est-à-dire de ponctionner le kyste par le vagin, comme Vermandois l'aurait vu faire en 1803, et comme l'ont essayé plusieurs praticiens de nos jours, Neumann, Récamier, Nonat, Arnolt, Stoltz, Ogden, Nœtig, Waltson, Bishop, Schwabe, Briquet et Michon. Cette ponction vaginale n'aurait pas fourni de meilleurs résultats que la ponction abdominale, et l'on aurait observé les mêmes accidents après l'une et l'autre variété de ponction. Mais les insuccès qu'on leur reproche ne doivent pas, selon nous, leur être attribués entièrement; ils dépendent surtout des soins consécutifs, dont l'omission la plus petite peut compromettre la vie des malades. On doit aussi les attribuer à l'absence de toute injection ou à la nature de celles qu'on a employées, à la manière dont ces injections sont faites, à l'omission de lavages fréquemment répétés dans le kyste, et au défaut de précaution de laisser écouler le liquide au fur et à mesure qu'il est sécrété. C'est précisément pour parer à ces inconvénients, que nous avons mis en usage les ponctions successives et fréquemment répétées suivies des injections iodées, les sondes à demeure, dans quelques cas, convenablement renouvelées, les lavages, la compression et plusieurs autres moyens dont l'idée n'est pas nouvelle, sans doute, mais qui, employées convenablement et à propos, nous ont fourni des guérisons inattendues, et qu'on n'aurait pas obtenues avec les méthodes employées jusqu'à ce jour.

Les autres procédés recommandés pour la cure radicale de l'hydropisie de l'ovaire sont l'incision et l'excision de la tumeur.

La ponction ayant été quelquefois impuissante pour évacuer le contenu du kyste, la matière étant trop consistante, ou bien renfermée dans des cellules isolées, quelques chirurgiens ont songé à l'incision du kyste. En 1737, Ledran et Delaporte conseillèrent d'ouvrir la tumeur par une incision, de la vider et de placer ensuite une mèche pour laisser une libre issue aux matières, ou pour permettre de faire des injections détersives; mais la crainte d'une inflammation trop vive, d'un épanchement dans le péritoine, etc., ont éloigné d'une ponction que tant de raisons rendent incertaine et dangereuse, et qui probablement donnerait de plus beaux résultats si l'on opérait avant que la tumeur soit portée à un volume trop considérable, avant que ses parois n'aient acquis de l'épaisseur et avant qu'elles aient contracté des adhérences avec les parties environnantes.

Delaporte n'avait pas été heureux par cette méthode; il conçut l'idée plus hardie encore de la remplacer par l'extirpation, opération qui, suivant M. Velpeau, aurait été discutée dès 1722 par Schlenker, en 1734 par Willius, et en 1751 et 1752 par Peyer et Targioni. Mais malgré les efforts de plusieurs chirurgiens, et même quelques cas de succès (Laumonier, Kapeler), cette idée, que Morand avait suivie et conseillée au début de la maladie, était restée sans application pratique, lorsqu'en 1825 M. Lizars entreprit d'appeler sur elle l'attention; depuis cette époque, la gastrotomie a été faite un assez grand nombre de fois et assez souvent avec succès. Ce sont surtout les chirurgiens anglais, allemands et américains, qui ont fourni des documents sur ce sujet. Quoi qu'il en soit, bien des praticiens veulent qu'on rejette même l'idée de cette opération; cependant, lorsqu'il s'agit d'une maladie reconnue au-dessus de toutes les ressources de l'art, et qui emporte assez promptement ceux qui en sont affligés, n'est-il pas permis d'entreprendre une opération dont les résultats heureux, comparés à ceux que fournissent certaines opérations chirurgicales employées tous les jours, ne sont pas moins nombreux, et n'est-ce pas agir conformément aux principes de l'humanité et de la morale que de faire ce que l'on peut pour sauver la vie de ses semblables? D'ailleurs, les résultats de cette opération ne sont pas si malheureux qu'on le croit généralement, surtout en France, où l'on n'a pas osé encore la pratiquer. M. le docteur Chereau, dans un article intéressant sur l'extirpation des ovaires, publié dans le *Journal des connaissances médico-chirurgicales* (année 1844), a consigné un tableau de 65 cas de section abdominale, pratiquée pour la cure radicale de l'hydropisie des ovaires. Sur ces 65 cas de gastrotomie, on compte 42 cas de succès complet ou de simple rétablissement, et seulement 23 cas de mort. Dans un compte rendu fait dernièrement à la Société de chirurgie de Paris, par M. Giraldès, sur plusieurs travaux contenus dans le 34ᵉ volume des *Transactions médico-chirurgicales de Londres*, on trouve que Robert Lee a réuni 162 cas d'extirpation de l'ovaire, ou tentatives d'extirpation, faites dans la Grande-Bretagne; que, sur ce nombre, il y a eu 64 morts, et que c'est dans la période de dix-huit à trente ans que la mortalité a été plus grande, c'est-à-dire dans la période où les injections iodées paraissent devoir mieux réussir, parce que les kystes sont encore peu anciens, peu volumineux, et que la constitution est moins détériorée. Voici d'ailleurs le tableau présenté par M. Giraldès, qui a voulu savoir l'âge précis des malades et la mortalité suivant l'âge.

De 18 à 30 ans, il y a	40 opérations,	19 morts.
De 30 à 40	41	13
De 40 à 50	17	4
De 50 à 60	13	2

N'est-il pas évident qu'après de pareils résultats, s'ils sont réels, la chirurgie doit être moins timide, surtout lorsque les maladies qui réclament cette opération, abandonnées aux ressources de l'organisme, entraînent presque constamment la mort? La crainte de léser le péritoine a été la cause principale de l'éloignement de cette opération; mais cette crainte a-t-elle bien toute la valeur qu'on lui accorde et n'est-elle pas trop exagérée? De nombreuses observations ne prouvent-elles pas aujourd'hui que le danger de l'inflammation traumatique du péritoine, habituellement si redoutée, est moins grand qu'on ne le pense; et l'expérience, l'expérience importune et présomptueuse, comme dit M. le docteur Blundell, a quelquefois l'insolence de contredire nos opinions les plus favorites et les mieux accréditées; et le péritoine et les viscères abdominaux, quoique très susceptibles dans l'espèce humaine, supportent sans conséquences fatales plus de lésions qu'on ne semble disposé à l'admettre.

L'extirpation des ovaires malades ou devenus le siége d'une hydropisie n'est donc pas une opération qu'il faille rejeter d'une manière absolue; seulement, nous voudrions la voir réservée pour certaines variétés d'hydropisies que nous indiquerons, et pour lesquelles les injections iodées seraient, non pas dangereuses ou nuisibles, mais inutiles et impuissantes.

Ceux qui veulent s'opposer à toute tentative de cure radicale de l'hydropisie enkystée vous disent que, bien que ces tumeurs finissent par se terminer malheureusement, on peut, par un traitement sagement combiné, prolonger la vie des malades pendant plusieurs années, tandis qu'il y a de grandes probabilités pour une issue fatale avec toutes les méthodes conseillées pour guérir radicalement cette affection.

Il est bien vrai que des sujets ont vécu pendant plusieurs années avec cette maladie, mais en y réfléchissant bien, nous sommes porté à croire qu'ils sont en très petite proportion, comparativement à ceux qui souffrent continuellement, meurent en quelques années, et assez fréquemment au douzième ou quinzième mois. M. Southam (*Medical Gazette*, novembre 1843, p. 236) a montré dans un tableau renfermant vingt cas d'hydropisie de l'ovaire, dans lesquels la paracentèse fut pratiquée, que cette opération, que l'on considère généralement comme le palliatif le plus efficace, non-seulement n'apporte qu'un soulagement très temporaire, mais de plus n'est pas exempt de danger. Sur les vingt cas qui composent ce tableau, quatorze femmes sont mortes dans l'espace de neuf mois, consécutivement à la première ponction, et, parmi elles, quatre ne survécurent que quelques jours.

Dans cet état de choses, trouver une méthode qui ait l'avantage non-seulement de prolonger l'existence des malades, mais encore de leur procurer une guérison radicale, serait un service immense rendu à l'humanité et à la science; l'expérience et le temps décideront jusqu'à quel point nous avons été assez heureux pour rendre ce service.

La méthode que nous proposons à notre tour pour la cure de ces espéces d'hydropisies, méthode qui nous a déjà fourni de beaux résultats, a pour but :

1° De donner issue au liquide contenu dans les tumeurs enkystées sans courir le risque d'un épanchement dans la cavité abdominale ;

2° D'injecter de la teinture d'iode dans la poche ovarique, si elle est dans des conditions convenables, de procéder, en un mot, comme dans l'hydrocèle simple ;

3° Dans les cas plus compliqués, de laisser à demeure, lorsque le kyste est considérablement diminué, une canule ou une sonde de gomme élastique, dans l'intention de procurer un libre écoulement aux humeurs et d'arriver, par suite, au rapprochement des parois du kyste, dont on doit faciliter la détersion, la suppuration et la cohésion, en faisant des lavages fréquents et en y injectant, lorsqu'on le juge utile, de la teinture d'iode.

Telles sont les bases principales de cette nouvelle méthode, qui demande beaucoup de soins et d'attention, et qui doit être modifiée suivant les cas, ainsi que nous le dirons dans le courant de ce travail. Une condition pour son succès, c'est qu'il n'existe ni dans les parois du kyste ni dans les organes voisins aucune de ces dégénérations qui, par elles-mêmes, sont au-dessus des ressources de l'art.

Examinons maintenant si, lorsque les malades ne sont pas affectés de lésions organiques, tous les kystes hydropiques de l'ovaire sont susceptibles d'être traités par la méthode que nous proposons : non assurément, et des distinctions importantes nous paraissent devoir être établies suivant la nature du kyste, suivant qu'il est simple ou uniloculaire, suivant qu'il est compliqué ou multiloculaire, aréolaire ou gélatiniforme, enfin suivant la nature du liquide qu'il contient, etc. Il est quelquefois bien difficile de se prononcer sur la question de savoir si la poche ovarique est unique ou multiple, si elle est ou non compliquée de dégénérations cancéreuses ou autres, et cependant la connaissance de ces faits a toujours une grande portée pour se prononcer sur l'opportunité de l'opération et sur son résultat probable. Une première ponction abdominale est souvent nécessaire pour éclairer sur la forme particulière du kyste, sur sa nature et sur celle de son contenu. Dans les cas de kystes uniloculaires, l'expérience nous a appris que, le plus souvent, l'ovaire est converti en une poche lisse, polie, à parois minces, offrant beaucoup de ressemblance avec les membranes séreuses,

27

n'ayant aucune adhérence avec les différents viscères qui l'entourent et contenant un liquide séreux, citronné, onctueux, de couleur variable, d'un écoulement facile. Ces cas sont de ceux qui doivent être traités par les injections iodées, et qui sont dans toutes les conditions voulues pour obtenir des résultats satisfaisants.

Nous devons dire encore que, même parmi cette variété de kystes, il y a encore des distinctions à signaler, basées sur la nature du liquide qu'ils renferment. Ainsi ceux qui laissent écouler un liquide clair, citrin, exempt de toute coloration, sont plus susceptibles de guérir que les autres; ceux, au contraire, dont le liquide a une coloration particulière plus ou moins prononcée, sanguinolente, couleur chocolat ou café, lactescente, etc., guérissent plus difficilement, surtout si ces liquides sont épais, visqueux.

Presque toujours ces kystes sont accompagnés de complications plus ou moins graves. En général, la coloration du liquide dénote qu'un travail inflammatoire a eu lieu dans la tumeur, et rarement, dans ces cas, une seule ponction et une seule injection suffisent pour produire la guérison : il faut, après les avoir ponctionnés, les traiter en laissant une sonde à demeure, répéter les injections et prendre toutes les précautions que nous indiquerons plus loin pour cette variété de kystes. Nous devons dire que, lorsque les kystes offrent de pareilles conditions, les guérisons sont plus difficiles et plus douteuses : ce sont ces cas qui, quelquefois, donnent des résultats fâcheux.

Dans les kystes multiples, qui se rapprochent par leur structure et par leur contenu des kystes uniloculaires, lorsqu'ils ne sont accompagnés d'aucune complication, les injections iodées peuvent également être employées avec beaucoup d'avantage. Dans cette variété, le kyste est formé de poches ou cellules distinctes, dont l'une offre un développement plus considérable que les autres; alors on doit faire autant de ponctions et d'injections qu'il y a de poches séparées; seulement, il est prudent de ne les opérer que les unes après les autres si elles sont nombreuses.

Quand, au contraire, les kystes sont multiloculaires celluleux, qu'ils forment une foule de cavités de grandeur variable, sans communication les unes avec les autres, il est presque certain que ces kystes offrent une structure et des produits par-

ticuliers qui rendront plus difficile et même impossible le succès
des injections iodées. Le plus souvent ces kystes ont des adhérences avec les organes qui les entourent, par suite des irritations, des inflammations plus ou moins étendues, plus ou moins
répétées dont ils ont été le siége; leurs parois ont une plus
grande épaisseur, et il est fort ordinaire d'y trouver diverses
dégénérescences ; le liquide qu'ils contiennent est épais, gélatineux, filant, ressemble à de la colle, du miel, etc., et difficile
à évacuer. Ces kystes aréolaires ou gélatiniformes sont, suivant
l'opinion de Delpech et de M. Cruveilhier, de nature cancéreuse.
En général, les femmes qui les portent offrent tous les signes
de la cachexie cancéreuse. Il est donc indiqué dans ces cas, lorsqu'il a été possible de bien reconnaître leur nature véritable,
sinon de s'abstenir de toute opération, puisque les injections
iodées sont encore utiles dans ce cas, mais de ne pas promettre
une guérison radicale : on ne doit avoir d'autre but et d'autre
espoir alors que de prolonger l'existence du malade. Parmi plusieurs observations que nous pourrions rapporter, nous citerons
la suivante :

Obs. I.—*Kystes multiloculaires.— Plusieurs ponctions, plusieurs injections
iodées.— Écoulement difficile d'un liquide épais, gélatineux, lactescent.—
Mort. — Plusieurs tumeurs squirrheuses dans le ventre.*

Au n° 34 de la salle Sainte-Marthe, à l'hôpital de la Charité (service de
M. Briquet), est entrée, le 7 janvier 1852, une femme nommée Devillaire,
âgée de cinquante-cinq ans, de constitution détériorée, atteinte depuis
plusieurs années d'une hydropisie de l'ovaire droit. Cette femme est mariée
et n'a jamais eu d'enfants. Réglée à treize ans, la menstruation fut normale jusqu'à dix-neuf ans, époque où, à la suite d'une vive émotion, les
règles se supprimèrent pour ne plus reparaître que d'une manière tout à
fait irrégulière et en petite quantité jusqu'à l'âge de quarante-sept ans, où
elles ont cessé tout à fait. Il y a environ quinze ans qu'elle ressentit une
douleur dans le bas-ventre, du côté droit, et qu'on reconnut une tumeur
qui a résisté à l'emploi de nombreux médicaments. A la suite de chagrins
profonds, cette tumeur prit un accroissement considérable dû aux événements
de 1848. Lors de son entrée à l'hôpital, cette malade avait déjà subi deux
ponctions : l'une pratiquée par M. le docteur Patouillet, qui me fit appeler
pour faire la seconde et pratiquer une injection iodée le 4 décembre 1851.

Cette seconde ponction, comme la première l'avait déjà appris à M. Patouillet, nous montra que nous avions affaire à un kyste multiloculaire. La
ponction, faite au même endroit que la première fois, donna aussi issue à

environ deux litres d'un liquide épais, filant, lactescent, et s'écoulant avec beaucoup de difficulté. Après cette ponction, la tumeur ne diminua que dans le point correspondant à la loge qui avait été ponctionnée, et il nous était très facile de constater la présence de plusieurs autres kystes. Une injection iodée, à partie égale et additionnée d'iodure de potassium, fut faite et laissée cinq ou six minutes dans le kyste qui avait été vidé. Aucune douleur, aucun symptôme de réaction ne se manifestent, et la malade, quoique très faible et maladive depuis longtemps, peut aller et venir, et vaquer à ses occupations de ménage dès le lendemain, et mieux que d'habitude. Cette injection ne produisit aucun résultat ni en bien ni en mal, et le 7 janvier 1852, jour de l'entrée de la malade à l'hôpital, le ventre avait repris le développement qu'il avait avant la ponction, le liquide s'était reformé dans la poche injectée. Le 9 janvier, nouvelle ponction, nouvelle injection iodée dans le kyste déjà ponctionné deux fois. Le liquide, qui s'écoule difficilement, a changé de couleur : il n'est plus lactescent, mais il a la même consistance qu'aux deux autres ponctions. Des signes de réaction assez prononcés ont lieu après cette seconde injection, mais ils sont de courte durée, et la malade, toujours très faible, très maigre, se lève, se promène et mange comme d'habitude.

Le 20 janvier, ponction du kyste du côté droit, non suivie d'injection iodée. Un liquide épais, gélatineux, de couleur citrine, s'écoule avec difficulté ; il y en a environ quatre litres. Cette opération n'amène aucun résultat fâcheux, malgré l'état de faiblesse et de dépérissement de la malade.

Le 8 février, le kyste du côté gauche s'étant encore rempli, une nouvelle ponction, suivie d'injection iodée, est pratiquée. Le liquide qui s'en écoule est très épais, filant, blanchâtre, et sort avec la plus grande difficulté. L'injection iodée ne développe aucune réaction.

Bientôt les kystes ponctionnés se remplissent de nouveau ; la faiblesse et la maigreur augmentent ; l'oppression devient de plus en plus considérable ; une fièvre continue mine la malade, qui succombe, dans les premiers jours du mois de mars, dans le marasme le plus complet et avec tous les signes de la cachexie cancéreuse.

A l'autopsie, on trouve un kyste multiloculaire volumineux, composé de loges plus ou moins grandes et à parois très épaisses ; il y en a sept principales, toutes analogues ; aussi bien celles qui ont été ponctionnées et injectées que celles qui ne l'ont pas été, présentent des traces d'inflammation ancienne et contiennent de la matière purulente. Ce kyste offre des adhérences anciennes et nombreuses avec les viscères circonvoisins. Le péritoine est le siége d'une inflammation chronique. Deux tumeurs squirrheuses existent à la base du kyste principal du côté gauche.

Nous avons rapporté cette observation autant pour prouver l'innocuité des injections iodées dans cette variété de kystes ovariques que pour démontrer tous les inconvénients qu'on doit rencontrer lorsque les kystes sont anciens et multiloculaires. Dans ces cas, leurs parois s'affaiblissent, dégénèrent et deviennent à l'intérieur le siége d'inflammation purulente, et à l'extérieur elles contractent des adhérences avec tous les organes environnants, en même temps que le péritoine s'enflamme; de telle sorte qu'il devient impossible, lorsque les parois du kyste sont épaissies, et lorsque des adhérences nombreuses existent, de pouvoir obtenir le retrait de ces kystes sur eux-mêmes, et d'espérer voir arriver facilement au contact leurs parois internes, ce qui devient, lorsqu'on les a vidés et injectés, un obstacle permanent à leur adhésion, et par conséquent à leur guérison. D'ailleurs toute opération devient inutile dans les kystes multiloculaires anciens, parce qu'ils sont le plus souvent compliqués de dégénérescences cancéreuses.

Dans les cas où la santé générale des malades paraît très bonne, où il n'existe aucune trace de cachexie quelconque, si l'on reconnaît ou si la ponction nous fait reconnaître un kyste multiloculaire donnant issue à du liquide de bonne nature, c'est-à-dire à une sérosité citrine, limpide, facile à évacuer, on ne doit pas craindre de recourir aux injections iodiques; elles peuvent encore dans ces variétés fournir de beaux résultats.

Mais on peut, dans ces cas particuliers, essayer de rendre uniloculaires ces kystes multiloculaires, en faisant communiquer les poches les unes avec les autres, soit avec l'extrémité du trocart introduit profondément, soit avec un mandrin poussé dans la canule, soit avec une sonde de gomme élastique également glissée dans la canule du trocart et munie de son mandrin. On parvient ainsi à vider facilement et complétement un kyste multiloculaire par une seule ponction, et à le mettre en un mot dans les conditions des kystes uniloculaires, avec lesquels il a alors une grande ressemblance, ce qui permet de le traiter de la même manière.

Il vaut mieux les ponctionner successivement et les injecter séparément. Peut-être ces cas seraient-ils plus avantageusement traités par l'excision quand ils contiennent un liquide épais, gélatineux et difficile à évacuer, si d'ailleurs la constitution n'était entachée d'aucun vice organique.

Ces indications posées, disons quand et comment on doit opérer : nous pensons qu'on doit opérer de bonne heure, c'est-à-dire dès qu'on a reconnu manifestement la présence du liquide dans la tumeur, et que la quantité de ce liquide est assez abondante pour que l'instrument ne blesse pas les organes abdominaux.

Comme l'expérience avait démontré jusqu'à présent l'inutilité et le danger des ponctions pratiquées à une époque peu avancée de la maladie, dans le but de ralentir ses progrès et même d'obtenir une cure radicale, tous les auteurs recommandent de ne recourir à cette opération que quand le volume du bas-ventre est devenu si considérable qu'il rend la respiration presque impossible, ou qu'il donne lieu à des accidents que l'on ne peut dissiper par les moyens ordinaires. Cette pratique était assurément très rationnelle lorsqu'on employait la ponction comme moyen palliatif, puisqu'on avait observé que le liquide se reproduisait avec d'autant plus de rapidité qu'il avait été fait un plus grand nombre de ponctions, qu'il s'altérait, et que la mort arrivait plus promptement que si l'on avait différé la ponction. Mais l'ancienneté du kyste, son grand développement, l'épaisseur de ses parois, qui est quelquefois en raison de son ancienneté, les adhérences qu'il peut contracter, soit après les ponctions répétées, soit autrement, les dangers moins grands qu'il y a à enflammer un kyste de petite dimension, le temps moins long qu'il faut attendre pour obtenir son retrait, l'avantage d'une tumeur moins considérable dans l'abdomen après la guérison du kyste, sont des motifs plus que suffisants pour nous faire penser, d'après ce que nous avons observé, que si la paracentèse était pratiquée dès qu'elle est possible, c'est-à-dire aussitôt qu'on a reconnu l'hydropisie, que si les injections étaient faites avant que le kyste ait acquis un grand développement, avant que ses parois soient épaissies et adhérentes, on obtiendrait bien plus promptement et bien plus sûrement la guérison. D'un autre côté, la constitution des malades serait dans des conditions bien meilleures, et l'organisme, moins affaibli, seconderait avantageusement les efforts du médecin. En conséquence, cette opération devra être faite dans les premiers temps de la maladie, époque à laquelle il n'existe aucune complication grave, et alors qu'elle est si peu avancée qu'elle n'est accompagnée d'aucun dérangement dans la santé. Il est donc avantageux de ne pas attendre, pour pratiquer la ponction et l'injection iodée, une période avancée de la maladie; dans ce cas, une ponction simple, suivie d'une seule injection, a souvent suffi pour procurer une guérison radicale. En recommandant d'opérer de bonne heure, et dès que la fluctuation devient sensible dans le kyste, nous ne voulons pas qu'on opère toujours et quand même; car nous pensons, si le kyste est peu développé, si la maladie reste stationnaire, qu'il faut laisser les malades tranquilles; mais lorsque l'hydropisie fait des progrès en dépit de toute espèce de traitement, il faut agir sans tarder, puisque par suite de la longue compression exercée par la tumeur sur les viscères abdominaux on les trouve souvent enflammés, squirrheux, réunis par des adhérences nombreuses, quelquefois flétris et rapetissés, etc.

Une autre crainte des chirurgiens, et qui les empêchait d'agir, était qu'après la ponction du kyste et la sortie des matières contenues dans son intérieur, celui-ci se rétractant et le défaut de parallélisme des deux ouvertures cessant, il ne se fît un épanchement plus ou moins considérable dans le péritoine; pour éviter cet accident, ils avaient même songé à produire des adhérences entre le feuillet pariétal du péritoine et la paroi externe du kyste. Cette précaution de chercher à établir des adhérences entre les parois abdominales et le kyste, avant de pratiquer la ponction, nous paraît tout à fait inutile, si même elle n'est pas quelquefois la cause d'accidents; car jamais la ponction n'est suivie d'épanchement de liquide dans la cavité du péritoine tant que la canule reste enfoncée dans les parois du kyste. Alors, elle bouche complétement l'ouverture faite par le poinçon et s'oppose au passage des humeurs. Cet épanchement n'est pas à craindre non plus, si, avant d'extraire la canule, on glisse dans son intérieur, comme nous le recommandons, une sonde de gomme élastique qu'on laisse à demeure et sur laquelle, lorsqu'on retire la canule, les bords de l'ouverture se rapprochent et ferment la plaie. Avec ces précautions, nul épanchement n'est à redouter, et des adhérences s'établissent entre le kyste et les parois abdominales par suite de l'inflammation modérée qui se limite aux ouvertures par où pénètre la sonde. D'ailleurs, en admettant qu'en agissant ainsi une certaine quantité de sérosité ou même de teinture d'iode s'épanche dans la cavité du péritoine, n'est-il pas probable que ce liquide sera promptement résorbé? Dans le chapitre où nous traitons du traitement de l'ascite par les injections iodées, nous avons démontré combien ces craintes d'épanchement étaient chimériques.

Doit-on, pour arriver à la guérison des hydropisies enkystées de l'ovaire, suivre toujours le même procédé? Comme nous l'avons déjà laissé entrevoir, nous sommes forcé d'agir différemment suivant l'ancienneté des kystes, leur volume, la nature du liquide qu'ils renferment, et plusieurs circonstances que nous allons faire connaître. Dans ceux qui sont peu développés et qui contiennent seulement quelques litres de liquide, nous sommes arrivé quelquefois à les guérir par une seule ponction et une seule injection d'iode. Tout se passe ici à peu près comme dans l'hydrocèle. Aussitôt que le liquide est écoulé, s'il est clair, citrin, de bonne nature, en un mot, nous pratiquons une injection iodique qu'on laisse ressortir en grande partie après l'avoir laissée séjourner quelques minutes, environ cinq ou six; puis, la sonde étant retirée, on met un bandage de corps pour soutenir le ventre du malade, le comprimer et maintenir rapprochées les parois du kyste. On pourrait dans ce but faire usage d'un bandage herniaire; par ce simple procédé, nous avons obtenu plusieurs guérisons, dont nous citerons les suivantes, parce qu'elles ont été constatées par de nombreux témoins.

L'observation suivante a été recueillie par M. Rossignol, interne à Saint-Lazare, dans le service de M. le docteur Boys de Loury.

Obs. II. — *Kyste hydatique de l'ovaire droit.* — *Ponction.* — *Une seule injection iodée.* — *Guérison radicale.*

La nommée Desparrois (Julie-Onésyme), âgée de cinquante et un ans, journalière, est entrée à l'hôpital Saint-Lazare le 17 mars 1852, pour une tumeur située dans la moitié droite de l'abdomen. Cette femme est d'une constitution chétive, d'un tempérament nerveux; elle fut réglée à seize ans, et constamment elle eut des troubles dans la menstruation; elle n'a jamais eu d'enfants. Il y a dix ans, elle fut atteinte d'une pneumonie; il y a quatre ans d'une fièvre typhoïde grave. Desparrois rapporte qu'il y a deux ans, on vint lui annoncer brusquement la mort de son mari. L'impression que lui fit cette nouvelle détermina un arrêt dans ses règles, qu'elle avait depuis la veille. Elle ressentit durant deux mois des douleurs très vives dans le bas-ventre, et enfin ses règles reparurent, mais ce fut au prix d'une perte qui dura cinq mois entiers. A la suite de cette perte, elle eut une suppression complète, puis elle revit un peu, et enfin, depuis un an, les règles n'ont pas reparu.

Ce serait immédiatement après la cessation de cette perte que la malade aurait vu se développer une tumeur dans la région de l'ovaire droit. Pendant une année, cette tumeur fit des progrès lents ; mais comme elle ne mettait pas obstacle aux travaux de la malade, celle-ci ne s'en inquiétait que médiocrement.

Au mois de mai 1854, le volume de la tumeur, les douleurs qu'elle déterminait dans les mouvements, ou à la suite d'une station ou d'une marche un peu prolongées, et conséquemment l'impossibilité où se trouvait la malade de continuer à travailler, déterminèrent Deparrois à entrer à l'Hôtel-Dieu (service de M. Piedagnel). Elle en sortait deux mois après sans amélioration dans son état. Cependant, chez cette malheureuse femme, une émaciation progressive épuisait les forces d'une constitution déjà bien tourmentée par des diarrhées fréquentes et rebelles. Elle demande à être admise à Saint-Lazare.

Cette femme porte dans le côté droit de l'abdomen une tumeur considérable, s'étendant depuis le petit bassin jusqu'au niveau du rebord inférieur des fausses côtes droites. En bas, elle dépasse la ligne médiane ; mais en haut, à partir de 1 ou 2 centimètres au-dessous de l'ombilic, elle s'écarte de la ligne médiane et penche vers le flanc droit. Elle est peu douloureuse à la pression, dépressible, mais offrant néanmoins une résistance assez grande. Sa surface est égale et ne présente aucune bosselure, sa consistance est partout la même, son élasticité remarquable. Ce n'est qu'avec difficulté que l'on parvient à percevoir une fluctuation obscure. L'explication de cette résistance et de ce défaut de fluctuation, nous la trouvons dans l'extrême tension de ce sac rempli outre mesure par le liquide qui s'y est accumulé.

Après avoir interrogé tous les organes contenus dans l'abdomen, constaté par le toucher vaginal une déviation du col à gauche, la possibilité d'imprimer quelques mouvements de déplacement à la tumeur, en reportant autant que possible l'utérus dans sa position normale ; une fluctuation obscure dans la tumeur, perceptible en appliquant une main sur l'abdomen, et, avec le doigt de l'autre main introduit dans le vagin, en soulevant l'utérus, et partant la tumeur qui repose dessus ; enfin, en tenant compte des commémoratifs de la maladie, M. Boys de Loury pensa que c'était un kyste de l'ovaire (probablement hydatique).

Après avoir essayé sans succès plusieurs moyens, M. Boys de Loury se décida à pratiquer la ponction ; mais avant d'y procéder, il voulut avoir l'avis de M. le docteur Boinet, qui, par une exploration habile de la tumeur, acquit la conviction que c'était bien un kyste de l'ovaire, et proposa

comme moyen l'évacuation du liquide du kyste par la ponction et l'injection
iodée.

Le vendredi 14 mai 1852, M. le docteur Boinet pratiqua une ponction
qui donna issue à 2^{kil},050 d'un liquide incolore, parfaitement transparent
comme de l'eau de roche (ce qui donne à penser que c'était bien un kyste
hydatique), puis on injecta le liquide suivant :

Eau distillée	50 grammes.
Teinture d'iode	50
Iodure de potassium.	2

On laissa le liquide cinq minutes, pendant lesquelles on malaxa toute la
région du kyste, afin de mettre toute la surface intérieure en contact avec
la liqueur iodée, puis on retira la seringue, et l'on fit sortir environ 60 à
80 grammes d'un liquide qui n'était autre que la liqueur injectée, étendue
d'une petite quantité du liquide du kyste. On retira la canule, et l'on mit
un morceau de sparadrap sur la petite plaie.

La malade n'accuse au moment de l'injection qu'une sensation de chaleur
assez vive. Dans la journée cependant, quelques douleurs vagues se font
sentir. On serre modérément le ventre au moyen d'un bandage de corps.
Le pouls était à 80 avant l'opération, et le soir même, il était monté à 110.
Le ventre n'est pas douloureux. Potion calmante, boissons adoucissantes.

Le 15, dans la nuit, la fièvre s'est allumée, et ce matin, nous trouvons le
ventre distendu, mais on ne perçoit pas une matité comme lorsque le kyste
était rempli de son liquide. Le son est net dans toute la région du kyste,
excepté dans la fosse iliaque droite, où le bruit est sourd, et où l'on sent
une tension, une résistance assez prononcée. Là aussi la malade éprouve
un sentiment de brûlure assez intense. On fait pratiquer dans la journée
trois onctions sur le ventre avec l'onguent napolitain. Cataplasmes. On
combat la constipation opiniâtre à laquelle la malade est en proie, par des
demi-lavements émollients et huileux. Le soir, peau brûlante, langue
sèche, enduit blanc jaunâtre au milieu, rouge à la pointe ; le pouls s'est
maintenu toute la journée à 120. Urines assez abondantes, d'un rouge
intense et d'une odeur très pénétrante.

Le 16, la nuit a été assez bonne. Une potion calmante avec sirop diacode (30 grammes) a procuré un peu de sommeil.

Le 17, le pouls est à 106. Le ventre est tendu ; la pression arrache des
cris à la malade. La peau est brûlante, acide ; la face est altérée ; soif
ardente. On fait appliquer quinze sangsues un peu au-dessus de la fosse
iliaque droite. Un lavement purgatif est administré dans la journée. Tisane
de gomme, trois bouillons.

Le soir, nous trouvons une amélioration sensible. Potion calmante. La
malade a dormi un peu. Le pouls n'est plus qu'à 90. Peau moins aride,
langue meilleure, urines moins foncées ; il y a un mieux marqué. Mais tout

le côté droit de l'abdomen, situé au-dessous de l'ombilic, donne un son mat à la percussion et est le siége d'une sensibilité assez grande. Frictions mercurielles, cataplasmes laudanisés. Trois potages, un œuf.

Du 18 au 25, amélioration progressive. Le 26, purgatif. Le 28, vésicatoire sur la région de la fosse iliaque droite, où l'on perçoit encore de la matité.

Le 6 juin, un second vésicatoire. A partir du 10 juin, cette malade va de mieux en mieux, mange avec appétit, se lève dans la journée, mais la marche est encore difficile.

Le 24, la malade a passé une mauvaise nuit. La veille, elle avait un peu de diarrhée, et dans la nuit, cette diarrhée a pris un caractère colliquatif; douze selles avec épreintes; ventre affaissé, douloureux; faiblesse extrême; facies grippé; yeux caves, cernés; respiration laborieuse; un peu d'obscurité dans le souffle respiratoire dans le côté droit de la poitrine; aucun râle; pouls fréquent, petit; peau chaude, sèche. Deux quarts de lavement (amidon et laudanum de Rousseau.) Tisane de riz, avec sirop de coings. Potion calmante.

Le 25, amélioration. Même traitement. Sirop de quinquina. Les jours suivants, la malade va tout à fait bien; elle est remise au régime habituel.

1er juillet. A la suite de cette diarrhée, il est resté un peu de douleur à la pression dans la région de l'ovaire droit. On applique un nouveau vésicatoire qu'on supprime au bout de six jours.

Le 24 juillet, Desparrois sort parfaitement guérie. A la percussion, l'abdomen rend un son normal dans toute son étendue. Aucune douleur à la pression. Le toucher permet de s'assurer que la déviation du col à gauche a disparu, et que l'utérus a repris sa direction première. La station et la marche sont devenues faciles. Un certain embonpoint est même venu donner à cette femme les apparences d'une bonne santé.

Ce qui mérite d'être signalé dans cette observation, c'est l'absence de tout accident grave à la suite de l'opération, car nous n'avons eu à redouter que quelques signes de péritonite légère ou d'inflammation du kyste, qu'un traitement prompt et énergique a neutralisés; c'est qu'une seule injection iodée a suffi pour déterminer l'inflammation de la paroi intérieure d'un kyste assez considérable, son oblitération complète et un retrait tel qu'à l'examen de l'abdomen, au moment où la malade est sortie, on ne pouvait en découvrir aucune trace par la palpation ni par la percussion. Il est probable que le kyste n'avait contracté aucune adhérence avec les intestins, car on sent ces derniers mobiles sous les doigts, et leur déplacement ne détermine aucune douleur, ce qui aurait lieu si quelques brides, les reliant entre eux, venaient à être tiraillées.

C'est l'emploi d'une seule injection iodée à parties égales sans danger aucun.

Notre intérêt a été vivement excité en voyant s'accomplir la guérison d'une maladie regardée jusqu'à ce jour comme incurable, les moyens proposés contre elle étant les uns insuffisants, les autres dangereux et plus ou moins prochainement mortels.

La guérison de la femme qui fait le sujet de cette observation est, nous le pensons, parfaitement assurée; du reste, cette malheureuse femme vient d'être transférée au dépôt de Saint-Denis, et nous aurons soin de ne la point perdre de vue, afin de confirmer, par une observation plus prolongée les résultats d'une opération aussi hardie qu'heureuse.

L'observation qu'on va lire est encore un bel exemple de guérison par l'injection iodée. Elle appartient à M. Huguier, chirurgien de l'hôpital Beaujon, qui a bien voulu nous la communiquer.

Obs. III. — *Tumeur dans le ligament large du côté gauche.* — *Ponction et injection iodée.* — *Guérison.*

Le 28 juin 1852 est entrée à l'hôpital Beaujon une dame nommée Henriette Sciot, âgée de vingt et un ans, modiste. Elle a été réglée à quatorze ans sans difficulté. Elle a eu des rapports sexuels à dix-huit ans. Elle est accouchée en 1850. L'accouchement s'est fait difficilement, et a été suivi d'une hémorragie qui a duré quatre mois environ. Cette hémorragie s'est arrêtée d'elle-même. Elle souffre depuis deux ans dans le bas-ventre, dans les aines, surtout du côté gauche; elle éprouve des pesanteurs dans le bas des reins. Elle urine très peu, et sa mixtion s'accompagne de douleurs; elle est constipée et forcée de prendre des lavements.

Depuis deux ans environ, avant son accouchement, elle a eu un écoulement blanc, fluide, sans odeur; il devint épais, jaunâtre, comparable à du blanc d'œuf, avant et après l'arrivée des règles. Les règles, qui autrefois étaient très abondantes, sont régulières et ont diminué de quantité. Le sang est séreux et décoloré.

. Au toucher, on trouve à gauche, dans le cul-de-sac vaginal postérieur, une tumeur arrondie, grosse comme un œuf de poule au moins, dont la fluctuation est douteuse; elle semble adhérente, d'une part, au bord gauche de l'utérus, et, par sa face externe, à la partie postérieure gauche de l'excavation pelvienne. Quand on. pratique le toucher rectal, on sent cette tumeur, et elle semble mobile. La palpation hypogastrique ne peut fournir aucun éclaircissement.

Le 1er juillet, M. Huguier prescrit quinze sangsues. Le 8, un purgatif avec l'aloès. Le 14, la malade a ses règles ; mais elles s'arrêtent brusquement le lendemain. Depuis plusieurs mois, nous dit cette dame, la menstruation offre cette particularité. M. Huguier pratiqua dans la tumeur une ponction exploratrice. Le 30 juillet, avec un trocart courbe, il s'écoule environ un demi-verre d'un liquide albumineux, incolore, filant, et qui fut analysé par M. Chatin, pharmacien de l'hôpital. Une injection iodée d'environ un demi-verre, composée d'un mélange d'iode et d'iodure de potassium, fut poussée dans ce kyste. Immédiatement après cette injection, il survint une syncope, puis quand la malade fut revenue à elle, elle eut pendant trente-six heures des vomissements de nature bilieuse d'abord, puis ensuite de toutes les boissons qu'elle prenait. Sa face était crispée, son pouls rapide, mais non petit comme dans la péritonite. Le ventre, du reste, est très peu douloureux à la pression. La douleur la plus vive accusée par la malade était au creux épigastrique. On prescrivit : glace, eau de Seltz, potion de Rivière, cataplasmes laudanisés sur le ventre ; mais ce fut sans succès. Les vomissements paraissent avoir cédé à une potion avec opium 0,07.

Le 12 août, sensibilité du bas-ventre à la pression, flueurs blanches très abondantes, bains, injections émollientes.

Le 14, au toucher vaginal, la tumeur a complétement disparu ; on ne sent aucune dureté à la place où le kyste existait.

Le 16, appétit. La santé s'améliore tous les jours. Elle se trouve actuellement très bien portante, et quitte l'hôpital le 22 août parfaitement bien guérie, après avoir constaté de nouveau l'absence de la tumeur.

Malheureusement cette observation manque de détails importants, car quelle a été la composition de l'injection iodée ? Cette injection est-elle restée dans le kyste ? Les symptômes éprouvés par la malade permettent de penser que cette injection était concentrée, et qu'elle n'a pas été faite dans des proportions convenables. Cette observation, toute incomplète qu'elle est, n'en prouve pas moins l'avantage immense qu'il y a à ponctionner et à injecter les kystes avant qu'ils aient acquis un grand développement.

L'observation qui suit prouve encore qu'une seule ponction et une seule injection iodée suffisent quelquefois, même dans les cas d'hydropisie considérable.

Obs. IV. — *Hydropisie considérable de l'ovaire droit. — 22 litres de liquide. — Une seule ponction, une seule injection iodée. — Guérison depuis six ans.*

Une dame de la rue Saint-Denis, âgée de cinquante-quatre ans, de bonne constitution et habituellement de bonne santé, ayant eu plusieurs enfants, me fit appeler le 18 novembre 1848 pour lui remettre l'épaule droite qu'elle venait de se luxer dans une chute sur le côté, en allant consulter un charlatan renommé du faubourg Saint-Denis, dont elle suivait les avis et prenait les drogues pour une hydropisie volumineuse datant de plusieurs années. A mon arrivée, je trouvai cette dame au milieu de l'appartement, étendue sur un matelas et ne pouvant se permettre le plus petit mouvement : elle était dans un triste état. Outre une luxation scapulo-humérale droite que je réduisis assez facilement, elle portait à la tête, au coude et sur-tout le côté droit du corps, de nombreuses traces de contusions et de plaies contuses. Le développement du ventre était énorme; il descendait jusque sur les genoux; il était tendu, douloureux et menaçait de se rompre. La difficulté de respirer était très grande ; il y avait de l'oppression, une anxiété extrême, de la fièvre, des nausées. La malade était maintenue sur son séant par un grand nombre d'oreillers. Dans cet état de choses, que je regardais comme très grave, je proposai de pratiquer immédiatement la ponction. Ma proposition fut mal accueillie par la malade et les siens, car le charlatan avait promis de guérir radicalement sans opération, à l'aide de ses remèdes, qu'elle prenait depuis longtemps cependant et sans succès. Ayant alors déclaré à toute la famille réunie qu'il n'y avait pas d'autre moyen pour soulager la malade, et qu'elle succomberait probablement dans un temps qui me paraissait assez rapproché si l'on temporisait, on me demanda quelque temps pour réfléchir; mais au bout de quelques jours, la position de la malade étant devenue plus grave, et toute la famille ayant été consultée, on me laissa la liberté de faire tout ce que je jugerais convenable, mais avec la conviction, comme on me l'a avoué depuis, que la malade était perdue, la ponction devant être une opération mortelle, au dire du charlatan, médecin alors en grande vénération auprès de toute la famille. D'aucuns même opinaient pour qu'on laissât mourir cette pauvre dame sans l'opérer, plutôt que de la faire souffrir en lui faisant une opération inutile.

Heureusement pour madame L... que je ne voulus tenir aucun compte de toutes ces considérations malencontreuses, et que je passai outre. Le 25 novembre 1848, je pratiquai une ponction qui donna issue à 22 litres d'un liquide séreux, rougeâtre, s'écoulant facilement. Après quoi, j'injectai 180 grammes environ de liquide iodé, composé de 3 parties d'eau, de 1 partie de teinture d'iode et additionné d'iodure de potassium Cette injection ne produisit aucun phénomène immédiat, mais la sensibilité du ventre, la fièvre, qui existaient avant l'opération, persistèrent avec assez d'intensité pendant plusieurs jours, et s'accompagnèrent même d'une rétention d'urine qui exigeait le cathétérisme deux fois par jour. Des onctions avec l'onguent napolitain, des cataplasmes faits avec une décoction de pavot et arrosés de laudanum, furent continués pendant plusieurs jours. Enfin, tous les signes de l'inflammation disparurent, et avec eux l'hydropisie, qui ne s'est pas reproduite depuis ce moment. La malade, qui était considérablement amaigrie, a repris beaucoup d'embonpoint, et jouit encore aujourd'hui, plus de six ans après cette opération, de la santé la plus parfaite.

Une remarque qui n'aura échappé à personne en lisant cette observation, c'est qu'il existait chez cette malade, lorsque la ponction a été pratiquée, un commencement de péritonite et d'inflammation du kyste. La fièvre, la sensibilité du ventre à la moindre pression, sa chaleur, tout annonçait cette complication, qui a été confirmée par la couleur du liquide retiré, qui était rougeâtre, légèrement sanguinolent. Cette circonstance de l'in-flammation du kyste et d'une péritonite était bien de nature à nous arrêter dans cette opération, non-seulement pour la para-centèse, mais pour l'injection iodée. D'un autre côté, ne rien faire était se condamner à voir la malade mourir prochainement. Ce qui nous engagea surtout à agir dans cette fâcheuse circon-stance, ce fut le souvenir d'un fait qui nous avait vivement frappé et nous avait fait faire de profondes réflexions; il nous paraît en effet avoir une certaine importance pratique. Nous avions ponctionné avec succès une femme atteinte d'un épan-chement aigu considérable survenu à la suite d'une métro-péri-tonite. Cette opération, que nous avions faite en désespoir de cause et dans le but seulement d'apporter quelque soulagement à une malheureuse qui suffoquait, avait amené une guérison inattendue. Le cas de madame L... nous paraissait aussi grave, avec cette différence cependant qu'ici l'inflammation du péri-toine reconnaissait une cause traumatique due à la chute qu'a-vait faite cette dame. Nous pensâmes encore que le liquide, par suite de la distension considérable qu'il produisait, pouvait agir comme corps étranger; dès lors il nous parut indiqué de faire cesser cette distension extrême du ventre, en donnant issue au liquide contenu dans le kyste, persuadé que les moyens employés pour combattre l'inflammation du péritoine et du kyste agiraient beaucoup mieux, que la malade se trouverait dans des condi-tions bien meilleures pour guérir, et qu'en concentrant l'in-flammation dans l'intérieur de la poche kystique par une injec-tion iodée, il pourrait y avoir quelques chances de guérison dans un cas qui nous paraissait aussi désespéré et où l'inaction était la perte assurée de la malade. Le succès le plus complet a couronné cette pratique, d'autant plus hardie que nous n'avions pour l'autoriser que l'analogie, c'est-à-dire que nous agissions, guidé par les idées que nous avons puisées dans nos observations sur le traitement de l'ascite et de différents kystes par les injections iodées.

Obs. V. — *Hydropisie enkystée de l'ovaire droit.* — *Kyste uniloculaire simple.* — *Ponction, injection iodée.* — *Guérison.*

Au n° 14 de la salle Sainte-Marthe, à la Charité (service de M. Briquet), est entrée, le 7 juin 1852, une femme âgée de trente-huit ans, fleuriste, demeurant à la Chapelle, rue Mazagran, 11.

Cette femme, de bonne constitution et jouissant habituellement d'une bonne santé, a été réglée à quatorze ans et s'est mariée à trente-deux. Ses règles ont toujours été régulières et n'ont cessé que pendant une grossesse qu'elle a eue la première année de son mariage ; elle est accouchée heureusement. Depuis, la menstruation n'a jamais été dérangée : toutes les fonctions s'accomplissent bien, elle est habituellement constipée.

Il y a environ dix-huit mois, sans cause connue, elle éprouva dans le ventre, du côté droit, une douleur qui fut très vive pendant huit jours, et à la suite de laquelle elle remarqua le développement de son ventre ; elle se crut enceinte et continua de vaquer à ses occupations ; cette tumeur se développa rapidement. Bientôt le ventre eut le développement de celui d'une femme arrivée au terme de sa grossesse. Au bout de dix mois elle entra à la Charité, dans le service de M. Bouillaud, où elle fut soumise à une ponction qui la débarrassa. C'était dans les premiers jours de novembre 1851. Sortie de l'hôpital à la fin du même mois, elle fut obligée d'y rentrer le 7 juin 1852, c'est-à-dire environ sept mois après la ponction. L'hydropisie, qui avait commencé à reparaître presque aussitôt sa sortie de l'hôpital, est aussi considérable que la première fois ; elle éprouve de l'oppression, de la difficulté à respirer et à marcher ; les jambes ne sont pas infiltrées. Le ventre est douloureux, sensible au toucher dans les points qui correspondent au kyste, et l'on sent sous la main un bruit de frottement de cuir neuf qui indique un commencement de péritonite. Le pouls est petit et fréquent ; d'ailleurs, l'état général de la santé est bon, et cette femme nous paraît dans de bonnes conditions pour être ponctionnée et soumise à une injection iodée, ce qui a lieu le 16 juin 1852 : 12 kilogrammes de sérosité citrine s'écoulent facilement par la canule du trocart et sont remplacés par 150 grammes environ de liquide ioduré (composé suivant notre formule ordinaire), que nous laissons environ cinq minutes. Le ventre, après la ponction, est très dépressible, et il est facile de constater qu'il ne renferme aucune tumeur.

Un bandage de corps assez serré est appliqué avec les précautions ordinaires.

Au moment de l'injection, la malade n'accuse aucune douleur, aucune sensation ; seulement, quelques heures après, elle est prise de malaise, d'une fièvre qui dure douze ou quinze heures. Le ventre n'est pas sensible ; elle prend deux bouillons dans la journée et se lève les jours suivants. Le 20 juin, c'est-à-dire quatre jours après l'injection, elle est parfaitement bien ; elle n'a ni fièvre, ni douleur dans le ventre, dort bien, mange de même, se promène dans la salle et demande sa sortie, qui ne lui est accordée que huit jours après. Cette femme, que j'ai eu l'occasion de revoir dans le courant de mars 1853, va bien et ne présente aucun symptôme de retour d'hydropisie. Elle a pris de l'embonpoint.

Nous pourrions citer encore plusieurs observations de cette nature, entre autres une de M. le docteur Hulot, dont la malade avait 25 litres de liquide ; mais celles que nous venons de rapporter nous paraissent suffisantes pour montrer que les hydropisies, même considérables, des ovaires, peuvent être radicalement guéries par une seule injection iodée. Les observations suivantes feront voir qu'il est des hydropisies qui réclament et plusieurs ponctions et plusieurs injections pour arriver à la guérison.

Ces faits démontrent donc que, dans les tumeurs ovariques peu considérables, exemptes de toute complication, on doit d'abord commencer par une ponction suivie d'une injection iodée. D'ailleurs, l'impossibilité où l'on est de savoir, *à priori*, si une seule ponction et une seule injection seront suffisantes pour guérir fait qu'on doit en agir ainsi, et, si l'hydropisie vient à se reproduire après cette première tentative, qui est toujours sans danger aucun, on pourra y revenir une seconde, une troisième fois et autant de fois que le liquide se reproduira, en prenant la précaution de ne pas attendre, pour opérer, que le kyste ait repris un volume considérable, mais de le faire aussitôt que la fluctuation est redevenue évidente. Dans le cas où la guérison n'aura pas été obtenue avec ces essais, on suivra la marche que nous allons indiquer pour les cas rebelles ou plus compliqués. Cette manière de procéder dans les cas simples, et contenant seulement quelques litres de liquide, nous a fourni de beaux résultats, de même que dans quelques cas de kystes volumineux, contenant dix, douze et jusqu'à vingt litres de liquide. Nous pensons donc qu'on doit aussi, dans ces tumeurs plus considérables, lorsqu'elles paraissent exemptes de toute complication, tenter de les guérir par des ponctions successives plus ou moins rapprochées, suivies d'une injection iodée, puisque l'observation nous a appris qu'une seconde, une troisième, etc., ponctions produisent un résultat qu'on n'avait pas obtenu après une première.

Quelques exemples que nous allons rapporter viendront démontrer les avantages de cette pratique.

OBS. VI. — *Hydropisie enkystée de l'ovaire droit.* — *Quinze à seize ponctions palliatives ; 18 à 20 litres de liquide à chaque ponction.* — *Nombreux traitements inutiles.* — *Six injections iodées dans l'intervalle de deux mois et demi.* — *Guérison radicale constatée près de deux années après la dernière injection.*

Une jeune dame de vingt-six ans, demeurant rue Albouy, à Paris, me fut adressée dans le courant de novembre 1853 par un de ses oncles, docteur en médecine dans les environs de Paris, et par le docteur Dicharry, son médecin habituel, pour une hydropisie enkystée considérable de l'ovaire. Cette dame est hydropique depuis plus de trois ans ; elle a subi quinze ou seize ponctions palliatives et a suivi, sans résultat aucun, des traitements aussi nombreux que variés qui l'ont beaucoup fatiguée. Les médecins les plus renommés ont été appelés en consultation, MM. Cordier de Saint-Quentin, Andral, Chomel, Velpeau, Trousseau, Gendrin, Chailly, etc.; tous n'ont pas été d'accord sur le siége de la maladie, les uns croyant à une hydropisie péritonéale, les autres à une hydropisie enkystée de l'ovaire; mais ils ont été unanimes pour dire que la maladie était au-dessus des ressources de l'art.

C'est en novembre 1853 que cette dame vint me consulter pour la première fois ; il y avait à peine six semaines que madame B... avait subi sa seizième ponction, et le ventre était déjà développé comme au terme de la grossesse. Je reconnus une hydropisie enkystée de l'ovaire droit; les signes étaient des plus évidents. D'une constitution éminemment nerveuse, elle était pâle et paraissait souffrante ; depuis plusieurs mois elle avait beaucoup maigri; sa position, qu'elle savait grave, la tourmentait beaucoup; elle avait épuisé toutes les ressources de la thérapeutique et ne s'était adressée à moi qu'après avoir été visiter plusieurs malades que j'avais opérées et qui étaient guéries. Elle avait, d'ailleurs, une grande appréhension des injections iodées, que plusieurs des maîtres que je viens de citer plus haut ne lui avaient pas conseillées, l'engageant à attendre encore.

Réglée à quinze ans, mariée à dix-neuf, elle accoucha naturellement et sans accident un an après son mariage. Deux ans après cet accouchement, et sans cause connue, son ventre prit un développement rapide; elle se crut enceinte, malgré les règles qui paraissaient comme d'habitude et qui ont toujours été très régulières, excepté pendant ses deux grossesses. Son médecin reconnut bientôt que ce développement du ventre était dû à une hydropisie et non à une grossesse, qui n'en eut pas moins lieu trois mois après, et en même temps que l'hydropisie. Elle devint si grosse, que trois mois avant son accouchement, et après avoir consulté divers chirurgiens, et entre autres M. le professeur Velpeau, elle fut obligée de subir une première ponction, qui donna issue à 20 ou 22 litres de liquide séreux. Cette opération n'empêcha pas la grossesse de marcher régulièrement et l'accouchement de se faire heureusement à terme d'un enfant bien portant. Les suites de couches furent bonnes, et, six semaines après l'accouchement, l'hydropisie devint si considérable et si gênante, qu'il fallut recourir à une deuxième ponction, qui donna issue à la même quantité de sérosité que la première fois.

A partir de ce moment, la ponction devint nécessaire tous les trois mois, et même sur la fin on était obligé de la faire plus souvent, et 18 à 20 litres de liquide s'écoulaient à chaque fois. La santé générale était devenue moins bonne, et la malade s'affaiblissait de plus en plus ; cependant toutes les fonctions s'accomplissaient encore régulièrement.

N'ayant retiré aucun soulagement de tous les traitements qu'elle avait suivis jusqu'alors, voyant sa santé se détériorer de plus en plus, elle était décidée à se soumettre au traitement des injections iodées, le seul d'ailleurs capable de procurer la guérison dans ces maladies graves ; la famille, effrayée de cette méthode, qui n'avait pas toujours trouvé de chauds partisans dans les médecins qui avaient été consultés sur ce traitement nouveau, m'envoya un de nos excellents confrères, oncle de la malade, pour avoir des renseignements plus précis sur cette méthode, et savoir s'il était prudent de s'y soumettre. Convaincu par mes explications, et surtout par plusieurs cas de guérison datant de plusieurs années, que je le mis à même de vérifier, il fut décidé que sa nièce serait opérée le 17 novembre 1853.

Assisté de M. le docteur Dicharry et du docteur ***, oncle de la malade, je procédai à la ponction du kyste et fis une injection iodée avec toutes les précautions que je recommande et qui sont indispensables pour le succès de cette opération délicate ; 16 litres de liquide séreux environ furent extraits par la canule, et 100 grammes de liquide iodé (parties égales d'eau et de teinture d'iode avec iodure de potassium) furent poussés dans le kyste à l'aide d'une canule en gomme élastique, et retirés après six ou sept minutes de séjour. Aucun signe de douleur, ni pendant, ni après l'opération, point de phénomènes de réaction. Le ventre est comprimé avec des ouates et un bandage de corps, et dès le lendemain la malade peut vaquer à ses occupations.

Le 26 novembre, deuxième ponction, deuxième injection iodée. Il ne s'écoule que 6 ou 7 litres de liquide. Mêmes soins et mêmes précautions que la première fois. Même résultat.

Le 10 décembre, troisième ponction, troisième injection iodée ; 4 litres de liquide seulement; état général excellent et bien amélioré ; rien de particulier à noter.

Le 26 décembre, quatrième ponction, quatrième injection iodée. Tout se passe comme après les premières opérations ; écoulement seulement de 2 litres de liquide.

Le 6 janvier 1854, cinquième ponction, cinquième injection iodée. Issue de 1 litre à peine de liquide séreux.

Le 1er février, sixième et dernière ponction. Il s'écoule à peine deux verres de liquide ; l'injection est faite avec 100 grammes de teinture pure d'iode, additionnée de 4 grammes d'iodure de potassium et laissée à demeure pendant six minutes. Aucun phénomène de réaction, ni douleur. Depuis cette époque, le liquide ne s'est pas reproduit et la malade n'a cessé de vaquer à toutes ses occupations. Elle a passé toute la belle saison à la campagne, d'où elle est revenue quelques mois après avec les attributs de la santé la plus florissante ; elle a engraissé de 25 à 30 livres. Toutes les fonctions sont régulières. Examinée pour la dernière fois avec M. le docteur Dicharry, le 25 octobre 1854, c'est-à-dire neuf mois après la dernière ponction et la dernière injection, nous constatons que le kyste est entièrement revenu sur lui-même, qu'il ne contient aucun liquide, et qu'il forme une tumeur non douloureuse, dure, inégale, un peu mobile, de la grosseur d'un œuf de dinde environ, tumeur qu'il était assez difficile de bien limiter à cause de l'épaisseur des parois abdominales, due à l'embonpoint remarquable que madame B... a pris depuis plusieurs mois. M. le professeur Velpeau a eu l'occasion de constater cette guérison plus d'une année après la dernière injection.

Obs. VII. — *Hydropisie enkystée de l'ovaire gauche.* — *Deux ponctions, deux injections iodées.* — *Guérison.*

Goulon (Catherine), demeurant rue Regrattière, n° 14, est entrée dans le courant de janvier 1852 à l'hôpital de la Charité, salle Sainte-Marthe, n° 11 (service de M. Briquet). Cette femme, âgée de trente-sept ans, n'a jamais eu d'enfants et n'a jamais été malade ; elle est régulièrement réglée et d'une bonne constitution. Elle est atteinte d'une hydropisie de l'ovaire gauche, qui s'est développée assez rapidement et n'a pas cédé à des traitements nombreux qu'elle a suivis. Quelques jours après son entrée, en présence de M. Briquet et des élèves, je pratique la paracentèse, et 10 litres environ de liquide clair, citrin, limpide, sont évacués. Je pratique ensuite une injection iodée de 160 grammes environ. Aucun phénomène primitif n'a lieu, ni douleur, ni chaleur, ni fièvre. Le jour même de la ponction et de l'injection, cette malade se lève, se promène et mange comme d'habitude. Elle assure se trouver dans une position excellente et demande sa sortie, qui lui est accordée quatre jours après la ponction, mais à la condition qu'elle reviendra donner de ses nouvelles de temps en temps. Jouissant d'une bonne santé et ne voyant pas son ventre grossir, elle s'est crue guérie pendant près d'une année ; mais au bout de ce temps , vers les premiers jours de décembre 1852, elle s'aperçut que son ventre prenait du développement, surtout du côté gauche. Elle revint aussitôt nous consulter, et nous constatons, en effet, que du liquide existait dans son kyste. Sur notre conseil de se faire réopérer avant que l'hydropisie fut devenue plus considérable, elle rentra à la Charité le 13 décembre 1852 et fût couchée au n° 15 de la salle Sainte-Marthe (service de M. Briquet). Opérée par nous dès le lendemain, la ponction donna issue à 1 litre de liquide à peine. Ce liquide était de bonne nature. Une injection iodée, à parties égales , fut poussée dans le kyste, où elle resta en grande partie ; cette injection était de 100 grammes. Une douleur assez vive se manifesta quelques heures après dans le kyste et ses environs, mais principalement vers l'utérus. La nuit fut agitée, sans sommeil, il y eut de la fièvre, et la malade éprouva dans la bouche un goût tout particulier et désagréable. Chez cette femme, qui est éminemment nerveuse, et que l'idée seule de la ponction rendait malade, ces symptômes de réaction durèrent jusqu'au lendemain seulement, puis se dissipèrent très promptement sous l'influence de cataplasmes émollients. Elle fut si rapidement rétablie , qu'il fut impossible de la garder plus longtemps à l'hôpital, et le 20 décembre 1852, c'est-à-dire six jours après l'opération, sa sortie lui fut accordée. Depuis, nous avons revu cette malade le 24 juin 1853 : elle était radicalement guérie.

La présence d'une tumeur, même considérable , dans l'abdomen n'est pas une contre-indication aux injections iodées ni un obstacle à la guérison. Si dans certains cas ces injections ne parviennent pas à guérir radicalement, elles ont au moins l'avantage de retarder le retour de l'hydropisie, de ralentir son développement et de rendre la position des malades bien plus supportable.

Obs. VIII. — *Hydropisie enkystée de l'ovaire gauche : ponction, 18 litres de liquide. — Tumeur considérable dans le ventre. — Injection iodée. — Au bout d'un an, retour de l'hydropisie. — Nouvelle ponction ; 2 litres 1/2 de liquide. — Nouvelle injection iodée. — Quatre mois après, retour de l'hydropisie. — Troisième ponction ; 1 litre 1/2 de liquide. — Injection iodée. — Bonne santé. — Diminution considérable de la tumeur, qui est diminuée de plus des trois quarts. — Absence complète d'hydropisie.*

Dans les premiers jours de juin 1851, mes confrères MM. Costilhes et Labarraque m'adressèrent, pour l'opérer, une dame C..., atteinte d'une hydropisie ovarique volumineuse. Cette dame, âgée de quarante-cinq ans, de bonne constitution, jouissant habituellement d'une bonne santé, encore réglée, a toujours vu régulièrement, mais en petite quantité, depuis l'âge de dix-sept ans, où ses règles ont paru. Elle a eu un enfant à l'âge de vingt-cinq ans, et, dix-huit mois plus tard, elle faisait une fausse couche. Il y a environ sept ans, en 1845, elle ressentit dans le côté gauche une sensation désagréable, douloureuse. Son ventre commença à se développer vers cette époque, et pendant neuf mois elle se crut enceinte, malgré la persistance des règles. Plusieurs médecins, consultés, la déclarèrent hydropique, et de nombreux traitements, essayés pendant plusieurs années, ne la débarras-sèrent point de sa maladie. Son ventre devint de plus en plus volumineux et prit un développement tel qu'il amena une gêne considérable dans toutes les fonctions dans celles de la respiration, et de la digestion principalement.

Après avoir constaté que cette dame était affligée d'une hydropisie en-kystée de l'ovaire gauche, assisté de mes confrères Costilhes et Labar-raque, je ponctionnai cette tumeur, qui donna issue à 18 litres d'un liquide clair, citrin, limpide, et s'écoulant avec la plus grande facilité. Une injection de 200 grammes, composée de parties égales d'eau et de teinture alcoo-lique d'iode, additionnée de 4 grammes d'iodure de potassium, fut poussée dans la poche hydropique et y resta en majeure partie. Dans la nuit la malade, qui au moment de l'injection n'avait rien éprouvé, eut un peu de fièvre, qui se dissipa promptement, et put dès le lendemain de l'opération se lever et vaquer à ses occupations ordinaires, ce qu'elle a toujours continué de faire jusqu'à présent.

Après l'évacuation du kyste, nous reconnûmes qu'il existait dans le ventre, du côté gauche, une tumeur de la grosseur d'une tête d'enfant à terme, dure, élastique, non douloureuse à la pression. Deux coups de tro-cart, enfoncés en deux points opposés, nous confirmèrent que cette tumeur, qu'on pouvait prendre pour un second kyste accolé au premier, était com-posée de tissus solides, aucun liquide ne s'étant écoulé par la canule. Ces deux ponctions n'eurent aucun résultat fâcheux. L'iodure de potassium fut administré à l'intérieur, et une pommade composée du même médicament fut employée pendant plusieurs mois en frictions sur la tumeur.

Une année après, vers le commencement de juin 1852, madame C... croit reconnaître, à la ceinture qu'elle porte habituellement, que son ventre devient plus gros ; mais elle attribue cet accroissement à l'embonpoint qu'elle a pris depuis son opération. En l'examinant avec soin, je sentis, malgré l'épaisseur des parois abdominales, une fluctuation manifeste dans la tumeur, qui déjà avait été ponctionnée un an auparavant. Elle n'est ni douloureuse, ni gênante pour la malade, qui d'ailleurs se porte à merveille. Sachant qu'il est prudent de ne pas attendre un développement trop con-sidérable des kystes pour les traiter par les injections iodées, et qu'il est aussi plus facile d'obtenir l'oblitération d'un kyste peu étendu et contenant peu de liquide que lorsqu'il est très vaste, je proposai à mes honorables confrères, MM. Costilhes et Labarraque, qui soignent habituellement cette dame, d'en venir sur-le-champ à une nouvelle ponction et à une nouvelle

injection, et de ne pas attendre plus longtemps, malgré le peu de gêne que
la malade ressent de la présence de cette tumeur. Ma proposition fut agréée
par ces messieurs, et, le 26 juin 1852, je fis une seconde ponction qui
donna issue à 2 litres 1/2 seulement de liquide. Une injection iodée de
150 grammes, composée comme la première, fut faite et laissée en grande
partie dans le kyste. Sensation de chaleur, de cuisson, de brûlure au moment de l'injection, mais d'une manière très supportable. Dans la nuit,
douleurs plus vives dans le ventre, coliques, fièvre assez intense, malaise
général. Tous les phénomènes de réaction se dissipent dès le lendemain, et
comme par enchantement, sous l'influence de cataplasmes émollients. Les
jours suivants, la malade se lève et reprend ses occupations et ses habitudes, et aujourd'hui (mars 1853) elle continue d'avoir une bonne santé.
On sent, à travers les parois de l'abdomen, une tumeur dure, peu mobile,
non douloureuse à la pression, et d'un volume bien moins considérable qu'il
y a dix-huit mois. Deux mois après la seconde injection, rien n'indique le
retour de l'hydropisie, qui reparaît encore un mois plus tard. Une troisième ponction et une troisième injection sont pratiquées après la sortie
de 1 litre 1/2 de liquide. Aucun accident ne survient. La tumeur a considérablement diminué, la malade continue de se bien porter, le ventre est
souple, dépressible, et la malade, examinée plus de cinq mois après cette
dernière opération, paraît avoir obtenu une guérison radicale malgré la présence de la tumeur qu'elle porte dans le ventre, tumeur qui est diminuée
des quatre cinquièmes au moins. J'ai revu cette dame, que soignent toujours MM. Costilhes et Labarraque, au commencement de 1855, et la guérison ne s'est pas démentie.

Plusieurs autres faits, observés dans le service de MM. Valleix
et Lenoir, et dans ma pratique particulière, viennent confirmer
ceux que nous venons de citer.

Il résulte de faits nombreux que nous avons recueillis et de ceux
qu'on vient de lire que, lorsqu'un kyste est uniloculaire, qu'il
est rempli d'un liquide limpide, citrin, s'écoulant avec facilité, et
quels que soient d'ailleurs son volume et la quantité du liquide qu'il
contient, on doit, si d'autre part les individus sont de bonne
constitution, pratiquer d'abord une ponction, puis immédiatement après faire une injection iodée. Il est vrai que la connaissance de la plupart de ces circonstances, telles que la nature du
kyste, la composition de son liquide, etc., n'est souvent acquise
qu'après une première ponction, qui sert à éclairer le diagnostic; mais, comme l'injection iodée est une opération qui n'entraîne après elle aucun danger, on ne court aucun risque de la

tenter d'abord, même dans les kystes qui, *à priori*, ne présentent pas toutes les conditions que nous avons énumérées pour qu'une injection unique puisse réussir ; parce que, si celle-ci ne produit aucun résultat satisfaisant et si l'hydropisie reparaît ensuite, il est toujours temps de revenir à une seconde ponction et de procéder alors comme pour les kystes plus volumineux et plus compliqués, et d'en venir à des injections répétées et à des soins plus longs et plus minutieux, qui demandent quelquefois des mois, des années. Nous dirons cependant qu'avec un peu d'habitude il est presque toujours possible de reconnaître et la nature du kyste et celle du liquide avant la ponction.

Dans les kystes anciens, multiloculaires, dans ceux où le liquide est épais, difficile à évacuer, il faut, pour l'extraire, recourir à des manœuvres que nous indiquerons plus loin. Commençons par décrire notre manière de procéder dans les kystes simples :

Lorsque le liquide est écoulé, ou mieux avant même que l'écoulement soit complet, nous glissons dans la canule, qui doit être celle d'un gros trocart, une sonde de gomme élastique ; cette sonde, qui n'est autre que celle dont on fait usage pour évacuer la vessie, doit avoir des ouvertures latérales bien larges et être assez grosse pour remplir exactement la canule du trocart, afin qu'en retirant celle-ci, elle puisse la remplacer complétement et fermer les plaies faites par le trocart. Aussitôt que le kyste est vidé, je pratique une injection iodée qui doit séjourner cinq ou dix minutes, et dont on laisse ressortir ensuite tout ce que l'on peut. Pendant l'injection iodée, on malaxe le kyste et l'on fait placer la malade dans des positions différentes, dans le but de mettre toute l'étendue de ses parois en contact avec le liquide iodique.

Toutes ces manœuvres étant exécutées, on retire la sonde ; le ventre, recouvert de cardes de coton ou de charpie, est comprimé avec un bandage de corps convenablement serré, et l'on se tient en garde contre les phénomènes de réaction qui pourraient survenir, mais qui sont très rares, attendant que la nature fasse le reste pour la guérison. La guérison n'a pas lieu après une seule injection : on revient à une seconde, une troisième, etc., enfin au nombre nécessaire pour obtenir l'oblitération ou le retrait du kyste, nombre qu'il est impossible de déterminer *à priori*, mais qui est basé sur le retour du liquide dans le kyste. Pour pratiquer la seconde ponction, il ne faut pas attendre que le kyste soit rempli de nouveau de liquide, mais la pratiquer aussitôt qu'on reconnaît le retour du liquide et qu'elle est possible. Après chaque nouvelle ponction, on procède comme après la première. Avant de retirer la sonde, il faut avoir la précaution, avec la seringue qui a servi à faire l'injection, de retirer l'air et le liquide iodé, si l'on ne veut pas en laisser une certaine quantité.

Dans les kystes multiloculaires, compliqués, renfermant un liquide épais, difficile à faire écouler, il faut, pour l'extraire et arriver à la guérison, recourir à d'autres précautions. D'abord, on doit se servir pour la ponction d'un gros trocart, laisser sortir par la canule de l'instrument tout ce qui peut sortir, puis ensuite introduire par la canule une sonde de gomme élastique, et enfin, à l'aide d'une seringue, retirer par cette sonde toute la matière épaisse semi-liquide, glaireuse, contenue dans la poche ovarique. Une fois qu'elle est vidée, on procède comme dans les cas de kystes simples; mais, dans les kystes compliqués, on est quelquefois forcé d'avoir recours à la sonde à demeure. On n'agit ainsi que si plusieurs ponctions et plusieurs injections n'ont pas produit la guérison, et si le kyste paraît n'avoir pas de tendance à l'oblitération. Dans ces cas particuliers, la sonde laissée à demeure est bouchée avec un fausset, puis fixée à un bandage de corps, ou sur le ventre à l'aide d'un morceau de diachylon, en recommandant à la malade ou à ceux qui l'entourent de la déboucher de temps en temps, deux ou trois fois par jour, le matin, à midi et le soir, et même plus souvent si c'est nécessaire, afin que le liquide sécrété par la face interne du kyste s'écoule au dehors au fur et à mesure de sa formation, et jusqu'à ce que les ressources de l'art et les efforts de la nature en aient tari la source, en permettant aux parois de la poche kystique de revenir sur elles-mêmes, de se rapprocher et de se réunir.

Quand le liquide s'écoule avec facilité, ce qui permet au kyste de se vider complétement, on se contente de faire des lavages tous les deux ou trois jours; seulement, ces lavages doivent être plus fréquents si la matière qui s'écoule prend une mauvaise odeur. Dans cette dernière circonstance, on a recours à des injections iodées plus rapprochées, afin de modifier la nature de l'écoulement et de lui enlever sa fétidité. Pendant les premières semaines, les lavages et les injections iodées n'ont d'autre but que de nettoyer la cavité du kyste, de la débarrasser de toutes les matières qu'elle pourrait contenir, d'empêcher la décomposition de la matière sécrétée, décomposition qui devient d'ailleurs difficile, si l'on a le soin de ne pas laisser séjourner le liquide et de lui donner issue presque aussitôt qu'il est formé, en débouchant la sonde.

En prenant toutes ces précautions, on permet aux parois de la poche ovarique de revenir sur elles-mêmes, et, au bout d'un temps assez court, elle éprouve une diminution de capacité très sensible, diminution qu'il est très facile de constater par les injections, qui ne peuvent plus pénétrer en aussi grande quantité, et par le retrait de la tumeur abdominale, qui devient de moins en moins volumineuse. On sait d'ailleurs que toutes les fois qu'une cavité ou un organe creux est, par une cause quelconque, privé de son contenu habituel, il revient sur lui-même, se rétrécit et s'oblitère même quelquefois. Dans les cas où le liquide s'écoule difficilement, ce qui arrive lorsque les kystes contiennent une matière épaisse, filante comme de l'huile ou du blanc d'œuf, il faut faire, avec de l'eau tiède ou une solution légère d'iodure de potassium ou de bicarbonate de soude, plusieurs lavages coup sur coup pour délayer et dissoudre la matière contenue dans le kyste, et la rendre d'un écoulement plus facile. On procède ensuite à l'injection iodée.

Nous avons dit que la sonde devait être débouchée plusieurs fois dans la journée pour tenir le kyste continuellement vide; mais il peut arriver que, cette sonde étant bouchée, soit par du sang, des mucosités ou toute autre matière, tout écoulement devienne impossible. Il suffit alors pour la déboucher de pousser quelques injections d'eau tiède dans le kyste.

La sonde mise à demeure doit être renouvelée de temps en temps, parce qu'elle se ramollit et se brise dans le point où elle sort du ventre, où elle est pliée pour la fixer à un bandage de corps; mais il est prudent, quand elle est mise en place pour la première fois, de ne la renouveler qu'au bout de sept ou huit jours, dix jours, parce que, dans cet espace de temps, des adhérences ont dû se former entre les parois de l'abdomen et celles du kyste, et qu'alors on n'a plus à redouter le moindre épanchement. Pendant le reste du temps qu'on doit faire usage de la sonde, il suffit de la changer tous les huit ou dix jours, en ayant soin d'augmenter peu à peu son volume. Un soin qu'il est important de ne pas oublier, surtout lorsqu'on change la sonde pour la première fois, c'est d'abord de lui imprimer quelques mouvements de va et vient, afin qu'en rendant plus libre et plus direct son trajet on puisse mieux et plus sûrement replacer la nouvelle sonde. On recommande ensuite à la malade de ne pas bouger du moment que la sonde est retirée, et de rester dans la même position jusqu'à ce qu'une autre soit réintroduite. Faute de ces précautions, on s'exposerait à faire des fausses routes, à déchirer les adhérences encore peu solides qui viennent de se former, et à ne pouvoir plus pénétrer dans le kyste, ce qui serait un inconvénient grave et retarderait la guérison ; car, après un pareil contre-temps, on serait obligé d'attendre que le kyste se remplît de nouveau pour en venir à une nouvelle ponction, et de suivre encore la marche que nous venons de tracer.

Une autre précaution qui nous semble aussi avoir son importance est de ne pas trop enfoncer la sonde, ni de laisser son extrémité interne ou abdominale toujours à la même place, dans la crainte que cette extrémité, toujours en contact avec le même point, ne vienne à l'irriter, à l'enflammer, à l'ulcérer et à le perforer ensuite.

Quand l'ouverture fistuleuse est bien établie, bien directe, que tout épanchément dans le péritoine est devenu impossible par suite de l'union intime et solide des parois abdominales avec la tumeur ovarique, il nous paraît convenable et commode pour les malades de remplacer les sondes de gomme élastique, qui se ramollissent et s'écaillent facilement à l'endroit où elles sortent du ventre, par une espèce de long clou à tête, également de gomme élastique, ou par une canule d'ivoire, que nous avons fait fabriquer par M. Charrière. Cette canule, dont la longueur peut varier de 12 à 18 centimètres, est plus renflée à son centre qu'à ses extrémités, dont l'une, celle qui est introduite

dans le kyste, est arrondie et percée de deux ouvertures latérales comme les sondes de gomme élastique ; tandis que l'autre,
celle qui est hors du ventre, est garnie d'un robinet d'argent
ou de platine que les malades peuvent ouvrir et fermer à
volonté, de telle sorte qu'elles peuvent laisser sortir le liquide du
kyste quand bon leur semble, et y faire des injections. Au lieu
d'un robinet, on peut tout simplement fermer cette canule ou
ce clou avec un fausset qu'on ôte et qu'on remet à volonté.
Cette canule ou ce clou une fois appliqué est peu gênant pour
les malades, qui le maintiennent facilement, soit à l'aide d'un
bandage de corps, auquel on le fixe en faisant une ouverture au
point correspondant à la tête ou au robinet, soit en le fixant
autour du corps à l'aide de rubans de fil. Avec cette canule, qui
dure longtemps, et qu'il est aussi facile de placer qu'une sonde
de gomme élastique, et qu'on peut retirer et nettoyer à volonté,
les opérées peuvent aller et venir, et vaquer à toutes leurs occupations, sans être incommodées ni par la présence de cet instrument, ni par un écoulement continu. Nous avons également fait
faire des sondes de gomme élastique, de la même longueur que
la canule d'ivoire, et garnies d'une tête d'ivoire pour les maintenir et les empêcher de s'échapper dans le ventre ; mais on est
obligé de les boucher avec un fausset.

Comme il est facile de le prévoir, d'après tous ces détails,
lorsqu'on est obligé d'en venir à ce mode de traitement, la durée
doit en être longue ; et quoi qu'on fasse d'ailleurs, il ne faut
pas espérer une guérison radicale en moins de plusieurs mois,
deux ou trois, quelquefois quatre ou cinq, et même plus, rarement moins.

Il est impossible d'indiquer *à priori* le nombre des lavages et
des injections qu'il faudra pratiquer pour arriver à une guérison
radicale. Ces lavages et ces injections sont nécessaires tant que
le kyste ne sera pas entièrement revenu sur lui-même, tant qu'il
conservera une certaine capacité, en un mot, tant qu'il y aura
fistule ; car il y aurait danger à laisser celle-ci se boucher si le
kyste n'était pas entièrement oblitéré, et si sa cavité contenait
seulement une demi-cuillerée de liquide : il n'en faudrait pas
davantage pour que la maladie pût se reproduire et dilater de
nouveau la poche ovarique. Quant à la fréquence des injections

iodées, elle est basée sur la nature du liquide : s'il devient
fétide ou s'il prend une mauvaise odeur, il faut répéter les
lavages et rapprocher les injections iodées. Dans le cas où le
liquide ne s'altère pas, des injections iodées faites tous les huit
ou dix jours, tous les quinze jours même, suffisent ; seulement,
on doit les modifier suivant l'état du kyste, suivant son étendue
et suivant qu'on juge à propos d'activer ses propriétés vitales et
d'y produire une inflammation plus ou moins vive. Les observations suivantes, que nous avons choisies parmi beaucoup d'autres, donneront peut-être une idée plus exacte de ce mode de
traitement que la description que nous en avons faite.

Obs. IX. — *Hydropisie enkystée de l'ovaire droit.* — *Plusieurs ponctions à
quelques mois de distance.* — *Injection iodée après la deuxième ponction.*
— *Résultat nul.* — *Nouvelle ponction.* — *Sonde à demeure.* — *Lavages.*
— *Plusieurs injections iodées.* — *Guérison.*

Dans les premiers jours de novembre 1851, vint à Paris une dame de
Fontainebleau, âgée de plus de soixante ans, d'une corpulence telle qu'elle
pouvait à peine marcher, jouissant habituellement d'une bonne santé,
quoique atteinte depuis douze ou quinze ans d'une éventration énorme,
placée à gauche et en bas, en dehors de la ligne blanche. Elle était obligée,
pour soutenir son ventre, qui avait des proportions peu ordinaires, et qui
tombait jusque sur ses genoux, qu'il dérobait à la vue, de porter une large
sous-ventrière en forme de ceinture, venant s'attacher sur les épaules à
l'aide de bretelles. Mariée deux fois, elle n'a jamais eu d'enfants. En 1849,
à la suite d'une chute sur les genoux, on reconnut qu'elle avait, outre son
éventration, une tumeur considérable du côté droit du ventre, tumeur
qui contenait du liquide, et n'était autre chose qu'une hydropisie enkystée
de l'ovaire. Soumise à divers traitements médicaux, elle n'en retira aucun
profit. Cette hydropisie ayant fait des progrès et amené une gêne considérable dans les fonctions de la poitrine et du ventre, elle fut obligée de se
soumettre à une première ponction, qui fut pratiquée par M. Lenoir, chirurgien de l'hôpital Necker, dans le courant de juillet 1851. Le soulagement qu'elle en éprouva fut de courte durée, et trois mois après, elle
revenait à Paris réclamer une nouvelle ponction, et se confier aux soins
éclairés de M. le docteur Hupier, qui me fit appeler en consultation. Je
proposai de faire après la ponction une injection iodée dans le kyste, ce
qui fut accepté par mon confrère et par la malade. C'était le 3 novembre
1851. Sept jours après, madame de N... retournait à Fontainebleau,
n'ayant pas plus souffert de l'injection iodée que d'une ponction simple. Il
n'y eut pas la plus légère réaction ni aucun phénomène digne d'être noté.

Cette première injection fut sans résultat, ce que j'avais prévu en raison de la grandeur du kyste, qui contenait près de 7 kilogrammes de liquide clair et s'écoulant parfaitement. L'hydropisie ne tarda pas à se reproduire, et trois mois et demi après, elle avait repris des proportions aussi considérables qu'avant la première ponction. La malade revint à Paris, fut visitée par M. le professeur Velpeau, qu'elle avait désiré consulter, sur l'avis de son médecin de Fontainebleau, M. Belloc. En raison de l'oppression, de la difficulté de respirer qu'elle éprouvait, de l'infiltration des membres inférieurs, etc., je lui pratiquai d'urgence une ponction palliative qui ne fut point suivie d'injection iodée. Cette ponction fut faite le 21 février 1852. La quantité du liquide était aussi grande qu'aux premières ponctions et était de même nature. Je ne voulus pas faire d'injection iodée après cette première ponction, ni placer de sonde à demeure, parce que j'espérais que le kyste, en revenant sur lui-même, aurait moins d'étendue. J'attendis donc, pour appliquer le traitement que je proposais, que le kyste commençât à se remplir, et que la fluctuation fût assez manifeste pour permettre une quatrième ponction, que je pratiquai le 15 mars 1852. Il s'écoula environ 3 litres de liquide citrin et de bonne nature. Séance tenante, par une sonde de gomme élastique que j'avais introduite dans le kyste par la canule du trocart avant de la retirer, je fis une injection iodée de 150 grammes, composée de :

Teinture d'iode. . . . . ⎱ ãã 75 grammes.
Eau distillée. . . . . ⎰
Iodure de potassium.   3

Après être restée cinq ou six minutes dans le kyste, cette injection s'écoula presque en totalité ; je laissai la sonde à demeure avec recommandation de la déboucher matin et soir, pour laisser sortir le liquide qui pourrait être sécrété par le kyste, ce qui fut exécuté très exactement. Le 25 mars, nouvelle injection iodée à parties égales et avec les mêmes précautions que pour la précédente. La sonde que j'avais renouvelée, et qu'on avait soin de déboucher matin et soir, s'échappa du kyste dans la nuit du 28 au 29 mars, et il fut impossible de la réintroduire, ce qui me força d'abandonner le kyste à lui-même, et d'attendre ou qu'il continuât son retrait, qui était déjà considérable, ou qu'il se remplît de nouveau, ce qui eut lieu en effet. Mais le jour suivant il survint, dans la partie du ventre comprise entre la tumeur et l'éventration, une douleur assez vive au toucher, accompagnée de nausées, de vomissements, et de difficulté dans les évacuations alvines, qui sont ordinairement journalières ; en un mot, tous les symptômes d'un étranglement ou d'une péritonite. Il n'y avait pas de fièvre. Des purgatifs, administrés à la malade, produisirent un assez bon effet, et M. le professeur Velpeau, appelé en consultation, le 9 avril, conseilla un large vésicatoire sur la tumeur, ce qui fut fait, et une nouvelle ponction si le vésicatoire n'apportait pas d'amélioration. Le 13 avril, la fluctuation étant devenue très évidente, et la malade se trouvant mieux, je fis une nouvelle ponction qui donna issue à environ 1 litre 1/2 de matière verdâtre purulente. Une injection iodée fut pratiquée immédiatement par une sonde placée à demeure, et des lavages quotidiens eurent lieu. Tous les trois ou quatre jours seulement, on les faisait suivre d'une injection iodée toujours à parties égales, et la sonde était renouvelée tous les cinq ou six jours. Dans les premiers jours de mai, le kyste, considérablement diminué de volume, avait la grosseur du poing, et ne laissait s'écouler, lorsqu'on débouchait la sonde, qu'une cuillerée à peine de matière séro-purulente, rougeâtre. D'ailleurs, il ne pouvait admettre que 20 à 25 grammes d'eau en injection. Des emplâtres résolutifs furent appliqués sur cette tumeur dans le but d'en obtenir la résolution, et quelques purgatifs administrés pour combattre un peu de congestion cérébrale qui se manifesta dans les dernières semaines du mois de mai. Sous l'influence de ce traitement continué jusqu'à la fin de mai, le kyste diminua encore de volume, et la sonde, laissée en place par mesure de précaution, ne pénétrait plus qu'à 10 ou 12 centimètres de profondeur et ne laissait plus rien s'écouler. D'ailleurs, son introduction etait devenue si facile que la malade elle-même pouvait être son chirurgien, et matin et soir elle ôtait et remettait la sonde. Elle est retournée à Fontainebleau dans les premiers jours de juin, se portant parfaitement bien, avec le conseil de conserver encore quelque temps sa sonde par mesure de précaution, et jusqu'à ce que la cavité du kyste soit complétement oblitérée et ne puisse plus sécréter aucun liquide. Cette malade a été revue par M. Velpeau au moment de son départ, et visitée par MM. Cazeaux et Follin pendant le traitement. Depuis, son médecin habituel, M. le docteur Hupier, qui avait reçu de ses nouvelles dans les premiers jours d'août, m'a appris que la guérison et la santé de madame de N... étaient parfaites. En 1854 elle est morte d'un étranglement interne, produit par son éventration.

Obs. X. — *Hydropisie enkystée considérable de l'ovaire droit. — Plusieurs ponctions palliatives. — Nombreuses injections iodées. — Sonde à demeure. — Guérison.*

Madame V..., âgée de trente-huit ans, jouissant habituellement d'une bonne santé, vint me consulter dans le mois de novembre 1851 pour une hydropisie qui avait exigé six fois déjà la ponction. Les deux premières avaient été pratiquées en 1848 par M. le professeur Trousseau, et les quatre autres par le médecin du pays qu'elle habitait dans la Touraine.

Cette dame raconte qu'il y a six ans, elle s'aperçut pour la première fois que son ventre prenait un développement plus considérable du côté droit. Se croyant enceinte, elle s'en préoccupa peu ; elle avait eu déjà trois enfants, qui aujourd'hui jouissent d'une santé parfaite. Elle n'a jamais fait de fausses couches ni éprouvé de suppression de règles, si ce n'est pendant les grossesses. Réglée à douze ans et très régulièrement, elle s'est mariée à vingt-deux ans et demi. Elle ne sait à quoi attribuer cette hydropisie, qu'elle crut être une grossesse jusqu'à l'époque où elle aurait dû accoucher; mais alors son ventre devenant de plus en plus volumineux, et la respiration étant très gênée, elle fut forcée, au bout de dix-huit mois de cette prétendue grossesse, de se soumettre à une première ponction, qui fut pratiquée en juin 1848 par M. Trousseau, qu'elle était venue consulter. Quinze jours après cette ponction, retour de l'hydropisie, qui, trois mois après, exigeait une seconde ponction. Dans l'espace d'une année environ, quatre autres ponctions furent encore pratiquées. Au moment de la sixième ponction, madame V... était enceinte d'un mois, grossesse conseillée par M. Bretonneau, de Tours, dans l'espoir d'empêcher le retour de l'hydropisie, qui n'en revint pas moins, et ne détermina aucun accident. L'enfant vint au monde à terme, fort, vigoureux et bien portant, et a environ deux ans et demi. Le ventre, après l'accouchement, qui fut facile et très heureux, resta presque aussi volumineux. Neuf mois plus tard, madame V... revint à Paris se confier à mes soins. La ponction était urgente, à cause de la gêne très prononcée de la respiration, etc. Le ventre, énormément distendu, était très douloureux, très sensible à la pression. La malade avait de la fièvre et tous les signes d'une péritonite à son début. 14 litres d'un liquide clair, séreux, légèrement sanguinolent, furent évacués. Je fis une injection iodée d'environ 250 grammes, qui ne produisit aucun effet satisfaisant. C'était le 18 novembre 1851. Le mois suivant, le 27 décembre, je revins à une nouvelle ponction et à une nouvelle injection iodée (240 grammes), qui fut également sans résultat aucun. A cette ponction, il s'écoula environ 10 litres de liquide ; seulement celui-ci n'était pas sanguinolent, il était clair, citrin. Ces deux injections d'iode ne produisirent ni douleur ni inflammation et pas le plus petit phénomène de réaction. L'injection était composée à parties égales avec addition d'iodure de potassium, et madame V... put vaquer à tous les soins de son ménage comme d'habitude le jour même de la ponction et de l'injection. L'hydropisie s'étant reproduite, mais plus lentement, le 21 mars 1852, je plaçai dans le kyste, qui était très grand, une sonde à demeure, après avoir fait une ponction et une injection iodée. C'était la neuvième ponction et la troisième injection iodée (240 grammes environ), que je laissai séjourner cinq ou six minutes comme les deux premières fois. Suivant ma recommandation, la sonde fut débouchée matin et soir. Pendant les premiers jours, il s'écoula matin et soir environ un demi-litre de liquide plus ou moins séreux. Peu à peu ce liquide diminua de quantité et prit un autre aspect ; il devint séropurulent, et bientôt d'une odeur désagréable assez prononcée. Des lavages avec de l'eau tiède, ou bien légèrement iodée ou chlorurée, furent faits matin et soir, à chaque fois qu'on débouchait la sonde pour vider le kyste. Tous les huit ou dix jours, quelquefois douze jours, je prenais soin de renouveler la sonde en même temps que je faisais une injection iodée. Cet instrument, pendant tout le temps qu'il est resté en place, n'a pas empêché madame V..., dont la santé générale a toujours été excellente, de vaquer à toutes ses occupations, de faire de longues courses soit à pied, soit en voiture. Vers les premiers jours de juillet, trois mois environ après le commencement de ce traitement, le kyste était déjà considérablement revenu sur lui-même; on le sentait à peine à travers les parois abdominales, et il laissait sortir deux ou trois cuillerées seulement de liquide à chaque fois qu'on ôtait le fausset, c'est-à-dire matin et soir. La sonde ne pouvait plus pénétrer qu'à une certaine profondeur, 5 ou 6 centimètres. Les injections, composées de teinture d'iode pure, étaient faites à des distances assez éloignées les unes des autres, suivant l'état de la matière de l'écoulement, et 15 ou 20 grammes seulement suffisaient pour remplir le kyste. La sonde fut ensuite remplacée par un clou de gomme élastique qui entretenait l'ouverture fistuleuse du kyste, et permettait l'écoulement du peu de matière qu'il sécrétait chaque jour. Cette matière était devenue filante, séreuse et sans odeur. Au mois de janvier 1853, le kyste, qu'il est facile de circonscrire à travers les parois abdominales, offre le volume et la forme d'un gros œuf de poule; il est dur, non douloureux à la pression, et n'apporte aucune gêne dans les fonctions de la malade, qui se porte admirablement bien, sort chaque jour, fait de longues courses soit à pied, soit en voiture, et vaque à toutes ses occupations, qui sont nombreuses et souvent fatigantes. Elle a repris de l'embonpoint, de la fraîcheur; ses règles sont très régulières; son appétit et ses digestions excellents. Dans le but d'arriver à l'oblitération complète de ce kyste, je place une canule plus courte et qui n'occupe seulement que l'étendue du trajet fistuleux, canule qui sera retirée aussitôt que tout écoulement aura cessé, ce qui ne peut tarder, puisqu'il en sort à peine une cuillerée à bouche toutes les vingt-quatre heures. La canule est retirée le 21 février 1853, et deux jours après, le trajet fistuleux, qui ne donnait plus lieu qu'à un suintement de sérosité, est complétement oblitéré. La malade, que j'ai revue vers la fin d'avril, conserve dans le ventre une tumeur qui n'est autre chose que le kyste revenu sur lui-même. Sa présence ne gêne en rien, et ne paraît avoir aucun inconvénient pour la malade, dont toutes les fonctions s'accomplissent avec toute la régularité désirable. La dernière injection iodée avait été pratiquée dans les premiers jours de janvier 1853.

Il y avait plus de six semaines que j'avais cessé de donner des soins à cette malade, lorsque, le 11 juin 1853, je fus appelé en toute hâte : elle venait d'être prise sans cause connue, et au milieu de la santé la plus florissante, de vomissements répétés et abondants. La veille, elle était sortie en voiture, était allée à cinq lieues de Paris et revenue en chemin de fer, avait fait de nombreuses courses sans en éprouver autre chose qu'un peu de fatigue. D'ailleurs, depuis plusieurs mois, elle se portait admirablement;

elle était fraîche et avait repris de l'embonpoint. Les fonctions digestives se faisaient bien. Elle sortait et se promenait tous les jours, suivant ses affaires ou son plaisir, et vaquait aisément à toutes les occupations de son ménage. Ne sachant à quoi attribuer des vomissements aussi nombreux (au moins quarante), je songeai à une indigestion, dont la cause me resta inconnue malgré toutes mes questions. Le ventre n'était le siége d'aucune douleur ni dans le kyste ni dans ses environs. Le pouls était régulier. Malgré tous mes efforts pour calmer ces vomissements, qui reparaissaient aussitôt qu'elle prenait des aliments soit solides, soit liquides, ou même de simples boissons, et pour provoquer des garderobes qui sont restées supprimées depuis cette époque, je n'ai pu y parvenir. Ainsi, les hoquets et les vomissements ont continué, et les garderobes, ainsi que les gaz, ont été entièrement supprimés ; pendant trente-sept jours le ventre, qui s'est ballonné, n'a été le siége d'aucune douleur, pas même au niveau du kyste ou de ses environs. En un mot, il n'a pas existé le plus petit symptôme de péritonite, et la malade n'a été prise de fièvre que deux jours avant de succomber. Il existait donc tous les symptômes d'un étranglement interne dont il nous a été impossible, à M. Malgaigne et à moi, de déterminer le siége.

Tous les moyens mis en usage ont échoué. Les seuls médicaments qui ont pu être tolérés, et qui permettaient au bouillon froid, au chocolat, à l'eau et à un peu de jus de viande d'être conservés par l'estomac, ont été les boissons froides prises par gorgées, de petits morceaux de glace, et une pilule de 1 centigramme d'extrait gommeux thébaïque prise toutes les deux ou trois heures. Ces moyens calmaient momentanément les vomissements, qui reparaissaient tous les deux ou trois jours, et étaient composés de matières grisâtres ayant l'odeur stercorale. Des cataplasmes arrosés de laudanum ont été continuellement placés sur la région épigastrique. Pendant tout ce temps, la pression la plus légère n'a jamais déterminé la moindre douleur ; on pouvait presser l'abdomen dans tous les sens ; l'écoulement des urines a toujours été normal. Le seul phénomène qui tourmentait la malade et la faisait souffrir était une contraction spasmodique des intestins remplis de gaz, qui revenait de temps en temps ; alors leurs circonvolutions devenaient apparentes et se dessinaient à travers les parois abdominales.

La tympanite devint si considérable que la malade étouffait. Avec un trocart explorateur, je fis une ponction sur une des circonvolutions intestinales qui se dessinait à travers les parois de l'abdomen ; il en sortit aussitôt une grande quantité de gaz, ce qui soulagea la malade à l'instant et suspendit les vomissements. Nul accident soit de péritonite, soit d'épanchement, soit de douleur du côté du ventre.

Dans l'espace de dix ou douze jours, je fus obligé de revenir encore deux fois à cette ponction intestinale, qui soulageait toujours la malade.

Appelé en consultation, M. le professeur Malgaigne constata que le ventre n'était nullement douloureux, que la malade était sans fièvre, et qu'elle présentait tous les signes d'un étranglement interne. Après un examen minutieux et approfondi, il ne trouva aucune indication capable de lui faire soupçonner le siége de cet étranglement. D'après son avis, on mit trois jours de suite des suppositoires dans lesquels on incorpora, le premier jour, quatre gouttes d'huile de croton ; le deuxième jour, six gouttes, et le troisième jour, huit gouttes. Cette médication ne produisit aucun résultat. A cette époque, la malade fut prise d'un spasme des mâchoires, d'un peu de trismus intermittent qui revenait de loin en loin.

Tous les moyens ayant échoué jusqu'à ce jour et l'état de la malade s'aggravant de plus en plus, il fut décidé avec M. Malgaigne qu'on donnerait 200 grammes de mercure coulant. Une première dose de 75 grammes environ fut administrée ; elle ne produisit aucun résultat ni aucun phénomène fâcheux, et fut facilement avalée par la malade, qui, le lendemain matin, en prit une seconde dose également de 75 grammes. Ces moyens ne produisirent aucun résultat ni en bien ni en mal ; les vomissements continuaient, le ventre s'était de nouveau tympanisé, le trismus avait augmenté, et la malade, que je me proposais de ponctionner pour la quatrième fois pour la débarrasser de la tympanite, succomba sans agonie trente-sept jours après le début des vomissements. La famille ne voulut pas permettre l'autopsie.

Plusieurs remarques importantes nous paraissent découler de cette importante observation : d'abord, pour ce qui regarde le kyste de l'ovaire, nous voyons qu'un kyste considérable, contenant 12 ou 15 litres de liquide, ayant été ponctionné un grand nombre de fois, a pu, après un long espace de temps il est vrai, environ quinze à seize mois, revenir complétement sur lui-même et s'oblitérer sous l'influence des injections iodées et de canules laissées à demeure pendant plusieurs mois, sans que la santé générale en fût altérée. Mais à quoi attribuer les accidents graves qui sont survenus si subitement et d'une manière si inattendue, et dans un moment où la malade jouissait d'une santé si parfaite ?... Nous regrettons bien que l'autopsie ne soit pas venue nous éclairer sur ce point et lever nos doutes à cet égard, car nous craignons que les symptômes d'étranglement survenus dans ce cas n'aient été le résultat de l'introduction d'une anse intestinale sous une bride ou adhérence du kyste avec les parties environnantes. On se rappelle que ce kyste a été ponctionné plusieurs fois sur des points tout à fait opposés. Cette manière de procéder a dû établir des adhérences entre le kyste et les parois abdominales dans les différents endroits où les ponctions ont été faites, et ces adhérences, qui ont d'abord été un obstacle au retour du kyste sur lui-même, auront ensuite donné lieu à des brides, à des cordons, sous lesquels une anse intestinale a bien pu s'engager dans un mouvement quelconque et produire tous les accidents que nous avons observés. De toutes les suppositions qu'on pourrait faire pour expliquer l'apparition si soudaine de ces vomissements et l'absence pendant trente-neuf jours de tout gaz et de toute garderobe, celle-ci nous paraît la plus juste et la plus rationnelle. Ce fait, que la cause de l'étranglement que nous invoquons soit vraie ou fausse, n'en doit pas moins servir à notre instruction en nous montrant toute l'importance qu'on doit attacher à ne ponctionner les kystes ovariques que du côté où ils ont pris naissance et dans le point où leur adhérence avec les parois de l'abdomen leur permet de revenir plus facilement sur eux-mêmes et ne les expose pas à gêner les organes environnants.

Ce qui surprendra encore dans cette observation, c'est l'existence d'un étranglement interne pendant trente-sept jours sans amener la mort. La durée des accidents pendant un si long espace de temps ne pourrait-elle pas trouver sa raison d'être dans le siége de l'étranglement, qui probablement était vers la fin de l'intestin grêle ; alors on conçoit la possibilité de la nutrition avec des aliments liquides tels que le bouillon froid, le chocolat, les jus de viande. Je ne terminerai pas, quoique ce point soit étranger à mon sujet, sans appeler l'attention sur les ponctions intestinales qui ont été faites à trois reprises différentes et sans le moindre accident, pour évacuer les gaz qui en ballonnaient les intestins et produisaient de vives souffrances à la malade. Après avoir épuisé toutes les ressources ordinaires de la thérapeutique, fallait-il dans ce cas malheureux recourir à une opération dans le but de détruire l'étranglement ou de faire un anus contre nature. Évidemment cette ressource extrême, à laquelle nous avons bien songé, M. Malgaigne et moi, aurait dû être essayée si la moindre indication du siége de l'étranglement eût existé ; mais cette indication, malgré les recherches les plus attentives, n'a jamais pu être trouvée, et le précepte : *Me-*

lius anceps quam nullum n'était pas applicable dans cette circonstance.

Obs. XI. — *Hydropisie de l'ovaire droit.* — *Ponction à gauche et à droite
alternativement.* — *Injections iodées répétées.* — *Accidents survenus à la
suite de la sortie accidentelle de la sonde.* — *Affaiblissement général.* —
Symptômes d'infection putride. — *Mort.*

Au n° 32 de la salle Sainte-Marthe, à la Charité (service de M. Briquet),
a été couchée, le 19 août 1852, la nommée Vigneron, lingère, âgée de
trente ans. Cette femme, d'un tempérament lymphatique, très nerveux,
d'une constitution détériorée, très faible, est blonde, pâle et chétive. L'appétit est nul, les fonctions digestives paresseuses ; elle est atteinte d'une
hydropisie considérable de l'ovaire, qui lui cause beaucoup d'oppression.
Réglée à quatorze ans, ses règles ont toujours été régulières, mais peu
abondantes. Mariée à vingt-cinq ans, elle a eu, treize mois après, un accouchement laborieux qui fut suivi d'une rupture complète du périné ; deux
ans plus tard, elle entre à l'Hôtel-Dieu pour se faire traiter de cette infirmité et subit une opération qui a complétement échoué, et à laquelle elle
attribue son hydropisie, qui a commencé à apparaître vers cette époque.
Au bout d'une année, cette hydropisie, qui a débuté dans l'ovaire droit,
est devenue si considérable et si gênante, qu'elle se détermina à venir à la
Charité. Elle est admise dans le service de M. le professeur Velpeau, où
une première ponction fut pratiquée le 6 décembre 1851, du côté gauche ;
elle donne issue à 15 ou 16 litres de liquide. Se sentant soulagée, la malade quitta l'hôpital quelques semaines après ; mais presque aussitôt l'hydropisie se reproduisit, et dans l'espace de huit mois elle était devenue aussi
considérable que la première fois. La difficulté de marcher, l'impossibilité
de travailler, de rester couchée, et l'oppression, la forcèrent de rentrer à
l'hôpital le 13 août 1852. Elle fut placée dans le service de M. Briquet et
était dans l'état que j'ai indiqué en commençant. Elle offre tous les signes
d'une hydropisie enkystée de l'ovaire droit.

Le 26 août 1852, je pratique une ponction du côté gauche, dans le point
où avait été faite la première. Il s'écoule 16 litres de liquide. Par une sonde
de gomme élastique introduite par la canule du trocart, et que je laisse à
demeure, j'injecte immédiatement 200 grammes d'un mélange iodé composé suivant ma formule pour les hydropisies des ovaires :

> Eau distillée. . . . . }
> Teinture alcoolique d'iode. . . . . . } āā 100 grammes.
> Iodure de potassium. 4

Cette injection resta presque tout entière dans le kyste, et au grand
étonnement des assistants, qui étaient nombreux, ne produisit aucune dou-

leur, ni plus tard aucun phénomène de réaction. Le reste de la journée se passa très bien, la malade dormit toute la nuit, ce qu'elle n'avait pu faire depuis longtemps, et le lendemain à la visite, où elle fut examinée par un grand nombre d'élèves et de médecins, elle se trouvait parfaitement bien et n'éprouvait aucune douleur dans le ventre, soit à la pression, soit autrement. Des cataplasmes avaient été mis sur l'abdomen par mesure de précaution ; la sonde, débouchée, ne laissa rien s'écouler, et la malade se trouvait si bien, qu'elle demandait les jours suivants qu'on la lui retirât ; elle voulait s'en aller. En effet, pendant les huit premiers jours il ne s'écoula par la sonde que peu de liquide. Craignant qu'elle ne fût bouchée, je la remplaçai par une autre qui ne donna pas issue à une plus grande quantité de liquide. Une injection iodée, semblable à la première, fut faite ; mais elle ressortit presque en totalité au bout de sept ou huit minutes. La malade ne sentit pas cette injection. Son état était très satisfaisant, le sommeil était bon, les digestions passables et bien meilleures qu'à son arrivée ; tout promettait un heureux résultat. Les jours suivants, elle allait si bien qu'elle demandait avec instance qu'on lui enlevât cette sonde qui la gênait, disant qu'elle était guérie et qu'elle sortirait plus tôt si on la débarrassait de cet instrument.

Le 10 septembre, à la visite du matin, soit hasard ou autrement, je trouvai la sonde retirée du kyste à la grande satisfaction de la malade, qui m'assurait n'y être pour rien, ce dont j'ai toujours douté. Il me fut impossible de la réintroduire. Dans cet état de choses, je crus devoir attendre : pendant trois ou quatre jours, la malade continua de bien aller et se félicitait toujours de l'extraction de la sonde, lorsque dans la nuit du 14 au 15 elle fut prise d'un malaise général, d'insomnie, de lassitudes, de courbature, de fièvre, d'envies de vomir, de sensibilité du ventre. A la visite du matin, le côté droit de l'abdomen est légèrement plus gros que celui du côté opposé. Les cataplasmes laudanisés sont appliqués sur le ventre, une purgation est ordonnée...

Le 16, à la visite du matin, la malade est dans le même état, la journée et la nuit ont été mauvaises ; elle a eu des vomissements et n'a pu prendre le moindre aliment. Le ventre est plus sensible, mais à droite seulement, où une tumeur fluctuante se dessine mieux que la veille, au niveau de l'ovaire droit. Un large vésicatoire est appliqué sur cette région, et pendant deux jours il n'apporte aucun soulagement. Tous les signes de l'infection putride existent à un haut degré avec augmentation des symptômes énumérés ci-dessus. La tumeur du ventre, qui reste bornée au côté droit, a sensiblement augmenté de volume, la fluctuation est des plus manifestes ; il n'y a pas le moindre doute qu'une collection purulente occupe le kyste et qu'il est urgent d'y donner issue.

Le 18 septembre, à la visite du matin, je pratique du côté droit, sur le centre de cette tumeur, une ponction ; 1 litre 1/2 de matière purulente s'écoule aussitôt, répandant une odeur infecte ; une sonde de gomme élastique est placée par la canule du trocart, et une injection d'iode, composée comme les autres, est pratiquée. Dès ce moment les accidents généraux diminuèrent, le malaise, la fièvre, les vomissements, l'anéantissement des forces et l'insomnie disparurent peu à peu, à la grande surprise de tous les élèves qui suivaient la visite de M. Briquet. Il y avait un mieux inespéré ; la malade, qui depuis plusieurs jours ne pouvait supporter aucun aliment et ne prenait absolument rien, put digérer du bouillon, des potages légers, quelques cuillerées de vin et même quelques grappes de raisin, des poires... Pendant l'existence de tous ces phénomènes graves, il n'y a jamais eu le moindre signe de péritonite, et la douleur qu'éprouvait la malade seulement à la pression était bornée au côté droit du ventre et provenait évidemment du kyste enflammé et suppuré Des lavages avec de l'eau tiède et additionnée de quelques cuillerées de teinture d'iode ou de chlore sont faits chaque jour dans l'intérieur de la poche ovarique.

Le 21 il y a un mieux sensible, tous les accidents ont disparu ; seulement la malade, qui se trouve très bien, est excessivement faible. La matière qui s'écoule matin et soir par la sonde lorsqu'on la débouche est séro-purulente et paraît avantageusement modifiée ; la sonde est renouvelée. Injection iodée de 150 grammes. Les jours suivants, continuation des lavages, mêmes précautions pour l'écoulement du pus.

Le 24 septembre, nouvelle injection de 120 grammes d'iode par parties égales, comme précédemment. Nulle douleur dans le kyste, qui paraît avoir diminué d'étendue, si j'en juge par la quantité de liquide qui s'écoule matin et soir et par la quantité d'eau tiède qu'il est possible d'injecter, environ 500 grammes.

Le 27, nouvelle injection iodée composée d'un tiers d'eau et de deux tiers de teinture d'iode additionnée d'iodure de potassium. Le mieux se soutient, l'état général est devenu meilleur, la malade dort mieux, supporte mieux les aliments et ne souffre en aucune façon de son ventre. On continue les mêmes soins que les jours précédents.

Dans la nuit du 29 au 30, la sonde s'échappe du kyste pendant le sommeil de la malade ; elle assure ne pas s'en être aperçue. A la visite du matin et du lendemain, on fait des efforts inutiles pour la réintroduire, et l'on ne peut y parvenir qu'au bout de soixante heures, après de nombreuses tentatives. Pendant ce temps la tumeur, qui était tout à fait diminuée de volume, commence à se remplir de nouveau, et les accidents qui s'étaient déjà manifestés lors de la sortie de la sonde ont reparu au bout de vingt-quatre heures et marchent avec une grande rapidité ; ils sont caractérisés par des frissons avec fréquence et petitesse du pouls, abattement et malaise général, nausées, vomissements, insomnie et impossibilité de prendre quoi que ce soit en aliments. Le bouillon et la tisane ne sont pas supportés. Tous les signes d'une infection putride existent au plus haut degré, la malade exhale une odeur de pus fétide, insupportable; tout annonce une fin prochaine... Enfin, le 2 octobre, à la visite du matin, alors que je me disposais à tenter une nouvelle ponction pour donner issue au pus renfermé dans le kyste et cause de tous les accidents que je viens d'énumérer, je parviens, après de nouveaux tâtonnements, à introduire une sonde; 1,200 grammes environ d'un pus fétide, séreux, exhalant une odeur repoussante, s'écoulent facilement. Plusieurs lavages iodés sont faits coup sur coup et suivis d'une injection iodée à parties égales. La journée est meilleure, quoique l'affaiblissement de la malade, qui ne peut rien prendre, soit extrême. Pour comble de malheur, la malade, qui craint de toucher à sa sonde et de la retirer encore une fois, néglige d'ôter le fausset et de donner issue au pus, qui séjourne encore pendant trente-six heures. Cependant il y a un peu de mieux au point de vue général, les symptômes d'infection putride semblent diminuer les jours suivants ; on continue chaque jour les lavages additionnés de teinture d'iode pour modifier le pus et enlever sa fétidité ; le ventre n'est nullement douloureux, mais la malade ne pouvant plus prendre d'aliments, ni tisane, ni bouillon depuis le 1er octobre, s'épuise de plus en plus et succombe dans la nuit du 8 au 9 octobre, offrant une maigreur très prononcée. Il n'y a point eu de symptômes d'infection purulente.

Autopsie trente-six heures après la mort. — Le cadavre est d'une maigreur très grande, la cloison périnéale est entièrement déchirée et porte encore les traces d'une opération qui n'a pas réussi ; le ventre est considérablement aplati, enfoncé, et ne paraît contenir aucune tumeur ni aucun liquide. La paroi abdominale, incisée circulairement, est adhérente aux parties sous-jacentes et ne peut être soulevée, comme dans l'état normal. Des adhérences très fortes existent dans presque toute son étendue et empêchent de la séparer du kyste, qui semble faire partie de la paroi abdominale et la doubler. Pour les séparer, ce qui est impossible avec les doigts ou le manche d'un scalpel, on est obligé de disséquer avec soin ces adhérences, qui sont fortes et non filamenteuses et bien organisées, ce qui prouve leur ancienneté ; si l'on cherche à les rompre en fixant le kyste d'une main et en tirant sur la paroi abdominale renversée de l'autre, on ne peut y parvenir ; on soulève le kyste, dont la face postérieure ou vertébrale est parfaitement lisse, polie et exempte de toute adhérence. L'adhésion de la paroi abdominale à la paroi antérieure du kyste est très étendue. Elle existe de bas en haut, du sommet de la vessie à la concavité du foie et au colon transverse, et latéralement dans tout le flanc droit jusqu'à une ligne qui descendrait du rebord des fausses côtes gauches au sommet de la vessie, ligne qui limite d'ailleurs l'étendue du kyste de ce côté, de telle sorte que toute la paroi antérieure du kyste et les trois quarts de sa circonférence sont adhérents à la paroi abdominale. Les points où ont été pratiquées les ponctions se trouvent confondus dans ces adhérences. Lorsque la paroi abdominale, séparée

de la face antérieure du kyste par la dissection, est renversée, on aperçoit
le kyste, qui a la forme et la grandeur d'un placenta ovalaire, allongé; il
occupe tout le flanc droit, depuis la vessie, au sommet de laquelle il adhère
par son extrémité inférieure, jusqu'à la concavité du foie, où des adhérences
le fixent également par son extrémité supérieure. Il recouvre la colonne
vertébrale et les intestins du côté droit, de telle sorte qu'il n'occupe ni le
flanc, ni la fosse iliaque gauche, où il est entièrement libre et exempt d'adhérences ; de ce côté, les intestins ne sont pas recouverts, ils sont déjetés
sur les côtés de la colonne vertébrale qui sépare le paquet intestinal, qui est
petit, rétréci ; ils n'offrent aucune adhérence entre eux et ne sont le siége
d'aucune trace d'inflammation, soit ancienne, soit récente. Le kyste est
considérablement revenu sur lui-même et pourrait à peine contenir 1 litre
de liquide; ses parois sont épaisses, fibreuses. Lorsqu'il est détaché de
toutes les adhérences qu'il a contractées avec les organes environnants, on
remarque en le soulevant qu'il ne tient à l'ovaire droit que par un pédicule
de la grosseur d'un tuyau de plume d'oie et facile à rompre. Le cul-de-sac
recto-vaginale et le fond de la matrice sont parfaitement sains et n'ont aucun
rapport avec le kyste, qui ne s'étend pas du côté du petit bassin. Il ne
dépasse pas le sommet de la vessie. Son intérieur présente dans toute son
étendue des traces très évidentes d'une inflammation purulente; des fausses
membranes mal organisées se remarquent en plusieurs points. En plusieurs
endroits, là où les parois sont restées en contact, on voit des adhérences
plus ou moins solides, des brides qui offrent un commencement d'adhésion
de ces parois entre elles. Ces points se déchirent comme un tissu dur, épais,
lardacé.

On trouve aussi plusieurs petits kystes contenus dans le kyste principal.
Ces petits kystes, de la grosseur d'une amande, d'une noix, contiennent
un liquide clair, limpide, albumineux, et sont restés étrangers à l'inflammation des parois du kyste qui les renferme.

L'ovaire gauche est aussi le siége d'un kyste qui a le volume d'un petit
œuf de poule. Il n'a pas participé à l'inflammation du kyste droit et contient un liquide filant, albumineux.

Les autres organes paraissent sains. La matrice n'a pas été examinée ;
aucune trace d'infection purulente ni dans le foie, ni dans les poumons.

Plusieurs circonstances doivent être notées dans cette observation : 1° d'abord et en premier lieu, la ponction à gauche, le
kyste se trouvant à droite, nous dirons plus loin les inconvénients qui auraient pu en résulter si d'autres adhérences, dues
à l'ancienneté de la maladie, n'étaient venues s'opposer au
retour de ce kyste sur lui-même; 2° ensuite la stagnation, pendant plusieurs jours, de matière purulente dans une vaste poche

enflammée, stagnation qui a amené et renouvelé deux fois des phénomènes généraux très graves d'infection putride et affaibli considérablement la malade, en paralysant l'exercice des principales fonctions; 3° enfin l'impossibilité dans les dernières semaines de prendre des aliments. Il n'est pas douteux que toutes ces circonstances réunies n'aient été fatales à la malade; peut-être, malgré les adhérences que nous avons trouvées à l'autopsie, la guérison aurait pu avoir lieu. Ne trouvons-nous pas la preuve de cette présomption dans le retrait considérable que le kyste avait déjà subi, dans les adhérences et les brides que nous avons observées, dans plusieurs points sur sa face interne, et dans le mieux si sensible et si inattendu que ressentait cette pauvre femme toutes les fois qu'on arrivait à la débarrasser du pus renfermé dans son kyste?

L'autopsie nous a encore révélé plusieurs points qui nous paraissent de la plus haute importance par les déductions pratiques qu'on peut en tirer. D'abord elle nous apprend que, chez cette malade, la guérison était devenue sinon impossible, au moins très difficile, par suite des adhérences nombreuses et solides que la poche ovarique avait contractées dans une grande partie de son étendue; ensuite que ces adhérences, parfaitement organisées, se sont opposées à l'oblitération du kyste en l'empêchant de revenir sur lui-même. Un premier point à examiner est celui-ci : ces adhérences étaient-elles de formation récente ou bien préexistaient-elles aux injections iodées? Il ne peut y avoir le moindre doute à cet égard. La preuve de l'ancienneté de ces adhérences se trouve et dans leur texture et leur résistance, et dans leur union intime avec les organes environnants. Si elles n'avaient pas existé au moment de la ponction et de l'injection iodée, lors de l'entrée de la malade dans le service de M. Briquet, le kyste, une fois débarrassé de son liquide, se serait nécessairement affaissé, pelotonné sur lui-même, pour descendre vers la fosse iliaque droite, son siège primitif et naturel. La disposition que nous avons observée était donc antérieure aux injections et était due évidemment aux adhérences que le kyste avait contractées avec le foie, le côlon transverse, la paroi antérieure de l'abdomen, etc., lorsqu'il était rempli et tellement distendu qu'en s'élevant jusqu'au foie et aux autres organes, qu'il refoulait, il s'était uni avec la plupart d'entre eux. D'ailleurs, ce qui s'est passé dans ce cas est la règle dans les hydropisies des ovaires lorsqu'elles sont anciennes et volumineuses. Les conséquences pratiques à tirer de ce fait, à savoir, que les hydropisies ovariques qui ont acquis un grand développement donnent le plus souvent lieu à la formation d'adhérences entre le kyste et les organes avec lesquels il est en contact, sont qu'il ne faut pas attendre la formation de ces adhérences et qu'il faut, pour y parvenir sûrement, les opérer de bonne heure, c'est-à-dire avant qu'elles aient acquis beaucoup de volume et aussitôt que la fluctuation est devenue évidente. Chez notre malade, une première ponction avait été faite il y a environ huit ou neuf mois, alors que l'hydropisie était si considérable qu'elle gênait tous les organes et empêchait toutes les fonctions de s'accomplir. C'est d'ailleurs ce dernier motif qui avait engagé M. le professeur Velpeau à recourir à une ponction palliative. Quelques semaines après, l'hydropisie se reforme et arrive bien vite au développement qu'elle avait déjà eu ; le kyste contenait 16 litres de liquide. Comme la première fois, la malade attend qu'elle ne puisse plus respirer pour réclamer la ponction. N'est-il pas évident pour tout le monde que les adhérences que nous avons rencontrées chez cette femme remontent à des époques bien antérieures aux injections iodées et qu'elles existaient probablement à la première ponction? Comment, d'ailleurs, ces adhérences pourraient-elles être le résultat des injections iodées, puisque celles-ci n'ont déterminé ni douleur ni inflammation dans le ventre, et qu'il n'est pas survenu le plus léger symptôme de péritonite, ce qui a été confirmé par l'autopsie ?

Il est donc probable que, si la ponction et l'injection iodée avaient été faites chez cette femme dès que la fluctuation a été manifeste (le kyste continuant de se développer malgré tous les traitements mis en usage), on aurait obtenu un succès, parce qu'alors ce kyste, exempt de toute adhérence anormale avec les organes voisins, serait facilement revenu sur lui-même et aurait fini par s'oblitérer sous l'influence des injections iodées. Est-il donc si déraisonnable de croire qu'il en aurait été ainsi, lorsqu'on voit qu'un kyste qui a contenu 16 litres de liquide peut, au bout de six semaines et malgré des adhérences fortes et nombreuses qui s'opposent d'une manière invincible à son retrait complet, diminuer de capacité et se rétrécir au point de ne plus contenir qu'un litre environ? N'est-il pas démontré par ce seul fait, lorsqu'on veut bien y réfléchir, que cette poche ovarique, toute vaste qu'elle était, aurait fini par s'oblitérer complétement si les obstacles que nous avons signalés n'avaient pas existé? N'avons-nous pas vu que, chez cette malade, la nature avait fait des efforts considérables pour arriver à la guérison, puisque, dans les endroits où les parois du kyste avaient pu arriver à un contact permanent, il y avait réunion et formation de brides et d'adhérences assez résistantes? Le résultat malheureux qui a eu lieu ne peut pas être attribué aux injections iodées, dont l'innocuité et même les avantages ont été mis plusieurs fois en évidence dans cette observation.

Une autre remarque qu'il est important de signaler, c'est que des adhérences existaient dans les points opposés où les ponctions avaient été pratiquées. En supposant qu'il en soit toujours ainsi, ce qui est probable à la suite de toutes les ponctions, il serait de bonne pratique de ne jamais faire les ponctions que du même côté et surtout de ne les faire que du côté où le kyste a pris naissance; autrement il arriverait que le kyste ponctionné dans des points opposés contracterait des adhérences qui l'empêcheraient de revenir sur lui-même et, par conséquent, de s'oblitérer.

Une dernière remarque que nous avons faite, c'est que ce kyste, tout volumineux qu'il était, ne s'est pas développé du côté du petit bassin, et il doit souvent en être ainsi, surtout lorsque les tumeurs ovariques acquièrent un volume considérable. La raison, la voici : en effet, il se passe ici ce qui a lieu dans la grossesse; le kyste, en augmentant de volume, prend la forme d'un sphéroïde dont la grosse extrémité se trouve en haut, puis il s'élève graduellement, comme l'utérus dans la grossesse, et bientôt son segment inférieur repose sur la partie supérieure des os pubis, ne faisant qu'une légère saillie à l'entrée de l'excavation pelvienne. Ces remarques, que nous faisons dans le but de montrer les inconvénients de la ponction par le vagin, nous semblent amener tout naturellement à cette déduction pratique, que le lieu d'élection pour la ponction des hydro-pisies enkystées de l'ovaire doit être dans le point qui se rap-proche le plus du siége primitif de l'hydropisie, c'est-à-dire à la partie la plus déclive du segment inférieur du kyste. Ce lieu d'élection doit donc être à la partie inférieure du bas-ventre, au-dessus du ligament de Poupart ou même au-dessous. En procédant de la sorte, le kyste se débarrasse plus facilement des matières qu'il renferme et a toujours de la tendance à se vider, que la malade soit debout, assise ou couchée, et aucun obstacle, aucune adhérence due à l'opération ne vient s'opposer à son retrait complet. Il en résulte encore un autre avantage non moins important, c'est que tout épanchement devient impos-sible dans le petit bassin et dans les culs-de-sac recto et vésico-vaginal, comme il est arrivé lorsqu'on a pratiqué la ponction par le vagin. Peut-être, lorsque les kystes sont récents, peu développés, occupent-ils le petit bassin et descendent-ils sous le cul-de-sac recto-vaginal : alors la ponction vaginale pourrait avoir des avantages sur les autres ponctions; mais alors ces kystes sont peu volumineux et ne se décèlent pas encore, et, lorsqu'ils commencent à se manifester extérieurement, ils ont déjà acquis un certain volume, et il est probable qu'ils remontent dans l'abdomen comme nous l'avons indiqué; alors la ponction vaginale doit être rejetée.

Certains kystes ovariques s'enflamment, suppurent et ren-ferment de la matière purulente, au lieu de sérosité ou de matière gélatineuse. Les injections iodées guérissent ces kystes suppurés presque aussi sûrement que les kystes simples unilo-culaires. On peut annoncer avec quelque probabilité que le liquide contenu dans les kystes est de nature purulente toutes les fois que les malades sont atteintes d'une fièvre continue, lente, de perte complète de l'appétit, de vomissements, de diarrhée, d'amaigrissement considérable, de douleurs dans le ventre et surtout dans le kyste, en un mot de tous les symp-tômes de la fièvre hectique ou qui annoncent les grands foyers de suppuration. Ces kystes se rencontrent le plus souvent chez les femmes encore jeunes. Les deux observations suivantes, qui ont été publiées par le docteur Dicharry (1), seront suffisantes

(1) *Moniteur des hôpitaux*, année 1853, t. I, p. 1147, n° 144.

pour montrer la valeur des injections iodées dans les kystes ovariques suppurés :

Obs. XII. — Mademoiselle Louise Koc, âgée de trente ans, de constitution lymphatique, tempérament nerveux, s'est confiée à mes soins dans le courant de l'année 1849 pour une tumeur qu'elle avait dans le côté gauche du ventre. Elle n'a jamais eu de maladies dans son enfance ; elle n'est pas mariée et n'a jamais eu d'enfants. Elle a été réglée à seize ans. Ses règles n'ont jamais été très régulières ; elle est restée quelquefois une année sans les avoir. Toutes les autres fonctions s'exécutaient assez bien, lorsqu'il y a une dizaine d'années, elle ressentit dans le côté gauche du ventre une douleur sourde, profonde, continue, dont elle ignorait la cause ; plus tard, elle crut sentir une boule, et c'est alors seulement qu'elle se décida à réclamer mes soins. Je constatai dans le côté gauche du ventre une tumeur que je crus être ovarique, mais sans pouvoir en déterminer la nature d'une manière précise. Elle avait le volume de la tête d'un fœtus à terme, occupait une partie de la fosse iliaque gauche, et remontait vers la ligne médiane jusqu'au-dessus de l'ombilic ; elle était dure, rénitente, non fluctuante, et donnait un son mat à la percussion. Au-dessous de cette tumeur, immédiatement au-dessus du pubis, sur la ligne médiane, on sentait une autre tumeur plus petite, mais beaucoup plus dure, qui se dessinait en relief dans la région hypogastrique. Par le toucher vaginal, il était impossible d'atteindre le col de l'utérus ; on était arrêté par les pubis, tant le vagin s'était incurvé en avant. Cette tumeur pouvait être attribuée à un corps fibreux de l'utérus ; mais nous avons acquis plus tard la preuve qu'elle était formée par l'utérus lui-même, qui avait été entraîné par le kyste ovarique. Soumise à des traitements nombreux et variés, à des applications de sangsues, aux frictions résolutives, aux diurétiques, aux purgatifs, aux ferrugineux, à un régime tonique, aux vésicatoires, etc., cette tumeur parut un instant diminuer de volume, mais bientôt elle fit des progrès tels que la malade passait pour être arrivée au terme d'une grossesse, et fut même à cette occasion dénoncée au commissaire de police. Après plusieurs mois de soins inefficaces, elle fut recommandée par M. Boussingault à l'un de nos confrères, agrégé à la Faculté de médecine, qui lui conseilla *pour tout traitement* de porter une ceinture abdominale, lui disant qu'elle avait dans le ventre plusieurs tumeurs que tous les remèdes du monde ne feraient pas disparaître.

Dans les derniers mois, obligée de donner des soins à un vieillard malade, elle éprouva beaucoup de fatigue, et son ventre, qui se développait de plus en plus, devint un peu douloureux. Elle fut prise de vomissements incoercibles, de fièvre, d'une grande gêne dans la respiration Les jambes et les cuisses s'infiltraient, et depuis quatre mois, ses règles avaient cessé de paraître. Elle était d'une maigreur très grande, pâle, anémique ; elle avait perdu ses forces et ne pouvait pas se tenir debout. Elle gardait le lit depuis plusieurs mois. La fièvre était continue et s'accompagnait de frissons quotidiens. Aucun aliment n'était supporté, la fièvre hectique la minait : tout faisait présager une issue prochainement funeste.

Sachant que le docteur Boinet avait guéri plusieurs hydropisies de l'ovaire par les injections iodées, je le fis appeler auprès de cette malade. M. Boinet diagnostiqua un vaste kyste de l'ovaire gauche contenant de la matière purulente, et pratiqua, malgré la gravité du cas, une ponction suivie d'une injection iodée. Cette opération, dernière ressource pour ma malade, fut faite le 22 août 1853 avec un gros trocart. Après avoir retiré 3 litres 1/2 de matière purulente et avoir vidé la poche ovarique, M. Boinet injecta le liquide suivant :

Eau distillée. . . . .   50 grammes.
Teinture d'iode.   50
Iodure de potassium   2

Cette injection fut laissée environ sept minutes dans le kyste, qui fut pétri, malaxé dans tous les sens ; après quoi on en laissa s'écouler environ la moitié. Tous ces temps de l'opération furent d'une simplicité remarquable, et la malade assura n'avoir ressenti aucune douleur. Un morceau de diachylon fut placé sur la piqûre du trocart, et le ventre, recouvert de ouate, fut serré avec une serviette.

La journée et la nuit furent excellentes, et dès le lendemain, la malade put rester levée plusieurs heures. A partir de ce moment, les frissons, la fièvre et l'infiltration disparurent comme par enchantement. L'appétit revint, de même que le sommeil, qui était impossible depuis longtemps. Les garderobes, qui étaient rares, difficiles, devinrent journalières, et la malade, qui n'a pas cessé de se lever tous les jours depuis l'opération, a repris de la fraîcheur, de l'embonpoint, de la force, et n'a jamais joui d'une meilleure santé. Son ventre, examiné six mois après l'opération, est souple, non douloureux. La petite tumeur de la région hypogastrique a aussi disparu, et le toucher permet de sentir facilement le col de l'utérus, qui a repris sa place normale.

Vers la fin de mars 1854, je fis appeler de nouveau pour examiner la tumeur, qui paraissait prendre du développement, le docteur Boinet. Il constata en effet une fluctuation profonde. Une ponction, qui donna issue à environ 600 grammes de liquide semi-purulent, fut suivie d'une injection iodée. Depuis cette époque, la santé n'a pas cessé d'être bonne, et le kyste ne s'est pas reproduit.

Cette observation est remarquable sous bien des rapports. Une femme de trente ans est atteinte depuis longues années d'une tumeur ovarique qui est devenue considérable. Devenue le siége d'une inflammation, le liquide qu'elle renferme s'est transformé en pus : il y en a sept livres. La présence de cette tumeur et du pus qu'elle contient a déterminé des accidents tellement graves que la malade va succomber; elle est minée depuis longtemps par la fièvre hectique, les membres inférieurs sont infiltrés, il y a plusieurs mois qu'elle ne quitte plus le lit, elle est dans le marasme le plus complet, l'estomac ne supporte plus aucun aliment, les vomissements sont continuels, le ventre est très douloureux, la fièvre excessive, la mort imminente... Une première ponction, suivie d'une injection iodée, est faite, et, dès ce moment, tous ces symptômes si alarmants disparaissent, l'appétit se réveille, et en quelques jours la malade peut se livrer à ses occupations ordinaires ; les forces, l'embonpoint et la santé reviennent comme par enchantement, et tellement complétement que, pendant près de sept mois, la cure est regardée comme radicale. Cette guérison n'eût-elle été que momentanée que ç'eût été un bienfait immense pour cette pauvre fille, qui languissait depuis si longtemps. Au bout de sept mois, le kyste se développe de nouveau ; il ne contient encore que peu de liquide, et, avant qu'il ait acquis un développement plus considérable, une seconde ponction et une seconde injection pratiquées en temps opportun amènent cette fois une guérison radicale et qui ne s'est pas démentie depuis quatorze mois que cette opération a été faite.

Nous avons eu l'occasion de traiter aussi heureusement plusieurs autres kystes suppurés de l'ovaire : un, avec le docteur Charrier, chez une jeune dame de vingt-deux ans. Six ponctions et six injections iodées furent pratiquées dans l'espace de quatre mois et suffirent pour la guérison (cette observation a été consignée dans le *Moniteur des hôpitaux, loc. cit.*, p. 1149, t. Ier).

Il nous serait facile de multiplier les exemples ; nous dirons seulement que jamais, dans toutes les opérations d'injections iodées que nous avons pratiquées dans les kystes de l'ovaire, et elles se comptent par centaines aujourd'hui, jamais nous n'avons observé d'accidents graves que l'on pût attribuer à ces injections.

Quelques chirurgiens ont eu recours à nos injections iodées

dans les hydropisies ovariques. M. le docteur Thomas, ancien interne des hôpitaux, a inséré dans la *Revue médico-chirurgicale* (année 1851, p. 79) cinq observations de kystes ovariques, traités par ces injections. Malheureusement, toutes ces observations sont incomplètes et prouvent que la méthode que nous proposons a été mal appliquée. Dans quatre, la guérison n'a pas eu lieu, probablement parce que le traitement a été mal fait ou n'a pas été continué assez longtemps ; dans la cinquième, la malade est sortie radicalement guérie ; mais les détails importants qui manquent à cette observation lui enlèvent une grande partie de sa valeur. Il s'agit d'une femme qui portait une tumeur abdominale qu'on *regarda comme un kyste de l'ovaire*. Une ponction abdominale fut faite par un trocart ; il en sortit un liquide non purulent ; puis deux injections iodées furent poussées : la première, dont la quantité ni la composition ne sont indiquées, ne produisit aucun effet ; la seconde, composée d'un quart d'iode sur trois quarts d'eau, produisit une inflammation suppurative. M. Ricord, pour ne pas laisser ce pus stagnant dans le foyer, fit une contre-ouverture par le vagin ; la poche revint sur elle-même, et la malade guérit. Quel était l'âge, la constitution de cette malade ? Était-ce bien une hydropisie de l'ovaire ? Quelle était la nature du liquide ? Tout ce qu'on sait, c'est qu'il n'était pas purulent. Quelle était sa quantité ? à quel intervalle les deux injections ont-elles été faites ? quelle était la composition de la première ? quelle était leur quantité ? combien de temps ont-elles séjourné dans le kyste ? l'hydropisie était-elle revenue lors de la seconde ponction ? Rien n'est indiqué.

Des autres observations, l'une appartient à M. Allison et les trois autres à M. Robert, chirurgien de l'hôpital Beaujon. Dans celle de M. Allison, il s'agit d'une femme de vingt et un ans, chez laquelle il fit *une large ponction* (probablement avec un bistouri, puisqu'il introduisit dans la plaie une tente de charpie), afin de donner issue au liquide à volonté. L'écoulement diminua de quantité ; mais il devint puriforme, et la fièvre hectique se déclara. Ce fut alors que ce médecin fit dans l'intérieur du sac une injection iodée dont il ne donne pas les proportions... La plaie n'était pas encore complétement cicatrisée après deux ans, bien que la santé générale fût rétablie.

On ne peut citer cette observation comme un exemple de guérison, puisque deux ans après la plaie n'était pas encore cicatrisée. De plus, la manière de procéder de M. Allison s'éloigne de la méthode que nous proposons et se rapproche plus de celle proposée par Ledran et Delaporte; seulement, il a recours aux injections iodées pour modifier le liquide, qui est devenu puriforme.

Les observations de M. Robert, rapportées par M. Thomas, sont plus complètes sous certains rapports; mais on ne peut les invoquer comme des preuves de guérison. Deux de ses malades ont conservé des fistules, et la troisième a vu son hydropisie récidiver. Nous trouvons la cause des insuccès de M. Robert dans la manière vicieuse dont il a fait usage des injections iodées; nous disons plus, les accidents graves qu'ont éprouvés les malades à plusieurs reprises auraient probablement été évités s'il avait procédé convenablement et s'il avait bien connu la méthode.

Chez la première malade, une première ponction est pratiquée et la canule est laissée à demeure, et c'est seulement seize jours après, lorsque la malade est dans une position très grave, que le pus est grisâtre, d'une fétidité repoussante, qu'on commence les injections iodées; puis on les continue pendant un mois environ, pour les cesser ensuite, quoique la malade ne soit pas guérie, puisqu'elle conserve une fistule. N'est-il pas évident que, dans ce cas, les injections iodées n'ont pas été faites convenablement, qu'elles ont été faites en désespoir de cause et qu'on les a cessées trop tôt. Malgré cela, sous leur influence, l'amélioration de la maladie a été prompte et sensible.

La seconde malade, dont le kyste renferme 8 litres de pus, est soumise à la ponction quatre fois dans l'espace de quarante-sept jours, et la première injection iodée n'est faite qu'après la seconde ponction, c'est-à-dire douze jours après la première ponction. La sonde ne reste à demeure que trois jours, et n'est plus laissée après les deux dernières ponctions; puis, treize jours après la dernière ponction, le kyste se reproduit. La nature du liquide contenu dans cette poche ovarique était ici une indication formelle de laisser une sonde à demeure et de renouveler fréquemment les injections iodées, ce qui n'a pas été fait.

La dernière malade de M. Robert est une jeune fille de dix-sept ans, qui porte un kyste peu volumineux : il contient environ deux litres de liquide. Du 10 septembre 1850 jusqu'au 3 décembre, c'est-à-dire dans l'espace de quatre-vingts jours, la ponction est pratiquée quatorze ou quinze fois, et ce n'est qu'après la dernière ponction, lorsque cette jeune fille est très malade, qu'elle offre tous les symptômes de l'infection putride, qu'on tente une première injection iodée et qu'on laisse une sonde à demeure. Immédiatement après cette injection, qui est suivie de plusieurs autres, la malade éprouve un mieux sensible et tel, que le 11 décembre, c'est-à-dire huit jours après la première injection d'iode, le kyste est considérablement revenu sur lui-même et contient à peine une demi-cuillerée de liquide ; mais il existe une fistule. Qu'est devenue cette malade ? Est-elle guérie ? a-t-on continué les injections jusqu'à la cure radicale ? M. le docteur Thomas, qui rapporte ce fait, se borne à dire que tout fait espérer une prompte guérison.

En résumé, ces observations de M. Robert, tout incomplètes qu'elles sont, prouvent en faveur des injections iodées. Les malades n'étaient-elles pas dans un état désespéré lorsqu'on les a pratiquées ? N'ont-elles pas fait disparaître comme par enchantement les symptômes graves d'infection putride, de fétidité du pus ? n'ont-elles pas favorisé le retrait du kyste ? n'ont-elles pas réduit la maladie à une simple fistule ? Et cependant elles n'ont pas été faites suivant les règles que nous avons posées. Nous n'hésitons pas à dire que, si la méthode avait été bien appliquée, les malades auraient probablement guéri radicalement.

Obs. XIII.—*Hydropisie enkystée de l'ovaire.*— *Évacuation par la ponction de 16 litres 1/2 de liquide.* — *Injection iodée.* — *Guérison.* — (*Archives générales de médecine*, février 1853, par M. Duplay, médecin de l'hospice des Incurables (hommes)).

Madame I..., âgée de soixante-cinq ans, d'une taille moyenne, ayant toutes les apparences du tempérament sanguin, et n'ayant jamais eu d'enfants, cessa d'être menstruée pendant le courant de l'année 1835. Elle fut atteinte à cette époque d'une maladie qui la retint longtemps au lit ; mais dont il est difficile, d'après l'historique incomplet qu'elle put en faire, d'apprécier au juste la nature. Quelque temps après son rétablissement, il survint des douleurs sourdes dans le côté gauche de la région hypogastrique, où l'on put bientôt constater l'existence d'une tumeur qui s'accrut d'une manière lente, envahissant successivement toute la région hypogastrique, puis la région ombilicale. Le médecin qui voyait alors madame I... lui prescrivit divers moyens tant internes qu'externes, qui n'eurent aucune influence sur la marche toujours croissante de la maladie.

Je vis la malade pour la première fois dans le courant de l'année 1849. Le ventre était alors beaucoup plus volumineux que celui d'une femme enceinte parvenue au terme de la grossesse ; il était uniformément distendu, et une fluctuation très évidente laissait reconnaître une collection de liquide.

D'après la marche des accidents, d'après la position qu'occupait la masse intestinale, il était facile de reconnaître une hydropisie enkystée de l'ovaire. La marche étant très pénible, la respiration déjà fort gênée, et, d'un autre côté, l'état général étant encore excellent, je proposai à la malade la ponction comme étant le seul moyen, sinon de la guérir, au moins de la soulager ; mais elle recula devant l'idée d'une opération.

Misé en rapport avec un empirique qui promit de la guérir à l'aide d'un traitement particulier, elle prit des purgatifs drastiques fréquemment administrés. Ces remèdes violents, qui frappèrent sur la malade sans toucher à sa maladie, compromirent un instant sa santé. Dès lors, madame I... eut le bon esprit de suspendre le traitement et de ne pas attendre la fin de la cure.

Je revis cette malade, que j'avais perdue de vue pendant deux ans, vers la fin de janvier 1852. La santé générale était un peu détériorée ; les digestions étaient devenues difficiles et laborieuses, tant à cause des moyens violents mis en usage qu'à cause de l'augmentation du volume du ventre. La respiration était devenue très pénible, et la malade, découragée, demandait avec instance qu'on la soulageât, même à l'aide d'une opération.

M. Monod, appelé en consultation, partagea mon avis sur la nature de la maladie et sur l'urgence de l'opération, et il fut décidé que la ponction serait suivie d'une injection iodée, dans le cas toutefois où l'exploration du ventre, après l'évacuation du liquide, ne nous ferait rien découvrir qui pût contre-indiquer l'opération.

Le 2 février, une ponction fut faite dans le côté gauche de l'abdomen, et donna issue à 16 litres 1/2 d'un liquide d'un jaune très clair, très ténu et très limpide, dont les dernières gouttes seules furent un peu troubles. L'abdomen fut comprimé dans tous les sens à l'aide des mains, afin d'évacuer la totalité du liquide. Une exploration attentive du ventre ne fit découvrir l'existence d'aucun engorgement ni aucune induration partielle du kyste. Une injection iodée de 250 grammes fut poussée par la canule du trocart ; elle était composée de : eau, 100 parties ; alcool, 50 ; iode, 5 ; iodure de potassium, 15.

L'injection faite, le ventre fut malaxé dans tous les sens pendant cinq minutes environ. Ni l'injection ni la malaxion du ventre ne furent pénibles pour la malade, qui n'éprouva aucune douleur. Le liquide injecté ressortit presque en totalité, moins 2 grammes, par la canule, soit à l'aide de la pression exercée sur l'abdomen, soit à l'aide de la seringue qui servit à en aspirer les dernières gouttes.

Immédiatement après, le ventre fut recouvert de douze cardes de coton superposées les unes aux autres, et qui furent maintenues à l'aide d'un bandage de corps fortement serré. Cette compression nous parut indispensable pour refouler le kyste et maintenir ses parois dans le contact le plus immédiat. La malade fut mise à l'usage des boissons délayantes, et elle dut prendre toutes les heures une pilule d'extrait gommeux d'opium de 1 centigramme.

Le soir, fréquence du pouls, un peu de sécheresse de la bouche, une soif assez vive ; du reste, elle n'éprouvait aucune douleur dans le ventre, qui était entièrement insensible à la pression.

Le 3 février, nuit un peu agitée, soif, fièvre, pouls à 100, un peu de chaleur à la peau ; ventre un peu douloureux, mais seulement à la région hypogastrique, et surtout du côté gauche, au niveau de la fosse iliaque. Pas de selles ; urines très troubles, abondantes, dénotant la présence de l'iode. (Potion avec 4 grammes d'alcoolature d'aconit, boissons délayantes, diète.)

Le 4, nuit assez agitée, chaleur, insomnie jusqu'à deux heures du matin, sommeil le reste du temps. Le matin, quelques nausées, soif vive, ventre légèrement distendu par des gaz. Sensibilité de la région hypogastrique plus marquée du côté droit que du côté gauche, qui la veille présentait, au contraire, la sensibilité la plus vive. Du reste, la douleur que détermine la pression n'est pas très aiguë, et, pour la faire naître, il faut comprimer le ventre assez fortement. Tout le reste de l'abdomen est indolent. Le pouls est à 100, et les urines présentent toujours des traces d'iode. (Potion avec 4 grammes d'alcoolature d'aconit, diète.)

Le 5, la nuit a été plus calme, un peu de sommeil ; abdomen légèrement distendu par des gaz ; la sensibilité de la région hypogastrique a beaucoup diminué, et la pression est beaucoup moins douloureuse. Le pouls est descendu à 80 ; les urines présentent les mêmes caractères que la veille. (15 grammes d'huile de ricin, mêmes boissons.)

Le 6, la malade a eu cinq ou six évacuations alvines. Le pouls est presque normal, il n'y a plus de chaleur à la peau ; il y a un peu d'appétit. Le ventre est souple et a perdu toute espèce de sensibilité. Les urines, abondantes et presque limpides, ne présentent plus que de très légères traces d'iode. (Bouillon coupé, mêmes boissons que les jours précédents.)

Depuis lors la convalescence marche franchement, l'appétit revient, et l'on augmente successivement les aliments. Le ventre reste parfaitement indolent ; le palper et la percussion ne font reconnaître aucune trace de liquide dans la cavité abdominale. Le quinzième jour après l'opération, on substitue au bandage de corps et aux cardes de coton qui comprimaient le ventre une ceinture que nous conseillons à la malade de ne pas quitter, et qui exerce sur le ventre une compression générale et uniforme.

MM. Duplay et Monod ont revu plusieurs fois la malade, et malgré une exploration attentive du ventre, ils n'ont pu constater rien qui dénote le retour de la maladie. Madame J... est allée à la campagne pendant la belle saison, sa santé est devenue meilleure de jour en jour. Depuis son retour, son ventre, examiné, n'a laissé trouver qu'un empâtement de la fosse iliaque gauche dû au pelotonnement du kyste sur lui-même et sans trace aucune de fluctuation.

M. le docteur Duplay fait précéder et suivre cette observation de réflexions qui, pour le plus grand nombre, nous paraissent extrêmement justes, et que nous avons faites depuis longtemps déjà. Nous n'y reviendrons pas ; seulement nous ferons remarquer que notre confrère rejette, avec tous les moyens médicaux et chirurgicaux mis en usage jusqu'à ce jour, la ponction avec conservation d'une ouverture donnant une issue continuelle au liquide contenu dans le kyste. Nous ne pouvons accepter cette manière de voir pour certains cas que nous avons indiqués; des faits déjà nombreux que nous avons observés, et dont plusieurs sont consignés dans ce travail, sont là pour infirmer l'opinion de M. Duplay : l'expérience nous a démontré qu'on rencontre des hydropisies ovariques qui ne sont curables que par l'écoulement continu et permanent du kyste, aidé des injections iodées répétées. En pareille matière, les faits sont plus forts que les théories.

Nous ne pouvons non plus regarder comme un exemple de guérison d'un kyste de l'ovaire, par la méthode que nous préconisons, et suivant les principes que nous avons posés, le cas de M. Ricord rapporté par M. Marchal, de Calvi ; nous avons fait connaître ailleurs les raisons qui nous empêchent de l'admettre comme un exemple de guérison d'une hydropisie de l'ovaire par les injections iodées ; il en est de même de celui de M. Allison. Les cas rapportés par M. Thomas et observés dans le service de M. Robert, cités encore par M. Duplay comme des exemples de guérison, ne peuvent être acceptés sans observation, car ils sont incomplets sur bien des points. Restent les nombreux exemples de succès obtenus dans sa pratique particulière par notre excellent et savant collègue M. Monod, qui a bien voulu mettre notre méthode en pratique, en même temps qu'il faisait, d'après nos travaux et nos communications à la Société de chirurgie, l'application des injections iodées à la cure radicale de beaucoup d'autres affections. Pour dissiper les doutes qui pourraient encore rester dans quelques esprits sur l'utilité des injections iodées, nous espérons que notre habile confrère fera connaître tous les faits dans lesquels il a employé ces injections.

Les observations déjà très nombreuses que nous avons recueillies jusqu'à ce jour nous ont appris que, lorsqu'on est appelé à traiter une hydropisie enkystée de l'ovaire, il est très important, pour en obtenir plus promptement et plus sûrement la guérison, de pratiquer les ponctions du côté où siège le kyste, et cela pour plusieurs raisons. On sait qu'à la suite de ponctions faites à l'abdomen, des adhérences peuvent s'établir au niveau de ces ponctions entre le kyste et les parois abdominales ; en même temps qu'elles s'opposent à tout épanchement dans lé péritoine, ces adhérences ont encore l'avantage de rapprocher et de maintenir rapproché le kyste à la paroi du ventre. Alors, si l'on pratiquait une ponction du côté de l'abdomen opposé au kyste, on pourrait s'exposer d'abord à un épanchement par le retrait instantané du kyste sur lui-même, surtout si l'on avait omis d'introduire une sonde de gomme élastique par la canule du trocart; ensuite la guérison deviendrait plus difficile et pourrait être considérablement retardée, parce que les adhérences formées après les premières ponctions pourraient avoir accolé le kyste aux parois abdominales. Ces adhérences deviennent alors un grand obstacle au retrait du kyste, en l'empêchant de revenir vers le côté opposé où la ponction a été pratiquée. Il en résulterait donc que, tiraillé entre des forces à peu près égales, il ne pourrait revenir ou ne reviendrait que très difficilement et très lentement sur lui-même. Dans le but d'éviter ces inconvénients graves, il est donc indiqué d'opérer du côté où le kyste s'est développé.

Il est quelquefois difficile, il est vrai, de savoir si l'hydropisie a débuté dans l'ovaire droit ou dans l'ovaire gauche, surtout si le ventre a acquis un volume considérable et s'il est uniformément développé. Il devient alors indispensable de s'informer avec grand soin du côté où la tumeur abdominale a commencé à paraître. Presque toujours au début, il a existé un où plusieurs signes qui suffiront pour indiquer le point de départ de la maladie, tels qu'une douleur, un malaise, un embarras, un tiraillement, etc., dans la région de l'ovaire malade. Heureusement que, dans la grande majorité des cas, il n'est pas besoin de rechercher ces signes, le développement de la tumeur dans un des côtés du ventre étant tellement sensible qu'il est impossible de rester dans le doute. Cependant cette difficulté de diagnostic se présente quelquefois chez certains malades qui ne peuvent nous dire de quel côté la maladie a débuté. Il faut alors avoir recours au toucher. Dans ces cas, on trouve constamment une obliquité de la matrice, qui est entraînée du côté du kyste, de telle sorte que le col de cet organe se trouve toujours du côté opposé où le kyste a pris naissance.

Nous avons encore quelques recommandations à faire sur le lieu où la ponction doit être faite dans les hydropisies enkystées de l'ovaire, lorsqu'on veut laisser une sonde à demeure. Ordinairement cette ponction se pratique comme dans les ascites proprement dites, c'est-à-dire dans le lieu d'élection indiqué par tous les auteurs pour l'opération de la paracentèse. Cette manière de procéder nous paraît peu convenable pour les hydropisies des ovaires, et a des inconvénients que l'expérience nous a fait connaître. En effet, si l'on fait la ponction dans le point recommandé par tous les chirurgiens, il arrive bientôt que le kyste ovarique, diminuant d'étendue et revenant sur lui-même, s'enfonce et descend dans le bas-ventre; alors l'ouverture du trocart, qui était directe au moment de la ponction, change de direction et devient de plus en plus oblique, suivant le retrait plus ou moins considérable du kyste; de telle sorte que le trajet fistuleux, qui fait communiquer le kyste avec la paroi abdominale, se trouve avoir son ouverture externe ou abdominale beaucoup plus élevée que son ouverture interne ou ovarique; d'où il résulte que l'écoulement de la matière contenue dans le kyste devient beaucoup plus difficile et souvent très difficile, ce qui est un obstacle pour la guérison, sans compter les accidents qui peuvent naître du croupissement du pus au fond de la poche ovarique. Il est facile de parer à cet inconvénient grave en ponctionnant, comme nous avons l'habitude de le faire, le kyste dans une de ses parties les plus déclives, c'est-à-dire à la partie inférieure de l'abdomen, et dans tous les points où la fluctuation est évidente dans cette région, en ayant soin, bien entendu, d'éviter de percer les veines variqueuses qu'on rencontre quelquefois très développées.

Dans les cas où la ponction aurait été faite comme autrefois, et si du pus ou un liquide quelconque stagnait dans le fond du kyste par suite de la disposition du trajet fistuleux, il faudrait alors recourir au moyen que nous avons indiqué pour les hydropisies dont le liquide est épais, filant et sort difficilement, introduire une sonde de gomme élastique jusqu'au fond de la poche ovarique, et, à l'aide d'une seringue, retirer la matière purulente ou non qui ne pourrait pas s'écouler naturellement, ou qui ne s'écoulerait que difficilement.

La composition des injections iodées ne doit pas être la même dans toutes les circonstances. Au début, et jusqu'à ce que la cavité du kyste soit considérablement réduite, nous faisons des injections composées tantôt de 2 parties d'eau distillée et de 1 partie de teinture d'iode, tantôt de parties égales d'eau distillée et de teinture alcoolique d'iode, rendue plus soluble par l'addition d'une certaine quantité d'iodure de potassium (environ 1 gramme par 25 grammes de teinture d'iode), suivant l'étendue plus ou moins considérable du kyste.

Voici les formules que nous employons d'habitude dès le commencement du traitement.

Pour les grands kystes qui contiennent de 12 à 20 litres de liquide :

Eau distillée.	150 grammes.
Teinture alcoolique d'iode.	100
Iodure de potassium.	4

Pour les kystes moins vastes, qui ne contiennent pas au delà de 8 à 10 litres de liquide, nous préférons la proportion suivante :

Eau distillée.	100 grammes.
Teinture alcoolique d'iode.	100
Iodure de potassium.	4

Dans le courant du traitement, et à mesure que le kyste

revient sur lui-même, que la quantité du liquide qui s'écoule diminue, nous augmentons progressivement la dose de teinture iodique, et nous arrivons à 2 parties de teinture sur 1 partie d'eau ; enfin, nous faisons usage de teinture pure lorsque le kyste est considérablement diminué d'étendue, et qu'il est arrivé à ne plus contenir qu'un verre ou un demi-verre environ de liquide, ce qu'il devient facile de connaître par la quantité d'eau que l'on peut injecter par la sonde. Nous y ajoutons quelquefois 1 ou 2 grammes d'acide gallique ou de tannin.

Quelle que soit la grandeur du kyste, qu'il renferme 15 ou 20 litres de liquide, et même plus, ou bien qu'il n'en contienne que quelques litres seulement, nous n'injectons jamais plus de 100 à 150, 200 grammes de liquide iodé, que nous laissons de cinq à dix minutes, pour les laisser ressortir ensuite, si c'est possible. Dans le cas où cette injection resterait entièrement dans la poche injectée, ce qui arrive quelquefois, il faudrait en retirer la plus grande partie à l'aide de la seringue.

Les effets immédiats produits par ces injections dans les kystes de l'ovaire varient suivant l'état particulier des malades, état qu'il est impossible de déterminer à l'avance. Au moment de l'injection, bien des malades n'éprouvent aucune sensation, ni désagréable ni autrement, et, si on ne les prévenait, ils ne se douteraient pas de l'opération qu'ils viennent de subir. D'autres ressentent une chaleur légère quelquefois, mais rarement accompagnée de douleur, de coliques ; dans quelques cas bien rares, cette chaleur est plus vive et va jusqu'à une sensation de cuisson; mais ces phénomènes ont lieu lorsque quelques gouttes du liquide iodique passent dans le péritoine, alors les malades éprouvent une fièvre plus ou moins forte. Quelquefois il survient un goût tout particulier désagréable dans la bouche, des envies de vomir, des nausées ; d'autres fois, quelques symptômes de péritonite légère, d'inflammation de la poche ovarique ; il y a de l'agitation, de l'insomnie, la peau est chaude ; le ventre est plus ou moins sensible, surtout dans les points en rapport avec le kyste ; mais tous ces phénomènes, habituellement très légers, cèdent promptement au repos, aux cataplasmes émollients, laudanisés, aux onctions mercurielles, etc., et disparaissent complétement dans les premières vingt-quatre heures ; rarement ils durent plus de deux ou trois jours. Ces symptômes de réaction peuvent se produire après chaque injection iodée, surtout dans les cas où l'on fait usage de teinture d'iode pure. En résumé, les phénomènes dus aux injections iodées sont à peu près les mêmes chez tous les malades; seulement, ils sont plus ou moins sensibles, suivant les individus, et sans qu'il soit possible de donner la raison de leur effet plus marqué dans un cas que dans un autre. Chez les sujets nerveux, très impressionnables, la réaction est en général plus prononcée et plus forte que chez les autres malades; mais elle disparaît aussi facilement sous l'influence de la médication calmante et antiphlogistique que nous avons indiquée.

Quant aux effets consécutifs, nous les avons fait connaître dans la description des observations que nous avons rapportées.

Des faits et des idées contenus dans ce chapitre, nous énonçons comme conclusions :

1° Que, jusqu'à présent, les hydropisies enkystées de l'ovaire ont toujours été au-dessus des ressources de l'art ;

2° Que la ponction qu'on fait ordinairement dans ces cas n'est qu'un moyen palliatif qui n'apporte qu'un soulagement temporaire, et qu'elle n'est pas toujours exempte de danger ;

3° Que des moyens mis en usage, l'extirpation de la poche ovarique n'est peut-être pas une opération à rejeter d'une manière absolue, puisque des faits de succès déjà nombreux ont été publiés en Angleterre, en Allemagne et en Amérique ; mais que cette opération très grave ne devrait être réservée que pour certaines variétés de kystes ;

4° Que la ponction ou les ponctions successives suivies d'injections iodées, pratiquées convenablement, n'ont jamais offert le moindre danger, que les kystes soient simples ou compliqués ; qu'elles ont souvent procuré la guérison radicale et toujours une amélioration remarquable, même dans les kystes où la guérison n'est pas possible, dans ceux qui sont compliqués de lésions organiques ;

5° Que cette méthode des injections iodées doit être modifiée suivant la nature des kystes, leur volume, leurs complications, la nature du liquide ;

6° Que les kystes séreux, simples, uniloculaires, peu volumineux, récents, non compliqués de lésions organiques, guérissent bien plus facilement et bien plus promptement que les kystes anciens, multiloculaires, etc.;

7° Qu'une seule injection suffit quelquefois dans les kystes séreux, même très volumineux, mais qu'il en faut ordinairement un certain nombre;

8° Que ces injections doivent être continuées jusqu'à l'oblitération complète du kyste;

9° Qu'il est important d'opérer dès qu'on a reconnu la présence du liquide, et qu'on doit, quand un kyste a déjà été injecté, revenir à la ponction et à l'injection dès que le kyste se reproduit;

10° Que la composition de l'injection doit varier suivant l'étendue et la nature du kyste, suivant ses complications et s n état particulier;

11° Que la ponction à la partie la plus inférieure du ventre, au-dessus du ligament de Poupart, est la meilleure, et qu'elle doit être préférée à la ponction vaginale;

12° Enfin que cette ponction doit toujours être pratiquée du côté où le kyste a pris naissance.

CHAPITRE X.

DES CAVITÉS SUPPURATIVES.

—

Des abcès chauds, froids, fistuleux, etc.

L'usage des injections iodées était à peu près borné aux hydrocèles, aux hydropisies des bourses muqueuses sous-cutanées, des gaines des tendons, des kystes séreux, hématiques, lorsque l'idée me vint de les appliquer dans des cavités pathologiques d'une autre nature, dans les abcès de toute espèce, dans les trajets fistuleux, dans les cavités séreuses et muqueuses de toute l'économie, dans les kystes de l'ovaire, et enfin dans tous les cas où il y avait un épanchement quelconque, séreux, sanguin, purulent, mixte, etc., une inflammation, suppurative ou non, à combattre ou à modifier, etc.

C'est dans un cas grave désespéré, où tous les moyens avaient échoué, que, me basant sur certaines analogies, j'eus la pensée d'employer les injections iodées. Il s'agissait d'un abcès très vaste, très profond, fistuleux, et dont la suppuration prolongée épuisait les forces et la vie du malade. Comme cette observation remarquable a été le point de départ de l'emploi des injections iodées dans un grand nombre de maladies où on ne les employait pas et où l'on n'aurait jamais osé les mettre en usage, avant la connaissance de ce fait et des conséquences pratiques que j'en ai déduites, je commencerai par le rapporter avec tous ses détails et suivi de toutes les réflexions qu'il m'a suggérées.

Observation d'un vaste abcès de la fosse iliaque interne à la suite d'un bubon. — Injections détersives et iodées. — Guérison rapide. — (Gazette médicale de Paris, p. 605, année 1840.).

Un jeune homme de vingt-sept ans, d'une taille moyenne, d'une constitution faible, d'un tempérament lymphatique, ayant au cou des ganglions engorgés, la poitrine peu large, mais saine, et jouissant habituellement d'une bonne santé, a eu plusieurs maladies vénériennes, des écoulements, des chancres. Ces maladies ont duré pendant longtemps et ont guéri sans laisser de traces apparentes. Dernièrement, à la suite de nouveaux chancres, il survint un bubon dans l'aine droite; c'était vers la fin d'octobre 1838. Ce bubon se termina par suppuration et par induration. Après sa guérison, il resta un engorgement non douloureux à la pression, indolent et dû à l'induration de quelques ganglions. Le malade suivit exactement un traitement antivénérien ; tous les jours pendant deux mois il a pris de la tisane et du sirop de salsepareille, et 50 centigrammes de proto-iodure de mercure en 60 pilules. Des frictions avec l'onguent napolitain ont été faites sur la région inguinale, un emplâtre de Vigo a été appliqué. Tous ces moyens n'ont pu faire disparaître en totalité cet engorgement, dont le malade n'éprouvait d'ailleurs aucune gêne. Il suivait toutes ses habitudes comme en bonne santé, vaquait à ses occupations de notaire sans même s'apercevoir que ses ganglions inguinaux étaient engorgés. Il resta ainsi pendant plus de trois mois et se croyait parfaitement guéri.

Un soir, après une course un peu longue, il ressentit dans l'aine droite, où avait existé le bubon, une douleur assez légère pour n'y pas faire beaucoup attention et ne pas l'empêcher de faire sa besogne accoutumée.

Mais deux jours après l'apparition de cette douleur, qui n'avait pas sensiblement augmenté, la région inguinale offrait une tuméfaction considérable. Cette tuméfaction n'avait été annoncée par aucun symptôme particulier, si ce n'est la petite douleur ressentie deux jours auparavant.

A l'examen du malade je fais les remarques suivantes : d'abord on observe dans tout l'espace inguinal droit une tumeur à base large, mal circonscrite, bosselée, dure au toucher, située au-dessous du ligament crural, qu'elle soulève. Il n'y a point de changement de couleur à la peau, point de douleur à la pression, point de fluctuation. La tumeur a le volume du poing ; elle gêne un peu pendant la marche. M. le professeur Velpeau, consulté, ne constate aucune fluctuation et conseille, sans se prononcer sur la nature de cette tuméfaction survenue d'une manière si prompte et si insidieuse, un traitement antivénérien combiné à un traitement antiscrofuleux. Le malade assure n'avoir pas vu de femme depuis sa dernière affection vénérienne. D'ailleurs il n'a point d'écoulement, et la verge n'est le siége d'aucun chancre ni ulcération, pas plus que le membre inférieur de ce côté, point d'hémorroïdes ni fissures à l'anus, ni rien enfin qui puisse expliquer l'apparition de ce gonflement inguinal.

Trois jours après l'apparition de cette tumeur (le 3 avril 1839), la fluctuation devint sensible, mais dans un point très circonscrit. Une incision donna issue à une petite quantité de pus de bonne nature. Des raisons particulières s'opposant à ce que M. R... se traitât chez lui, il se rendit à la maison royale de santé, où il fut confié aux soins de M. le docteur Monod. Ce chirurgien le traita par les pilules de Sédillot. Une salivation abondante, des douleurs atroces dans la tête, qui durèrent huit jours, firent abandonner cette médication. Pendant deux mois que le malade est resté à la maison de santé, M. Monod n'a jamais pu, malgré tous ses bons soins, parvenir à tarir la suppuration fournie par l'ouverture que j'avais pratiquée : ni les frictions avec différentes pommades, ni la cautérisation, ni une suppression méthodique, n'ont pu en venir à bout, pas plus que l'application répétée de potasse caustique, moyen à l'aide duquel il se proposait de détruire l'épaisseur des parties molles qui recouvraient le foyer purulent, de favoriser son évacuation, d'exciter son fond et le recollement de ses parois ; tout fut inutile, et M. R... sortit de la maison de santé sans être guéri.

A cette époque, je pensais encore que nous avions affaire à un bubon suppuré ; j'essayai à mon tour d'obtenir la guérison par une inflammation adhésive. Pendant plus de deux mois je fis des efforts inutiles pour obtenir le recollement et la cicatrisation du trajet fistuleux qui existait. L'introduction de mèches de linge effilé, de sondes de gomme élastique, trempées dans du nitrate acide de mercure, plusieurs cautérisations avec la pierre infernale, la compression, etc., tout enfin échoua devant cette fistule. Je me décidai alors à inciser la peau amincie, désorganisée et impropre à la cicatrisation, qui recouvrait le fond du foyer, pour panser à plat. Pendant deux jours le malade va bien, il ne s'écoule ni pus, ni sérosité; mais le troisième il survient de la fièvre, de la douleur avec tension dans le bassin, la région inguinale et jusque dans le genou. Je suis obligé d'enlever le pansement, et aussitôt une quantité considérable de matière purulente s'échappe en ruisselant du milieu de la plaie par un orifice étroit, sinueux, situé à 27 millimètres au-dessous du ligament de Poupart. Un stylet introduit par cet orifice ne peut pénétrer, quelque précaution que je prenne, qu'à 44 millimètres et 54 millimètres de profondeur. Cette exploration vint encore raffermir ma première opinion, qui était que j'avais affaire à une fistule aboutissant à un ganglion suppuré dont le siège était profond. Guidé par cette idée, je revins encore à l'introduction des bougies, à la cautérisation, à la compression, en même temps que le malade fut soumis à un régime tonique et à un exercice modéré. Je continuai ainsi inutilement pendant plusieurs semaines, sondant de temps en temps cette fistule pour m'assurer de son état. Rien ne put diminuer la suppuration, et son abondance était si grande, que je ne pouvais me l'expliquer avec une fistule de la nature de celle que je supposais. En outre, le malade accusait fréquemment (lorsque l'ouverture fistuleuse venait à se fermer) des douleurs dans le bassin, la hanche, la cuisse, et même jusque dans le genou, etc. Tout cela me fit soupçonner une lésion plus grave et plus profonde, une coxalgie peut-être, ou bien une carie de l'os des iles ou de la colonne vertébrale; cependant, excepté les douleurs que je viens de signaler, les symptômes d'une coxalgie n'étaient rien moins qu'évidents. Vingt fois déjà j'avais introduit un stylet dans toutes les directions, et jamais je n'avais pu pénétrer au delà de 5 à 6 centimètres, lorsque tout d'un coup l'instrument s'enfonça à une profondeur de plus de 15 à 16 centimètres, dans la direction de la fosse iliaque interne. Cette exploration fut suivie d'un écoulement considérable de matière purulente. L'obstacle qui, jusque-là, m'avait empêché d'aller plus avant, était probablement une bride ou un ganglion qui se trouvait à 5 ou 6 centimètres de l'ouverture fistuleuse. Pour franchir cet obstacle, il suffisait d'imprimer au stylet un mouvement de bascule en le dirigeant de bas en haut et de dedans en dehors. A partir de ce moment, ma manière de penser sur la nature et le siège de cette affection se modifia complétement; mais une autre difficulté se présenta aussitôt : existait-il seulement un abcès de la fosse iliaque ou un abcès par congestion provenant de la carie de la colonne vertébrale ou des os environnants?

Le siège de cet abcès, ouvert à 1 pouce au-dessous du ligament de Poupart, la diminution de l'engorgement des ganglions, la profondeur du trajet fistuleux, surtout sa direction, la marche insidieuse de cette maladie, surtout à son début, son opiniâtreté à ne pas guérir, les antécédents du malade, sa constitution scrofuleuse, les douleurs de la hanche, de la cuisse, etc.; l'absence de douleurs du côté de la colonne vertébrale, les mouvements faciles de l'articulation coxo-fémorale, me portèrent à croire qu'il s'agissait d'un abcès de la fosse iliaque ayant pour cause la fonte des ganglions profondément situés dans la région inguinale et dans le bassin. Dans tous les cas, la guérison me paraissait difficile, et avec d'autant plus de raison, que depuis plus de six mois tout ce qu'on avait tenté n'avait été suivi d'aucun bon résultat. Tous mes efforts tendirent alors à vider ce foyer, à déterminer une inflammation adhésive de ses parois. Pendant longtemps encore, tous mes soins restèrent inutiles. J'avais essayé plusieurs injections émollientes qui n'avaient produit ni bien ni mal. Ne sachant plus que faire, j'eus la pensée de faire dans ce foyer une injection iodée. Ce moyen extrême ne me paraissait pas sans danger ; mais avant de le mettre en usage, je voulus m'aider des conseils de quelques-uns de mes confrères. On consulta séparément MM. Roux, Sanson et Bérard jeune, qui conseillèrent, le premier, d'aller au mont Dore et de voyager ; le deuxième, de faire usage de pilules fondantes, de maintenir béante l'ouverture fistuleuse , de suivre un bon régime, etc. Cette opinion fut aussi celle de M. Bérard, qui, de plus, conseilla quelques injections détersives, le changement d'air et le séjour à la campagne.

Muni de ces consultations, M. R... se rendit dans son pays, d'où il revint sans être guéri, deux mois après, pour se soumettre aux injections iodées que je lui avais conseillées. Le séjour à la campagne n'avait apporté aucune amélioration dans son état : la suppuration n'avait pas diminué, le trajet fistuleux était large et admettait facilement une sonde n° 9, que le malade introduisait soir et matin pour empêcher le pus de séjourner. Une bougie pénétrait à 18 ou 20 centimètres de profondeur, et si, lorsqu'on était au fond du foyer, on cherchait à faire pénétrer la sonde plus avant, le malade ressentait à l'instant des douleurs très vives dans la région lombaire, s'irradiant dans la hanche et la cuisse et jusque dans le genou. Plusieurs fois, à la suite de ces explorations auxquelles se livrait assez fréquemment notre malade, pour savoir si le mal augmentait ou diminuait , il sortait du pus teint de sang.

Je fis d'abord pendant une semaine des injections émollientes ; puis, le 1er décembre 1839, je poussai dans le foyer une injection iodée. J'y procédai de la manière suivante : avec une sonde de gomme élastique n° 10, introduite jusqu'au fond de l'abcès, je fis une injection composée de teinture d'iode, 8 grammes, et eau distillée, 125 grammes. Pendant cette injection, M. R... accusa une vive douleur dans la région lombaire, ce qui m'empêcha de pousser une plus grande quantité de liquide ; il y en avait environ 75 à 80 grammes. Une partie de l'injection, que je laissai une minute environ, s'écoula en retirant la sonde, et le reste demeura dans le foyer. Pour prévenir une inflammation trop intense, ou au moins dans l'intention de la modérer, j'avais ordonné le repos, des cataplasmes émollients, etc.; mais après cette injection, le malade, ne souffrant pas plus que d'habitude, sortit toute la journée malgré ma défense, et ne rentra que le soir, lorsqu'il commençait à souffrir dans la hanche et à éprouver de la difficulté à marcher. Le surlendemain de cette injection irritante, une forte fièvre se déclara, accompagnée d'une réaction générale très intense. La région inguinale devint très tuméfiée, très douloureuse à la moindre pression; le flanc droit, la hanche, la cuisse, furent le siége d'une sensibilité très grande, etc. La position horizontale, des cataplasmes, la diète, etc., firent promptement disparaître l'acuité de tous ces symptômes inflammatoires; mais la suppuration devint plus abondante qu'elle n'avait jamais été, le pus était de bonne nature. Cet écoulement diminua promptement et progressivement, et le malade quitta le lit et la chambre au bout d'une semaine, n'espérant aucun bon résultat de cette injection; il reprit ses occupations. Comme il avait l'habitude de porter un bandage que je lui avais fait faire exprès pour comprimer la région inguinale et abdominale, dans le but de rapprocher les parois du foyer, il appliqua ce bandage; mais c'était plutôt pour se garantir du pus qui s'écoulait durant le jour, pendant qu'il allait et venait, que dans un autre but, car il ne comptait pas plus sur l'efficacité du bandage que sur celle de l'injection qu'il venait de subir. Il devait en être autrement, et, contre notre attente, la guérison arriva avec une rapidité vraiment surprenante. La suppuration cessa presque tout d'un coup, et si complétement, que douze jours après l'injection la fistule était tout à fait tarie et son orifice oblitéré. Le malade était radicalement guéri. M.R... avait vu si souvent la fistule se boucher, puis le pus s'accumuler dans le foyer, donner lieu à des douleurs et à des accidents qui ne cessaient que lorsque l'écoulement du pus se rétablissait, qu'il n'osait encore se féliciter de sa guérison. Elle ne s'est pas démentie depuis ce moment, et aujourd'hui, plus de quatorze ans après cette opération, M. R... jouit d'une santé très bonne; il a pris de l'embonpoint et n'a jamais ressenti la plus légère douleur dans l'endroit où siégeait cet abcès. Il est notaire dans une de nos grandes villes de province, adjoint à la mairie, et obligé à beaucoup de mouvements.

Des conséquences pratiques du plus haut intérêt pour la thérapeutique des abcès, chroniques, fistuleux, etc., nous paraissent découler de cette seule observation qui, d'ailleurs, mérite l'attention à d'autres égards. D'abord ne prouve-t-elle pas, au moins dans certains cas, l'innocuité et en même temps l'utilité des injections irritantes? ne démontre-t-elle pas, comme M. le professeur Velpeau l'a si bien établi pour les hydrocéles, que la teinture d'iode est une substance absorbable dont l'infiltration ne semble pas exposer aux inflammations gangréneuses? qu'elle peut mieux que les injections vineuses, avec moins d'embarras et plus promptement, amener une inflammation adhésive? Il est vrai que les circonstances dans lesquelles nous agissions n'étaient pas les mêmes : ce n'était plus dans une tunique vaginale que nous faisions une injection iodée, mais bien dans le foyer d'un vaste abcès, entouré d'un tissu cellulaire abondant, de nerfs, de vaisseaux, de muscles, etc., recouverts d'une membrane séreuse très prompte à s'enflammer à la moindre cause d'irritation. Cette circonstance du voisinage du péritoine surtout était bien de nature à nous donner des inquiétudes que le résultat que nous avons obtenu pouvait seul dissiper ; car, en poussant une pareille injection dans un foyer aussi vaste et situé sous le péritoine, nous craignions beaucoup, et nous devions craindre que cette membrane, venant à s'enflammer, ne fût cause d'accidents plus graves que ceux que nous avions à combattre. Cette crainte eût sans doute suffi pour nous empêcher de recourir à l'emploi de ce moyen, si l'espèce d'analogie que nous croyions trouver entre une tunique vaginale et la poche des abcès qui suppurent depuis longtemps ne nous avait pas un peu rassuré : on sait en effet que les parois de ces abcès anciens sont tapissées de fausses membranes, d'une couche épaisse, d'une pseudo-membrane, en un mot, qui, en même temps qu'elles isolent les parties environnantes, les préservent du contact immédiat des liquides contenus dans l'abcès ; on sait encore que le tissu cellulaire qui a été enflammé devient plus dur, plus dense, plus resserré, est infiltré de sérosité et de lymphe plastique qui lui ôtent sa faculté absorbante. Ces considérations nous encouragèrent à faire cette injection : tout s'est passé heureusement chez notre malade, à cela près d'une inflammation plus forte, comme dans un cas d'hydrocèle simple.

Cependant cette injection donna lieu à de violents symptômes de réaction, lesquels nous firent penser tout d'abord que nous n'obtiendrions aucun bénéfice de notre tentative, puisqu'au lieu d'une inflammation modérée, adhésive, il était survenu une inflammation suppurative des plus fortes.

Ce fait devra nous servir d'avertissement utile pour l'avenir, en nous apprenant à moins craindre ces vives inflammations et à les considérer sinon comme nécessaires, au moins comme peu nuisibles à la guérison. Peut-être même cette inflammation a-t-elle été très avantageuse, en déterminant de la circonférence au centre du foyer un gonflement général de ses parois, qui, de cette façon, rapprochées au contact les unes des autres, ont pu établir des adhérences entre elles et produire ainsi leur adhésion complète.

Une circonstance que je crois utile de mentionner, c'est la manière dont nous avons placé la sonde pour faire l'injection. Celle ci, poussée avec la seringue seulement à travers le trajet fistuleux, aurait peut-être réussi tout aussi bien, ou même eût-il suffi d'enfoncer la sonde cinq ou six centimètres sans la porter jusqu'au fond de l'abcès, comme nous l'avons fait. Ce dernier procédé nous a paru meilleur et plus sûr pour porter l'injection dans toute l'étendue du foyer. En effet, en introduisant la sonde jusqu'au fond de l'abcès, le liquide sortant par les yeux de l'instrument a rempli totalement la poche et nous a assuré, la sonde étant assez grosse pour boucher entièrement l'orifice externe de la fistule et empêcher l'injection de couler au dehors, que celle-ci se trouverait en contact avec tous les points de l'abcès; autrement, le bout de la seringue pouvait appuyer, soit à droite, soit à gauche, sur les parois de la fistule ou bien rencontrer une bride ou tout obstacle qui aurait empêché l'injection d'être faite convenablement. Il en serait résulté une injection partielle ou incomplète qui, n'atteignant pas le fond de l'abcès, ne l'aurait enflammé qu'imparfaitement et dans sa partie la plus extérieure, laissant au delà une espèce de cul-de-sac formé par le fond du foyer qui n'aurait pas participé à l'inflammation et aurait bientôt ramené les choses dans l'état où elles étaient avant l'opération. Il nous paraît donc plus convenable et plus avantageux en pareil cas de remplir le foyer de haut en bas que directement ou de bas en haut.

Un autre motif encore doit nous faire préférer cette manière d'injecter, c'est qu'en ne retirant pas la sonde, on peut laisser la matière injectée dans le foyer aussi longtemps qu'on le juge convenable, ce qui ne pourrait avoir lieu aussi bien si l'on faisait l'injection avec une seringue seulement, sans le secours d'une sonde ou avec cet instrument, introduit à peu de profondeur.

Désormais il reste donc établi, par ce seul fait, qu'on peut sans danger employer les injections iodées dans d'autres maladies que dans les hydrocèles, et nous en profiterons pour dire en passant qu'en général on emploie peut-être trop rarement les injections détersives et irritantes, et que de nos jours nous avons peut-être tort de négliger un genre de médication auquel les anciens avaient recours plus souvent. Une autre remarque que je fis, c'est que le pus qui s'échappait ordinairement par l'orifice fistuleux était, comme le pus des fistules en général, grisâtre, séreux, d'assez mauvaise nature et quelquefois chargé d'une mauvaise odeur lorsque son écoulement s'arrêtait ou devenait plus difficile ; après l'injection iodée, il devint de bonne nature et resta de bonne qualité jusqu'à la guérison complète.

Les autres réflexions non moins importantes que peut suggérer cette observation portent sur la marche de la maladie et sur son diagnostic. Comme elles ne regardent pas le sujet que nous traitons aujourd'hui, nous les passerons sous silence.

Partant de ce fait, qu'un abcès fistuleux, une plaie, un ulcère, etc., placés de manière à ne permettre ni incision, ni excision, ni bandage expulsif, ni contre-ouverture, pouvait recevoir des injections iodées un secours efficace dans des cas où tous les autres moyens avaient été épuisés, et ayant observé que ces injections avaient la propriété d'empêcher le croupissement du pus, de le modifier en mettant les parties chargées de le sécréter dans des conditions meilleures et plus favorables à la cicatrisation, il était logique et tout naturel de penser que ces injections auraient les mêmes avantages dans toutes les solutions de continuité profondes, sinueuses, fistuleuses, récentes ou anciennes, dans tous les cas en un mot où il y avait du pus à tarir; des surfaces suppurantes à modifier et à réunir, une cicatrisation à obtenir. La pratique est venue bien vite confirmer ces vues, et des faits très nombreux déjà, et observés par un grand nombre de praticiens, sont venus démontrer en effet que les injections iodées étaient douées de l'avantage immense de prévenir et de détruire le croupissement du pus, de déterger les surfaces suppurantes, de les modifier et de les préparer pour arriver plus promptement et plus sûrement à la cicatrisation.

Il est d'usage en chirurgie, dans les lieux où l'opération est praticable, d'ouvrir souvent dans toute leur étendue ou au moins dans une assez grande étendue, les abcès, les fistules, les sinus, de mettre le fond de ces maladies à découvert et à portée des yeux et des mains, afin d'arriver d'une manière plus prompte et plus facile à la guérison. Pour obtenir ce résultat, on a recours soit à l'instrument tranchant, soit aux caustiques, ou bien au séton ou aux ponctions ; d'autres fois, on attend des efforts de la nature une ouverture spontanée; mais tous les moyens qu'on emploie, faute de meilleurs et qu'on varie suivant chaque cas particulier, ont des inconvénients. Les incisions dans les abcès chauds ou froids exigent d'autant plus d'étendue que les abcès sont plus considérables et plus profonds ; quelquefois même on est obligé d'en faire plusieurs. Il faut tenir ouvertes les lèvres des plaies dans le but de favoriser l'écoulement du pus, qui quelquefois ne sort qu'incomplétement, séjourne dans le foyer et se déprave : il faut alors ou recourir à de nouvelles incisions, ou exercer sur divers points de la partie malade, quand c'est possible, une pression à l'aide de laquelle on fait sortir le pus des lieux où il était stagnant. L'inconvénient de ces incisions est de laisser suppurer les abcès plus longtemps, de permettre l'introduction de l'air au fond du foyer, et de laisser des cicatrices plus ou moins difformes, qui sont surtout désagréables dans les abcés du cou, du sein, du visage, etc. Si l'on abandonne ces abcès à eux-mêmes, on tombe encore dans le même inconvénient, car, pour peu que l'abcès tarde à s'ouvrir, la peau s'amincit dans une plus grande étendue, se dépouille complétement du tissu cellulaire qui la double, et des fistules sous-cutanées s'établissent : alors il faut inciser plus grandement encore ou même exciser la peau. Ces opérations sont toujours suivies de cicatrices étendues et difformes.

Les caustiques, le séton, les ponctions réservées pour les abcès froids ont également des inconvénients. En produisant une eschare, les caustiques donnent à l'air un accés trop facile dans l'intérieur du foyer, dont les parois ne reviennent pas, à beaucoup près, aussi promptement sur elles-mêmes que dans les abcès chauds; ils développent de graves accidents inflammatoires et produisent des cicatrices très étendues et très difformes.

Le séton a les mêmes inconvénients et, de plus, ceux des

plaies fistuleuses ; il ne permet au pus de s'écouler que très lentement et fait naître quelquefois des inflammations très vives des parois du foyer.

La ponction ou les ponctions successives ne sont que palliatives dans le plus grand nombre des cas ; elles n'ont d'autre but que de prévenir les inconvénients plus graves qui résulteraient de l'ouverture spontanée. Si quelquefois elles ont procuré des succès dans les abcès froids essentiels, par le resserrement progressif du foyer réduit à de plus petites dimensions, on a été obligé, pour achever la guérison, d'ouvrir définitivement avec le bistouri ou mieux encore avec le caustique. Ces ponctions ont été faites avec un bistouri étroit, comme le recommandait Boyer, suivies de l'application d'une ventouse, d'après le procédé de Celse, de Petit (Marc-Antoine) de Lyon ; avec le trocart, suivies de l'aspiration à l'aide d'un instrument qui faisait le vide ou d'une seringue, comme le conseillaient Hardmann (1), Pelletan fils, et comme l'a préconisé dans ces dernières années M. J. Guérin.

Ces procédés ont l'avantage, il est vrai, de vider les abcès du pus qu'ils renferment, de prévenir l'accès de l'air et de permettre aux parois des abcès de se rapprocher, de revenir sur elles-mêmes, enfin de mettre souvent à l'abri des accidents graves et des inconvénients qui succèdent à l'ouverture des abcès par incision ou par les caustiques ; mais, dans l'immense majorité des cas, le pus se reproduit, la cavité ne s'oblitère pas, et l'on n'obtient qu'une amélioration momentanée, qu'une cure palliative.

Une méthode qui n'aurait aucun de ces inconvénients, et qui surtout guérirait plus vite, aussi bien les abcès chauds que les abcès froids, spécifiques ou non, serait donc une méthode précieuse pour le traitement des abcès en général. La méthode des injections iodées a tous ces avantages : l'iode, en modifiant les parois des abcès, en faisant disparaître les engorgements inflammatoires, en prévenant les indurations chroniques, les noyaux d'engorgement calleux qui succèdent si souvent aux abcès des glandes, et en faisant naître une irritation plus ou

(1) *Medical and physic. Journal*, mai 1 805.

moins vive, une inflammation adhésive enfin , etc., procure des résultats que ne peuvent donner les méthodes anciennes. Une des conditions pour obtenir des résultats plus prompts et meilleurs, c'est d'opérer les abcès aussitôt qu'ils sont formés et avant que le pus, qui se fraie souvent un passage à travers les muscles, le tissu cellulaire et la peau, n'ait disséqué et altéré ces parties, au point qu'elles n'ont ensuite aucune tendance à adhérer entre elles.

Pour bien comprendre le mode d'action des injections iodiques dans les abcès chauds ou froids, dans les trajets fistuleux, etc., il suffit de se rappeler l'anatomie pathologique de ces différentes affections. Tous les abcès, à l'exception du phlegmon diffus, ont des limites distinctes; ces limites, formées par l'effusion dans le tissu cellulaire de matière couenneuse plastique, organisable, qui prive ce tissu, au moins momentanément, de sa perméabilité, apportent une résistance au déplacement du pus et le circonscrivent dans la place où il est renfermé. Lorsque le pus est évacué, ce sont ces mêmes limites qui forment les parois des abcès et retiennent le liquide injecté.

Les abcès chauds n'ont d'autres limites que cette barrière accidentelle qui leur est fournie par la matière plastique infiltrant le tissu cellulaire, qu'elle a rendu imperméable. Il n'y a point encore de véritable membrane susceptible d'être isolée des parties voisines ; mais il y a une enveloppe vivante de création nouvelle disposée à s'organiser ou à sécréter du pus, surtout lorsque les parois de l'abcès ouvert subissent l'influence de l'air. C'est cette enveloppe qui, après la ponction, sera mise en contact avec la teinture d'iode et ensuite avec elle même, si l'évacuation a été complète et si les parois de l'abcès sont soumises à une pression convenable.

Si alors une cause excitante quelconque irrite les vaisseaux de nouvelle formation, les modifie, les place dans des conditions convenables pour sécréter de la lymphe organisable, au lieu de pus, qui, comme corps étranger, s'oppose à toute adhésion, il s'établira bientôt une communication entre eux et avec le système circulatoire général, et la réunion des parois de l'abcès aura lieu, la fusion de toutes les parties entre elles, en même temps que la diminution progressive de l'engorgement des parois elles-mêmes. Cette guérison s'effectuera sans laisser aucune trace de l'abcès et dans un délai très court, car si l'abcès est petit, le foyer revient assez promptement sur lui-même, d'autant mieux que, dans ces cas particuliers, la nature se suffit presque à elle-même pour le retour des parties affectées à leur état ordinaire.

Dans les abcès froids ou à marche chronique, dans les abcès fistuleux, etc., l'isolement de la membrane d'enveloppe et son organisation sont plus prononcés. Le pus est en contact avec une membrane douce au toucher, d'aspect velouté, molle, rougeâtre et difficile à séparer des tissus sous-jacents, à cause de son peu de cohésion. Cette membrane accidentelle, qui repose sur un tissu plus résistant, a été comparée à une membrane muqueuse, moins toutefois les follicules et les villosités.

La vie est peu active dans cette enveloppe; elle est privée de la propriété de s'organiser immédiatement, et si les abcès où on la rencontre sont abandonnés à eux-mêmes et s'ouvrent spontanément, ou s'ils sont ouverts par les secours de l'art, ils deviennent fistuleux et difficiles à guérir. Dans ces cas, la guérison est plus difficile que dans les abcès chauds, parce que le séjour prolongé du pus expose à des dévastations plus considérables, à des décollements, à l'amincissement de la peau, à l'amaigrissement du sujet, à la destruction du tissu cellulaire; par conséquent les parois des abcès ont peu de tendance à se rapprocher, surtout s'ils siégent dans certaines parties, comme à l'aisselle, autour de l'anus, etc. Le plus souvent des symptômes graves succèdent à l'ouverture de ces abcès, qu'elle ait été spontanée ou artificielle; le pus s'altère, et les pertes répétées qui résultent de l'abondance et de la continuité de la suppuration concourent à l'épuisement du malade. Le traitement de ces abcès était souvent un embarras pour les praticiens, qui, instruits par l'expérience de l'inutilité des différents traitements recommandés et des dangers souvent très graves qui pouvaient en résulter, préféraient les abandonner à eux-mêmes.

Eh bien! les injections iodées produisent dans ces abcès les mêmes effets que dans les abcès chauds et amènent les mêmes résultats, c'est-à-dire la guérison. En parlant des abcès par congestion, qui ont tant d'analogie avec les abcès froids, nous dirons plus longuement les phénomènes produits par l'action de l'iode sur leurs parois. Nous posons en principe que tous les abcès, aussi bien ceux des organes glanduleux que les autres, aussi bien les abcès chauds que les abcès froids ou spécifiques, doivent être vidés de bonne heure et dès que la fluctuation est manifeste, que le pus est pour la plus grande partie rassemblé en foyer, quand même le foyer répondrait à des foyers secondaires et présenterait des sinus multipliés ; le meilleur moyen d'éviter ces décollements du tissu cellulaire, ces amincissements de la peau, cet épuisement des sujets, qui sont toujours des obstacles à la guérison, c'est de ponctionner les abcès aussitôt leur formation et de les injecter de teinture d'iode. On a de plus l'avantage de débarrasser l'économie du pus, qui est un corps étranger dont la présence ne peut être que pernicieuse.

Pour procurer cette évacuation du foyer et donner issue au pus, nous préférons le trocart ou une ponction très étroite avec une lancette ou le bistouri. Cette pratique a d'abord pour avantage de ménager la peau, d'éviter les cicatrices difformes, d'empêcher la pénétration de l'air, ce qui, d'ailleurs, n'est pas de la dernière importance, et ensuite de permettre au liquide iodique injecté de pouvoir séjourner dans le foyer de l'abcès, comme dans un kyste ou une tunique vaginale.

Le pus une fois évacué, il faut sur-le-champ pratiquer l'injection iodée, soit pure, soit mélangée d'un tiers ou de parties égales d'eau, et la laisser demeurer pendant quelques minutes (cinq ou six) dans le foyer, après quoi on la laisse ressortir. Pour faciliter sa sortie, on peut exercer une pression légère sur divers points de la circonférence de l'abcès. On peut d'ailleurs laisser une partie de cette injection et même la totalité sans aucun inconvénient. Pour la pratiquer plus facilement et plus convenablement, il est bon d'introduire, si l'on s'est servi d'un trocart, par la canule de cet instrument, une sonde en gomme élastique ; si l'on s'est servi d'une lancette, on introduit par la piqûre un stylet creux percé en arrosoir à l'une de ses extrémités, à l'aide duquel on pousse l'injection dans le foyer.

Le foyer de l'abcès étant vidé, un morceau de diachylon, recouvert d'une compresse et d'un bandage, est appliqué sur la piqûre du trocart ou de la lancette. On met par-dessus le bandage des cataplasmes émollients, dont l'usage doit être continué jusqu'à ce qu'il n'y ait plus d'inflammation vive dans les parties qui sont le siége de l'abcès. Si c'est dans un membre qu'on a vidé un vaste abcès et fait une injection d'iode, il est bon de rouler de suite à nu sur cette partie une bande à l'aide de laquelle on exerce une pression modérée et uniforme.

Pour peu que les abcès aient une certaine étendue, et surtout s'il existe des délabrements considérables, si la peau est très amincie, douée de peu de vie, si enfin on a attendu trop long-temps pour évacuer le pus, on est obligé de répéter les ponctions. Ces ponctions successives doivent être faites à des époques qui sont déterminées par le retour plus ou moins prompt de la matière dans ce foyer de l'abcès ; aussitôt que ce retour a lieu, il faut ponctionner et injecter de nouveau, et continuer ainsi jusqu'à ce que le foyer, qui se resserre après chaque ponction et chaque injection, et qu'on a soin de ne pas laisser se déve-lopper au même dégré avant d'en pratiquer une nouvelle, soit entièrement oblitéré.

Soit donc un grand abcès froid. On donne issue au pus par une première ponction suivie d'une injection ; on en fait ensuite une seconde, une troisième, une quatrième, et d'autres encore s'il le faut, à des intervalles de temps en général de moins en moins longs. Il n'est pas toujours indispensable de faire des injections iodées après chaque ponction. Si le pus est devenu louable et surtout s'il est déjà remplacé par un épanchement de matière plastique, coagulable, de cette matière dont on cherche à provoquer la sécrétion pour obtenir la guérison, on peut, on doit s'en dispenser ; mais tant que le pus reste séreux, scrofuleux, tuberculeux, séro-sanguinolent, sanieux, de mau-vaise nature en un mot, on doit continuer les injections iodées et les faire comme nous l'avons dit plus haut. On ne doit se borner à une simple ponction, sans injection d'iode, que s'il existe beaucoup de tension dans l'abcès, due à l'épanchement trop considérable de matière plastique à la suite d'une irritation trop grande. Cette matière, en distendant le foyer au delà de ses dimensions ordinaires, pourrait produire des douleurs très vives et s'opposerait, au moins momentanément et jusqu'à sa résorption, au rapprochement des parois de l'abcès, ce qui serait contraire à ce qu'on veut obtenir. Dans ces cas particuliers, une simple ponction, aidée d'une légère compression, suffit pour hâter la guérison.

Cette manière de traiter les grands abcès chauds ou froids, et à plus forte raison ceux d'une dimension moins considérable, qu'ils soient précédés ou accompagnés d'un engorgement chronique, d'un état d'induration, soit du tissu cellulaire, soit d'un ou plusieurs ganglions lymphatiques, procure des succès à peu près constants. Si d'ailleurs elle échouait par hasard, il serait toujours temps d'en venir aux incisions, aux caustiques et aux méthodes conseillées jusqu'à présent.

Dans les abcès internes, par exemple, c'est-à-dire dans ceux qui se forment dans l'intérieur des grandes cavités et pour lesquels la chirurgie ne peut employer les moyens ordinaires qui sont à sa disposition, dans ceux qui se forment sous le sternum, dans l'écartement du médiastin, entre le péritoine et les muscles abdominaux, dans les abcès de la fosse iliaque interne, dans ceux du foie, des environs de l'anus, des fesses, des articulations, dans les abcès par congestion, etc., les injections iodées sont indispensables et ne peuvent être remplacées par aucun autre moyen thérapeutique.

Elles sont encore très utiles et très efficaces dans certaines cavités muqueuses enflammées, dont les ouvertures, trop étroites ou oblitérées, ne permettent pas la sortie de la sécrétion purulente ou de toute autre sécrétion ; ainsi, dans les sinus maxillaires, frontaux, la caisse du tympan, le sac lacrymal, etc. Dans ces cas, les injections iodées produisent les mêmes effets que dans les abcès proprement dits. En enlevant l'inflammation, en la modifiant, elles font cesser la suppuration et rétablissent les membranes et leurs sécrétions dans leur état normal.

Elles ont donc le triple avantage, dans les abcès, de mettre un terme plus prompt à la douleur qui accompagne l'abcès quand il est sur le point de s'ouvrir, de voir moins souvent se convertir en ulcère fistuleux la plaie qui résulte de la séparation de l'eschare, d'obtenir une cicatrice plus lisse, plus égale, et partant beaucoup moins difforme que celle qui succède, soit à l'ouverture spontanée, soit aux incisions, aux caustiques, au séton ou aux ponctions qui suppurent. Cette dernière chose est surtout à considérer, comme nous l'avons déjà fait remarquer pour les abcès scrofuleux ou tuberculeux du cou, des mamelles ou des parties voisines de la mâchoire inférieure. Enfin, elles procurent une guérison plus prompte et exempte de longs pansements.

En général, chez tous les individus affectés d'abcès froids, soit primitifs, soit symptomatiques, etc., la constitution est plus ou moins détériorée. Le traitement local que nous venons de conseiller est loin d'être suffisant. Comme la plupart de ces abcès sont sous la dépendance d'une constitution strumeuse, ils exigent un traitement général qui est celui que nous avons exposé ailleurs à l'occasion des affections scrofuleuses et tuberculeuses.

Dans le mois de septembre 1846 , **M. J.** Roux publia, dans les *Archives générales de médecine*, un intéressant mémoire sur la cure du bubon suppuré par les injections iodées. Il avait eu l'idée d'appliquer à ces collections purulentes de nature spéciale les injections qu'on appliquait si heureusement à tous les abcès en général. Les résultats qu'il a obtenus, et que, pour notre part, nous avons confirmés par de nombreuses observations, ont été des plus satisfaisants. Il a traité et guéri par cette méthode quinze malades. Sur les sept observations que cite M. Roux dans son mémoire, trois bubons sous-cutanés ont été guéris en huit, douze et quatorze jours, et les autres, situés plus profondément, en onze, douze, treize et vingt-six jours ; mais ce dernier, qui était sous-aponévrotique, était très grave et compliqué de trajets fistuleux préexistants. **MM.** Marmy et Abeille ont également signalé des succès rapides obtenus par cette méthode.

Il résulte des observations de ces confrères et des nôtres que, par les injections iodées, la guérison des bubons est plus certaine, plus rapide, accompagnée de moins de douleurs, de moins d'accidents que par toutes les autres méthodes ; que, par ce traitement, sont conjurés les dangers des suppurations prolongées, des ulcérations, des décollements, des fistules, des cicatrices, etc.

La solution iodée dont s'est servi **M. J.** Roux était celle dont se sert habituellement **M.** Velpeau : un tiers de teinture d'iode sur deux tiers d'eau.

Au lieu de faire usage d'un trocart pour ponctionner les bubons, je les ouvre avec une lancette en faisant la piqûre aussi petite que possible. Je pratique ensuite une injection de teinture pure d'iode à l'aide d'un stylet creux introduit par la piqûre de la lancette. Presque toujours, une seule injection a suffi; quelquefois, il a fallu en faire deux. A la suite de ces injections dans les bubons, tout se passe comme dans les abcès ordinaires ; mais nous n'employons ces moyens que lorsque les badigeonnages avec la teinture d'iode ont échoué.

Nous pourrions parler encore longuement sur les avantages des injections iodées dans les abcès de toute espèce, dans les abcès chauds, dans les abcès froids, scrofuleux, tuberculeux, et apporter pour chaque variété un grand nombre d'exemples à l'appui de la méthode que nous recommandons ; mais les faits publiés sur ce sujet depuis quelques années sont si nombreux et si connus qu'il est peu de praticiens aujourd'hui qui ne préfèrent ce premier moyen à tous ceux recommandés jusqu'à ce jour. On trouvera d'ailleurs, dans les chapitres où nous traiterons d'une manière toute particulière des abcès par congestion, des abcès fistuleux, des fistules à l'anus, des préceptes généraux et des remarques qui s'appliquent à tous les abcès en général, quels que soient leur siége et leur nature ; nous ne pourrions en parler ici sans nous exposer à des répétitions inutiles. Les quelques observations qui suivent seront plus que suffisantes pour appeler l'attention, et pour convaincre les plus incrédules que les injections iodées guérissent rapidement et comme par enchantement des abcès accompagnés de décollements vastes, avec amincissement considérable de la peau, sans laisser après la guérison, qui, par les moyens ordinaires, était toujours incertaine, longue à obtenir, de ces traces indélébiles qui font le désespoir des malheureux malades, surtout lorsqu'elles occupent des régions qu'on ne peut dérober aux regards ; qu'elles tarissent avec une facilité surprenante ces longues suppurations qui épuisaient les malades ; qu'elles procurent enfin une cicatrisation prompte et régulière là où souvent tous les autres moyens venaient échouer.

Obs. I. — Une jeune lingère de seize à dix-sept ans, née de parents phthisiques, sœur de plusieurs enfants morts de la poitrine, ayant elle-même une mauvaise constitution, s'enrhumant facilement, mal réglée, d'apparence chétive et étant scrofuleuse, portait deux abcès froids du volume d'une grosse orange, placés l'un à l'angle de l'omoplate du côté gauche, l'autre au-dessus de la région lombaire du côté droit. Ces deux abcès, venus d'une manière insidieuse et sans cause connue, n'avaient aucune communication entre eux. Cette jeune fille fut confiée à mes soins par le docteur Menière, médecin en chef des Sourds et Muets. Elle habitait cet établissement. Je fis continuer le traitement général antiscrofuleux auquel elle était soumise depuis longtemps déjà, et chaque abcès fut ponctionné et injecté de teinture d'iode iodurée. Le pus qui sortit lors des premières ponctions était tuberculeux. Dans l'espace de trois mois, je fis six ou sept ponctions, et autant d'injections dans chaque abcès. À chaque injection, le liquide iodique était laissé quatre ou cinq minutes. Jamais les piqûres du trocart ne devinrent fistuleuses. Peu à peu ces abcès diminuèrent d'étendue et de volume, et finirent enfin par se recoller sans laisser aucune trace de leur passage ; c'est à peine si l'on retrouve les piqûres du trocart. Cette jeune fille, qui continue son état de lingère, jouit depuis huit ans qu'elle est guérie d'une santé excellente, et tous les signes de la constitution scrofuleuse qu'elle avait auparavant semblent avoir disparu.

Obs. II. — En 1844, la dame d'un négociant de la rue des Lombards m'amena sa jeune fille âgée de quatorze à quinze ans pour une ophthalmie scrofuleuse, caractérisée par des kératites, etc. Elle avait de plus, au cou, une tumeur fluctuante de la grosseur d'un gros œuf de poule, et dont la base était entourée de ganglions indurés et hypertrophiés. Cette enfant, qui avait toujours été malade depuis qu'elle était au monde, avait une constitution lymphatique et scrofuleuse au plus haut degré. La maladie de ses yeux et le mauvais état de sa santé avaient toujours été un obstacle pour la mettre en pension. Plusieurs points blancs, opaques, qu'on remarquait sur les deux cornées, attestaient que ces membranes avaient été souvent le siége d'inflammation intense. Depuis sa plus tendre enfance, cette jeune fille avait été soumise à tous les traitements antiscrofuleux, et bien des médecins avaient été consultés. Tout en combattant la maladie des yeux, je proposai à la mère, qui redoutait l'ouverture ou l'incision de la tumeur que sa fille portait au cou, à cause des cicatrices qui devaient en résulter, d'y faire une ponction qui ne laisserait aucune trace, et ensuite d'y injecter un liquide qui aurait la propriété de guérir cet abcès et de faire disparaître les bosselures et les engorgements qu'on remarquait au cou de sa fille. Ma proposition fut acceptée avec empressement, et, à quelques jours de là, je fis une première ponction qui donna issue à du pus séreux mélangé de petits grumeaux, et une injection iodée fut faite. Je fis faire en même temps, sur tous les ganglions engorgés du cou, des badigeonnages avec de la teinture pure d'iode. La malade fut en même temps soumise à l'huile de foie de morue, à l'iodure de fer en pilules et à un très bon régime.

Cinq jours après cette première injection, la tumeur du cou était aussi volumineuse, peut-être plus volumineuse que la première fois. Elle était chaude et un peu sensible au toucher. Nouvelle ponction, nouvelle injection avec parties égales d'eau et de teinture d'iode comme la première fois. Le pus qui sortit était moins séreux ; il était plus rougeâtre et contenait encore des grumeaux. L'injection fut douloureuse, et nécessita pendant vingt-quatre heures l'emploi de cataplasmes émollients. Après quoi tout rentra dans l'ordre ; mais la tumeur n'avait pas entièrement disparu et était encore le siége de fluctuations. Au bout de quinze jours, je fis une simple ponction avec une lancette dans un point où la peau était rouge et paraissait amincie. Le pus qui s'écoula était séro-purulent et de meilleure nature qu'après les deux premières ponctions. Cette fois, je m'abstins d'une injection iodée, la malade n'ayant pas voulu y consentir. La piqûre de la lancette, recouverte d'un morceau de diachylon, se guérit par première intention. Dix jours après, la fluctuation étant redevenue sensible, je revins à une quatrième ponction avec la lancette, suivant le désir de la malade, qui avait horreur du trocart, et une injection de teinture d'iode fut faite à l'aide d'une sonde de gomme élastique introduite par la plaie de la lancette. Cette fois, l'injection fut à peine douloureuse et bien supportée par la malade. Je dois dire que, sous l'influence de ces injections, des badigeonnages répétés tous les deux ou trois jours depuis le commencement du traitement, et sans doute aussi sous l'influence du traitement général, les engorgements du cou avaient considérablement diminué. Le lendemain de cette quatrième ponction, je pris soin, avec un stylet, de décoller les lèvres de la plaie, et de vider la tumeur du liquide qu'elle pouvait contenir. Pendant une semaine, à la fin de laquelle la guérison était obtenue, je revins deux ou trois fois à cette petite opération, après laquelle j'exerçais sur la tumeur, qui était considérablement réduite, une légère compression. Aujourd'hui les ponctions de la lancette et du trocart ne laissent aucune trace, et il faut les chercher avec soin pour les trouver. L'état général de la jeune fille, qui est aujourd'hui mariée et mère de plusieurs enfants, s'est considérablement amélioré, et ses yeux, dont les cornées conservent toujours des traces des kératites dont ils ont été le siége, sont en bon état, et ne sont plus sujets aux inflammations. Il n'existe plus au cou aucun engorgement des ganglions lymphatiques, et la santé de cette jeune dame est si florissante qu'on a peine à croire qu'elle a présenté au plus haut degré tous les signes de la constitution strumeuse.

Pour que les injections iodées fussent déclarées bonnes à quelque chose, il faudrait qu'elles pussent guérir là où tous les autres moyens sont déclarés impuissants, et même les cas où la guérison n'est pas possible. Mais il est des malades dont la constitution est tellement détériorée, les forces vitales tellement anéanties, que tout travail d'organisation est devenu impossible.

On lit dans l'*Union médicale* du 20 juin 1854, n° 73, une observation dont le but est de montrer que les injections iodées sont non-seulement inefficaces, mais dangereuses. Un phthisique portait à la partie externe de chaque cuisse un abcès froid : *vingt jours avant la mort*, le chirurgien passa dans l'un un séton filiforme; dans l'autre, il fit une injection iodée à la suite de laquelle il se forma des eschares avec du pus de mauvaise nature.

Le malade ayant succombé aux progrès de la phthisie, l'autopsie permit d'examiner les deux abcès.

Celui qu'on avait traité par le séton était limité, le fond était un peu noirâtre; l'autre présentait des fusées purulentes sous les faisceaux du muscle triceps; à sa surface il y avait des chairs rougeâtres et fongueuses.

Ainsi, chez un individu qui va succomber à une phthisie, chez lequel toutes les fonctions sont presque éteintes, vingt jours avant sa mort, on fait une injection iodée dans un abcès de la cuisse, et cette injection ne guérissant pas, on conclut que les injections iodées ne valent rien, qu'elles sont sujettes à des accidents. Mais quels sont donc les moyens qui ont jamais guéri en pareille circonstance?

Certaines tumeurs fluctuantes du petit bassin trouvent aussi dans les injections iodées un secours puissant pour leur guérison, que ces tumeurs soient sanguines (kystes hématiques), phlegmoneuses, séreuses, etc.; qu'elles soient placées primitivement ou secondairement dans le petit bassin, au-dessus de l'aponévrose pelvienne, entre elle et le détroit supérieur du bassin; enfin qu'elles soient intra-péritonéales, extra-péritonéales ou intra-viscérales, c'est-à-dire qu'elles se développent dans les parois des organes que contient la cavité pelvienne, comme celles mentionnées par MM. Velpeau, Gendrin, Andral, Dugès, Tavignot, Couturier (1), Bourdon (2), Nélaton ; qu'elles

(1) Voyez *Thèses de Paris*, 1844.
(2) *Reve médicale*, 1841.

soient situées dans la fosse iliaque, comme celles étudiées par Dupuytren, Dance, MM. Ménière, Grisolle, etc.

La thérapeutique de ces tumeurs a toujours soulevé de grandes difficultés, et le plus souvent les médecins et les chirurgiens, dans la crainte de s'exposer à une péritonite (surtout pour les tumeurs intra-péritonéales), qui se développe, soit par l'extension du travail inflammatoire, soit par épanchement du liquide, dans la cavité abdominale, n'osaient attaquer ces tumeurs et les abandonnaient aux seuls efforts de la nature, attendant qu'elles s'ouvrissent d'elles-mêmes. On conçoit, en effet, l'embarras des praticiens dans ces cas difficiles et leur peu d'empressement à faire une chirurgie active ; mais, en supposant même qu'on puisse à la rigueur attendre, voyez les inconvénients qui résulteraient de ce délai : l'économie peut éprouver les effets les plus graves par le fait de la présence du pus; la tumeur entrave souvent le jeu d'organes importants, le foyer s'étend et gagne dans tous les sens, son ouverture au hasard se fait souvent dans le point le moins déclive et par un trajet sinueux ou trop étroit pour assurer au pus une libre sortie. Le contact de la matière purulente sur le vagin et le rectum entretient parfois des catarrhes prolongés de la membrane muqueuse qui tapisse ces canaux; la guérison vient lentement lorsqu'on a laissé le foyer s'ouvrir de lui-même : elle se fait toujours attendre deux ou trois mois, six et même plus. L'ouverture naturelle, trop petite, se ferme et se rouvre d'une manière périodique, et la maladie, devenue ainsi intermittente, dure d'un à plusieurs mois dans les cas les plus heureux, plusieurs années et quelquefois indéfiniment chez un assez grand nombre de malades.

D'après ces considérations, il n'est donc pas douteux que le système de la temporisation est fâcheux dans ces cas; mais l'expérience nous a appris que dans les épanchements sanguins simples, exempts de toute complication et surtout de symptômes inflammatoires, il valait mieux les abandonner aux seuls efforts de la nature, qui souvent en amenaient la guérison. Reste à savoir maintenant en quel lieu et comment on fera la ponction.

Tous les médecins, et à leur tête M. Récamier, recommandent, lorsque le lieu où l'on doit agir est déterminé, de provoquer des adhérences entre les parois abdominales et la tumeur au moyen d'une ou plusieurs applications de pâte de Vienne, puis de plonger un bistouri au sein du foyer. En agissant ainsi, on débarrasse, il est vrai, le foyer du pus qu'il renfermait ; mais ce pus se reforme bien vite, et il reste un trajet sinueux, fistuleux, par où le pus continue de s'écouler pendant longtemps, et qui en même temps donne souvent accès à l'air et amène tous les accidents qu'on connaît.

En faisant usage des injections iodées, on peut se dispenser de toutes ces précautions, c'est-à-dire qu'il devient inutile de chercher à établir des adhérences entre les parois abdominales et la tumeur, et que le bistouri doit être remplacé par le trocart.

Dans tous les cas, la ponction doit être pratiquée dans l'endroit où la fluctuation est le plus évidente et dès qu'elle est manifeste, et l'on doit préférer autant que possible donner issue au liquide à travers les parois du ventre plutôt que par le vagin ou le rectum. Dans notre chapitre des kystes de l'ovaire, nous avons exposé les raisons de cette préférence. On a ainsi l'avantage immense de ne pas perdre de temps en attendant la formation des adhérences, d'empêcher le foyer de prendre un développement plus considérable, le pus de fuser au loin et de produire de graves désordres, de rendre plus facile la sortie du liquide, et de pratiquer les injections iodées avec moins d'embarras.

Obs. III. — Une fruitière âgée de trente ans, douée d'une bonne constitution et ayant d'habitude une bonne santé, accoucha après un travail de vingt-quatre heures d'un enfant très volumineux. Cette femme, obligée d'être à sa vente, fit des imprudences, et reprit ses occupations alors qu'elle n'était pas encore parfaitement bien. Le huitième jour de sa couche, elle fut prise de fièvre, de malaise, et d'une douleur très vive dans la région inguinale droite et dans toute la cuisse du même côté. La pression détermine au-dessus du ligament crural une douleur très vive. Le repos, des cataplasmes continuellement appliqués, vingt-cinq sangsues et des frictions avec l'onguent napolitain, faites matin et soir, n'amènent aucune amélioration. Les suites de couches se suppriment et la fièvre continue. ainsi que les douleurs de la cuisse et du côté droit du ventre, et à plusieurs reprises la malade éprouvé des frissons qui durent plusieurs heures. Appelé en consultation par le docteur Chesneau, qui donnait des soins à la malade, je reconnus qu'il existait dans la fosse iliaque droite un vaste abcès dont on sentait la fluctuation à travers les parois du ventre et dans le vagin. Il y avait vingt-deux jours que cette malade était accouchée. Elle avait beaucoup maigri, était en proie à une fièvre continue, et à des douleurs aiguës qui siégeaient surtout dans la cuisse en suivant le trajet du nerf sciatique ; elle ne pouvait marcher. Toutes ces circonstances lui faisaient supposer que le siége du mal était dans la cuisse. En comprimant le bas-ventre, un doigt introduit dans le vagin y sentait une fluctuation des plus manifestes.

La malade étant placée sur le bord du lit, et le bas-ventre pressé par un doigt introduit jusqu'au fond du vagin pour s'assurer du point où la ponction devait être faite, un trocart fut glissé sur la face palmaire de ce doigt et enfoncé dans le foyer purulent. Le doigt introduit dans le vagin servit à maintenir en place la canule du trocart, dont le retrait laissa s'écouler un flot de pus de bonne nature. Une sonde de gomme élastique, introduite par la canule, pénétra dans le bassin à une profondeur de 8 à 10 pouces, et servit d'abord à laisser le pus s'écouler, et ensuite à faire des injections détersives. Le foyer étant bien lavé, et laissant ressortir l'eau aussi claire qu'au moment de l'injection, la canule du trocart fut retirée en la laissant glisser sur la sonde maintenue dans le foyer, où elle reste à demeure pendant trois jours, avec la précaution de faire chaque jour une injection iodée à parties égales d'eau et de teinture d'iode iodurée. La sonde était bouchée avec un fausset que le médecin ôtait soir et matin pour empêcher la matière purulente de séjourner dans le foyer. Dès le troisième jour, il y avait à peine un écoulement d'une ou deux cuillerées de pus par la sonde, et les injections, qui ressortaient entre la sonde et la plaie faite par le trocart, ne pouvaient plus séjourner dans le foyer. En revenant sur elles-mêmes, les parois du foyer chassèrent la sonde, que je n'essayai pas de réintroduire. Un suintement purulent, puis séreux, continua de se faire encore pendant douze jours, et la guérison parut complète. Pendant tout ce temps, des irrigations d'eau tiède furent faites deux fois par jour pendant un quart d'heure avec l'irrigateur de M. le docteur Foucault, de Nanterre. Aussitôt que ce foyer eut été débarrassé du pus qu'il contenait, les douleurs de la cuisse et du bas-ventre cessèrent comme par enchantement, de même que les symptômes de réaction générale. Au bout de six jours, la malade put se lever et vaquer à ses occupations. Examinée au spéculum un mois après, on ne put trouver aucune trace de la piqûre du trocart. Redevenue enceinte une année plus tard, elle est heureusement accouchée, et depuis cette opération, qui date de plusieurs années, la santé a toujours été très bonne.

M. le docteur Bienfait, de Reims, a appelé, dans ces derniers temps, l'attention des praticiens sur l'emploi de la solution d'iodure de potassium en injections dans les cavités suppurantes, et il rapporte à l'appui de cette pratique deux faits intéressants.

Le premier cas se rapporte à une jeune fille de dix ans, lymphatique, qui avait un abcès dans l'articulation tibio-fémorale.

Une injection composée de 100 parties d'eau, de 4 grammes d'iodure de potassium et de 0ᵍʳ,50 de teinture d'iode, avait promptement ramené les surfaces articulaires à leur état normal.

Le second cas a trait à un scrofuleux de trente-sept ans, qui était affecté d'un vaste abcès qui occupait toute la fesse et la moitié supérieure de la cuisse gauche. A l'aide d'une ponction, 2,500 grammes de pus sont évacués, et une injection tiède, composée de 120 grammes d'eau et de 4 grammes d'iodure de potassium, est poussée aussitôt après sans que le malade en témoigne la moindre douleur. Cette injection a été répétée plusieurs fois (cinq fois) dans l'espace de douze jours, et, malgré l'introduction de l'air, vingt-cinq jours après la première injection, l'amélioration était telle qu'on pouvait annoncer la guérison, qui, en effet, a eu lieu et ne s'est pas démentie (*Gazette hebdomadaire*, 1854, p. 521).

PREMIER GENRE.

Du traitement des abcès par congestion, ou de ceux qui dépendent d'une carie par les injections iodées.

Les abcès par congestion (1) qui dépendent de la carie des vertèbres ou d'une grande articulation, comme celle du fémur avec le bassin, sont-ils curables? Tous les auteurs anciens et modernes pensent que ces affections sont le plus souvent au-dessus des ressources de l'art et que les malades succombent, quoi qu'on fasse. La gravité de ces abcès est principalement constituée par le siége de la carie, qui, très souvent très éloignée du réservoir de la collection du pus, ne peut être atteinte ni traitée convenablement, et ensuite par le contact de l'air, soit qu'il provoque l'inflammation des parois du foyer, soit qu'il produise la viciation du pus.

(1) Nous entendons par abcès par congestion tous les abcès symptomatiques d'une lésion osseuse quelconque, considérant que tous ces abcès présentent les mêmes symptômes, suivent la même marche, entraînent les mêmes dangers et réclament le même traitement, quel que soit leur point d'origine. Nous admettons donc qu'un abcès symptomatique d'une carie n'est autre chose qu'un abcès par congestion, que le pus soit dans un foyer exactement circonscrit, au niveau, dans le voisinage ou loin de son point d'origine, l'abcès par congestion n'étant que la conséquence, que le symptôme de l'altération osseuse.

Partant de cette idée, que l'accès de l'air dans le foyer des abcès est la cause de tous les accidents, les chirurgiens ont fait tous leurs efforts pour empêcher cette pénétration de l'air. On sait quelle divergence de doctrines les a divisés relativement au traitement de ces abcès par congestion : les uns croient ne devoir rien faire; ils proscrivent d'une manière générale l'ouverture des collections purulentes tant qu'elles ne menacent point de s'ouvrir spontanément; d'autres attendent le plus tard possible et même laissent agir la nature; quelques-uns veulent qu'on ouvre de bonne heure. Cependant, quant à la manière de pratiquer l'ouverture, on s'accorde en général à la faire très petite, et, dans cette vue, on s'est servi d'un bistouri étroit, d'un trocart, d'un fer mince rougi au feu; on a conseillé les ponctions obliques, sous-cutanées; enfin on a eu grand soin de boucher l'incision ou la piqûre, soit avec des emplâtres, soit en procurant la cicatrisation, sauf à répéter l'opération un peu plus tard, lorsque le foyer s'est rempli de nouveau. Dans ces dernières méthodes, les chirurgiens n'ont donc eu en vue qu'une seule chose, c'est d'empêcher ou de retarder autant que possible l'entrée de l'air dans le foyer, circonstance à laquelle on attribue l'inflammation des parois du foyer, la viciation du pus, en un mot, tous les phénomènes de l'infection putride, de la fièvre hectique, qui ne tardent pas à emporter les malades.

Les objections qu'on a faites à ces doctrines sont nombreuses et capitales, car en supposant qu'à l'aide de ces méthodes ou de ces procédés divers d'ouvrir les abcès par congestion les chirurgiens fussent parvenus à atteindre le but qu'ils se proposaient, la non-pénétration de l'air dans le foyer, ils ne seraient encore arrivés qu'à un résultat fort imparfait, et l'avantage obtenu n'aurait été que momentané et, par conséquent, de peu de valeur, puisque, dans le cas d'occlusion immédiate, il se fait une nouvelle accumulation du pus, et qu'au bout d'un certain temps le foyer se trouve aussi plein qu'avant la ponction. Mais l'objection la plus puissante est que la manière de vider le foyer, qu'elle garantisse ou non du contact de l'air, ne peut en aucune manière mettre un terme à la carie, qui produit du pus d'une manière incessante et amène toujours une terminaison fatale, tantôt plus tôt, tantôt plus tard.

La nouvelle méthode que je propose me paraît avoir l'immense mérite de prévenir tous les accidents que je viens de signaler, en permettant de guérir, en même temps que le foyer, la carie, cause première et principale de l'incurabilité des abcès par congestion. Son avantage sur toutes les méthodes connues jusqu'à ce jour est : 1° de pouvoir porter le médicament jusque sur les os cariés ; 2° de prévenir l'infection putride, en s'opposant à l'absorption des éléments du pus, qu'il soit vicié ou non. Avec cette nouvelle méthode, l'introduction de l'air dans le foyer, l'inflammation de ses parois, la viciation du pus, ne sont plus que des accidents très secondaires et presque insignifiants, du moment qu'on peut s'opposer sûrement à leur pernicieuse influence.

L'idée de guérir les abcès par congestion et la carie qui les produit par les injections iodées remonte à 1839 ; elle me fut suggérée par la guérison d'un vaste abcès de la fosse iliaque interne, contre lequel tous les moyens ordinaires avaient échoué et qu'une injection iodée avait guéri avec une rapidité surprenante. (Cette intéressante observation a été consignée dans la *Gazette médicale*, année 1840, p. 605, et à la p. 477 de ce livre.) Je me bornai alors à constater ce fait et à signaler les conséquences pratiques qui me paraissaient en découler ; à mes yeux il avait une haute valeur, et il ne devait point rester stérile, car c'est sur lui que repose la nouvelle méthode que je propose (1).

---

(1) Dans un mémoire publié en 1846, dans la *Gazette médicale de Paris*, p. 544 et 567, *sur le traitement des fistules par les injections iodées*, je disais, en parlant d'une fistule laryngée : « Et pourtant, si nous avions la certitude qu'elle ne communiquât pas avec l'intérieur du larynx, nous ferions une injection iodée, malgré la nécrose ou la carie des cartilages, persuadé que nous sommes que cette injection serait encore très avantageuse en modifiant la nature du mal, et qu'elle pourrait encore amener la guérison. »

L'année suivante, en 1847, j'appliquai avec succès cette idée, que j'avais conçue depuis longtemps, dans un cas d'abcès symptomatique d'une carie de la colonne vertébrale.

M. Bonnet, de Lyon, qui par ses travaux a tant contribué à l'application des injections iodées dans bien des maladies, s'étonne (*) qu'en 1850 j'aie présenté les injections iodées dans les abcès par congestion comme nouvelles, sans tenir compte de ses recherches antérieures consignées dans son *Traité des maladies des articulations*, t. II, p. 85.

Je ferai remarquer à mon savant confrère que mes travaux sur les injections

(*) *Traité de thérapeutique des maladies articulaires*, 1853, p. 292, 2° alinéa.

Depuis ce moment, je me suis de plus en plus convaincu des
avantages de cette méthode, et des succès nombreux sont venus

iodées remontent à 1839, et que depuis cette époque je n'ai cessé de traiter les
abcès chauds et froids, fistuleux ou non, par les injections iodées, que par conséquent je n'ai point puisé dans ses excellents travaux, que personne n'apprécie
plus que moi, l'idée de traiter les abcès froids, et en particulier les abcès par
congestion, par les injections iodées. D'ailleurs, je ne puis mieux faire pour en
donner la preuve, que de renvoyer M. Bonnet à son livre (*). Voici ce qu'il
écrit en parlant des abcès articulaires : « Lorsque le tissu cellulaire devient le
» siége de suppurations qui ont leur point de départ dans les jointures, ces abcès,
» qui peuvent acquérir un volume considérable et qui font partie de ceux que
» l'on désigne sous le nom d'*abcès par congestion*, n'offrent pas moins de dif-
» ficultés dans leur traitement que les abcès des articulations elles-mêmes, et
» ils résistent également aux résolutifs les plus énergiques, par exemple à
» l'application du feu ou à celle des moxas, et ces opérations n'y procurent pas
» de meilleurs résultats que dans les abcès des articulations elles-mêmes. L'ex-
» pectation est presque toujours indiquée, et, si l'on peut se livrer à quelques
» tentatives, aux injections irritantes, par exemple, ce n'est que lorsque les abcès
» sont petits, et que, par la nature de la constitution et celle des lésions locales,
» ils se rapprochent des abcès du tissu cellulaire consécutifs aux inflammations
» chroniques ou aux tumeurs fongueuses.
» Je me demande si dans ces cas difficiles on ne pourrait pas tenter quelques
» opérations propres à ouvrir les abcès par la méthode sous-cutanée, en faisant
» à leur paroi une ouverture qui restât permanente et fût placée très loin de
» celle qui est produite à la peau.
» Dans ce but, après avoir placé un séton, dont les ouvertures d'entrée et de
» sortie seraient aussi éloignées que possible, et qui glisserait au-dessous de la
» peau, on enduirait d'une substance caustique la face profonde de ce séton, et l'on
» irait à son aide ouvrir l'abcès au-dessous de la peau. Probablement cette ouverture
» ne serait suivie d'aucun danger, comme l'est celle des abcès par ponction sous-
» cutanée. Le pus s'écoulerait à mesure de sa formation, comme il le fait à tra-
» vers les trajets fistuleux ; l'ouverture serait faite avant que le long séjour de
» la suppuration n'eût altéré les parois de la jointure, et l'action des caustiques
» pourrait faciliter la production d'une inflammation adhésive. Pour aider ce
» résultat, si favorable dans les abcès, on pourrait injecter de temps à autre des
» solutions iodées, ou mieux, je le pense, des solutions de nitrate d'argent,
» 1 gramme de nitrate pour 100 grammes d'eau. Je me borne à indiquer cette
» méthode, que je n'ai jamais mise en pratique ; il me semble qu'on peut en
» espérer de bons résultats, et je suis disposé à l'essayer sitôt que l'occasion m'en
» sera offerte. »
J'ai cité textuellement ce passage, pour montrer que la méthode que proposait
M. Bonnet en 1845, et qu'il n'avait pas encore appliquée, n'est pas la méthode
que j'ai conseillée pour traiter les abcès par congestion, que, par conséquent,

(*) *Traité des maladies des articulations*, 1845, t. II, p. 97 et 98.

témoigner de son efficacité, là où les autres moyens thérapeutiques restaient impuissants.

En méditant sur cette question, je crus m'apercevoir que tous les accidents des abcès par congestion tenaient surtout à l'absorption du pus ou de ses éléments et non à l'inflammation des parois du foyer, inflammation qu'il était même nécessaire de provoquer ; que, s'il en était ainsi, l'indication était toute trouvée. En prévenant cette absorption si dangereuse, en guérissant la carie et en mettant les parois des foyers dans des conditions voulues pour leur adhésion, on devait arrêter tous les accidents et procurer une guérison radicale. Dirigé par des vues générales de physiologie appliquées à la pathologie, ayant bien étudié l'action de la teinture iodique sur nos tissus, je pensai que l'on pourrait par ce moyen s'opposer à la viciation du pus des abcès ouverts, ou même que, si le pus venait à être vicié, on pourrait s'opposer à son absorption, et qu'on arriverait ainsi à prévenir tous les accidents de la résorption putride.

Si, en effet, le séjour d'un pus vicié et fétide dans des cavités où l'air a accès, si le pus des veines enflammées occasionnent,

j'ai bien pu présenter comme nouvelle l'application des injections iodées dans le traitement des abcès par congestion.

M. le docteur Abeille a essayé de réclamer pour lui d'abord, ensuite pour MM. Lugol et Borelli, cette application des injections iodées. Dans un mémoire que cet honorable confrère a publié en 1849, dans la *Revue médicale*, sur les injections iodées, voici ce qu'il écrit : « Je ne sais si quelque chirurgien les a
» essayées en pareil cas (les injections iodées dans les abcès par congestion),
» j'avoue mon ignorance ; mais ce que je sais, c'est que malgré l'usage fréquent
» que j'avais fait de ce moyen dans un grand nombre de circonstances, *je n'avais*
» *jamais eu la hardiesse de chercher à en tirer parti dans les abcès par congestion,*
» *et n'avais point abordé ce point lorsque j'envoyai mon mémoire à la Société de*
» *médecine de Toulouse.* » (1ᵉʳ mars 1849.)

Il n'est pas douteux, d'après la propre déclaration de M. Abeille, que le 1ᵉʳ mars 1849 il ignorait qu'on pouvait guérir les abcès par congestion par les injections iodées. Cependant dans le mémoire qu'il a publié dans la *Revue médicale* de 1849, et qui est intitulé *Mémoire sur les injections iodées*, PRÉSENTÉ le 1ᵉʳ mars 1849 à la Société de médecine de Toulouse, il parle de ces injections dans les abcès par congestion ; il cite une observation qui lui appartient, ce qui prouve que le mémoire publié dans la *Revue médicale* n'est pas exactement celui présenté à la Société de médecine de Toulouse, puisqu'il contient des faits et des idées qu'il ignorait lors de l'envoi de son mémoire à la Société de Toulouse. Mais à l'époque de la publication de son travail dans la *Revue* il n'ignorait plus ces dans le premier cas, l'infection putride par l'absorption qui s'exerce incessamment sur les parties solubles de la décomposition du pus, et, dans le second, l'infection purulente par l'introduction en nature du pus dans les vaisseaux, n'est-il pas rationnel de penser que, si l'on peut prévenir cette absorption et cette inflammation des veines ou la phlébite, on doit couper court à tous les accidents de résorption putride et d'infection purulente? C'est en effet ce qui a lieu.

Mais ces idées, quoique fondées en théorie, avaient besoin de passer au creuset de la pratique, et c'était chose grave que d'essayer pour des abcès par congestion, affections ordinairement mortelles, des injections qui, si elles échouaient, entraînaient une mort beaucoup plus prompte, d'une part en favorisant l'entrée de l'air dans le foyer purulent, de l'autre en provoquant l'inflammation de ses parois, etc. Aussi je n'osai pas

faits et ces idées, puisqu'il les décrit tout au long et comme lui appartenant. Cependant à cette époque, c'était vers le mois d'*août* 1849 (*), il devait savoir qu'un autre avant lui avait appliqué les injections iodées aux abcès par congestion, puisque, comme lauréat de la Société de médecine de Toulouse, il avait entre les mains le compte rendu des travaux de cette Société, et avait dû lire à la page 149, que les injections iodées avaient été employées avec succès dans un abcès symptomatique d'une carie du sacrum.

(*) Pour éclaircir cette question de priorité, quelques explications sont indispensables.

Le mémoire de M. Abeille, publié dans la *Revue médicale*, p. 51, n^os de mai et juin 1849, n'a réellement paru et été publié qu'en août 1849. Voici ce qui a eu lieu : Les numéros de la *Revue médicale* des mois de mai et juin 1849 ne furent imprimés et ne parurent qu'au mois d'août 1849, parce que la *Revue médicale*, pour je ne sais quel motif, n'avait pas fait paraître les numéros des mois de mai et juin 1849, et reprenant le cours de sa publication en juillet ou août, et, afin de ne laisser aucune lacune, les numéros de mai et juin, quoique imprimés et distribués en juillet ou août 1849, portèrent la date de mai et juin 1849. Le mémoire de M. Abeille a donc été imprimé et connu deux ou trois mois plus tard qu'on ne le croirait en tenant compte des dates des numéros du journal. Cette explication nous a été donnée par M. Abeille lui-même à propos d'une observation dont j'avais contesté les dates, qui laissaient croire que cette observation avait été publiée avant d'avoir été observée.

Par suite de ces explications, il résulte donc que M. Abeille publiant en août 1849 son mémoire, avait entre les mains le compte rendu des travaux de la Société de médecine de Toulouse, et qu'il y avait lu que les injections iodées avaient été employées avec succès dans un abcès symptomatique d'une lésion osseuse. (Pour de plus amples renseignements sur cette question de priorité, voir l'historique, la *Gazette des hôpitaux*, année 1851, n° 102, p. 44 ; le *Moniteur des hôpitaux*, année 1853 ; plusieurs lettres relatives aux injections iodées, la thèse de M. Chopin, soutenue le 18 janvier 1854, à la Faculté de médecine de Paris.)

le tenter d'abord, et, pour faire l'expérience avec moins de risque, je résolus de procéder du simple au composé, de commencer par des abcès moins graves avant d'arriver à ceux qui le sont le plus. Dans les vastes collections purulentes, non entretenues par la carie, le danger de la viciation du pus et de son absorption est aussi fort redoutable, et les chirurgiens ne procèdent à l'ouverture qu'avec de grandes précautions. De nombreuses occasions m'ont été offertes de traiter des abcès froids ou chauds par les injections iodées, et les résultats que j'ai obtenus, ainsi que plusieurs autres praticiens, ne laissent plus aucun doute dans mon esprit sur l'efficacité de cette méthode : je me suis empressé de l'appliquer aux abcès dépendant d'une carie, c'est-à-dire aux abcès par congestion.

Ces abcès, malheureusement, ne sont pas une affection rare, et les chirurgiens pourront facilement essayer une méthode qui, dans tout état de choses, ne peut pas être plus fâcheuse que celles suivies aujourd'hui, puisque avec ces dernières, ou sans elles, le plus grand nombre des malades succombent. Cependant, malgré les publications qui ont été faites sur ce sujet, la conviction de quelques chirurgiens est restée la même : ils n'ont rien changé ni à leur enseignement, ni à leur pratique. Les motifs sur lesquels ils se fondent pour en agir ainsi, sont toujours ceux que nous avons indiqués en commençant, qu'il est impossible de guérir la carie dans les abcès par congestion, même avec les injections iodées, et d'empêcher les accidents du pus vicié par le contact de l'air. Ainsi, bien que cette nouvelle méthode date déjà de plusieurs années, quoique ses résultats aient été constatés par un grand nombre de praticiens, vous trouverez encore des chirurgiens qui, ne l'ayant pu examiner par eux-mêmes, sont tout disposés à la rejeter sans discussion, de prime abord, comme une chose dont l'idée seule ne peut soutenir la critique. Cette disposition d'esprit est toujours fâcheuse en matière scientifique. Mais, à l'aide de faits bien observés, je ferai voir toute l'importance de l'application de cette méthode, qui me paraît devoir modifier profondément les idées et la pratique actuelles.

J'ai démontré dans d'autres travaux (1) et dans d'autres par-

(1) *Gazette médicale*, n° 38, 1840. — *Id.*, 1846. — *Journ. des conn. médico-chirurg.*, 1846. — *Gazette médicale*, 1849.

ties de ce livre, quelle était l'action de l'iode sur nos tissus, je ne reviendrai pas sur ce point. Mais pour bien faire comprendre par quel procédé la guérison des abcès par congestion a lieu, j'indiquerai brièvement ce qu'on observe sur les parois d'un foyer purulent, mises en contact avec de la teinture iodique. Rappelons-nous d'abord l'anatomie pathologique des abcès en général et des abcès par congestion en particulier : leur cavité est revêtue d'une fausse membrane; derrière cette fausse mem-brane, il existe une couche plus ou moins épaisse de lymphe plastique infiltrée dans le tissu cellulaire; cette fausse membrane et cette lymphe plastique, en même temps qu'elles isolent les parties environnantes, les préservent du contact immédiat du pus et les mettent à l'abri de l'absorption. Si l'on injecte de la teinture d'iode sur la paroi de ces abcès, son premier effet est de cautériser, resserrer, crisper, racornir les tissus qu'elle touche, d'agir, en un mot, comme certains caustiques; dès lors, on comprend pourquoi l'absorption est plus difficile; ensuite, sous l'influence de cette teinture, il survient bientôt une véri-table fluxion qui revêt les caractères de la phlegmasie, la plus légère jusqu'à ceux de l'inflammation la plus violente, selon que la teinture d'iode est plus ou moins concentrée, que son contact a duré plus ou moins longtemps. Alors, que se passe-t-il dans ces circonstances? Le sang afflue en plus grande abondance dans les parois du foyer, le tissu cellulaire environnant est infiltré d'une sérosité plus considérable, il est gonflé et tend à rapprocher les parois du foyer, qui, elles, sécrètent, ou, si l'on peut dire, suent la matière unissante, qui réunit le tout en une seule masse; alors naît l'inflammation adhésive, qui sert comme de barrière à l'inflammation suppurative, en déterminant la réunion des par-ties qui, sans cela, deviendraient infailliblement le siége de cette dernière. Si le rapprochement du foyer a lieu dans tous ses points, si la période adhésive de l'inflammation se développe sur toutes les parois du foyer, suivant l'intention du chirurgien, sa cure radi-cale a lieu, et les récidives ne sont plus à craindre.

Quelquefois il ne s'établit qu'une inflammation partielle, soit parce que toutes les parois de l'abcès n'ont pas été également enflammées, et que le gonflement n'a pas été assez considérable pour les mettre en contact, ou parce que l'inflammation, au lieu

d'être restée adhésive, est allée trop loin et est devenue suppurative, soit enfin parce que le pus fourni par la carie continue
d'être sécrété encore, et que les surfaces cariées n'ont pas encore été modifiées convenablement par le liquide iodique. Dans
ces cas, lorsque la période inflammatoire est passée, il faut revenir à une nouvelle injection, et continuer ainsi jusqu'à ce que la
surface cariée et les parois du foyer soient modifiées, changées,
et aient revêtu des caractères qui les rendent favorables à l'adhésion. Chose remarquable, c'est que chaque injection apporte
une modification marquée sur la nature du liquide qui provient
de l'abcès. Après avoir présenté différents caractères, subi divers
changements dans sa composition, de séreux qu'il était d'abord,
il devient grisâtre, brun, couleur chocolat, puis peu à peu de
bonne nature, puis enfin il se transforme en sérosité, en liquide
aqueux, en véritable lymphe. A chaque injection, on remarque
la diminution de la cavité du foyer, ses parois ont moins d'étendue, et la quantité de liquide à injecter est moins grande. Dans
ces circonstances, les phénomènes de réaction sont moins prononcés.

Un autre fait qui nous a été démontré par ces injections, c'est
qu'on peut se dispenser de fermer l'ouverture de la ponction.
Après une injection iodée, l'introduction de l'air dans la cavité
injectée ne paraît offrir aucun inconvénient; il est probable que
l'innocuité de l'air, dans les foyers soumis aux injections iodées,
vient de ce que les parois de ces foyers sont beaucoup moins susceptibles d'absorption, par suite de la modification qu'ils subissent
par le contact de la teinture iodique, et probablement aussi parce
qu'il n'existe plus de liquide purulent qui puisse être altéré par
l'air. On sait avec quelle rapidité se remplit de nouveau un foyer
purulent qu'on vient de vider, et quels grands dangers il y a à
laisser ces foyers en communication avec l'air extérieur. Ces
dangers ne sont plus à craindre après l'injection iodée, car si les
parois du foyer n'absorbent plus, ou mieux absorbent moins,
elles ne sécrètent que très peu, au moins dans les premiers jours
qui suivent l'injection; il en résulte donc que l'air qui peut s'introduire dans un foyer purulent ne peut pas vicier le pus qui n'y
existe plus; qu'il n'y a plus, par conséquent, d'altération, de
viciation et d'absorption possible du pus, et qu'enfin, ces acci-

dents si terribles d'infection purulente, de résorption et d'infection putrides n'ont pas lieu. Il est bon, sans doute, de prendre toutes les précautions conseillées pour les ponctions obliques ou sous-cutanées ; mais la plupart des faits que nous avons observés nous ont appris que ces précautions ne sont pas indispensables, surtout après les deux ou trois premières injections.

Avant de rapporter des observations particulières, un mot d'abord sur le temps où il convient d'ouvrir les abcès par congestion : il faut les ouvrir le plus tôt possible dès qu'on y sent de la fluctuation. Boyer a donné d'excellentes raisons de cette manière de faire, raisons que nous admettons tout à fait, mais à un autre point de vue que ce grand chirurgien. Dans ces sortes d'abcès, dit-il, le danger vient de l'étendue de la carie et de la grandeur du foyer purulent. Au commencement de la maladie, la carie a peu d'étendue ; mais elle augmente peu à peu, à mesure qu'on s'éloigne du moment où le mal s'est montré ; en sorte que, quand la maladie est ancienne, on trouve à l'ouverture du corps les vertèbres cariées dans une large surface. De même l'étendue du foyer est d'abord peu considérable et la quantité du pus qu'il contient médiocre ; mais la quantité de ce liquide augmente de jour en jour, ainsi que la grandeur du foyer qui le renferme. En considérant les abcès par congestion sous ce double rapport de l'étendue de la carie et de la grandeur du foyer, on voit clairement qu'ils doivent être d'autant plus graves et plus dangereux qu'ils sont plus anciens et plus volumineux ; car, d'un côté, on peut d'autant moins espérer la guérison de la carie qu'elle a fait des progrès plus considérables, et, de l'autre, l'étendue du foyer rend le rapprochement de ses parois moins facile, la suppuration plus abondante. Si l'on joint à ces raisons si justes l'affaiblissement progressif de la constitution du malade, il sera évident que, plus les parois seront étendues, plus leur rapprochement, leur adhésion et leur cicatrisation offriront de difficultés, plus aussi la guérison de la carie sera longue et difficile.

Quant à la quantité de teinture d'iode à injecter, elle varie suivant l'étendue du foyer ; mais elle doit être suffisante pour pouvoir pénétrer dans toutes les anfractuosités du foyer, les toucher, les imprégner pendant quatre ou cinq minutes au moins,

après quoi on en laisse s'écouler la plus grande partie, écoulement qui, quelquefois, se fait difficilement, car la teinture d'iode
produit sur le pus et sur le sang une espèce de coagulum qui
souvent bouche la canule du trocart et empêche le liquide
injecté de sortir ; mais quand cette sortie peut avoir lieu facilement, on peut sans inconvénient laisser dans le foyer le quart
ou le tiers de l'injection.

La composition de l'injection peut varier aussi. On peut dire
d'une manière générale qu'on doit donner la préférence à la
teinture d'iode, mélangée de parties égales d'eau, et qu'on doit
y ajouter un peu d'iodure de potassium ou de tannin pour rendre
plus complète la dissolution de l'iode. Ainsi, j'ai l'habitude
d'ajouter 4 grammes d'iodure de potassium pour 100 grammes de
teinture alcoolique d'iode ; je fais toujours les deux ou trois
premières injections, en ajoutant à la teinture d'iode des parties
égales d'eau ; mais, pour les injections suivantes, j'emploie souvent la teinture d'iode pure, et jamais je n'ai vu survenir le plus
petit accident, même dans de vastes foyers. Les faits parleront
plus haut que tous les raisonnements ; les observations suivantes
d'abcès par congestion, ayant un siége différent et guéries radicalement par les injections iodées, démontreront que la théorie
est ici d'accord avec la pratique.

La première de ces observations est celle d'un individu de
trente-quatre ans, ayant un abcès par congestion dépendant de
la carie de l'articulation coxo-fémorale. Cette affection, qui datait
de nombreuses années, avait résisté à tous les traitements mis
en usage par les praticiens les plus experts et les plus éclairés :
elle a été complétement guérie dans l'espace de huit mois par
les injections iodées.

OBS. I. — *Carie de l'articulation coxo-fémorale droite.* —*Abcès par con-*
gestion. — *Plusieurs ouvertures fistuleuses.* — *Injections iodées.* — *Gué-*
rison par ankilose. — (Ce malade a été présenté à la Société de chirurgie
dans la séance du 4 septembre 1850.)

Dans le mois de juin 1846, je fus appelé pour donner des soins à M. R...,
ancien huissier, demeurant à Montmartre, chaussée Clignancourt, n° 43.
Ce malade, âgé de trente-quatre ans, d'une bonne constitution, d'un tempérament sanguin, né de parents sains, ne se rappelle pas avoir été jamais
malade; il n'a eu ni gourmes dans la tête, ni ganglions engorgés ; il avait

toujours joui d'une bonne santé jusqu'à l'âge de treize ans, c'était en 1825. La première infirmité qu'il ressentit fut une faiblesse dans la jambe et la cuisse droites; il était alors au collége d'Évreux. Cette prétendue faiblesse le faisait boiter, n'était pas accompagnée de douleurs et ne l'empêcha pas d'abord de jouer avec ses camarades; mais bientôt elle augmenta. Il fut obligé d'avoir recours à des béquilles pour marcher, et ensuite de prendre le lit, où il resta près de deux ans. Pendant ce séjour au lit, il perdit toutes ses forces, dépérit considérablement, et se trouva réduit à un état de marasme complet. Il éprouvait de vives douleurs dans la hanche et le genou, et tout le membre inférieur droit, qui s'était atrophié. Il ne survint aucun abcès ni gonflement autour de la hanche. Au bout de ce temps, il commença à se lever, put faire quelques pas, s'appuyant sur les meubles et les chaises de l'appartement, et finit enfin par pouvoir prendre de nouveau ses béquilles. Il vint à Paris pour consulter le professeur Dubois père, qui conseilla le repos et des bains. De retour chez lui, il marcha avec ses béquilles jusqu'à la fin de 1830, époque où il revint à Paris pour y faire son droit; il avait alors dix-huit ans. Son membre droit était très amaigri, moins volumineux et plus court que celui du côté opposé, mais sa santé générale s'était bien améliorée; il se portait bien, avait repris de la mine, de l'embonpoint et se sentait fort. Pour marcher il s'aidait seulement d'une canne, qu'il oubliait même quelquefois. De tous les accidents qu'il avait éprouvés, il lui restait une claudication prononcée, mais qui ne l'empêchait pas de faire de longues courses.

De dix-huit à trente-quatre ans, il fut tour à tour étudiant, clerc de notaire, d'avoué, et enfin huissier à Dreux. Il était arrivé à se passer d'une canne pour marcher, il pouvait chasser toute une journée, montait à cheval presque tous les jours pour ses fonctions d'huissier, qu'il exerça de 1838 à 1845; enfin, il menait la vie la plus active, ce qui eut lieu pendant l'espace de quinze à seize ans.

En mars 1845, il éprouva de nouveau, et sans cause connue, une douleur dans le talon et le genou, ce qui ne l'empêcha pas de vaquer à ses occupations pendant un certain temps encore, et de continuer la vie active qu'il avait depuis plusieurs années; mais bientôt la douleur se fit sentir dans la hanche droite et le força de s'arrêter. M. Maréchal, de Dreux, qui fut consulté, fit appliquer des vésicatoires volants sur les points douloureux et l'envoya aux eaux de Bagnoles (Orne). Il y resta un mois; à son retour, il remarqua à la partie supérieure et externe de la cuisse une tumeur fluctuante qui fut ouverte par son chirurgien et donna issue à beaucoup de matière purulente. Plus tard, de nouvelles tumeurs apparurent autour de la hanche et de la partie supérieure de la cuisse. De ces tumeurs, les unes furent ponctionnées, les autres s'ouvrirent spontanément. Il ne quitta pas le lit pendant quatre ou cinq mois, ses forces s'épuisèrent, sa santé se détériora de jour en jour, sa maigreur devint extrême et les douleurs plus vives, surtout dans la hanche. M. le professeur Roux fut appelé à Dreux. C'était au commencement de 1846. Les conseils de ce chirurgien n'ayant procuré aucune amélioration, le malade se fit transporter à Paris vers la fin d'avril de la même année. Il reçut encore les soins de M. Roux et ceux de M. Velpeau, et se confia ensuite à mes soins vers la fin de juin 1846. Il était dans l'état suivant :

M. R... n'avait pas quitté le lit depuis un an, il était maigre, affaibli ; mais sa constitution paraissait bonne, tous les organes étaient en bon état. Couché sur le dos, la jambe droite demi-fléchie appuie sur le talon, autour de la hanche et de la partie supérieure externe et interne de la cuisse droite existent de l'empâtement, de la tuméfaction et plusieurs ouvertures fistuleuses.

On remarque aussi plusieurs cicatrices irrégulières, rougeâtres, dues à des abcès qui s'ouvrent et se referment de temps en temps. Les fistules fournissent continuellement de la suppuration ; elles sont situées, l'une dans la région inguinale droite, une autre à la partie supérieure et externe de la cuisse, une troisième à la partie moyenne et postérieure, et la dernière enfin à sa partie interne, à la réunion du tiers moyen avec le tiers supérieur. Toutes ces ouvertures d'abcès sont très douloureuses, et le malade permet à peine de les sonder. Cet examen, fait avec un stylet et une sonde de femme, indique leur étendue jusqu'aux os, qu'on sent à l'extrémité des instruments, et leur direction vers l'articulation coxo-fémorale. Des clapiers et des décollements existent dans plusieurs endroits. La moindre pression sur ces parties, le moindre mouvement du membre, arrachent des cris au malade. Il y a un raccourcissement considérable, la partie inférieure de la cuisse et toute la jambe sont considérablement diminuées de volume et d'une maigreur qui fait contraste avec la partie supérieure.

Comme traitement général, le malade fut mis à l'usage de l'iodure de potassium d'abord, ensuite aux pilules d'iodure de fer, et enfin à l'huile de foie de morue. Son régime fut fortifiant. Des cataplasmes arrosés de laudanum furent appliqués sur l'articulation coxo-fémorale et le creux du jarret soutenu par un oreiller, afin de maintenir le membre et son articulation dans l'immobilité la plus complète. Pour traitement local, des injections iodées furent poussées et répétées tous les sept ou huit jours, tantôt dans toutes les fistules à la fois, tantôt dans quelques-unes seulement. Pendant le cours de ce traitement, plusieurs abcès se formèrent et furent ouverts et injectés comme les autres : ces injections produisaient une douleur assez vive. Plusieurs fois ces fistules s'oblitérèrent, puis se rouvrirent, et finirent enfin par se cicatriser tout à fait. Au bout de six mois de ce traitement, il ne restait plus qu'un point fistuleux placé dans l'aine, il se tarit à son tour, et, deux mois plus tard, la guérison était complète. Pendant ce traitement, je fis lever le malade dès qu'il le put ; il se mit d'abord sur un fauteuil, puis essaya de marcher dans l'appartement en se traînan d'un meuble à un autre ou à l'aide d'une chaise, et finit par prendre des béquilles. Peu à peu la marche devint de plus en plus facile, et à la fin de son traitement il pouvait marcher avec une canne dans l'appartement et sortir au dehors avec ses béquilles; il était guéri avec une ankylose de l'articulation coxo-fémorale. Sa santé générale s'améliora rapidement, ses forces revinrent, sa maigreur fit place à un embonpoint raisonnable, et il put enfin se promener et marcher sans éprouver de fatigue. Depuis bientôt neuf années que cette guérison a eu lieu, elle ne s'est pas démentie; les fistules sont restées fermées; la cuisse et la jambe, sous l'influence de l'exercice, ont repris du développement, et le malade marche avec facilité, malgré l'ankylose de l'articulation coxo-fémorale; il peut même parcourir de longs espaces sans se fatiguer, et à l'aide d'une canne seulement. Une différence de plus de 3 pouces entre les deux membres cause une claudication qui est diminuée par l'usage d'un talon plus élevé, et la marche a lieu sans fatigue aucune.

L'observation suivante n'est pas moins intéressante que celle qu'on vient de lire; elle a été publiée dans la *Gazette médicale* en 1849, et est extraite d'un mémoire sur la valeur des injections iodées dans la thérapeutique chirurgicale. Ce travail a été mentionné honorablement par la Société de médecine et de chirurgie de Toulouse, à laquelle je l'avais envoyé (voy. le *Compte rendu* des travaux de cette Société, année 1849) (1).

Ons. II. — *Abcès froid résultant d'une carie du sacrum, guérie par huit injections iodées.*

Une demoiselle âgée de trente-huit ans, rentière, d'une constitution lymphatique, sèche, d'un tempérament nerveux, hystérique, d'un caractère gai, n'ayant jamais eu une bonne santé, s'occupant habituellement des soins du ménage, me fit appeler pour une petite tumeur qu'elle avait remarquée à la partie inférieure du dos. Cette personne, que je soigne depuis longtemps, a été réglée à dix-huit ans. Depuis cette époque, ses mauvaises semaines ont toujours été très régulières, mais l'écoulement est peu abondant. Jamais de fleurs blanches ; elle habite un premier, sain, bien sec et bien aéré; elle ne sort jamais et ne prend d'exercice que celui que réclame le soin de son ménage. Sa nourriture est bonne.

Il y a environ quatre ans, elle ressentit dans la fesse et la cuisse droites une douleur vive, continue, qui occupait tout le trajet du nerf sciatique. Cette douleur fut prise et traitée sans succès pendant deux ans pour une névralgie sciatique. Sa véritable cause n'avait pas été soupçonnée.

(1) Cette observation et la précédente ont été communiquées aux sociétés de médecine des 3e et 4e arrondissements de Paris en 1847 et 1848. Elle faisait partie d'un résumé sur les injections iodées adressé en 1848 à la Société de médecine de Toulouse, et sur lequel un rapport a été fait, et qui est consigné dans le *Compte rendu* de cette Société, en 1849, à la page 149.

Dans les premiers jours du mois d'août 1847, je fus appelé pour donner mon avis sur une grosseur non douloureuse qui s'était développée à l'insu de la malade et qui siégeait à la partie inférieure de la colonne vertébrale, au-dessus de l'intervalle qui sépare les deux fesses, un peu à droite. La malade, que je n'avais pas visitée depuis plus de quatre mois, ne souffrait pas davantage de sa prétendue sciatique.

L'examen de cette tumeur m'apprit qu'elle était purulente et de la nature des abcès froids, et le résultat probable d'une carie du sacrum, ce qui, d'ailleurs, fut confirmé plus tard par l'introduction d'un stylet. Je ferai remarquer en passant que probablement les causes de la douleur de la jambe et de la cuisse, douleur qui existait depuis plus de deux ans, et que nous avions prise pour une névralgie sciatique, étaient la carie du sacrum. Je ne sache pas que cette possibilité d'une erreur de diagnostic, entre la carie vertébrale et la névralgie sciatique, soit indiquée dans les auteurs; aussi ai-je cru devoir le faire remarquer ici pour mettre en garde les praticiens contre pareille erreur, et les empêcher de perdre leur temps à traiter une affection qui n'est que symptomatique d'une autre plus grave.

Le 8 août 1847, avec un trocart ordinaire, je fis une ponction à la base de la tumeur, mais avec la précaution, avant d'arriver dans le foyer purulent, de traverser environ 2 centimètres de parties saines. Le pus s'écoula facilement; il était clair, séreux, verdâtre, et sa quantité était d'environ 40 grammes. Un stylet introduit par la canule du trocart me donna la certitude que l'os était dénudé dans une étendue assez considérable. Cet examen était parfois très douloureux pour la malade. Je fis immédiatement une injection iodée avec de la teinture pure et environ 40 grammes. Mon but était de toucher toutes les parois de ce foyer purulent avec la préparation iodique, que je laissai séjourner environ cinq minutes, ayant soin pendant tout ce temps de malaxer, de pétrir légèrement les parties afin de bien faire pénétrer partout la teinture d'iode. J'en laissai sortir environ les trois quarts et retirai la canule. Un morceau de diachylon fut placé sur la piqûre du trocart, qui le lendemain était cicatrisée; au moment de l'injection, la douleur ressentie par la malade fut très vive et se prolongea pendant plusieurs heures. Aucun symptôme de réaction générale. La malade put se lever et vaquer à ses occupations ordinaires. Pendant quelques jours il ne se passa rien d'extraordinaire dans cette tumeur; mais elle revint peu à peu, et, au bout de dix jours, elle avait repris son développement primitif. Une seconde ponction et une seconde injection furent pratiquées de la même manière et avec les mêmes résultats. Jusqu'au mois de janvier huit ponctions et huit injections furent successivement pratiquées; jamais il n'est survenu le plus petit accident. Les règles ont coulé comme d'habitude, et la malade ne s'est pas arrêtée un seul instant, si ce n'est le jour de la ponction, où je la faisais rester au lit. Après chaque injection, une certaine quantité de teinture d'iode a été laissée dans la cavité du kyste, et une compression avec de la charpie et du linge était exercée sur la tumeur. Après les quatre premières ponctions, la tumeur reprit assez rapidement son volume primitif, et la nature du pus était à peu près la même; mais à partir de ce moment, il éprouva les modifications suivantes : il devint de plus en plus séreux, aqueux, non coloré; à la fin il ressemblait à de la sérosité roussâtre. Le volume de la tumeur diminuait en même temps, sa circonférence s'est rétrécie peu à peu, et le fond s'est rempli. A la pression on ne constate plus cette dépression, cette excavation qu'on sentait sous la peau. Celle-ci est adhérente dans toute son étendue; il existe au-dessous d'elle une espèce d'élasticité qui prouve la présence d'un tissu cellulaire de nouvelle formation. La malade ne souffre plus de ses douleurs de la cuisse et de la jambe. Son état général est beaucoup meilleur.

Obs. III. — *Carie de la crête iliaque gauche. — Vaste abcès par congestion. — Trois injections iodées.* (Observation recueillie par M. Boureau, interne des hôpitaux.)

Le 12 juin 1851, est entré au n° 35 de la salle Sainte-Vierge de la Charité, dans le service de M. Velpeau, le nommé Bauret (Nicolas), charpentier, âgé de trente-neuf ans. Cet homme, de taille ordinaire, d'une assez bonne constitution, d'un tempérament un peu lymphatique, jouit habituellement d'une bonne santé. Il est né de parents bien portants et a été vacciné, n'a jamais eu ni gourme dans la tête ni ganglions engorgés. Il demeure à la Villette, dans une habitation très saine et bien aérée, mais son atelier est froid et humide, surtout dans la mauvaise saison, et il est forcé par sa profession de se tenir constamment debout.

Il y a trois mois, il lui est tout à coup survenu dans l'aine gauche, et sans cause connue, une tumeur arrondie de la grosseur d'une petite noix, douloureuse au toucher, et disparaissant par la pression pour reparaître aussitôt. Un médecin, consulté, lui prescrivit un bandage herniaire qu'il porta pendant deux mois. Pendant ce temps, la tumeur prit un accroissement si rapide qu'elle eut bientôt envahi toute la partie supérieure de la cuisse correspondante et le côté externe et supérieur de la fesse gauche. Il continua cependant son travail, mais il se fatiguait promptement; il ressentait parfois des douleurs dans les parties malades, douleurs qui étaient beaucoup plus vives lorsque le bandage était appliqué. Enfin, le mal progressant de jour en jour, Bauret se décide à entrer à l'hôpital.

Voici quel était son état le jour de son entrée, le 15 janvier 1851: d'une maigreur et d'une pâleur notables, d'une santé détériorée; il a conservé un assez bon appétit, n'a pas de diarrhée, mais la peau est chaude, sèche, et un léger mouvement fébrile accompagne tous ces désordres. Il ne tousse pas, et l'auscultation et la percussion ne font rien découvrir d'anormal, si ce n'est un peu de rudesse dans la respiration du côté droit. Les digestions sont bonnes, et il n'existe pas de pus dans les garderobes.

Dans la région iliaque gauche, un peu au-dessus du ligament de Fallope, existe une première tumeur oblongue, mal limitée, à large base, ayant son plus grand diamètre dirigé obliquement de haut en bas et de dedans en dehors. Elle commence en dehors à quelques centimètres au-dessous, et en dedans de l'épine iliaque antérieure et supérieure gauche, et se prolonge en dedans, à peu de distance du pubis ; inférieurement elle semble couchée sur l'arcade crurale, et son diamètre vertical offre 8 centimètres d'étendue. Le pli de l'aine gauche est en partie disparu ; cependant il forme extérieurement une limite bien tranchée entre cette première tumeur et une autre qui occupe le tiers supérieur et antérieur de la cuisse correspondante. Cette dernière, moins volumineuse que la précédente et aussi mal limitée, ne forme pas une saillie très volumineuse ; elle s'aplatit quand le malade est couché sur le dos, et s'arrondit quand il est debout. Enfin, au-dessus et un peu en arrière de l'épine iliaque antérieure et supérieure gauche, existe une troisième tumeur, arrondie et moins volumineuse que les précédentes, de la grosseur d'une moitié d'orange ordinaire. A quelques centimètres au-dessus de cette tumeur, au niveau du bord externe de la crête iliaque, existe une surface osseuse, facile à sentir au toucher, manifestement malade.

Les trois tumeurs molles, fluctuantes, non douloureuses, sont situées sous le *fascia superficialis* et communiquent entre elles. Aucun battement dans les tumeurs, pas de chaleur ni de changement de couleur à la peau. Le malade éprouve de l'engourdissement dans la jambe gauche, lorsqu'il essaie de marcher, et il est souvent en proie à une douleur sourde, intermittente, qui s'irradie du pli de l'aine à l'articulation tibio-fémorale; enfin, il existe une légère claudication.

Le 20 juin 1851, en présence de M. Velpeau, M. Boinet fit avec un trocart ordinaire, à 2 centimètres en dehors de la base de la tumeur principale, une ponction qui donna issue à 1,400 grammes d'un liquide peu odorant, assez épais, couleur café au lait, mêlé de quelques stries sanguines. Par des pressions convenablement faites, le triple foyer fut vidé de tout le liquide purulent qu'il contenait; puis, par la canule, M. Boinet injecta 140 grammes à parties égales d'eau et de teinture d'iode, avec addition de 2 grammes d'iodure de potassium. Cette injection fut laissée de six à sept minutes dans le foyer, puis il en fit écouler environ les deux tiers, après avoir malaxé les tissus, fait mettre le malade sur les genoux et dans diverses autres positions, afin de mettre l'injection en contact avec toutes les parois de l'abcès. La piqûre fut recouverte d'une mouche de diachylon, et des cataplasmes appliqués sur les parties malades.

Le 24 juin, il n'est survenu aucune réaction, et l'injection n'a occasionné qu'une légère douleur pendant l'opération, douleur qui s'est du reste promptement dissipée, et qui n'a pas empêché le malade de se promener une partie de la journée. Son sommeil n'a pas été interrompu, et l'appétit est bon ; les digestions faciles et pas de frissons. Le foyer, situé au-dessus de l'arcade crurale, s'est rempli d'un liquide mêlé d'une grande quantité d'air. En arrière et au-devant de la cuisse, le gonflement est à peine sensible. Pas de changement de couleur à la peau. Grande sensibilité au niveau du point carié. Un peu plus bas et en arrière de la dernière piqûre, M. Boinet fait une nouvelle ponction avec un trocart plus volumineux. L'abcès est vidé, puis une injection de 90 grammes de parties égales d'eau et de teinture d'iode, avec 1 gramme d'iodure de potassium, est poussée dans le foyer. On la laisse presque tout entière. Le liquide écoulé se compose de 300 grammes d'un pus rougeâtre assez épais, granuleux, couleur chocolat et peu odorant.

Le 25, l'injection pratiquée hier n'a pas été plus douloureuse que la première, et la santé du malade n'a nullement été troublée. L'appétit devient de jour en jour meilleur, et l'état général est très satisfaisant. Ce matin, il est sorti environ 15 grammes d'un liquide roussâtre par l'orifice de la piqûre. Suspension des cataplasmes et légère compression.

Le 27, la tumeur, située au-dessous du ligament de Poupart, a beaucoup diminué ; elle est maintenant aplatie, et l'on n'y rencontre plus que quelques bulles d'air sans fluctuation. Écoulement de quelques gouttes d'un liquide assez épais, mêlé de sérosité citrine, au moment du pansement. L'état général est excellent.

Le 5 juillet, la seconde piqûre n'est pas encore cicatrisée, et le liquide qui s'en écoule est clair, blanchâtre et presque entièrement composé de lymphe presque liquide. Le malade marche facilement, et le point douloureux de la crête iliaque est maintenant presque à peine sensible. On fait une troisième injection avec 30 grammes de teinture d'iode pure, additionnée de 1 gramme d'iodure de potassium, et la moitié de l'injection est laissée dans la poche. Continuation de la compression.

Enfin, le 10 juillet, il ne reste plus qu'un petit suintement séreux, mêlé de quelques grumeaux blanchâtres, par l'orifice de la piqûre. Le malade n'éprouve plus aucune douleur ; l'aine gauche est maintenant bien diminuée, et c'est à peine si la pression sur le bord iliaque supérieur y fait trouver un point sensible. Bauret sort de l'hôpital, et tout porte à croire que sa guérison sera bientôt complète.

J'ai revu ce malade trois années après sa sortie de l'hôpital, et sa guérison était complète. Il a conservé pendant plusieurs mois, après sa sortie de la Charité, un petit suintement séreux qui enfin s'est arrêté spontanément, et la piqûre s'est oblitérée et cicatrisée solidement.

La dernière observation est celle d'un enfant de neuf ans atteint d'une carie vertébrale avec un vaste abcès par congestion. Cet enfant était réduit à la dernière extrémité, fièvre, marasme, et dans une position si grave, que plusieurs chirurgiens, qui l'avaient visité et lui avaient donné des soins, avaient annoncé une terminaison prompte et fatale. Cinq injections iodées l'ont guéri dans l'espace de trois mois, et l'état général de sa santé s'est rapidement amélioré et d'une manière complète. La gibbosité qu'il porte a diminué, et il a grandi de plusieurs centimètres.

Obs. IV. — *Carie de la colonne vertébrale.* — *Gibbosité.* — *Vaste abcès par congestion.* — *Cinq injections iodées.* — *Guérison.* (Ce malade a été présenté à la Société de chirurgie.)

Au mois de novembre 1849, je fus appelé par M. F. Martin pour Léon Manetché, âgé de neuf ans, demeurant rue Saint-Dominique-Saint-Germain, n° 108. Cet enfant, quoique d'une constitution faible, chétive, n'a jamais été gravement malade. Il est né d'une mère forte et bien portante, qui a eu cinq enfants dont trois sont morts en venant au monde avant terme. Il a une sœur plus jeune que lui d'un an, et dont la santé a toujours été très bonne. Son père est de constitution strumeuse, d'une mauvaise santé, qui cependant ne l'empêche pas de vaquer à ses occupations, qui sont peu fatigantes ; il a presque toujours mal aux yeux, est âgé de trente-cinq ans, et le dernier de sept enfants, tous morts à un âge peu avancé. Léon Manetche est venu au monde à sept mois et demi, a été vacciné, a eu la rougeole, la coqueluche, des gourmes dans la tête, mais nulle autre maladie ni mal aux yeux ou aux oreilles, ne s'enrhume pas, ne tousse jamais, a bon appétit, mange beaucoup, digère bien et n'a jamais de dévoiement. Il est grand dormeur, a fréquemment des épistaxis, se fatigue du moindre exercice, quoique très joueur et ami du mouvement.

Il y a environ deux ans, il ressentit dans la cuisse droite une douleur dont on ignore la cause. Cette douleur n'était disparue que depuis cinq mois, lorsqu'en jouant à l'école, il fit une chute. C'était vers la fin de mars 1849. Cette chute, dont il ne se plaignit pas d'abord, ne l'empêcha pas d'aller à l'école et d'y jouer comme d'habitude ; seulement il éprouvait de la douleur dans les reins, et cette douleur n'était jamais si sensible que lorsqu'il voulait s'abaisser ou se relever ; d'ailleurs, il jouissait d'une bonne santé, était fort et agile pour son âge. Le 1er mai 1849, deux mois après la chute, sa mère remarqua une saillie assez prononcée le long de la colonne vertébrale, vers le bas du dos. Il fut alors confié aux soins de M. Martin, qui le plaça sur un lit préparé *ad hoc*, et maintenu par des courroies. A cette époque, il n'existait aucun signe d'abcès par congestion ; il n'existait non plus aucune douleur dans la région dorsale ni les parties environnantes ; mais quelque temps après, la fesse et la partie supérieure et postérieure de la fesse se tuméfièrent peu à peu et offrirent les signes de la fluctuation ; il existait un abcès par congestion qui, au mois de novembre, à l'époque où je vis le malade, avait un volume considérable. Il était dans l'état suivant : d'une constitution faible, lymphatique, d'une pâleur et d'une maigreur extrêmes, d'une santé détériorée ; il avait conservé son appétit et mangeait bien ; il n'avait pas de dévoiement, mais la peau était chaude, sèche et le pouls fébrile. Il ne tousse pas ; mais dans le poumon droit, la respiration est rude et moins bonne que dans le poumon gauche ; il a tous les signes d'un facies scrofuleux porté au dernier point. En le faisant coucher sur le ventre, ce qu'il fait avec peine, on voit vers la onzième ou douzième vertèbre dorsale, une saillie anguleuse très prononcée, formée par l'apophyse épineuse de l'une de ces vertèbres. La peau qui recouvre cette saillie est saine. A 7 ou 8 centimètres en dehors et un peu au-dessous, à droite, existe une tumeur mal circonscrite, à large base, dont le centre est fluctuant. De ce côté, la fesse est bien plus volumineuse que la gauche, ainsi que le commencement de la cuisse ; on sent dans ces parties une fluctuation qui annonce qu'un abcès considérable a envahi toutes ces parties, et semble s'étendre depuis le dos jusqu'à la partie moyenne et interne de la cuisse, en passant en arrière sous les muscles fessiers. Par le toucher, il est facile de faire refluer le liquide contenu dans cet abcès d'un point à un autre. La peau n'est amincie dans aucun endroit, et a conservé partout sa couleur naturelle.

Le 18 novembre 1849, en présence de MM. Martin et Hutin, chirurgien en chef des Invalides, je fis avec un trocart une ponction qui donna issue à plus d'un litre et demi d'un pus clair, séreux, semblable, en un mot, à celui des abcès froids. Par des pressions faites convenablement, je cherchai à vider ce foyer de toute la matière purulente qu'il contenait, et, par la canule du trocart que j'avais laissée en place, j'injectai environ 120 grammes de teinture d'iode, composée comme il suit :

Teinture alcoolique d'iode.	} āā 60 grammes.
Eau	
Iodure de potassium	2

Cette injection séjourna environ cinq minutes dans le foyer, puis j'en laissai s'écouler environ les trois quarts, après avoir malaxé, pressé toutes les parties, dans le but de mettre cette injection en contact avec toute la surface des parois de l'abcès. La canule du trocart, que j'avais enfoncée à 2 centimètres de la base du foyer, dans les parties saines, fut retirée, et un morceau de diachylon appliqué sur la piqûre ; puis des cataplasmes furent appliqués pour prévenir et combattre l'inflammation s'il en survenait, ce qui n'arriva pas. Il n'y eut pas la moindre réaction ; l'injection ne fut nullement douloureuse, et le malade ne s'en plaignit ni le jour de l'opération ni les jours suivants. Il fut en même temps soumis à un régime tonique, à l'usage de pilules d'iodure de fer et d'huile de foie de morue.

Deux jours après cette injection, le foyer purulent paraissait aussi plein qu'au moment de la ponction ; la fluctuation était manifeste, les parties molles aussi tendues, et tout annonçait qu'un nouveau liquide s'était épanché ; mais le malade n'en éprouvait rien de fâcheux. L'appétit et le sommeil étaient aussi bons que d'habitude, les digestions se faisaient également bien.

Le 28 novembre, dix jours après la première injection, j'en fis une seconde, après avoir fait une ponction comme la première fois, mais à 2 ou 3 centimètres au-dessus de la première, qui était entièrement cicatrisée et n'avait donné lieu à aucun suintement. Cette fois le liquide qui s'écoula n'était plus clair, ni séreux, ni semblable à du pus d'abcès froid : il était grisâtre, couleur chocolat, exhalant une odeur fétide, et en quantité moitié moins grande que la première fois, quoique la tumeur parût aussi considérable qu'au moment de la première ponction ; cette différence venait probablement de ce que les parois du foyer purulent avaient éprouvé un gonflement inflammatoire qui avait diminué la capacité de l'abcès. Une nouvelle injection iodée composée comme la première, mais de 60 grammes seulement, fut pratiquée ; les mêmes précautions furent prises pour faire pénétrer le liquide injecté dans toutes les anfractuosités de l'abcès. Cette fois, au bout de vingt-quatre heures, il se développa une inflammation assez intense ; toutes les parties extérieures correspondant à l'abcès se tuméfièrent, devinrent chaudes, douloureuses, et le siége d'élancements ; le malade eut de la fièvre, de la soif, de l'insomnie, etc. Tout ce cortége d'accidents inflammatoires ne dura que vingt-quatre heures et céda assez promptement aux émollients, tant à l'intérieur qu'à l'extérieur ; puis, peu à peu, tout revint à l'état ordinaire ; la fesse et la cuisse diminuèrent de volume, l'abcès semblait guéri au niveau de la fesse et dans toute la partie postérieure de la cuisse, là où la fluctuation avait toujours été le plus sensible. Depuis ce moment, d'ailleurs, la guérison ne s'est pas démentie dans ces parties. A la partie interne et supérieure de la cuisse et à la partie inférieure du dos, il existait encore de la fluctuation, et à la cuisse la peau était rouge, amincie, et menaçait de s'ouvrir. Le 14 décembre, j'ouvris cet abcès avec une lancette, d'où sortit encore un pus grisâtre, de mauvaise nature, fétide. Le foyer de cet abcès communiquait avec celui du dos, qui se vida comme après les autres ponctions. 30 grammes de teinture d'iode purent pénétrer par l'ouverture faite à la cuisse ; le malade avait été placé la tête plus bas que le reste du tronc, et de telle façon que le liquide injecté pût descendre par son propre poids dans le foyer de l'abcès situé au dos. Cette nouvelle injection, pour laquelle on ne prit aucune précaution pour empêcher son écoulement, si ce n'est par la position du malade, ne causa aucune douleur et n'amena aucun accident. Pendant les premiers jours, un pus sanieux, couleur chocolat, s'écoula par l'ouverture de la lancette, puis il devint de meilleure nature, diminua de quantité et devint séreux. La cuisse avait repris son volume et sa forme normales ; les parois de ce foyer semblaient être recollées dans toutes ses parties inférieures ; le malade avait continué de rester couché la tête et les épaules plus bas que le bassin et les membres, de façon que le liquide purulent remontait vers sa source. A la partie inférieure du dos, au niveau et en dehors des premières vertèbres lombaires, du côté droit, derrière la surface externe et postérieure de l'os des îles, était encore une tumeur où la fluctuation était très évidente : avec une lancette j'ouvris cet abcès dans son centre ; du pus fétide, rougeâtre, couleur chocolat, s'écoula aussitôt. Après avoir vidé ce foyer, je fis par l'ouverture de la lancette une injection d'environ 15 à 20 grammes de teinture iodique. Cette fois, j'employai la teinture d'iode pure : c'était le 22 décembre 1849. Cette injection ne ressortit pas ; quelques bulles d'air et du liquide de l'injection apparurent à l'orifice fistuleux de la cuisse : cette nouvelle injection fut aussi simple que la précédente. Des cataplasmes furent continués et le malade continua de se lever, ce qu'il faisait depuis huit jours ; seulement, lorsqu'il était couché, on lui tenait toujours la partie supérieure du tronc plus bas que le reste du corps. A chaque pansement, du pus, d'abord roussâtre, s'écoulait par l'ouverture du dos, puis jaunâtre, séreux et en quantité moindre chaque jour. Le 30 décembre, un stylet, introduit par l'ouverture fistuleuse, pénétra à plusieurs centimètres de profondeur et m'apprit qu'il y avait au fond un foyer de 4 ou 5 centimètres d'étendue, avec sensation d'un os dénudé. Une nouvelle injection fut faite, environ 12 à 15 grammes, et laissée encore dans le foyer ; une légère compression fut établie sur ce point les jours suivants, et peu à peu, la suppuration diminuant, se borna à une espèce de suintement séreux qui dura plusieurs mois et tachait à peine les linges du pansement ; le traitement interne fut continué, de même que l'exercice et la bonne nourriture. La santé générale s'est promptement améliorée, et, au commencement d'avril, il offre une vigueur, une force et un embonpoint remarquables ; il reste debout toute la journée, se promène, joue, marche et court sans se fatiguer ; le suintement de l'orifice fistuleux du dos reste souvent une semaine sans avoir lieu, puis reparaît un ou deux jours pour disparaître encore ; une croûte se forme, et la guérison paraît complète.

Je le revois le 25 juillet : le suintement dont j'ai parlé n'a plus lieu depuis au moins six semaines, la cicatrisation de toutes les ouvertures fistuleuses est complète, toutes les parties où siégeait ce vaste abcès ont repris leur forme et leur aspect naturels ; la santé est très bonne, il reste sur ses jambes toute la journée, se livre à tous les jeux de son âge sans éprouver de fatigue, n'éprouve de douleur ni dans les jambes ni dans la colonne vertébrale, qui conserve la gibbosité dont j'ai parlé, mais moins saillante. L'appétit, les digestions, le sommeil sont excellents ; outre les forces et l'embonpoint qu'il a pris depuis quelques mois, il a grandi d'une manière notable. Il est présenté à la Société de chirurgie dans la séance du 4 septembre 1850, plus de trois mois après son entière guérison.

Si, chez cet enfant, nous avions suivi les méthodes anciennes, si nous avions abandonné cet abcès à lui-même ou si nous l'avions ouvert, peu importe par quel moyen ou procédé, il n'est pas douteux qu'il eût succombé promptement, car il était arrivé à un état de dépérissement et de faiblesse tels qu'il ne pouvait se remuer ni quitter son lit. Il était déjà pris de fièvre hectique, et les honorables chirurgiens qui le confiaient à mes soins pronostiquaient une terminaison fâcheuse. Grâce à quelques injections iodées et à un traitement interne approprié, il a été radicalement guéri en quelques mois. Trois ans plus tard, cet enfant, délaissé et pas soigné par ses parents, a été repris d'un abcès par congestion du côté opposé. Il a succombé en 1853, dans le service de M. Guersant, à l'hôpital des enfants.

Obs. V. — *Carie de la colonne vertébrale.* — *Abcès par congestion.* — *Injections iodées.* — *Guérison.*

Le nommé Veneque (Louis), âgé de trente-neuf ans, charcutier, demeurant rue des Bons-Enfants, n'a jamais éprouvé que des indispositions légères jusqu'à l'âge de trente ans.

Sa mère est morte hydropique à l'âge de cinquante-quatre ans. Son père vit encore; il a quatre-vingt-trois ans. Ses frères et sœurs jouissent habituellement d'une bonne santé. A l'âge de trente ans (en 1841), M. Veneque se fit garçon de recettes, et exerça ce métier pendant environ trois ans; il portait tous les jours de très fortes charges, et comme on ne lui donnait qu'une alimentation très insuffisante, il éprouva, pendant presque tout ce temps, des faiblesses d'estomac.

En 1842, la région de l'estomac, la partie postérieure du cou et le dos, devinrent le siége de douleurs violentes, et une toux assez forte se manifesta. On eut recours à l'application de vésicatoires dans le dos, de moxas sur la région de l'estomac, et ces moyens améliorèrent l'état du malade.

Depuis cette époque, M. Veneque dit s'être enrhumé tous les hivers, et jusqu'au commencement de l'hiver de 1850, il éprouva, en outre, les symptômes suivants :

Les genoux étaient le siége de lassitudes, de douleurs qui ne se faisaient sentir que de chaque côté de la rotule, vers la partie inférieure de cet os. La chaleur du lit augmentait ces douleurs, qui étaient beaucoup moins fortes l'hiver que l'été, et l'exercice les diminuait d'une manière notable.

Le 10 janvier 1848, le malade fut pris, à la suite de beaucoup de fatigue, de douleurs dans le côté droit de la poitrine, et, dans la région épigastrique, d'une toux violente et de crachements de sang, qui furent combattus par une saignée du bras, des sangsues à l'anus, et plus tard, de février à juin, par des emplâtres émétisés, l'huile de croton et des moxas. En juin, on conseilla l'air de la campagne, le lait d'ânesse, et le malade revint à Paris au mois de novembre beaucoup mieux portant.

En février 1849, les symptômes qui s'étaient manifestés en janvier 1848 se renouvelèrent avec autant d'intensité, et en même temps se montra un autre ordre de phénomènes qui a persisté jusqu'en novembre 1850. La région lombaire était le siége de violentes douleurs qui allaient se terminer dans l'aine du côté droit. Si le malade était debout, il éprouvait la plus grande difficulté à se baisser ou à s'asseoir. S'il était baissé ou assis, il souffrait horriblement pour se relever. Ces douleurs augmentaient le soir, et se continuaient, à cette époque de la journée surtout, dans les membres inférieurs. Des crampes se faisaient sentir dans les pieds, et principalement dans le gros orteil du côté droit.

Il n'a jamais existé dans les membres inférieurs ni engourdissements ni fourmillements.

En mars 1849, un médecin constata qu'il existait dans la région inguinale une petite tumeur qui augmentait par les efforts de la toux; il fit appliquer un bandage herniaire.

Appelé vers la fin de 1849, je constatai que cette tumeur de l'aine, qui avait le volume d'un œuf de poule, était formée par le pus d'un abcès par congestion, et je reconnus qu'il existait dans le côté droit de l'abdomen une tumeur qui me sembla avoir son siége dans la gaîne du muscle psoas. La colonne vertébrale ne présentait aucune difformité. La pression sur les apophyses épineuses n'était douloureuse qu'au niveau des deux dernières vertèbres lombaires.

En juin 1850, le malade éprouva, pendant un mois environ, de la difficulté à uriner. Les urines étaient troubles ; elles ne pouvaient être projetées à une certaine distance. Il ressentit aussi des douleurs assez vives dans le bas-ventre et le rectum ; il lui semblait qu'un lien comprimait les aines, le pubis et l'anus.

Depuis la fin de l'année 1849 jusqu'au mois de novembre 1850, j'ai traité le malade par des applications de moxas sur la région lombaire, par l'iodure de potassium, l'iodure de fer, le quinquina, l'huile de foie de morue, l'eau de goudron, une alimentation tonique. La tumeur de l'aine ayant acquis le volume d'une tête de fœtus de six mois, j'ai cru devoir confier mon malade aux soins de mon honorable confrère et ami M. le docteur Boinet, afin qu'il fût traité par sa méthode des injections iodées, considérant toutes les autres comme infidèles ou dangereuses.

À ces détails fournis par M. le docteur Hupier, j'ajouterai les suivants. Voici quel était l'état de M. Veneque lorsque je le vis pour la première fois : c'était dans les premiers jours de novembre 1850. Il a une constitution mauvaise, lymphatique, tuberculeuse ; il est maigre, faible, se plaint de douleurs vives dans la région lombaire et dans tout le côté droit du tronc, surtout lorsqu'il reste trop longtemps debout. Malgré le mauvais état de sa santé, il continue de vaquer à ses occupations, mais souvent il est obligé de s'arrêter, de s'asseoir, à cause des lassitudes qu'il éprouve promptement. Il a peu d'appétit ; ses digestions sont longues, difficiles; il dort mal, et est affaibli chaque nuit par des sueurs abondantes. La toux et l'expectoration sont continues. L'auscultation et la percussion dénoncent le triste état du poumon droit qui est plein de tubercules.

A la partie interne et supérieure de la cuisse droite, existe une énorme tumeur allongée, fluctuante, sans changement de couleur à la peau, et du volume d'une tête de fœtus de six mois. Cette tumeur n'est le siége ni de douleurs ni d'élancements. Elle diminue de volume, et disparaît presque entièrement lorsque le malade est dans la position horizontale. Elle gêne la marche. Désireux de connaître la vérité sur sa maladie, qui avait été prise par les uns pour une hernie, par d'autres pour un abcès, etc., M. Veneque est allé aux consultations des chirurgiens des hôpitaux ; tous ont jugé son mal incurable et au-dessus des ressources de l'art. Ils ont conseillé le traitement ordinaire : des cautères sur la colonne vertébrale, de l'huile de foie de morue, un bon régime, le repos, et surtout de ne jamais toucher à la tumeur qu'il portait à la cuisse. Les divers avis qu'il avait pris auprès des chirurgiens des hôpitaux se résumaient pour lui à ce fait capital, qu'il ne fallait en aucune façon toucher à sa tumeur de la cuisse, qu'agir autrement serait aggraver sa position et abréger son existence. Aussi était-il bien résolu de suivre ce conseil, de même que toute la famille, qui, elle aussi, avait consulté en dehors du malade. Je parvins cependant à décider le malade à suivre mon avis et à se laisser opérer, ce qui eut lieu pour la première fois le 10 novembre 1850 en présence de M. le docteur Hupier, qui voulut bien m'aider malgré les préventions qu'il avait alors contre cette nouvelle méthode.

Une ponction fut pratiquée sur le centre de la tumeur avec un trocart ordinaire ; 500 grammes d'un pus séreux, grisâtre, semblable, en un mot, à celui des abcès froids, s'écoule par la canule. Aussitôt l'écoulement du pus achevé, le malade est placé la tête plus bas que le reste du tronc, et dans une position telle que le fond du foyer se trouve moins élevé que son ouverture. Dans cette position, une injection de 100 grammes, composée de 50 parties d'eau et de 50 parties de teinture alcoolique d'iode, additionnée de 2 grammes d'iodure de potassium, est immédiatement pratiquée et laissée dans le foyer pendant cinq minutes. Des pressions sont faites dans tous les sens, afin de faire pénétrer la teinture iodée dans les différents points de l'abcès dans lequel il reste une partie de l'injection. Une mouche de diachylon est placée sur la piqûre du trocart, et des cataplasmes sont appliqués sur la cuisse et le bas-ventre. Au moment de l'injection, le malade n'a éprouvé ni douleur ni cuisson. Tout le reste de la journée, le malade reste couché et dans la position où je l'avais fait placer pour faire l'injection; mais les jours suivants, il se lève comme d'habitude, s'occupe de ses affaires, et suit le traitement général déjà conseillé depuis longtemps par M. le docteur Hupier. Je lui recommande seulement de se badigeonner chaque jour, une fois, toute la partie antérieure de la poitrine du côté droit, depuis la clavicule jusqu'au sein, avec de la teinture pure d'iode. Ce moyen que j'emploie ainsi depuis plusieurs années, pour obtenir l'absorption et la disparition des tubercules du sommet des poumons, m'a procuré des résultats inattendus, résultats que je ne veux pas exposer ici, et que je me propose de faire connaître ailleurs.

Le 17 novembre, deuxième ponction, deuxième injection. Cette fois, la tumeur est moins volumineuse qu'à la première ponction. 270 grammes seulement d'un pus aqueux, clair, grisâtre, sont extraits; 50 grammes, à parties égales, d'injection iodée sont poussés dans le foyer avec les mêmes soins et les mêmes précautions que la première fois. Cette seconde injection est aussi innocente que l'autre; aucun signe de réaction n'a lieu, le malade continue son état de charcutier, va à ses affaires comme par le passé, fait ses achats, sa vente, etc. Même traitement général.

Le 1er décembre, troisième ponction, troisième injection. 200 grammes de pus seulement sont évacués. La tumeur était en effet moins volumineuse, plus circonscrite; le pus qui s'en écoule est de meilleure nature; il est plus clair, plus consistant, plus blanc. 50 grammes de teinture pure d'iode sont injectés. Absence de tout symptôme de réaction. Travail, régime et traitement comme d'habitude.

Le 22 décembre, la tumeur a repris peu à peu du volume, mais bien plus lentement qu'après les premières ponctions. L'état général du malade paraît meilleur; l'appétit a augmenté, les sueurs de la nuit ont diminué, le sommeil est bon.

Quatrième ponction, quatrième injection. 250 grammes de pus s'écoulent par la canule; ce pus s'est encore modifié en bien; il paraît de meilleure nature qu'à la dernière ponction. Une injection de 50 grammes de teinture d'iode pure est faite. Mêmes phénomènes que précédemment.

Le 28 décembre, cinquième ponction. Sortie de 140 grammes de pus citrin clair, aqueux, comme lymphatique; point d'injection. La piqûre du trocart n'est point recouverte d'une mouche de diachylon. Pendant deux ou trois jours, écoulement par cette piqûre d'une matière séreuse, séro-sanguinolente; oblitération spontanée de la piqûre du trocart, cessation de l'écoulement; nouvelle accumulation de liquide dans la poche.

Le 5 janvier 1851, sixième ponction, cinquième injection iodée. 70 grammes de pus; 30 grammes de teinture d'iode pure sont injectés... L'ouverture du trocart n'est pas fermée; elle reste fistuleuse pendant quelques jours, s'oblitère ensuite, et, le 24 janvier, la guérison paraît complète et ne s'est pas démentie depuis cette époque, ainsi qu'ont pu le constater ceux d'entre vous qui ont bien voulu examiner le malade que j'ai eu l'honneur de leur présenter (1). La poitrine est beaucoup mieux, et l'état général du malade est bien amélioré ; cependant il accuse toujours des douleurs dans la région lombaire et le bassin, mais principalement du côté opposé à l'abcès par congestion.

Si les faits que je viens de rapporter n'étaient pas plus que suffisants pour prouver l'efficacité des injections iodées dans les abcès par congestion, je pourrais, sans parler de ceux que j'ai observés moi-même, en citer plusieurs autres observés par M. le professeur Laugier dans son service à l'Hôtel-Dieu ; par MM. Ameuille, Janin (2) et beaucoup d'autres praticiens distingués. Plusieurs autres cas remarquables sont consignés dans la thèse inaugurale (3) de M. Chopin, parmi lesquels plusieurs ont été recueillis dans les services de MM. Maisonneuve, Huguier, etc. Je me bornerai seulement à l'observation suivante, publiée par M. le docteur Notta, chirurgien de l'hôpital de Lisieux, ancien interne des hôpitaux de Paris, etc.; dans le *Moniteur des hôpitaux* (4). Elle restera comme l'un des faits les plus intéressants, dit M. le rédacteur en chef du journal, qui puissent éclairer une des plus importantes questions de thérapeutique soulevées dans ces derniers temps, à savoir, celle du traitement par les injections iodées des lésions osseuses profondes. Ce qui rend surtout ce fait intéressant et digne d'attention, c'est qu'on ne peut attribuer la guérison qu'aux injections iodées seules, aucun traitement général n'ayant été suivi.

Obs. VI. — Abcès par congestion, guéri par l'injection iodée.

Doisnard (Désiré), âgé de vingt ans, domestique, s'est toujours bien porté dans son enfance. En 1849, à l'âge de dix-sept ans, il eut le choléra. La convalescence fut longue, et il eut à la suite un dévoiement opiniâtre qui persista pendant plusieurs mois malgré une médication active. Au commencement de 1850, il ressentit pour la première fois des douleurs dans les reins, douleurs qui augmentaient par la marche ou lorsque le malade

(1) Ce malade a été présenté à la Société de chirurgie et à l'Académie de médecine.

(2) Chez les deux malades de M. le docteur Janin il y avait gibbosité. L'un de ces cas concerne une personne âgée de trente-cinq ans, l'autre une jeune fille de dix-huit ans, fille d'un conservateur des hypothèques.

(3) *De la valeur des injections iodées dans les abcès symptomatiques d'une altération osseuse, ou abcès par congestion* (Chopin, 18 janvier 1854, *Thèses de Paris*).

(4) 7 janvier 1854, n° 3, t. II.

soulevait un fardeau. Il continuait néanmoins à se livrer à l'exercice de sa profession. Au commencement de 1851, il remarqua dans le bas-ventre, au-dessus de l'aine, l'existence d'une tumeur grosse comme la moitié du poing. Cette tumeur augmenta sensiblement de volume, puis, vers le milieu de l'année, une nouvelle tumeur apparut à la partie supérieure de la cuisse droite, au-dessous du ligament de Fallope. Les douleurs de reins persistaient toujours ; néanmoins le malade pouvait encore faire de longues courses et même suivre son maître à la chasse ; mais il éprouvait beaucoup de fatigue. Au commencement de février 1852, il fut obligé de cesser son travail.

Au 20 février 1852, le malade était dans l'état suivant : sujet bien développé, poitrine large, constitution en apparence robuste, pas d'engorgements ganglionnaires au cou. Le malade étant dans un état de décubitus dorsal, le ventre paraît plus gros qu'à l'état normal. Depuis plusieurs mois le malade s'est aperçu de cette augmentation de volume, qui l'a obligé à faire élargir ses pantalons. Au palper on constate, dans la moitié droite de l'abdomen, une énorme tumeur ovoïde remontant jusqu'à un travers de doigt au-dessus de l'ombilic ; en bas, elle s'étend jusqu'à quatre travers de doigt au-dessous du ligament de Fallope, qui la divise en deux parties, l'une supérieure ou abdominale, qui est plus volumineuse ; l'autre inférieure ou fémorale, beaucoup moins considérable, limitée à la partie supérieure de la cuisse, au-devant des vaisseaux fémoraux. Cette tumeur est fluctuante, et l'on sent très manifestement le liquide passer de la portion abdominale dans la portion fémorale de la tumeur, et réciproquement. Il n'y a pas de changement de couleur à la peau, pas de douleur à la pression. La colonne vertébrale ne présente aucune déviation ni aucune saillie. Les seconde, troisième et quatrième vertèbres lombaires sont très douloureuses à la pression. Dès que le malade veut faire un mouvement, il ressent dans le même point de vives douleurs ; pas de faiblesse ni de fourmillements dans les jambes. La sensibilité y est intacte, l'appétit est bon, la poitrine est saine à l'auscultation et à la percussion. Il dort bien.

Mon excellent confrère et ami, le docteur Quesnel et moi, nous pratiquâmes une ponction à la partie inférieure de la tumeur, au-dessous de l'arcade crurale. La ponction fut faite avec un trocart de moyenne grosseur muni d'un robinet, et toutes les précautions furent prises pour empêcher l'introduction de l'air. Il sortit environ quatre litres d'un pus épais, bien lié, inodore ; la tumeur de l'abdomen se vida complétement. Un morceau de diachylon fut appliqué sur l'ouverture du trocart, et une pression méthodique fut appliquée sur l'abdomen. Les jours suivants, le malade était très bien.

1er mars. La tumeur s'est reproduite, un peu moins volumineuse que lors de la première ponction, mais la peau s'amincit au voisinage de la crête iliaque. Nous faisons une seconde ponction ; 2 litres d'un pus bien lié, mais un peu plus séreux, s'écoulent. Nous injectons 300 grammes d'un mélange à parties égales d'eau et de teinture d'iode, avec quelques grammes d'iodure de potassium, pour prévenir la précipitation de l'iode. L'injection ne fait éprouver aucune douleur au malade. Après cinq minutes de séjour, on ouvre le robinet du trocart. La plus grande partie de l'injection est expulsée; il en reste environ 50 grammes dans le foyer de l'abcès.

Une fièvre intense se manifeste dès le lendemain et persiste les jours suivants. Le malade perd l'appétit.

Le 5, l'ouverture faite par le trocart s'ouvre et laisse écouler un liquide séro-purulent, mélangé de teinture d'iode. Fièvre intense; diète.

Le 15, la peau, amincie au niveau de la crête iliaque, s'est sphacelée dans l'étendue d'une pièce de 2 francs. L'ouverture qui en résulte donne au pus une libre issue; le pus devient fétide. La tumeur de l'abdomen a considérablement diminué; cependant on la sent très bien à travers les parois abdominales. Une sonde en gomme élastique est introduite par l'ouverture du trocart; on la fait pénétrer jusqu'à une profondeur de 15 centimètres, dans la direction des vertèbres lombaires. Nous pratiquons alors une injection avec 100 grammes de mélange indiqué. Le liquide revient aussitôt par les ouvertures qui existent; mais, à l'aide de la sonde, nous sommes certains qu'il pénètre dans la profondeur du foyer.

Le lendemain et les jours suivants, la fièvre persiste, mais n'augmente pas.

Le 25, la fièvre commence à diminuer un peu; les parois de l'abcès sont tellement revenues sur elles-mêmes, qu'on ne peut injecter dans sa cavité qu'une petite quantité de liquide, et d'ailleurs, il revient immédiatement par l'ouverture qui s'est produite au niveau de la crête iliaque.

A partir de ce jour, le malade fait lui-même, tous les deux jours, avec une petite seringue en verre, une injection avec la solution iodée. La fièvre diminue d'intensité. Régime tonique.

Au bout de six semaines, il ne fait plus des injections que tous les huit jours, et cela pendant trois mois En même temps, le malade était nourri exclusivement de viandes grillées et rôties, buvait du vin et de la bière, et se trouvait dans d'excellentes conditions hygiéniques.

Au mois d'octobre, après un séjour de huit mois au lit, le malade commença à se lever; il avait alors deux orifices fistuleux qui suppuraient abondamment; il continua à faire pendant quatre mois des injections iodées tous les quinze jours.

Au mois de janvier 1853, la quantité de pus sécrété chaque jour était d'un verre environ. En mars, elle n'était plus que d'une cuillerée à bouche. Le malade faisait tous les mois une injection iodée. La suppuration augmentait pendant les huit jours qui suivaient l'injection, puis elle diminuait très sensiblement après. Enfin, au mois de septembre, elle cessa tout à fait, et les trajets fistuleux se fermèrent. Depuis lors ils ne se sont pas ouverts, et aujourd'hui, 2 janvier 1854, le malade est dans l'état suivant: le ventre est souple et ne présente aucune trace de la tumeur qui existait précédemment au niveau de la crête iliaque. Il y a deux cicatrices violacées, anfractueuses, déprimées. Il n'y a aucune déformation de la colonne vertébrale. La pression sur les apophyses épineuses des vertèbres lombaires ne détermine aucune douleur, mais le malade éprouve encore un peu de faiblesse dans les reins s'il veut soulever un fardeau pesant. Du reste, l'état général est des plus satisfaisants.

Cette observation est un bel exemple d'abcès par congestion guéri par les injections iodées seules, et comme tel il m'a semblé offrir de l'intérêt. Aucune autre médication n'ayant été employée, on peut apprécier sa valeur. Le cas était du moins favorable. La peau sphalacée avait ouvert au foyer une large communication avec l'air extérieur. Le sujet était en proie à une fièvre violente. Or tous les malades atteints d'abcès par congestion largement ouverts et non traités par l'injection iodée que j'ai observés, et j'en possède actuellement dix observations, tous, sans exception, ont succombé. Il est donc bien évident que c'est aux injections iodées, aidées, il est vrai, d'un régime extrêmement tonique, qu'il faut attribuer cet heureux résultat.

Le docteur A. Thierry a publié l'observation qui suit dans le *Moniteur des hôpitaux* (t. II, n° 144, p. 1148).

Obs. VII.—*Luxation spontanée. — Abcès par congestion. — Injection iodée; Guérison.*

Madame L. F..., de Nogent-sur-Seine, près Vincennes, me présenta un enfant de trois mois portant tous les signes d'une luxation spontanée du fémur : allongement du membre droit, fluctuation manifeste autour de l'articulation, tumeur occupant la région trochantérienne droite. La mère déclare qu'il est venu ainsi au monde. L'enfant est bien portant; il est allaité par sa mère. Le 1er de ce mois, je fis une ponction exploratrice; il sortit peu à peu un verre de pus d'une teinte rougeâtre avec de petits corps crayeux. J'injectai dans la poche qui entourait le grand trochanter, par la canule du trocart, le mélange iodé que l'on emploie ordinairement pour la guérison des hydrocèles, deux tiers d'eau sur un tiers de teinture d'iode; le liquide injecté fut retiré après un séjour de deux minutes. Depuis, j'ai revu le petit malade, quinze jours après l'opération ; il est actuellement parfaitement guéri, et de la luxation et de l'abcès qu'il portait en naissant. On doit reporter cette affection à une période d'invasion datant de la vie intra-utérine.

L'observation et les réflexions suivantes m'ont été adressées par mon savant confrère le docteur Philippeaux, de Lyon.

Au milieu des extensions successives qu'a reçues la méthode des injections iodées, l'une des plus remarquables est sans contredit celle qui en a été faite par M. le docteur Boinet aux abcès par congestion qui proviennent de la colonne vertébrale. Comme la valeur incontestable de cette méthode de traitement a été diversement appréciée dans la presse médicale et dans les sociétés savantes, je pense que vous accueillerez avec intérêt l'observation suivante, qui se rapporte à un abcès par congestion faisant saillie au pli de l'aine, et qui a été complétement guérie par les injections iodées.

Mais, avant de faire connaître ce nouveau fait, tiré de la clinique chirurgicale de M. le professeur Bonnet, de Lyon, qu'il me soit permis de rappeler la modification que ce savant chirurgien a fait subir au procédé opératoire indiqué par M. Boinet, car elle constitue à mes yeux un perfectionnement important.

En évacuant le pus par la ponction simple, avec un trocart, on s'expose à la pénétration de l'air. Pour réunir toutes les chances de succès, il faut extraire le pus avec les précautions recommandées par M. Guérin : faire la piqûre de la peau à 3 ou 4 centimètres de la ponction de l'abcès, extraire le liquide avec la pompe munie du robinet à double effet, et faire l'injection iodée avec une seringue qui s'adapte exactement au trocart. Depuis longtemps M. Bonnet, de Lyon, se sert d'instruments qui réalisent cette combinaison, que je ne saurais trop recommander.

L'injection faite, doit-on laisser le liquide en totalité ? M. Bonnet n'hésite pas à se prononcer pour l'affirmative. Ainsi qu'il l'avait déjà indiqué, on n'obtient pas seulement une action locale : l'iode injecté réagit sur toute la constitution ; il est absorbé, et on le retrouve, en suivant les procédés qu'il a décrits dans son *Traité de thérapeutique des maladies articulaires*, p. 69, dans les urines, dans la salive et dans la sueur. Si on laisse à demeure 60 grammes de teinture d'iode, il faut en moyenne sept jours pour qu'il n'en existe plus aucune trace dans les urines.

A la suite des injections iodées, on observe pendant deux ou trois jours, du moins à l'époque où le malade n'est pas encore habitué à cette opération, une véritable fièvre inflammatoire, et lorsque celle-ci a été excitée deux ou trois fois avec le caractère passager qui lui est propre, l'appétit se développe d'une manière remarquable, ainsi que M. Bonnet l'a constaté, non-seulement dans les faits qu'il a cités d'abcès provenant de la colonne, mais de plusieurs autres collections purulentes dont j'ai publié l'histoire (*Bulletin thérapeutique*, 1852).

Or, si ces injections iodées permettent de modifier heureusement toute l'économie et d'activer la rénovation organique, qui est un des éléments essentiels des médications générales, il faut évidemment laisser le liquide à demeure et se servir de la solution la plus énergique, c'est-à-dire de la teinture d'iode. M. Bonnet en a constamment employé et laissé en place 60 grammes; mais, ayant remarqué qu'après deux ou trois injections cette dose ne produit plus de fièvre inflammatoire, il a eu soin de l'augmenter par la suite, afin que la fièvre durât au moins vingt-quatre à trente-six heures.

Entre une injection et celle qui la suit, il doit s'écouler quelques jours au delà de l'époque où l'élimination de l'iode est complétement achevée. Comme celle-ci exige en général une semaine, c'est tous les neuf à dix jours qu'on doit la répéter, si l'on veut donner au traitement toute l'activité désirable. M. Bonnet a agi d'après ces principes dans le cas dont je vais rapporter l'histoire. Le malade a été parfaitement guéri, et l'on a obtenu cette amélioration dans la santé, qui est peut-être le résultat le plus remarquable des injections iodées bien faites. L'ouverture spontanée s'est fait attendre jusqu'à la septième ponction chez ce malade.

Obs. VIII. — *Abcès par congestion, faisant saillie au pli de l'aine. — Sept ponctions sous-cutanées, et injections iodées laissées à demeure.—Absorption de l'iode retrouvé dans la salive et les urines. — Ouverture spontanée de l'abcès. — Résultat avantageux. — Guérison complète constatée deux ans après* (1).

Un jeune homme de vingt ans, entré à la Clinique chirurgicale le 15 décembre 1851, était atteint d'un abcès par congestion, qui faisait saillie au pli de l'aine gauche, et qui était la conséquence d'une affection tuberculeuse sans gibbosité de la douzième vertèbre dorsale. Ce jeune homme n'avait pas une constitution délabrée; son appétit était assez bon; et ses digestions étaient faciles. Après avoir bien établi son diagnostic, M. Bonnet résolut de

(1) Cette observation a déjà été publiée dans le *Traité des maladies articulaires* de M. Bonnet; mais le résultat définitif ne pouvait être complet alors : c'est ce complément que j'ai aujourd'hui qui m'a engagé à vous faire connaître ce fait dans son ensemble.

traiter cet abcès par congestion en faisant la ponction sous-cutanée, et en injectant dans la cavité de l'abcès de la teinture d'iode. Le 20 décembre 1851, il aspira, avec la seringue de M. Guérin, 35 centilitres de pus jaunâtre, sans odeur et homogène, et il fit une injection de 60 grammes de teinture d'iode. L'injection ayant été laissée dans le foyer purulent, on appliqua sur l'ouverture purulente une bandelette enduite de collodion.

Cette injection ne produisit pas de phénomènes réellement inflammatoires du côté de l'abcès, puisque la pression n'y provoquait pas de la douleur. On constata tous les matins, pendant les sept jours qui suivirent, la présence de l'iode dans les urines, à l'aide de l'amidon et de la liqueur de Labarraque. L'iodure d'amidon produit par ces réactifs était, le premier jour, d'une coloration bleu foncé, qui s'est graduellement affaiblie jusqu'à sa disparition complète. Pendant même les quarante-huit à soixante-douze premières heures, ce réactif a décelé la présence de l'iode dans la salive. Les phénomènes de surexcitation générale, produits par la pénétration de l'iode dans toute l'économie, furent les suivants : pendant les trois premiers jours, le malade fut très agité ; il y eut de l'insomnie, un malaise général et une fièvre assez forte.

Le 28 décembre, nouvelle ponction et aspiration de 45 centilitres de pus roussâtre ; nouvelle injection de 60 grammes de teinture d'iode ; constatation de l'iode dans les urines pendant six jours ; fièvre pendant trois jours ; point de phénomènes inflammatoires du côté de l'abcès.

Le 7 janvier 1852, l'abcès s'étant reproduit, on retire 37 centilitres d'un pus se rapprochant de celui des abcès par congestion, et l'on pratique une troisième injection iodée comme précédemment, de 60 grammes de teinture d'iode. Les mêmes phénomènes généraux se manifestent ; l'absorption de l'iode est toujours évidente pendant sept jours ; la fièvre de réaction n'est cependant pas si forte.

Le 20 janvier, la tumeur a notablement diminué de volume. On fait encore une nouvelle aspiration de 30 centilitres de pus, et une nouvelle injection qui est suivie des mêmes phénomènes généraux ; la fièvre ne dure seulement que deux jours, et l'absorption de l'iode sept. Point de phénomènes inflammatoires locaux apparents. On a fait successivement, les 27 janvier et 7 février, une cinquième et une sixième injections iodées, qui amènent des résultats identiques à ceux que nous avons déjà fait connaître. Toutefois, une salivation très abondante se manifesta après la cinquième ; elle persista trois jours. On trouva dans la salive l'iode en grande quantité.

Enfin, le 17 février, une septième opération est pratiquée. Comme la tumeur a sensiblement diminué, on ne peut aspirer qu'une très petite quantité d'un pus roussâtre. Le lendemain même de l'opération, il survient une inflammation violente dans l'abcès, qui s'ouvre de lui-même deux jours après. Le pus se fait jour au dehors, et le malade est fatigué à la suite de cette ouverture spontanée ; on agrandit l'ouverture par une cautérisation avec le chlorure de zinc. Le pus s'écoule librement au dehors, sans donner lieu à aucun accident de résorption purulente. On injecte, chaque matin, de la pommade iodée dans le foyer purulent, et, au commencement de mars, le malade quitte l'hôpital pour se rendre chez lui dans un état satisfaisant. L'abcès suppurait toujours, mais en petite quantité, et la santé générale était fort bonne. Trois mois plus tard, époque à laquelle M. le docteur Chevandier donna de ses nouvelles, la santé était bonne, mais la fistule toujours ouverte.

Nous avons revu dernièrement ce jeune homme. Se rendant à Lyon, il s'est empressé de faire une visite à M. Bonnet, afin qu'il eût à constater sa guérison complète. La fistule s'est tarie peu à peu, et aujourd'hui la palpation ne permet de constater aucune tumeur fluctuante dans l'abdomen. Il n'éprouve plus de douleur dans la région dorsale de la colonne vertébrale, et là où existait l'orifice du trajet fistuleux, on ne remarque plus qu'un tissu de cicatrice très résistant.

En lisant ces observations, on a vu comment on doit pratiquer ces injections, suivant que les abcès par congestion ne sont pas encore ouverts ou qu'ils sont fistuleux. Dans le premier cas, on pratique une ponction à la base de la tumeur, dans la partie la plus déclive, avec la précaution, avant d'arriver dans le foyer purulent, de traverser 2 ou 3 centimètres de parties saines. On vide, autant que possible, tout le foyer du pus qu'il contient, et on fait ensuite l'injection iodique; puis, pour que ce liquide touche tous les points du foyer, et pendant quatre ou cinq minutes qu'il doit séjourner dans le kyste purulent, on a soin de malaxer, de pétrir légèrement les parties, de mettre le malade dans des positions telles que la teinture d'iode puisse pénétrer également partout. On en laisse sortir la moitié, les trois quarts, plus ou moins, suivant les cas, la grandeur de l'abcès et suivant la facilité de l'écoulement du liquide injecté. Je n'ai jamais remarqué d'inconvénient à laisser dans le foyer une certaine quantité de teinture d'iode; on y est d'ailleurs bien forcé, car l'écoulement de l'injection devient souvent difficile, à cause du coagulum qui se forme sous son influence. Cela étant fait, j'essaie de faire sortir l'air par des pressions faites avec soin, ou mieux en aspirant avec une seringue, et je mets sur la piqûre du trocart un morceau de diachylon. Immédiatement après, des cataplasmes de farine de graines de lin sont appliqués, par mesure de précaution, pour prévenir l'inflammation. En général, les symptômes de réaction sont nuls ou peu prononcés; les douleurs produites par ces injections sont plus ou moins vives, suivant l'idiosyncrasie des individus. Quelquefois elles n'ont pas lieu, ce qui n'empêche pas l'action de la teinture iodée sur les parois du foyer. Peu à peu le foyer se remplit de nouveau, et, au bout de quelques jours, l'abcès a repris son volume primitif; mais, bien qu'il paraisse aussi volumineux que la première fois, il contient souvent moitié moins de matière purulente qu'à la première ponction. Ses parois irritées, infiltrées de sérosité, s'étant rapprochées par suite de leur gonflement et ayant diminué d'autant la cavité du foyer, je pratique une seconde ponction et une seconde injection aussitôt que la fluctuation devient évidente, qu'il y ait ou non des symptômes d'inflammation; en général, il ne faut pas attendre trop longtemps. Si le foyer s'oblitère partiellement et qu'il n'y ait plus de fluctuation que dans certains points, c'est sur le centre de cette fluctuation, dans l'endroit où elle est le plus manifeste, que se pratique avec la lancette ou le trocart une ponction pour permettre l'introduction d'un stylet creux ou de l'extrémité de la seringue. Cette manière de faire me paraît avantageuse, parce qu'elle permet souvent d'injecter la teinture d'iode directement sur la carie, chose importante pour modifier l'altération du tissu osseux et hâter sa guérison. Je redoute si peu l'entrée de l'air dans le foyer, après deux ou trois injections, que je ne prends même plus la précaution de fermer la piqûre ou l'incision avec un emplâtre de diachylon : alors le pus coule facilement au dehors et l'ouverture reste fistuleuse. Je pense qu'il faut évacuer assez souvent le pus et aussitôt qu'il s'en est amassé une certaine quantité, c'est-à-dire tous les huit ou dix jours. C'est qu'en effet le pus, dans ces grands foyers, tend à irriter non-seulement par sa pression et par ses qualités propres, mais aussi comme corps étranger sécrété dans un point et descendant dans un autre. Chaque injection amène des phénomènes dignes d'être notés. Après deux ou trois injections, souvent après la première, les parois du foyer subissent des modifications qui les transforment et leur donnent les caractères de celles d'un véritable kyste. La matière qu'elles sécrètent participe aussi de ces changements d'une manière sensible, et le pus, après avoir passé par différents états, est bientôt remplacé par de la sérosité. Ces injections répétées ont donc la propriété de modifier profondément et les parois des abcès et le liquide qu'elles sécrètent.

Pour les abcès fistuleux ou les fistules simples, je procède de la même manière, en prenant, bien entendu, toutes les précautions pour faire pénétrer la liqueur iodique dans tous les recoins et sinuosités, et la retenir dans ces conduits fistuleux, ce qui n'est pas toujours facile. On peut, dans certains cas, se servir d'une sonde en gomme élastique, qu'on pousse jusqu'au fond du foyer, et à l'aide de laquelle on pratique l'injection : en même temps qu'elle permet de porter le liquide jusqu'au fond de l'abcès ou jusque sur le point qui entretient la fistule, elle l'empêche de ressortir par l'ouverture fistuleuse, qu'elle bouche plus ou moins complétement. La position à donner au malade est aussi très importante dans ce cas : on le place de telle façon que l'orifice fistuleux soit plus élevé que le fond ; avec ces précautions, le liquide injecté peut pénétrer par son propre poids et par l'impulsion de la seringue jusqu'au fond de la fistule ou de l'abcès fistuleux.

Jusqu'ici je n'ai parlé que du traitement local ; mais il ne faut pas perdre de vue qu'en guérissant l'affection locale il y a une constitution générale, souvent cause efficiente du mal, à changer, à améliorer. Dans ce but, il faut soumettre les malades à un régime fortifiant et nutritif, éloigner toutes les causes qui peuvent affaiblir ou détériorer les forces vitales. Pour arriver à ce résultat, qu'on doit surtout rechercher dans les affections de cette espèce, jamais je ne mets les malades à la diète, même le jour de l'opération. Je les engage à continuer leur régime ordinaire, s'il est bon ; dans le cas contraire, je leur en prescris un substantiel, en même temps que je les soumets aux préparations ferrugineuses, à l'iodure de fer en particulier et à l'huile de foie de morue, etc. Je les tiens au lit le moins possible, et, dès que leurs forces le permettent, je les fais lever et marcher comme ils le peuvent, ou, s'ils marchent encore au moment où ils sont opérés, je me garde bien de les condamner au repos, en leur faisant prendre le lit.

En résumé, les conclusions à tirer de tous ces faits sont faciles. Ils prouvent d'abord qu'on peut guérir en quelques mois, à l'aide des injections iodées, faites convenablement, des maladies qui, le plus souvent, ne cèdent ni aux remèdes locaux ni aux remèdes généraux qu'on a employés jusqu'à ce jour ; ensuite, la simplicité de ce moyen fait son apologie : il n'a rien de cet aspect redoutable qui souvent fait préférer aux malades les infirmités qui les accablent et les tuent à des guérisons douteuses, mais que la chirurgie ne peut leur donner que par des moyens douloureux. Ces injections iodées, dans le cas de carie, sont donc des secours que les malades accepteront sans répugnance ; cette prérogative les rend infiniment recommandables. Si elles sont toujours aussi certaines dans leurs effets qu'elles sont faciles à pratiquer, l'art trouvera en elles le plus précieux des avantages, à cause de la petitesse des ouvertures par lesquelles elles peuvent communiquer et parvenir jusqu'aux lieux qui les demandent.

Le point important, capital, qui ressort de ces observations et de beaucoup d'autres déjà publiées, c'est qu'avec quelques injections iodées, faites convenablement, on peut guérir en quelques mois, et quelquefois même en quelques semaines, sans douleur et sans inconvénient aucun, et de plus avec la facilité de laisser le malade vaquer à ses occupations, des affections qui étaient considérées souvent comme incurables, et devant lesquelles la médecine et la chirurgie étaient forcées d'avouer leur impuissance. Ainsi, chez le malade de la sixième observation, que plusieurs chirurgiens des hôpitaux avaient déclaré incurable et auquel ils avaient conseillé de s'abstenir de tout traitement local, de toute opération sur la tumeur qu'il portait à la cuisse, cinq injections de teinture iodée et deux mois et quelques jours de traitement interne ont suffi pour amener une guérison radicale qui se maintient depuis plus de trois ans, et que tout le monde peut constater.

Si aujourd'hui on ne conteste plus ou à peine l'innocuité des injections iodées, innocuité que j'ai démontrée depuis longtemps par de nombreuses observations (1), quelques chirurgiens contestent encore leurs bons effets dans plusieurs maladies, et entre

(1) *Gazette médicale, Journal des connaissances médico-chirurgicales, Mémoires de la Société de chirurgie, Gazette des hôpitaux*, années 1840, 1846, 1849, 1850, etc.

autres dans les abcès par congestion. Qu'il me soit permis de rappeler quelques points que j'ai déjà indiqués dans d'autres travaux, et de répondre à quelques objections que la pratique journalière a réduites à néant. J'ai prouvé par des faits que la teinture d'iode, mise en contact avec nos tissus, produisait des phénomènes différents, suivant qu'elle était plus ou moins concentrée, suivant la composition des tissus, leur état pathologique, etc. Je ne veux pas entrer dans de plus longs détails sur ces faits; seulement, je veux indiquer ici d'une manière toute spéciale ce qui, en jugeant par analogie, doit se passer dans les foyers purulents où l'on injecte de la teinture d'iode.

Ainsi, dans les abcès froids, dans les abcès par congestion par exemple, leurs parois ont perdu beaucoup de leur force tonique; ces parois sont d'autant plus disposées à se relâcher, à se laisser distendre par le pus, qu'il y a plus longtemps qu'elles sont en contact avec ce liquide. Si, après les avoir débarrassées de la matière purulente qu'elles contiennent, on les met immédiatement en contact avec la teinture d'iode, on remarque des phénomènes à peu près semblables à ceux que nous avons observés sur la peau dépourvue d'épiderme ou sur des surfaces ulcérées : il y a cautérisation superficielle, resserrement, racornissement des tissus touchés par la teinture iodique, qui coagule la matière purulente, dessèche l'extrémité des petits vaisseaux, les agglutine, et produit une espèce de vernis, une pellicule qui arrête tout d'abord l'exhalation et la résorption, en même temps qu'elle défend les organes de l'impression de l'air. Peu à peu elle pénètre les tissus et contracte avec eux une véritable union chimique : c'est à ces phénomènes que j'attribue l'empêchement de l'infection purulente dans les plaies et de l'infection putride dans les foyers purulents. Bientôt après, ce contact de l'iode sur les parois du foyer et sur les surfaces cariées suscite une inflammation plus ou moins vive, les propriétés vitales se développent davantage au-dessous de cette espèce de couche de vernis, il s'établit une ligne de démarcation, et une sécrétion plus ou moins abondante détache l'eschare superficielle, qui ne paraît être elle-même que le produit de l'union de l'iode avec nos tissus. En activant ainsi les propriétés vitales des parois de l'abcès et de la surface cariée, qui, réduite à l'état de nécrose, se sépare d'avec les parties saines de l'os, elle donne à toutes ces parties un autre mode de vitalité, les rend propres à se débarrasser des impuretés et des entraves qui s'opposent à leur retour au mode naturel qu'elles affectent dans l'état sain. Les mauvaises qualités du pus sont modifiées, changées; les vaisseaux sont dégorgés, et en peu de temps la suppuration devient louable, par suite du changement dans l'état des abcès : c'est alors que les parties malades acquièrent cette vie, cette fermeté qu'elles ont toujours lorsqu'elles tendent à se cicatriser. Ainsi, par l'action de l'iode sur une poche purulente et sur une surface cariée, il survient bientôt, et après chaque injection, une véritable fluxion, qui revêt les caractères de la phlegmasie la plus légère jusqu'à ceux de l'inflammation la plus intense, selon que la teinture d'iode est plus ou moins concentrée, que son contact a duré plus ou moins longtemps et que les injections sont répétées plus ou moins fréquemment.

Les principales objections qu'on a faites à ces injections sont qu'elles ne peuvent pénétrer jusqu'au foyer générateur du pus, dans les abcès par congestion, parce que les canaux étroits, sinueux, par où s'écoule le pus, sont occupés par une certaine quantité de ce liquide, même quand la collection est vidée, et parce que le pus, les grumeaux, et tout ce qui est susceptible de se mouvoir dans un trajet fistuleux, suivent la pente et rétrocèdent vers l'os lorsqu'on met le malade dans une position telle, que le fond de l'abcès se trouve moins élevé que son orifice fistuleux. Si le liquide injecté arrive dans ce moment, il refoule nécessairement le pus, les grumeaux. S'il ne faisait que cela, il finirait, en se mêlant à eux, par arriver jusqu'à l'os; mais, outre qu'il refoule le pus et les grumeaux, il les coagule, et forme, au moyen d'une sécrétion plastique qu'il provoque sur les parois, une sorte de mastic destiné à rester entre lui et l'os.

On le voit, nous ne cherchons point à cacher la gravité des objections; mais on reconnaîtra en même temps qu'on peut qualifier cette argumentation d'affirmation dogmatique, et dénuée de preuves.

Pourquoi, d'abord, les injections iodées formeraient-elles un mastic dans les trajets fistuleux, les abcès profonds, quand elles ne forment qu'un coagulum mou, facile à dissoudre, dans les abcès où l'œil peut saisir les différents phénomènes qui s'y passent? Puis, si l'on admet que l'iode forme un mastic avec le pus, les grumeaux, il faut admettre qu'il y a eu pénétration, car sans cela pas de coagulum. Enfin, si tout ce qui est susceptible de se mouvoir, pus, grumeaux, peut rétrocéder vers le fond de l'abcès, lorsque le malade est placé dans une position convenable, pourquoi ce pus, ces grumeaux ne descendraient-ils pas dans la poche principale lorsqu'on la vide du pus qu'elle contient par une ponction et en faisant le vide avec une seringue? En résumé, tous ces prétendus obstacles n'ont jamais empêché l'injection de pénétrer jusque sur les surfaces cariées. Qu'est-ce que cette coagulation du pus et des grumeaux, au moyen d'une sécrétion plastique provoquée par l'injection sur les parois du foyer? Parler ainsi, c'est ignorer l'action de l'iode sur les parois d'un abcès, et tout confondre, et la coagulation du pus qui a lieu au moment de l'injection, et la sécrétion de la lymphe plastique, qui n'est que secondaire et consécutive.

Mais continuons, et finissons-en, une fois pour toutes, avec cette objection, qui est la plus forte et une de celles mises en avant le plus souvent. Il est évident que, dans la plupart des cas, il serait tout à fait impossible de prouver *de visu* que le liquide de l'injection pénètre jusqu'au point d'où le pus est sécrété; mais je ne vois pas pourquoi le liquide injecté ne pourrait pas pénétrer là où le pus a bien pénétré lui-même, et par les mêmes voies qu'il a suivies pour venir former l'abcès, et si les injections sont avantageuses, efficaces, dans les caries superficielles et disposées de manière à recevoir directement leur action, elles doivent l'être tout aussi bien sur des caries profondes, si l'on y peut porter le médicament à l'aide d'injections, sans mettre à découvert la partie cariée de l'os, et sans enlever les parties molles qui la recouvrent. En effet, avec les injections, quelles que soient l'étendue de la carie, sa profondeur ou sa situation, elle peut être attaquée et détruite, tant par le traitement local que par un traitement général approprié à la nature de la cause qui l'entretient.

Il est d'ailleurs plusieurs raisons qui font admettre la pénétration de l'injection jusque sur le siége de la carie : la première, c'est la guérison qu'on obtient le plus souvent, même dans les conditions les plus désavantageuses; la seconde, c'est la fluctuation produite par le liquide injecté au niveau de la carie, fluctuation qu'on ne peut pas toujours constater, il est vrai, mais qu'on peut sentir quelquefois; la troisième, c'est que, dans les abcès qui deviennent ou qui sont déjà fistuleux, avec plusieurs ouvertures situées dans des points opposés, on voit toujours le liquide injecté s'échapper par l'ouverture ou les ouvertures opposées à celles par où l'on pousse l'injection. Le liquide sait donc bien trouver les sinuosités, les pénétrer, les parcourir, malgré la présence du pus, s'il y en a, et quelle que soit sa nature. Mais, a-t-on encore dit, si l'on parvient à faire arriver l'injection jusque sur les parties osseuses qui sont malades, jusqu'à la colonne vertébrale, par exemple, on fait une opération dangereuse; car on est obligé de répandre au loin l'iode, qui, quoi qu'on en dise, n'est pas toujours d'une complète innocuité. Nous nous dispenserons de répondre à cette objection, car depuis longtemps déjà les faits ont montré la parfaite innocuité des injections iodées, et l'ont établie de manière qu'il ne soit plus besoin d'y revenir. A ceux qui nient la pénétration de la teinture iodique jusque sur les surfaces cariées dans les abcès par congestion, nous leur recommandons l'expérience suivante : qu'ils pratiquent ces injections sur un cadavre ayant un abcès par congestion, et ils seront promptement convaincus que l'iode pénètre jusqu'aux points les plus reculés de l'abcès par congestion, et jusque sur la carie qui a engendré et qui entretient l'abcès par congestion.

Ne voulant pas admettre l'efficacité de ces injections dans les abcès par congestion, on m'a dit que dans les cas où il y avait eu guérison, celle-ci avait lieu parce que ces abcès étaient déjà en partie guéris, c'est-à-dire dans des abcès dont la source était déjà tarie, et alors le problème se trouvait simplifié, car il ne restait plus qu'un abcès qui pouvait être considéré comme abcès froid idiopathique. Mais cette objection ne m'a jamais paru qu'une fin de non-recevoir, et ne peut pas être considérée comme sérieuse, puisque les malades que nous avons cités, et qui ont été traités par cette méthode, étaient dans la position la plus grave, considérés comme incurables, et au-dessus des ressources de l'art et de la nature. D'ailleurs, si les injections peuvent guérir les caries possibles à constater, pourquoi ne guériraient-elles pas celles qui sont plus éloignées ou plus profondes?

Une autre objection que l'on a encore faite à cette méthode, mais sans preuves bien établies que je sache, c'est que certaines guérisons qui ont été données comme complètes dans un temps, ne le sont plus aujourd'hui, et qu'il y a eu récidive. Je ne crois pas cette objection plus fondée que les précédentes ; car, dans le plus grand nombre des cas, la guérison ne s'est pas démentie, et date déjà de plusieurs années pour plusieurs des malades. D'ailleurs, le nombre des guérisons obtenues par cette méthode, guérisons obtenues presque toutes dans des cas très graves et déclarés incurables, se multiplie tant en France qu'à l'étranger, et l'on en trouve plusieurs exemples dans les *Annales* et le *Bulletin de médecine de Gand* (17ᵉ année, 1851, et vol. XXVII des *Annales*), dans le *Bulletin général de thérapeutique de Paris*, dans le *Moniteur des hôpitaux*, etc. Dans un mémoire publié par M. Abeille, cet auteur a rassemblé 34 observations sur lesquelles il compte 18 guérisons et 16 insuccès ; mais parmi ces derniers, il y en a plusieurs que je ne puis admettre comme des insuccès des injections iodées, puisque ces injections ont été employées d'une manière insuffisante ou incomplète, et que la maladie n'a pas été traitée réellement par les injections iodées ; telles sont, entre autres, les observations de M. Hameline, de Louvain (*Moniteur des hôpitaux*, 28 mai et 10 septembre 1853), de M. Fleury, de Clermont (*Gazette médicale*, 1850). Du reste, la guérison ne fût-elle que temporaire, que ce serait déjà un avantage immense d'avoir pu prolonger de quelques années la vie du malade.

Quelques autres rejettent ces injections, parce qu'ils les emploient sans succès, mais aussi sans suivre les règles que j'ai tracées. Ils en ont conclu que non seulement elles n'agissaient pas mieux que les autres moyens employés jusqu'ici, mais encore qu'elles étaient plus dangereuses. C'est là ce qu'ont dit ceux qui ne les ont employées qu'une seule fois, comme si l'on pouvait guérir un abcès et la carie qui l'a produit par une seule ponction et une seule injection iodée ! Penser qu'il en pourrait être ainsi, serait ne tenir aucun compte de la nature du mal et vouloir l'impossible. Ignorant l'effet de l'iode sur nos tissus, et ne se rendant pas bien compte de son mode d'action, ils ont jugé cette méthode sans la connaître et sans l'avoir expérimentée convenablement.

D'autres sont tombés dans une erreur contraire : ils ont pratiqué ces injections tous les jours, ou d'une façon inopportune, et, loin d'obtenir de bons résultats, ils ont provoqué des accidents graves qu'ils ont attribués aux injections, et qui n'étaient dus qu'à la manière dont ils procédaient.

D'autres enfin, fatigués de ne pas obtenir une guérison plus prompte, les ont abandonnées au bout de quelques semaines ou même de quelques mois, et livré les malades aux seules ressources de la nature, persuadés qu'ils étaient de l'inefficacité de ce moyen, et ont écrit que, malgré l'emploi des injections iodées, les abcès par congestion étaient reparus, que le mal vertébral s'était aggravé, et qu'une suppuration colliquative avait emporté les malades. Évidemment, si l'on cesse les injections iodées avant la guérison complète de la carie et de l'abcès, et si on les pratique d'une manière intempestive, non-seulement on ne doit pas guérir, mais encore on doit s'attendre à voir survenir des accidents plus ou moins graves, et c'est ce qui est arrivé. Cesser les injections avant la guérison de la carie, laisser pénétrer l'air, croupir le pus dans le foyer purulent devenu fistuleux, c'est mettre les malades dans la position de ceux auxquels on ne fait rien, et au bout d'un temps plus ou moins éloigné, les effets produits sur les parois du foyer par la teinture d'iode disparaissent, et ceux produits par l'introduction de l'air et la présence du pus se manifestent ; tous les accidents de l'infection putride apparaissent, et les malades succombent infailliblement.

Il est donc indiqué de continuer longtemps ces injections, six mois, un an et même plus, en un mot, jusqu'à la guérison complète de la carie, si l'on veut obtenir une guérison radicale : faire plusieurs ponctions et plusieurs injections, les répéter en temps convenable, c'est-à-dire aussitôt que le liquide purulent s'est reformé dans l'abcès ou que le pus a changé de nature, si l'abcès est fistuleux, est donc une pratique utile et même indispensable.

En procédant ainsi, on empêche les matières de séjourner et d'acquérir par le croupissement un caractère putride ; on entretient, dans les parties malades, l'action des propriétés vitales, et l'on provoque ainsi un travail inflammatoire-favorable. D'ailleurs, à la suite de ces injections, qu'il ne faut pas du reste multiplier sans nécessité, la suppuration prend vite un caractère favorable ; son écoulement devient continu par les ouvertures des ponctions, qui deviennent ordinairement fistuleuses, et le malade guérit plus promptement. Mais une précaution qu'il ne faut pas omettre à chaque ponction, c'est de vider le plus possible le foyer de toute la matière purulente qu'il contient, et de faire en sorte que l'injection iodée puisse pénétrer dans toute l'étendue du foyer et dans les points les plus reculés.

Pour obtenir ce résultat, il est bon de laisser l'injection dans le foyer pendant quatre, cinq ou six minutes, de pétrir légèrement, de malaxer les parties qui le recouvrent, et enfin de mettre le malade dans des positions telles, que le liquide puisse descendre, s'insinuer et s'infiltrer par son propre poids dans toutes les sinuosités du foyer et jusque sur la partie de l'os altéré. Pour qu'il en soit ainsi, on laisse une partie de l'injection dans le foyer, le quart, le tiers, et même plus si on le juge convenable. Jamais je n'ai vu survenir aucun accident du séjour prolongé de l'injection iodée dans un foyer purulent.

Quand on sera bien convaincu de l'efficacité des injections iodées dans les abcès par congestion, et qu'on les pratiquera dès le début de cette affection, c'est-à-dire dès que l'abcès sera manifeste, tout porte à croire que l'on obtiendra des résultats et plus prompts et plus décisifs, parce qu'alors la carie sera moins étendue et que le foyer sera moins considérable. La constitution du malade sera meilleure, et n'aura pas encore subi les effets pernicieux de l'infection putride, puisqu'en opérant de bonne heure on débarrasse l'économie d'une collection purulente dont la présence n'est pas sans exercer une fâcheuse influence.

On a dit maintes et maintes fois que je prétendais guérir les abcès par congestion par les injections iodées seules et sans traitement général. Il suffit de lire tout ce que j'ai écrit sur ce sujet et le mémoire qui a été inséré dans les *Mémoires de la Société de chirurgie* (1), pour reconnaître que cette objection est sans fondement. Jamais je n'ai dit que les injections iodées seules guérissaient les abcès par congestion, et les guérissaient tous :

____

(1) Tome II, p. 450.

ce que je soutiens, et ce que des faits nombreux et très authentiques prouvent, c'est que les injections iodées, employées en
même temps qu'un traitement général convenable, guérissent
là où les autres méthodes sont restées impuissantes jusqu'ici, et
que, même dans les cas où toute guérison est impossible à cause
de l'état général du malade, cette méthode a toujours l'immense avantage d'améliorer la position des malheureux atteints
d'abcés par congestion et de prolonger leur existence. J'ai toujours recommandé, et d'une manière toute particulière, de
soumettre les malades à un traitement général spécial, dans le
but d'agir contre la cause productrice des abcès par congestion,
cause qui, dans l'immense majorité des cas, est dépendante de
la constitution.

Quelques médecins ont pensé que la guérison des abcès par
congestion pouvait s'obtenir par ce seul traitement général, et
surtout par l'usage des pilules de proto-iodure de fer; mais cette
opinion ne peut être soutenue, car soumettre les individus
atteints de ces affections à un traitement général, et en particulier
aux pilules de proto-iodure de fer, n'est pas chose nouvelle, et
cependant ce moyen est presque toujours resté impuissant;
tandis que depuis qu'au traitement général on est venu joindre
les injections iodées, les guérisons sont devenues beaucoup plus
nombreuses, car on prévient par là l'inflammation de la cavité
purulente, la fétidité de la suppuration et l'infection putride
consécutive, toutes circonstances qui amènent rapidement une
issue funeste et suffisent pour entraîner la mort des sujets, déjà
épuisés d'ailleurs.

Dans une séance de la Société de chirurgie (12 mars 1852),
M. Robert a soutenu qu'un malade était mort d'une gangrène
due aux injections iodées. Le fait sur lequel s'est appuyé
notre savant collègue pour justifier cette assertion ne prouve en
aucune façon que les injections iodées sont susceptibles de produire la gangrène. Voici cette observation, que j'ai communiquée à la Société de chirurgie telle qu'elle a été recueillie par
l'interne de M. Bazin, médecin de l'hôpital Saint-Louis (1) :

Obs. IX. — Le nommé Teigneux (Ernest), âgé de vingt-trois ans, qui
s'est fait inscrire à l'hôpital Beaujon sous le nom de Delaplante, entra à

(1) Elle est extraite du registre d'observations de M. Bazin.

Saint-Louis, pavillon Saint-Mathieu, n° 92, le 1er mai 1851. Il sortait de Mazas et était sous la surveillance de la police. Il était atteint d'une paraplégie syphilitique et dans un état de maigreur extrême ; il n'avait aucune tumeur du côté du rachis et n'y éprouvait aucune douleur, soit spontanée, soit à la pression. Ce malade fut mis à l'usage de l'iodure de potassium, et, le 7 mai, on observait déjà une amélioration sensible. Sous l'influence de ce traitement et des bains sulfureux continués pendant plusieurs mois, le malade va de mieux en mieux, et, le 23 septembre, il peut se tenir debout. Vers cette époque, on remarque dans la région lombaire, au niveau du rein gauche, une tumeur d'abord peu volumineuse, mal caractérisée, mais qui bientôt se dessine, et est reconnue pour un abcès par congestion.

Le 4 octobre, à la suite d'une ponction faite avec un trocart, M. Boinet fait une injection iodée. Le 15, le malade va très bien et marche à l'aide de deux bâtons. Il a pris de l'embonpoint, et, à partir du 19, il marche tout seul.

Le 1er novembre, nouvelle ponction, nouvelle injection. La tumeur des lombes est diminuée des deux tiers.

Le 18, troisième et dernière injection. Depuis ce moment, la santé du malade va de mieux en mieux ; l'abcès a disparu et fait place à un pertuis fistuleux, duquel il sortait à peine un peu de liquide séreux, lorsque le malade fut renvoyé pour cause d'insubordination et de trouble dans les salles, le 27 janvier 1852, c'est-à-dire près de deux mois et demi (soixante-dix jours) après la dernière injection. A cette époque, il se promenait toute la journée dans les cours, mangeant les cinq portions ; en un mot, M. Bazin regardait ce résultat comme une guérison et comme un succès obtenu par les injections iodées.

Suivons maintenant ce malade, dont nous perdons la trace pendant deux jours seulement. Sorti de l'hôpital Saint-Louis le 27 janvier 1852, il entre le 30 du même mois à l'hôpital Beaujon, salle Saint-Jean, n° 20 : il venait du bureau central, envoyé comme fiévreux dans un service de médecine. A son entrée dans les salles de M. Barth, suivant le rapport de l'interne de service, qui l'a déclaré devant M. Duclos, interne de M. Robert, ce malade avait dans la région lombaire un petit orifice fistuleux. Il resta soixante-huit jours dans le service de M. Barth, d'où il sortait le 7 avril 1852, lorsqu'il est rentré dans le service de M. Robert, où ce chirurgien constata les eschares gangréneuses dont il a parlé et qu'il a attribuées aux injections iodées, lesquelles, près de cinq mois après leur emploi, auraient produit les désordres graves dont il les accuse. D'après ces renseignements, qui sont d'une certitude inattaquable, je persiste à

35

soutenir que les injections iodées non-seulement n'ont pas été causes des eschares gangréneuses observées par M. Robert chez ce malade, mais qu'elles lui ont été très avantageuses et ont tellement amélioré sa position que M. Bazin, dans le service duquel ce malade est resté pendant cent soixante et onze jours, a considéré ce résultat comme un succès. Je crois donc avoir eu raison de dire que M. Robert était dans l'erreur en disant que les injections iodées dans ce cas n'ont pas été étrangères à la mort de ce malade.

On a prétendu encore que les injections iodées n'étaient pas exemptes de résorption purulente (*Gazette médicale*, 1850), et, pour le prouver, on s'est armé de deux observations publiées par M. le docteur Fleury, de Clermont, dans la *Gazette médicale.*

M. J. Guérin, qui est l'auteur de cette objection, dit que, dans un cas, la résorption purulente a été immédiate après l'injection iodée. D'abord, je ferai remarquer que ces deux faits ne peuvent infirmer ni confirmer les injections iodées, parce que le chirurgien de Clermont n'a pas employé convenablement la méthode. De ce qu'il a fait *une seule fois* une injection iodée chez chacun de ces malades, peut-on arguer qu'il a traité ces deux cas d'abcès par congestion par les injections iodées? Assurément non. Il a commencé le traitement, puis il l'a abandonné, car, comme je l'ai dit, vouloir guérir à l'aide d'une seule injection iodée et en quelques jours un abcès symptomatique d'une lésion osseuse, c'est vouloir l'impossible : aussi ne doit-on pas être étonné des insuccès de M. Fleury. Mais soutenir que les accidents de résorption purulente qui sont survenus dans le premier cas, *trois mois* après l'injection iodée, sont dus à cette injection, c'est rendre cette dernière responsable d'un fâcheux phénomène dont elle est absolument innocente et dont on peut facilement trouver la raison dans l'absence de tout traitement et dans la pénétration de l'air dans le foyer; car quelle influence la teinture iodique pourrait-elle avoir après trois mois sur les parois d'un foyer purulent? Aucune, assurément.

Depuis longtemps déjà, des faits nombreux sont venus démontrer la parfaite innocuité des injections iodées dans de vastes abcès, soit chauds, froids, primitifs ou symptomatiques, et l'ont établie de manière qu'il n'est pas nécessaire de répondre à cette objection. Cependant, un fait d'empoisonnement a été cité par M. Nélaton dans la *Gazette des hôpitaux;* mais comme un pareil accident n'a jamais eu lieu dans bien des cas où la teinture d'iode a été employée plus concentrée et à doses plus fortes, il faut en conclure que le fait est tout à fait exceptionnel et qu'il y a eu probablement quelques circonstances inconnues qui ont contribué à la mort de ce malade.

Dans le but de prouver que les injections iodées sont constamment inefficaces, plusieurs chirurgiens ont publié quelques observations de carie et d'abcès par congestion où les injections iodées n'ont pas réussi ; nous allons en analyser quelques-unes.

Dans un numéro de la *Revue thérapeutique du Midi* (année 1850), M. Alquié, professeur à la Faculté de médecine de Montpellier, en parlant du traitement des abcès par congestion, disait qu'il avait observé un cas d'abcès par congestion où ces injections avaient été employées sans succès, et concluait, d'après ce seul fait, que ce moyen n'avait pas la valeur que je voulais bien lui attribuer. Cette observation a été publiée dans le numéro du 15 novembre 1850 (n° 23, p. 721 et suiv.). Une autre observation d'insuccès des injections iodées dans un abcès par congestion à la région lombaire droite a été publiée dans le n° 5 (15 mars 1851, p. 129).

Qu'on veuille bien nous permettre quelques réflexions critiques sur ces observations, car il nous semble que l'illustre professeur de Montpellier s'est trop hâté de poser un précepte aussi absolu en disant que ce moyen est constamment inefficace.

Obs. X. — *Carie des vertèbres.* — *Abcès par congestion.* — *Injections iodées.*
Marasme. — *Mort.*

Il s'agit d'un militaire âgé de vingt-six ans et ayant habituellement une bonne santé, qui cependant, de 1847 à la fin de 1849, fut altérée par divers accidents. Admis à l'hôpital Saint-Éloi en décembre 1849, on lui appliqua successivement dix cautères au niveau de la deuxième vertèbre lombaire, et il fut soumis à l'huile de foie de morue. Dans le courant d'avril 1850, M. le docteur Courty, qui était chargé du service de l'hôpital Saint-Éloi, suspendit le traitement, cautères, huile de foie de morue, et fit une première ponction (sans faire d'injection iodée), laquelle donna beaucoup de pus. Le malade fut mis à l'usage du vin et du quinquina, et, dit l'auteur, pour arrêter la suppuration abondante qui suivit la deuxième ponction, il ordonna des injections avec la teinture d'iode.

Ces injections, poussées dans le foyer à travers *l'ouverture faite par le bistouri*, étaient composées de 100 grammes environ de teinture iodée. *Elles furent répétées chaque jour durant plus de trois semaines;* mais après plusieurs de ces injections, la position du malade était loin de s'améliorer, les souffrances loin de diminuer, la suppuration loin de tarir ; aussi se vit-on enfin obligé d'abandonner l'emploi de ce moyen thérapeutique... Puis, au commencement de juillet, le malade est envoyé aux bains de mer, où il reste deux mois, revient à l'hôpital, où on le soumet aux préparations aurifères pendant un mois, et finit par succomber le 24 novembre 1850, c'est-à-dire cinq ou six mois après la cessation des injections iodées.

« Un pareil résultat, ajoute M. Alquié, était loin de nous encourager dans l'emploi des injections iodées chez d'autres malades de notre service. Aussi, sur un militaire actuellement entre nos mains et qui présente à l'aine droite *une large ouverture d'un abcès par congestion*, nous avons voulu tâter, si je puis dire, la sensibilité des parties et du sujet en commençant l'emploi de la teinture d'iode à l'aide de plumasseaux imbibés de ce liquide, puis par des ablutions faites de manière à en porter une petite quantité dans le foyer purulent ; mais les douleurs, la fièvre en étant accrues, force a été de supprimer l'usage et, à plus forte raison, de rejeter les injections iodées de la profondeur de l'abcès. Ces résultats ne nous ont pas cependant fait renoncer à l'emploi de ces injections, que nous venons de mettre en usage chez un jeune homme dont nous donnerons l'histoire en temps convenable. » C'est probablement l'observation de ce jeune homme que M. Alquié a publiée dans le n° 5 de la *Revue thérapeutique du Midi* (15 mars 1851, p. 129). Mais, avant de la rapporter, revenons aux premières observations du chirurgien de Montpellier, et voyons si ces observations l'autorisent à dire que les injections iodées ne peuvent guérir les abcès par congestion. Disons d'abord que notre confrère n'a pas employé convenablement la méthode. De ce que des injections iodées ont été répétées chaque jour durant plus de trois semaines, peut-il arguer qu'il a traité convenablement, et de manière à le guérir, l'abcès par congestion de son malade? Non assurément : le traitement local a été mal dirigé; le traitement général, qui était sinon nul, au moins très incomplet, a été supprimé; puis, pendant cinq ou six mois, le malade est abandonné à lui même et aux seuls efforts de la nature : aussi a-t-il succombé. Pouvait-il eu être autrement? Un résultat contraire nous eût étonné.

Dans l'autre cas d'abcès par congestion *à large ouverture*, où l'air peut entrer librement jusqu'au fond du foyer, on se contente, pour tâter la sensibilité des parties, d'appliquer quelques plumasseaux de charpie imbibés de teinture d'iode, puis de faire des ablutions de manière à en porter une petite quantité dans le foyer purulent. Mais l'augmentation de la douleur, de la fièvre force le chirurgien d'en supprimer l'usage, persuadé qu'il est que des injections iodées, poussées dans la profondeur de l'abcès, feraient naître des accidents plus graves... Et c'est sur de telles observations que notre illustre confrère s'appuie pour dire que les injections iodées sont inefficaces dans les abcès par congestion... Puis, dire que les accidents qui sont survenus dans le premier cas (aggravation de la position du malade, souffrances plus grandes, suppuration plus abondante, perte de l'appétit) et dans le second (augmentation de la fièvre et des douleurs) sont dus aux injections iodées, c'est vouloir les rendre responsables de phénomènes fâcheux dont elles sont grandement innocentes, et dont on peut facilement trouver la raison dans l'absence de tout traitement et dans la pénétration de l'air dans le foyer ; car n'oublions pas que, chez le premier malade, l'abcès avait été ouvert avec le bistouri et n'avait pas été injecté d'abord, et que, chez le second, *où pas une seule injection n'a été faite*, l'abcès avait une large ouverture. J'ai des raisons de croire que si mes confrères avaient suivi rigoureusement la méthode que je conseille, c'est-à-dire s'ils avaient fait les injections d'une manière convenable, tous les huit ou dix jours, quinze jours, suivant l'état du pus ; s'ils avaient laissé séjourner la teinture iodée quatre ou cinq minutes dans le foyer, s'ils avaient placé leur malade dans une position telle que cette injection pût pénétrer jusqu'au fond du foyer et en toucher toutes les parties ; si la teinture avait été convenablement préparée et si le malade avait été soumis à un traitement général convenable, toutes circonstances dont il n'est dit mot et qui sont cependant de la dernière importance, il est probable, dis-je, qu'on aurait pu conjurer tous les accidents qui ont eu lieu et guérir ces malades. Ces deux observations de M. Alquié ne prouvent donc rien ni pour ni contre les injections iodées, puisque, dans le premier cas, les injections qui ont été faites auraient dû l'être avec les précautions que nous venons d'indiquer, et que, dans le second cas, elles n'ont pas été pratiquées, même une seule fois, et que rien n'a été fait contre la cause générale, etc.

Une troisième observation a été publiée par M. Alquié (*Revue thérapeutique du Midi*, 15 mars 1851, p. 129). Est-elle plus concluante? Je ne le pense pas. Voici cette observation; il s'agit d'un abcès par congestion à la région lombaire droite; emploi des injections iodées, résultat défavorable :

Obs. XI. — Vers les derniers jours de novembre 1850, le nommé Martin entre à l'hôpital Saint-Éloi ; il est âgé de vingt ans et offre un état de santé assez satisfaisant. Quinze jours avant son entrée à l'hôpital, M. le docteur Rozière lui pratique une ponction qui donne issue à une grande quantité de pus. M. Alquié, dans le service duquel est placé ce malade, ordonne deux cuillerées par jour d'huile de foie de morue, le quart d'aliments, et fait placer quatre cautères avec la pâte caustique de Vienne de chaque côté de la colonne lombaire. Ces quatre cautères sont constamment tenus en suppuration : dès que l'un d'eux se cicatrise, un autre est appliqué. M. Alquié prescrit des injections iodées avec 100 grammes de teinture d'iode. Onze injections ont été faites pendant le séjour du malade à l'hôpital, c'est-à-dire neuf depuis son entrée (derniers jours de novembre 1850) au 2 janvier 1851, et deux du 10 janvier au 10 février.

A partir du 2 janvier, M. Alquié cesse l'huile de foie de morue, qu'il remplace par le vin amer ; la quantité des aliments est diminuée, et le malade est mis au demi-quart, à la soupe au lait et au lait pour boisson ; puis, enfin, le malade sort le 10 février non guéri, dans un état plus grave qu'au moment de son arrivée, et tel qu'on ne peut s'attendre qu'à sa fin prochaine.

Ainsi, les injections iodées ont été mises en usage onze fois, à des intervalles de *une ou plusieurs semaines*, pendant près de quatre mois, et, loin d'amener une amélioration, elles ont été toujours suivies d'un trouble dans l'économie, d'un changement défavorable dans la suppuration, et enfin d'un affaiblissement progressif et prochainement fatal.

Dans ce cas encore, on voit que notre savant confrère n'a pas suivi rigoureusement la méthode : ainsi, il a fait neuf injections dans l'espace d'un mois, des derniers jours de novembre au 2 janvier ; que, par conséquent, ces injections ont été trop rapprochées et n'ont pu produire aucun bon résultat; que son malade n'a pas été traité pendant près de quatre mois par les injections iodées, comme il l'écrit par erreur sans doute, mais bien pendant deux mois et quelques jours ; que, dans ce laps de temps, le traitement général a consisté dans l'usage de deux cuillerées d'huile de foie de morue pendant un mois, et que le régime a été le quart ou le demi-quart d'aliments, de la soupe au lait, régime peu fortifiant, comme on le voit... J'aurais voulu, pour que cette observation eût quelque valeur, que M. Alquié eût pris la peine d'indiquer la date où chaque injection a été faite, la manière dont ces injections ont été faites, la durée du séjour de l'injection dans le foyer, les effets immédiats produits par ces injections, leur composition... Étaient-elles composées comme il l'indique pour les injections qu'il a pratiquées pour les abcès du sein, c'est-à-dire de neuf parties d'eau et d'une partie d'iode ? L'omission de tous ces points laissera toujours du doute dans l'esprit des observateurs sérieux, et les empêchera d'accepter comme probantes les observations de notre honorable confrère.

Un autre point des plus importants dans ce traitement des abcès par congestion, et dont notre confrère ne paraît pas avoir tenu grand compte, c'est le traitement général que doivent suivre les malades ; car, si les injections iodées ont la prétention de guérir localement les abcès par congestion, elles n'ont pas celle de guérir les causes générales qui produisent ces abcès par congestion, quoique cependant elles puissent aussi agir d'une manière générale. En effet, si cette cause générale n'est pas combattue, diminuée, arrêtée dans ses funestes conséquences, elle sera souvent un obstacle à la guérison de l'affection locale. Évidemment je ne prétends pas guérir sans exception tous les abcès par congestion, puisque les malheureux atteints de cette dangereuse affection sont le plus souvent atteints d'une autre affection non moins grave et presque toujours mortelle, de phthisie pulmonaire. Ce n'est pas non plus en trois semaines, six semaines ou deux mois, qu'on doit espérer arrêter, cicatriser une carie de la colonne vertébrale ou de toute autre partie osseuse ; aussi avons-nous vu à regret un observateur aussi instruit que M. Alquié s'armer de faits incomplets, et qu'il n'a pas toujours observés lui-même, pour combattre une méthode aussi incomplétement expérimentée, et espérer dans un délai de deux ou trois mois arrêter, cicatriser des caries de la colonne vertébrale ou d'autres parties du squelette, lésions qui exigent souvent six mois, un an et même plus, pour arriver à une terminaison heureuse.

Que les praticiens veuillent donc bien essayer cette méthode avec tous les soins qu'elle exige au point de vue du traitement général comme du traitement local, et je suis convaincu que ceux qui voudront bien agir ainsi reconnaîtront que les injections iodées dans le traitement des abcès froids, des abcès par congestion, des abcès fistuleux, etc., sont bien supérieures à toutes les méthodes qui ont été suivies jusqu'à ce jour.

DEUXIÈME GENRE.
Des tumeurs blanches.

Des affections qui sont de la même nature que les abcès froids primitifs, que les abcès symptomatiques, et qui souvent reconnaissent les mêmes causes, suivent la même marche, ont la même terminaison et exigent le même traitement, ont également trouvé dans les injections iodées des ressources précieuses et très efficaces : je veux parler des tumeurs blanches. Comme le mode d'action de ce moyen thérapeutique est absolument le même dans ces lésions que dans les abcès froids ou symptomatiques, je m'abstiendrai de détails qui m'entraîneraient dans des répétitions inutiles, et me bornerai à dire que les injections iodées ont aussi été mises en usage dans les tumeurs blanches, dans les abcès froids des articulations, dans le but de modifier les surfaces articulaires, d'abréger la source intarissable de la suppuration et d'arriver enfin à une guérison radicale, soit par ankylose, soit en rétablissant l'articulation dans son état normal, comme dans les hydarthroses. Aujourd'hui presque tous les praticiens ont recours à ce moyen précieux, et presque toutes les cliniques des hôpitaux en ont fourni de nombreux succès. En puisant dans les services de MM. Sédillot, Velpeau, Bonnet (de Lyon), Malgaigne, et dans notre pratique particulière, nous pourrions en faire connaître de nombreux exemples. Afin de démontrer que ces injections peuvent guérir tous les désordres les plus graves qu'il soit possible de rencontrer dans une articulation atteinte de tumeur blanche, nous citerons le fait suivant; il nous paraît avoir un grand intérêt pratique, à cause du

succès prodigieux que les injections iodées ont obtenu là où,
dans une grande articulation, tous les autres moyens avaient
échoué devant les désordres profonds des surfaces osseuses et
cartilagineuses des parties molles et ligamenteuses, là où l'amputation n'aurait été qu'une source désespérée.

Obs. XII. — *Tumeur blanche de l'articulation scapulo-humérale. — Luxation
spontanée. — Nombreuses ouvertures fistuleuses. — Suppuration abondante et continue. — Dépérissement général. — Suppression des règles
pendant vingt-sept mois. — Divers traitements inutiles. — Traitement
ioduré interne inefficace. — Extirpation de la tête de l'humérus nécrosée.
— Traitement ioduré interne et externe. — Injections iodées pendant
plusieurs mois — Guérison radicale.* — (Observation communiquée à la
Société de médecine de Paris par M. le docteur A. Forget.)

. Une jeune fille blonde, âgée de seize ans, d'un tempérament lymphatique,
née de parents sains et sans antécédents strumeux, bien réglée, et ayant
toujours eu une bonne santé, a commencé à souffrir de l'épaule droite
en 1844. Quatre mois après, vers le mois de janvier 1845, le bras était,
suivant la narration de sa mère, *comme tombé de son emboîtement, et la
partie qui doit faire jonction à l'épaule était creuse et offrait un bord saillant
et anguleux.* Il existait évidemment un relâchement des muscles péri-arti-
culaires, et la tête humérale était éloignée de la cavité glénoïde ; il y avait
un commencement de luxation spontanée.

On eut recours à plusieurs applications de sangsues, à des cataplasmes
émollients qui ne produisirent aucun effet satisfaisant. M. Lisfranc, consulté, recommanda surtout de faire agir le membre et de faire des frictions
avec l'huile de camomille ; deux mois plus tard, M. Thierry, consulté à son
tour, ordonna un appareil qui devait soutenir le membre et le maintenir
dans le repos le plus complet ; il conseilla en outre des frictions avec une
pommade qu'il délivra lui-même. Tous ces moyens n'ayant produit aucun
résultat avantageux, et le membre étant considérablement amaigri pendant
deux mois qu'il était resté dans l'appareil, la malade resta dix mois sans
rien faire et s'adressa ensuite à M. Pelletan, qui conseilla l'usage d'un
corset-brassière, aidé d'une béquille qui devait soutenir l'épaule. La malade
prit en même temps du lait de chèvre. Ce traitement ne produisit encore
aucune amélioration, et neuf mois plus tard, dans le courant de 1848,
l'épaule devint le siége de douleurs plus vives, se gonfla, et il se forma une
vaste collection purulente qui fut vidée par une incision faite à la partie
postérieure de l'épaule. Huit jours après, une nouvelle collection placée en
avant fut également ouverte ; le pus de ces deux abcès était jaunâtre et
ressemblait à du lait caillé.

A dater de l'ouverture de ces deux abcès, la santé de cette jeune fille déclina de jour en jour, et les règles, qui avaient eu lieu jusqu'à cette époque, se supprimèrent. L'usage, pendant plus de six mois, d'huile de foie de morue, de purgatifs répétés, de bains de vapeur aromatique, etc., n'amena aucune amélioration ; la suppuration de l'épaule était abondante et d'une odeur désagréable.

On eut recours aux lumières de M. Michon : c'était vers la fin de 1848. Ce chirurgien reconnut la carie de l'articulation scapulo-humérale et une tuberculisation pulmonaire, et ne dissimula pas aux parents les vives appréhensions que lui inspirait l'état déplorable de la malade. Il prescrivit une tisane de feuilles de noyer, un sirop ferrugineux et des bains salés.

Cette jeune fille n'allant pas mieux, ses parents s'adressèrent à un certain docteur allemand qui promit guérison, mais à la condition de suivre le traitement qu'il conseillerait. Ce traitement, qui fut suivi pendant quinze mois, consistait en un sirop de la composition du docteur et en poudre purgative qu'il délivrait tous les quinze jours. Ce traitement infaillible n'eut aucun succès. La faiblesse de la malade était extrême ; elle avait perdu l'appétit, pouvait à peine se soutenir, souffrait dans la poitrine, et était épuisée par une suppuration dont l'abondance augmentait chaque jour.

Tel était l'état de cette jeune fille lorsque M. Forget fut appelé à lui donner des soins dans le courant de juin 1850. Quand je la vis, dit notre confrère, elle était malade depuis cinq ans ; elle offrait tous les symptômes de la chloroanémie à un degré très avancé : petite toux sèche, respiration petite, incomplète, état fébrile le soir avec augmentation la nuit. Les règles n'ont pas paru depuis vingt-cinq mois. Douleurs vives dans les parois thoraciques Le volume de l'épaule est double. Tous les tissus environnants sont épaissis, durs et comme lardacés, de nombreuses ouvertures fistuleuses se remarquent autour de cette épaule et laissent écouler du pus mal lié, rougeâtre, par plusieurs de ces ouvertures, qui sont fongueuses. Un stylet pénètre aisément jusqu'à l'humérus, qu'on sent rugueux, inégal, et qui se laisse pénétrer par l'instrument explorateur.

Une injection d'eau de guimauve faite par un orifice fistuleux sort aussitôt par tous les autres. Il existe en outre un long trajet fistuleux qui s'étend sous la glande mammaire droite jusqu'au niveau de la huitième côte et à une étendue d'environ 7 pouces. Une autre fistule ouverte sous la clavicule paraît s'étendre vers l'extrémité vertébrale de la deuxième côte.

Les mouvements imprimés au bras sont très douloureux et très limités. Les muscles de l'épaule et de tout le membre supérieur droit sont notablement atrophiés.

En considérant la multiplicité, l'étendue, l'ancienneté des lésions que présente cette jeune fille, dont l'état de santé est déplorable, en tenant compte des nombreuses tentatives faites sans succès pour obtenir la guérison, et du pronostic grave porté par un chirurgien distingué des hôpitaux, M. le docteur Michon, je n'espérais pas être plus heureux que les confrères qui m'avaient précédé. Cependant je crus devoir conseiller un traitement auquel la malade n'avait pas encore été soumise jusqu'à présent. Je pensai que dans ce cas la médication iodée pourrait, sinon guérir radicalement, au moins procurer de l'amélioration.

A partir du mois de juin 1850, je prescrivis la potion suivante :

> Eau de tilleul . . . . 120 grammes.
> Iodure de potassium.   1

à prendre en huit jours, par cuillerées, dans une décoction amère. Tous les huit jours la dose du sel iodé fut augmentée de 1 grammè et portée graduellement jusqu'à 48 grammes, la quantité du véhicule restant la même. Ce traitement fut suivi pendant quinze mois. La malade fut en même temps soumise à un régime tonique et fortifiant. Des injections émollientes et narcotiques furent faites dans les fistules, et des cataplasmes de même nature furent mis en usage tant que l'articulation scapulo-humérale présenta des symptômes phlegmasiques.

Plus tard, je remplaçai les injections émollientes par celles de décoction de feuilles de noyer, d'eau chlorurée; je dilatai, j'agrandis quelques-uns des orifices fistuleux pour empêcher le pus de séjourner. J'établis tantôt sur un endroit, tantôt sur un autre, des points de compression ; la malade prit des bains de carbonate de potasse, etc.

Ces soins eurent un résultat que je n'avais osé espérer; l'appétit se réveilla, et deux mois s'étaient à peine écoulés que les règles, qui étaient supprimées depuis vingt-sept mois, reparurent; les forces revinrent un peu, et la santé générale s'améliorait d'une manière sensible.

Au mois d'octobre 1850, environ quatre mois et demi après le commencement de ce traitement, au moment où l'amélioration dont je viens de parler inspirait des espérances de guérison, l'articulation malade devint le siége d'un gonflement douloureux avec rougeur des téguments et écoulement d'une plus grande quantité de pus. Les accidents persistant et augmentant même, malgré tous les moyens mis en usage pour les combattre, j'en conclus qu'il pouvait exister un séquestre dans le foyer purulent. Une sonde cannelée, introduite par une des ouvertures fistuleuses, m'apprit qu'il existait dans l'articulation un corps mobile, dur, qui ne pouvait être qu'une portion osseuse nécrosée.

Sur cette indication, j'agrandis cette ouverture fistuleuse placée en avant de l'épaule par une incision verticale qui s'étendit jusqu'au-devant de la voûte acromio-claviculaire, et il me fut facile de saisir un corps étranger, encore adhérent par quelques brides ou lambeaux, qui n'était autre chose que la tête entière de l'humérus nécrosée.

Après cette extraction, qui eut lieu sans effusion notable de sang, le doigt, porté dans le fond de la plaie, sentit la surface articulaire de l'omoplate un peu rugueuse, inégale. Les jours suivants, l'épaule se dégonfla, les douleurs diminuèrent, et la suppuration devint moins abondante, mais ne cessa pas complétement

Six mois plus tard, au mois d'octobre 1851, malgré le traitement iodé suivi avec la plus grande persistance, l'usage de préparations ferrugineuses et une alimentation substantielle, les trajets fistuleux continuant de suppurer, j'eus recours aux injections avec la teinture d'iode, d'abord au tiers, ensuite pure. Ces injections furent faites dans tous les trajets fistuleux et répétées tous les quatre, cinq ou huit jours, selon les effets qu'elles produisaient. Les premières furent assez douloureuses ; j'avais la précaution de les laisser séjourner assez longtemps, dans le but de modifier et de changer la vitalité des tissus. Le traitement ioduré interne fut continué, et la malade prit des bains gélatino-sulfureux tous les deux jours.

A la fin du mois de juillet, c'est-à-dire cinq mois après l'usage des injections iodées, tous les trajets fistuleux intra-articulaires étaient cicatrisés, le moignon de l'épaule avait conservé une rondeur que l'ablation de la tête de l'humérus ne pouvait pas faire espérer. Mademoiselle C... partit pour la campagne, où elle n'a pas cessé d'habiter depuis cette époque. On continua les injections iodées dans les autres trajets et foyers purulents, qui tous se tarirent successivement et furent complétement fermés dans le courant de l'été 1852.

Lorsque je présentai la malade à la Société de médecine du département de la Seine, dans le mois d'août 1853, il y avait quinze mois que tous les symptômes morbides avaient complétement disparu, et neuf mois qu'elle avait cessé tout traitement. La santé générale était parfaite, l'embonpoint raisonnable, les chairs fermes, le visage coloré, animé ; rien n'annonçait extérieurement que mademoiselle C... avait éprouvé une maladie aussi grave, aussi douloureuse et aussi longue ; toutes les fonctions étaient régulières. On remarque autour du scapulum, en avant et en arrière de l'articulation de l'épaule, au-dessus et au-dessous de la clavicule, au-devant du sternum, et enfin au-dessus et au-dessous du sein droit, tous les stigmates indélébiles de cicatrices enfoncées, solides et en voie d'organisation avancée.

L'articulation scapulo-humérale ankilosée ne l'est pas cependant à tel point qu'on ne puisse imprimer quelques petits mouvements très bornés à l'humérus. A voir l'épaule et sa forme arrondie, on ne croirait pas que l'humérus a subi une perte de substance aussi considérable que celle qui a été signalée.

L'avant-bras a recouvré son volume normal ; il jouit de toute la liberté de ses mouvements, et mademoiselle C. . peut toucher facilement du piano, ce qu'elle fait avec un certain talent.

En résumé, une jeune fille de seize ans, lymphatique, mais ayant toutes les apparences d'une bonne santé, est prise dans l'épaule droite de douleurs dont la nature reste inconnue d'abord,

puis peu à peu apparaissent tous les signes de l'arthrite scrofuleuse : douleur, gonflement, allongement du membre, luxation
spontanée, formation d'abcès, ouvertures fistuleuses nombreuses, suppuration abondante et prolongée, dépérissement
général, craintes d'accidents mortels. Pendant plusieurs années,
plusieurs traitements sont inutilement mis en usage par divers
praticiens... Le traitement ioduré interne, suivi à son tour pendant plus d'une année, reste sans efficacité ; bien plus, les accidents s'aggravent et ne cèdent que lorsqu'au traitement interne
par l'iode on ajoute le traitement externe par les injections
iodées : alors tous les symptômes locaux et généraux s'amendent,
les trajets fistuleux se cicatrisent, la malade reprend des forces,
de l'embonpoint, et, quelques mois après, cette affection, qui
durait depuis six ou sept ans et qui, suivant plusieurs praticiens instruits, devait entraîner la mort, était radicalement
guérie.

La première remarque qui frappe dans cette observation, c'est
que la maladie a fait des progrès jusqu'à l'époque où les injections iodées furent pratiquées. On ne peut donc attribuer la guérison de cette grave tumeur blanche de l'articulation scapulo-
humérale ni aux efforts de la nature ni à l'action des traitements
internes, dont l'insuffisance a été clairement démontrée par la
marche toujours croissante de la maladie, puisque l'amélioration date précisément de l'époque où les injections iodées ont
été faites, c'est-à-dire du mois de mars 1851, six ans environ
après le début de la maladie, qui avait commencé vers la fin de
1844. Nous insistons à dessein sur la détermination de ces dates
pour faire observer que le changement si remarquable dont nous
venons de parler coïncide avec le traitement par les injections
iodées. Nous ne pensons pas qu'il soit possible de conserver des
doutes sur l'influence favorable que ces injections ont exercée
sur la terminaison heureuse de cette carie de l'articulation ;
cependant, quelques rares praticiens se bercent encore du vain
espoir de guérir ces caries des os à l'aide d'un traitement général
employé seul, et accordent surtout une grande puissance aux
préparations d'iodure de fer ; mais la pratique de tous les jours
montre la fausseté de cette opinion, car soumettre les individus
atteints de carie osseuse, d'abcès par congestion, à un traite-

ment général, aux préparations d'iodure de fer en particulier, n'est pas chose nouvelle, et cependant ces moyens sont presque toujours restés impuissants, tandis que, depuis qu'à un traitement général bien entendu on est venu joindre, suivant notre méthode, un traitement local par les injections iodées, les guérisons sont devenues plus fréquentes et plus nombreuses. On a publié même plusieurs faits de carie de la colonne vertébrale ou d'abcès par congestion guéris sans traitement ioduré à l'intérieur, et par le seul secours des injections iodées; M. le docteur Notta, ancien interne des hôpitaux de Paris, chirurgien de l'hôpital de Lisieux, en a rapporté un cas remarquable que nous avons cité plus haut. Est-ce uniquement ou principalement à l'action locale de l'injection iodée qu'on doit attribuer ces heureux résultats? est-ce au contraire à l'action générale résultant de l'absorption de l'iode? Telles sont les questions que fait le rédacteur en chef du journal. Nous n'hésitons pas à répondre, instruit par les nombreuses observations que nous avons faites sur ce point important de thérapeutique, que, dans ces cas, la guérison est due et à l'action locale de l'injection iodée et à son action générale résultant de l'absorption de l'iode; qu'il est, par conséquent, indiqué dans les caries scrofuleuses d'employer un traitement ioduré interne ou général, en même temps que les injections iodées, quoique celles-ci aient, à n'en pas douter, une action locale et une action générale.

La carie scrofuleuse est à la fois un mal externe ou local et une maladie *sui generis*, dépendant d'une constitution vicieuse dont elle n'est en quelque sorte que l'expression, le produit. Soit que l'on admette une véritable diathèse scrofuleuse ou que l'on préfère attribuer à la constitution lymphatique de certains individus le caractère particulier qu'affecte chez eux l'ostéite chronique, il faudra toujours reconnaître la nécessité de modifier cet état général vicieux avant d'espérer une guérison solide de l'emploi des moyens locaux ou chirurgicaux. La vérité de cette assertion est confirmée par l'observation de tous les praticiens. Mais, si des moyens locaux ont le double avantage d'agir et localement et généralement, comme les injections iodées par exemple, il pourra arriver, comme les faits nous l'ont appris, que ces seules injections iodées aient pu guérir des affections qui étaient à la fois un mal local et une affection générale.

Or, nos observations nous ont appris que les injections iodées, pratiquées avec persévérance et d'une manière opportune, peuvent modifier avantageusement la constitution générale, en imprimant aux fonctions de nutrition une direction favorable. Leur action bienfaisante a été souvent signalée, sous ce rapport, chez la plupart des individus qui en ont fait usage, par le retour plus ou moins prompt des forces et de l'embonpoint et par une influence incontestable sur la maladie scrofuleuse elle-même. Nous pensons, il est vrai, que les iodiques à l'intérieur, l'huile de foie de morue surtout, le sirop antiscorbutique iodé suivant notre formule, rempliront beaucoup mieux les indications du traitement général, et qu'il sera toujours avantageux de joindre au traitement local par les injections iodées un traitement général par les iodiques à l'intérieur.

D'un autre côté, la carie, en tant que maladie locale, réclame des soins particuliers qu'on négligeait toujours, pensant qu'il suffisait de modifier la constitution générale pour guérir l'état local; mais ces idées, que nous avons cherché à renverser en proposant le traitement local par les injections iodées, sont tous les jours reconnues erronées par des observations nombreuses. N'est-il pas évident qu'une collection purulente, même peu considérable, que des fusées purulentes, des clapiers, des trajets fistuleux anciens, l'ulcération et l'engorgement des parties molles, même chez des individus d'une bonne constitution, sont autant d'obstacles qui affaiblissent l'économie, et contre lesquels un traitement interne ne peut rien. L'évacuation de la matière purulente, un empêchement à sa formation continue, la stimulation des surfaces sécrétantes par des excitants locaux, tels que des injections iodées, tels sont les moyens que nous recommandons, et qui nous ont souvent réussi pour faire disparaître ces obstacles, contre lesquels on ne faisait rien; nous sommes convaincu que dans l'observation que nous venons de rapporter, le traitement ioduré interne, seul et continué encore pendant plusieurs mois, eût été insuffisant pour guérir les ouvertures fistuleuses nombreuses, les décollements, les clapiers, la suppuration abondante, la carie de l'articulation scapulo-humérale, causes nombreuses et évidentes de l'affaiblissement général de cette jeune fille, épuisée par la souffrance locale et par l'abondance de la suppuration.

Suivant nous, la guérison de la carie scrofuleuse exige donc un traitement mixte, et l'efficacité des injections iodées dans des caries si souvent rebelles aux efforts de l'art doit nous faire espérer que désormais leur intervention sera moins restreinte.

Une remarque que nous croyons devoir faire encore, dans le but d'avertir certains praticiens qui veulent guérir aussi promptement des os enflammés, cariés, que certaines maladies aiguës, et qui s'étonnent de ne pas avoir obtenu la guérison d'abcès par congestion ou de carie de la colonne vertébrale après deux ou trois injections iodées, c'est que l'action des iodiques employés, soit localement, soit à l'intérieur, sur les maladies scrofuleuses est lente et ne se fait souvent sentir qu'au bout de cinq ou six semaines. Les maladies des os et des articulations exigent ordinairement, pour leur guérison entière, un traitement de cinq à six mois, et quelquefois même de plusieurs années. On commettrait donc une faute grave si l'on abandonnait le traitement comme inutile, parce que, dès les premières semaines, il n'aurait pas produit de résultats avantageux appréciables ; on se priverait ainsi, par une impatience intempestive, de la seule ressource qui nous reste quelquefois pour triompher d'une maladie qui ne résiste que trop souvent à tous les autres moyens connus.

Bien des remèdes ont été vantés contre les caries scrofuleuses, et bien peu parmi ces remèdes ont pu soutenir longtemps leur réputation. A quoi attribuer l'oubli dans lequel ils sont tombés? Bien souvent aux nombreux mécomptes auxquels ils ont donné lieu. Mais est-il possible d'expliquer la différence dans les résultats obtenus par divers praticiens? assurément, si l'on veut ne pas perdre de vue que l'efficacité des agents thérapeutiques dépend surtout des circonstances dans lesquelles on les emploie et du mode d'administration. Or, il arrive souvent que lorsqu'une médication nouvelle est introduite dans la pratique, les médecins et les chirurgiens se hâtent d'employer le médicament nouveau dans la maladie contre laquelle il a été recommandé, mais sans s'enquérir des circonstances et des conditions qui, seules, décident de l'utilité ou de l'inefficacité d'une substance médicamenteuse. De là, de nombreux échecs qui trompent sans cesse l'attente du médecin et lui font déprécier un moyen thérapeutique qui est bientôt condamné à l'oubli, comme inutile, quand il ne l'est pas comme dangereux. C'est ainsi que les travaux de beaucoup d'observateurs sont incessamment perdus, et que la plupart des questions de thérapeutique, au lieu de recevoir une solution définitive, s'obscurcissent de plus en plus par les stériles résultats d'expérimentations contradictoires qui sont toujours à recommencer. Ces réflexions générales nous sont suggérées par la résistance de certains chirurgiens contre les injections iodées. Ne sachant pas ou ne voulant pas les employer suivant les principes que nous avons posés, ils soutiennent qu'elles sont inefficaces et dangereuses. Les observations que nous avons recueillies jusqu'à ce jour nous ont fourni des résultats qui nous donnent la conviction que les injections sont réellement un remède précieux, qui restera à la science comme une de ses belles acquisitions. Cependant, nous nous hâtons d'ajouter que leur efficacité est loin d'être absolue, et qu'elle ne s'étend pas sur toutes les caries sans exception.

Enfin, cette observation offre encore le fait rare et curieux de l'ablation de la tête de l'humérus nécrosée par suite d'une opération délicate pratiquée au milieu de tissus malades, engorgés, et dans une grande articulation. Ce fait, dont les annales de la science n'ont à offrir jusqu'à présent qu'un petit nombre d'analogues, ne doit pas être perdu pour la pratique, convaincu que nous sommes que le précepte de ne pas chercher à extraire les os nécrosés dans les articulations affectées de tumeurs blanches, a été trop généralisé. Cette pratique n'est pas sans dangers, il est vrai, elle peut même être suivie d'accidents funestes, mais elle mérite d'être imitée dans certains cas, car il n'est pas douteux qu'une surface articulaire nécrosée doit être un obstacle à toute guérison. Nous avons cité cette observation de M. Forget, et nous l'avons accompagnée de longues réflexions générales parce qu'elle est importante au point de vue pratique, et surtout à cause des résultats qui ont été obtenus.

Des fistules proprement dites.

Il me resterait à parler de l'efficacité des injections iodées dans les fistules proprement dites, dans les trajets fistuleux en général;

mais, comme ces affections ne sont le plus souvent qu'une terminaison des abcès, surtout des abcès froids, primitifs et symptomatiques, qu'elles se forment à la suite des abcès qui siégent
dans le tissu cellulaire, dans les articulations, qu'elles dépendent
de la carie des os, de l'inflammation d'une cavité, du sac lacrymal, par exemple, des sinus frontaux, maxillaires, etc., et que
les effets des injections iodées dans ces fistules sont les mêmes
que dans les abcès à la suite desquels elles ont lieu, je me contenterai de les indiquer pour ne pas m'exposer à des répétitions
inutiles ; seulement je traiterai d'une manière toute particulière des fistules laryngées externes et des fistules à l'anus : les
premières, parce qu'elles ont été peu étudiées ; les secondes,
parce qu'elles sont très communes, et que le traitement qu'on
leur oppose ordinairement n'est pas toujours applicable, et a des
inconvénients qu'on ne trouve pas dans les injections iodées.

La cause qui entretient les fistules et les empêche souvent de
guérir est la rétention du pus qui, ne pouvant être évacué com-
modément, s'altère par son séjour dans l'ulcère ou la plaie, se
creuse des clapiers dans l'intérieur des parties, fait naître des
duretés, des callosités, qui sont à leur tour un obstacle à la cicatrisation. C'est donc principalement dans les solutions de continuité profondes, sinueuses, fistuleuses, récentes ou anciennes,
que ces injections sont applicables. Dans ces cas, elles favorisent
la chute des eschares, fondent les engorgements, les callosités,
et surtout préviennent ou détruisent le croupissement des matières épanchées. On sait que tout liquide sorti des voies de la
circulation, et déposé dans un lieu où surtout l'air extérieur
peut avoir libre accès, subit une décomposition, et produit dans
les parties où est l'épanchement des désordres plus ou moins
graves, et ensuite transmet dans toute l'économie des accidents
formidables. Il est donc de la plus grande importance de ne
pas laisser séjourner ce liquide épanché, surtout s'il est décomposé, d'empêcher qu'il puisse se reproduire, et c'est ce qu'il
est possible de faire avec les injections iodées, dont la puissance peut avec promptitude et facilité détourner une source
aussi féconde de malheurs. Ces injections deviennent donc nécessaires, indispensables, aussitôt qu'une plaie a cessé d'être
dans les conditions par lesquelles elle doit passer pour par-

venir au terme d'une bonne cicatrice, qu'elle est devenue sinueuse, fistuleuse, et que les matières croupissent, sans possibilité d'y faire des dilatations suffisantes, des contre-ouvertures, d'y placer une mèche, d'user d'une compression expulsive, etc.

Dans ces cas particuliers, on a reproché aux injections de distendre les parties où elles sont faites, d'y occasionner des infiltrations, des sinuosités, etc. Ces reproches, qui peuvent être vrais pour les injections considérées en général, cessent de l'être pour les injections iodées en particulier ; car leur principal mérite est de pouvoir se répandre, s'infiltrer dans toutes les sinuosités, dans tous les recoins des plaies ou des solutions de continuité, de pouvoir porter le médicament partout où siége le mal, de pouvoir enfin transmettre un secours où il est impossible d'en porter par toute autre manière. Mais d'ailleurs il n'est pas utile, pour atteindre ce résultat, de remplir complétement les parties où les injections sont faites, de les distendre en tous sens, et de façon à les faire pénétrer au delà de la sphère du foyer pathologique; il suffit d'injecter assez de liquide pour que toutes les parties où l'injection est faite soient touchées, lavées par le liquide injecté.

On a dit, d'autre part, que ces injections enlèvent avec les fluides étrangers ces exsudations plastiques qui sont les matériaux élémentaires des parties solides, qui servent de vernis et de défense aux vascularisations récentes, aux bourgeons vasculaires naissants, avec lesquels la nature s'efforce de réparer ses pertes, et qui sont le ciment avec lequel elle soude les parties séparées. Alors ce sont des lavages qui détruisent les extrémités naissantes et s'opposent à la réunion des plaies, des parois des trajets fistuleux, loin de les favoriser.

Cette remarque ne laisse pas que d'avoir une certaine importance, mais elle ne peut s'adresser qu'à ceux qui, en faisant trop fréquemment des injections, détruisent en effet, par des lavages répétés trop souvent, tout le travail de la nature.

Une autre cause qui rend les injections irritantes, inutiles, c'est la minceur extrême de la peau ou d'une des parois d'un trajet fistuleux. Dans ce cas, la consolidation d'une fistule sous-cutanée et sous-muqueuse devient impossible, parce que le tissu cellulaire qui double la peau ou la muqueuse a été détruit, que ces membranes, trop amincies, ne sont plus susceptibles de s'enflammer, et, par conséquent, de se réunir avec la paroi opposée de la cavité de l'abcès privée de ses vaisseaux nourriciers. On reconnaît que la peau a perdu l'épaisseur qui lui aurait conservé assez de vaisseaux pour la nourrir dans l'étendue de la fistule, lorsqu'elle est flétrie et qu'elle est devenue brune ou livide. Dans ces cas, il n'y a autre chose à faire que de l'emporter avec le bistouri.

Ces cas particuliers et les fistules qui sont occasionnées par la présence d'un corps étranger, ou par l'ouverture de canaux ou de réservoirs, ne peuvent retirer aucun profit des injections iodées. Pour guérir ces fistules, il suffit d'extraire le corps étranger, ou d'empêcher le liquide qui vient d'un canal ou_d'un réservoir de passer par la fistule. Pour y parvenir, on détermine le fluide qu'il renferme à suivre sa route naturelle. De ce nombre sont les fistules urinaires, stercorales, salivaires et de la vésicule du fiel.

M. Chassaignac a tenté ces injections dans deux cas de fistule intestinale (anus contre nature), et les résultats n'ont pas été favorables.

TROISIÈME GENRE.

Des fistules laryngées externes (1).

Les fistules laryngées externes n'ont été étudiées nulle part d'une manière convenable, car jamais personne jusqu'à ce jour n'a indiqué les différences capitales qui existent entre les fistules qui s'observent dans la région antérieure du cou. Les recherches bibliographiques que nous avons faites à cette occasion nous ont appris : 1° Que sous le nom de *fistules du larynx*

____

(1) *Gazette médicale*, 1846, p. 544.

Lorsque nous publiâmes ce travail, notre but était surtout d'appeler l'attention des médecins sur des guérisons de fistules externes du larynx, obtenues par les injections iodées, dans des cas où tous les moyens employés ordinairement avaient complétement échoué. Mais en faisant quelques recherches relatives à nos observations, notre surprise a été grande de ne rien trouver sur ce point de pathologie ; c'est cette raison qui nous a décidé à présenter des considérations un peu plus étendues sur les fistules laryngées externes.

et *de la trachée-artère*, on avait confondu toutes les fistules de la région antérieure du cou. 2° Qu'on n'avait jamais établi de distinction, d'abord entre les fistules laryngées externes et les fistules aériennes ou fistules complètes, ensuite entre les fistules laryngées externes entre elles, distinction bien importante cependant, car il est impossible de les traiter convenablement sans la connaissance exacte de leur cause, de leur nature et de leur siége. 3° Que ce que disent les auteurs sur les fistules du larynx se rapportent seulement aux fistules aériennes, ayant d'ordinaire pour causes les lésions de continuité éprouvées par les parois du larynx ou de la trachée-artère, soit par suite de plaies d'armes à feu, de blessures volontaires, ou enfin par suite d'une opération de trachéotomie. Aussi les détails si incomplets qu'on trouve sur les fistules du larynx obligent-ils de les chercher dans les articles qui traitent des plaies ou blessures du cou. 4° Enfin que ces fistules sont à peu près incurables. Cette manière de voir sur les fistules du larynx est absolument la même dans tous les traités de pathologie externe tant anciens que modernes, dans tous les dictionnaires de médecine et recueils scientifiques. Nulle part il n'est question des fistules laryngées externes, étudiées comme elles doivent l'être sous le point de vue des causes, de leur nature, de leur siége et de leur traitement. On peut s'assurer de ce que nous venons de dire en consultant les auteurs suivants : Lassus (1), Mège (2), Paré (3), Richter (4), Bousquet (5), les *Mémoires de l'Académie de chirurgie* (6), Bell (7), Larrey (8), Velpeau (9), Sabatier (10), Boyer (11), Roche-Sanson et Lenoir (12), Bégin (13) et les dic-

(1) *Journal de Sédillot*, t. III, p. 495.
(2) *Journal complémentaire*, t. XIX, p. 200.
(3) Liv. X, chap. xxx.
(4) *Bibliothèque du Nord*, t. I, p. 167.
(5) *Thèses de Paris*, 1775.
(6) Tome IV, page 429.
(7) *Traité des plaies*, traduction d'Estor, p. 474.
(8) *Clinique de Larrey*, t. IV, p. 290.
(9) Velpeau, *Gazette médicale*, n° 44, 1833, p. 313.
(10) Sabatier, édition Sanson et Bégin, t. II, p. 288.
(11) Boyer, *Traité des maladies chirurgicales*.
(12) Roche-Sanson et Lenoir, t. IV, p. 717.
(13) *Dictionnaire de médecine et de chirurgie*, t. VIII, p. 178.

tionnaires (1), et tous les journaux de médecine et de chirurgie.

Le silence que gardent la plus grande partie des auteurs, même modernes, sur les fistules du larynx en général, et sur les fistules laryngées externes en particulier, ne peut s'expliquer, d'une part, que parce qu'elles ne se montrent pas avec une grande fréquence, et, de l'autre, parce que l'on croit généralement qu'elles sont à peu près incurables. Cette opinion sur l'incurabilité des fistules du larynx est, dans bien des cas, une grave erreur admise par bien des praticiens, lesquels croient devoir abandonner ces fistules à la nature ; ils pensent même que les moyens qu'on pourrait employer pour les guérir sont plus incommodes et plus graves que la légère incommodité occasionnée par la maladie. L'erreur que nous signalons vient évidemment de la confusion qui règne encore aujourd'hui entre les diverses espèces de fistules laryngiennes, confusion que nous espérons faire disparaître.

Parmi tous les auteurs anciens et modernes, deux seulement ont mentionné les fistules laryngées externes, et tous deux pour conseiller de les abandonner et de ne pas chercher à les guérir. Pourtant ils les ont considérées sous un point de vue bien différent. Le premier de ces auteurs est Sabatier (2). Voici comment il s'exprime :

« J'ai eu plusieurs fois occasion d'observer des fistules du
» larynx et de la glande thyroïde, situées à la partie moyenne
» et antérieure du cou, à quelque distance du larynx et de la
» glande thyroïde, les unes à droite, les autres à gauche ; elles
» rendaient peu d'humeur, et se présentaient sous la forme d'un
» tubercule peu élevé, percé à son sommet, au-dessus duquel
» se trouvait un canal long et dur, dont je suivais la marche
» avec les doigts, et qui aboutissait par son autre extrémité au
» lieu où les grands cartilages du larynx se joignent par leurs
» bords voisins. Les personnes qui avaient cette incommmodité
» n'en souffraient point ; elles se rappelaient à peine comment
» ces fistules avaient commencé, et n'ont pu me dire s'il passait
» quelquefois de l'air avec du pus ; de sorte que je ne puis déter-
» miner d'une manière positive quelle en est la nature. On peut

(1) *Dictionnaire de médecine*, t. IX, p. 162, et t. XVII, p. 536.
(2) *Loc. cit.*, p. 288.

» penser que je n'ai pas dû chercher à y remédier ; des médi-
» caments intérieurs auraient été aussi inutiles que des topiques,
» de quelque nature qu'ils eussent été. Des tentatives de gué-
» rison, avec des caustiques ou avec l'instrument tranchant,
» auraient été plus fâcheuses pour les malades que la légère
» incommodité dont ils étaient attaqués. Aussi n'ai-je rien con-
» seillé que de la patience et du temps, et je n'en parle que pour
» exciter l'attention sur ce genre de fistules. »

Quoi qu'en dise Sabatier, qui ne conseillait que de la patience et du temps contre ce genre de fistules, nous sommes
disposé à croire qu'il ne donne ce conseil qu'après des essais
infructueux pour guérir ces fistules ; car comment aurait-
il pu savoir et annoncer que des tentatives de guérison avec
les caustiques ou avec l'instrument tranchant, auraient été plus
fâcheuses pour les malades que la légère incommodité dont ils
étaient attaqués. Les paroles de Sabatier n'eurent point d'écho.
M. Bégin seulement se borna à les rappeler sans y attacher
aucune importance, tant est grand le pouvoir des préjugés !
C'est dans un article du *Dictionnaire de médecine et de chirurgie pratiques* (1) que ce chirurgien, en traitant des fistules
aériennes, fait mention de l'observation de Sabatier, mais sans
ajouter la plus petite réflexion. Ce silence de M. Bégin, dans ce
cas, n'est-il pas une preuve qu'il n'avait aucune idée de ce genre
de fistules ? Voici d'ailleurs comment il termine son article
sur les fistules laryngiennes : « Sabatier parle de fistules pe-
» tites, étroites, à trajets obliques et prolongés, se dirigeant
» vers les intervalles que laissent entre eux les cartilages du
» larynx ou dans l'épaisseur de la thyroïde. Il ne put constater
» si ces fistules, qui d'ailleurs ne fournissaient que peu de sup-
» puration, donnaient passage à de l'air ; mais il a cru devoir
» les abandonner à la nature, pensant que les moyens qu'il
» aurait employés pour les guérir auraient été plus incommodes
» et plus graves que la légère incommodité occasionnée par la
» maladie. » Depuis M. Bégin, aucun chirurgien n'a plus parlé
de ce genre de fistules, et tous les auteurs qui ont écrit depuis
cette époque les ont complétement passées sous silence.

---

(1) *Dictionnaire de médecine et de chirurgie pratiques*, t. VIII, p. 178.

L'autre auteur dont nous avons parlé, et qui a signalé les fistules laryngées externes, est M. le professeur Trousseau; il les a rappelées dans un Mémoire publié en 1842 dans le *Journal des connaissances médico-chirurgicales* (1), et intitulé : *Des fistules laryngées externes.* Ce savant médecin les a considérées surtout sous le point de vue médical, et les fistules dont il traite dans son Mémoire ne sont qu'une variété des fistules du larynx; elles n'appartiennent pas au genre de fistules dont parle Sabatier. Les observations de M. Trousseau ne sont pas de nature à engager les chirurgiens à s'occuper des fistules laryngées externes, car il blâme tout ce qu'on pourrait faire pour les guérir. Il est juste de dire que le genre de fistules dont il s'occupe réclame rarement un traitement chirurgical. Le reproche qu'on pourrait lui faire, c'est de n'avoir établi aucune différence entre les fistules laryngées externes, et de les avoir toutes rangées dans la même catégorie, sous le rapport des causes, de la nature, du siége et du traitement. Partant de cette idée que les fistules laryngées externes résultent de la laryngite chronique, de la phthisie laryngée, et principalement de la nécrose du cartilage thyroïde, il conseille formellement de ne rien faire pour guérir ces fistules, parce que, dit-il, si l'on ferme la fistule cutanée, le pus ira se faire jour en dedans du larynx, et pourra, en soulevant et en enflammant la membrane muqueuse, causer un rétrécissement mortel de la glotte, ou tout au moins un rétrécissement permanent de la membrane interne du larynx; il faudra alors recourir à la trachéotomie. Il vaut donc mieux, au lieu de risquer des accidents ordinairement mortels, vivre avec des inconvénients ordinairement légers.

Comme on le voit, M. Trousseau a trop généralisé les propositions qu'il a tirées de ses observations, puisqu'il conseille, pour les fistules laryngées externes en général, un mode de traitement qui ne convient qu'à la variété de fistules que ce médecin a étudiée. Il nous paraît donc important, pour arriver à un traitement rationnel, d'établir plusieurs ordres de fistules.

Ayant eu l'occasion d'observer plusieurs cas de fistules laryngées externes, et n'ayant rien trouvé d'analogue dans les au-

____

(1) *Journal des connaissances médico-chirurgicales,* 1842, n° de mars, p. 91.

teurs, nous avons pensé que ces observations éclaireraient particulièrement le sujet que nous traitons, au point de vue de la nature de ces fistules, de leur marche, de leur siége et de leur traitement.

Obs. I. — *Fistule laryngée externe traitée pendant plusieurs années par de nombreux moyens, opérée plusieurs fois sans succès et guérie par l'injection iodée.*

Madame Ach. B..., de Mamers, âgée de vingt-huit à trente ans, d'une bonne constitution, mais nerveuse à un haut degré, s'aperçut dans l'année 1842 ou 1843 d'une tuméfaction au cou, pour laquelle elle employa sans résultat beaucoup de traitements. Ce gonflement du cou était sans changement de couleur à la peau et accompagné de douleur en avalant. La malade et plusieurs médecins pensèrent à un goître, qu'on chercha à faire disparaître à l'aide d'un traitement interne et externe à la fois. Au bout de huit mois de l'apparition de cette tuméfaction, il se manifesta de la rougeur à la partie antérieure et supérieure du cou, et cette affection, au dire de la malade, prit la forme *d'un gros clou*. A cette époque, un médecin en proposa l'ouverture; on y sentait de la fluctuation, mais sa proposition fut rejetée par la malade et d'autres médecins. Pendant deux mois encore on mit en usage force cataplasmes, pommades de toute espèce, puis on eut recours au bistouri. Selon le rapport de la malade, il s'écoula une grande quantité de pus et la plaie se cicatrisa assez promptement, mais pour quelques jours seulement; la tuméfaction du cou reparut. La plaie faite par le bistouri se rouvrit et elle resta fistuleuse. Nombre de fois, sous l'influence des divers moyens essayés, on crut avoir obtenu la guérison, mais la malade et les médecins furent toujours trompés dans leur espoir; cette fistule s'ouvrit et se referma constamment pendant deux ou trois ans, laissant s'écouler un liquide floconneux, mélangé de mucus et de pus. Toutes les fois que cette fistule se refermait, la malade éprouvait de la difficulté à avaler et une gêne continue dans la gorge. Ces accidents cessaient immédiatement quand la fistule était ouverte.

Dans cette occurrence, madame A. B... consulta bien des médecins; elle en vit au moins dix ou douze. A l'exception de M. le docteur Janin (du Mans), qui traita cette affection par des moyens chirurgicaux, tous les autres rejetèrent l'idée d'une opération, défiant la chirurgie de guérir dans ce cas. Considérant cette maladie comme scrofuleuse, ils proposèrent tous des remèdes internes; ils essayèrent donc une infinité de remèdes tant internes qu'externes : régime fortifiant, préparations d'iode et de fer, onguents, pommades, vésicatoires sur le cou, tout échoua. Ces médications ne modifièrent en rien la maladie du cou, et l'impossibilité de guérir fit dire à quelques médecins que cette affection pouvait bien être cancéreuse, idée qui tourmentait tellement madame A. B..., qu'elle vint me consulter pour cette seule circonstance, persuadée qu'elle était que sa fistule était incurable; elle voulait seulement savoir si elle n'en pouvait pas mourir.

Après, me dit-elle, avoir suivi pendant près de deux ans les remèdes d'un grand nombre de médecins, elle s'adressa, il y a environ huit mois, à M. le docteur Janin (du Mans); il fit une incision longitudinale au cou afin de mettre le fond de la fistule à découvert, et y porta le fer rouge à trois reprises. Cette opération n'eut aucun résultat heureux; la plaie suppura, diminua peu à peu, se cicatrisa dans presque toute son étendue, mais avec une ouverture fistuleuse d'où s'écoulait comme auparavant un liquide mucoso-purulent. Deux mois plus tard, le chirurgien du Mans recourut au moyen suivant : avec dix ou douze petites broches rougies à blanc, il cautérisa le fond de la fistule, espérant probablement en attaquer tous les points et provoquer la suppuration de tout le foyer fistuleux et avoir une inflammation adhésive. Ces cautérisations échouèrent encore. Alors il conseilla des injections avec de l'eau chlorurée à 9 degrés; on fit en vain ces injections pendant trois mois et cinq ou six fois par jour.

Avant de traiter cette dame, M. Janin pensait avoir affaire à une carie ou une nécrose des cartilages du larynx; l'impuissance des moyens qu'il avait mis en usage le fit changer son diagnostic : il annonça une fistule aérienne qu'il se proposa de traiter par l'autoplastie, lorsque madame A. B... se décida à venir à Paris, où elle se confia aux soins de M. Lisfranc. Ce chirurgien incisa aussi la paroi antérieure de la fistule et cautérisa avec la pierre infernale; ces moyens n'ayant eu aucun succès, la fistule s'étant reformée, il revint aux injections chlorurées et à l'iodure de potassium à l'intérieur. Ce nouveau traitement n'amena aucun changement pendant un mois.

Ce fut à cette époque, dans les derniers jours de décembre 1845, que la malade vint me consulter; mais comme je l'ai dit, pour savoir si son affection n'était point cancéreuse et si elle n'était pas atteinte d'un mal mortel. Elle quittait Paris convaincue de son incurabilité; aussi ne venait-elle pas me demander de la guérir de cette fistule.

Après m'être fait raconter les longs détails que je viens de rapporter, je l'examinai avec soin, et voici le résultat de mon examen : Madame A. B... ne sait à quoi attribuer son affection; mais elle était sujette à de fréquents maux de gorge qui revenaient très fréquemment; ils duraient cinq ou six jours, accompagnés de fièvre, de difficulté, quelquefois d'impossibilité d'avaler, et se terminaient sous l'influence d'une ou deux saignées; on la saignait si souvent, qu'elle a dû subir cette opération jusqu'à neuf fois pendant une grossesse. Plusieurs fois, pendant ces maux de gorge, il y a eu crachement de pus pendant un ou deux jours, et après cette évacuation purulente, le mieux revenait aussitôt. Cette malade est d'une bonne constitution, elle est blonde, mais bien musclée, et ne porte aucun des signes de la constitution strumeuse; elle jouit habituellement d'une bonne santé et n'est tourmentée que par ses maux de gorge; elle est souvent très constipée, et la seule affection qu'elle ait eue est une fissure à l'anus qui a été traitée par la dilatation brusque et l'usage des mèches. Réglée à treize ans, elle a eu quatre enfants et a fait une fausse couche. Ses règles ont toujours été bien régulières et abondantes; elles durent cinq ou six jours. La poitrine est large, bien conformée, les poumons parfaitement sains; elle s'enrhume difficilement et ne tousse jamais; les fonctions digestives sont parfaites.

Le cou est long, les saillies musculaires assez prononcées, et les ganglions ne sont le siége d'aucun engorgement ni aigu ni chronique. A la partie antérieure et supérieure du cou, au niveau de la partie supérieure du cartilage thyroïde, on remarque une petite ouverture fistuleuse d'où suinte un liquide mucoso-purulent lorsqu'on comprime le cou au-dessus de l'ouverture fistuleuse. C'est surtout le matin que cet écoulement a lieu, dit la malade; il est moins considérable dans le courant de la journée; les mouvements de mastication et de déglutition le font sortir. Au-dessous de cette fistule sont les cicatrices, traces des incisions qui ont été faites par plusieurs chirurgiens. Un stylet introduit nous apprend que la profondeur de cette fistule est d'environ 2 à 3 centimètres; son fond paraît avoir deux enfoncements, l'un plus superficiel, et qui est sous-cutané; l'autre plus profond, qui s'enfonce entre les muscles thyro-hyoïdiens. La direction du stylet, quand il pénètre entre ces muscles, est oblique de bas en haut et d'avant en arrière. Cet examen, fait avec soin, ne fait découvrir ni carie ni nécrose des cartilages du larynx ou de l'os hyoïde; on ne sent ni dureté, ni rugosité, le stylet semble rencontrer partout un tissu mou, pulpeux. Ces recherches ne sont pas douloureuses. La voix n'est altérée en aucune manière et ne l'a jamais été. Cette dernière circonstance me fait rejeter l'idée d'une fistule aérienne. D'un autre côté, les injections nombreuses qui ont été faites dans cette fistule n'ont jamais déterminé d'accès de toux, ni de gêne dans le larynx. Une bougie allumée placée au-devant du cou m'a confirmé qu'il n'existait aucune communication entre le larynx et l'orifice fistuleux, ce qu'il était facile d'expérimenter en faisant boucher le nez et fermer la bouche de la malade.

Cet examen, les antécédents de madame A. B..., sa bonne constitution, la nature du liquide qui s'écoulait de la fistule, les divers traitements suivis sans succès, l'intégrité de la voix, modifièrent singulièrement mon opinion sur la nature de l'affection pour laquelle on me consultait, et me déterminèrent à proposer une nouvelle opération, opération que la malade ne voulait pas accepter et que je n'aurais pas conseillée si j'avais cru, soit à une nécrose ou à une carie du cartilage thyroïde ou de l'os hyoïde, soit à une phthisie laryngée, et si surtout j'avais eu affaire à un sujet maladif et de mauvaise constitution. D'après toutes les circonstances que je viens de relater, il résultait pour moi que madame B... avait une fistule laryngée externe, reconnaissant pour cause un abcès qui s'était fermé en dehors du larynx, par suite de l'engorgement inflammatoire fréquemment répété du tissu cellulaire sous-muqueux du larynx. Après bien des difficultés, j'amenai la malade à se soumettre à l'opération suivante. Je la pratiquai le 31 décembre 1845 aidé du docteur Foucault.

La malade, couchée sur le dos comme pour l'opération de la trachéotomie, j'introduisis une sonde cannelée jusqu'au fond de la fistule, mais dans sa portion sous-cutanée, et toute la paroi antérieure de la fistule fut incisée dans toute son étendue; les bords de cette incision étant écartés à droite et à gauche, je disséquai avec précaution l'espèce de kyste, la fausse membrane qui tapissait le foyer fistuleux; je ne trouvai ni carie, ni nécrose des cartilages. Comme je l'ai fait remarquer, cette fistule pénétrait entre les muscles thyro-hyoïdiens, et offrait à leur partie supérieure un cul-de-sac d'environ 1 centimètre de profondeur; je n'osai ni débrider le cul-de-sac, ni disséquer la partie de la fausse membrane qui le tapissait, dans la crainte d'arriver sur la membrane thyro-hyoïdienne et de la perforer. Par cette dissection de l'intérieur du foyer fistuleux, j'espérais enlever la cause qui s'opposait à sa guérison. Je cautérisai profondément avec la pierre infernale la partie que j'avais craint de disséquer, espérant par ce moyen modifier dans tous ses points le fond de cette fistule et détruire l'espèce de kyste qui la tapissait. De petites boulettes de charpie furent introduites dans toute la plaie. L'écoulement du sang fut peu considérable, et aucun vaisseau ne fut lié. Les suites de l'opération n'offrirent rien de remarquable, une suppuration de bonne nature s'établit promptement; chaque jour je remplissais de boulettes de charpie le fond de la plaie, placé entre les muscles thyro-hyoïdiens, cherchant par ce procédé à obtenir l'oblitération de cette fistule, de son fond vers ses bords. Tout semblait marcher à souhait, et, dix jours après l'opération, la plaie était superficielle, considérablement rétrécie, et presque sans suppuration; j'espérais donc une guérison radicale. La malade seule ne voulait pas y croire et me rappelait sans cesse que bien des fois déjà elle avait vu cette fistule se fermer temporairement pour s'ouvrir plus tard, puis se fermer de nouveau et se rouvrir encore, et ainsi de suite. Elle avait raison, car quinze jours après l'opération, alors que je considérais la guérison comme certaine, la plaie ne suppurant plus depuis quatre ou cinq jours, je trouvai, en défaisant le pansement, que le plumasseau de charpie mis la veille était complétement imbibé, ainsi que les compresses qui le recouvraient. En pressant sur le cou du haut en bas, en faisant faire à la malade quelques mouvements de déglutition, je vis sourdre de la plaie un liquide séro-muqueux.

Mon opération était donc inutile; seulement, la portion de fistule qui était sous-cutanée était guérie; mais celle qui s'enfonçait vers l'os hyoïde entre les muscles thyro-hyoïdiens était aussi profonde qu'avant l'opération.

Décider la malade à une nouvelle opération était impossible ; d'ailleurs, que pouvais-je faire de plus que la première fois? Dans l'embarras où je me trouvais, j'eus l'idée, en désespoir de cause, de faire une injection avec la teinture d'iode. Si je ne réussissais pas, la malade ne courait aucun risque. La malade étant couchée à la renverse, le cou tendu et la tête plus basse que le reste du corps, je fis coup sur coup plusieurs injections de teinture d'iode pure, introduisant à chaque injection un stylet jusqu'au fond de la fistule, soulevant la tête et malaxant le cou au niveau du foyer fistuleux, afin de faire pénétrer la teinture d'iode dans tous les points. J'appliquai ensuite au-devant de la fistule un plumasseau de charpie imbibée de teinture d'iode. Pendant vingt-quatre heures, la malade souffrit horriblement dans le cou, dans la gorge et la bouche, la déglutition devint très difficile. Le cou, à sa partie antérieure, était le siége d'une sensibilité telle, que le lendemain de cette injection la malade ne voulut me permettre aucun examen. Les jours suivants, cette vive douleur diminua assèz promptement, et depuis cette injection aucun écoulement ne se fit par la fistule, dont l'oblitération et la guérison étaient complètes le 27 janvier 1846. Avant de me quitter, madame B... voulut attendre plusieurs jours, craignant que sa guérison ne fût pas solide.

Depuis plus de huit ans que la malade est guérie, j'ai reçu plusieurs fois de ses nouvelles, qui m'annoncent que la guérison ne s'est pas démentie et que les maux de gorge ne sont pas revenus.

Cette observation nous a paru intéressante à plus d'un titre ; elle a fixé l'attention de tant de médecins que nous avons cru devoir la rapporter avec détail. Nous nous sommes attaché à suivre avec soin sa marche, à rapporter tous les traitements qui ont été conseillés et mis en usage, afin de mieux faire connaître tout ce qu'elle a présenté d'embarrassant pour le diagnostic et pour le traitement. Ainsi, dans ce cas, on a vu plusieurs praticiens se tromper sur la nature de la maladie. Les uns crurent à un abcès, puis à une fistule de nature scrofuleuse, se basant probablement sur la marche et l'incurabilité de cette affection ; pour les mêmes raisons, plusieurs craignirent une affection cancéreuse ; enfin, un praticien distingué, M. Janin (de Mans), n'ayant pu obtenir de guérison à la suite des opérations qu'il avait pratiquées, avait proposé une opération d'un autre genre, croyant avoir affaire à une fistule aérienne.

L'idée d'une fistule produite et entretenue par un vice strumeux devait être rejetée, puisqu'il n'y avait rien dans les antécédents de madame B... qui pût permettre une pareille supposition. Sa constitution était excellente, exempte de toute trace de scrofules; point de ganglions au cou; rien, en un mot, de ce qui caractérise ordinairement cette fâcheuse constitution.

Était-ce une affection cancéreuse? Le résultat a prouvé le contraire. Mais l'absence de symptômes généraux, l'état de santé de la malade, sa fraîcheur, son embonpoint, la marche de la maladie, son aspect, sa position, etc., détruisent cette opinion. J'ignore sur quelles raisons se fondaient ceux qui ont porté un pareil diagnostic.

Il était aussi impossible de croire à une fistule aérienne, puisque la voix n'était nullement altérée; que les injections, poussées par la fistule, ne pénétraient pas dans le larynx, et n'ont jamais déterminé d'accès de suffocation. Une dernière circonstance qui devait encore éloigner cette manière de voir, c'était l'immobilité complète de la flamme d'une bougie placée au-devant de l'ouverture fistuleuse, le nez et la bouche étant fermés avec le plus grand soin.

De quelle nature était donc cette fistule, et quelle pouvait en être la cause? Était-ce une dégénérescence tuberculeuse de quelques lobules de la glande thyroïde, un abcès froid développé au-devant du larynx, une inflammation et la fonte purulente de quelques ganglions lymphatiques, une nécrose ou une carie de quelques portions du larynx ou de l'os hyoïde, toutes choses qui peuvent produire des fistules laryngées externes. Pour les raisons que nous avons déjà énumérées, la bonne santé de la malade, sa bonne constitution, ses antécédents, l'absence de ganglions au cou, nous font encore rejeter les causes que nous venons d'indiquer. La marche de la maladie, les maux de gorge auxquels madame B... était si sujette, et qui ont disparu depuis la guérison de la fistule, nous portent à croire que cette fistule reconnaissait pour cause un abcès qui s'était formé en dehors du larynx, par suite de l'engorgement inflammatoire fréquemment répété du tissu cellulaire sous-muqueux du larynx.

Un goître aigu ou inflammatoire, terminé par suppuration, aurait bien pu donner lieu à une pareille fistule, de même qu'une tumeur kystique ou hydrocèle du cou qu'on aurait ouverte et dont l'ouverture serait restée fistuleuse. Ces deux maladies, disons-nous, auraient bien pu être causes de la fistule de madame B..., et c'est à ces causes que nous l'aurions attribuée, si les maux de gorge fréquents, auxquels la malade a été exposée pendant plusieurs années, n'avaient pas été suffisants pour nous apprendre et la cause et la nature de cette fistule laryngée externe.

Les autres réflexions, non moins intéressantes que nous suggère cette observation, portent sur le traitement. N'est-ce pas encore un exemple frappant de l'avantage des injections iodées dans le traitement de ces abcès chroniques, fistuleux, qui résistent à tous les moyens, même les plus rationnels? Depuis longtemps déjà, nous avons employé et signalé l'avantage des injections iodées dans les cas de ce genre, et depuis cette époque, plusieurs faits sont venus confirmer cette nouvelle voie, et donner de l'extension à une méthode thérapeutique déjà féconde en succès. Dans ce cas, nous avons employé la teinture d'iode pure, parce que nous agissions sur une surface peu étendue. Nous avons appris d'ailleurs, par de nombreuses observations, qu'il n'y avait aucun danger à le faire ainsi; que l'inflammation et la douleur que provoquait l'injection n'en étaient ni plus ni moins douloureuses, et que les résultats étaient les mêmes. Ici il nous paraissait important d'enflammer vivement tous les points du foyer fistuleux ; c'est dans cette intention qu'après avoir fait l'injection, nous avons malaxé le cou; nous l'avons pétri, pour ainsi dire, afin que la substance médicamenteuse pénétrât dans les plus petites anfractuosités. Enfin, pour que le liquide de l'injection ne pût pas s'écouler immédiatement par l'ouverture fistuleuse, nous avons fait placer notre malade la tête renversée et plus basse que le reste du corps. De cette manière, nous pûmes laisser dans le foyer la matière injectée aussi longtemps que nous le jugeâmes convenable.

Les causes des fistules laryngées externes sont aussi nombreuses que variées, et il est impossible, dans l'état actuel de la science, de dire celles qui sont plus fréquentes. Déjà nous avons indiqué que ces fistules pouvaient reconnaître pour causes une dégénérescence tuberculeuse d'une portion de la glande thyroïde, un abcès froid développé au-devant du larynx, l'inflammation et la fonte purulente de quelques ganglions lymphatiques du cou, la carie et la nécrose des cartilages du larynx ou de l'os hyoïde, l'ouverture restée fistuleuse d'une tumeur kystique du cou ou d'un goître aigu terminé par suppuration, etc. Mais de toutes ces causes, quelle est la plus fréquente? Les recherches que nous avons faites n'ont pu nous l'apprendre ; nous ne pouvons non plus nous appuyer sur nos observations particulières ; elles sont trop peu nombreuses. Dans les trois cas de fistules laryngées externes que nous rapportons dans ce chapitre, deux fois la cause a été un engorgement inflammatoire fréquemment répété du tissu cellulaire sous-muqueux du larynx. Dirons-nous pour cela que cette cause est la plus commune? Nous ne le pouvons pas, malgré toute la probabilité qui nous paraît être en faveur de cette opinion. Il est donc convenable maintenant que l'attention des gens de l'art est fixée sur ce point, d'attendre de nouvelles observations pour établir la fréquence de ces causes. Nous nous contenterons pour le moment d'insister sur les avantages du traitement que nous proposons.

L'observation suivante est encore une inflammation du tissu cellulaire sous-muqueux du larynx, terminée par un abcès développé très lentement.

Obs. II. — *Tumeur au cou ouverte avec le bistouri.* — *Fistule laryngée externe traitée sans succès pendant plusieurs mois.* — *Guérison par l'injection de teinture d'iode pure.*

En 1842, un négociant de Paris, âgé de trente ans, me consulta pour une petite grosseur qu'il avait au cou depuis bien longtemps. Cette grosseur n'était ni douloureuse, ni gênante, aussi s'en préoccupait-il fort peu, et la consultation qu'il me demandait était plutôt pour savoir ce qu'était cette tumeur que dans l'intention de la traiter. Cette tumeur était superficielle, sous-aponévrotique, sans changement de couleur à la peau, située au-devant du larynx, au niveau du cartilage thyroïde, dont elle suivait tous les mouvements. Son volume était celui d'un marron allongé ; on y sentait une fluctuation obscure. M. G... croyait qu'elle avait un peu grossi depuis quatre ou cinq mois. Mon diagnostic fut une tumeur kystique du cou. Je conseillai des frictions avec la pommade à l'iodure de potassium, faute d'une opération à laquelle le malade ne voulut pas se soumettre à cause de ses occupations. Pendant trois mois cette tumeur changea peu de volume; seulement la fluctuation devint très évidente, et la peau qui la recouvrait semblait amincie et avait une teinte légèrement violacée; d'ailleurs, elle ne causait ni plus de douleur ni plus de gêne qu'auparavant. A cette époque, M. G..., qui a une assez mauvaise constitution et une pauvre santé, fut forcé de s'aliter pour un crachement de sang, accident qu'il a déjà éprouvé plusieurs fois. Il est sujet à des maux de gorge, à de l'enrouement, aux rhumes, et est atteint d'un asthme que la moindre fatigue et le plus petit changement de temps ramènent constamment. Obligé de rester chez lui, il me proposa de le débarrasser de sa grosseur.

Je fis une ponction à la partie inférieure de cette petite tumeur, et un liquide jaunâtre, séro-purulent, s'écoula facilement. La nature de ce liquide m'engagea à inciser toute la paroi antérieure de ce kyste, dans le but de mettre le fond à découvert et de faire un pansement à plat. Au bout de cinq ou six jours, le fond de cette plaie avait un bon aspect et se rapprochait des bords, qui eux-mêmes avaient diminué d'étendue; la cicatrisation marcha rapidement, et au bout de dix jours le malade était guéri. Il n'y avait aucun suintement. Je touchai légèrement plusieurs fois avec la pierre infernale pour hâter la cicatrisation; il y avait à peine cinq ou six jours que cette guérison était achevée, que le malade me dit ressentir de la douleur au cou et de la difficulté à avaler. En effet, la peau se souleva peu à peu, devint rouge, et une nouvelle tumeur du volume de la première se reproduisit : c'était un abcès dont l'ouverture donna issue à de la sérosité plutôt qu'à du pus. Un stylet introduit m'apprit qu'il existait un trajet fistuleux de plusieurs centimètres de profondeur (5 ou 6); je fendis de nouveau cette fistule jusqu'au fond et cautérisai toute son étendue avec la pierre infernale. Même résultat que la première fois. Guérison prompte qui dure douze jours, puis formation d'un nouvel abcès et d'une nouvelle fistule.

La mauvaise constitution de M. G..., ses maux de gorge et son enrouement habituels, l'état particulier des poumons, me firent craindre que cette fistule ne fût complète et ne communiquât dans l'intérieur du larynx, ayant pour cause ou la fonte d'un tubercule ou la nécrose des cartilages du larynx. Ne voyant rien cependant qui pût me confirmer dans cette idée que l'état général du malade, et n'ayant pu constater la communication que je craignais, je fis une injection avec de la teinture d'iode pure. Le malade n'en éprouva ni suffocation, ni accès de toux, mais une douleur tellement vive pendant plusieurs heures, qu'il avait un profond regret de s'être soumis à cette injection. Le cou se gonfla, la difficulté d'avaler eut lieu pendant une journée, puis, peu à peu tous ces symptômes d'irritation se calmèrent, et huit jours après M. G... était complétement guéri. Cette fois, la guérison s'est maintenue malgré le mauvais état de santé qui a forcé ce malade à quitter les affaires et à aller habiter la campagne.

Chez le sujet de l'observation suivante, la fistule reconnaissait pour cause la fonte d'un ganglion du cou.

Obs. III. — *Fistule laryngée externe, suite de la fonte d'un ganglion. —
Emploi inutile de plusieurs moyens. — Injection iodée. — Guérison.*

M. Sol..., artiste musicien, vint me consulter pour une affection vénérienne ancienne dans le courant de 1844. Il avait des ulcérations dans la
gorge et des syphilides en plusieurs endroits du corps. Agé de vingt-cinq
ans, né en Espagne (Figuère), d'une constitution lymphatique assez prononcée, ce malade porte autour du cou de nombreux ganglions; plusieurs,
placés sous les angles de la mâchoire, sont de la grosseur du pouce. Dans
sa jeunesse, M. S... a été fréquemment atteint de maux de gorge et d'enrouement qui se guérissaient en dix ou douze jours. Il a passé vingt-huit
mois en Afrique comme musicien militaire, et n'est rentré en France qu'à
cause de sa mauvaise santé.

Pendant que je le traitais, un des ganglions situés aux environs de la
glande sous-maxillaire vint à se ramollir, et une petite tumeur, d'abord peu
apparente, se présenta au milieu du cou, au-devant et un peu au-dessous
du cartilage cricoïde, dans le triangle formé par les attaches des muscles
sterno-cléido-mastoïdiens. Cette petite tumeur devint fluctuante et acquit le
volume d'une noix, elle en avait la forme allongée. Point de changement
de couleur à la peau, point de douleur à la pression. Deux mois de frictions avec une pommade à l'iodure de fer n'ayant amené aucun changement dans cette tumeur, j'y pratiquai une ouverture qui donna issue à un
pus clair, séreux, et semblable à celui des abcès froids. Un stylet pénétra
jusqu'à 6 ou 7 centimètres de profondeur, en se dirigeant à gauche jusqu'au
niveau du maxillaire inférieur. De petites mèches introduites dans ce trajet
fistuleux pendant cinq ou six jours amenèrent une inflammation et un gonflement dont j'espérais profiter pour amener l'oblitération de cette fistule;
dans l'intention de rapprocher ses parois, je fis une compression légère sur
le cou; le pus cessa de couler et la cicatrisation était parfaite six jours
après, mais quinze jours plus tard il y avait une nouvelle fistule; le liquide
qu'elle fournissait était clair, séreux, semblable à de l'eau. Cette fois j'incisai la paroi antérieure de cette fistule dans les trois quarts de son étendue
et cautérisai le fond avec la pierre infernale; la cicatrisation marcha avec
une rapidité extrême. Cette fois encore j'eus l'espoir d'une guérison radicale, mais qui, comme la première, ne fut que de courte durée. Un mois
après, la fistule s'était reformée d'elle-même. Ennuyé de tous ces traitements, M. Sol... ne voulut rien faire pour le moment et se contentait de
soins de propreté. D'ailleurs, il était parfaitement guéri de son affection
vénérienne, et ses ganglions cervicaux avaient complétement disparu. Je
l'avais soumis pendant plusieurs mois à l'iodure de potassium et à un excel-

lent régime tonique. Dans le mois de juin 1845, M. Sol... vint me revoir pour sa fistule qui l'importunait beaucoup. Avec de la teinture d'iode pure je fis des injections dont le résultat fut une guérison prompte et radicale en moins de douze jours. Je vois fréquemment ce monsieur, et sa santé est à cette heure excellente sous tous les rapports; il n'a plus de maux de gorge ni d'enrouement.

Ces opérations prouvent que toutes les fistules de la région antérieure du cou ne communiquent pas avec le larynx ou la trachée-artère, et ne donnent pas passage à l'air. Sous ce rapport, il est donc utile d'établir une distinction entre les fistules complètes ayant deux ouvertures, l'une dans le larynx, l'autre à la peau, entre les fistules incomplètes internes, qui n'ont qu'une ouverture dans le larynx, et enfin entre les fistules incomplètes externes, lesquelles s'ouvrent seulement en dehors, se terminent dans le tissu cellulaire et n'ont aucune communication avec le larynx.

Chacune de ces variétés de fistules reconnaît des causes nombreuses et variées : les fistules complètes sont assez ordinairement le résultat des plaies de la région antérieure du cou ; on les rencontre encore à la suite de la phthisie laryngée, et, dans ce dernier cas, elles ont été d'abord incomplètes internes avant de devenir complètes. La carie et la nécrose des cartilages du larynx peuvent encore les produire, et il arrive alors assez souvent qu'elles sont incomplètes externes avant de devenir complètes.

Les fistules laryngées externes, celles qui nous occupent principalement, ont pour cause des abcès froids développés au-devant du larynx, des inflammations du tissu cellulaire du cou ou de la glande thyroïde, une dégénérescence tuberculeuse de quelques lobes de cette glande, l'inflammation et la fonte purulente de quelques ganglions, la nécrose ou la carie de quelque portion du larynx ou de l'os hyoïde, les tumeurs kystiques du cou, soit qu'elles se développent dans le tissu même de la glande thyroïde, ou dans le tissu cellulaire du cou, etc. Le siége de ces fistules est d'ordinaire à la partie antérieure du cou, au-devant du larynx, mais on peut les rencontrer dans tous les points du cou où peuvent se développer les tumeurs et les abcès dont nous venons de parler.

Les seuls caractères communs aux fistules du cou, c'est de présenter une ouverture anormale, petite, arrondie, déprimée, et quelquefois garnie à son pourtour de chairs molles et rougeâtres, et fournissant une quantité variable de matière purulente peu épaisse. Le long du trajet fistuleux on sent quelquefois une espèce de corde dure, formée par des callosités qui s'étendent plus ou moins loin vers le fond de la fistule.

Les caractères particuliers à chaque genre sont les suivants. Les fistules complètes sont faciles à reconnaître : d'abord elles sont le résultat d'une plaie au cou ou d'une opération, et cette circonstance rend leur diagnostic facile ; ensuite elles donnent rarement lieu à un écoulement de matière purulente. Chez les individus qui en sont affectés, la voix est altérée, et, si l'on pratique une injection, le liquide qui pénètre dans le larynx produit des accès de suffocation. L'application d'une bougie au-devant de l'ouverture fistuleuse est encore un moyen de diagnostic qu'il ne faut pas négliger, car l'air qui s'échappe du larynx par la fistule fait vaciller la flamme de la bougie. Si la fistule complète est le résultat d'une laryngite chronique ou d'une nécrose des cartilages du larynx, la constitution du malade, ses antécédents, la marche de la maladie, sont suffisants dans ces cas pour reconnaître la véritable nature du mal et diriger le praticien dans le traitement qui pourra convenir.

Les fistules borgnes ou incomplètes internes sont de toutes les plus difficiles à reconnaître. Comme elles n'ont aucune importance au point de vue chirurgical, nous les passerons sous silence ; cependant les phénomènes suivants devront conduire le praticien à diagnostiquer leur existence. Quand, après avoir éprouvé des maux de gorge, des laryngites répétées, de l'altération dans la voix, une tuméfaction au cou à la partie supérieure du larynx, de la gêne dans la déglutition, les malades ont vu disparaître ou diminuer ces symptômes à la suite de crachements de pus, puis revenir ensuite pour disparaître encore sous l'influence des mêmes phénomènes, et surtout si ces malades sont atteints de scrofules ou de tubercules, on a de fortes présomptions pour croire à l'existence d'une fistule borgne interne.

Les fistules incomplètes externes ou laryngées externes ne

consistent, ainsi que nous l'avons dit, qu'en des orifices d'abcès fistuleux dont le fond ne s'est pas recollé, et qui par suite ne se cicatrisent pas. Mais leur étroitesse, la matière séro-purulente qu'elles rendent opiniâtrément, malgré tout ce que l'on peut faire pour la tarir, les duretés calleuses dont elles sont parfois entourées, ne laissent aucun doute sur leur existence, et souvent sur leur nature. Une exploration attentive avec le stylet, l'absence de l'altération de la voix, l'impossibilité de faire pénétrer du liquide dans le larynx en poussant une injection, l'immobilité de la flamme d'une bougie placée au-devant du cou, etc., la bonne constitution du malade, les commémoratifs enfin, empêchent de les confondre avec les fistules aériennes.

En général, les fistules du larynx sont rarement une maladie grave qui compromette la santé des individus. Les fistules aériennes suites de plaies, les fistules laryngées externes, n'ont aucune gravité. Il n'en est plus de même de celles qui reconnaissent pour cause une phthisie laryngée, une nécrose, une carie des cartilages du larynx, chez les individus tuberculeux ou scrofuleux. Les fistules de cette espèce ne sont pas, à la vérité, fâcheuses par elles-mêmes, mais à cause de la maladie mortelle dont elles ne sont que le symptôme.

Il existe donc une différence importante entre les fistules aériennes traumatiques, les fistules laryngées externes et les fistules produites par des nécroses ou des caries et la phthisie laryngée. Cette distinction est capitale pour le traitement, car il est hors de doute maintenant que s'il est des fistules du larynx qu'on doive abandonner et dont la guérison est fâcheuse, il est démontré aussi qu'il en est d'autres pour lesquelles on doit tout tenter pour obtenir la guérison. Ainsi aux fistules aériennes traumatiques et autres analogues, opposons les opérations, comme les avivements, les réunions immédiates, les procédés autoplastiques; s'il s'agit au contraire d'une fistule aérienne pathologique, suivons les conseils de M. Trousseau; respectons cette affection : elle est incurable; et pourtant, si nous avions la certitude qu'elle ne communique pas avec l'intérieur du larynx, nous ferions une injection iodée malgré la nécrose ou la carie des cartilages, persuadé que nous sommes que cette injection serait encore très avantageuse en modifiant la nature du mal, et qu'elle pourrait encore amener la guérison. Mais si, comme cela arrive dans le plus grand nombre des cas, la fistule est simplement laryngée externe, et quels que soient sa nature, son siége et sa cause, recourons immédiatement à la méthode de l'injection avec la teinture d'iode pure. On voit que dans cette énumération des cas et des méthodes nous avons trouvé l'indication pour tous les cas. C'est qu'en effet cette classification est juste ; c'est que la raison, la science, l'expérience et le simple bon sens commandent qu'il en soit ainsi.

Les faits que nous avons rapportés, et que nous aurions pu multiplier, viendront, nous en avons l'espoir, modifier l'opinion qu'on avait sur les fistules du larynx en général, et prouveront qu'on peut guérir avec la plus grande facilité, avec certitude, des fistules regardées comme incurables, parce qu'elles résistaient à tous les moyens mis en usage. Le moyen que nous proposons, l'injection iodée, nous a si bien réussi dans ces cas, où tous les autres traitements avaient échoué, ce moyen est si simple, si facile, si innocent, que nous ne doutons pas qu'il ne soit désormais préféré à tout autre. Dans les cas où nous l'avons employé, jamais nous n'avons eu à signaler le plus petit accident ; son seul inconvénient est de produire quelquefois une douleur assez vive, et qu'on soit obligé de répéter les injections. Mais ces inconvénients sont-ils comparables aux angoisses d'une opération sanglante, à des cautérisations avec le fer rouge, etc., surtout quand cette opération, ces cautérisations ne guérissent pas et font souffrir le malade en pure perte?

QUATRIÈME GENRE.

Du traitement des fistules à l'anus par les injections iodées.

Les succès que nous avons obtenus et que nous obtenons tous les jours, ainsi que plusieurs autres chirurgiens, dans le traitement des abcès, des ulcères, des fistules et des trajets fistuleux, etc., par les injections iodées, ont dû sans doute nous engager à voir si le même moyen pourrait trouver son application dans le traitement des fistules à l'anus, et si les avantages qu'on en retirerait seraient également aussi grands. Si le plus souvent les fistules à l'anus ne sont que des ulcères en forme de canaux étroits, allongés, ordinairement tortueux, avec décollement de la muqueuse, ou des ulcères fistuleux sous-muqueux, n'est-il pas rationnel d'employer contre elles le moyen qui est si avantageux contre les ulcères avec décollement de la peau ou les ulcères fistuleux sous-cutanés : nous voulons parler des injections iodées? Si donc, à l'aide de ce moyen, on peut parvenir à la guérison par des voies plus courtes et plus faciles, si l'on arrive à diminuer les douleurs physiques, à faire disparaître les inconvénients et les dangers de la seule méthode employée aujourd'hui contre les fistules à l'anus, de l'incision et de l'excision, s'il peut être appliqué à la pluralité des cas et surtout à ceux où les méthodes ordinaires sont impuissantes, le but du chirurgien sera rempli, et un véritable service aura été rendu à l'humanité. Si celui que nous proposons n'était pas suivi de succès dans tous les cas, il nous a assez bien réussi pour qu'on en tente l'usage avant de se décider à l'opération.

Le traitement de la fistule à l'anus par les injections n'est pas chose nouvelle assurément, et de nombreuses formules attestent qu'il a été essayé et recommandé dans tous les temps. Ce qu'il y a de nouveau dans la méthode que nous proposons, ce n'est pas, avons-nous dit l'emploi des injections pour guérir les fistules à l'anus, mais l'application de la teinture d'iode injectée dans ces fistules, et peut-être aussi certaines règles dans la manière de s'en servir.

Nous savons d'avance toute l'opposition que va soulever cette méthode renouvelée, de la part de bon nombre de chirurgiens qui rejettent à priori, et sans jamais l'avoir expérimenté, tout procédé ou toute méthode jugés mauvais et inefficaces par leurs devanciers. Mais nous leur rappellerons que l'obstacle qui s'oppose souvent à la cure heureuse des maladies, c'est l'habitude dans laquelle sont la plupart des praticiens de trop généraliser l'emploi d'un procédé dont l'expérience a sanctionné le succès dans le plus grand nombre des cas. L'histoire de l'art nous apprend que les hommes les plus recommandables par leur savoir, comme les praticiens les plus médiocres, adoptent l'usage de certains moyens curatifs que l'habitude les empêche de changer, malgré les raisonnements les mieux fondés et l'expérience de leurs contemporains. Oui, c'est dans cette habitude, autorisée quelquefois par les raisonnements les plus spécieux, qu'on trouve la raison qui prive pendant longtemps la chirurgie de moyens curatifs précieux. Ces réflexions nous sont suggérées par le traitement actuel de la fistule à l'anus. Lorsque les chirurgiens eurent perfectionné la manière d'opérer la fistule à l'anus par une simple incision, l'enthousiasme pour une méthode qui leur parut si supérieure à toutes les autres les a naturellement portés à l'appliquer au traitement de toutes les fistules; cependant il n'est pas rare de rencontrer des malades sur lesquels les plus célèbres chirurgiens l'ont pratiquée plusieurs fois sans succès. Outre le reproche bien fondé qu'on pourrait lui faire de ne pas guérir constamment, ne pourrait-on pas soutenir aussi que la violence de la douleur qui accompagne ou suit cette opération, l'hémorrhagie et l'abondance de la suppuration qui en sont quelquefois le résultat, l'ennui que le malade éprouve par son séjour au lit, etc., sont déjà de bien fortes raisons pour lui ôter la préférence exclusive? Si, d'un autre côté, on remarque que souvent elle est insuffisante pour guérir la fistule avec une grande dénudation de l'intestin, on sera bien plus disposé encore à restreindre son usage, et si, comme nous allons le prouver tout à l'heure par des faits, de simples injections de teinture d'iode, exemptes de tous les dangers et de tous les inconvénients de l'opération qu'on pratique contre les fistules à l'anus, ont suffi pour guérir radicalement, n'est-il pas évident qu'on devra se dispenser de l'incision dans un grand nombre de cas?

Si, pour les fistules accompagnées de duretés, de larges décollements, ou pour celles où il est difficile de rencontrer l'ouverture de l'intestin à travers les callosités, on est obligé de joindre à l'incision l'excision, avec la somme de ses inconvénients, comme d'être très douloureuse, de prolonger le traitement, d'occasionner des hémorrhagies, de la fièvre, une grande suppuration, un rétrécissement de l'anus ou l'incontinence des matières stercorales, ne doit-on pas être porté à la rejeter comme une opération cruelle, dangereuse, tant que le moyen que nous proposons n'a pas été employé sans succès ?

Nous ne voulons pas dire pour cela que l'incision, combinée dans quelques circonstances avec l'excision, doive être abandonnée : c'est sans contredit un excellent moyen, celui qui est le plus usité dans la thérapeutique chirurgicale ; mais nous voulons faire remarquer que cette méthode, si avantageuse dans les fistules simples, n'est pas même, dans ces cas, à l'abri de toute espèce d'inconvénients, et qu'ensuite elle ne peut être appliquée à toutes les variétés de fistules à l'anus : elle ne peut rien, par exemple, contre celles qui dépendent d'une altération d'un os ou de quelque lésion profonde du bassin ou de l'abdomen, et reste souvent inefficace dans les fistules dont le décollement s'étend très haut ou dans une large étendue, ou lorsqu'il existe de nombreux clapiers autour de l'anus.

Nous avons parlé des inconvénients et des dangers de l'opération de la fistule à l'anus par l'incision et par l'excision ; pour qu'on ne nous accuse pas de les exagérer au profit des injections iodées, qu'on nous permette de les exposer succinctement.

1° L'incision a l'inconvénient de couper des portions saines qu'on voudrait ménager ; elle expose à une plaie plus ou moins large, longue à guérir, et qui peut donner lieu à des accidents primitifs ou consécutifs qu'il n'est pas toujours facile de prévenir ou de combattre. Ces accidents sont une douleur si violente qu'elle effraie certains malades. D'autres ont une aversion si grande contre tout ce qui est opération par le bistouri qu'ils préfèrent garder leur mal et n'employer que des moyens palliatifs.

2° Les hémorrhagies qui peuvent en résulter ne laissent pas que d'être inquiétantes parfois, et réclament à leur tour de nouvelles opérations, le tamponnement, le cautère actuel.

3° Une abondante suppuration en est quelquefois la suite, et comme toutes les plaies qui suppurent, celle produite par l'incision ou l'excision peut donner lieu à des accidents d'infection purulente qui sont cause de la mort.

4° L'opération une fois faite, il faut appliquer des mèches. Les pansements, comme on le sait, sont un point capital, et la plus légère omission dans l'application des mèches, qui doivent être constamment maintenues dans le rectum pendant plusieurs semaines, peut s'opposer à la guérison. Tous les malades souffrent beaucoup de la présence de ces mèches, et quelques-uns sont tellement irritables, qu'ils ne peuvent les supporter et en éprouvent des accidents nerveux.

A ces graves inconvénients, il faut encore en joindre d'autres qui dépendent de l'état particulier des fistules.

S'il n'existe pas de communications avec l'intestin, autrement dit, si la fistule n'est pas complète, ou bien si elle l'est et qu'on ne puisse pas trouver l'orifice interne, presque tous les chirurgiens recommandent de perforer l'intestin avec la sonde cannelée. Outre que cette partie de l'opération est toujours très douloureuse, elle a toujours l'inconvénient, en fendant l'intestin, de léser un organe qui n'est pas malade, ou de faire une plaie dans un autre point que celui où existe l'ouverture interne. En opérant ainsi au hasard, on court risque de percer l'intestin au-dessous du fond de la fistule, ce qu'il est impossible de constater sûrement ; alors il reste un cul-de-sac par en haut après l'incision ; on est obligé, si on le reconnaît, de chercher à le mettre à nu immédiatement en divisant la valvule anormale qui le constitue, ce qui n'est pas toujours facile et sans danger.

Pour peu que les téguments soient décollés ou amincis, il faut les inciser : après quoi chacun des lambeaux doit être saisi avec une pince et tranché sur sa base. Sans cette précaution, la suppuration est intarissable et la cure fort incertaine..

S'il existe plusieurs trajets fistuleux, ce qu'on vient de faire pour un trajet, il faut le répéter sur les autres, afin de ne faire qu'une plaie unique, en excisant tous les lambeaux tégumentaires.

Dans les cas où les fistules s'ouvrent sur la paroi antérieure de l'intestin, il faut beaucoup de précautions, et l'excision offre de grands dangers ; car on doit craindre de blesser la vessie, le cul-de-sac péritonéal, la prostate.

Quand elles s'élèvent très haut, n'importe dans quel sens, l'opération est à la fois et plus difficile et plus dangereuse ; et, dans ces cas, comme on ne peut inciser, diviser les culs-de-sac, enlever les lambeaux décollés, amincis, il en résulte des suppurations interminables, et souvent la guérison n'a pas lieu. Si la fistule date de longues années, dit M. le professeur Velpeau, qu'elle soit accompagnée de vastes cavernes, de clapiers, qui s'étendent au delà du coccyx, du sacrum, des muscles fessiers qu'ils dénudent, si le releveur de l'anus a été franchi et que l'intestin soit largement disséqué, hors de la portée du doigt, il est rare qu'on réussisse, et le plus sage est de s'en tenir aux moyens de propreté, à un traitement palliatif; car si l'on excise au delà des limites inférieures de l'aponévrose ischio-rectale ou même du bord interne de l'aponévrose pelvienne, on est exposé aux infiltrations purulentes du bassin.

Voilà, par conséquent, bien des circonstances où un moyen, qui pourrait remplacer l'incision et l'excision, serait une véritable acquisition pour la thérapeutique chirurgicale. Ce moyen est l'injection de teinture d'iode dans le trajet fistuleux, quelles que soient sa cause, sa nature, sa forme, son étendue, son siége, et s'il ne réussit pas toujours aussi fidèlement que nous l'avons vu, il n'entraîne du moins aucun inconvénient après lui. Les avantages de cette méthode sont de laisser moins de douleur que la précédente, de permettre au malade de vaquer à ses occupations, de ne point donner lieu à tous les accidents que nous venons de passer en revue, d'abréger la longueur de l'opération et de beaucoup les souffrances du malade, le temps de la suppuration et de la guérison, d'exposer le malade à moins de difformité, de n'avoir besoin que d'un aide, au lieu de quatre ou cinq qu'exige l'opération ordinaire de la fistule à l'anus, de pouvoir être applicable dans tous les cas, que la fistule soit simple ou compliquée; pour les fistules qui dépendent d'une carie, d'une nécrose, d'une altération quelconque de l'ischion, du coccyx, du sacrum, des vertèbres, qui ont leur source dans une suppuration profonde de l'abdomen, les injections iodées sont faciles à appliquer et très efficaces. Lorsque la fistule se contourne sous des angles très prononcés, lorsqu'il existe de nombreux clapiers autour de l'anus, ce qui est souvent un embarras fort grand avec l'opération ordinaire, les injections iodées peuvent en triompher facilement; alors on évite toutes les incisions successives que le chirurgien est obligé de faire en pareils cas. Ainsi, quel que soit le nombre des sinus, on peut les injecter, lors même qu'ils

ont dépassé les aponévroses périnéales par en haut et qu'ils
sont entretenus par un vice local ou général.

Pour quelques-uns de ces cas, M. le professeur Gerdy a proposé un moyen ingénieux, qui serait excellent, sans doute, s'il
était toujours applicable : il consiste, pour les fistules profondes
et qui s'élèvent très haut, à faire usage d'une espèce d'entérotome, dont l'une des branches doit être introduite dans le trajet
fistuleux, et l'autre dans la cavité de l'intestin, de manière à
saisir, à comprimer et à détruire la paroi intestinale qui sépare
l'intestin de la fistule. Mais l'application de cette espèce de
pince à branches allongées doit être impossible dans bien des
cas, et souvent très difficile dans beaucoup d'autres, surtout
dans les trajets fistuleux, sinueux et très étroits, où quelquefois peut à peine pénétrer un stylet boutonné ou une sonde cannelée ; de plus, la présence d'un semblable instrument qui
doit rester en place dans l'anus pendant plusieurs jours, c'est-
à-dire pendant tout le temps nécessaire pour obtenir la mortification des parties comprimées entre les mors de l'entérotome,
doit être bien désagréable et très pénible pour les malades,
sans compter qu'il peut en résulter des inconvénients bien
grands pour la défécation.

Il arrive assez souvent que l'instrument explorateur ne se
trouve plus séparé de l'indicateur que par une pellicule mince
comme une feuille de papier, et cependant on ne peut le faire
entrer à nu dans l'intestin ; il glisse avec liberté dans toutes les
directions sans la moindre peine ; on sent que la membrane muqueuse est amincie, décollée, et pourtant on voit qu'il reste en
dehors de l'organe. Y a-t-il une ouverture sur un point différent? n'est-ce pas plutôt une fistule borgne externe? On l'ignore.
Il faut néanmoins prendre un parti. Ce cas, fort embarrassant,
autrefois, est des plus désagréables encore pour les chirurgiens
qui ne croient pas devoir opérer, sans avoir traversé d'outre en
outre le conduit fistuleux ; et comme ces cas sont les plus fréquents, c'est-à-dire comme les fistules borgnes externes sont les
plus communes, on se dispense d'opérer ou l'on court les risques, si l'on opère dans ce cas et si l'on perce l'intestin au-dessous
du décollement, de voir le mal persister. Avec les injections
iodées, ces explorations deviennent inutiles, ces inconvénients

ne sont plus à craindre, et c'est surtout dans les cas de fistules borgnes externes, les plus nombreuses de toutes les fistules à l'anus, qu'elles fournissent de prompts et beaux résultats. Avec elles on n'est pas exposé à couper l'intestin lorsqu'il est sain, on ne craint ni les rétrécissements de l'anus, ni les incontinences de matières fécales, comme il arrive quelquefois à la suite des opérations qui ont fait subir une perte de substance considérable. Avec cette méthode, point de mèches, pendant plusieurs semaines point de pansements.

Les circonstances qui peuvent encore porter à préférer la méthode des injections iodées sont la faiblesse du sujet, la crainte de blesser quelques vaisseaux importants, la frayeur du malade pour l'instrument tranchant et sa mauvaise constitution. Le seul inconvénient qu'on aurait peut-être à leur reprocher, c'est de ne laisser apercevoir leur insuffisance que lorsqu'on a sacrifié un temps très long au traitement de la maladie qui paraissait les réclamer ; et comme dans ces cas particuliers l'opération n'est pas toujours applicable, le chirurgien n'aura aucun regret à éprouver de ce retard dans une guérison qu'on n'aurait pas obtenue autrement.

Ceci posé, voyons si, par les injections iodées, nous pouvons remplir cette importante indication, de modifier le trajet fistuleux de manière à en favoriser l'adhésion. Pour que les injections iodées, agissent dans cette circonstance, avec tout l'avantage qu'on doit en attendre, il importe d'observer certaines règles et de remplir certaines conditions qui nous paraissent indispensables ; ainsi, dans les cas simples, on se servira de teinture d'iode pure, on prolongera son séjour dans le trajet fistuleux pendant plusieurs minutes, et l'on aura soin de faire pénétrer l'injection dans tous les points de la fistule, dans le but d'y produire une inflammation assez vive et de faire en un mot que, par par suite du gonflement provoqué par l'inflammation, le contact des parois de la fistule soit assez uniforme pour mettre toutes les parties de la cavité fistuleuse en rapport réciproque.

Avant de dire quel est, suivant nous, le mécanisme de la guérison par les injections iodées, et de décrire la manière de s'en servir, nous ferons connaître des observations qui prouvent: 1° que cette méthode s'applique non-seulement aux fistules incomplètes externes, mais encore aux fistules complètes ou avec perforation de l'intestin ; 2° que les avantages de l'injection iodée, ne sont pas fondés seulement sur le raisonnement, mais encore sur des faits.

On lit dans les *Archives générales de médecine* (décembre 1843) l'observation suivante, tirée d'un journal anglais, intitulé: *Medico-chirurgical Review* (octobre 1843) :

Obs. I. — *Fistule à l'anus guérie par la teinture d'iode pure.*

Un chirurgien anglais, M. Charles Clay, a donné une extension nouvelle à l'emploi de la teinture d'iode, dont les résultats dans l'hydrocèle et dans d'autres cas chirurgicaux sont connus de tous. Il l'a employée à obtenir, au moyen de l'inflammation, l'oblitération d'une fistule à l'anus. La première injection du liquide dans le trajet fistuleux fut suivie d'une douleur très vive pendant quelques minutes, et ensuite de démangeaisons qui durèrent deux ou trois heures. On répéta l'injection sept jours de suite, et au bout de ce temps, le canal de la fistule était parfaitement oblitéré, et son ouverture extérieure était parfaitement fermée. Il importe, observe M Clay, que le liquide parcoure toute la longueur du trajet fistuleux. Pour cela, on y place une mèche de charpie qui doit arriver dans le rectum , on reconnaît que le liquide a bien pénétré si la mèche se colore. Dans l'observation dont il s'agit, il fut impossible à la troisième injection dè faire passer la mèche dans l'intestin, car l'orifice interne était déjà oblitéré.

Le chirurgien anglais fait observer avec raison qu'il est important que le liquide de l'injection parcoure tout le trajet fistuleux, et il recommande pour y parvenir de placer une mèche de charpie qui doit arriver dans le rectum ; mais cette application d'une mèche de charpie dans une fistule à l'anus est-elle toujours possible, et si elle est possible, peut-elle être faite facilement et sans douleur? D'ailleurs, dans quel but cette mèche de charpie? Dans celui de permettre à l'injection iodée de parcourir le trajet fistuleux dans toute son étendue, comme si, pour pénétrer dans toute l'étendue d'une fistule, un liquide quelconque avait besoin d'une autre précaution que celle d'y être poussé par une seringue. Le point le plus important, selon nous, n'est pas de pousser l'injection, mais de la maintenir quelques minutes au moins dans le trajet fistuleux, et si la fistule n'était pas complète, comme c'est le cas le plus ordinaire, aurait-on jamais la certitude, en supposant qu'on en ait la possibilité, d'avoir introduit la mèche de charpie jusqu'au fond de la fistule? Pour permettre cette introduction , il faut des fistules dont le trajet ne soit pas sinueux, et dont l'orifice externe ait des dimensions plus grandes que celles qu'on rencontre habituellement.

Cette observation n'en est pas moins intéressante, au point de vue de l'efficacité des injections de teinture iodique, dans les fistules à l'anus, et a l'avantage d'être, sinon la première, au moins une des premières où l'on ait appliqué des injections iodées dans cette variété des trajets fistuleux.

Obs. II. —*Fistule complète de l'anus, guérie par les injections de teinture d'iode*, par le docteur Vancamp. (*Annales de la Société de médecine d'Anvers*, août 1847 ; *Union médicale*, n° 103, p. 431, août 1847.)

Le nommé N..., ouvrier à l'arsenal militaire d'Anvers, d'une constitution faible et grêle, âgé de vingt-quatre ans, vint me consulter dans le courant du mois de janvier 1846 pour un énorme abcès à l'anus, sur lequel je lui fis appliquer des fomentations émollientes et des cataplasmes de farine de graine de lin.

Peu de jours après, lorsque la fluctuation fut manifeste, j'ouvris l'abcès, et je constatai, au moyen du stylet boutonné, un grand décollement des tissus environnant l'intestin rectum. Je fis continuer les cataplasmes émollients. La marche régulière de la maladie m'autorisa à espérer une guérison prompte et radicale.

Malheureusement il n'en fut pas ainsi. Quatre semaines après l'ouverture de l'abcès, il restait encore une fistule, que je reconnus être complète en y passant un stylet qui vint sortir très haut dans l'intestin rectum, et toucher le doigt indicateur introduit dans cet organe. Outre ce signe certain d'une fistule anale complète, les matières fécales se faisaient jour par l'orifice extérieur.

Le succès que j'avais obtenu, il y a quatre ans, dans une fistule borgne externe, par les injections d'une solution très concentrée de nitrate d'argent, m'engagea à employer de nouveau ce moyen ; mais la réussite ne répondit pas à mon attente.

Le grand nombre de guérisons radicales d'hydrocèle, obtenu par les injections de teinture d'iode, m'engagea, avant d'en venir à une opération, à tenter également ce moyen dans le but de provoquer une inflammation adhésive. Deux injections furent faites par jour avec une solution à parties égales de teinture d'iode et d'eau. Les premières furent suivies de douleurs intenses. Je continuai ces injections pendant cinq jours. Comme l'inflammation me parut alors assez forte, je crus convenable de suspendre les injections pendant trois jours pour en connaître le résultat ; après ce laps de temps, je fus obligé d'y revenir, car une petite quantité de pus sortait encore par l'ouverture extérieure, sans être mêlé cependant à des matières fécales, lorsque le malade avait des selles. Je reconnus au moyen du stylet que la fistule ne s'étendait plus qu'à une profondeur de 1 pouce. La guérison fut complète le sixième jour.

Ainsi une fistule complète, s'étendant très haut dans l'intestin, compliquée de vastes décollements, survenue à la suite d'un vaste abcès, est guérie en cinq jours avec des injections iodées, composées seulement de parties égales d'eau et de teinture d'iode. Pour obtenir un pareil résultat avec les procédés ordinaires, même dans une fistule simple, il eût fallu cinq ou six semaines au moins, sans compter bien d'autres inconvénients. L'auteur n'indique pas les précautions qu'il a prises pour faire ces injections, qui ont d'abord produit des douleurs très vives. Nous pensons que les douleurs proviennent de la pénétration du liquide iodé dans l'intérieur de l'intestin, et qu'il sera toujours facile d'éviter cette pénétration, en trop grande quantité, en mettant en usage le procédé que nous employons.

L'observation suivante est un exemple qui prouve les avantages des injections iodées, là où toute opération est contre-indiquée et n'aurait aucune chance de succès.

Obs. III. — Fistule à l'anus guérie par l'injection iodée.

Un homme de trente ans environ, pâle, maigre, cachectique, s'enrhumant facilement et ayant des tubercules au sommet des deux poumons, était depuis longtemps affecté d'une fistule à l'anus, formée à la suite d'un abcès qui s'était ouvert seul et avait donné issue à une grande quantité de pus. Cette fistule existait depuis plus de deux ans, et divers praticiens consultés avaient engagé ce malade à ne rien faire. Cette fistule se dirigeait en arrière et vers le sacrum, et le stylet introduit pénétrait à 10 ou 12 centimètres de profondeur, et semblait ne pas arriver jusque dans l'intestin. Jamais le malade n'avait remarqué de pus sur les matières fécales. Il s'écoulait de cette fistule une humeur sanieuse et fétide. L'idée d'une opération ne me vint pas chez un individu aussi chétif, et pour une fistule si profonde et de cette nature. Je me décidai à faire une injection iodée, persuadé que j'étais que, s'il n'en résultait rien de bien, il n'en adviendrait au moins rien de mal.

C'était le 6 novembre 1846. Une petite sonde de gomme élastique fut introduite aussi loin que possible, afin de porter la teinture d'iode jusqu'au fond de la fistule ; 15 à 20 grammes de liquide iodé furent injectés. Le malade ressentit une vive douleur qui se dissipa aussitôt que le liquide de l'injection put s'écouler, ce qui eut lieu en partie, quand je retirai la sonde quatre ou cinq minutes après l'injection.

Les jours suivants, une matière purulente de bonne nature, ensuite séro-purulente, puis séreuse, s'écoula par la fistule, et au bout de quinze jours, la guérison était complète, et l'état général du malade paraissait lui-même s'être amélioré.

OBS. IV. — *Fistule à l'anus, traitée sans succès pendant plusieurs années par l'incision et l'excision. — Guérison radicale par les injections iodées.*

M. Corn, âgé d'environ trente-cinq à quarante ans, de bonne constitution, de haute stature, jouissant habituellement d'une bonne santé, est entré à la Charité le 11 mai 1851 pour une fistule à l'anus qui, depuis 1848, avait résisté à de nombreux traitements. Ce malade raconte qu'en franchissant une barricade, lors des événements de juin 1848, il fit une chute qui amena un abcès près de l'anus. Admis à l'hôpital militaire du Gros-Caillou le 9 septembre 1848, on ouvrit cet abcès avec le bistouri; mais la cicatrisation ne fut jamais complète. La plaie se fermait pendant quelques jours, puis se rouvrait de nouveau, donnant issue à de la matière purulente. Sorti de l'hôpital du Gros-Caillou non guéri, et après avoir subi plusieurs fois l'opération de la fistule à l'anus, il réclama les soins de plusieurs médecins qui ne purent arriver à une guérison radicale. Après des médications nombreuses et infructueuses, il entra à la Charité dans le service de M. le professeur Velpeau. Cet habile chirurgien l'opéra à son tour d'une fistule borgne externe le 24 mai 1851, et le soumit à des pansements réguliers et bien faits. En raison des désordres graves, des décollements, des clapiers qui existaient, il subit plusieurs opérations qui n'amenèrent pas sa guérison, et le 16 juillet suivant, il sortait de l'hôpital de la Charité non guéri, mais bien amélioré.

Ennuyé d'attendre si longtemps sa guérison, ce malade se mit entre les mains des charlatans et des somnambules. Son mal s'aggrava, malgré l'usage de l'onguent Canet, de l'eau Brocchieri, et de plusieurs autres panacées qui toutes furent aussi inefficaces les unes que les autres.

Ce malade me fut alors adressé par un élève externe du service de M. Velpeau; c'était dans le courant du mois d'octobre 1851. Il était dans l'état suivant: on observait au pourtour de l'anus, du côté gauche, les cicatrices de plusieurs incisions; une plaie suppurante, qui s'étendait à plusieurs centimètres de profondeur, avec décollement de la membrane muqueuse rectale. On remarquait encore sur le trajet de la dernière incision des chairs fongueuses de mauvais aspect. Dans plusieurs points, le doigt, introduit dans le rectum, sentait des inégalités, était séparé du stylet introduit par sa membrane muqueuse, qui paraissait amincie supérieurement, et était décollée dans une assez grande étendue. Cet examen était très douloureux pour le malade, qui avait peine à le laisser faire,

malgré tout le désir qu'il en avait. Le linge était habituellement taché par
l'écoulement d'une assez grande quantité de matière purulente.

Le 24 octobre, je fis une première injection iodée, et comme il était difficile de la maintenir longtemps en contact avec les parties malades, j'appliquai sur la plaie et dans l'ouverture anale, jusque dans le rectum, de la
charpie imbibée de teinture d'iode pure, recommandant au malade de
renouveler ce pansement matin et soir. Cinq ou six injections de teinture
pure d'iode furent faites à quatre ou cinq jours d'intervalle. Sous l'influence
de ce traitement, la guérison marcha rapidement et la cicatrisation paraissait complète, lorsqu'il reçut l'ordre de partir pour l'Algérie le 25 novembre
1851. Ce voyage le fatigua beaucoup ; cependant ses fistules ne se rouvrirent pas, et pendant plusieurs semaines, il se crut entièrement guéri,
lorsque, le 9 février 1852, il fut obligé d'entrer à l'hôpital d'Oran, où,
deux jours après, il subit une nouvelle opération de fistule à l'anus. Il
resta à l'hôpital jusqu'au 25 mai sans obtenir de guérison ; alors il revint
en France. Je le soumis à de nouvelles injections iodées ; c'était dans le
courant de juillet 1852. Il avait encore une fistule borgne externe. Trois
injections iodées, faites une par semaine seulement, suffirent pour amener
a cicatrisation de ce foyer fistuleux. Depuis lors, la guérison ne s'est pas
démentie, et le malade est reparti pour l'Algérie dans le courant de février
1853. Cette guérison a été constatée par MM. Velpeau et Gerdy, auxquels
j'ai présenté ce malade.

Ces deux dernières observations, en démontrant les avantages immenses des injections iodées dans des circonstances où,
dans le premier cas, l'opération avait été jugée impraticable à
cause de l'étendue, de l'ancienneté de la fistule et de la mauvaise constitution du malade, et, dans le second, où, après
avoir été tentée plusieurs fois, elle avait toujours échoué, prouvent que les fistules anales qui sont difficiles, dangereuses ou
impossibles à opérer par le bistouri peuvent guérir radicalement
en très peu de temps, en deux ou trois semaines, à l'aide des
injections de teinture d'iode. N'eût-elle d'autre avantage que
celui d'être applicable dans les cas où l'opération n'est pas possible, et qui par conséquent sont considérés comme au-dessus
des ressources de l'art, cette méthode des injections iodées serait
assurément une ressource encore bien précieuse pour les pauvres malades, qu'on était obligé d'abandonner ainsi à tous les
inconvénients et à tous les dégoûts d'une pareille affection ; mais
si cette méthode est efficace dans les cas de fistules graves, compliquées, elle ne l'est pas moins dans les fistules simples, dans

celles où l'opération fournit d'habitude d'excellents résultats,
obtenus, il est vrai, avec tous les ennuis qui accompagnent et
suivent l'incision. Parmi plusieurs exemples que nous pourrions
rapporter, nous nous contenterons de citer les trois suivants, l'un
de fistule borgne externe, les deux autres de fistule complète :

Obs. V.—*Fistule anale incomplète.*—*Une seule injection iodée,*—*Guérison
rapide en deux jours.*

Dans le courant de juin 1850, le colonel P..., ayant lu dans les *Comptes
rendus de l'Académie des sciences* que j'avais traité et guéri des abcès, des
trajets fistuleux, par les injections iodées, vint m'amener son fils, atteint
d'une fistule à l'anus depuis environ une année, avec le désir et dans l'espoir que je pourrais le guérir sans opération sanglante, moyen qui avait été
déjà proposé maintes et maintes fois par un savant chirurgien du Gros-
Caillou et par divers autres médecins appelés à donner des soins au fils de
M. P..., qui, plus que le malade encore, redoutait toute opération avec le
bistouri. Cette fistule était la suite d'un abcès, survenu sans cause connue
au pourtour de l'anus. Cet abcès avait été plusieurs fois ouvert avec le bistouri. La santé de ce jeune homme, étudiant en droit, âgé d'environ ving t
ans, a toujours été très bonne.

Un stylet boutonné, introduit par l'orifice externe, qui est situé à plus
de 1 centimètre de l'anus sur la fesse droite, pénètre, en se dirigeant vers
la muqueuse intestinale, à une profondeur de 5 ou 6 centimètres. Le doigt
indicateur de la main gauche, introduit dans l'anus, sent très bien le stylet
à travers la muqueuse soulevée et amincie, surtout à 4 ou 5 centimètres au-
dessus de l'anus. Quelque soin que j'y puisse mettre, il m'est impossible
de reconnaître l'orifice interne de cette fistule, que je regarde comme une
fistule borgne externe, le malade affirmant n'avoir jamais remarqué le passage du gaz par cette fistule, qui a résisté à tous les moyens mis en usage
jusqu'à ce jour.

Après avoir purgé le malade, le 20 juin je pratiquai une injection de
teinture pure d'iode, additionnée d'iodure de potassium dans la fistule. Cette
injection n'est nullement douloureuse, et est faite avec les précautions suivantes : d'abord un stylet creux, boutonné à son extrémité, est introduit jusqu'au fond de la fistule ; puis le doigt indicateur de la main gauche est placé
dans le rectum aussi profondément que possible, de manière à boucher l'orifice interne de la fistule, si par hasard il existe, et à exercer une compression
de dedans en dehors, dans le but d'empêcher le liquide injecté de pénétrer
dans l'intestin. Cela étant fait, je place dans l'ouverture en forme d'entonnoir
du stylet le bout très effilé d'une petite seringue d'ivoire chargée d'iode, et je
l'enfonce de manière à fermer hermétiquement l'orifice externe de la fistule,
pour que le liquide injecté ne puisse pas ressortir ; puis enfin je pousse

l'injection, que je laisse séjourner dans le trajet fistuleux environ six ou sept minutes, ayant soin pendant tout ce temps, d'une part, d'exercer une compression soutenue avec le bout du doigt placé dans l'anus; de l'autre, de maintenir la seringue dans l'orifice externe, le pouce de la main droite appuyé sur le piston de la seringue. De cette façon, le liquide injecté dans la fistule ne pouvait ni pénétrer dans l'intestin, en supposant que la fistule fût complète, ni ressortir par l'ouverture externe, qui était fermée par le stylet et par le pouce, et pouvait de cette façon rester en contact avec les parois de la fistule aussi longtemps qu'il est nécessaire pour modifier ces parois et les rendre propres à l'adhésion.

La seringue retirée, le liquide injecté s'est écoulé aussitôt hors de la fistule, et le doigt, retiré du rectum, m'a donné la preuve indubitable que la fistule n'était pas complète, puisqu'il n'était pas coloré par la teinture iodique.

Cette injection ne fut suivie ni de douleur ni de réaction, et dès le jour même de cette opération, le malade put se lever et continuer sa vie ordinaire. Le 22 juin, c'est-à-dire le second jour après l'injection, je plaçai dans le rectum une mèche assez grosse, qui y resta vingt-quatre heures. Mon but, en agissant ainsi, était d'exercer une compression de dedans en dehors sur toute la longueur de la fistule, et de mettre dans un contact plus immédiat ses parois avivées, enflammées par l'injection, de manière à favoriser leur recollement.

Ces seuls moyens ont suffi pour guérir radicalement cette fistule, qui existait depuis une année, et dont le malade s'est trouvé débarrassé depuis le jour de l'injection. Il y a bientôt cinq ans que cette guérison a eu lieu, et elle ne s'est pas démentie depuis. Le malade, que je vois de temps en temps, jouit de la santé la plus parfaite.

Obs. VI. — Fistule anale complète. — Plusieurs injections iodées.
Guérison.

Un propriétaire de Passy, âgé de cinquante ans environ, atteint d'hémorrhoïdes et ayant toujours eu une bonne santé, vint me consulter, dans le mois de juin 1852, pour un mal qu'il avait à l'anus. Ce mal n'était autre chose qu'un abcès, que j'ouvris avec le bistouri. Après cette petite opération, des bains, des cataplasmes émollients, le gonflement inflammatoire qui siégeait au pourtour de cet abcès se dissipa promptement; mais la cicatrisation ne se fit pas complétement, ce qui, avec quelques autres signes indiqués par le malade, tels que le passage de vents par l'ouverture de l'abcès, me fit soupçonner que cette lésion s'était terminée par une fistule, ce qui fut rendu évident par l'examen des parties. Cette fistule était complète, et avait son orifice interne à 1 centimètre au moins au-dessus du sphincter du côté gauche; elle avait une profondeur d'environ 3 ou 4 centimètres. Ce malade était dans l'inquiétude la plus grande; car il savait que son mal ne pouvait être guéri que par une opération qu'il redoutait on ne peut plus et qu'il avait toujours crainte ; aussi, lorsqu'il apprit qu'il était possible de le guérir autrement que par le bistouri, et qu'on pouvait lui épargner une opération sanglante, il me pria sur-le-champ d'employer ce nouveau moyen, disant qu'il serait toujours assez tôt d'en venir à une opération qui l'effrayait plus que sa maladie.

Le 28 juin, je fis une injection avec de la teinture pure d'iode. J'étais seul pour faire cette injection ; aussi fut-elle mal faite et d'une manière incomplète. Le liquide iodique pénétra à peine dans le trajet fistuleux, n'y séjourna pas et n'amena aucune modification.

Le 5 juillet, nouvelle injection. Cette fois, j'étais assisté d'un confrère ; malgré cela, cette opération fut encore mal faite, et une certaine quantité de teinture d'iode ayant pénétré dans l'intestin, le malade en ressentit des douleurs si vives qu'il m'empêcha de terminer cette injection convenablement, en ne me permettant pas de laisser séjourner le liquide injecté dans le trajet fistuleux le temps nécessaire, c'est-à-dire pendant six ou sept minutes. Cette seconde injection, quoique faite incomplétement, paraissait cependant avoir produit un bon résultat, et le malade se croyait guéri, lorsque, dans la nuit du 11 juillet, il fut pris de coliques hépatiques atroces, qui me décidèrent à le faire partir immédiatement pour les eaux de Vichy, à cause de la saison qui était déjà avancée. J'appris bientôt qu'il croyait que sa fistule n'était pas entièrement guérie, parce que de temps en temps il croyait qu'elle laissait passer des vents ; cependant il disait qu'il allait bien mieux, et que son linge n'était plus taché comme auparavant.

De retour des eaux et de plusieurs autres voyages qu'il avait faits pendant les vacances, il vint de nouveau réclamer mes soins. Je constatai que la fistule existait encore. Le 7 octobre 1852, assisté de M. le docteur Mesnet, ancien interne des hôpitaux, je pratiquai une nouvelle injection iodée. Cette injection fut faite d'une manière complète et avec toutes les précautions qu'il est indispensable de prendre pour réussir. Le succès a été rapide et complet, et depuis cette époque, ce malade, qui est particulièrement connu de MM. Cazalis, médecin de la Salpêtrière, et Béclard, professeur agrégé à la Faculté de médecine de Paris, est radicalement guéri. Le second jour de l'opération, une mèche fut placée dans le rectum, précaution que j'ai l'habitude de prendre, mais dont on pourrait peut-être se dispenser.

Obs. VII. — *Vaste abcès à l'anus.* — *Fistule complète avec décollements profonds.* — *Opération par incision sans résultat.* — *Injections iodées.* — *Guérison.* — *Plusieurs hémoptysies.*

Dans le courant de février 1853, un négociant de Paris, âgé d'environ quarante à quarante-cinq ans, de constitution en apparence robuste, mais ayant eu plusieurs hémoptysies graves, fut consulter M. le professeur Velpeau pour une affection qu'il avait au fondement depuis plusieurs mois, et qu'il prenait pour des hémorrhoïdes enflammées. Cette affection n'était autre chose qu'un vaste abcès, que M. Velpeau conseilla d'ouvrir. Ce malade m'ayant été adressé, je trouvai en effet qu'il existait un énorme abcès sur le point de s'ouvrir spontanément. Une incision pratiquée immédiatement dans le point où la peau était rouge, violacée, amincie, donna issue à une quantité de pus plus considérable que ne paraissait le comporter le volume de cet abcès, qui suppura abondamment pendant plusieurs semaines; deux mois après cette opération, il ne paraissait avoir aucune tendance à la guérison. Le gonflement du pourtour de l'anus et la rougeur avaient entièrement disparu depuis longtemps déjà, et l'ouverture que j'avais faite avec le bistouri était restée fistuleuse. Il n'était pas douteux que ce malade avait une fistule à l'anus; mais plein de pusillanimité, il n'avait jamais voulu consentir à un examen, qu'il accepta enfin après lui avoir répété bien des fois qu'il était impossible de tenter aucun traitement s'il ne voulait pas se laisser examiner. Une sonde cannelée, introduite avec une grande facilité, mais non sans provoquer les cris et les plaintes du malade, ne laissa aucun doute sur l'existence d'une fistule complète, qui s'étendait profondément à plusieurs pouces au-dessus de l'anus, avec complication de vastes décollements de la peau et de la muqueuse intestinale, qui avait subi une perte de substance d'environ 1 centimètre, ce qu'il était facile de constater avec le doigt introduit dans le rectum, la sonde cannelée étant placée dans l'orifice externe de la fistule. Au-dessus de cet orifice fistuleux interne, la muqueuse était décollée par en haut dans une assez grande étendue, ce qui donnait lieu à un cul-de-sac profond.

Ce malade, que son médecin avait craint d'opérer à cause du fâcheux état de sa poitrine, et que la peur éloignait d'ailleurs de toute opération, ne permit de l'examiner que dans l'espoir que je lui éviterais une opération sanglante. Cet examen fut pénible pour le patient, à cause de sa poltronnerie, et comme il ne m'aurait pas été permis d'y revenir, j'en profitai pour faire l'opération par surprise, ce dont il me sut beaucoup de gré par la suite. Avec le bout de l'indicateur droit introduit dans l'anus, je ramenai en dehors de cette ouverture l'extrémité de la sonde, et incisai rapidement et sans en prévenir le malade, qui croyait toujours que j'en étais encore à m'éclairer sur l'étendue de son mal. Cette opération ne fut qu'incomplètement faite, car il restait des lambeaux de téguments décollés à exciser, et un cul-de-sac situé profondément sous la muqueuse décollée à inciser; mais il ne voulut pas y consentir, malgré toutes mes instances… Pendant près de deux mois, des mèches furent appliquées tous les jours; rien n'annonçait la guérison; une suppuration intarissable et très abondante avait toujours lieu. Le doigt introduit dans le rectum constatait, au delà de l'ouverture anale, une cavité au fond de laquelle existait un repli assez épais formé par la muqueuse décollée. Ce repli séparait la cavité intestinale du cul-de-sac sous-muqueux qui s'étendait à une hauteur de 12 ou 15 centimètres, ainsi qu'il était facile de s'en assurer par l'introduction d'un stylet ou d'une sonde cannelée. Il existait une fistule borgne, dont l'orifice externe se trouvait placé dans l'intérieur de l'intestin. Il n'y avait plus moyen de songer à une nouvelle opération, le malade n'y aurait pas consenti. J'eus recours alors aux injections iodées; mais plusieurs difficultés se présentaient.

La première était de retenir le liquide injecté dans le cul-de-sac, dont l'ouverture avait lieu dans le rectum à plus de 2 centimètres au-dessus de l'ouverture de l'anus ; la seconde de ne pas laisser l'injection se répandre dans le rectum, ce qui est toujours très douloureux pour les malades. Je suivis le procédé suivant : une sonde de gomme élastique fut introduite jusqu'au fond du cul-de-sac. Comme cette sonde était loin de remplir exactement l'embouchure de ce cul-de-sac ou de cette fistule borgne, et que le liquide injecté serait ressorti aussitôt et aurait inondé tout le rectum, je tamponnai l'ouverture de cette fistule avec des boulettes de charpie, de façon à faire de ce canal fistuleux une cavité close ; puis le doigt, introduit dans l'anus, vint encore exercer une compression sur cette ouverture oblitérée par la sonde et par la charpie. Ces précautions prises, une injection de teinture pure d'iode fut faite par la sonde et retenue dans le trajet fistuleux pendant cinq ou six minutes, à l'aide de la seringue que je maintins appliquée tout ce temps. En retirant la seringue, le liquide injecté ressortit aussitôt par la sonde. Il ne s'en était écoulé qu'une très minime partie entre la sonde et les boulettes de charpie que j'avais mises pour fermer cette fistule. J'appliquai ensuite une boulette de charpie imbibée de teinture d'iode sur les parties molles, fongueuses, qui existaient dans le rectum, à l'entrée du cul-de-sac dont je viens de parler, et continuai ce pansement pendant huit ou dix jours, puis une mèche assez grosse était introduite dans le rectum aussi profondément que possible ; plus tard, je n'appliquai ces boulettes de charpie iodée que tous les trois ou quatre jours, me dispensant de mettre une mèche dans le rectum.

A partir de cette injection et des pansements iodés, la suppuration devint de moins en moins abondante ; la cavité qu'on sentait dans le rectum, à l'entrée de la fistule, se combla peu à peu ; la fistule s'oblitéra, et un mois après ce traitement, la guérison était radicale.

Dans le but de combattre les accidents qui auraient pu survenir du côté de la poitrine par suite de la guérison de cette fistule, le malade fut, pendant tout le traitement et même après, soumis à l'usage de l'huile de foie de morue et de l'iodure de potassium, à un régime tonique et fortifiant ; il est allé, pour consolider sa santé, qui est déjà excellente, passer la saison aux bains de mer (1).

(1) Un nouvel abcès, suivi d'une fistule à l'anus, est survenu chez ce malade depuis son retour des eaux ; il est de nouveau soumis aux injections iodées.

A ces observations recueillies depuis longtemps déjà (1), nous pouvons en joindre trois autres plus récentes, qui viennent appuyer et confirmer la méthode nouvelle que nous proposons pour guérir les fistules à l'anus. La première appartient à notre savant confrère, le docteur G. Dumont, et a été publiée dans le *Moniteur des hôpitaux* (numéro du 23 juillet 1853), accompagnée de réflexions judicieuses sur ce point de chirurgie. Les deux autres ont été lues à la Société de chirurgie dans la séance du 7 septembre 1853, par le docteur Piogey, ancien interne très distingué des hôpitaux de Paris. Voici un extrait de ces observations :

Obs. VIII. — Dans le cas de M. Dumont, il s'agit d'une fistule borgne externe chez un homme de trente-cinq ans, de constitution chétive et délicate, et très probablement atteint de phthisie. Cette fistule était survenue à la suite d'un abcès phlegmoneux développé à la marge de l'anus, sans cause connue. Ce malade, né d'une mère morte d'une maladie de poitrine, toussait constamment, avait eu plusieurs extinctions de voix, avait craché du sang et considérablement maigri. L'auscultation ne faisait pas reconnaître de signes certains de tuberculisation, quoiqu'il en offrît tous les symptômes rationnels.

Ne voulant pas pratiquer une opération dont il craignait l'insuccès dans de pareilles conditions, M. Dumont eut recours aux injections iodées. Il en fit neuf en augmentant progressivement la dose de la teinture d'iode, qu'il finit par employer presque pure. Ces injections furent faites les 26 avril, 1er, 4, 12, 16, 20, 25, 29 mai et 8 juin 1853, avec la sage précaution de chercher à mettre le liquide injecté en contact avec toutes les parties du trajet fistuleux. La douleur fut très supportable, et le malade put vaquer à ses occupations pendant tout le traitement. Le 2 juillet, la fistule était complétement guérie, et depuis lors, la guérison s'est maintenue.

Cette intéressante observation provoque, de la part de M. Dumont, des réflexions pleines de justesse : il rappelle qu'à l'époque où Louis XIV fut affecté de fistule à l'anus, plusieurs malades urent envoyés aux eaux de Baréges et aux eaux de Bourbon

(2) Notre travail sur le traitement des fistules à l'anus par les injections iodées était fait depuis longtemps et avait été mentionné à la Société de chirurgie dans la séance du 11 mai 1853, à l'occasion d'une communication faite par M. le professeur Gerdy, sur un nouveau mode de traitement de certaines fistules anales (*Bulletin de la Société de chirurgie*, 1853, t. III, p. 543).

pour être traités par ces eaux sulfureuses, qui ne produisirent aucun effet, et il ajoute : « La manière dont les auteurs jugent » les injections dans le traitement des fistules à l'anus était peu » faite pour engager à les employer dans quelque cas que ce fût. » Mais, à supposer que ces injections aient été souvent prati- » quées sans succès, il ne s'ensuivrait pas que les injections » iodées, qui n'ont encore pu être essayées que bien rarement, » si même d'autres praticiens que M. Boinet y ont eu recours, » n'aient une tout autre efficacité dans le traitement des fistules » à l'anus. Ces injections iodées donnent aujourd'hui de si beaux » résultats dans le traitement des abcès par congestion, qu'il est » bien permis de croire qu'elles pourront être souvent utiles » dans le traitement des fistules, et l'observation que je publie » est certes de nature à le faire penser.

» Ces injections iodées constituent, en effet, la seule res- » source que l'on ait, dans tous les cas semblables, où l'état de » la poitrine ne permet pas de pratiquer l'incision, et ces cas, » il faut le dire, sont assez nombreux. Mais, pour accepter » cette idée, il faut nécessairement ne pas craindre que la gué- » rison d'une fistule à l'anus puisse hâter le développement ou » la marche de la phthisie pulmonaire... Si la fistule à l'anus » doit être respectée chez les phthisiques, ce n'est pas parce que » sa guérison aggrave la maladie principale, c'est, ainsi que le » fait justement observer M. Velpeau, par l'impossibilité d'en » obtenir la cicatrisation après l'avoir opérée. Les chairs restent » molles, blafardes, la suppuration est intarissable; l'opération » est alors dangereuse et on peut dire impraticable, puisqu'elle » ne doit réussir que dans de très rares exceptions. C'est en ce » sens seulement que la phthisie nous paraît constituer une » contre-indication à l'opération.

» Eh bien! c'est dans ces cas précisément que les injections » iodées pourront être d'une grande utilité. » L'observation de M. Dumont et celles que nous avons consignées dans ce travail démontrent qu'on peut les tenter avec succès dans toutes les fis- tules, qu'elles soient complètes ou incomplètes. « Quand même, » ajoute notre confrère, ces injections ne devraient pas toujours » avoir un aussi beau résultat que dans le cas qui précède, ne » vaut-il pas beaucoup mieux les essayer que de se borner à

» recommander aux malades des soins de propreté, après avoir
» déclaré leurs affections incurables? »

Obs. IX. — La première observation de M. Piogey appartient à un
homme de cinquante ans, de bonne constitution, qui a eu une fistule complète à l'anus, à la suite d'un abcès dans cette région. Cette fistule simple
se trouvait au milieu de tumeurs hémorrhoïdales. Le malade, qui avait eu
son père atteint d'une fistule anale, pour laquelle M. Blandin avait fait plusieurs opérations très douloureuses, redoutait le bistouri au delà de toute
expression, et s'adressait à quiconque lui proposerait de le guérir sans opération. Il accepta avec empressement le traitement par les injections iodées
qui lui fut conseillé par M. Piogey. Tous les deux jours, pendant quinze
jours, au bout desquels il fut guéri, on fit, avec une petite seringue de
verre, une injection iodée de 5 ou 6 grammes, composée de :

> Teinture d'iode. . . . .   2 grammes.
> Iodure de potassium   1
> Eau distillée.   60

Ces injections, qui étaient douloureuses pendant quelques minutes seulement, ressortirent par l'anus.

Obs. X. — La seconde observation est celle d'un garçon en pharmacie, âgé de vingt-sept ans, qui avait eu, à l'anus, un abcès qui s'était
terminé par une fistule complète, ayant deux orifices externes, à 4 pouce
de l'ouverture anale. Cette fistule s'étendait très haut dans l'intestin, et
offrait des sinuosités que le stylet ne pouvait suivre ; de sorte qu'il fut
impossible de constater avec cet instrument si la fistule était complète, ce
qui devint évident en injectant de l'eau qui ressortit par l'anus. Dans ce
cas, M. Piogey eut encore recours aux injections iodées avec succès. Il en
fit quatre en quinze jours, et la guérison fut radicale. Dès la première
injection, la suppuration avait diminué. L'injection qu'il employa était
composée de :

> Teinture d'iode . . . .   4 grammes.
> Iodure de potassium.   1
> Eau distillée.   40

Il se servit d'une petite seringue de verre, et injecta 5 ou 6 grammes de
teinture à chaque fois.

Ces deux malades ne cessèrent pas de vaquer à leurs occupations pendant
ce traitement.

A ces observations nous pourrions encore joindre beaucoup

d'autres cas de guérison, que nous avons obtenue par le même traitement depuis la lecture de notre Mémoire à l'Académie des sciences. Nous pourrions citer celle de M. le comte De..., sénateur, qui nous avait été adressé par notre excellent confrère le docteur Gaudet.

Ces observations nous apprennent qu'il ne faut pas trop se hâter, dans les fistules à l'anus, de pratiquer l'incision et l'excision des trajets fistuleux et des parties décollées, l'usage des injections iodées pouvant débarrasser les malades de leur incommodité ; il faut donc en tenter l'emploi avant d'avoir recours au bistouri, qui doit être, dans ces cas, la dernière ressource du chirurgien. Que la fistule soit simple ou qu'elle présente un plus grand nombre d'ouvertures à l'extérieur, que son trajet soit direct ou sinueux, qu'il y ait entre ses deux extrémités des cavernes plus ou moins larges, que son orifice interne existe ou n'existe pas, qu'il soit près ou à une grande distance de l'anus, les injections iodées peuvent réussir. L'indication capitale est d'exciter une inflammation adhésive complète de tout le trajet fistuleux.

Un point qui a dû frapper en lisant ces observations, c'est la simplicité de cette opération, qui n'est ni difficile pour le chirurgien ni douloureuse pour le malade. Un seul aide suffit, et à la rigueur un chirurgien pourrait la pratiquer tout seul. Les précautions qui sont nécessaires avant l'opération se bornent, comme dans l'opération ordinaire, à purger le malade la veille de l'injection et à lui donner un lavement pour éviter que les garderobes ne viennent, dans les jours qui suivront l'injection, troubler le travail de l'adhésion du trajet fistuleux.

Nous avons dit qu'il était important, pour obtenir de l'injection iodée les bienfaits qu'on en attend, de prolonger son séjour dans le trajet fistuleux pendant plusieurs minutes, cinq ou six au moins. Si la fistule est borgne externe, il suffit, pour y arriver, de boucher l'orifice externe de la fistule ; si elle est complète, il faut introduire le doigt dans le rectum pour fermer l'orifice interne. Voici comment nous procédons : d'abord, un stylet creux, boutonné, percé latéralement à son extrémité, est introduit jusqu'au fond de la fistule, puis le doigt indicateur de la main gauche est placé dans le rectum aussi profondément que possible, de manière à boucher l'orifice interne de la fistule, si par hasard il existe, et à exercer une compression de dedans en dehors, dans le but d'empêcher le liquide injecté de pénétrer dans l'intestin. Cela fait, on place dans la cavité du stylet le bout très effilé d'une petite seringue en ivoire chargée de teinture d'iode, et on l'enfonce de manière à fermer hermétiquement l'ouverture externe du stylet, pour que le liquide injecté ne puisse ressortir; après cela, on pousse l'injection, qui doit être laissée six ou sept minutes dans le trajet fistuleux, ayant soin pendant tout ce temps, d'une part, d'exercer une compression soutenue avec le bout du doigt placé dans l'anus, de l'autre, de maintenir la canule de la seringue dans l'orifice externe, le pouce de la main droite appuyé sur le piston de la seringue. De cette façon, le liquide injecté dans la fistule ne peut ni pénétrer dans l'intestin, en supposant que la fistule soit complète, ni ressortir par l'ouverture externe, qui est fermée par le stylet et par la canule, et est forcé de rester en contact aussi longtemps qu'il est nécessaire pour modifier les parois de la fistule et les rendre propres à l'adhésion.

On retire la seringue, et le liquide injecté s'écoule aussitôt. Le doigt retiré du rectum indique, s'il est coloré par la teinture d'iode, que la fistule est complète; dans le cas contraire, on est certain que la fistule est incomplète. Le lendemain de l'opération, on introduit dans le rectum, pendant vingt-quatre heures, une mèche assez grosse pour exercer sur le trajet fistuleux une compression de dedans en dehors. Cette compression, dont on pourrait se dispenser à la rigueur, nous paraît utile pour rapprocher les parois du trajet fistuleux et favoriser, dans un moment convenable, leur recollement. Dans les fistules simples et récentes, il suffit quelquefois d'une seule injection iodée pour procurer la guérison; dans celles qui sont anciennes, compliquées de larges décollements ou qui dépendent d'une altération des os, de quelque lésion profonde de l'intérieur du bassin, il en faut pratiquer plusieurs, et on doit les continuer en les répétant tous les cinq ou six jours ou même plus souvent, tous les huit ou dix jours, suivant des indications particulières, jusqu'à ce que la guérison s'ensuive. Pour les fistules qui s'étendent profondément, j'ai fait fabriquer une sonde creuse en argent, de la forme et de la grosseur d'un stylet ordinaire. Cette sonde-stylet est percée de plusieurs trous latéraux à son extrémité anale; son extrémité externe est en forme d'entonnoir et peut recevoir le bout de la seringue pour pratiquer l'injection, qui, de cette façon, est portée jusqu'au fond de la fistule.

La teinture d'iode mise en usage est celle du Codex ou de M. Guibourt; seulement, pour que la solution soit complète, nous avons l'habitude d'ajouter 1 gramme d'iodure de potassium par 25 grammes de teinture d'iode pure ; nous y ajoutons quelquefois de l'acide acétique ou du tannin. Dans les fistules simples, ordinaires, qu'elles soient complètes ou incomplètes, nous employons la teinture d'iode pure ; dans celles qui s'étendent profondément et qui sont compliquées de vastes clapiers, on devra commencer par des injections moins concentrées et composées de parties égales d'eau distillée et de teinture d'iode, ayant soin d'augmenter la force de l'injection à mesure que le foyer fistuleux diminue d'étendue.

Maintenant, quel est le mécanisme de la guérison? Après l'injection, il se développe immédiatement une irritation, une inflammation sous l'influence de laquelle une couche de lymphe coagulable est sécrétée à la surface interne de la fistule. La partie enflammée devient plus rouge, les parties touchées par la teinture iodique paraissent plus vasculaires que dans l'état naturel, et très probablement elles le sont en effet, tant parce qu'il se forme de nouveaux vaisseaux dans les anciens tissus que parce que la matière adhésive de nouvelle formation devient vasculaire. Ces nouveaux vaisseaux ont leur utilité dans la période adhésive et dans celle de suppuration. Dans le premier cas, ils confèrent à la nouvelle substance la puissance d'action qui s'oppose à la suppuration; dans le second, ils offrent une base au développement des granulations.

Comme le trajet fistuleux est également modifié dans tous ses points par l'injection, l'inflammation devient générale, et, par suite de l'extravasation de la lymphe coagulable, les parties se tuméfient généralement, se gonflent et viennent se toucher par tous leurs points. Ces phénomènes sont en proportion de l'inflammation, et le gonflement est plus marqué là où l'inflammation est le plus intense, c'est-à-dire dans le point même sur lequel a porté l'irritation ; puis il se perd graduellement dans les parties environnantes. Cependant le succès de l'opération n'est nullement en proportion de la somme d'inflammation produite, bien qu'une certaine quantité d'inflammation soit indispensable pour que l'effet curatif soit produit. L'inflammation causée par l'injection dépasse rarement la période adhésive : cela pourrait cependant arriver quelquefois, quoique nous ne l'ayons jamais vu dans les fistules où il existe des décollements profonds et considérables, ce qui peut être dans le premier temps un obstacle au rapprochement des parois du trajet fistuleux et favoriser la suppuration.

Le gonflement, en portant au contact les surfaces irritées, enflammées, retient ainsi la lymphe plastique extravasée, mais vivante, qui, en se coagulant, sert de moyen d'union, les orifices des vaisseaux se forment et la lymphe inutile est absorbée.

Si les surfaces ne peuvent pas être rapprochées de manière à s'unir, ainsi si la lymphe plastique perd son principe vital dans quelques points, elle devient une source d'irritation, fait naître l'inflammation suppurative et retarde la guérison : dans ces cas, il faut recourir à de nouvelles injections.

Ces injections iodées produisent donc les effets locaux suivants : douleur, gonflement et rougeur liés tous trois à une seule et même cause et se manifestant en même temps. Cette inflammation, résultat de l'injection, donne à son tour naissance à plusieurs autres effets également locaux qui peuvent être appelés secondaires, comme les adhérences.

D'après cela, on ne doit donc voir dans l'inflammation produite par les injections iodées que l'effet d'un trouble local, qui réclame un mode d'action nouveau, mais salutaire, pour rendre les parties à cet état dans lequel les actions naturelles doivent s'accomplir nécessairement, son but étant d'établir entre les parties, au moyen de la lymphe coagulable et de la sérosité qui sont sécrétées, des adhérences qui empêchent ou limitent la suppuration.

- Le meilleur moment pour faire réunir les parties irritées est celui où le gonflement se manifeste par l'extravasation des liquides et où la lymphe plastique coagulable est sécrétée, c'est-à-dire dans la période adhésive ou première période de l'inflammation; c'est pour cela qu'il est important de chercher à rapprocher les parois fistuleuses vingt-quatre ou quarante-huit heures après l'injection iodée, en introduisant pendant quelques heures (vingt-quatre heures environ) une mèche dans le rectum ou bien un petit instrument dilatateur de M. Gariel. Quelques chirurgiens ont essayé cette méthode et n'en ont obtenu aucun bon résultat; bien mieux, elle a eu des inconvénients entre leurs mains. Ainsi, l'un d'eux a besoin de faire trois injections dans une fistule pour reconnaître qu'elle est complète; trois fois le liquide iodé pénètre dans le rectum et produit des coliques et des selles... Il fut obligé d'en venir à l'opération par le bistouri.

Pour dire qu'une méthode ne guérit pas, il faut l'avoir appliquée suivant les principes posés par l'auteur. D'abord, un seul fait n'est pas concluant; ensuite, l'orifice interne de la fistule n'a pas été fermé avec le doigt introduit dans le rectum; le liquide iodé n'a pas séjourné dans le trajet fistuleux... En un mot, l'application des injections iodées a été mal faite, et la fistule traitée ainsi n'a pas guéri et ne devait pas guérir, puisque la méthode était mal appliquée.

Le chirurgien prétend qu'il est difficile de fermer l'ouverture interne de la fistule avec le doigt; qu'il peut exister plusieurs perforations intestinales, ce qui est si rare que le chirurgien n'a peut-être jamais rencontré ce cas; qu'il est impossible de reconnaître ce lieu précis de la perforation.

Le moyen le plus sûr de reconnaître l'orifice interne est, comme nous l'avons indiqué et comme M. Limange, chirurgien belge, l'a indiqué depuis nous, d'introduire le doigt indicateur dans l'anus et d'injecter, par l'orifice externe, de la teinture d'iode. Avec ce moyen bien simple, on acquiert non-seulement la preuve de l'existence de l'orifice interne de la fistule, mais encore une donnée précise sur le siége de l'orifice interne dans le rectum (*Union médicale*, t. VIII, n° 73, 20 juin 1854).

Des observations et des réflexions consignées dans ce chapitre, il nous paraît résulter que les injections iodées, pratiquées convenablement et avec toutes les précautions que nous avons indiquées, peuvent guérir radicalement les fistules à l'anus, qu'elles soient complètes ou incomplètes, simples ou compliquées :

1° Qu'elles guérissent plus promptement que la méthode employée aujourd'hui et exposent à moins de dangers et à moins d'inconvénients ;

2° Qu'elles ne produisent aucune douleur et sont plus faciles à pratiquer ;

3° Qu'elles n'empêchent pas les malades de vaquer à leurs affaires, et les mettent à l'abri d'un long séjour au lit et de pansements répétés tous les jours ;

4° Qu'elles sont applicables dans tous les cas, et surtout dans ceux où les opérations de l'incision et de l'excision sont ou inapplicables ou très dangereuses à appliquer ;

5° Enfin, qu'elles n'aggravent jamais la position du malade, même dans le cas où elles seraient inefficaces, et qu'il est rationnel de les mettre en usage avant de recourir à l'instrument tranchant.

CHAPITRE XI.

DES APPLICATIONS LOCALES DE LA TEINTURE D'IODE SUR LES PLAIES, LES ULCÈRES, DANS LES INFLAMMATIONS VIRULENTES CONTAGIEUSES, COMME MOYEN CURATIF DE L'INFECTION PUTRIDE, ET COMME MOYEN PRÉVENTIF DE L'INFECTION PURULENTE ET DE L'ABSORPTION DES VENINS ET DES VIRUS, ETC.

Nous avons démontré dans les chapitres précédents que l'iode, injecté en teinture dans les cavités closes, était un modificateur puissant de toutes les sécrétions, et en particulier des sécrétions purulentes ; nous allons exposer maintenant les avantages immenses que l'on peut retirer de ses applications locales sur les plaies anciennes ou récentes, compliquées de virus ou non, sur les ulcères de toute espèce, enfin comme moyen curatif de l'infection putride, et comme moyen préventif de l'infection purulente et de l'absorption des différents venins et virus, etc.

Un premier fait que nous avons observé, et qui remonte déjà

à l'année 1839, fait que nous avons publié dès 1840 dans la *Gazette médicale de Paris*, et depuis dans presque tous nos travaux sur les injections iodées, c'est que de la teinture d'iode injectée ou mise en contact avec des surfaces purulentes, avait la propriété remarquable de modifier très promptement ces surfaces, de métamorphoser presque subitement les sécrétions purulentes, fétides, putrides, contagieuses, de mauvaise nature enfin, et de leur donner les conditions du pus de bonne nature. Ce fait est constant et s'est renouvelé toutes les fois que nous avons pratiqué des injections iodées dans les foyers purulents, ou appliqué de la teinture d'iode sur des surfaces enflammées et sécrétant du pus de mauvaise nature, ce pus fût-il sanieux, fétide, virulent ou contagieux (1), etc.

De cette première observation est née tout naturellement cette seconde, à savoir, que tous les phénomènes de l'infection putride étant dus à l'état particulier des foyers purulents et à la nature du pus qu'ils sécrètent, ils devraient cesser si l'on pouvait parvenir à changer cet état particulier des foyers purulents et le pus de mauvaise nature qu'ils sécrétaient; c'est en effet ce qui est arrivé. Dès qu'un foyer purulent avait été en

(1) Des expériences chimiques, faites par un pharmacien distingué de Paris, M. Duroy, sont venues confirmer le fait si important, au point de vue thérapeutique, que nous avions observé et publié depuis bien longtemps déjà, à savoir, que l'iode est un antiputride, un antiseptique, qui a l'heureuse propriété d'empêcher la fermentation putride, de la faire disparaître lorsqu'elle existe, de faire, en un mot, que le pus de mauvaise nature, qu'il soit sanieux, fétide, virulent, etc., se transforme en pus de bonne nature, et enfin d'annihiler les venins, les virus, etc.

Dans un Mémoire qu'il vient de présenter à l'Académie impériale de médecine, dans la séance du 11 octobre 1854, et publié dans l'*Union médicale* (23 et 26 septembre 1854), M. Duroy a étudié chimiquement, et en dehors des foyers purulents, les effets de l'iode sur le pus. Les résultats qu'il a obtenus sont tout à fait identiques à ceux que l'observation clinique nous avait appris, et que nous avions signalés à l'attention du public médical bien des années avant les recherches de M. Duroy. Ce savant a donc eu le tort de présenter comme nouveau, et comme lui appartenant, un fait connu et consigné dans plusieurs de nos travaux (*Gazette médicale*, 1840, 1846, 1849, 1850, 1851. — *Mémoires de la Société de chirurgie*, 1850. — *Archives de médecine*, 1853. — *Revue médicale*, 1853. — *Union médicale*, 1853, etc.). Quoi qu'il en soit, les expériences de M. Duroy sont trop précieuses pour nous et trop importantes pour que nous ne les citions pas en témoignage du fait immense que nous avons observé, et

contact pendant quelques minutes avec de la teinture d'iode, il était tellement modifié, ainsi que la sécrétion purulente qu'il contenait, que cette sécrétion prenait à l'instant de nouvelles qualités et devenait promptement pus de bonne nature ; d'où cette autre remarque pratique non moins importante, et également

duquel nous avons tiré des conséquences pratiques nombreuses et de la plus grande valeur pour les applications thérapeutiques de l'iode.

Voici les expériences de M. Duroy :

Dans un liquide séro-purulent, ayant une odeur comme safranée, de couleur un peu rosée, présentant dans sa masse une grande proportion de matière coagulée, blanchâtre, et qui s'était écoulée d'un foyer purulent deux heures après une injection iodée, M. Duroy fit les remarques suivantes :

« Comparant la grande intensité d'odeur et de couleur du liquide injecté » (rouge-brun foncé) à celles du mélange avec le pus, mélange qui sortait à peine » coloré et odorant, je fus frappé de la métamorphose, et je me posai aussitôt la » question de savoir si, placé dans un foyer pyrogénique, l'iode pourrait être » si vite absorbé ? Un papier amidonné que j'immergeai dans cette humeur n'y » bleuissant pas, me prouva bien qu'il n'y avait déjà plus d'iode libre ; mais » l'odeur safranée, propre à certains composés d'iode, à l'iodoforme, par exemple, » devait me faire supposer que l'iode s'y trouvait encore, mais dans un état » latent, c'est-à-dire probablement combiné avec la matière animale. Dans cette » vue, je soumis l'excrétion purulente aux essais suivants :

» 1° Prolongeant l'expérience avec l'empois d'amidon (pas de changement) ;

» 2° Elle ramène au bleu le papier rougi de tournesol (comme le pus normal) ;

» 3° Plaçant environ 2 grammes de ce pus sur un verre de montre, je l'ai » touché avec une goutte de teinture d'iode ; une coloration rouge foncé s'est » fait remarquer au point de contact ; mais l'agitation du mélange avec une » baguette de verre a immédiatement fait disparaître la couleur iodée ; trois » gouttes de plus, même effet ; après l'agitation, le papier d'amidon n'y peut » déceler l'iode ; une quatrième goutte de teinture produit enfin une coloration » bleue au papier. Nonobstant, on n'est pas pour cela arrivé au maximum d'io- » duration, car il suffit pour cela d'attendre quelques minutes pour voir l'iode » (d'abord en excès) entrer finalement en combinaison.

» 4° Vingt-quatre heures après son extraction, une autre partie de ce pus » iodé, quoique exposé à l'air et à une température de $+$ 20 à 25 degrés :

» a. N'avait point contracté d'odeur ;

» b. Il était sensiblement alcalin ;

» c. Mis en contact avec un fragment de potasse caustique, puis approchant » un tube de verre mouillé d'acide acétique (pas de vapeur ; absence d'ammo- » niaque).

» Au bout de huit jours seulement, une légère odeur commençant à s'y ma- » nifester, je la fis aussitôt disparaître en y ajoutant deux gouttes de teinture » d'iode. Depuis plus d'un mois, le mélange est resté dans une stabilité absolue » (aucun signe de fermentation ultérieure).

» 5° Du pus normal, recueilli au moment de la ponction, a été placé, *sans y* ment basée sur des faits nombreux, que la teinture d'iode appliquée sur les plaies récentes ou anciennes, surtout sur celles de mauvais aspect, sèches, blafardes, sanieuses, sur celles en un mot qui offrent tous les caractères qui font craindre ou annoncent la résorption purulente, pouvait prévenir ou arrêter cette grave affection.

» *ajouter d'iode*, en regard de celui dont il vient d'être question; au bout de
» vingt-quatre heures, il avait :

» *a*. Une odeur fétide,

» *b* Une alcalinité prononcée;

» *c*. Au contact de la potasse, déjà l'odorat y percevait un dégagement d'am-
» moniaque; celle-ci devenait tout à fait évidente par les vapeurs blanchies
» qu'elle formait autour du tube mouillé d'acide.

» 6° Dans le pus de la première expérience, j'ai plongé un papier ami-
» donné, préalablement *bleui* dans l'eau iodée; ce papier est *redevenu blanc* au
» bout de quelques minutes.

» Ainsi, les expériences première, deuxième et troisième, découvrent une affi-
» nité remarquable entre l'iode et le pus. L'expérience sixième démontre que
» cette affinité l'emporte sur celle de l'amidon.

» 7° Mais, au point de vue médical, il était important de bien constater la
» propriété antiputride de l'iode; d'autres expériences étaient encore nécessaires
» pour affermir ce point.

» J'ai choisi les trois liquides suivants : lait, sang et albumine (blanc d'œuf).
» Je les ai placés séparément dans des vases et mis en rapport avec de l'iode en
» excès : 1 centigramme de ce dernier par gramme de substance. L'iode peut
» s'y dissoudre *sans intermédiaire;* il suffit de le triturer avec la matière dans
» un mortier de cristal, l'union se fait *sans apparence de coagulation.* Le mé-
» lange, d'abord très coloré (je ne parle que du lait et de l'albumine), se décolore
» peu à peu et à mesure que l'iode y contracte une autre forme chimique. Si
» l'on examine ces mélanges au bout de douze heures, ils sont neutres au papier
» bleu de tournesol, à l'exception du lait, qui rougit faiblement le papier réactif.

» 8° De même que je l'ai observé à l'égard du pus, je me suis assuré que le
» lait, l'albumine et le sang décomposent aussi l'iodure d'amidon.

» 9° Guidé par l'analogie, j'ai voulu tenter aussi les mêmes essais sur du
» gluten obtenu aussi pur que possible par un lavage prolongé. J'ai malaxé ce
» gluten avec de l'iode assez bien broyé (1 centigramme par gramme); la
» masse s'est d'abord colorée en bleu noir, à cause du peu d'amidon retenu
» obstinément par le gluten; mais du jour au lendemain l'iodure d'amidon
» s'efface toujours vraisemblablement pour céder à l'attraction qui amène l'iode
» de préférence vers le gluten, ainsi que cela se passe dans les autres procédés
» protéiques.

» 10° Toutes les substances iodées, lait, albumine, sang et gluten, sont aban-
» données dans des vases ouverts. Je les mets en parallèle avec semblables sub-
» stances *sans iode*, toutes, de part et d'autre, exactement placées dans des

Enfin, nous basant sur tous ces faits confirmés par la pratique, et jugeant par analogie, nous avons pensé qu'il serait possible, malgré les différences très grandes qui existent entre les virus et les solutions toxiques relativement aux effets immédiats ou éloignés de l'inoculation, de prévenir les accidents de l'absorption des virus rabique, morveux, charbonneux, des venins, et

» conditions pareilles. J'ai eu soin d'entretenir toujours humide le gluten en » l'arrosant chaque jour avec un peu d'eau.

EXAMEN APRÈS VINGT-QUATRE HEURES.

Substances iodées.

LE GLUTEN a conservé ses caractères physiques ; il est membraneux , élastique ; odeur faible de safran.

LE LAIT est encore fluide et homogène, seulement une légère couche de crème couvre sa surface ; odeur iodée agréable.

LE SANG, homogène ; odeur iodée.

L'ALBUMINE, sans changement.

Substances naturelles.

LE GLUTEN devient mou ; il a déjà perdu une partie de sa cohésion, et il commence à dégager de l'ammoniaque.

LE LAIT est un peu caillé ; odeur faiblement aigre.

LE SANG, une portion du sérum se sépare du *cruor ;* odeur fade.

L'ALBUMINE, encore rien d'appréciable, sinon qu'elle perd sa transparence.

AU BOUT DE HUIT JOURS.

Substances iodées.

LE GLUTEN est toujours membraneux, et l'odeur d'iode s'affaiblit.

LE LAIT n'est pas encore caillé ; odeur suave, approchant de l'amande.

LE SANG , pas de changement.

L'ALBUMINE, *idem.*

Substances non iodées.

LE GLUTEN se délaie comme une bouillie ; il a pris une odeur de fromage pourri extrêmement désagréable.

LE LAIT se couvre de moisissure ; odeur aigre et puante.

LE SANG, odeur de viande faisandée.

L'ALBUMINE, odeur sulfureuse.

AU BOUT D'UN MOIS.

Les substances iodées sont en parfait état de conservation.

Les substances non iodées sont en décomposition complète. Elles dégagent une odeur insupportable. »

En conséquence de ces expériences, M. Duroy conclut avec raison que l'iode peut mettre à l'abri de la viciation du pus dans les plaies, remarque qui, comme nous l'avons fait observer, avait été faite et annoncée par nous depuis bien des années, non-seulement pour le pus, mais encore pour toutes les sécrétions virulentes contagieuses, contre les virus, les venins, etc.

même d'arrêter la pourriture d'hôpital en employant la teinture d'iode localement et directement sur les parties où a été déposé le venin ou le virus, et en l'injectant dans le tissu cellulaire sous-jacent au siége de l'inoculation.

A l'aide d'observations, essayons de montrer toute l'importance pratique des propositions que nous venons d'avancer. Nous avons cherché dans notre chapitre des considérations physiologiques (1) à donner la raison physiologique de ces faits, et à prouver qu'un des grands avantages de l'iode employé localement était de modifier les tissus qu'il touchait, qu'ils fussent enflammés ou non, et de faire subir à leurs sécrétions des métamorphoses avantageuses, au point de vue de la guérison.

Ainsi, partant de ce fait capital, que l'iode est un modificateur puissant des sécrétions purulentes viciées, et les faits nous ayant appris que l'infection putride était due à la résorption du pus de mauvaise nature, cette infection n'ayant jamais lieu quand le pus était louable, il était tout naturel de penser qu'on mettrait les malades à l'abri des accidents de l'infection putride en enlevant au pus son caractère putride et en le ramenant à sa composition normale. C'est ce que les faits sont venus démontrer. En effet, nous avons toujours vu cesser et disparaître les symptômes de l'infection putride, de la fièvre hectique, en débarrassant l'économie d'une sécrétion purulente de mauvaise nature, et en modifiant par des applications locales de teinture d'iode les cavités ou les surfaces suppurantes. Parmi les observations nombreuses que je pourrais rapporter, je citerai seulement les suivantes :

Obs. I. — *Vaste abcès gangréneux dans la région inguinale gauche. — Nécrose de l'épine iliaque antérieure et supérieure. — Symptômes de résorption putride. — Fièvre hectique. — Injections iodées. — Guérison.* — (Observation communiquée par le docteur Delarue.)

Une jeune femme de Confolens-Sainte-Honorine (Seine-et-Oise), bouchère, de constitution lymphatique, âgée de vingt-cinq ans, fit appeler le docteur Gamas pour la soigner d'un abcès survenu dans l'aine, et qu'elle

______

(1) Chapitre III, page 63.

attribuait à la pression exercée par l'extrémité du long bâton dont se servent les bouchers pour accrocher et décrocher les gros morceaux de viande. Cet abcès s'était ouvert spontanément. Il en était résulté une perte de substance assez considérable et un large décollement de la peau, avec trajet fistuleux s'étendant jusqu'à l'épine iliaque antérieure et supérieure. La suppuration était abondante. Après plusieurs semaines de soins infructueux, et l'état local et général de la malade empirant, M. Gamas eut recours aux conseils du docteur Delarue, de Paris. C'était dans le courant de juillet 1850. A ce moment, cette malade était dans une triste position : elle avait une fièvre continue qui augmentait le soir, avait perdu l'appétit, ses forces étaient abattues, avait souvent des frissons, la peau était sèche, la bouche amère, des envies de vomir, des diarrhées fétides ; elle était d'une maigreur extrême. La plaie avait un mauvais aspect ; la peau était décollée ; le pus peu lié, grisâtre, avec une odeur de gangrène. Après avoir débridé et excisé les téguments décollés, amincis et gangrenés, le docteur Delarue fit mettre cette jeune femme à l'usage d'un régime tonique, des ferrugineux, et ordonna en même temps de faire dans la plaie et le trajet fistuleux, par lequel il était facile de reconnaître la lésion de l'os, des injections iodées, suivant la méthode du docteur Boinet. Celles-ci furent pratiquées tous les huit jours. Sous l'influence de cette médication, tous les symptômes de la fièvre hectique disparurent bien vite ; la plaie devint plus belle ; des bourgeons charnus de bonne nature se formèrent, et deux mois après le commencement de ce traitement, la guérison était radicale et ne s'est pas démentie depuis cette époque. On avait fait cinq injections d'iode seulement. Cette jeune femme, qui est parfaitement guérie, a pu reprendre son rude métier de bouchère.

Nous rappellerons ici, comme une preuve de la guérison de la résorption putride par les injections iodées, l'observation que nous avons citée à la page 462 de cet ouvrage à propos des kystes ovariques suppurés.

Cette observation est très remarquable et très instructive : une femme affectée depuis longues années d'un kyste ovarique, devenu le siége d'une inflammation, puis de suppuration, minée depuis plusieurs mois par une fièvre hectique intense, offrant les signes bien caractérisés d'une infection putride, à laquelle elle va prochaînement succomber, arrivée au marasme le plus complet, atteinte de vomissements continuels et n'attendant plus que la mort, est soumise à une ponction suivie d'une injection iodée, et dès ce moment tous les symptômes si alarmants que je viens d'énumérer cessent immédiatement. Plus de frissons, plus de fièvre, l'appétit se réveille, les forces reviennent, la maigreur fait place à l'embonpoint, et quelques jours après cette malade peut se livrer aux soins de son ménage... N'est-il pas évident qu'on ne peut dans ce cas refuser à l'injection iodée l'honneur de la guérison ? C'est elle qui a modifié, arrêté la sécrétion purulente, et par suite fait disparaître tous les symptômes graves qui annonçaient une mort imminente.

Si cette observation pouvait laisser du doute dans quelques esprits, la suivante viendrait promptement les dissiper, car il a été facile d'observer à différentes reprises les bons effets des injections iodées pour prévenir et arrêter l'infection putride. La malade était une jeune femme de vingt-deux ans, dont l'état était si déplorable que M. le docteur Charrier, auquel elle avait été confiée, avait déclaré sa guérison impossible. Voici cette observation :

Obs II. — *Kyste ovarique suppuré,* — *Fièvre hectique.* — *Infection putride.* — *Six ponctions, six injections iodées.* — *Guérison.*

Une jeune dame de vingt-deux ans, de constitution lymphatique, très nerveuse, mariée à dix-huit ans, ayant eu deux enfants, souffrait depuis longtemps dans le ventre et maigrissait beaucoup, lorsqu'elle se décida, en février 1852, à consulter un médecin. Le traitement qu'elle suivit resta inutile. Sa position s'était considérablement aggravée; elle pouvait à peine respirer, avait de la fièvre et des frissons qui duraient cinq ou six heures chaque jour. La fièvre, les vomissements, l'amaigrissement, le développement du ventre et l'oppression continuant à faire des progrès, le docteur Charrier fut appelé vers la fin de décembre 1852, et me fit appeler ensuite. Nous constatâmes un kyste ovarique.

Le 6 janvier 1853, une première ponction et une injection iodée furent faites; il sortit environ 3 litres de liquide purulent. La fièvre, les frissons dont la malade était atteinte depuis longtemps, cessèrent aussitôt, de même que les vomissements, la diarrhée. L'appétit, qui était complétement perdu depuis longtemps, revint, et la maigreur extrême qu'elle présentait diminua peu à peu.

Le 1er février, le kyste s'étant en partie reproduit, et avec lui les signes de la fièvre hectique, tels que des frissons, une fièvre lente continue, des selles fétides, de la sécheresse de la peau, de la diminution dans l'appétit, je revins à une nouvelle ponction et à une nouvelle injection iodée. La matière contenue dans le kyste était purulente, sanieuse, noirâtre, d'une odeur infecte. Dès le lendemain, le mieux était évident, l'appétit s'annonçait déjà, et l'état général devenait meilleur ; il n'y avait pas trace de fièvre. J'avais retiré 2 litres de pus.

Le 17 février, nouvelle ponction, nouvelle injection. Cette fois, le pus a un meilleur aspect ; il est sans odeur, et sa quantité est seulement de 1 litre. J'eus recours à cette troisième ponction dans le but d'empêcher ce kyste de reprendre le développement qu'il avait eu primitivement, et pour faire cesser un malaise général, un commencement de perte d'appétit, un peu de fièvre le soir, symptômes que je regardais comme les signes avant-coureurs d'un commencement de nouvelle infection putride.

Le 14 mars, les 9 et 29 avril, d'autres ponctions et d'autres injections furent pratiquées, mais la quantité du pus, qui était devenu louable, dimi-nuait à chaque ponction, et à la dernière, qui fut suivie d'une injection de teinture d'iode pure, il en sortit à peine 60 grammes. Depuis longtemps, tous les symptômes généraux que j'ai signalés plus haut avaient entière-ment disparu ; la malade se levait et vaquait à ses occupations; elle faisait des promenades quotidiennes ; elle avait engraissé. Le kyste était facile à limiter et à circonscrire, parce que la malade étant très maigre et très grêle, les parois de l'abdomen étaient peu épaisses. Soumise à un régime tonique et ferrugineux, la malade reprit graduellement des forces et de l'embonpoint, et au moment où elle est partie, vers la fin de juin, pour aller passer la belle saison à la campagne et achever le rétablissement de sa santé, on sentait encore une tumeur dure, non douloureuse à la pression, du volume d'un petit œuf de poule, mais qui ne la gênait en aucune façon. Toutes les fonctions étaient régulières ; les règles avaient reparu.

Ce dernier fait n'a pas besoin d'explication pour faire com-prendre toute la valeur pratique des injections iodées dans les cas de résorption putride. En effet, une vaste collection puru-lente renfermée dans un kyste donne lieu, et à plusieurs reprises, à tous les phénomènes de l'infection putride, et ces phéno-mènes graves cessent, disparaissent, aussitôt que la teinture iodique est mise en usage dans le kyste débarrassé de son con-tenu. Cette expérience est répétée trois fois chez le même indi-vidu dans le court espace de cinq ou six semaines, et trois fois les mêmes résultats sont obtenus : la fièvre hectique cède comme par enchantement, et l'économie n'étant plus exposée à l'ab-sorption incessante et continue d'éléments putrides, se débar-rasse promptement de ceux qu'elle avait puisés dans ce vaste foyer purulent et reprend toutes ses fonctions avec une régula-rité surprenante. Au bout de peu de temps, les phénomènes locaux et généraux de l'iode cessent leur action préservatrice et curative, le pus se reforme, et dès ce moment apparaît de nouveau toute la série des accidents de l'infection putride... Une nouvelle injection d'iode est faite, le pus est modifié, ainsi que les parois qui le sécrètent, et tout aussitôt le mal disparaît, la fièvre cesse, l'appétit revient, l'état général est meilleur, toutes les fonctions s'exécutent mieux, et la santé devient excellente. Il est donc indiqué dans toutes collections purulentes un peu vastes, et dans celles surtout où peut séjourner le pus, de faire usage de la teinture iodique dès que l'intoxication de l'économie par l'absorption de matières putrides devient imminente, autrement dit dès qu'on peut saisir les premiers signes de la résorption putride. On doit même ne pas attendre ces premiers symptômes et débarrasser l'économie de toute collection purulente, quelle que soit sa nature, avec la précaution, bien entendu, de soumettre les foyers purulents aux injections iodées, dans le but de hâter leur guérison et de prévenir l'infection putride.

Les faits que je viens de citer, et d'autres bien nombreux que je pourrais y joindre, prouvent, comme je l'avançais tout à l'heure, qu'on arrête les accidents de l'infection putride, d'abord en vidant les foyers du pus qu'ils contiennent, ensuite en modifiant les surfaces de ces foyers et par suite la sécrétion purulente, qui ne fournit plus rien de funeste à l'absorption, d'ailleurs rendue momentanément impossible par les effets de l'iode sur les parois des foyers. Dans ces cas, l'iode a agi évidemment en dénaturant des sécrétions nuisibles qui pouvaient être absorbées, en desséchant les plaies, et probablement aussi en déterminant un certain genre d'inflammation différent de celui qu'avait produit le contact des matières putrides. Les surfaces des plaies des cavités purulentes étant imbibées, infiltrées d'iode, elles ne peuvent, pendant tout le temps que cet état particulier subsiste, absorber aucun principe nuisible ; au contraire, pendant tout le temps durant lequel les phénomènes locaux produits par l'iode continuent d'avoir lieu, il y a une sécrétion déterminée par l'excitation produite par la teinture iodique.

On sait depuis longtemps, et M. Bonnet, de Lyon, l'a rappelé dans son excellent Mémoire sur la cautérisation, comme moyen

de prévenir et de guérir la phlébite et l'infection purulente (1),
qu'il existe une différence profonde entre les plaies produites
par l'arrachement, par la cautérisation, et les plaies produites
par l'incision. On sait le danger qu'il y a de porter le bistouri
dans une plaie qui suppure ; on sait que les solutions de conti·
nuité par le bistouri exposent souvent à des érysipèles, à des
phlébites, à des résorptions purulentes, en un mot à des lésions
qui de la plaie se propagent à toute l'économie, et qui de locales
qu'elles sont d'abord, deviennent bientôt générales, et que celles
qui sont le résultat de la cautérisation sont exemptes de tous
ces accidents ; on sait enfin que la mauvaise qualité du pus n'est
pas sans influence sur le développement de ces divers accidents,
et que l'infection putride et purulente y trouve toujours la cause
de leur origine. Quelle est la différence des plaies ordinaires et
des plaies par cautérisation ? C'est que dans les solutions de
continuité par instruments tranchants, les vaisseaux capillaires
veineux incisés restent béants, s'enflamment et deviennent le
siége d'une suppuration qui gagne de proche en proche et donne
lieu à des érysipèles, à des phlébites, à la résorption purulente,
tandis que dans les solutions de continuité produites par la cautérisation, les vaisseaux oblitérés par l'application des caustiques ne sont le siége que d'une inflammation locale adhésive,
sans suppuration dans la cavité du vaisseau ; les veines se trouvent ainsi à l'abri du contact de l'air, et, n'étant pas enflammées, elles ne peuvent sécréter du pus, et l'infection purulente
ne peut avoir lieu. On sait encore que le but et les avantages
de la réunion immédiate sont de chercher à obtenir une inflammation adhésive et de se mettre à l'abri d'une inflammation suppurative. Pour y parvenir, on réunit immédiatement après
l'opération, si les parties et la nature des plaies le permettent,
pour éviter le contact de l'air. Si ce contact de l'air sur les plaies
est la cause des inflammations suppuratives et des accidents
qui peuvent en résulter, on doit donc chercher à l'éviter par
tous les moyens possibles et à mettre toutes les plaies dans les
conditions où elles se trouvent par la réunion par première
intention, dans le but d'arriver à des inflammations adhésives

______

(1) *Gazette médicale de Paris*, année 1843, p. 231.

exemples de phlébite, de résorption purulente, etc. C'est ce qu'il est possible de faire avec les injections ou les badigeonnages avec la teinture d'iode, dans les plaies où la réunion immédiate n'est pas possible, et ce que de nombreuses observations nous ont mis à même de constater.

La connaissance de ces faits d'une part, l'absence de la phlébite dans les solutions de continuité qui succèdent à la chute des eschares de l'autre, et enfin l'existence constante de ce fait que les injections iodées, que les applications locales de teinture d'iode, conservent toujours leur caractère d'innocuité, n'entraînent jamais la phlébite, déterminent l'oblitération des vaisseaux capillaires et modifient le pus de mauvaise nature, devaient nous conduire à appliquer ces applications locales d'iode à tous les cas où l'oblitération des vaisseaux capillaires est rendue nécessaire, à toutes les plaies qui sécrètent des matières plus ou moins fétides, qui sont grisâtres, blafardes et n'ont aucune tendance à la cicatrisation, et qui s'accompagnent d'une soif ardente, d'une fièvre brûlante, d'une prostration extrême des forces, etc. C'est en cautérisant ces plaies, c'est en les défendant du contact de l'air, c'est en modifiant le pus, c'est enfin en substituant une plaie simple, de bonne nature, à une plaie compliquée, de mauvaise nature, que ces applications iodées peuvent prévenir et arrêter dans leur cours tous les accidents que je viens d'énumérer; avec elles on substitue à une collection purulente de mauvaise qualité une cautérisation superficielle, une inflammation toute locale et sans réaction funeste sur l'économie. Les modifications locales, franches, qui en résultent, sont suivies d'une cicatrisation aussi prompte qu'on peut l'espérer dans des cas où les forces du malade sont toujours affaiblies.

Lorsqu'on cherche à comprendre pourquoi les phénomènes graves qui se développent fréquemment dans les grands foyers purulents qu'on a ouverts n'ont pas lieu, lorsque ces foyers ont été soumis aux injections iodées, on est conduit naturellement à voir cette différence : 1° dans la qualité meilleure du pus; 2° dans la cessation de la puissance absorbante. Cette opinion me paraît d'autant plus vraisemblable, que les plaies qui sont recouvertes d'une matière purulente de mauvaise nature, dont le tissu cellulaire, les veines, les vaisseaux capillaires, sont encore perméables, où l'air et les liquides peuvent pénétrer sans obstacle, dont les veines ne sont oblitérées que par un caillot sanguin peu adhérent, présentent de larges bouches absorbantes, dans lesquelles les substances répandues à la surface de la plaie peuvent aisément pénétrer. Par opposition, dans les plaies qui ont subi le contact de l'iode, le tissu cellulaire, infiltré, oblitéré par la lymphe plastique, l'air ne peut plus y pénétrer ; la fibrine, toujours adhérente aux parois qui l'entourent, oblitère également les veines et le tissu cellulaire des os qui peuvent avoir été coupés, etc., etc. ; toutes ces conditions doivent rendre l'absorption sinon impossible, au moins très difficile à la surface des plaies injectées d'iode.

L'infection purulente est l'infection du sang par le pus sécrété dans la cavité des veines. Si, appliquée sur une surface enflammée, sur une plaie ancienne ou récente, la teinture d'iode a pour effets primitifs d'oblitérer les veines ou les vaisseaux capillaires veineux, en les desséchant, en les resserrant, en les racornissant, en les agglutinant ; si elle produit de petites eschares superficielles, si elle coagule les matières épanchées à la surface des plaies, si elle pénètre les tissus et contracte avec eux une véritable union chimique, si enfin elle forme un véritable vernis, une espèce de pellicule qui arrête tout d'abord l'exhalation, en même temps qu'elle défend les organes de l'impression de l'air, il en résulte, par suite de ces phénomènes, un caillot protecteur qui se forme dans l'extrémité des vaisseaux capillaires, les oblitère et les met à l'abri de l'inflammation et du pus qui se produisent, et quand ces derniers effets ont lieu, la phlébite ne peut plus avoir lieu et la résorption purulente est impossible. Survient ensuite la réaction inflammatoire qui gonfle les tissus, les rapproche et donne lieu à un épanchement de lymphe plastique qui vient encore ajouter aux premiers effets de l'iode ; et lorsque naît l'inflammation suppurative, elle reste toute locale et ne se propage pas dans les vaisseaux capillaires ou dans les veines, empêchée qu'elle est par toutes les causes que nous venons d'énumérer ; il devient désormais facile de comprendre pourquoi cette inflammation reste locale et pourquoi elle ne peut se propager dans les vaisseaux capillaires et dans les veines, qui sont fermés. On comprend aussi pourquoi les érysipèles, les phlébites et la résorption purulente ne peuvent avoir lieu. Les veines et les capillaires n'étant pas enflammés, ils ne peuvent sécréter de pus, et l'infection purulente, qui n'est autre chose que l'infection du sang par le pus sécrété dans la cavité des veines, ne peut avoir lieu. Par l'application de l'iode, les capillaires veineux restant à l'abri du contact de l'air, ne peuvent devenir le siége d'une inflammation suppurative, mais d'une inflammation adhésive. Donc, si par ce moyen on peut arriver à oblitérer les veines ou les vaisseaux capillaires veineux incisés, on n'aura qu'une inflammation locale, sans suppuration dans la cavité du vaisseau; c'est ce que produisent les applications de teinture d'iode sur les plaies récentes, c'est ce que produit la cautérisation, comme l'a si bien démontré M. le docteur Bonnet, de Lyon, dans un intéressant Mémoire qu'il a publié dans la *Gazette médicale de Paris*.

La douleur qui suit l'application de la teinture d'iode dans les plaies, les foyers purulents, est quelquefois vive, mais passagère, et la réaction inflammatoire dans les parties qui avoisinent celles qui ont été touchées par l'iode généralement peu intense. Cet avantage des injections iodées sur les autres caustiques, de n'exercer aucune réaction sur le reste de l'économie, est immense, parce qu'il permet d'injecter de l'iode partout et en aussi grande quantité qu'il est nécessaire, quelles que soient la profondeur et l'étendue des plaies, qu'elles soient anfractueuses ou non, dans les abcès profonds, dans les grandes cavités naturelles, et cet avantage est d'autant plus précieux qu'il est nécessaire, indispensable, pour se mettre à l'abri des accidents qui suivent l'ouverture des grands abcès ou des grandes cavités, par l'introduction de l'air qui rend fétide et sanieux le pus qui continue d'y séjourner, de toucher, d'ioder, si je puis dire, tous les points sans exception des parois de ces cavités suppurantes. Avec les injections iodées, ces conditions sont toujours faciles à obtenir, et leur application est toujours possible dans les cas nombreux qui peuvent les réclamer. Nous en avons souvent fait usage, et toutes les fois que la constitution des malades n'était pas profondément altérée, ce qui malheureusement n'est que trop ordinaire, elles nous ont souvent procuré des guérisons radicales et sans accident. Ainsi employée comme je viens de le dire, dans les collections purulentes, la teinture d'iode prévient tous les accidents de résorption purulente inhérente à l'ouverture des abcès et au mauvais état des plaies étendues. Pour démontrer cette puissance préservatrice des applications iodées, je pourrais citer un nombre très considérable de faits, mais les suivants suffiront.

Obs. I. — *Écrasement de la jambe gauche par une roue de voiture.* — *Fracture comminutive du tibia et du péroné.* — *Broiement des parties molles.* — *Larges eschares gangréneuses.* - *Suppuration abondante pendant plusieurs mois.* — *Symptômes de résorption purulente.* — *Injections iodées dans la plaie.* — *Guérison*

Le 31 janvier 1849, madame T.. , âgée de plus de cinquante ans, fit une chute en voulant descendre d'une voiture de déménagements, et eut la jambe gauche écrasée par le passage de la roue. Appelé pour donner des soins à cette dame, je constatai une fracture comminutive des deux os de la jambe, avec contusion et déchirure considérable des parties molles; il existait en même temps une hémorrhagie très forte. Les désordres étaient tels que l'amputation paraissait être la seule ressource à laquelle on dût recourir La malade s'y refusa opiniâtrément, aimant mieux mourir que de souffrir une pareille mutilation. La jambe, fracturée à sa partie inférieure, à quelques centimètres au-dessus des malléoles, fut placée dans un bandage de Scultet, à bandelettes mobiles, et pansée tous les jours à cause du gonflement énorme et de la suppuration très abondante qui s'était établie dans les plaies. De larges eschares gangréneuses se formèrent sur les deux côtés de la jambe et produisirent une perte de substance considérable. Vers le douzième jour de l'accident, au moment de la chute dès eschares, le pus devint saniéux, fétide ; les plaies prirent un mauvais aspect, devinrent sèches, blafardes. La malade éprouva un malaise général suivi d'un frisson qui dura plusieurs heures, avec sécheresse de la langue, insomnie, etc. Dans une position aussi fâcheuse, il n'y avait pas à proposer l'amputation, que la malade avait déjà refusée, et d'accord avec M. le docteur Tiger, qui lui donnait des soins avec moi j'eus recours aux injections iodées, dans le but de modifier les plaies et la suppuration, qui pénétrait jusqu'aux os qu'on voyait à nu dans un point. Ce moyen réussit au delà de nos espérances, et dès le pansement suivant, la plaie avait entièrement changé d'aspect; les chairs étaient plus animées, plus vermeilles, et on ne voyait plus que çà et là quelques points grisâtres, gangrenés. La suppuration était également modifiée et était redevenue de meilleure nature, ayant une odeur moins désagréable que la veille. La langue était moins sèche. La malade avait

ou la nuit quelques heures de sommeil. Son état général était meilleur, et
au lieu d'un frisson, elle eut seulement un sentiment de froid pendant une
demi-heure environ. Ces injections iodées furent continuées pendant plusieurs jours, et sous leur influence, le pus reprit bien vite ses qualités
normales, et la plaie un aspect de bon augure. Des bourgeons charnus de
bonne nature se formèrent, et tout fit espérer une terminaison heureuse.
En effet, à partir de ce moment, les plaies diminuèrent peu à peu, ainsi que
la suppuration, qui, très abondante pendant deux mois, exigea pendant
tout ce temps des pansements quotidiens. La consolidation et la guérison
complète des plaies n'eut lieu que dans les derniers jours de juin, c'est-à-
dire environ cinq mois après l'accident, et aujourd'hui, près de six ans
après, madame T... jouit d'une bonne santé, marche facilement, et a
retrouvé toute l'activité qu'elle a toujours eue.

Obs. II. — *Fracture comminutive de la jambe gauche, issue des fragments,*
abcès multiples, clapiers nombreux. — *Symptômes de résorption purulente.*
— *Injections iodées.* — *Guérison.* — (Observation communiquée par M. le
docteur Delarue.)

Dans le mois d'octobre 1850, je fus appelé rue du Cadran pour donner
des soins à une dame d'Ingouville, qui venait de se fracturer la jambe
gauche à son tiers inférieur, en tombant dans une fosse d'aisance qu'on
venait de vider, et qu'on avait laissée ouverte. Les désordres étaient tellement graves, la plaie qui accompagnait cette fracture si étendue, que je
proposai l'amputation. Ce moyen fut repoussé. Pour faire rentrer les fragments et les réduire, je fus obligé de débrider la peau et les muscles.
Quelques jours après, une inflammation très vive, accompagnée d'un gonflement énorme, étant survenue, le traitement antiphlogistique le plus
énergique fut employé. Placé dans un appareil de Scuttet, le membre n'en
devint pas moins le siége d'une suppuration très abondante, d'abcès nombreux, d'eschares gangréneuses, de décollement étendu de la peau, de trajets fistuleux qui s'étendaient fort loin, et laissaient écouler du pus de
mauvaise nature, malgré de minutieux pansements faits deux fois par jour.
Les os étaient à nu au milieu de ces foyers purulents. Plusieurs débride-
ments, pratiqués pour faciliter l'écoulement du pus, n'avaient amené aucune
amélioration. La fièvre était continue. Au milieu de ces accidents graves
survinrent bientôt, vers le trente-sixième ou le trente-septième jour, de
nouveaux phénomènes plus graves encore. La fièvre augmenta ; le pus
était mal lié, répandait une odeur infecte, et avait une couleur grisâtre ; la
malade éprouvait une grande prostration ; plusieurs jours de suite, un ou
deux frissons se firent sentir ; l'aspect de la plaie était grisâtre, blafard ;
les selles étaient fétides, et la malade avait perdu l'appétit. Je regrettais
vivement, et la malade aussi, de ne pas avoir amputé cette jambe, tant ce

fâcheux état de la plaie m'inspirait d'inquiétudes. Je fis appeler le docteur Boinet, qui n'hésita pas à conseiller des injections iodées quotidiennes dans tous les clapiers, et des pansements avec des plumasseaux de charpie imbibés de teinture d'iode. Le changement produit par ce nouveau mode de pansements a été subit. L'état général est promptement devenu meilleur ; le pus a repris son caractère normal ; la suppuration a diminué; la plaie, de blafarde, molle qu'elle était, est devenue vermeille; les chairs se sont ranimées ; des bourgeons charnus se sont formés, et le travail de la consolidation, qui jusque-là n'avait fait aucun progrès, a commencé, et après six mois de traitement, la malade, entièrement guérie, put se servir de son membre et marcher avec des béquilles. Elle est repartie pour Ingouville jouissant d'une excellente santé.

Obs. III. — *Extraction d'esquilles nécrosées à la suite d'une fracture de jambe datant de deux ans. — Symptômes de résorption purulente. — Injections et pansements iodés. — Guérison.*

M. Leg..., propriétaire, âgé d'environ soixante ans, de bonne constitution, s'était fracturé la jambe gauche à la partie inférieure, dans l'articulation tibio-tarsienne, en tombant d'une échelle. La fracture était comminutive et compliquée de plaie. Au moment de cet accident, il était en province. Suivant son dire, les médecins appelés à lui donner des soins jugèrent les désordres assez graves pour lui proposer l'amputation, qui fut refusée. Dix mois après cet accident, la consolidation n'existait pas; il revint à Paris, consulta plusieurs chirurgiens, qui conseillèrent encore l'amputation de la jambe, ce qui ne fut pas accepté. Pendant plus d'une année, des onguents, des appareils de toute sorte furent inutilement mis en usage, et par divers chirurgiens et charlatans. Il était résigné à vivre étendu sur son lit, la jambe placée dans une gouttière de fil de fer, dernier moyen qui lui avait été conseillé, et qu'il préférait à tous les autres, à cause de l'immobilité où se trouvait la jambe. Le reste de la santé était excellent.

Lorsque je fus consulté en juin 1852, M. Leg.. n'avait pas quitté le lit depuis environ deux ans, et par suite du long repos auquel il avait été condamné, l'articulation tibio-fémorale gauche était ankylosée, et le membre dans une extension complète. Au niveau des malléoles gauches, la jambe était d'un volume considérable, dure, empâtée. Cinq ouvertures fistuleuses laissaient écouler de la matière purulente ; elles existaient en avant de l'articulation tibio-tarsienne et autour des malléoles. Le moindre attouchement les faisait saigner. Un stylet introduit par ces fistules arrivait directement sur une surface osseuse, sèche, dénudée; nul doute qu'il y avait là une ou plusieurs esquilles d'os nécrosées. La première idée qui me vint en présence de cette grave lésion fut l'amputation ; mais on m'avait prié de ne pas en parler. Je déclarai au malade que puisqu'il ne voulait pas se soumettre au moyen qui dans ce cas paraissait le plus rationnel, en raison de l'étendue de son mal, de son ancienneté, de son siége dans une articulation, on pourrait, à l'aide d'incisions profondes, extraire les os nécrosés qui s'opposaient à la guérison, mais qu'il faudrait tenter plusieurs opérations successives qui seraient plus longues, plus laborieuses, et peut-être plus dangereuses qu'une amputation, à cause des inconvénients qu'il y avait à inciser des tissus indurés, engorgés et enflammés chroniquement. Toutes ces considérations ne changèrent point l'opinion de M. Leg...; il préférait la mort plutôt que de vivre avec une jambe amputée, et ce n'était pas la crainte de la douleur qui lui faisait rejeter l'amputation, puisqu'il refusa d'être chloroformé pour subir les autres opérations.

Le 29 juin 1852, assisté de M. le docteur Tiger, je pratiquai une première incision de 7 à 8 centimètres d'étendue, dans la direction du tibia, sur une fistule placée au-devant de la malléole interne. Le doigt introduit au fond de cette incision, qui avait pénétré jusqu'à l'os, me fit reconnaître une esquille mobile, dont l'extraction devint assez facile à l'aide d'une pince à pansement. Cette esquille était formée par une partie de l'extrémité articulaire du tibia.

Ne trouvant pas d'autres séquestres, j'espérai qu'après l'extraction de celui-ci, toutes les ouvertures fistuleuses se tariraient promptement. Il n'en fut rien. L'incision que j'avais pratiquée se cicatrisa vite, ainsi que la fistule placée à la partie interne de la malléole, mais toutes les autres persistèrent.

Le 13 juillet, nouvelle incision sur la fistule placée à la partie antérieure de la jambe, nouvelle extraction de plusieurs esquilles qui, réunies, formèrent, avec le premier séquestre que j'avais extrait quinze jours auparavant, toute l'extrémité articulaire du tibia. Après cette opération, deux fistules se fermèrent avec une rapidité remarquable. Toute la partie interne et inférieure de la jambe était considérablement dégonflée; mais il n'en fut pas de même au niveau de la malléole externe, et les deux fistules qui existaient de ce côté persistèrent.

Le 14 août, une troisième incision fut pratiquée sur la malléole externe, entre les deux fistules, dans des tissus engorgés, indurés, comme lardacés, et un énorme séquestre, formé par l'extrémité du péroné nécrosé, fut extrait. La plaie fut pansée comme à l'ordinaire, c'est-à-dire à l'aide de bandelettes de diachylon; mais les suites de cette opération ne furent pas aussi simples que les deux premières fois. Le malade fut pris de fièvre, d'un malaise général, de soif, d'insomnie, de perte d'appétit, de frissons. La plaie prit un mauvais aspect, se dessécha; les bords devinrent gonflés, douloureux; le pus séreux, fétide. Les frissons se répétèrent plusieurs fois les jours suivants. Des traînées rougeâtres apparurent le long de la jambe et de la cuisse qui étaient gonflées, douloureuses, ainsi que les ganglions poplités et inguinaux; en un mot, il existait tous les symptômes d'un commencement de résorption purulente.

40

Je m'empressai d'injecter, de laver la plaie et de badigeonner les traînées rougeâtres avec de la teinture d'iode, et de panser avec des plumasseaux de charpie imbibés de la même liqueur, et recouverts de cataplasmes de farine de lin arrosés de laudanum. Quarante-huit heures après ces pansements, qui avaient été répétés deux fois seulement, la scène avait entièrement cessé. La plaie offrait un meilleur aspect ; ses bords étaient moins gonflés, moins douloureux ; les traînées rougeâtres étaient en partie disparues ; le pus était redevenu de bonne nature, et le gonflement de la jambe et de la cuisse avait bien diminué. La fièvre avait cédé ; la soif n'était plus aussi vive. Le malade avait mieux dormi ; il n'existait plus de prostration, son état général était bien meilleur.

L'appétit revint aussitôt, et la plaie, pansée simplement, marche si rapidement vers la guérison, que quinze jours après ces accidents, la guérison était complète. La plaie était cicatrisée ; il n'existait plus d'ouvertures fistuleuses, et le volume de la jambe était presque revenu à son état normal. Il y avait une roideur de l'articulation tibio-tarsienne. Le malade put se lever, être placé sur un fauteuil, et des mouvements quotidiens furent imprimés à l'articulation tibio-fémorale, qui avait contracté une fausse ankylose sous l'influence d'un repos trop prolongé. Aujourd'hui, plus de deux ans après ces opérations, le malade jouit d'une excellente santé, et peut faire de longues courses sans l'aide de béquilles ou même d'une canne.

Cette observation pourrait être l'objet de plusieurs réflexions du plus haut intérêt ; je me contenterai de faire remarquer seulement que je crois avoir prévenu et arrêté la résorption purulente par l'emploi de la teinture d'iode appliquée sur tous les points de la plaie.

Étant donc bien établi que l'iode est un modificateur puissant des sécrétions purulentes viciées ; qu'il peut, appliqué de certaine manière, établir une barrière efficace contre l'absorption des matières de mauvaise nature et leur enlever leur caractère nuisible, il était bien naturel de penser que, dans bien des affections virulentes, contagieuses, son application serait efficace, si elle pouvait détruire sur place le virus déposé sur les parties vivantes.

Il est vrai que d'expériences remarquables faites par M. Renault, il est résulté que la cautérisation serait restée inefficace pour prévenir l'absorption du virus morveux une heure après l'inoculation, et du virus claveleux cinq minutes après l'inoculation. Si l'opinion basée sur ces faits se généralisait, ce serait un grand malheur et pour les médecins et pour les malades; car elle tendrait à priver les uns et les autres de la seule ressource qu'ils ont dans ces cas malheureux. De son côté, M. Parchappe a fait des expériences qui l'ont conduit à des résultats plus consolants. Selon ce savant, la cautérisation ne serait pas sans valeur dans le traitement des inoculations toxiques et virulentes, et aurait l'avantage d'empêcher les phénomènes de l'intoxication. S'il en est ainsi, et l'expérience le confirme, n'est-il pas rationnel, malgré les différences très grandes qui existent entre le virus et les solutions toxiques, relativement aux effets immédiats et éloignés de l'inoculation, de recourir aux moyens qui pourraient détruire sur place le virus ou s'opposer à son absorption? Ne savons-nous pas d'ailleurs que, dans quelques cas, l'action d'un virus peut avoir dans la partie inoculée une longue incubation avant la transmission dans l'économie de son influence morbide.

Nous basant, d'une part, sur ces faits, que l'iode avait la propriété de modifier avantageusement les sécrétions putrides et virulentes; de l'autre, sur ce que l'absorption est en raison inverse du degré de cautérisation; partant de ces faits, disons-nous, l'idée nous est venue d'employer la teinture d'iode pour prévenir l'absorption des différents virus, des virus chancreux, morveux, claveleux, rabique, charbonneux, etc.

Pour arriver à ce résultat, la première indication et la plus urgente serait de détruire sur la place le virus inoculé. Dans ce but, on a recours à la cautérisation, soit avec le fer rouge, soit avec des caustiques solides, toutes les fois que le siége de la partie lésée peut en permettre l'application. Dans ces cas, les caustiques liquides sont rejetés à cause des difficultés qu'il y a à limiter leur action et des accidents qui pourraient en résulter. Assurément la cautérisation avec le fer rouge ou les caustiques serait de tous les moyens le meilleur, si l'on pouvait toujours la faire de manière à détruire tout le virus ou toutes les parties inoculées du virus; mais elle n'agit pas toujours assez profondément pour qu'il en soit ainsi, et laisse intactes des parties qui, imprégnées de virus, le transmettent au reste de l'économie. Le virus qui a pénétré dans la profondeur ou les anfractuosités d'une plaie n'étant pas atteint par la cautérisation, il résulte que cette opération devient inutile, si même elle n'est pas alors une cause de danger, en produisant sur la plaie ou dans la plaie une eschare qui, en renfermant le virus dans la plaie, en favorise l'absorption. Un des avantages de la teinture d'iode, dans ces cas, serait de pouvoir pénétrer dans les recoins les plus cachés de la plaie, de pouvoir s'infiltrer dans tous les tissus mis en contact avec le virus, de les cautériser, de former, comme nous l'avons dit ailleurs, une véritable union chimique qui aurait la bienfaisante faculté d'annihiler le virus et d'arrêter ses fâcheux effets. Cette première application locale et directe de la teinture-d'iode, sur une plaie inoculée d'un virus quelconque, ne serait que la première partie du traitement que nous nous proposons. Comme il pourrait se faire que le virus eût déjà pénétré à une certaine profondeur, et telle, que la teinture d'iode appliquée localement et directement devînt impuissante à détruire entièrement le virus ou ses effets, nous avons pensé qu'on pourrait faire la part du mal en cherchant à mettre entre lui et le reste de l'économie une barrière imperméable. Pour atteindre ce but et s'opposer à l'envahissement du virus, il suffirait d'appliquer une large ventouse sur la partie inoculée, de manière à soulever avec cet instrument toutes les parties imprégnées du virus, et à les éloigner momentanément des parties sous-jacentes. Alors, à l'aide d'une ponction sous-cutanée faite sous la ventouse, on pratiquerait une injection iodée dans le tissu cellulaire. De cette façon, on établirait, entre la partie inoculée et le reste de l'économie, une barrière qui s'opposerait efficacement à l'absorption du virus, barrière qui serait d'autant plus difficile à pénétrer que l'injection serait plus concentrée, et l'eschare qui en résulterait plus épaisse. Cette manière de faire aurait le double avantage d'abord de détruire le principe virulent, et ensuite de mettre, au moins momentanément, les tissus dans des conditions telles qu'ils ne seraient plus aptes à l'absorption. Cette méthode serait surtout avantageuse dans les cas où l'on serait appelé dans les premières heures ou les premiers temps qui suivraient l'inoculation du virus; car du moment que l'état d'incubation dans la partie lésée n'aurait pas lieu, et que l'économie serait envahie, ce moyen, comme tous les autres, deviendrait inutile. Ce que nous avons observé des applications de la teinture d'iode dans les inflammations virulentes, spécifiques, nous autorise à croire qu'on obtiendrait des résultats avantageux là où la médecine est souvent obligée de déclarer son impuissance.

Dans une communication à l'Académie des sciences, le 3 juillet 1854, M. Alvaro Reynoso fait connaître qu'il a mis ces idées en pratique pour neutraliser les effets d'un poison violent, et il conclut, d'une série d'expériences sur l'empoisonnement par le *curare*, que l'iode, sans détruire ce poison introduit dans l'économie, l'altère et retarde la mort, et, de plus, que l'iode en dissolution dans l'alcool est plus efficace qu'en dissolution aqueuse à la faveur de l'iodure de potassium (1). Déjà les expérimentations de MM. Braynard et Green (2) sur les animaux avaient appris que le poison du crotale et le *curare* sont complétement annihilés par l'iode.

(1) Dans un rapport que M. Flourens vient de faire à l'Académie des sciences sur le travail de M. Alvaro Reynoso, intitulé *Expériences pour servir à l'his- toire de l'empoisonnement par le curare*, il rappelle d'abord les expériences de M. Braynard sur *l'iode considéré comme contre-poison du curare*, expériences qui sont venues appuyer l'opinion que nous avions déjà émise depuis longtemps que *l'iode était un caustique, un antiseptique, un antivirulent*, etc., capable de s'opposer à l'absorption des virus, de les détruire et de les annihiler.

Dans une première série de faits, M. Alvaro Reynoso, répétant les expériences de M. Braynard, s'est assuré que l'action des ventouses se borne à suspendre l'absorption du venin, mais aussi qu'elle la suspend ou l'arrête complétement. La ventouse enlevée, l'absorption du venin reprend aussitôt sa marche rapide.

M. Reynoso s'est ensuite appliqué à déterminer le mode d'action particulier et précis de l'iode.

Deux expériences décisives, faites devant la commission, ont prouvé que l'iode altère le *curare*, en affaiblit l'énergie délétère, mais aussi que l'altération ne va pas jusqu'à détruire ses effets toxiques, et le succès qu'on obtient, lorsqu'on l'em- ploie après avoir injecté le curare, ne doit être attribué qu'à son action caustique.

Il restait donc à chercher un agent qui décomposât le *curare* en même temps qu'il empêcherait l'absorption comme caustique, et prévînt ainsi l'empoisonne- ment par une action multiple et doublement assurée.

M. Reynoso a trouvé cet agent dans le *brome*, qui détruit ou décompose com- plétement le *curare*.

(2) A l'occasion du rapport lu par M. Flourens à l'Académie des sciences, M. Duroy, pharmacien à Paris, a encore réclamé, dans la séance du 23 avril 1855, une priorité qui ne lui appartient pas. Il prétend à tort qu'il a constaté le pre- mier que l'iode était un agent capable de combattre, d'annihiler les virus, les venins, etc. Déjà plusieurs fois, à l'aide de dates bien établies et de faits publiés longtemps avant ses travaux (*Union médicale*, 1853 et 1854), nous lui avons rappelé qu'il n'avait aucun droit à cette priorité.

CHAPITRE XII.

DES IODIQUES DANS LES MALADIES DE LA PEAU.
DARTRES, SYPHILIDES.

Avant les travaux des dermatologistes modernes, l'étude des affections cutanées était bien peu avancée, et nos connaissances sur ce point de pathologie extraordinairement bornées, et même, quoique des médecins habiles aient su donner une impulsion nouvelle à cette partie de la science, et apprendre à connaître ces maladies, à bien les distinguer les unes des autres, ils n'ont cependant pas toujours été à même de nous indiquer des traitements très efficaces. Aussi, malgré les nombreuses recherches qu'ils ont faites, et qu'ils continuent encore tous les jours, la thérapeutique cutanée est souvent restée stationnaire, et n'a cessé, dans certains cas, d'être placée sous l'influence des anciennes routines. C'est pourquoi, dans une matière aussi généralement peu connue que les maladies de la peau, il n'est pas étonnant que chaque médecin ait pour ainsi dire proposé sa recette, sa plante ou son remède de préférence.

Comme la médication iodée a, dans ces dernières années, procuré de beaux succès dans plusieurs maladies de la peau, nous allons indiquer brièvement ces applications de l'iode, et les maladies qui trouvent dans les préparations iodurées des remèdes véritablement héroïques.

Psoriasis. — Parmi les affections cutanées, le psoriasis est peut-être celle qui, en raison de sa fréquence et de la résistance qu'elle offre aux moyens curatifs, a été l'objet d'un plus grand nombre de tentatives, soit à l'intérieur, soit à l'extérieur. Aucun remède, si ce n'est la pommade de goudron préconisée par M. le docteur Émery, n'a d'efficacité bien marquée contre la maladie qui nous occupe ; ils sont tous aussi impuissants les uns que les autres. Je ne veux pas énumérer tous les médicaments qui ont été employés dans cette affection, et qui sont presque tous abandonnés aujourd'hui ; je me contenterai de rappeler succinctement les méthodes qu'on a suivies à l'hôpital Saint-Louis. Celle d'Alibert était toute simple ; elle consistait à donner le soufre à l'intérieur, et à cautériser les dartres squameuses avec une dissolution de nitrate d'argent. Ce traitement était rarement efficace, et demandait à être continué pendant un grand nombre de mois. Les autres méthodes sont plus compliquées, sans être plus promptes ni plus efficaces dans leurs résultats, et elles peuvent être dangereuses. Elles sont au nombre de trois, et diffèrent entre elles. Les purgatifs que condamne Willan, la teinture de cantharides et les préparations arsenicales, en font la base. Ces méthodes, qui demandent des mains habiles pour être administrées convenablement, ont quelquefois réussi à MM. Biett et Cazenave, à l'hôpital Saint-Louis ; mais ils reconnaissent qu'il est difficile de préciser d'une manière bien exacte le cas où telle méthode doit être préférée à telle autre. D'un autre côté, l'administration de ces moyens thérapeutiques demande à être continuée pendant longtemps, surtout si l'on tient compte des suspensions de traitement que nécessite leur emploi.

Une autre méthode qui a fourni d'excellents résultats est celle de M. Émery ; elle l'emporte sur toutes les précédentes ; elle n'a ni leurs dangers ni leurs inconvénients ; elle possède, de plus, l'avantage de procurer une guérison plus rapide, mais elle n'est pas à l'abri de tout reproche. Elle consiste à onctionner tous les points squameux avec une pommade au goudron , 30 grammes sur 90 grammes d'axonge. Les inconvénients de cette méthode sont la difficulté de l'employer en ville , la perte assez considérable de linge, l'odeur peu agréable du goudron et la malpropreté ; car les malades qui y sont soumis doivent, s'ils veulent guérir plus promptement, ne pas changer de linge pendant plusieurs semaines, pendant plusieurs mois même : on leur laisse les mêmes draps, la même chemise pendant tout le cours du traitement, qui dure souvent quatre et cinq mois, et quelquefois davantage. Cette précaution est de la dernière importance, si l'on veut obtenir une guérison et plus prompte et plus sûre, mais elle n'est pas absolue. De pareils inconvénients seraient bien minimes, en considération du résultat qu'obtient M. Émery.

En effet, que l'on soit incommodé par l'odeur du goudron ; que l'on soit pendant six semaines, deux mois ou même davantage dans la malpropreté ; que l'on ait à se plaindre de la dureté, de la roideur du linge, qui est noir et poisseux ; tout cela n'est rien si l'on guérit. Aussi dirons-nous que, pour abandonner cette méthode, il faut en trouver une qui, sans avoir les désagréments de celle de M. Émery, en eût tous les avantages.

La méthode que nous proposons présente toutes ces conditions avec la pommade de proto-iodure de mercure ; on obtient une guérison prompte, quelles que soient la nature et l'ancienneté du psoriasis. Nous avons vu, dans certains cas, ce moyen faire disparaître en peu de temps cette affection cutanée, quand le goudron n'avait apporté aucune amélioration. Voici l'exposé du traitement à l'aide duquel nous avons traité et guéri de nombreux malades à l'hôpital Saint-Louis.

A l'intérieur, infusion de chicorée ou limonade sulfurique, sirop de chicorée, 60 grammes. A l'extérieur, frictions soir et matin sur les parties couvertes de squames, avec la pommade suivante :

> Proto-iodure de mercure. . . . .   4 grammes.
> Axonge.   30

Enfin, les malades prennent alternativement des bains simples, alcalins ou de vapeur. Il importe, du reste, d'avertir que si les bains, de quelque nature qu'ils soient, sont utiles dans le traitement de cette affection, ils peuvent être négligés dans certains cas. C'est ainsi que, chez une jeune fille d'un tempérament caractérisé par la prédominance bilieuse, je fus contraint d'en discontinuer l'usage, parce qu'elle fut atteinte d'une pneumonie le troisième jour de son admission. Malgré l'inflammation du poumon qui contre-indiquait l'emploi des bains, on continua les frictions avec la pommade ci-dessus, et le psoriasis dont elle était atteinte disparut en moins de vingt jours. La tisane et le sirop de chicorée furent remplacés par une tisane pectorale et un looch kermétisé. Cette observation prouve que, dans certains cas au moins, les frictions seules suffisent pour guérir le psoriasis, et qu'on peut, à la rigueur, se dispenser de bains. Quand les malades se plaignent de cuisson brûlante, ce qui arrive quelquefois, c'est alors que les topiques émollients et les bains sont très favorables pour calmer la cuisson.

Jusqu'ici le psoriasis, traité par cette méthode, a constamment guéri. Jamais nous n'avons eu à noter le plus petit accident, ni stomatite, ni salivation, ni érythème ; enfin aucun des inconvénients qu'on voit survenir pendant l'usage des préparations mercurielles. Depuis longtemps, Biett et Manry avaient employé le proto-iodure de mercure, mais à une dose moins considérable, et n'obtenant pas de résultats satisfaisants, ils l'avaient abandonné pour les préparations arsenicales.

Neuf malades du sexe féminin ont été traités par cette médication, qui nous a donné les résultats suivants :

Obs. I. — Une jeune fille de seize ans, blanchisseuse, d'une bonne constitution, d'un tempérament sanguin, nommée Hedde, avait un psoriasis des lèvres depuis l'âge de cinq ou six ans. Elle avait essayé sans succès plusieurs traitements. Admise à l'hôpital Saint-Louis le 5 mars 1837, elle fut soumise au traitement par le goudron, pendant plus de deux mois, sans éprouver aucune amélioration. J'eus recours à la pommade de proto-iodure, et après trois semaines, elle était parfaitement guérie. Elle était couchée au n° 31 de la salle Sainte-Marthe.

Obs. II. — Une autre jeune fille, nommée Duban, âgée de vingt-cinq ans, d'un tempérament sanguin très prononcé, domestique, fut couchée au n° 60 de la même salle pour un *psoriasis diffusa*. Pour essai comparatif, je l'ai soumise au goudron, qu'elle a continué pendant plus d'un mois. Pendant ce temps, une autre jeune fille, également d'un tempérament sanguin, âgée de vingt-trois ans, était au n° 54 de la salle Sainte-Marthe, offrant plusieurs variétés de psoriasis. Celle-ci fut soumise aux frictions avec la pommade de proto-iodure de mercure, dans le but d'examiner comparativement les deux méthodes. La malade, traitée par la préparation iodique et mercurielle, était guérie, que sa voisine ne présentait encore aucune amélioration notable ; aussi me supplia-t-elle de cesser son traitement par le goudron pour suivre l'autre traitement, ce qui fut fait, et au bout de quinze jours, son affection cutanée avait presque entièrement disparu. Il en fut de même pour Thérèse Gonthois, autre jeune fille d'une forte constitution, et couchée au n° 56 de la salle Sainte-Marthe, qui avait un psoriasis datant de plusieurs années.

Je terminerai par deux observations remarquables, qui offrirent la preuve incontestable de la prompte efficacité du traitement que je recommande.

Obs. III.—Une jeune femme de chambre, âgée de trente ans, d'une forte constitution, tempérament sanguin, a été couchée au n° 48 de la salle Sainte-Marthe, pour un psoriasis du cuir chevelu, des membres et du tronc, offrant plusieurs variétés. Elle avait consulté pour cette affection, qui comptait huit années d'existence, les médecins les plus habiles et les charlatans de tous les pays où séjournaient ses maîtres, qu'elle suivit en voyage pendant plusieurs années. Elle avait pris une énorme quantité de médicaments de toute espèce : rien n'avait réussi. Ayant vidé sa bourse dans celle des charlatans et ne sachant plus que faire, elle vint à l'hôpital Saint-Louis le 17 juin 1837. Douze jours après son entrée, il restait à peine des traces de cette horrible affection. La pommade avec le proto-iodure de mercure avait triomphé avec une rapidité sans exemple de cette maladie rebelle.

Je citerai un dernier exemple :

Obs. IV. — Une jeune domestique de seize ans, nommée Marguerite Hue, est entrée à Saint-Louis pour un *psoriasis inveterata* qu'elle a depuis cinq ans. Cette affection disparaît en partie l'hiver pour revenir au beau temps. Cette jeune fille a fait divers traitements qui tous ont échoué ; elle n'est pas encore réglée ; sa santé n'est pas très bonne, quoiqu'elle ait l'apparence d'une constitution vigoureuse. Soumise dès son entrée au traitement par les préparations iodo-mercurielles, elle en a ressenti promptement les bons effets. Deux semaines se sont écoulées depuis son admission, et elle est sur le point de sortir de l'hôpital.

Je pourrais citer d'autres cas de guérison, entre autres celle d'un *psoriasis palmaria* qui avait résisté à bien des traitements. Je me bornerai à ces cas que je n'ai signalés aux médecins praticiens que dans le but de fixer leur attention sur un mode de traitement dont ils pourront facilement constater l'efficacité. (*Bulletin de thérapeutique*, t. XIII, p. 12, année 1837.)

Nous devons signaler encore l'emploi de l'iode et de ses préparations à l'intérieur dans la lèpre, le psoriasis, et d'autres maladies de la peau, comme l'ichthyosis, l'impétigo et le porrigo.

M. Buchanan, chirurgien de l'infirmerie royale de Glascow (1), rapporte plusieurs observations où l'efficacité du trai-

(1) *Gazette médicale de Paris*, 1836, p. 6.

tement iodique ne peut être douteuse, bien qu'il reste dans certains cas quelques doutes sur la nature de la maladie, qui pouvait bien être consécutive à une affection vénérienne. Au reste, cette circonstance est peu importante, le point capital est la guérison. Voici deux observations où l'action de l'iodure d'amidon a été très évidente.

Obs. V. — *Lèpre, psoriasis.* — J.-M. Lellon, ouvrier, âgé de trente-deux ans, présente, sur les extrémités, une éruption qui avait commencé deux ans auparavant autour des genoux et des coudes, sous forme de taches rondes, avec une légère saillie, et couvertes d'écailles d'un blanc brillant. Maintenant elles sont réunies en masse, d'un gros volume, ridées, rouges, et conservent quelque chose de la forme des écailles, et séparées sur quelques points par de petites fissures. Le malade se plaint à peine de cet état, et du reste, sa santé paraît bonne. (Iodure d'amidon, 15 grammes, à prendre trois fois par jour, le 17 janvier.)

Le 24 janvier, les taches de la peau paraissent moins rouges et moins écailleuses. L'iode est bien supporté, et n'a point déterminé de constipation. La dose est portée à 30 grammes.

Le 29 février, les taches qui couvraient le tronc et les bras ont déjà disparu depuis quelque temps, et la peau de ces parties offre l'état normal, mais les extrémités inférieures présentent encore quelques plaques rouges, avec des vestiges d'écaille.

Depuis le 18 janvier, le malade a pris 2,880 grammes d'iodure d'amidon, qui équivalent à 145 grammes environ d'iode. Le malade n'a éprouvé aucun inconvénient de ce traitement, et l'iode a été retrouvé dans ses sécrétions.

Obs. VI. — *Ichthyose.* — Donold, dix-neuf ans, bottier, dit avoir observé il y a neuf jours, et trois jours après un coït impur, quelques petites pustules sur le gland. Comme elles ne lui causèrent aucune incommodité, il ne s'en occupa nullement. Quelques jours après cependant, à la suite d'une débauche, il remarqua que le prépuce était gonflé et douloureux, et le lendemain, il y avait un phimosis complet. Tout le corps, mais spécialement la partie antérieure des cuisses, est couvert d'une éruption squameuse. Sur les cuisses et les genoux, les squames sont petites, épaisses, d'une couleur verdâtre et très serrées ; sur d'autres points, elles sont grandes, minces et d'une nuance très légère. En se détachant, elles laissent la peau rugueuse et sensible. Il affirme qu'il n'avait jamais eu auparavant de maladie vénérienne.

Au bout de quelques jours, et après que la partie antérieure du prépuce se fut détachée par la gangrène, qu'une autre portion eut été enlevée par le bistouri, et que les plaies euront pris un bon aspect, la peau offrant toujours le même état, le malade commence, le 12 mars, le traitement par l'iodure d'amidon, à la dose de 15 grammes, trois fois par jour, et le 15, aucun accident n'étant survenu, la dose est portée à 30 grammes.

Le 25, la plaie de la verge était presque entièrement cicatrisée, les squames des membres étaient moins denses, le traitement était parfaitement supporté, et l'urine contenait une grande quantité d'iode. On prescrit des bains chauds de 35 à 40 degrés Réaumur ; mais le malade ne peut les supporter au-dessus de 32 degrés, et l'on ne peut trouver la moindre trace d'iode dans la sueur qui s'écoule de son front ni dans l'eau du bain.

Il sort entièrement guéri le 28 avril.

Iodure de soufre. — Un médicament qu'on a fort peu employé en France est l'iodure de soufre. Biett seul l'avait recommandé contre le psoriasis. Un médecin espagnol, M. Escolar, de Madrid, a étudié avec soin l'action physiologique de ce médicament, et l'a expérimenté dans un grand nombre d'affections cutanées. Nous croyons devoir consigner ici les résultats heureux qu'il a obtenus dans les maladies suivantes :

1° Pityriasis furfuraceus général ;

2° Pityriasis capitis ;

3° Porrigo larvalis ;

4° Syphilide papuleuse ;

5° Prurigo pudendi ;

6° Impetigo rodens ;

7° Psoriasis capitis ;

8° Teigne muqueuse ;

9° Uresis nocturna.

Toutes ces maladies diverses de la peau avaient résisté aux médications ordinaires.

Le mode d'administration et la dose de l'iodure de soufre varient suivant les conditions individuelles du sujet et celles de l'affection. Chez les enfants, M. Escolar commence par 2 centigrammes et demi, et chez les adultes par 1 décigramme. On peut porter la dose chez les premiers à 15 centigrammes, et chez les seconds, à 3 décigrammes. M. Escolar se sert pour excipient de la gomme arabique et de la poudre de réglisse, mais jamais de l'amidon, qui neutralise l'action de l'iodure.

L'usage interne de ce médicament est secondé quelquefois

par l'emploi de la pommade d'iodure de soufre, de 6 décigrammes à 4 grammes par 30 grammes d'axonge. Quelques
purgatifs salins, des tisanes adoucissantes, le lait, sont prescrits
selon les cas. Comme condition du traitement, M. Escolar recommande une grande propreté, un régime sévère, l'exclusion
absolue des aliments salés et épicés, de toute espèce de boissons
spiritueuses, du café.

Le mode de préparation qui paraît le meilleur à M. Escolar
est le suivant :

> Fleur de soufre. . . . .   1 partie en poids.
> Iode.   4

Pulvérisez, mêlez dans un mortier de verre, et mettez le tout
dans une capsule de porcelaine. Chauffez jusqu'à complète
fusion, et versez rapidement dans un moule de cartisane (fil
entortillé sur de petits morceaux de carton fin).

M. Cazenave en a retiré de bons effets contre les tubercules
du sycosis et dans les affections squameuses.

Lupus. — *Bi-iodure de mercure comme topique dans le traitement du lupus.* — Le traitement du lupus se compose ordinairement de moyens généraux et d'applications topiques. Les lotions
et les pommades, à titre de *résolutifs*, sont, comme on le sait, d'un
secours très restreint pour combattre cette grave maladie. Ainsi
et jusqu'alors, son traitement externe a-t-il été basé exclusivement sur l'emploi des caustiques. On a proposé et mis en usage
tous les éléments connus de cautérisation, et quand on a remplacé l'un par l'autre, c'était presque toujours dans le but et
l'espoir de trouver un plus sûr moyen de destruction de la
partie malade. M. Cazenave (1) a recommandé le bi-iodure de
mercure comme le meilleur topique à appliquer au traitement
du lupus. C'est un moyen de traitement des plus sûrs, non-seulement pour obtenir la cicatrisation des surfaces ulcérées, mais
encore pour guérir sans plaie, et à l'aide de cicatrices superficielles, le lupus tuberculeux, le lupus avec hypertrophie, et
même le lupus érythémateux.

(1) *Annales des maladies de la peau.*

Sous l'influence des applications de bi-iodure de mercure répétées souvent un grand nombre de fois, à la suite des inflammations locales vives, mais passagères, déterminées par cet agent, M. Cazenave a vu les points hypertrophiés se dégorger, les tubercules s'affaisser, disparaître, et des cicatrices se former, cicatrices molles, superficielles, lisses, de niveau avec le reste de la peau; il a vu enfin les lupus les plus repoussants guérir sans laisser après eux d'autres traces qu'une peau amincie et semée çà et là de points blancs ou rouges, suivant l'ancienneté des cicatrices.

Entre un assez grand nombre de faits, M. Cazenave en rapporte deux tout à fait propres à montrer l'efficacité du nouvel agent.

Dans le premier, il s'agit d'un lupus scrofuleux avec hypertrophie, traité pendant dix-huit mois par l'iodure de potassium, les chlorures de baryum et de calcium, la solution de Pearson, et le tout sans succès. On essaya les cautérisations avec le bi-iodure de mercure : les premières procurèrent un mieux si sensible, qu'il fut permis d'en attendre une guérison complète. En effet, quarante cautérisations dans un espace de trente mois, ont amené cette guérison. Il faut ajouter que le malade prenait un bain de vapeur tous les deux jours et fut soumis pendant quelques mois à l'huile de foie de morue.

Le deuxième cas diffère surtout du premier en ce que quinze cautérisations en un an suffirent à la guérison.

En général, l'application n'est pas immédiatement douloureuse; mais bientôt elle est suivie d'une douleur très vive qui arrache des plaintes, quelquefois des cris aux malades. Elle commence à se faire sentir au bout de dix minutes; en une demi-heure, le plus souvent, elle a atteint son apogée, et elle persiste ainsi plus ou moins longtemps, suivant l'étendue de la partie qui a été touchée, la dose du bi-iodure, la sensibilité du malade : la moyenne est de huit à dix heures. La douleur ne tarde pas à être suivie d'un gonflement qui s'établit plus lentement, mais aussi dure plus longtemps qu'elle. Ainsi, vingt-quatre heures après l'application du topique, non-seulement les points qui ont été touchés deviennent rouges, tuméfiés, mais encore une inflammation érysipélateuse occupe les surfaces voisines, sans toutefois s'étendre bien loin. Dans tous les cas, au bout de quarante-huit heures, elle commence à diminuer, et le troisième ou le quatrième jour, elle a disparu. Enfin, autour de la couche de bi-iodure, il s'établit dans les premiers moments une fluxion suivie bientôt d'une véritable exsudation, comme plastique, qui a lieu d'abord autour du topique, mais qui finit par le pénétrer et former avec lui une croûte molle au début, et qui va en se desséchant de plus en plus, et se détache au bout de six, huit ou dix jours, et laisse après un tubercule à moitié disparu, une surface unie, moins tuméfiée, sèche quelquefois, une véritable cicatrice, plane, légère, de niveau avec le reste de la peau.

Quand le bi-iodure a été appliqué sur les surfaces dénudées, les choses se passent absolument de même. Seulement, la douleur est plus vive, la fluxion plus prompte, la croûte plus épaisse, plus adhérente. Quand la croûte tombe, les bords de l'ulcère sont dégorgés, les lèvres de la plaie plus minces, les végétations se sont considérablement affaissées, ou bien le fond s'est couvert de bourgeons charnus, rouges, d'un bon aspect. On reconnaît une grande tendance à la cicatrisation. Enfin, l'engorgement même des ganglions voisins diminue.

Outre cette action locale, M. Cazenave accorde au bi-iodure une action générale manifestée par un sentiment de faiblesse et de courbature.

Le bi-iodure de mercure peut être dissous dans l'éther, incorporé dans l'axonge ou suspendu et délayé dans l'huile. M. Cazenave l'a employé presque exclusivement suspendu dans l'huile, à parties égales, avec la précaution d'y ajouter une partie d'axonge, qui en fait une espèce de pâte liquide. On l'applique avec un pinceau, à l'aide duquel on dépose une couche légère sur les points que l'on veut attaquer. Comme on peut répéter assez fréquemment cette application sans inconvénient tous les six ou huit jours, il vaut mieux, en général, ne la faire que sur de petites surfaces à la fois.

Il est des cas où le lupus s'améliore rapidement et se guérit même par un traitement général. Ainsi, dans le lupus scrofuleux, ou plutôt dans les affections scrofuleuses de la peau, quand la maladie siége sur les muqueuses, dans le lupus qui se développe comme manifestation d'une syphilis héréditaire ou chez les malades qui portent les caractères du tempérament lymphatique exagéré, on doit s'adresser de préférence aux antiscrofuleux. C'est alors que l'iodure de potassium, l'huile de foie de morue à l'intérieur, le proto-iodure de mercure, etc., la teinture d'iode, le chlorure de brome en applications locales, doivent être employés avec avantage. Au bénéfice d'un traitement général, on joint un traitement local qui agit très avantageusement sur les surfaces ulcérées.

M. Payan, d'Aix, rapporte une observation de lupus exedens qui datait de quatre ans et qu'il a guéri par l'iodure de potassium, à la dose de 1 gramme par jour pendant trois mois environ. Il administrait en même temps un électuaire soufré laxatif et de la tisane de saponaire. Auquel de ces médicaments faut-il attribuer la guérison? Il serait difficile de le déterminer.

D'après une note insérée dans le *Bulletin de thérapeutique* (1), ce médicament aurait été très utile entre les mains de M. Legroux, à l'hôpital Beaujon, dans une plaie qui fut considérée comme un lupus ; mais en lisant l'observation, on serait disposé à croire que la syphilis n'était pas étrangère à ce prétendu lupus.

Le docteur Putegnat, de Lunéville, a aussi recommandé (2) contre cette affection une tisane à l'iodure de potassium ; mais il administrait en même temps la liqueur de Pearson de 20 à 100 gouttes par jour, l'eau ferrée pour boisson, et un régime fortifiant.

D'après tous ces travaux, il est impossible de savoir si c'est l'iodure de potassium qui a opéré ; quoi qu'il en soit, et lors même qu'il serait démontré qu'il n'a pas une action spéciale sur le lupus, il ne faudrait cependant pas l'abandonner, dit M. Payan, parce qu'il peut, comme puissant modificateur, combattre avec avantage la diathèse scrofuleuse, qui le plus souvent l'accompagne, et simplifier ainsi le traitement. Il produirait, à plus forte raison, un salutaire effet si quelque chose de syphilitique se liait à la maladie rongeante.

(1) Tome XXX, page 378.
(2) *Journal de médecine de la Société des sciences médicales et naturelles de Bruxelles*, 1847, p. 554.

L'huile de foie de morue paraît avoir plus d'efficacité contre le lupus que l'iodure de potassium. On lit dans la *Revue médicale* (1844) une observation d'un lupus scrofuleux grave que M. Gibert a guéri par l'huile de foie de morue, donnée pendant près de deux ans, à la dose de 30 grammes par jour à l'intérieur, et 15 grammes en onctions matin et soir sur les ulcérations. La malade avait d'abord été traitée pendant deux ans par Lugol, qui l'avait mise à un traitement ioduré énergique; M. Gibert lui-même avait essayé inutilement pendant six mois divers traitements. Il est juste de dire que des douches de vapeur et de la pommade au proto-iodure de mercure furent employées en même temps que l'huile de foie de morue.

Dans un Mémoire publié dans la *Revue medico-chirurgicale* (1), M. Émery se déclare grand partisan de l'huile de foie de morue dans le lupus. Il administre ce médicament à très hautes doses, jusqu'à 600, 700 et 1,000 grammes par jour, en commençant par 100 grammes. Sur 74 malades traités par cette méthode à l'hôpital Saint-Louis, 28 sont sortis guéris, 12 sont partis en voie de guérison très avancée; les autres n'ont pas guéri, mais parmi eux, 10 malades n'avaient pas suivi le traitement. M. Devergie vante également les bons effets de l'huile de foie de morue à haute dose et n'hésite pas à déclarer que c'est de tous les remèdes employés contre cette affection, le plus efficace.

L'usage de la médication iodurée à l'intérieur peut donc, dans certains cas, contribuer à la guérison du lupus; mais il est toujours sage d'y associer l'emploi des pommades résolutives préparées soit avec l'iodure ou le bi-iodure de mercure, ou bien des applications de teinture caustique d'iode, ou de bromure de potassium, de chlorure de brome.

M. Biett, un des premiers, le premier peut-être, a employé avec succès le proto-iodure de mercure contre le lupus (2); plusieurs autres, après lui, ont publié des faits qui sont venus confirmer les avantages de ce médicament. M. Renaud, docteur médecin à Loches, en a publié (3) une observation intéressante :

(1) 6 septembre 1848.
(2) *Bulletin général de thérapeutique*, t. I, p. 369.
(3) *Idem*, 1832, t. III, p. 159.

OBS. VII. — Une marchande revendeuse, âgée de quarante-neuf ans, portait depuis trois mois une dartre rongeante vive (herpès exedens) occupant toute la base du nez, toute la lèvre supérieure, et pénétrant dans l'intérieur des fosses nasales. La cloison du nez avait presque entièrement disparu, la peau environnante était tendue, gonflée, et d'une couleur lie de vin. Une sanie ichoreuse extrêmement fétide s'écoulait de la plaie, et ce n'était pas sans dégoût qu'on s'approchait de la malade. Le traitement, commencé le 2 février, consista en applications soir et matin sur les parties affectées d'une pommade composée comme il suit :

> Proto-iodure de mercure. . . . . 2 grammes.
> Axonge. 30

Et, à l'intérieur, les pilules suivantes à prendre à la dose de quatre par jour :

> Calomélas et soufre doré d'antimoine āā 4 grammes.
> Extrait de fumeterre. . . . . 60 pour 72 pilules.

Cette quantité a été renouvelée trois fois jusqu'à la guérison, et les ulcérations ont été touchées tous les trois, quatre et sept jours avec le nitrate acide de mercure, jusqu'à la parfaite cicatrisation, qui a eu lieu le 25 mai.

Il serait peut-être difficile de déterminer lequel de tous les remèdes, du proto-iodure de mercure, du soufre, du calomel et du nitrate acide de mercure, a le plus utilement opéré pour la guérison, d'autant mieux que par la description de la maladie et la nature des médicaments employés, on serait assez porté à considérer le fait de M. Renaud moins comme un lupus véritable que comme un lupus syphilitique.

Acné rosacea. — De toutes les affections dartreuses, celle qui contrarie le plus les malades est la couperose (dartre pustuleuse), parce qu'elle occupe ordinairement la face. C'est une affection fort incommode, surtout lorsque l'éruption est étendue et offre une certaine intensité. On vient rarement à bout de la guérir, et elle est surtout désagréable pour les femmes. De tous les traitements qui ont été conseillés jusqu'à ce jour, aucun n'a été considéré comme efficace, et la médication consistait surtout dans les moyens hygiéniques, dans une vie sobre et régulière, dans un régime doux, etc. Il s'agissait de trouver un agent capable de déterminer une fluxion, une inflammation acciden-

telle aussi forte que possible, mais sans aller jusqu'à l'altération chimique. Après plusieurs essais, je m'arrêtai au proto-
iodure hydrargirique, et sous l'influence d'applications plus ou
nombreuses, donnant lieu à des inflammations locales, vives,
mais passagères, je vis les parties malades se dégorger, les
pustules se déterger et disparaître sans laisser de traces.

C'est en 1837, à l'hôpital Saint-Louis, que je commençai mes
observations sur l'effet du proto-iodure de mercure dans la
couperose. L'action de cette préparation est toute spéciale ; elle
attaque directement les pustules de l'acné, car voici ce qui se
passe. Une fois la pommade mise en usage, la peau devient plus
rouge, s'anime, et éprouve une cuisson plus ou moins intense.
Pour calmer ces phénomènes d'irritation, qui sont nécessaires
pour obtenir la guérison, il suffit de cesser l'usage de la pommade pendant quelques jours pour y revenir ensuite, ou d'appliquer sur les joues des cataplasmes froids de fécule de pommes
de terre. Pendant l'application de cette pommade, les pustules
se détergent, se modifient, s'affaissent, et la peau recouvre ses
propriétés normales. Il faut répéter ces applications jusqu'à ce
que les indurations aient disparu, et que les téguments aient
recouvré leur aspect normal. En agissant ainsi, nous avons
guéri des couperoses fort anciennes, et qui avaient été inutilement combattues par de nombreuses médications.

La préparation que nous avons adoptée, et qui varie suivant
l'ancienneté de la maladie, la finesse de la peau ou la sensibilité
plus ou moins grande des individus, est composée de 30 grammes
d'axonge et de 2 à 4 grammes de proto-iodure de mercure.
Une seule onction, plutôt qu'une friction, suffit par vingt-quatre
heures ; elle doit être limitée aux parties malades, et répétée
chaque jour, tant qu'elle ne détermine pas une sensation de
chaleur, de cuisson, de brûlure même. Alors on discontinue
l'emploi de la pommade pendant deux ou trois jours, et on la
reprend pour la continuer de la même manière jusqu'à la cure
radicale, qui quelquefois demande plusieurs mois pour être obtenue, surtout si l'on a été obligé à des suspensions prolongées.

Plusieurs médecins ont reconnu les bons effets de cette pommade dans l'acné, et la mettent en usage. La teinture d'iode
pure ou additionnée d'acide acétique appliquée à l'aide d'un

pinceau ou de charpie trempée dans ce liquide nous a également
procuré de bons résultats.

*Teinture d'iode dans les affections cutanées, les pustules vario-
liques, l'érysipèle, l'angioleucite, etc.* — Les nombreux mécomptes qu'on éprouve tous les jours, dans le traitement des
maladies cutanées, m'ont engagé à essayer la teinture d'iode
en badigeonnage dans plusieurs affections cutanées, et particulièrement dans certaines affections vésiculeuses, pustuleuses et
squameuses. Avec un pinceau ordinaire, on l'applique sur les
parties malades, une ou deux fois par jour. On doit se régler
sur la sensibilité de la peau. Chaque application est suivie d'un
sentiment de chaleur, de cuisson et même de brûlure, qui
dure pendant une ou deux heures. Il faut faire attention de ne
pas toucher les parties gercées ou ulcérées, car la douleur devient
alors très vive, mais il est souvent impossible de les éviter. On
voit survenir de temps en temps de petites vésicules. On fait
bien de temps en temps de ramollir la peau avec des cataplasmes émollients, de l'eau tiède, pour détacher les squames
produites par l'application de l'iode. Sous elles, on voit ordinairement apparaître la peau saine. Le traitement est achevé,
lorsque la peau est devenue lisse et rouge. Ces applications
de teinture d'iode sont très efficaces dans les éruptions her-
pétiques, dans le psoriasis, dans le pityriasis, l'acné et toutes ses
variétés : acné simple, acné indurata, acné rosacea ou couperose, dans l'herpes zoster, l'ecthyma, l'impétigo et les différentes
variétés de porrigo, etc.

L'eczéma, ou la dartre squameuse humide, trouve dans la
teinture d'iode un agent précieux. Plusieurs fois, nous l'avons
appliquée avec succès dans les cas rebelles où les autres médications n'avaient amené aucune amélioration. Le fait suivant
servira à montrer combien l'intervention de l'iode a été efficace.

Obs. VIII. — Mademoiselle P..., âgée de quinze ans, d'une constitution
faible, lymphatique, bien réglée, a été atteinte sans cause connue, il y a
environ une année, d'un eczéma placé derrière et sur les oreilles, et envahissant même un peu les joues et le cuir chevelu. C'est à Beauvais, qu'elle
a habité momentanément, que la maladie a paru pour la première fois.
Confiée aux soins de M. Colson, pendant plus de six mois, elle ne retira

aucun avantage de ses bons conseils; le mal faisait toujours des progrès. Revenue à Paris dans-le courant de 1848, je trouvai un eczéma très intense, laissant exhaler des surfaces malades une sérosité abondante, et qui nécessitait plusieurs pansements dans la journée. Connaissant les modifications favorables que l'iode peut imprimer aux surfaces chroniquement enflammées, je songeai aussitôt à appliquer de la teinture d'iode sur tous les points eczémateux. Le résultat fut des plus heureux, et au bout de deux mois environ, la cure était complète et ne s'est pas démentie depuis. Ce traitement n'a laissé aucune trace.

En même temps que j'appliquais la teinture d'iode, je soumis la malade à un traitement dépuratif. Ainsi, chaque jour, elle prit deux ou trois tasses de tisane de douce-amère, édulcorée avec du sirop de fumeterre, et un verre de limonade purgative tous les huit jours.

Un badigeonnage de teinture d'iode était fait tous les jours alternativement sur chaque oreille et ses environs, et lorsque ces applications provoquaient trop de douleur ou de cuisson, je les cessais momentanément, et avais recours aux cataplasmes froids de fécule de pommes de terre pour calmer l'irritation.

Dans plusieurs autres cas d'eczéma, nous avons obtenu le même résultat, dans deux eczémas des mains et des poignets, dans un eczéma du jarret. L'iode appliqué localement a donc, dans les affections eczémateuses en particulier, et dans plusieurs autres affections vésiculeuses, des avantages que les praticiens feront bien d'invoquer dans les cas rebelles, et avec d'autant plus de raison, que ce traitement local n'empêche pas de soumettre en même temps les malades à un traitement interne, et même à l'iodure de potassium pris à l'intérieur, ainsi que l'indique M. Payan, qui aurait guéri, à l'aide de ce moyen, un eczéma chronique datant de plusieurs années, et qui avait résisté à tous les remèdes.

Teigne faveuse, porrigo favosa. — Dans la teigne faveuse, dans le porrigo favosa, M. Hugues Bennett a administré avec avantage l'huile de foie de morue à l'intérieur et à l'extérieur, et a guéri, après un traitement de six semaines, des maladies qui la plupart du temps résistent à tous les traitements. A l'intérieur, M. Bennett donne l'huile de foie de morue à la dose ordinaire. A l'extérieur, il pratique des onctions matin et soir sur toute la tête avec un pinceau imprégné d'huile, après avoir eu le soin, pendant plusieurs jours, de détacher les croûtes avec des cataplasmes émollients. La tête est ensuite tenue enveloppée continuellement dans un serre-tête huilé, pour s'opposer à l'évaporation ou à l'accès de l'air. Lorsque l'huile, en s'accumulant, s'est épaissie, on nettoie avec soin toutes les surfaces malades, à l'aide de savon et d'une éponge fine.

Le docteur Bennett a encore employé, à l'intérieur, l'huile de foie de morue dans quelques autres affections chroniques de la peau, dans celles surtout qui paraissent avoir quelque coïncidence avec les scrofules, comme l'eczéma chronique, l'eczéma impetiginodes ; il ajoute seulement quelques lotions alcalines.

Dans plusieurs espèces de teigne, dans le favus, le porrigo, etc., la teinture d'iode pure, employée en badigeonnage, a l'avantage de détruire sur place le cryptogame microscopique qui constitue ces affections. Nous croyons que la teinture d'iode, qui peut facilement pénétrer et s'infiltrer le long de la racine des cheveux, est un parasiticide assuré. Parfois quinze à vingt jours nous ont suffi pour obtenir une guérison parfaite. Une précaution qu'il ne faut pas omettre avant les applications d'iode est d'appliquer les cataplasmes émollients pendant plusieurs jours, pour faire tomber les croûtes et ramollir le cuir chevelu. Chez un enfant de douze ans, qui avait quelques plaques de favus datant de plusieurs années, ce traitement a parfaitement réussi (1).

D'après une note insérée dans le *British American Journal* (1848), la teinture d'iode aurait, comme les préparations mercurielles, l'avantage de faire avorter les pustules varioliques. Il suffit d'étendre cette teinture, à l'aide d'un pinceau, sur toutes les parties qu'on tient à préserver de cicatrices indélébiles. On peut se borner à une application par jour ; mais le traitement

(1) Dans ces derniers temps, M. le docteur Bazin, médecin de l'hôpital Saint-Louis, vient de faire connaître un nouveau traitement qui serait bien supérieur à tous ceux préconisés jusqu'ici ; il consiste d'abord à nettoyer la tête à l'aide de cataplasmes émollients pour la débarrasser des croûtes, ensuite à faire des lotions composées de 3 à 5 grammes de sublimé ou d'acétate de cuivre dans 500 grammes d'eau, à faire l'épilation et à revenir enfin aux lotions indiquées ci-dessus, faites à l'aide de brosses trempées dans les solutions susdites.

doit être commencé dès les premiers jours de l'éruption, et être répété jusqu'au cinquième ou sixième jour. On voit alors, sous l'influence incontestable de ce topique, le gonflement de la peau diminuer, les pustules s'aplatir sans suppuration préalable, et les croûtes qui les renferment tomber sans laisser de traces. Depuis dix ans, nous avons fait plusieurs fois cette application dans plusieurs cas de variole, même confluente, et nous avons toujours vu avorter les pustules varioliques sans inconvénient aucun pour les malades. L'avantage qu'elle a sur les préparations mercurielles, c'est que la teinture d'iode peut être appliquée partout, sur les yeux, les paupières, les lèvres, les ailes du nez, les oreilles et sur les muqueuses, jusque dans la bouche et le fond de la gorge.

Le docteur Crawford vient également de faire connaître dans un journal américain (1) le résultat de sa pratique à cet égard. La face du malade doit être barbouillée deux ou trois fois par jour de teinture d'iode. Cette application du médicament est répétée jusqu'à la fin de la période de développement des papules. L'efficacité du traitement est d'autant plus marquée, qu'il est mis en usage à une époque plus rapprochée du début de la maladie. On parvient ainsi à modérer le travail phlegmasique et l'ulcération du derme. M. Crawford a pu, sans inconvénient, étendre ce traitement à toute la surface du tégument externe. La première application de teinture d'iode détermine un peu de douleur, qui ne se manifeste plus quand on revient à une deuxième application du médicament.

Érysipèle, angioleucite. — Le nombre des médications employées jusqu'ici pour combattre l'érysipèle et toutes les inflammations superficielles de la peau est déjà considérable ; mais il n'en est aucun qui réussisse dans tous les cas. Il était donc permis de faire de nouveaux essais, et de tenter contre l'érysipèle et l'angioleucite un agent qui avait la propriété de modifier les surfaces enflammées, de les mettre dans de meilleures conditions, d'agir, en un mot, comme un antiphlogistique. Cet agent est la teinture d'iode employée en badigeonnage. Cette méthode

____

(1) *Medical examiner.* — *New-York Medical Times,* 1853, vol. III, n° 4, p. 140.

nous paraît avoir une efficacité bien supérieure à tout ce qui a
été employé jusqu'à présent, et dans tous les cas d'érysipèle,
soit de la face, ou d'autres parties du corps où nous l'avons employée ; elle nous a procuré promptement des effets avantageux.

Les deux observations suivantès suffiront pour faire connaître
la manière d'en faire usage, et pour encourager les praticiens à
employer un moyen simple, facile à appliquer, et guérissant
promptement les inflammations érysipélateuses de la peau, quels
que soient leur siége et leur nature.

Obs. IX. — Un monsieur de plus de cinquante ans, de bonne constitution, eut un érysipèle traumatique à la suite d'une application de serre-
fines, placées pour réunir des plaies provenant de l'incision de trajets fistuleux sous-cutanés situés au périnée. Cet érysipèle s'étendit rapidement sur
toute la fesse droite, et avait produit un gonflement énorme. Les plaies
étaient béantes, douloureuses, et laissaient écouler du pus de mauvaise
nature. Plusieurs couches de teinture d'iode pure furent appliquées à l'aide
d'un pinceau de charpie. Ces applications d'iode, répétées une seule fois
chaque jour pendant trois jours, amenèrent la disparition de l'engorgement,
de l'inflammation et de la douleur, et les plaies, qui avaient pendant l'érysipèle un mauvais aspect, revinrent promptement dans des conditions favorables à la cicatrisation, qui eut lieu assez promptement.

Obs. X. — Cette observation concerne un charretier, qui avait habituellement un petit ulcère variqueux à la partie interne de la jambe droite,
au niveau de la malléole. A la suite d'une marche forcée, tout le membre
devint gonflé, tendu, douloureux, rouge, et le siége d'un érysipèle avec
phlyctènes en plusieurs points. Les ganglions inguinaux étaient engorgés ;
il y avait de la fièvre. Le malade fut obligé de prendre le lit. Avec un pinceau, plusieurs couches de teinture d'iode furent appliquées sur toute la
jambe où siégeait l'érysipèle, et la même opération fut répétée une seule
fois pendant trois jours. Au bout de ce temps, le membre était dégonflé,
l'érysipèle disparu, et le membre revenu à son état naturel. Le malade put
se lever et reprendre ses pénibles occupations. Dans plusieurs cas d'érysipèle de la face, le résultat a été aussi prompt et aussi complet.

Le docteur Lanyon, dans un travail publié dans le journal
The Lancet, a fait les mêmes remarques, et parmi les cas nombreux où il a employé avec succès cette médication qu'il appelle
puissante, il en rapporte neuf où il serait difficile de ne pas
reconnaître des effets avantageux. Nous citerons seulement les
deux cas suivants :

Obs. XI.—Une laveuse est exposée, en travaillant de son état, à un froid vif, et il lui survient une inflammation de la face. Toute la joue gauche est extrêmement rouge et gonflée, et le siége d'une vive douleur. On applique immédiatement avec un pinceau la teinture d'iode sur toute la surface enflammée, de manière à la couvrir uniformément.

Le lendemain 7 avril, le gonflement et la rougeur sont presque les mêmes que la veille. La peau paraît cependant disposée à former quelques plis. Le gonflement est moins dur, et la douleur a beaucoup diminué. (Le même traitement d'hier)

Le 8 avril, hier au soir, le gonflement avait beaucoup augmenté ; mais ce matin, il y a eu une grande diminution dans tous les symptômes. (On étend de l'alcool rectifié sur toute la surface.) A partir de ce jour, tout traitement est devenu inutile : l'épiderme s'est soulevé et s'est détaché, et les tissus sont revenus à leur état normal.

Obs. XII. — Jones, ouvrier, présente une inflammation érysipélateuse assez étendue du côté droit de la face, et qui a déjà presque complétement recouvert l'œil droit. Elle occupe déjà une grande partie du front, où elle présente cette ligne en zigzag qui la caractérise, et annonce que la maladie gagne rapidement vers le cuir chevelu, en même temps qu'elle gagne vers les parties inférieures de la face. La teinture d'iode est appliquée sur toutes les parties enflammées et un peu au delà.

Le lendemain 24 mars, la teinture a été appliquée hier au soir, et au bout de quatre heures, la douleur était considérablement diminuée, ce qui a procuré une bonne nuit au malade. L'inflammation n'a pas fait de nouveaux progrès, et paraît même avoir perdu de son intensité. (On réitère l'application, et le lendemain, le malade était si bien qu'on dut remplacer la teinture d'iode par l'alcool rectifié. Convalescence.)

L'iodoforme a été peu employé jusqu'ici en France. Le docteur Eitchfield s'en est servi contre les engorgements glandulaires, dans le porrigo et la lèpre. Cette substance possède, au dire de ce praticien, des propriétés extrêmement favorables contre les maladies de la peau, le psoriasis, l'impétigo, le porrigo, etc.

M. le docteur Glover l'emploie dans les maladies de la peau, sous forme de pommade contenant 4 grammes d'iodoforme pour 30 grammes de cérat simple.

Syphilides. — Une classe très nombreuse des maladies de la peau, qui sont appelées syphilides, trouve son remède dans les préparations iodiques. Les préparations iodurées qui en triomphent sûrement sont les iodures de mercure, de potassium surtout, et, dans certains cas, le sirop de deuto-iodure de mercure recommandé par M. Gibert et l'iodure de fer.

Dès 1821, Biett employa l'iodure de mercure à l'extérieur pour certaines ulcérations syphilitiques, puis le fit prendre ensuite à l'intérieur sous forme pilulaire. Administré à l'intérieur en pilules, et à l'extérieur en pommade, ce médicament est d'une efficacité remarquable dans les affections papuleuse, syphilitique de la peau, désignées sous le nom de syphilides tuberculeuse, papuleuse, érythémateuse, squameuse, pustuleuse, serpigineuse. Nous avons dit ailleurs qu'il était encore tout-puissant dans certains lupus syphilitiques, dans les tumeurs gourmeuses, et en un mot, dans toutes les affections de nature syphilitique. Si d'ailleurs ce médicament, qui convient surtout aux accidents syphilitiques, reste impuissant, on trouve dans un autre composé iodique, dans l'iodure de potassium, un remède aussi efficace pour guérir les accidents constitutionnels de la syphilis. Nous ne voulons pas nous arrêter ici sur ces deux médicaments, dont nous avons parlé plus longuement dans d'autres chapitres ; nous ajouterons seulement que s'ils échouent, il faut alors recourir au sirop de deuto-iodure de mercure, qui, d'après M. Gibert, serait particulièrement applicable aux syphilides graves, rebelles aux remèdes ordinaires, et aux éruptions scrofuleuses qui se rapprochent par la forme et l'aspect des éruptions syphilitiques (1).

L'iodure de fer trouverait son emploi chez les individus scrofuleux, faibles, lymphatiques, atteints de syphilides. Le traitement des syphilides par ces préparations iodiques est d'un usage si général, que nous pouvons nous dispenser d'apporter des observations à l'appui de leur efficacité.

Enfin, M. Hedmann rapporte que dans l'hiver de 1831 à 1832, il remarqua, pendant qu'il administrait de l'iode à des scrofuleux, que le cuir chevelu, qui depuis longtemps était couvert d'écailles et d'ordures, en était complétement débarrassé, et que les cheveux, qui auparavant étaient secs et comme terreux,

(1) Gibert, Académie de médecine, séance du 14 octobre 1844.

avaient pris un beau luisant, et étaient plus flexibles qu'ils ne l'avaient jamais été. La formule était celle donnée par Lugol : iode, 0gr,25 ; iodure de potassium, 0gr,50 ; eau distillée, 125 grammes. Six gouttes deux fois par jour. Augmenter graduellement jusqu'à 40 gouttes (1).

CHAPITRE XIII.

DE L'IODE DANS LE GOÎTRE.

Du goître. — Comme nous l'avons déjà dit, c'est par le traitement du goître que l'iode débuta dans la thérapeutique. Les résultats furent tellement heureux que l'exemple donné par Coindet ne tarda pas à être suivi, et depuis, les succès de l'iode dans cette maladie furent préconisés par MM. Irmenger, de Zurich ; Jean de Carro, Formey, Mathey, Hufeland et Osann, Baup ; Gimelle, Brera, Kolley, Coster, Will Rickwood, Gairdner, Saint-Saturnin, Ulrich, Manson, Angelot, et depuis par tous les praticiens.

Les premières préparations qu'employa Coindet furent : 1° la solution d'hydriodate de potasse, obtenue à l'aide de 48 grains de ce sel et d'une once d'eau distillée ; 2° la solution d'hydriodate de potasse iodurée, en ajoutant à la solution n° 1 quelques grains d'iode qu'elle a la propriété de dissoudre encore ; 3° enfin la teinture d'iode, faite en dissolvant 48 grains d'iode dans une once d'alcool à 35 degrés. Il administrait trois fois par jour dix gouttes d'une de ces trois préparations dans un verre de sirop de capillaire ou d'eau sucrée et la portait à quarante-cinq ou soixante gouttes par jour ; rarement il dépassa cette quantité, et toujours, à ce qu'il dit, elle fut suffisante pour guérir les goîtres, même les plus volumineux. Plus tard, il fit employer en frictions l'iode pur ou l'hydriodate de potasse, incorporé dans l'axonge.

(1) *The Medical Magazine.* — *Gazette médicale*, 1834, p. 249.

L'action de l'iode sur le goître est le plus ordinairement aussi prompte qu'heureuse. Sous son influence, la tumeur ne tarde pas à devenir moins tendue, à se ramollir pour diminuer bientôt d'une manière plus ou moins sensible. Quand le goître est formé par la réunion de plusieurs noyaux, ceux-ci se séparent d'une manière très distincte ; enfin la gêne de la respiration et l'altération de la voix se dissipent peu à peu, et le plus ordinairement le tout disparaît dans l'espace de six semaines à deux ou trois mois. M. Coindet a observé que cette marche était la même, soit qu'il combattît le bronchocèle par l'iode à l'intérieur, soit qu'il l'attaquât par des applications locales. Cependant, un traitement par les frictions ou les applications locales d'iode combiné avec quelques préparations iodurées prises à l'intérieur doit être préféré. D'ailleurs, la médication est plus directe, et l'on diminue d'autant l'action du médicament sur la muqueuse des voies digestives.

L'iode appliqué localement ne convient pas quand le goître est enflammé, et même, pendant le traitement, il est quelquefois utile de cesser ces applications locales et de faire quelques applications de sangsues quand la tumeur devient le siége d'une tension douloureuse. En général, il y a d'autant plus de chances pour la guérison que le goître est plus récent et l'individu qui le porte plus jeune. Cependant, le docteur Will Rickwood a publié un cas de succès chez une dame de soixante-dix ans, et l'on en trouve un pareil exemple dans le deuxième Mémoire de M. Coindet, qui cite la guérison d'une autre femme dans sa soixante-quinzième année, et qui semble regarder au contraire l'âge adulte et même la vieillesse comme des conditions plus favorables.

Le goître ne peut céder à l'iode ni à aucune autre préparation quand la glande thyroïde offre une dégénérescence squirrheuse, cartilagineuse, osseuse, ou lorsque la tumeur renferme des concrétions calcaires, tophacées, etc.

Au début de l'emploi de l'iode contre le goître, quelques personnes s'élevèrent contre l'administration de l'iode, et, s'appuyant sur quelques accidents manifestés chez des individus qui en avaient fait usage sans être dirigés par un médecin et sur les expériences de M. Orfila, voulurent faire considérer l'iode comme un poison dangereux qui compromettait l'existence de ceux qui s'en permettaient l'usage, et condamner à l'oubli la découverte de Coindet ; mais les observateurs exacts et impartiaux eurent bientôt fait justice de ces déclamations et réduisirent par des faits nombreux les détracteurs au silence. C'est ainsi que Baup dit (1) : « Sur trente malades que j'ai soumis au traitement par la teinture d'iode, j'en ai vu guérir vingt-huit ; le vingt-neuvième prit quatre flacons sans amélioration sensible, et le trentième présenta les symptômes iodiques. » — « M'appuyant sur le traitement de cent vingt malades fait sous mes yeux ou dont on m'a rendu compte, dit Carro (2), je déclare n'avoir jamais observé aucun des symptômes iodiques délétères qui ont inspiré à certains médecins de si grandes terreurs. Quelques-uns de mes malades présentèrent bien quelques crampes d'estomac ; mais elles se dissipèrent aisément par la suspension du médicament ou par le changement de sa préparation. »

Les médecins qui, depuis cette époque, ont fait des recherches sur l'iode ont obtenu les mêmes résultats. Tous conviennent qu'à des doses proportionnées à l'excitabilité du sujet, il est innocent, et que ce n'est qu'à des doses trop élevées, trop brusquement employées ou administrées chez des sujets momentanément mal disposés qu'on voit apparaître quelques phénomènes morbides qui se dissipent aisément par l'administration des moyens appropriés à leur nature.

Dans le goître, comme dans toutes les tumeurs, dans tous les engorgements, etc., l'iode doit être employé et à l'intérieur et à l'extérieur, parce qu'en même temps qu'il a une action stimulante sur toute l'économie, et en particulier sur le système lymphatique, il exerce une excitation, une stimulation particulière sur les parties sur lesquelles on l'applique. L'iode, agissant d'une manière spéciale sur toute l'économie, doit donc agir d'une manière aussi efficace, appliqué loin de la partie malade, que lorsqu'il est placé sur cette partie même. Ainsi, à l'aide de frictions faites sur les jambes, sur les cuisses, sur les bras, on obtient la guérison des engorgements de l'aine, de l'aisselle,

<hr>

(1) *Bibliothèque universelle*, t. XVIII, Sciences et arts.
(2) *Idem.*

du cou; seulement, ces guérisons sont beaucoup plus lentes lorsque l'iode est appliqué sur des parties engorgées que lorsqu'il est appliqué sur ces parties elles-mêmes et administré en même temps à l'intérieur.

Dans ces dernières années, on avait renoncé au traitement préconisé contre le goître par Coindet, parce que la teinture d'iode, telle qu'on l'administrait, avait l'inconvénient d'irriter la muqueuse de l'estomac; mais, grâce à l'addition de quelques grains d'acide tannique ou d'iodure de potassium dans la teinture d'iode, ces inconvénients ont complétement disparu, et la teinture d'iode, ainsi additionnée, nous paraît être, de tous les composés iodiques, celui qui procure les meilleurs résultats dans le traitement du goître; il est bien entendu qu'elle doit être secondée par des applications locales d'iode sur le bronchocèle, soit à l'aide de sachets iodés, soit à l'aide de pommade de même nature.

Comme Coindet, nous administrons trois fois par jour dix gouttes ou douze gouttes de teinture d'iode du Codex dans une potion édulcorée avec un sirop contenant de l'acide tannique, comme le sirop de quinquina, de raifort, de ratanhia, de feuilles de noyer, d'écorces d'oranger, etc., et en même temps nous faisons porter au malade un collier iodé, préparé de la manière suivante : on place entre deux feuilles de ouate 25 à 50 centigrammes d'iode en poudre; ces deux feuillets sont recouverts en dessus et en dessous de plusieurs couches de flanelles, deux ou trois, et le tout est piqué de façon à faire un petit coussinet, après quoi le côté qui ne doit pas être en contact avec la peau est recouvert de gutta-percha ou de caoutchouc pour empêcher la volatilisation de l'iode.

- Si les malades préfèrent des frictions à l'usage du sachet, nous leur recommandons le badigeonnage suivant, qui nous a fourni de très beaux résultats dans tous les engorgements chroniques et dans un grand nombre de tumeurs de nature diverse :

Teinture d'iode. . . . . } āā 30 grammes.
Éther sulfurique . . . . }

Un jeune paysan de vingt-sept ans portait depuis deux ans un goître volumineux; il avait employé à plusieurs reprises, et sans succès, l'iodure de potassium. L'opération ayant été rejetée, M. Betz de Heilbronn prescrivit un mélange de teinture d'iode et d'éther sulfurique dont on devait mouiller matin et soir le goître à l'aide d'un pinceau. Au bout de trois semaines, le goître était réduit à la grosseur d'une prune. L'auteur attribue ce succès à la présence de l'éther, qui, en dissolvant la graisse, permet à l'iode de mieux pénétrer dans les tissus.

Puisque l'iode agit d'une manière spéciale sur l'économie, qu'il suffit de le mettre en contact avec la peau pour qu'il soit absorbé, ne pourrait-on pas l'employer comme moyen préventif dans les pays où le goître est endémique et dans les localités où l'iode manque, soit dans l'air, soit dans l'eau? Il suffirait de faire porter aux habitants des ceintures ou des gilets iodés; de cette manière, on serait certain au moins de n'occasionner aucun trouble du côté des voies digestives. C'est surtout dans ces circonstances, et aussi chez les individus de constitution faible, lymphatique, scrofuleuse, etc., que nous voudrions voir mettre en usage les aliments et les boissons iodés, comme le pain, le chocolat, la bière, etc.

M. le docteur Glover emploie l'iodoforme dans le traitement du goître, à l'intérieur et à l'extérieur : à l'intérieur, il commence par 0^{gr},10 en trois pilules et ne passe pas au delà de 0^{gr},15. Sous l'influence de ce moyen, on voit le goître diminuer rapidement de volume. Dans un cas où la maladie datait de sept années et où le goître avait le volume d'un fort navet, en quatre mois la tumeur était réduite au volume d'une petite noix. Dans un autre cas, où le goître datait de quatre ans et était assez volumineux pour gêner la déglutition, la tumeur disparut presque entièrement en quelques mois. L'auteur ajoute qu'il a le soin de suspendre de temps en temps le traitement, de peur de fatiguer les organes digestifs.

Le seul effet physiologique qui ait été noté est l'augmentation dans la quantité des urines. (*Monthly journal of medicine,* 1848.)

Tumeurs de diverses natures. — L'emploi avantageux des composés iodiques dans des cas de tumeurs diverses, dans certains engorgements viscéraux, dont parfois la nature n'est pas moins incertaine que la cause qui a présidé à leur formation, a été démontré par des faits si nombreux qu'il nous suffira d'en relater quelques-unes pour établir la puissance d'action résolutive de l'iodure de potassium, joint à l'usage des frictions iodurées. En effet, l'iode a souvent puissamment contribué à dissiper des engorgements chroniques des ganglions et des glandes, du foie, de la rate, de l'utérus, de la prostate, des testicules, des mamelles, des articulations, etc., et l'usage de ce médicament peut être d'autant plus utile qu'une origine syphilitique, scrofuleuse, pourrait être attribuée à ces diverses tumeurs, et si on l'a employé avec tant d'avantages dans les maladies chroniques, dans les engorgements chroniques de bien des organes, c'est qu'il a la propriété de modifier l'assimilation, ou plutôt de porter une puissante excitation sur le système lymphatique.

Tumeurs lymphatiques.—C'est surtout dans les engorgements chroniques des ganglions lymphatiques, cervicaux, axillaires, mésentériques, etc., qu'il a été d'une efficacité étonnante. Il a été trouvé très utile dans les tumeurs lymphatiques par Coindet, Brera, Zink, Gimelle, Cullerier ; dans le carreau, par Brera, Benaben, Collavay, Galland, etc.; dans certaines tumeurs de la glande parotide, du sein, de l'abdomen, des ovaires, de la prostate, des testicules, par Formey, Baup, Gairdner, Benaben, Baron, Eusèbe de Salle, Ashwell, Lisfranc, Payan et beaucoup d'autres. Quelques observations confirmeront ce que nous venons de dire.

Le docteur Zink (1), médecin à Lausanne, rapporte l'histoire d'un malade porteur de deux tumeurs, dont l'une, de la grosseur d'un œuf, était dure, inégale, mobile, insensible, et située dans l'aisselle, où elle comprimait un des rameaux du nerf axillaire. L'autre, également indolente, élastique, non inégale, était située à la partie inférieure du même bras, deux pouces au dessus du condyle interne de l'humérus. On fit des frictions avec la pommade à l'iodure de potassium sur la tumeur axillaire seulement. Elle parut d'abord s'étendre un peu et devint moins dure; elle se partagea ensuite en deux parties égales, dont une, après s'être ramollie, donna, au bout de deux mois et demi de traitement, un pus très louable, et se cicatrisa promptement, et dont l'autre, dimi-

(1) *Journ. compl.*, janvier 1824.

nuant peu à peu, même après que l'usage de la pommade eut été abandonné, finit par se résoudre presque entièrement.

Le cas suivant est très intéressant ; car, outre la condition pathologique de toutes les glandes sous-maxillaires, les glandes sous-axillaires du côté gauche participaient encore de cet état. Il prouve, en outre, que déjà, en 1822, Brera (1) avait songé à administrer l'iode contre les affections syphilitiques.

Obs.I. — La femme qui fait le sujet de cette observation était âgée de vingt-trois ans, bien réglée ; elle était convalescente d'une blennorrhagie et d'ulcères vénériens placés à l'entrée du vagin. On pensa que c'était le cas d'entreprendre une cure par l'usage interne et externe de l'iode. Pour satisfaire à la première indication et pour remplir la seconde, on employa une solution alcoolique de deuto-iodure de mercure de la manière suivante :

Liniment ioduré. . . . .   4 grammes.

Divisés en deux parties pour faire des frictions, matin et soir, sur les glandes affectées.

Solution alcoolique de deuto-iodure de mercure.   10 gouttes.
Eau distillée. . . . .   90 grammes.

À prendre en deux doses matin et soir.

Après deux jours, on augmenta la dose du liniment jusqu'à deux scrupules matin et soir, et celle de la solution fut portée jusqu'à 18 gouttes par prise. L'amélioration ne tarda pas à se manifester, puisque le sixième jour le volume des glandes, tant maxillaires que sous-axillaires, était diminué d'un bon tiers. On continua d'employer le liniment à la même dose, que l'on porta jusqu'à 30 gouttes pendant sept autres jours. A cette époque, il fallut suspendre à cause de l'apparition des phénomènes ordinaires iodiques. Ensuite on reprit l'usage du liniment gastro-iodé à la dose d'un scrupule pour deux frictions, et celui de la dose alcoolique à la dose de 20 gouttes, matin et soir, avec l'eau distillée comme à l'ordinaire. Les tumeurs diminuèrent de moitié. On continua le liniment, mais on substitua à la solution l'iode pur à la dose de 1 grain avec l'extrait de sureau. Cette dose fut donnée trois fois le jour, le matin, à midi et le soir. Neuf jours après cette nouvelle prescription, la malade sortit de l'hôpital, emportant à peine quelques légères traces des tumeurs volumineuses qu'elle y avait apportées en entrant. La menstruation ne souffrit pas la moindre altération.

(1) *Saggio clinico sull' iodio*, etc., 1822.

M. Brera rapporte encore plusieurs observations d'engorgements syphilitiques des glandes sous-maxillaires guéries par le même traitement.

Buisson a dit (1) que M. Cullerier neveu administrait avec avantage, contre la syphilis, l'iode uni au mercure, et cite l'observation d'une tumeur indolente syphilitique qui avait résisté au mercure, qui fut presque entièrement résolue par l'iode. M. T..., âgé de vingt-huit ans, outre une ophthalmie intense et des douleurs ostéocopes, portait depuis quatre ans, sous le menton, une tumeur du volume d'une pomme ordinaire, qui ne le gênait que par sa difformité; elle n'avait éprouvé aucun changement pendant un traitement mercuriel des plus méthodiques. Les frictions, avec les préparations d'iode, la réduisirent en trois mois au quart de son volume. Le malade fut obligé de partir avant la fin du traitement.

Obs. II.—M. Gimelle (2) cite l'observation d'un cultivateur âgé de vingt-trois ans, qui portait à la partie latérale gauche et supérieure du cou, au-dessous et en arrière de l'oreille, une tumeur du volume de la tête d'un enfant à terme, divisée en plusieurs lobes et ulcérée au sommet. Tous les médicaments employés avaient échoué. Les deux côtés du cou présentaient un long cordon de glandes *squirrheuses* (3) qui suivait le trajet des veines jugulaires internes jusqu'à la partie supérieure du thorax. Les ganglions des aines et des aisselles étaient également engorgés; le malade avait une petite toux sèche, sans expectoration, le pouls était fébrile, le sommeil perdu. V... éprouvait, en outre, des coliques fréquentes et des diarrhées séreuses; ses forces étaient épuisées, son teint d'une pâleur extrême, les chairs étaient molles et flasques.

M. Gimelle lui administra le 1er juin la teinture d'iode à la dose de 5 gouttes, matin et soir; les tumeurs furent frictionnées avec 8 grammes de cérat ioduré, composé de cérat blanc, 120 grammes; teinture d'iode, 8 grammes, que l'on incorpora bien exactement.

Au bout de quinze jours, l'appétit se fit sentir, les digestions devinrent plus faciles, le malade avait repris de la force, et les tumeurs diminuaient d'une manière notable. La dose de teinture d'iode fut doublée, en continuant toujours les frictions. Il en résulta une amélioration plus marquée, tant dans la diminution des engorgements que dans l'état général du malade.

____

(1) *Thèse de la Faculté de Paris*, 1825, n° 223.
(2) *Revue médicale*, 1821, t. VI, p. 81.
(3) C'est sans doute à cause de leur dureté que l'auteur les appelle ainsi.

Le 1er juillet, la dose de teinture d'iode fut portée à 15 gouttes, matin et soir, pendant dix jours. Le malade n'en a nullement été incommodé, et les progrès de la guérison ont été de jour en jour plus sensibles. Au bout de quarante-huit jours, les tumeurs du cou ont diminué des deux tiers de volume, la toux n'existe presque plus, et le malade est à la veille d'une guérison qui avait été regardée comme impossible dans plusieurs hôpitaux et par un grand nombre de médecins.

Obs. III. — Un domestique, Suisse d'origine, âgé de vingt-six ans, portait depuis l'âge de onze ans sur les parties latérales supérieures du cou une tumeur de la grosseur du volume d'un œuf de cane. Il fut mis, dit M. Gimelle, à l'usage de la teinture d'iode à la dose de 10 gouttes, matin et soir. La tumeur fut frictionnée avec de la pommade iodurée ; au bout de huit jours, elle avait éprouvé une diminution sensible, on sentait au toucher qu'elle était composée de plusieurs ganglions. La dose de la liqueur fut portée à 15 gouttes, matin et soir. Le quarante-troisième jour du traitement, on ne sent plus à la place de cet énorme engorgement que quelques petits globules, dont le plus-volumineux a tout au plus la grosseur d'un pois.

Les guérisons d'engorgements chroniques des ganglions par les préparations iodées sont tellement communes, que nous nous bornerons aux exemples précédents. Nous ferons seulement remarquer que, dans ces cas, le sirop iodé, ou la teinture d'iode additionnée d'acide tannique, le pain, le chocolat iodés, etc., doivent être préférés à la teinture d'iode recommandée par M. Gimelle, cette dernière préparation pouvant irriter les organes digestifs.

Une autre observation que nous ferons encore, et qui est importante, c'est que, lorsqu'on veut obtenir la résolution d'une tumeur quelconque par le moyen de l'iode et de ses préparations, il faut avoir bien soin, surtout lorsque l'iode est employé en frictions, de n'en faire usage que lorsque l'irritation inflammatoire a entièrement cessé dans l'organe malade ; car, pour peu qu'il en reste, loin de produire la résolution, l'iode détermine au contraire un nouvel état fluxionnaire dans la partie, et toujours la suppuration en est la suite. Cette dernière est d'une qualité louable, et se termine en peu de temps. Plusieurs exemples de cette terminaison se sont présentés à mon observation. Au reste, quels que soient les effets que produise l'iode dans les engorgements qui en réclament l'emploi, ils sont toujours préférables aux terminaisons qu'on ne pouvait prévenir avant la découverte de ce médicament : on a un phlegmon au lieu d'un abcès froid.

Carreau. — Obs. IV. — Jeanne Guirina, qui fait le sujet de cette observation, était âgée de seize ans, non réglée, d'une constitution pellagreuse, considérablement débilitée et amaigrie par une diarrhée dont elle était atteinte. Cette affection avait résisté à divers traitements, lorsque Brera, prenant en considération la mauvaise constitution de la malade et les phénomènes d'engorgement des glandes mésentériques, résolut d'administrer l'iode sous la forme suivante :

Teinture d'iode.	10 gouttes.
Eau distillée.	90 grammes.
Sirop simple.	30

Cette dose est donnée trois fois par jour, pendant dix-sept jours, en augmentant la dose de la teinture jusqu'à 15 gouttes par fois. Régime fortifiant.

Cette prescription, qu'on remplace ensuite par : iode en poudre, 1/2 grain, oxyde de manganèse, 3 grains, deux fois par jour, rétablit les forces de la malade, et la jeune fille recouvra toute la fraîcheur et la force de son âge (1).

Obs. V. — Un enfant dépérissait d'une manière visible, il se plaignait de douleurs intestinales et était continuellement affecté de diarrhée et de constipation. L'abdomen était gonflé, il y avait des vomissements fréquents et un amaigrissement général ; le pouls était naturel, et il était facile de reconnaître le carreau, ou affection tuberculeuse des glandes mésentériques. Traité par de légères doses d'iodure de potassium en solution (à peu près 12 gouttes successivement augmentées), ce malade se rétablit, et Gairdner l'a laissé dans une amélioration très considérable (2).

Obs. VI. — Un enfant de sept ans, issu d'une mère scrofuleuse, et portant lui-même les stigmates de cette maladie, fut atteint, durant le mois de mai 1825, d'une dyssenterie qui fut traitée par les toniques et les astringents ; mais le ventre resta douloureux et chaud. Au mois d'août, une diarrhée fétide et abondante se déclara, les matières étaient glaireuses,

(1) *Saggio clinico sull' iodio,* etc. Padova, 1822, in-8.
(2) Extrait de l'ouvrage anglais de Gairdner.

blanchâtres; la maigreur des membres contrastait singulièrement avec la bouffissure du visage. Dans les premiers jours de septembre, le ventre parut acquérir plus d'ampleur; ce gonflement de l'abdomen alarma ses parents; le ventre était volumineux et inégalement tendu, laissant distinguer dans l'hypochondre gauche un endurcissement dont le volume était difficile à déterminer. Il avait tous les signes d'une mésentérite chronique.

Le 10 septembre, je lui prescrivis trois fois par jour 5 gouttes de teinture d'iode dans un demi-verre de teinture de houblon; j'ordonnai qu'on surveillât le régime, qu'on ne lui donnât que des viandes rôties, de bons bouillons, et quelques cuillerées de vin vieux après chaque repas; une habitation saine.

Le 20 septembre, la teinture d'iode est portée à 8 gouttes, trois fois par jour.

Le 29, la diarrhée a disparu, suppression des sueurs, pouls plus fort. L'iode est porté à 12 gouttes; frictions aromatiques sur tout le corps.

Le 23 octobre, la guérison est très avancée, toutes les fonctions s'exécutent bien, le ventre est libre, souple dans toutes ses parties; cependant il est encore volumineux. L'appétit est soutenu et sans voracité. Suspension de l'iode pendant quatre jours; il est repris ensuite pendant quelques jours, puis cessé définitivement le 5 novembre. Tous les phénomènes alarmants ont disparu, l'abdomen ne présente nulle part aucune altération sensible. Le régime tonique est continué, et le malade est mis à l'usage du vin de Seguin (1).

D'après un article publié en 1830 dans la *Revue médicale*, par M. Galland, on voit qu'après avoir combattu par un régime adoucissant, par des applications émollientes sur l'abdomen, par des sangsues même, les irrégularités des fonctions digestives qui pouvaient exister concurremment, il prescrivait contre les engorgements des ganglions mésentériques ou leur empâtement tuberculeux, des frictions qui étaient faites chaque jour, matin et soir, avec 30 gouttes de teinture d'iode, et auxquelles il associait généralement l'usage des bains aromatiques. La dose des frictions était augmentée par gradation. Ainsi, chez un premier enfant âgé de quatre ans, trente-huit frictions et dix-huit bains aromatiques suffirent pour faire fondre entièrement les tumeurs mésentériques consécutives du carreau. D'autres faits analogues sont cités dans le même travail.

____

(1) *Revue médicale* et *Journal de clinique*, 1823, t. IV, p. 83.

Obs. VII. — On lit dans le deuxième Mémoire de Lugol, à la page 39, qu'une enfant de vingt-cinq mois, née d'une mère morte de tubercules pulmonaires, ladite enfant ayant des tubercules mésentériques, avec faiblesse très marquée, émaciation des membres inférieurs, ne marchant pas encore seule, pâle, peu développée, sans appétit, prit chaque matin une tasse à café d'eau minérale iodée, édulcorée avec du sirop de tussilage et trois bains iodurés par semaine. Ce traitement a été continué pendant trois mois.

Le ventre a diminué de volume, il est même assez souple, et l'on n'y sent plus de tubercules. La jeune fille marche seule, ne fait plus de chutes dans l'appartement, et elle s'est développée d'une manière remarquable.

Le docteur Garlik (1) a traité avec succès plusieurs cas d'engorgement des glandes mésentériques par l'iodure de fer. Nous nous bornerons à présenter une courte analyse de la première observation.

Obs. VIII. — Le 25 juillet 1838, je fus consulté pour une petite fille âgée de six ans qui, au rapport de sa mère, avait toujours été bien portante, quand il y a quatre mois elle perdit l'appétit, la gaieté de l'enfance, et était tantôt constipée et tantôt relâchée, et depuis ce temps elle avait été continuellement en s'affaiblissant. Lorsque je la vis pour la première fois, elle avait la diarrhée, ses selles étaient teintes par du sang ; l'abdomen était tuméfié et douloureux à la pression ; la peau était chaude, la langue sèche et rouge, les muscles flasques ; il y avait une insomnie opiniâtre, des soubresauts pendant le sommeil, pas d'appétit.

Quelques doux laxatifs, administrés à de courtes distances, calmèrent les accidents les plus graves ; mais le 2 août, les mêmes accidents reparurent sous une forme plus grave encore et furent calmés également par les mêmes moyens.

Le 17 août, nouvelle rechute palliée de nouveau par les mêmes moyens ; enfin, quand je vis l'enfant le 23 septembre, rien ne pouvait suspendre la diarrhée, le pouls était à peine perceptible ; anxiété, impossibilité de supporter le moindre mouvement ; les yeux sont enfoncés, la figure couleur de plomb, les lèvres sèches ; la langue et les gencives couvertes d'un enduit sec et luisant ; l'abdomen douloureux, même à la plus légère pression ; flaccidité de tout l'appareil musculaire. Trois fois par jour la mixture suivante :

Iodure de fer. . . . . 0,35 centigrammes.
Sirop simple. . . . . 2 dragmes.
Eau simple. 10

Mêlez.

(1) *London Medical Gazette*, 1838.

Le 27, le traitement a été suivi exactement, l'irritation intestinale est calmée, mais la malade n'est pas mieux sous les autres rapports. On continuera le même traitement en ajoutant un demi-grain d'iodure de fer à chaque dose. On fera aussi chaque jour une friction sur l'abdomen avec la pommade iodurée.

Le 1er septembre, la malade est dans le même état ; on a cessé les frictions, qui avaient déterminé de l'irritation ; on s'est borné à donner la mixture.

Le 10, régularité des fonctions intestinales. L'abdomen est moins sensible à la pression, léger appétit.

Les jours suivants, l'amélioration se prononce de plus en plus ; on continue l'iodure de fer jusqu'au 1er octobre, et avec tant de succès, qu'aujourd'hui (28 novembre) la petite malade est aussi bien portante qu'à aucune autre époque de sa vie.

Un médecin anglais, le docteur J. Burns, qui s'est beaucoup occupé des maladiés de l'enfance, a recommandé d'une manière spéciale la teinture d'iode dans le carreau (1), surtout dans la première période. Elle favorise l'action des laxatifs, et agit comme un doux tonique ; mais il faut l'abandonner, si elle cause de l'excitation.

Le docteur Tauflieb, dont nous avons déjà parlé, a publié, en 1839, dans la *Gazette médicale de Paris*, un travail important sur l'emploi de l'huile de foie de morue dans les maladies scrofuleuses, dans lequel il est dit que sur sept enfants atteints de rachitisme et de carreau, ayant été traités par l'huile de foie de morue, six guérirent complétement, tandis que le septième, qui avait discontinué le traitement, succomba.

Des faits pareils justifient pleinement l'utilité de l'iode dans le traitement du carreau. Nous l'avons aussi employé avec bien du succès dans plusieurs cas, mais le traitement que nous préférons consiste dans l'usage du pain, du chocolat, de la bière iodés, de l'huile de foie de morue, ou du sirop antiscorbutique iodé, dans des badigeonnages de teinture d'iode sur l'abdomen, ou bien dans l'application d'une ceinture de flanelle garnie d'iode en poudre, étendu dans de la poudre d'amidon ; tout cela, bien entendu, sans préjudice des soins hygiéniques qui doivent entourer les enfants atteints du carreau.

____

(1) Burns, *Traité des accouchements.*

Engorgements du sein. — Obs. IX. — Une dame de cinquante et un ans, non réglée depuis cinq ans, très nerveuse, fut mordue au mamelon il y a environ dix-huit ans par un enfant qu'elle allaitait. Une inflammation très vive survint et se dissipa par l'usage de moyens convenables; mais il resta une induration d'environ 2 pouces d'étendue. Dans le mois de septembre dernier, elle fit une chute sur un bâton fiché en terre, contre lequel vint se heurter le sein déjà malade; car depuis environ deux ou trois ans, quelques élancements fugaces s'y faisaient ressentir à des intervalles assez éloignés. La mamelle s'abcéda vingt et un jours après l'accident, et, le 12 octobre, l'abcès était cicatrisé et tous les signes de l'inflammation avaient disparu; seulement, l'endurcissement primitif s'était accru considérablement : il s'était même formé un second noyau distinct et séparé du premier, dont il n'avait pas encore atteint la dureté. La peau n'était plus rouge, et les élancements, rares autrefois, étaient plus rapprochés et plus poignants. Je ne dissimulai pas au mari le danger que courait sa femme. Ces engorgements, leur siége, la nature des douleurs, la période de la vie où se trouvait la malade, me présageaient la prochaine dégénérescence cancéreuse de la glande mammaire. Je prescrivis la pommade iodurée suivante : 4 grammes d'iodure de potassium par 30 grammes d'axonge, et à l'intérieur de la teinture d'iode, 6 gouttes trois fois par jour dans une demi-cuillerée de sirop diacode. Puis la dose de teinture iodée a été progressivement augmentée, suivant les règles posées à ce sujet. Ce traitement a eu un plein succès, et, le 30 novembre 1823, la malade était parfaitement guérie (1).

En parcourant les publications faites sur l'application de l'iode au traitement des engorgements du sein, nous en trouverions de nombreux exemples. Ce point de thérapeutique est si bien établi que nous ne croyons pas devoir y insister davantage.

Récamier a aussi eu la pensée d'employer une pommade obtenue en unissant l'iodure et le chlorure de mercure. Il assure avoir retiré les effets les plus avantageux de cette préparation pour résoudre les tumeurs du sein. Voici la formule :

Chloro-iodure de mercure. . . . . . . 10 grammes.
Axonge. 10

On fait chaque jour une ou deux frictions avec 1 gramme de cette pommade. (*Journ. de chir.* de M. Malgaigne, t. I, p. 124.)

<hr>

(1) Benaben, *Revue médicale* et *Journal de clinique*, 1824, t IV, p. 83.

Engorgements chroniques du foie. — Obs. X. — Le 20 mai 1847, dit
M. Payan (1), je fus appelé à donner des soins à un ancien capitaine de
marine porteur d'un engorgement chronique du lobe gauche du foie, qui
venait de prendre tout à coup une marche suraiguë et me faisait appré-
hender la formation d'un abcès hépatique. Après avoir combattu cette phlo-
gose nouvelle par des applications émollientes, le repos au lit, la diète,
l'onguent mercuriel, les délayants internes, je voulus administrer l'iodure
de potassium en commençant par un demi-gramme pris en deux fois.
Mais le malade fut fatigué de cette dose, et il me rappela que d'autres
fois il n'avait pu supporter ce médicament. Je ne voulus cependant pas y
renoncer encore, et cette fois, au lieu de lui faire prendre les deux cuillerées à bouche d'une solution dont chaque cuillerée contenait 25 centigrammes, je n'en donnai que deux cuillerées à café, une le matin et l'autre
le soir. Eh bien! malgré l'exiguïté de cette dose, qui dans six jours fut doublée, la médication opéra très bien, produisit un effet diurétique très
marqué, ramena l'appétit, qui depuis assez longtemps était incomplet, et
sous son influence, aidée des frictions avec la pommade, avec l'iodure de
potassium, j'eus la satisfaction, en moins d'un mois de traitement, de voir
survenir une amélioration inespérée chez ce malade, qui, de chez nous, fut
à Vichy pour y raffermir sa guérison.

M. Payan rapporte cette observation pour démontrer les
avantages de l'iodure de potassium à petites doses; car il pense,
et avec raison, que l'efficacité de ce médicament est d'autant
plus grande que ses proportions sont en rapport avec la tolérance des voies digestives et de l'organisme. C'est ce que nous
avons cherché à démontrer dans un autre chapitre de cet
ouvrage.

Le docteur Weihe (2) a publié, en 1843, des faits où l'iodure
de potassium à l'intérieur et les frictions avec la vératrine
avaient guéri l'engorgement chronique du foie, compliqué
d'ascite. Il est probable que dans les engorgements spléniques
chroniques, l'iodure potassique aurait la même utilité. Nous
engageons les praticiens à faire des essais sur ce point; car
l'analogie nous porte à croire utile un traitement ioduré
contre cet ordre de lésions.

(1) *Loc. cit.*, p. 42.
(2) *Gazette des hôpitaux*, 1843, p. 127.

Obs. XI. — *Engorgement syphilitique du foie.* — *Tumeurs gommeuses.*
Psoriasis palmaria. — *Guérison rapide par l'iodure de potassium.*

Une jeune femme âgée de trente ans, de bonne constitution avant sa maladie, avait reçu depuis trois ans les soins de différents médecins de la capitale pour un engorgement chronique du foie, survenu sans cause connue, au moins au dire de la malade. Lorsque je fus appelé, en 1844, à la soigner, elle était dans l'état suivant :

D'une maigreur extrême survenue progressivement, elle offrait une teinte jaune paille chlorotique très prononcée. Les règles étaient irrégulières et peu abondantes, depuis quatre mois elles avaient manqué. Les fonctions digestives étaient dans un état déplorable, et l'estomac ne pouvait supporter les aliments d'aucune espèce ; à peine étaient-ils ingérés que la malade était prise de vomissements. Le foie était considérablement hypertrophié et débordait d'un travers de main au-dessous des côtes ; il était le siége de douleurs sourdes, continues ; la pression était douloureuse. La malade n'avait jamais eu de jaunisse, il y avait une constipation opiniâtre. La malade éprouvait en même temps, mais d'une manière irrégulière, des céphalalgies très intenses. Elle avait souvent de la fièvre.

En considérant l'état général de la malade, la marche lente et progressive de l'hypertrophie du foie, la maigreur extrême, la teinte chlorotique de la peau, la faiblesse générale, et enfin les vomissements devenus journaliers depuis plusieurs mois, l'idée d'un cancer du foie me vint aussitôt, et j'annonçai à la famille l'incurabilité de cette affection, ce qui, d'ailleurs, avait été fait par les confrères qui m'avaient précédé.

Je fis appliquer sur la région du foie des emplâtres fondants et calmants tout à la fois, donnai quelques ferrugineux et des pilules dans le but, sinon d'arrêter, au moins de modérer les vomissements. Pour régime, les aliments que la malade pourrait le mieux supporter. Ce traitement, continué pendant trois mois, n'amena aucune amélioration ; tous les symptômes, au contraire, s'étaient aggravés, et la faiblesse de la malade avait tellement augmenté, qu'elle ne pouvait plus quitter le lit. Les douleurs de tête étaient devenues si continues et si intenses, qu'elle était absolument privée de sommeil.

Vers cette époque apparurent sur le front, sur trois autres endroits de la tête et sur le nez, des tumeurs dures, très douloureuses, qui éveillèrent mon attention. Au bout de trois semaines, ces tumeurs avaient acquis le volume d'une grosse noix et n'étaient le siége d'aucune fluctuation. En même temps, un psoriasis palmaria et des douleurs très vives dans le foie vinrent encore compliquer cet état.

Ni cette malade, ni son mari, pris en particulier, ne purent me donner aucun renseignement sur la cause de ces nouveaux accidents, qui, pour moi, étaient les symptômes évidents d'une vérole constitutionnelle. Le traitement fut aussitôt modifié, et la malade fut mise à l'usage de l'iodure de potassium, dont elle prit d'abord 25 centigrammes par jour pendant deux semaines, puis ensuite 50 centigrammes dans une tasse de tisane de saponaire. Les tumeurs gommeuses et le psoriasis palmaria furent frictionnés avec de la pommade au proto-iodure de mercure, et quatre emplâtres composés d'iodure de potassium, 4 grammes extrait de ciguë et d'aconit, de chaque 1 gramme, furent successivement appliqués sur la région du foie et laissés en place chacun pendant huit ou dix jours. Ce traitement fut continué pendant plus de deux mois, mais ses effets s'en firent sentir dès la fin de la seconde semaine. Les tumeurs gommeuses de la tête, ainsi que les douleurs, avaient diminué d'une manière sensible ; le sommeil avait lieu, le psoriasis était guéri, et le foie avait diminué de volume d'une manière notable. Un mois après le commencement de ce traitement, le foie seul paraissait être encore malade, son volume était encore assez considérable, mais les douleurs dont il était le siége avaient disparu, la malade pouvait digérer les aliments qu'elle prenait, et les vomissements n'existaient plus. Sous l'influence de l'iodure de potassium, l'engorgement du foie disparut peu à peu, et deux mois et demi après le commencement de ce traitement, il n'en restait pas la moindre trace. Toutes les fonctions s'exécutaient bien ; la malade avait repris des forces, de l'embonpoint et une santé qu'elle n'avait pas eue depuis bien longtemps. L'année suivante, quelques douleurs s'étant fait sentir dans la région du foie, elle a repris pendant six semaines de l'iodure de potassium à la dose de 25 centigrammes par jour et quelques purgations. Depuis cette époque, sa santé a été des meilleures, et ne s'est pas démentie depuis bientôt dix ans que la guérison a eu lieu.

Tumeurs abdominales. — M. Gairdner parle encore d'une tumeur qui remplissait la plus grande partie de l'hypochondre gauche, et qui, après avoir été deux fois résolue par l'emploi de l'iode, disparut enfin complétement (1).

Obs. XII. — Une femme portait une tumeur dans le ventre, qui était développé comme dans le dernier mois de la grossesse ; cette tumeur avait été plusieurs fois réduite par l'usage longtemps continué du mercure et de l'alcoolat de potasse (*liquor potassiæ*) ; mais elle ne disparut jamais complétement. La malade, chez laquelle il survint plus tard une autre tumeur à la mamelle, prit d'abord 8 gouttes, deux fois par jour, d'une solution d'iodure de potassium, et continua régulièrement pendant cinq mois. Pendant cet intervalle, le ventre diminua d'une manière sensible, et la tumeur

(1) Extrait de l'ouvrage anglais de Gairdner, par A. Dupau.

devint si petite, qu'il fallait apporter beaucoup d'attention pour la découvrir par le toucher dans la région iliaque où elle était située (1).

Tumeurs de l'utérus. — Plusieurs observations relatives à des tumeurs dures de l'utérus, guéries à l'aide de l'iode, et recueillies dans l'hôpital des femmes en couches (Mary's Ward), de 1831 à 1835, par M. Ashwell, ont été publiées dans les journaux de Londres.

Obs. XIII. — Élisabeth, âgée de quarante-neuf ans, de stature moyenne, cheveux et yeux noirs, mariée, mère de six enfants, deux fausses couches, réglée depuis l'âge de treize ans, a perdu les menstrues depuis cinq ans à la suite d'un froid humide qu'elle avait éprouvé aux pieds. Dès cette dernière époque, elle devint chlorotique, puis après elle éprouva un dérangement cérébral qui a été suivi d'un écoulement salutaire des oreilles et du nez. Ses règles, enfin, ont reparu de nouveau et ont continué exactement tous les mois jusqu'à ces derniers temps, où l'époque définitive de leur cessation est arrivée. Une leucorrhée abondante a remplacé le sang menstruel.

A son entrée à l'hôpital, la malade se plaint de douleurs lancinantes aux régions lombaire et épigastrique. Elles existent depuis trois ou quatre mois. Écoulement mucoso-sanguinolent par le vagin ; la constitution est en assez bon état ; le toucher indique que la portion supérieure de la muqueuse vaginale est relâchée et chaude. La partie supérieure du col de la matrice présente une tumeur dure, s'étendant jusqu'à la partie inférieure postérieure de l'utérus ; le col de l'utérus lui-même est dur et fissuré. (Repos au lit. Trois fois par jour, 30 grammes de julep iodé.)

Frictions soir et matin avec gros comme une noix muscade de pommade iodée, composée de :

> Iode pur. . . . . 0,60 centigrammes.
> Iodure de potassium. . . . .   8 grammes.
> Axonge. 60

Ce traitement a été commencé le 2 juin. Au commencement d'août de la même année, la tumeur avait entièrement disparu, l'écoulement aussi, et la malade quitta l'hôpital parfaitement guérie.

L'auteur rapporte plusieurs faits analogues, dans lesquels les effets du traitement paraissent vraiment étonnants. Une femme

(1) Extrait des *Recherches sur les maladies tuberculeuses*, par sir John Baron. (Traduit de l'anglais par M. Boivin. Paris, 1825, p. 479.)

de vingt-cinq ans, ayant fait des enfants, offre une tumeur squirrheuse dans l'épaisseur du col de la matrice ; son volume est tel que le rectum est comprimé. On la traite comme la précédente, et elle guérit radicalement en deux mois.

Une troisième, âgée de trente-deux ans, présente une tumeur squirrheuse, du volume d'un œuf de poule, sur le col. Toute la matrice est hypertrophiée ; le museau de tanche est béant, gonflé et dur ; écoulement sanguin, amaigrissement, douleurs, etc. Elle guérit en six semaines. Il en est à peu près de même de trois autres femmes qui se trouvaient dans le même cas.

Le julep iodé a été quelquefois combiné à un gros de vin ferré. Dans quelques cas, le sirop a été remplacé par la teinture d'iode à la dose de cinq gouttes, trois fois par jour, dans de l'eau sucrée.

L'auteur n'hésite pas à se prononcer sur la nature des tumeurs qu'il a guéries. Il les regarde comme cancéreuses, et prétend que le mal serait infailliblement arrivé à l'état d'ulcération, et aurait occasionné la mort, si on l'eût abandonné à lui-même. Du reste, si le remède a échoué quelquefois, il n'a jamais produit d'accidents, et les malades en ont constamment retiré quelque avantage, soit comme calmant des douleurs du cancer, soit comme moyen propre à arrêter les progrès rapides de la maladie. M. Ashwell n'a jamais omis de joindre à cette médication les autres remèdes indiqués par les circonstances particulières de la maladie, tels que les saignées, le régime lacté, l'opium, les ventouses aux jambes, etc. Une remarque assez importante à faire, d'après ce praticien, c'est qu'à l'utérus, l'iode n'a une action bien décidée que dans les tumeurs du col ; dans celles du corps de l'organe, ses effets sont moins certains. Cet effet est d'autant plus précieux, ajoute l'auteur, que ce sont les tumeurs du col utérin qui offrent une marche rapide et effrayante ; celles du corps restent très longtemps stationnaires, ou bien elles persistent toute la vie, sans empêcher les malades de parcourir une longue carrière. En résumé, que les tumeurs guéries par M. Ashwell soient cancéreuses, syphilitiques, scrofuleuses, ou le résultat d'un engorgement pur et simple, toujours est-il qu'elles ont cédé avec une rapidité remarquable sous l'influence de l'iode, et qu'il est indiqué de recourir à cet agent dans tous les cas de tumeurs chroniques de l'abdomen, d'autant mieux que leur nature et leur cause restent souvent inconnues, et qu'elles résistent à tous les remèdes qu'on leur oppose habituellement.

Engorgements du testicule. — M. Eusèbe de Salle (1) a signalé les avantages de l'iode dans les engorgements vénériens chroniques des testicules. Il a publié quatre observations qui se rapportent à des individus qui, après avoir contracté une ou plusieurs blennorrhagies, avaient vu l'écoulement se supprimer tout à coup à la suite d'écarts de régime, et être suivi d'un gonflement plus ou moins volumineux et plus ou moins dur d'un testicule. A l'époque où M. de Salle fut appelé, l'engorgement existait depuis longtemps, et avait passé à l'état chronique, malgré l'usage des émissions sanguines, des applications émollientes, etc. M. de Salle parvint à guérir assez promptement les quatre malades avec de la teinture d'iode à l'intérieur, et les frictions sur le testicule avec de la pommade d'iodure de potassium. Citons le plus remarquable de ces faits.

Obs. XIV. — *Engorgement syphilitique chronique d'un testicule d'apparence squirrheuse guéri par l'iode.*

René-Médéric Detombes avait eu des blennorrhagies, des chancres, etc.; le testicule gauche offrait un engorgement qui pendant plusieurs années augmenta de volume sans causer au malade d'autre incommodité que la gêne et quelques douleurs passagères. Au commencement de 1824, ces douleurs étaient continues, quelquefois lancinantes, et la moindre erreur de régime les exaspérait au point de donner la fièvre et de faire perdre le sommeil. Le testicule était bosselé, dur, très pesant dans la main qui le soulevait et du volume du poing. Partout où Detombes se présenta dans les hôpitaux, il entendit prononcer le terrible mot *sarcocèle*, et proposer comme unique remède une opération plus terrible encore. N'ayant encore jamais employé l'iode contre des engorgements aussi anciens et aussi avancés que celui-ci, je ne cachai pas au malade combien étaient faibles les chances de succès. Le voyant fermement résolu à essayer de tout plutôt que de se soumettre à l'opération, le malade fit des frictions soir et matin, du côté affecté, avec la pommade d'iodure de potassium. Il en consommait chaque fois gros comme une petite noisette. Au bout de quatre jours, une rougeur érysipélateuse, accompagnée de vives démangeaisons, occupa toute la place qui

(1) *Journal complém. du Dictionn. des sciences médicales*, t. XIX. p. 193.

avait été en contact avec la pommade. Tenant à ne pas suspendre ce traitement, je prescrivis de coucher avec un cataplasme de farine de graines de lin sur les bourses. Ce palliatif ne fut pas suffisant. Deux nouvelles frictions augmentèrent l'irritation au point qu'il fallut les suspendre pendant quatre jours et leur substituer des cataplasmes. En examinant le testicule, je fus frappé du changement qui y était survenu. Son volume n'était pas diminué; au contraire, il était un peu au-dessus de celui qu'il m'offrit quand le malade vint me consulter; mais sa consistance était bien différente, j'y reconnus beaucoup de ramollissement avec augmentation de sensibilité.

Une nouvelle friction fut pratiquée et continuée les jours suivants, matin et soir, et le 25 juillet, vingt et un jours après le commencement des frictions, le volume du testicule était diminué d'un bon tiers. Les douleurs lancinantes avaient disparu et le sommeil était parfait.

Alors le malade ajouta à son traitement des pilules composées :

Extrait de gentiane.	8 grammes.	
Iodure de potassium	} ãã 0,05 centigammes.	
Assa fœtida.		
Sirop de safran.	q. s. pour 60 pilules.	

4 pilules par jour en deux doses.

Ce nouveau traitement fut continué pendant un mois; au bout de ce temps, le testicule avait repris son volume normal, et le malade était radicalement guéri.

Engorgements de la prostate. —Comme l'utérus, la prostate peut être le siége de tumeurs, de gonflement, d'hypertrophie. L'origine de ces engorgements, de forme, de nature, de siége divers, peut tenir à des irritations, à des inflammations du canal de l'urètre, à des blennorrhagies, à des affections vénériennes, à toutes les causes, en un mot, qui provoquent l'engorgement des testicules. Ces présomptions doivent engager à traiter les engorgements chroniques de la prostate comme les engorgements chroniques du testicule. Jusqu'à présent le traitement de ces engorgements de la prostate a plutôt été mécanique, chirurgical que médical. Il est vrai que beaucoup de ces tumeurs sont d'une nature telle qu'elles ne cèdent à aucun topique, à aucune médication générale, à aucun effort modificateur de l'organisme. Cependant, dans les cas d'engorgements dépendant de l'infection vénérienne ou d'irritations répétées, ne pourrait-on pas recourir aux agents qui ont réussi dans des cas à peu près analogues ? Un moyen qui nous a réussi aussi bien dans l'hypertrophie et l'induration du col de l'utérus que dans les engorgements chroniques de la prostate et les indurations de l'épididyme est le suivant ; il consiste à administrer aux malades la préparation suivante :

> Eau distillée. . . . . 1000 grammes.
> Iodure de potassium. 5

Trois fois par jour une cuillerée à café ; ensuite, tous les quatre jours, augmenter d'une cuillerée à café, jusqu'à ce que le malade prenne une cuillerée et demie à bouche à chaque prise. Alors on suspend pendant huit jours, et l'on recommence comme précédemment. Ce traitement doit être continué pendant six mois, un an, plusieurs années même, si l'on veut en obtenir de bons résultats. Il faut en même temps faire usage chaque soir, en se couchant, du lavement suivant, qu'on gardera :

> Eau de pavot. . . . . 1 verre.
> Extrait de ratanhia. . . . . 1 gramme.
> Laudanum. . . . . 8 gouttes.

Des frictions avec la pommade d'iodure de potassium sur le périnée, des suppositoires d'iodure de potassium dans l'anus, doivent être également mis en usage.

Nous avons plusieurs fois employé avec beaucoup d'avantage un sachet périnéal renfermant un mélange de la poudre suivante :

> Amidon en poudre. . . . . 120 grammes.
> Iode en poudre. 2
> Acétate de morphine. . . . . 0,30 centigrammes.

Pour prouver que cette médication a des avantages réels, nous allons relater un fait confirmatif de l'action heureuse de l'iode dans un engorgement énorme de la prostate.

Obs. XV. — Un tambour de la garde nationale de Paris, ancien militaire, âgé de cinquante-quatre ans, après avoir éprouvé pendant plusieurs années beaucoup de difficulté à uriner, fut atteint à plusieurs reprises de rétention d'urine qui le forcèrent à recourir au cathétérisme. Cet homme, d'une constitution lymphatique, scrofuleuse, a eu plusieurs affections vénériennes. Il avait dix-sept ans lorsqu'il eut des chancres pour la première fois, et à vingt-trois ans il est resté pendant cinq mois à l'hôpital militaire de Calais pour des chancres et des bubons qui ont suppuré longtemps. En 1823, étant en Espagne, il a contracté une blennorrhagie qu'il a conservée pendant dix années malgré les traitements nombreux qu'il a suivis; lorsqu'il s'est marié, à trente-deux ans, il n'était pas encore entièrement guéri de cet écoulement. Il a eu neuf enfants, dont six sont morts en bas âge, les trois autres sont chétifs et jouissent d'une assez mauvaise santé; ils sont scrofuleux, et l'aîné, âgé de vingt-deux ans, est tuberculeux. La mère est d'une bonne constitution et a toujours joui d'une bonne santé. A la suite de ces écoulements, il est resté à ce malade une induration chronique dans le testicule gauche.

A l'âge de quarante-cinq ou quarante-six ans, sans cause connue, il a commencé à éprouver de la difficulté à uriner, et quoiqu'il bût beaucoup de tisane, la miction ne s'en faisait pas mieux; il éprouvait aussi de fréquents besoins d'aller à la garderobe, sans pouvoir y satisfaire lorsqu'il s'y présentait. Ses urines étaient troubles. Lorsqu'il buvait du vin blanc le matin, ou faisait quelques excès de boisson, les difficultés d'uriner augmentaient; il était parfois longtemps avant de commencer, et souvent il éprouvait au périnée et dans le fondement une pesanteur, une douleur sourde, que le repos, la diète calmaient assez promptement. Pendant quatre ou cinq ans, ces accidents se répétèrent assez souvent pour éveiller l'attention du malade, qui s'observait de plus en plus.

En 1850, à la suite d'une fatigue, d'un refroidissement et de quelques excès alcooliques, il fut pris d'une rétention d'urine pour laquelle je fus mandé. Pour sonder le malade, je fus obligé de faire usage d'un gros cathéter Mayor à courte courbure, la sonde ordinaire de trousse ne pouvant pas pénétrer. La vessie vidée et m'étant assuré qu'il n'existait point de calcul, j'introduisis le doigt dans le rectum et reconnus que la prostate était considérablement développée et formait une tumeur dure du volume d'un gros œuf de poule; d'ailleurs, l'introduction de la sonde indiquait une déviation manifeste au niveau de la prostate.

Malgré toutes les précautions prises par le malade dans sa manière de vivre, il eut à plusieurs reprises des rétentions d'urine et avait appris à se sonder tout seul, à l'aide d'une grosse sonde de gomme élastique que je lui avais laissée; mais les difficultés, les besoins souvent répétés d'uriner sans pouvoir y satisfaire, n'en continuaient pas moins, et à plusieurs reprises il avait rendu des urines sanguinolentes, purulentes, et avait été pris de fièvre. A la suite d'une rétention d'urine pour laquelle il n'avait pu parvenir à se sonder, je fus appelé de nouveau et laissai une sonde à demeure pendant plusieurs jours, et le malade fut soumis au traitement suivant :

. Quinze sangsues au périnée, cataplasmes, grands bains, diète, boisson en petite quantité ; dès que tous les symptômes inflammatoires furent apaisés, le malade prit trois fois par jour une cuillerée à café de la préparation suivante :

> Eau distillée . . . . 1000 grammes.
> Iodure de potassium. 5

et augmenta d'une cuillerée à café à chaque prise, tous les quatre jours. Arrivé à une cuillerée et demie à bouche le matin, à midi et le soir, il se reposait pendant huit jours, pour recommencer ensuite par une cuillerée à café, comme la première fois.

Le soir, en se couchant, un lavement que le malade gardait, composé ainsi :

> Eau de pavot. . . . . 1 verre.
> Extrait de ratanhia. . . . . 1 gramme.
> Laudanum. . . . . 8 gouttes.

Ce traitement, suivi très exactement pendant plus de six mois, a procuré une guérison qu'on peut considérer comme radicale. La prostate, qui est encore un peu plus volumineuse que dans l'état normal, n'a apporté depuis cette époque, qui date déjà de cinq années, aucune gêne dans l'émission des urines. Le malade peut uriner aussitôt qu'il en éprouve le besoin. La rétention d'urine n'est pas revenue ; il a même pu parfois se laisser aller à quelques excès de boisson auxquels il est exposé par son métier de tambour, sans en ressentir aucun inconvénient ; les fonctions génitales s'accomplissent bien, et depuis ce traitement, sa femme est accouchée d'un enfant qui paraît être d'une bonne constitution.

Je dois ajouter que, chez ce malade, quatre injections iodées ont été faites dans la vessie dans l'intervalle d'un mois, et que les urines, qui étaient purulentes et laissaient déposer une matière épaisse au fond du vase, sont promptement redevenues de bonne nature.

Je pourrais encore citer deux guérisons d'engorgement de la prostate, dues à l'iodure de potassium, celle d'un riche propriétaire de Paris, qui, souvent pris de rétention d'urine, était obligé de se sonder lui-même, et celle d'un négociant qui se trouvait à peu près dans des conditions analogues. Ils ont été également soumis aux injections vésicales iodées.

Il est encore d'autres tumeurs, de nature obscure, où l'iodure de potassium peut être employé avec beaucoup d'avantage. On en trouve deux exemples remarquables : l'un dans la *Gazette des hôpitaux* (1) , l'autre dans le *Bulletin de thérapeutique* (2).

Un homme était entré dans le service de la Pitié, porteur d'une tumeur extrêmement volumineuse à la partie postérieure de la cuisse, dont elle occupait presque toute la surface ; elle avait des racines qui s'étendaient entre les muscles, et le malade en faisait remonter l'origine à quinze mois. M. Marjolin, pensant que l'ablation en serait impossible, avait proposé l'opération. Cependant Lisfranc veut auparavant soumettre cette tumeur à un traitement fondant, et ce traitement fut le traitement ioduré *intus et extrà*, lequel, par le fait, en réduisit le volume d'une manière remarquable.

L'exemple le plus saillant de résolution de tumeurs par le traitement ioduré interne est le suivant, dans lequel on voit la résolution et la disparition de cent vingt-quatre tumeurs gommeuses sur diverses parties du corps.

Obs. XVI. — Un homme de quarante ans, disant n'avoir jamais eu de maladie vénérienne, est entré il y a quelques mois, à l'hôpital de la Pitié, salle Saint-Louis, n° 27, service de Lisfranc. Cet homme présentait sur les bras, les avant-bras et sur les deux cuisses, cent soixante tumeurs gommeuses. Les moins volumineuses avaient le volume d'une petite noix, les plus grosses celui d'une petite poire. On lui a administré, dès son arrivée, l'iodure de potassium à l'intérieur, en commençant par 50 centigrammes par jour, dans une potion, en ayant soin d'en augmenter la dose progressivement chaque cinq ou six jours, de 25 centigrammes chaque fois. Le malade est arrivé à en prendre jusqu'à 4 et 5 grammes par jour. En même temps que le traitement intérieur, on a fait des frictions sur les tumeurs avec une pommade composée de 4 grammes d'iodure de plomb et de 30 grammes d'axonge. Au bout de huit mois de traitement, il ne restait plus sur les différentes parties du corps que quarante tumeurs, et encore avaient-elles toutes diminué de volume. Les cent vingt-quatre tumeurs qui ont disparu ont guéri par résolution. La santé générale du malade est excellente.

De tous ces faits, nous concluons que l'iode et ses composés sont très utiles dans un grand nombre de tumeurs de nature, de cause et de siége différents, et que, sans vouloir rendre obli-

(1) Année 1844, p. 49.
(2) Tome XXIX, p. 558.

gatoire le traitement ioduré dans tous les cas de tumeurs, nous le conseillons d'abord toutes les fois qu'on aura lieu de croire à l'existence d'une disposition, et surtout d'une diathèse scrofuleuse ou syphilitique. Dans ces cas, la médication iodurée aidera la guérison en combattant la diathèse ou la disposition syphilitique. Nous le conseillons encore dans tous les cas de tumeurs où la cause reste inconnue, et dans tous ceux où tous les autres traitements sont restés inutiles, ou n'ont procuré qu'une amélioration lente et incomplète. Plusieurs des faits que nous avons mentionnés sont là pour prouver que cette médication iodique a réussi là où tous les traitements les plus rationnels, les mieux indiqués avaient échoué.

CHAPITRE XIV.

DU CANCER ET DES AFFECTIONS CANCÉREUSES QUI PEUVENT LE SIMULER, TRAITÉS PAR LES IODIQUES ET LES PRÉPARATIONS DE BRÔME.

Le cancer est-il curable? A cette heure, le mot *cancer* est synonyme d'*incurable*, et une fois qu'il est prononcé, il n'y a plus rien à faire. Quand l'élève a entendu ces paroles désolantes tomber de toutes les chaires, se répéter dans toutes les cliniques, dans toutes les Sociétés de médecine, il n'ose penser autrement; bien plus, si quelqu'un s'apprête à dire le contraire, on le regarde d'un mauvais œil et d'un air de dédain. Cette manière d'agir a beaucoup nui à la recherche des agents thérapeutiques contre le cancer.

Partant de cette idée que le cancer est incurable, l'immense majorité des chirurgiens et des médecins ne songent même pas à essayer un traitement préalable, et lorsque l'opération est possible, c'est-à-dire lorsque le tissu cancéreux est susceptible, par le siége qu'il occupe, d'être enlevé par le fer ou les caustiques, ils ne voient que l'opération comme seul et unique traitement. Si les malades refusent l'opération, ou si l'affection cancéreuse est placée de telle façon qu'on ne puisse opérer, les malades sont abandonnés à leur malheureux sort, et l'art est déclaré impuissant. Depuis plus de vingt-cinq ans que nous suivons les hôpitaux de Paris, nous n'avons jamais vu faire autre chose. Un malade atteint d'un cancer entre-t-il à l'hôpital, si l'opération est praticable, on l'opère immédiatement. L'opération guérie, on le renvoie au plus vite pour ne pas être témoin de la récidive, et jamais le malade n'est soumis à un traitement général interne, dans le but de neutraliser dans l'économie l'action des principes cancéreux, d'empêcher les progrès et le développement ultérieur d'un mal local commençant, et de prévenir la récidive après l'opération. Si le cancer, en raison de son siége, n'est pas opérable, alors le malade n'est pas admis à l'hôpital, ou on le renvoie à un hospice dit des incurables. La pratique civile est, à quelque chose près, celle des hôpitaux.

Mais alors comment savoir si cette maladie si grave et si justement redoutée est absolument incurable, si l'on ne la traite que localement. C'est là une conduite aussi contraire aux lois de l'humanité et de la raison qu'aux progrès de la science. En proclamant si haut et d'une manière si absolue l'incurabilité du cancer, en se bornant pour tout traitement à opérer le cancer quand il est amputable, on décourage l'esprit du praticien, qui cesse de chercher dans la matière médicale des ressources pour soulager le malade ou prolonger son existence, et on le fait persévérer dans une voie déplorable qui n'a pas même l'avantage de ralentir la marche incessante de la maladie.

Ceux qui rejettent d'une manière absolue la curabilité du cancer prétendent que les partisans de la guérison ont commis des erreurs de diagnostic, et ont traité comme cancéreuses des affections qui ne l'étaient pas ; et la preuve, pour eux, que ces affections n'étaient pas cancéreuses, c'est qu'elles ont guéri. Ils contestent tous les diagnostics, même ceux des hommes les plus compétents, ceux de M. Velpeau, par exemple. Cependant les preuves qu'ils invoquent leur feront bientôt défaut ; car certaines tumeurs qu'ils ont reconnues de par le microscope être de véritables cancers, et par conséquent incurables, ont cependant guéri. M. le professeur Velpeau, dans son livre sur les maladies du sein, en cite plusieurs cas remarquables.

D'une autre part, si la science ne possède pas encore un remède contre le cancer, est-ce un motif pour repousser *à priori* et sans examen toutes les tentatives que l'on pourrait faire dans le but de combattre cette disposition fâcheuse de l'économie, qui a pour effet de produire le principe cancéreux? et si cette diathèse cancéreuse existe, ce qui n'est pas douteux, pourquoi ne rien faire contre elle, pourquoi se borner à traiter ses manifestations seulement?

Si l'économie a pu subir des modifications qui l'ont rendue propre à produire le cancer, répugne-t-il donc tant à la raison de croire que si, par une médication quelconque, on pouvait arrêter, neutraliser, faire disparaître ces modifications fâcheuses, on débarrasserait l'économie des éléments cancéreux qui naissent dans certaines conditions particulières de l'économie? N'est-il pas prouvé par les faits, par la marche de la maladie, que cette diathèse, suivant son ancienneté, est plus ou moins intense; qu'à son début, elle n'est pas appréciable dans le plus grand nombre des cas, mais que, toujours agissante, elle a une marche progressive, et finit par envahir tout l'organisme? et si on l'attaquait dès qu'on la craint, et aussitôt qu'elle s'est révélée, même par une manifestation douteuse, ne pourrait-on pas changer, modifier cet état particulier de l'économie, qui engendre le cancer? Il est vrai que des guérisons obtenues dans ces cas seront toujours contestées, et qu'on dira encore qu'il y a eu guérison parce qu'il n'y avait pas cancer; le diagnostic a été une erreur, le microscope n'ayant pas été appelé à vérifier le fait. Mais comment faire alors pour soumettre les malades à un traitement interne, si les caractères physiques du cancer ne sont pas suffisants pour établir le diagnostic, et si ce diagnostic n'est certainement possible qu'après l'examen du microscope, c'est-à-dire après l'opération? Alors ne devra-t-on traiter les malades qu'après que le microscope nous aura appris qu'il y a cancer, et devra-t-on attendre pour poser le diagnostic que l'opération soit faite, car le microscope, dont nous sommes loin de contester l'utilité pour éclairer certains points de la science, n'est nullement utile pour la thérapeutique, et si l'on veut attendre, pour traiter les malades, que le microscope ait parlé, on attendra que la diathèse cancéreuse soit générale;

qu'elle ait envahi, détérioré tout l'organisme ; qu'elle soit enfin au-dessus de la puissance de tous les remèdes... Que dirait-on d'un médecin qui, pour détruire le virus syphilitique, attendrait qu'il soit devenu constitutionnel et qu'il ait produit des désordres profonds, ou de celui qui, pour guérir une fièvre intermittente, la laisserait devenir pernicieuse ; ou enfin de celui qui ne voudrait traiter la phthisie que lorsqu'elle serait arrivée à son dernier degré, c'est-à-dire à un moment où l'organisme épuisé est rebelle à toute médication ? On dirait, et avec raison, qu'il veut laisser mourir son malade. N'est-ce pas à peu près la conduite que l'on tient vis-à-vis des malheureux atteints de cancers, sous prétexte qu'ils sont incurables.

Ou bien si, suivant une autre voie, on opérait, dès leur apparition et à tort et à travers, toutes les tumeurs qui peuvent laisser soupçonner la crainte de l'existence du cancer, se bornerait-on à traiter celles dans lesquelles le microscope aurait découvert l'élément cancéreux ? outre que cette méthode pourrait encore induire en erreur, en laissant échapper l'élément cancéreux, comme cela est déjà arrivé plusieurs fois, alors qu'il n'est pas encore formé, il serait cruel de mutiler et d'exposer à des opérations graves et dangereuses des individus dont la maladie n'était nullement cancéreuse, et qui seraient guéris certainement sans opération. En tout état de choses, en supposant même le diagnostic incertain, incomplet, il nous paraît, à l'aide des seuls signes cliniques, préférable de suivre la méthode qui consiste à traiter les malades d'abord, sauf à les opérer ensuite, si l'opération devient indispensable. Il y a d'ailleurs toujours avantage à la pratiquer tardivement plutôt qu'au début, après avoir soumis toutefois, pendant plusieurs mois, les malades à un traitement général, et si l'on ne guérit pas les malades, on a la certitude d'améliorer leur position ; puis, en agissant ainsi, on n'enlève pas comme cancers des tumeurs qui n'en sont pas, et qui ne le deviendraient jamais.

Est-ce qu'il a fallu, pour détruire le virus syphilitique, guérir es fièvres intermittentes, le goître et les scrofules, faire l'anatomie pathologique des produits morbides nés sous l'influence de ces maladies? Est-ce en disséquant, en anatomisant une exostose, un goître, une tumeur blanche, une carie, au microscope ou autrement, qu'on a trouvé que le quinquina avait une action spécifique sur la fièvre intermittente, le mercure et l'iode sur le virus syphilitique et les scrofules? Croit-on qu'on parviendra à trouver un remède contre le cancer en l'opérant d'abord, et en examinant ensuite sa composition intime au microscope? Est-ce que l'œil armé de cet instrument aurait la prétention de découvrir la cause et la nature des maladies?

A nos yeux, la cause qui éloigne notre savante et laborieuse époque de la recherche des moyens de guérir le cancer et beaucoup d'autres maladies, c'est le désir irréfléchi de tout expliquer, de connaître la nature et l'essence des choses; ce sont les analyses chimiques vicieusement appliquées, les merveilleuses démonstrations du microscope portées trop loin : comme si notre pauvre esprit pouvait saisir le principe de quelque chose; comme si, après beaucoup d'efforts, il n'arrivait pas toujours à ce *quid ignotum* si fameux et si vrai; comme si les tissus les plus déliés ne fonctionnaient pas tous sous l'influence de la vie qu'on ne peut analyser ni comprendre.

Si donc, dans le cancer, on s'appuie sur les données de l'anatomie pathologique pour traiter le cancer, on tue sa thérapeutique, et en préoccupant l'esprit des désordres qui peuvent exister, il ne reste plus au médecin assez de force et de volonté pour rechercher les moyens de les guérir, ou bien il reste découragé devant l'impuissance de la matière médicale qu'il ne sait ni comprendre ni interroger, ou à laquelle il a demandé des secours dans un moment inopportun, alors qu'ils étaient devenus inutiles; et pourtant la médecine, n'en déplaise à tous ceux qui cherchent dans la science de l'anatomie pathologique la cause et le traitement des maladies, a commencé par la matière médicale, c'est-à-dire par guérir, par traiter les maladies avant de s'appesantir sur leurs causes, leur marche et leurs effets morbides : pourquoi n'en serait-il pas de même quand il s'agit du cancer, d'une maladie encore inconnue? Disons-le donc ici, car nous ne saurions trop le répéter, la médecine est une science d'observation et d'application avec nos moyens usuels; la physique, la chimie, le microscope lui-même, ne lui sont que des connaissances *accessoires*, et qui n'en doivent point prendre la place. L'anatomie pathologique elle-même ne doit intervenir que pour constater les effets morbides, mais non pour devenir le but principal, détourner l'attention et paralyser les effets du thérapeutiste.

Dans la maladie qui nous occupe, la chirurgie doit seulement venir en aide à la médecine, et, dans aucun cas, ne doit lui être préférée.

Avant d'en venir à l'opération, il faut donc chercher à modifier toute l'économie, à changer toute la constitution, à recomposer toute la masse du sang et des humeurs, enfin toute la manière d'être des malades et des tissus qui sont affectés. Mais, pour obtenir toutes ces modifications, tous ces changements, il faut des mois, quelquefois des années, et faire suivre aux malades de longs traitements, ce qui jusqu'à présent n'a pas eu lieu.

Si nos devanciers, si quelques médecins de nos jours ont guéri quelquefois le cancer, c'est sans doute parce que, moins préoccupés que nous de choses diverses, ils ont mieux observé l'action des médicaments ; ils ont eu plus de confiance dans leur action, et ont cherché avec plus de persévérance à obtenir la guérison par tous les moyens en leur pouvoir.

D'après plusieurs faits que nous avons observés nous-même et suivis avec le plus grand soin, avec l'intention bien arrêtée de savoir si le cancer était curable par certains agents thérapeutiques que nous avons mis en usage, nous croyons que le cancer, le vrai cancer, comme disent ceux qui veulent que l'on confonde toujours le cancer proprement dit avec le cancroïde, le tissu fibro-plastique ou d'autres tumeurs, n'est pas absolument incurable, comme le pense la grande majorité des médecins de nos jours.

D'après quelques faits que nous avons observés, il nous semblerait que les préparations iodiques et bromurées, à raison surtout de leur propriété résolutive et modificatrice, auraient quelque propriété curative contre les maladies cancéreuses. C'est donc là un point important à étudier ; aussi nous croyons devoir faire connaître les observations qui témoignent de cette action du puissant agent médicamenteux.

Les applications de l'iode au traitement du cancer ne sont pas très nouvelles : déjà Coindet les avait employées avec succès

dans les engorgements du sein (1) ; Benaben (2) les avait également prescrites avec avantage dans un engorgement du sein
qu'il considéra comme squirrheux ; Delisser, médecin de Londres,
en avait également fait usage contre cette maladie (3) ; Hirsch,
en 1822 (4), Hennemann, à Schwerin (5), Klaproth (6), Wagner (7), Nesse Hill (8), Ullmann, à Marbourg (9), Magendie,
Hufeland et Osann, les ont vantées contre les maladies cancéreuses
de toute espèce. (Il est vrai que toutes les tentatives faites par
ces auteurs sont fort incomplètes, mais elles n'en méritent pas
moins d'être indiquées.) Si plusieurs de ces affections ont opiniâtrément résisté à l'iode (Delisser, etc.), d'autres, après s'être
considérablement améliorées, ont ensuite repris leur funeste
caractère (Hennemann, Nesse Hill) ; d'autres, dont quatre seront
rapportées plus loin, et qui paraissent offrir les traits caractéristiques du cancer, ont été guéries (Wagner, Ullmann,
Hirsch, Magendie, Hufeland et Osann).

Mon intention n'est pas de vanter les iodiques outre mesure
dans les affections cancéreuses, car ils n'ont pas toujours
répondu aux espérances des médecins ; mais les cas de non-
réussite ont bien pu tenir aussi à l'administration vicieuse des
médicaments qui n'ont pas été administrés à temps, continués
pendant assez longtemps, ni sous la forme convenable. Ce n'est
point un spécifique que le médecin doit chercher dans l'iode
et le brôme, mais des médicaments actifs qui sont doués de vertus
énergiquement résolutives et modificatrices, et les résultats qui
ont été obtenus plusieurs fois sont assez remarquables pour engager les praticiens à essayer de nouveau une médication qui, mieux
employée, pourra être avantageuse dans une affection où tout est

(1) *Bibliothèque thérapeutique*, t. I, p. 33.

(2) *Loc. cit.*, p. 120. *Revue médicale*, et *Journal de clinique*, 1824, t. IV,
p. 83.

(3) *The Edinburgh Journal*, vol. XXI, p. 231.

(4) *Revue médicale*, 1826, t. III, p. 119.

(5) *Journal de médecine de Hufeland*, février 1823.

(6) *Ibid.* (extrait de l'allemand par Heller).

(7) *Ibid.*

(8) *Journal d'Edimbourg*, avril 1826. (Extrait de l'anglais) — *Arch. génér.*,
t. XII, p. 292.

(9) *Journal de Graefe*, t. IV, p. 2. (Note extraite par Marc.)

impuissant. Pour notre compte, les essais que nous avons faits, et dont nous allons rapporter quelques-uns, nous donnent une certaine confiance en cet agent, et nous disposent en faveur de la curabilité du cancer.

Voici ces observations ; elles n'échapperont pas bien certainement à la critique de ceux qui prétendent que là où le microscope n'a pas été appliqué, le cancer n'est pas démontré ; mais elles seront convaincantes pour ceux qui pensent avec nous qu'il est une variété de cancer, l'encéphaloïde, par exemple, qu'on peut reconnaître à l'œil nu et sans le secours du microscope. A cet égard, il ne peut y avoir le moindre doute chez deux de nos malades dont les tumeurs cancéreuses ont été examinées après leur ablation ; chez la troisième, il y a eu une récidive qui a cédé au traitement interne que nous allons indiquer, récidive qui, suivant certains praticiens très distingués, serait la meilleure preuve du cancer.

Notre première observation a été recueillie en 1836, dans le service de Blandin, à l'Hôtel-Dieu.

Obs. I. — Une jeune femme de Vanves, près Paris, nommée Louise Palchère, femme Jean Pinon, vint à la consultation pour une tumeur énorme du sein gauche. Le professeur Sanson, qui à cette époque était encore chirurgien à l'Hôtel-Dieu, diagnostiqua un cancer encéphaloïde, et conseilla l'amputation immédiate. La malade refusa d'entrer à l'hôpital ; elle voulait être guérie par des remèdes. J'eus la pensée (j'étais alors interne du service) de profiter de cette occasion pour lui conseiller de faire sur le sein et aux environs, jusque dans l'aisselle, des frictions avec la pommade à l'hydriodate de potasse, comme j'avais lu que le docteur Gaïrdner l'avait fait (1) dans un cas à peu près semblable. J'ajoutai à cette pommade de la teinture d'iode, dont elle prenait 20 gouttes par jour dans du sirop antiscorbutique, et, de plus, quatre pilules de Blaud, deux le matin et autant le soir, et un bon régime si faire se pouvait.

Cette femme était chétive, lymphatique, de mauvaise constitution, pâle, décolorée, et avait considérablement maigri depuis six mois ; elle présentait un commencement de cachexie cancéreuse. Croyant qu'en suivant ce traitement elle éviterait l'opération, elle le fit régulièrement pendant quatre mois, venant à l'Hôtel-Dieu tous les quinze jours m'en montrer le résultat. Dominé que j'étais par les opinions de mes maîtres, je considérais alors

(1) *Revue médicale*, 1824, t. I, p. 517.

l'opération comme le seul traitement du cancer, et n'avais conseillé ce traitement, dont le résultat me paraissait plus que douteux, qu'avec une grande réserve. Cependant, sous son influence, la constitution devint meilleure Cette femme reprit de la force et de l'embonpoint, et sa santé générale s'améliora considérablement, mais la tumeur n'en éprouva aucun changement ; elle resta stationnaire, et paraissait même ramollie en plusieurs points, et menaçait de s'ulcérer dans un endroit. Persuadé que le traitement avait été tout à fait inutile pour la guérison de la tumeur du sein, je décidai enfin cette malade à entrer à l'hôpital et à se faire opérer, ce qui fut fait par Blandin, qui alors avait remplacé Sanson à l'Hôtel-Dieu. La tumeur, qui avait des dimensions énormes, fut incisée et examinée dans tous les sens. Blandin la considéra comme un beau cas de tumeur encéphaloïde, dans une leçon clinique qu'il fit à cette occasion, et mes notes portent qu'il en annonça la récidive probable.

Un mois après, cette femme quittait l'hôpital parfaitement guérie de son opération, conservant seulement dans l'aisselle quelques ganglions engorgés, qui, sous l'influence du traitement qu'elle avait suivi, avaient considérablement diminué. La présence de ces ganglions et la constitution lymphatique de la malade m'engagèrent à lui faire reprendre son traitement qu'elle suivit encore pendant plusieurs mois ; elle s'y soumit avec d'autant plus d'empressement qu'elle était persuadée que l'amélioration de sa santé et même sa guérison lui étaient dus. Depuis cette opération, cette femme est devenue enceinte, est accouchée heureusement deux fois, et a allaité ses enfants avec le seul sein qui lui restait. Elle habitait Vanves. Voulant avoir de nouveaux renseignements sur l'état de sa santé, je viens d'apprendre qu'elle est morte phthisique il y a dix-huit mois. Pendant dix-sept ans qu'elle a vécu après son opération, elle n'a pas eu de récidive.

L'observation suivante me paraît encore plus concluante, et est venue diminuer encore les doutes qui me restaient sur la curabilité du cancer dans certains cas.

Obs. II. — En 1839, je fus consulté par une dame d'Angers, madame de L..., âgée de quarante-sept ans, qui avait au sein droit une tumeur qu'elle portait depuis plus de dix ans ; elle l'attribuait à un coup qu'elle avait reçu. Elle avait eu quatre enfants. Sa mère était morte d'un cancer au sein. Cette tumeur avait considérablement grossi depuis la cessation des règles, qui datait déjà de trois années, et était le siége de douleurs et d'élancements qu'elle comparait à des coups de canif. Plusieurs chirurgiens avaient conseillé l'ablation. Le médecin habituel de cette dame était M. le docteur Ouvrard, professeur à l'École de médecine d'Angers. Son avis était aussi d'enlever cette tumeur, qu'il regardait comme un cancer encéphaloïde,

Lorsque j'examinai la malade, la tumeur avait le volume de la tête d'un adulte ; elle était bosselée, sillonnée de grosses veines bleuâtres, ramollie en plusieurs points où la peau était rouge, amincie et sur le point de s'ulcérer. En différents endroits, on sentait une fluctuation évidente. De plus, la malade était maigre, sèche, avait la peau jaunâtre, et l'état général dénotait une cachexie cancéreuse prononcée et très évidente. Une masse de gros ganglions engorgés occupait le creux axillaire du même côté. Les douleurs étaient extrêmes, et résistaient à tous les calmants mis en usage. Depuis six mois surtout, la malade avait changé à vue d'œil. Mon avis fut qu'il n'y avait plus rien à faire, tant l'état général de la malade était mauvais. Le mari fut prévenu que sa femme avait un mal incurable auquel elle ne tarderait pas à succomber ; que si on l'opérait, la récidive reviendrait sûrement, et enfin que, dans la position de la malade, une opération pouvait hâter la mort.

Comme madame de L... était très nerveuse, et qu'il eût été cruel de lui dire nos inquiétudes pour l'avenir, je lui annonçai que l'opération à laquelle elle était bien disposée devait être différée pour le moment, et remise à plusieurs mois, pendant lesquels elle serait soumise à un traitement et à un régime convenable, dans le but de modifier sa constitution et de la préparer à l'opération, qui alors aurait de meilleures chances de réussite.

Cette proposition, faite en désespoir de cause, fut acceptée avec empressement par madame de L..., qui, depuis plusieurs années, avait toujours reculé devant l'opération proposée par divers chirurgiens, espérant encore éviter une opération, qu'elle redoutait avec d'autant plus de raison que plusieurs dames de ses connaissances, atteintes du même mal, avaient succombé après l'opération.

Moins dans l'espoir de la guérir que dans celui d'adoucir ses derniers instants, en lui laissant croire que les promesses que je lui faisais pouvaient se réaliser, je la soumis au traitement suivant, qui fut suivi avec une ponctualité remarquable et avec une envie bien grande de guérir.

Elle prit soir et matin, pendant six mois, deux des pilules suivantes :

♃ Savon médicinal.	4	grammes.
Gomme ammoniaque.	2	
Iodure de fer	1	
Bromure de fer pulvérisé.	0,50	centigrammes.
Extrait de ciguë.	1,50	
Extrait d'aconit.	1,50	

Faire des pilules de 20 centigrammes.

Soir et matin, elle fit sur le sein, sur les parties non ramollies, à sa base et dans l'aisselle, des frictions d'un quart d'heure avec la pommade formulée ainsi :

℞ Axonge. . . . . 50 grammes.
Bromure de potassium. 2
Iodure de fer. 2
Brome liquide. . . . . 10 gouttes.

Cette pommade était remplacée tous les huit jours par des applications topiques, composées comme il suit :

℞ Amidon en poudre. . . . . . . 120 grammes.
Iode en poudre. 1
Acétate de morphine. . . . . . 0,40 centigrammes.

Cette poudre était mise sur une peau de cygne et appliquée localement. Tous les quinze jours, ou au moins tous les mois, une purgation avec un verre d'eau de Sedlitz, et, en mangeant, de l'eau de Vichy coupée avec du vin vieux. Un bon régime, des viandes de préférence.

Ce traitement, continué exactement pendant six mois, avait amené une amélioration très sensible dans toute la constitution. Toutes les fonctions s'accomplissaient bien mieux, et madame de L... avait repris de la force, de l'embonpoint, et un air de santé remarquable pour toutes ses connaissances. Ce teint jaune, caractéristique d'une diathèse cancéreuse, qu'elle avait auparavant d'une manière si prononcée, avait considérablement diminué. Le sein était toujours aussi volumineux, et s'était ulcéré dans un point qui était quelquefois le siége d'une hémorrhagie assez abondante. Les ganglions de l'aisselle existaient toujours engorgés, mais n'avaient pas augmenté de volume. Je fus rappelé à Angers où, à mon grand étonnement, je trouvai la malade dans l'état que je viens d'indiquer. Avec M. le docteur Ouvrard, nous décidâmes l'opération, qui fut pratiquée immédiatement. Le sein tout entier et les ganglions axillaires malades furent enlevés. Il en résulta une énorme plaie dont la guérison était complète deux mois après, et ne s'est pas démentie depuis cette époque Il y a plus de seize ans que madame de L... est guérie ; elle habite toujours Angers et se porte bien encore à cette heure. Il est bon de noter que le traitement et le régime qui avaient été suivis avant l'opération furent encore continués pendant plusieurs mois après. La tumeur était un cancer encéphaloïde bien caractérisé, dans lequel nous trouvâmes à l'autopsie, outre le suc particulier qui distingue le cancer, toutes les nuances du tissu encéphaloïde, depuis l'état cru jusqu'au ramollissement le plus complet.

Voi c la troisième observation.

Obs. III. — Une pauvre femme, nommée Pervé et demeurant rue Ménilmontant, 128, à Belleville, avait été opérée en 1841 par un médecin de
Paris, le docteur Corby, d'un cancer du sein droit. Deux années après,
l'opération, il y eut récidive, et c'est alors que cette malade me fut adressée.
Une ulcération large et profonde existait dans la plaie de l'opération, dont
la cicatrice avait été parfaite pendant deux années ; à côté de cette ulcération, vers l'aisselle, il existait un engorgement, une induration de la grosseur de la moitié d'un œuf de poule qui s'était développée depuis deux mois
environ ; les ganglions axillaires étaient pris, mais conservaient leur mobilité. L'ulcération était au-dessus d'un tissu épais, induré, qui paraissait très
adhérent aux côtes. L'état général de la malade n'était pas encore très mauvais, et la cachexie cancéreuse, qui se trahissait déjà par une teinte jaune-
paille de la peau, par de l'amaigrissement, par de la faiblesse, n'était pas
encore très intense. La malade accusait des élancements dans le sein et la
tumeur. Je conseillai à cette malade d'entrer à l'hôpital ; ne voulant pas y
consentir, je lui ordonnai un traitement qu'elle me promit de suivre exactement, ce qu'elle fit en effet pendant près d'une année. Ce traitement fut le
même que celui de la malade de l'observation précédente, et sous son
influence, l'ulcération était complétement cicatrisée trois mois après. La
tumeur qui existait en dehors du sein et les ganglions axillaires avaient
considérablement diminué et ont fini par disparaître peu à peu. La santé
générale de cette femme est excellente et ne s'est pas démentie depuis cette
époque. Elle est aujourd'hui âgée de soixante-quatre ans et habite toujours rue Ménilmontant, ayant tous les attributs d'une excellente santé. Elle
a suivi le traitement pendant plus d'une année.

A ces observations, je pourrais en joindre encore plusieurs,
autres, entre autres celle d'une dame de province que je con-
duisis chez M. le professeur Velpeau, et qui avait un sein condamné à l'opération par plusieurs médecins, entre autres par
M. Desperrières, de Saumur, Bretonneau, et Tonnelé, de,
Tours, etc. Cette dame a été soumise il y a sept ans, pendant
une année, au traitement que je viens d'indiquer, et la tumeur
du sein a diminué peu à peu, et a fini par disparaître. Sa santé
est aujourd'hui excellente. Mais comme l'autopsie de ces tumeurs
n'a pas été faite, comme je n'ai pu voir, le scalpel à la main,
quelle était leur composition, on ne manquera pas de dire
qu'elles ont guéri parce qu'elles n'étaient pas cancéreuses. Il
est possible, il est probable même qu'on niera la nature cancé-

reuse des tumeurs des malades dont je viens de citer les observations, puisqu'elles n'ont pas été soumises au microscope. Cependant leur examen anatomique a été fait par des hommes dont on ne refusera pas la compétence sans doute, par le professeur Blandin, et par M. Ouvrard, professeur à l'École de médecine d'Angers ; et d'ailleurs, le cancer encéphaloïde ne peut-il donc pas être reconnu à l'œil nu et sans le secours du microscope? Les micrographes eux-mêmes ne peuvent le contester.

Toutefois nous devons prévenir que nous ne nous abusons pas sur la valeur des préparations iodiques et bromurées dans le traitement des affections cancéreuses ; mais on nous accordera que de pareils faits méritent d'être signalés, et nous avons voulu mettre les praticiens à même d'essayer de nouveau, et avec plus de persévérance qu'on ne l'a fait jusqu'ici, un moyen qui nous a paru, dans plusieurs cas, avoir des résultats très avantageux.

Sans doute que ces faits, encore peu nombreux, seront repoussés et accueillis avec dédain par la susceptibilité de notre époque, mais cette considération ne nous a pas arrêté. Dans le but d'apprécier cette méthode de traitement à sa juste valeur, nous avons prié quelques-uns de nos confrères attachés aux hôpitaux de vouloir bien essayer un traitement qui nous avait fourni d'aussi beaux résultats, et savoir si ces résultats se seraient renouvelés entre les mains des autres ; mais ces praticiens sont trop *chirurgiens* pour avoir la patience de traiter pendant six mois, un an, des affections qu'ils ont l'habitude de soumettre à des moyens plus expéditifs. Nous espérons d'ailleurs qu'on nous jugera sur la difficulté du sujet et sur nos intentions. Ensuite nous devons avouer que nous avons assez vécu, que nous avons assez d'expérience en médecine, pour devenir *empirique* lorsque les moyens rationnels nous font défaut, et quand il s'agit de guérir, nous ne repoussons rien, si ce n'est des pratiques réprouvées par le bon sens et la plus simple raison (1).

____

(1) Dans ces derniers temps, quelques médecins ont paru partager nos idées sur le traitement interne des affections cancéreuses ; et M. le docteur Landolfi a proposé une méthode de traitement qu'il a présentée comme nouvelle. Nous sommes heureux de voir nos confrères entrer dans cette voie, et nous espérons

Si maintenant nous recherchons dans les auteurs, on trouve certains cas de guérison qui sont de nature à encourager l'essai des préparations iodiques et bromurées dans le traitement des maladies réputées squirrheuses ou cancéreuses.

Le docteur Gairdner raconte qu'une femme âgée de trente-trois ans le consulta pour une tumeur au sein qu'elle portait

que l'exemple de M. Landolfi en encouragera d'autres, si ses tentatives sont couronnées de succès, d'autant mieux que c'est à l'aide des préparations bromurées, qui ont tant d'analogie avec l'iode, qu'il aurait obtenu des guérisons. Nous croyons devoir faire remarquer que ni le traitement, ni les médicaments recommandés par M. Landolfi ne sont nouveaux. Ce traitement serait la cautérisation avec un caustique, qui n'est autre que la pâte de Canquoin, à laquelle on a ajouté du chlorure de brome et du chlorure d'or. Les médicaments seraient le chlorure de brome et la poudre de semence de phellandrium.

Voici la formule de M. Landolfi pour le traitement externe :

> ℞ Chlorure de brome. . . . . 3 parties.
> Chlorure de zinc. 2
> Chlorure d'antimoine 1
> Chlorure d'or. 1
> Poudre de réglisse. . . . . q. s.

Pour le traitement interne :

> ℞ Chlorure de brome. . . . . 2 gouttes.
> Poudre de phellandrium. . . . . 1,50 centigr.
> Extrait de ciguë. 0,80

Mêlez et divisez en 20 pilules. A prendre une pilule par jour pendant deux mois, et après deux mois deux pilules.

> ℞ Chlorure de brome. . . . . 0,10 centigr.
> Poudre de phellandrium. . . . . 1 gramme.
> Extrait de ciguë. . . . . 0,50 centigr.

Mêlez et divisez en 10 pilules. A prendre une le matin et l'autre le soir, pendant six mois.

Persuadé que nous sommes des effets avantageux des préparations iodurées et bromurées dans les affections cancéreuses, les succès annoncés par M. Landolfi à l'aide de cette médication ne nous ont pas étonné ; seulement nous dirons qu'elle n'est pas nouvelle pour nous, et que depuis longtemps nous avons fait usage de l'iode et du brôme contre les affections cancéreuses, ainsi que le démontrent les faits que nous avons publiés l'année dernière (1854) dans le *Bulletin de thérapeutique.*

depuis dix ans, et dont quelques chirurgiens avaient conseillé l'ablation. Dubois ayant inutilement tenté de la faire résoudre, Gairdner lui conseilla de mettre chaque soir une certaine dose d'iodure de potassium dans le creux de l'aisselle, afin qu'il y fût absorbé durant la nuit. Or il suffit de six semaines de ce traitement pour que la guérison de cette tumeur, réputée squirrheuse, fût obtenue (1).

On lit dans la *Bibliothèque de thérapeutique* (2), que le docteur Wagner a employé avec beaucoup de succès l'iodure de potassium contre une tumeur cancéreuse située à la région maxillaire d'un homme de cinquante-deux ans, et contre laquelle on avait employé beaucoup de médicaments, et que l'on ne pouvait extirper, vu l'état cacochyme du malade. La pommade que M. Wagner employait était composée de 1 gramme d'iodure de potassium sur 15 grammes d'axonge. En moins d'un mois, la tumeur se dissipa, et il ne reste maintenant qu'un petit noyau qui sera probablement détruit par l'action de l'iode.

Dans un cas d'induration de l'orifice de l'utérus, le docteur Klaproth prescrivit à l'intérieur la teinture d'iode, à la dose de 8 gouttes, trois fois par jour, et à l'extérieur, des frictions avec un onguent dans lequel il entrait de la digitale, de la belladone et de la jusquiame. C'était chez une femme de vingt-cinq ans. Après que la malade fut arrivée à prendre 28 gouttes de teinture d'iode par doses, la menstruation se régularisa, la leucorrhée diminua beaucoup, et la dureté du col de l'utérus se dissipa entièrement après plusieurs mois de ce traitement (3).

L'iodure de potassium en injections nous a été souvent fort utile contre des affections cancéreuses de la matrice, de la prostate et du rectum.

M. Magendie a vu guérir dans les salles de la Salpêtrière, où il était médecin, deux cancers de la langue, comme par enchantement. Les femmes qui portaient ce dégoûtant et horrible mal étaient depuis plusieurs années considérées et admises dans l'hospice comme incurables.

(1) *Revue médicale*, 1824, t. I, p. 517.
(2) Tome I, p. 86.
(3) *Journal de Hufeland*, 1823.

Le docteur Barras écrivait en 1842, au rédacteur du *Bulletin de thérapeutique*, que l'efficacité de l'iodure de potassium dans le squirrhe des mamelles était à ses yeux moins douteuse que ne le pensait ce praticien journaliste. J'ai rapporté, ajoute-t-il, à la page 65 de mon *Précis analytique sur le cancer de l'estomac*, un fait de squirrhe du sein, dans lequel cette préparation d'iode a également eu un plein succès. Quoique dans ce cas je ne l'aie pas administrée seule ni à très fortes doses, il n'en est pas moins vrai que la guérison doit lui être attribuée, et que les autres moyens n'étaient qu'accessoires (1).

M. le docteur Payan, auquel nous emprunterons plusieurs observations qu'il a réunies dans son livre, rapporte que le docteur Frieck, de Galdopp, raconte dans un journal allemand (2) que, consulté pour un squirrhe du sein, il a combattu cette maladie avec succès par l'emploi de l'iodure de potassium, tant appliqué extérieurement, sous forme de pommade, que donné à l'intérieur d'après la formule suivante :

Hydrolat de mélisse.	60 grammes.
Iodure de potassium.	4
Elixir d'oranger composé.	15

Mêlez et faites dissoudre selon l'art.

Pour une mixture à prendre à la dose d'une cuillerée à thé, matin et soir, en commençant dans une tasse d'eau gommée convenablement sucrée. On augmentait progressivement suivant les effets produits.

L'auteur affirme que, sous l'influence de cette médication soutenue pendant l'espace de vingt-six semaines, le squirrhe a été guéri radicalement. Ajoutons, pour compléter cette observation, que c'est à quarante-cinq ans, quand la malade dont il est question cessa d'être réglée, qu'apparut la tumeur squirrheuse dans la mamelle droite ; que cette tumeur acquit en peu de temps le volume du poing ; qu'elle était bosselée et recouverte d'une peau amincie, bleuâtre, adhérente, etc. La malade

(1) *Bulletin de thérapeutique*, t. XXIII, p. 450.
(2) *Journal des connaissances médicales*, septembre 1842.

avait employé, pendant les six mois de son traitement, 400 grammes d'iodure de potassium.

Lisfranc, à la Pitié et dans sa pratique en ville, faisait un grand usage de l'iodure de potassium à l'intérieur, et de pommade iodurée à l'extérieur, dans les tumeurs mammaires réputées squirrheuses. Nous en trouvons plusieurs exemples dans les journaux de l'époque. Ainsi on lit, dans la *Gazette des hôpitaux* du 6 janvier 1843, qu'une femme entrée dans le service de Lisfranc, ayant une tumeur du volume d'un œuf de dinde, d'apparence squirrheuse, fut traitée par des applications de sangsues, l'iodure de potassium à l'intérieur, des frictions de pommade iodurée, et fut guérie radicalement au bout d'un certain laps de temps.

L'usage interne et externe de l'iodure de potassium aurait guéri un squirrhe utérin, au dire du docteur Zimmermann (1). Une dame de quarante-cinq ans, atteinte depuis environ une année d'une induration du col de l'utérus, dont une fièvre hectique intense dénotait assez la malignité, prit la mixture suivante :

Iodure de potassium.	1 gramme.
Iode.	0,40 centigrammes.
Eau distillée.	30 grammes.

La malade commença par en prendre 8 gouttes trois fois par jour, puis elle augmenta peu à peu jusqu'à 15 à 18 gouttes par prise. Elle fit en même temps, trois fois par jour, des onctions avec la pommade iodurée, tantôt au périnée, tantôt dans l'aine, quelquefois sur la portion indurée du col. Après quatre mois de ce traitement, la malade fut complétement débarrassée de l'induration du col de la matrice.

Les observations que nous venons de relater, et que nous aurions pu facilement multiplier, considérées comme squirrheuses par les auteurs qui les ont produites, prouvent que l'action éminemment résolutive de l'iode s'est utilement exercée sur elles. Je sais bien que beaucoup de personnes mettront en

____

(1) *Medicinischen Correspondenz-blatt Bayerischer aerzte.*

doute si tous ces faits appartiennent à des affections cancéreuses, c'est-à-dire s'il y avait dans les organes malades cette dégénérescence de texture qui constitue le tissu cancéreux. De quelque manière qu'on les envisage, il est certain que ces faits ont été considérés comme des cancers, et qu'en prescrivant dans ces cas l'iodure de potassium ou tout autre composé iodique, on a entendu traiter des maladies cancéreuses, qui probablement, si elles avaient résisté au traitement spécial dirigé contre elles, auraient dû être attaquées par l'instrument tranchant. Or, comme la guérison dans ces cas paraît due à l'iode, nous y voyons une signification pratique de haute portée, en ce qu'elle prouve que ce médicament doit être plus souvent invoqué qu'il ne l'est dans les tumeurs de ce genre. Un engorgement squirrheux, cancéreux ou présumé tel, quelle conduite tiendra le chirurgien à cette heure? Le plus souvent, pour ne pas dire toujours, il proposera l'opération de prime abord, au lieu de chercher à amener la résolution de la tumeur par l'usage de médicaments internes et locaux, dont il faudrait attendre trop longtemps les effets ; mais en agissant ainsi, que de tumeurs adénoïdes ou dues à une hypertrophie glandulaire ou fibrocellulaire du sein, qui parfois simulent si bien le cancer qu'il est difficile, presque impossible de les distinguer, qui seront amputées quand on aurait pu les guérir sans opération. Que de maladies réputées squirrheuses ou cancéreuses, sans l'être précisément, peuvent échapper à l'opération chirurgicale par le seul emploi des iodiques, qui sont le seul moyen, en guérissant plus ou moins promptement, de reconnaître qu'au lieu d'un cancer véritable dont on croyait voir tous les signes, on n'avait affaire qu'à une tumeur vénérienne, scrofuleuse, etc.

Que de fois des ulcérations, considérées comme cancéreuses, tant elles imitaient les allures du cancer, ont guéri par l'usage de l'iodure de potassium, parce qu'elles n'étaient que des manifestations du virus syphilitique. Dupuytren n'a-t-il pas recommandé, et assurément avec beaucoup de raison, de ne jamais opérer un sarcocèle, *quelle que fût la dégénérescence*, sans avoir préalablement fait subir un traitement antisyphilitique général, tant on trouve quelquefois de difficulté à asseoir sûrement le diagnostic entre un sarcocèle syphilitique ancien et le sarcocèle véritable. Il suffit de rappeler ces faits pour comprendre combien est précieuse l'action d'un médicament qui peut ainsi éclairer le champ du diagnostic dans des affections de nature si obscure, tout en les guérissant ; tandis que sans son assistance, elles continueraient d'être rangées au nombre des affections incurables, et de donner lieu à des opérations inutiles, en ce qu'elles ne détruisent pas la cause du mal, et dangereuses, parce qu'elles peuvent produire de graves accidents. Que de fois des testicules, des seins ont été coupés, parce qu'ils offraient toutes les apparences, tous les caractères du cancer, tandis que si l'on eût voulu soumettre pendant un temps convenable les malades à un traitement rationnel, la guérison eût été obtenue sans opération. Elle eût été d'autant plus sûre, qu'on eût aussi détruit, par son administration, la cause constitutionnelle à laquelle le bistouri ne peut remédier.

Nous pourrions citer de nombreux exemples de maladies réputées squirrheuses ou cancéreuses, qui, considérées comme incurables, n'ont dû leur guérison qu'à l'usage interne de l'iodure de potassium. Il nous suffira de citer les ouvrages où l'on pourra les rencontrer.

M. Vidal rapporte dans les *Annales de chirurgie* (mai 1844) l'observation d'un armurier qui eut un testicule vénérien enlevé pour un testicule cancéreux.

M. Cabaret a consigné dans le *Journal de la Société de médecine de Montpellier* (février 1847) l'observation d'un officier de marine qui faillit subir la castration du testicule gauche pour un sarcocèle syphilitique, qui fut guéri radicalement par l'usage de l'iodure de potassium pris pendant quatre mois. L'amputation avait été décidée. Le malade était dans l'état suivant : Il avait une grande maigreur et de l'émaciation par la fièvre hectique et par une diarrhée qui revenait fréquemment. Le testicule avait le volume du poing ; il offrait une dureté pierreuse, était bosselé, très lourd. Des douleurs lancinantes très aiguës y existaient. On y remarquait un ulcère à bords frangés, épais, versant un pus sanieux mêlé de sang, et de la surface de cette ulcère s'élevaient des végétations d'un rouge vif. Les ganglions inguinaux engorgés étaient très douloureux. Jamais les caractères d'un sarcocèle véritable n'avaient paru mieux établis.

M. Payan, de son côté, rapporte plusieurs faits qu'il a observés de maladies réputées cancéreuses, guéries par l'iodure de potassium. Le premier est celui d'un soldat nommé Lapuque, qui offrait tous les symptômes les plus caractéristiques du sarcocèle véritable, et ce diagnostic paraissait d'autant plus fondé que le mal avait résisté à l'usage longtemps continué des préparations mercurielles. Il fut promptement guéri par l'iodure de potassium.

Ce que ce médicament produit d'avantageux dans le traitement du sarcocèle syphilitique, il le produit aussi dans le traitement d'autres états morbides, qui, incurables sans lui, étaient placés dans la catégorie des maladies cancéreuses. Je veux parler de ces ulcères cancroïdes, de ces ulcères rongeants de la face, qu'on était dans l'usage de dénommer *ulcères carcinomateux*, lesquels débutent par un bouton que les malades irritent en le grattant et en le tourmentant sans cesse. Ce sont les cancers de cette espèce que M. Magendie veut que l'on traite d'abord par l'iodure de potassium à l'intérieur. Lisfranc en a plusieurs fois triomphé par ce seul médicament. Souvent d'ailleurs telles ulcérations malignes surviennent, que tout devrait porter à faire considérer comme réellement carcinomateuses, et qui cependant cèdent plus ou moins facilement à l'iodure de potassium, tandis qu'elles auraient résisté à tout autre moyen.

Les auteurs en citent plusieurs exemples remarquables ; on en trouve dans le *Bulletin de thérapeutique* (1), dans la *Gazette des hôpitaux* (2) et dans le livre de M. Payan (3). Ce chirurgien cite l'observation d'une femme qui portait sur le nez un ulcéro rongeant, à marche lente et regardé comme cancéreux. La peau, le tissu cellulaire sous-cutané, étaient rongés, les os perforés, et la maladie s'étendait jusque dans les fosses nasales. Cette femme était dite incurable, parce qu'il paraissait impossible d'atteindre le mal, soit avec les caustiques, soit avec l'instrument tranchant. Ce hideux ulcère fut guéri par l'iodure de potassium, et la guérison se maintient depuis plus de huit ans.

---

(1) Tome XXX, p. 378. — Tome XXXIII, p. 59.
(2) Année 1842, p. 589.
(3) Page 251 et suivantes.

M. Payan fait connaître encore l'observation d'une dame atteinte d'un cancer présumé de l'estomac, qui dut sa guérison à l'iodure de potassium. Cette dame, âgée de soixante-dix ans, était maigre, et éprouvait, depuis deux ans environ, de fréquents dérangements de l'estomac. Les digestions étaient devenues de plus en plus pénibles, et c'est à peine si elle prenait quelque aliment de temps en temps ; elle était prise de vomissements. Enfin, au mois de février 1842, cet état de l'estomac s'aggrava sensiblement ; les vomissements, qui auparavant ne se reproduisaient qu'à de rares intervalles, sont devenus plus fréquents, et la malade a fini par ne pouvoir prendre que quelques cuillerées de lait et un peu de crème, quelques émulsions cuites. Malgré ces précautions, les nausées sont fréquentes, et les vomissements se reproduisent fréquemment ; ils sont souvent formés d'une matière brune ou noirâtre, comme mêlée de suie ou de marc de café ; il y a parfois aussi du hoquet. A mesure que les vomissements augmentent, les garderobes deviennent de plus en plus rares ou presque nulles ; il y a diminution de la température du corps ; le pouls est petit, tendu ; la fatigue est grande, et une douleur se fait ressentir à l'épigastre sous l'influence de la pression la plus légère, de la flexion et de l'érection du tronc. L'amaigrissement était extrême. La malade restait immobile, couchée sur le dos, ne voulant prendre que quelques cuillerées à café d'eau laiteuse de temps en temps. Le palper de l'épigastre ne faisait percevoir aucune sensation précise. Cependant le médecin habituel croyait constater parfois une certaine induration que la concomitance des symptômes indiqués lui faisait regarder comme indiquant une affection organique, de nature carcinomateuse, de l'estomac ou du pylore. Ce décourageant diagnostic fut même partagé dans une consultation qui eut lieu pour ce cas grave.

Sur ces entrefaites apparut, dans un journal de médecine, la relation d'un fait de guérison du squirrhe du pylore par l'usage interne de l'iodure de potassium ; aussitôt le médecin traitant prescrit la mixture suivante :

Iodure de potassium. . . . .   3 grammes.
Eau distillée. 120

A prendre, en commençant, environ une cuillerée à café, matin et soir, dans environ 30 grammes d'une tisane quelconque. L'estomac supporta fort bien ce remède, dont les doses furent progressivement augmentées ; les fonctions digestives se rétablirent très bien, et depuis ce traitement, qui fut continué pendant six semaines, l'estomac est dans de bonnes conditions qu'elle conserve par une observance exacte des lois de l'hygiène.

M. Ricord reçut dans son service, à l'hôpital du Midi, un malade ayant une affection cancéreuse ulcérée, occupant toute la partie latérale gauche de la face. La région maxillaire, jusqu'au conduit auditif, présentait des pertes profondes de substance allant jusqu'aux os, avec des bourgeons de mauvaise nature. La lèvre inférieure et la commissure étaient détruites dans une grande étendue. La maladie avait débuté il y a trois ans, et, depuis, tout avait échoué pour en arrêter la marche. Il n'y avait pas à songer à une opération et à une réparation ; la perte de substance était trop considérable, et la peau en trop mauvais état. En désespoir de cause, M. Ricord songea à combiner ensemble l'action du mercure et de l'iodure de potassium ; savoir, les pilules au proto-iodure, et l'iodure de potassium en solution de 1 à 4 grammes. Sous l'influence de ce traitement, les surfaces cancéreuses ulcérées ont subi une modification des plus puissantes; les parties dures, gonflées, se sont assouplies, et ont perdu de leur volume; les chairs se sont dégorgées, ont pris un meilleur aspect ; la cicatrisation a marché graduellement sous l'influence de ces seuls remèdes internes. Ce fait, extrait du *Bulletin de thérapeutique*, tome XXIII, page 59, est intitulé : *Bons effets de l'association du mercure et de l'iodure de potassium dans un cas de cancer ulcéré fort grave.*

Les guérisons de faits de ce genre sont nombreuses depuis l'emploi des préparations iodiques, et je pourrais encore en citer un plus grand nombre ; mais ceux que je viens d'indiquer sont plus que suffisants pour démontrer les bons résultats que peuvent produire les composés iodés dans bien des cas d'affections réputées cancéreuses. Je sais bien que, parmi ces affections, plusieurs, si ce n'est le plus grand nombre, n'avaient que les apparences du cancer qu'elles simulaient complétement ; mais n'est-ce pas un point important d'avoir à sa disposition un remède contre des maladies considérées comme incurables. Ces faits prouvent que, dans la grande majorité des cas, des praticiens très distingués ont cru traiter des maladies cancéreuses par l'iodure de potassium. Doit-on conclure de ces faits que l'iode ou ses composés sont des spécifiques contre le cancer? Telle ne saurait être notre pensée. Ces médicaments ont des propriétés résolutives et modificatrices très énergiques. Eh bien, il suffit de ces propriétés pour expliquer les modifications avantageuses qui se font dans l'organisme, sous leur influence, pour se rendre compte de la diminution réelle, de la fonte progressive de ces engorgements, et de l'amélioration générale de la constitution, qui peut-être se débarrasse de la funeste disposition où elle se trouvait de donner naissance à l'élément cancéreux. C'est pourquoi nous pensons qu'il est sage et avantageux d'administrer l'iode, soit à l'intérieur, soit à l'extérieur, au début de tous les engorgements, et avant que l'économie soit arrivée à ce point de cachexie et de dégénérescence où toute médication est impuissante. Dans les cas d'ailleurs où le traitement interne ne serait pas assez efficace, soit pour guérir, soit pour arrêter la marche progressive de l'infection cancéreuse, il mettrait encore les malades dans des conditions meilleures pour subir une opération, si elle devenait indispensable, et deviendrait un moyen de diagnostic qui, dans certains cas, servirait à découvrir si la tumeur est réellement cancéreuse.

CHAPITRE XV.

PHTHISIE.

Il n'est personne qui ne soit porté à encourager toutes les recherches thérapeutiques qu'on peut entreprendre dans le but de trouver un moyen propre, si ce n'est à guérir, du moins à arrêter la marche de la phthisie pulmonaire, maladie désespérante pour l'art, et malheureusement jusqu'ici toutes les tentatives qui ont été faites n'ont été guère efficaces.

On a cru trouver dans l'iode un moyen curatif de la phthisie pulmonaire. Une analogie plus ou moins fondée entre la phthisie et les scrofules avait suscité, il y a bien des années déjà, l'idée d'appliquer à l'affection tuberculeuse du poumon le moyen de traitement que son efficacité dans les scrofules a fait regarder comme une sorte de spécifique. Dans cet espoir, plusieurs traitements iodurés ont été préconisés contre la phthisie pulmonaire; ils ont consisté dans l'emploi de la teinture d'iode, des inhalations de vapeurs iodurées, de l'iodure de potassium, et dans l'usage de l'iodure de fer et de l'huile de foie de morue.

Dans son livre publié en 1822 (1), Brera cite deux cas d'hémoptysie avec fièvre, crachements de matières puriformes, etc., où il a administré la teinture d'iode à la dose de 20 gouttes trois fois par jour. La guérison a été obtenue dans l'espace de vingt jours.

Gairdner, médecin anglais à Paris, a aussi employé cette substance dans les affections tuberculeuses de la poitrine, et il pense qu'elle peut être utile dans certains cas où la lésion n'a pas fait de très grands progrès. Plusieurs malades auxquels il a administré ce remède ont paru en éprouver beaucoup d'avantage (2).

La teinture d'iode a été abandonnée, probablement par suite des inconvénients qu'elle avait sur les muqueuses digestives et à cause de son insolubilité; mais aujourd'hui qu'on peut éviter ces inconvénients en ajoutant quelques centigrammes de tannin à la teinture d'iode, on pourra l'administrer avec avantage dans les affections tuberculeuses des poumons.

La teinture d'iode employée en frictions ou en badigeonnages au moyen d'un pinceau dans les régions sus et sous-claviculaires nous a plusieurs fois procuré de bons résultats. Nous avons également appliqué avec avantage sur la poitrine des phthisiques des sachets iodés préparés avec les précautions que nous avons indiquées. Ces frictions avec la teinture d'iode, que nous avons indiquées en 1849 (3) dans le but d'obtenir l'absorption de l'iode

---

(1) *Saggio clinico sull' iodio*, etc., 1822.
(2) Extrait de l'ouvrage anglais de Gairdner, par A. Dupau.
(3) *Gazette médicale*.

et de produire une action révulsive sur les parois thoraciques, ont été préconisées à l'hôpital de la Charité par le professeur Piorry, et plus récemment par M. le docteur Leriche, de Lyon, qui les a appliquées sur tout le corps. Le moyen le plus simple, le moins ennuyeux pour le malade, mais qui n'est peut-être pas doué d'une grande efficacité, ce serait de placer quelques grumeaux d'iode sur une soucoupe qu'on laisse dans la chambre du malade; on le plonge pour ainsi dire continuellement dans une atmosphère iodée sans irriter les organes pulmonaires, et en même temps qu'on a l'avantage d'obtenir l'absorption de ce médicament et son passage dans le torrent circulatoire, on a celui de produire une action locale. L'alimentation iodée serait encore un excellent moyen.

Pour se mettre à l'abri des inconvénients que l'administration de l'iode pris à l'intérieur présentait, quelques praticiens ont pensé à porter directement l'iode à l'état de vapeur sur la muqueuse pulmonaire.

L'idée de combattre la phthisie au moyen de fumigations propres à porter dans l'intérieur du poumon, dans l'acte respiratoire, les principes médicamenteux, était toute naturelle; aussi les médecins ne s'en sont-ils pas fait faute depuis une cinquantaine d'années. Les fumigations émollientes, aromatiques, balsamiques, résineuses, les fumigations aqueuses ou éthérées, avec la ciguë, la morelle, le chlore, etc., n'ont point eu d'avantages curatifs marqués et ont été aussitôt abandonnées qu'essayées. A-t-on été plus heureux avec les inhalations de vapeurs d'iode?

Cette méthode des inhalations iodées est déjà ancienne, quoiqu'elle ait été proposée comme nouvelle dans ces dernières années. Le docteur Berton, convaincu du peu d'efficacité contre la phthisie pulmonaire de l'iode employé en frictions et du danger d'administrer cette substance par les voies digestives, écrivait à l'Académie de médecine dans la séance du 23 décembre 1829, qu'il faisait inspirer l'iode sous forme de vapeurs. Voici comment il décrit son procédé :

Dans un flacon à deux tubulures, il met de l'acide sulfurique étendu, puis y projette un quart ou un demi-grain par jour d'hydriodate de potasse. Aussitôt l'iode se dégage en vapeurs, et il fait respirer ces vapeurs aux malades par l'une des tubulures du flacon. Il fait renouveler ces inspirations de quatre à dix fois par jour, et chacune dure quatre ou cinq minutes. D'une part, par des expériences sur des animaux vivants, M. Berton s'est assuré de l'innocuité d'une atmosphère chargée de vapeurs iodurées. D'autre part, trois phthisiques sur lesquels il a essayé ce moyen, non-seulement n'ont eu aucun accident, mais ont paru éprouver quelque amendement. Cependant, comme M. Berton ne se dissimule pas la difficulté de prouver pendant la vie l'existence des tubercules pulmonaires, il n'ose pas affirmer les bons effets des vapeurs iodurées dans cette maladie, mais il croit pouvoir les garantir dans les bronchites chroniques. Il s'appuie du bien-être qu'éprouvent de l'air de la mer certains phthisiques, et rappelle que Laënnec (1826) a vu des phthisies rester stationnaires par cela seul que les malades avaient été placés dans une salle où l'on avait accumulé des varechs.

Baudelocque essaya à l'hôpital des Enfants les vapeurs iodées dans le traitement de la phthisie par le procédé de Berton. Ces expériences cliniques lui démontrèrent que cette pratique était plus nuisible qu'utile (1). Dans un mémoire publié en 1830 par Murray (2), l'auteur rapporte plusieurs observations pratiques sur l'inhalation de l'iode dans la phthisie, le catarrhe, le croup, l'asthme et autres maladies. « L'iode, dit-il, en raison de la propriété qu'il possède de se résoudre facilement en vapeurs à l'aide de l'humidité, et de se maintenir dans cet état à de bonnes températures (celle de l'atmosphère, par exemple), est un des médicaments les plus propres à être administrés par inhalation. De plus, on connaît son action pour combattre les affections scrofuleuses et les tumeurs de diverse nature. Cette action puissante ne pourrait-elle pas être employée utilement contre les tubercules et quelques autres lésions du tissu des poumons, lésions qui très souvent reconnaissent pour cause la diathèse scrofuleuse? » L'auteur assure qu'il en a fait usage plusieurs fois avec avantage, même dans les cas désespérés; il a toujours obtenu une amélioration au moins passagère dans l'état du ma-

(1) *Dictionnaire de médecine*, t. XVII, article IODE.
(2) James Murray, 1 vol. in-8. Londres, 1830.

lade. La toux a diminué, l'expectoration fut rendue plus facile, et le sommeil a été plus tranquille. Une soucoupe ou une fiole ouverte contenant de l'iode mouillé est suspendue dans le jet de vapeur que fournit un tube adapté à une bouilloire ordinaire. L'iode se volatilise et se répand dans la chambre sous forme de vapeurs violettes. Pendant l'été, une petite capsule remplie d'iode humide et placée dans un vase d'eau chaude fournit des vapeurs abondantes qu'on peut à volonté diriger sur la figure du malade à l'aide d'un petit tube de verre. On peut modifier au gré du malade la quantité de vapeurs d'iode répandues dans l'atmosphère.

D'autres médecins encore, parmi lesquels nous citerons le médecin anglais Scudamore (1), le docteur Behrend, de Berlin; les docteurs Dixon et Defuisseaux (2), ce dernier médecin militaire belge, ont prétendu aussi avoir employé ces inhalations iodées avec succès. Voici les procédés employés par les docteurs Scudamore et Dixon, tels qu'ils sont décrits dans le livre de M. Payan (3).

L'appareil dont se sert le premier consiste en un flacon de verre muni de tubes nécessaires, et qui doivent être tous d'un assez grand diamètre, afin qu'un malade, avec même une assez faible puissance respiratoire, puisse sans gêne inspirer les vapeurs qui s'en dégagent. Les sujets doivent respirer aussi profondément que possible, sans aller toutefois jusqu'à la fatigue ou la douleur. Voici la formule de la solution d'iode usitée dans ce but.

Iode pur.	0,30 centigrammes.
Iodure de potassium.	0,30
Eau distillée.	20 à 24 grammes.
Alcool.	8

Mêlez et faites dissoudre selon l'art.

On n'emploie, en commençant, qu'une faible dose de cette solution, environ 2 grammes, par exemple, pour chaque inhalation ; on augmente ensuite jusqu'à 20 grammes, dose qui n'est

(1) *London medic. Gaz.*, vol. VIII, XV. XXV.
(2) *Annales de la Société de médecine de Gand*, juin 1842.
(3) Payan, *Essai thérapeutique sur l'iode*, p. 203.

pas dépassée. On commence par mettre les deux tiers de la dose pour la première moitié du temps que doit durer l'inspiration, et le tiers restant sert pour l'autre moitié de l'opération , afin que le dégagement des vapeurs ne soit pas dès l'abord trop considérable, à cause de la volatilité de la préparation. Mais à chaque dose on ajoute 2 grammes d'alcoolé de ciguë. Cette addition a pour objet de corriger l'action irritante locale exercée par l'iode.

Le vase employé pour l'inhalation ne doit pas être tout à fait rempli à moitié d'eau chauffée à 38 degrés Réaumur environ, température qui est à peu près obtenue par le mélange de parties égales d'eau bouillante et d'eau froide, et que l'on maintient à ce degré en plaçant le vase dans un bain-marie à 44 degrés Réaumur.

Dans le principe, on fait faire deux inspirations par jour, puis trois, après quoi on redescend à deux, puis à une seule. Suspension alors pendant quelques jours pour reprendre ensuite, de la même manière, jusqu'à guérison des sujets. Les premières inhalations ne sont que de cinq à dix minutes au plus, mais on augmente graduellement cette durée jusqu'à quinze, vingt et vingt-cinq minutes. Scudamore prétend avoir obtenu des centaines de guérisons à l'aide de cette médication; il avoue pourtant que chez quelques sujets elles n'ont pu être supportées ou ont été même nuisibles. M. Behrend, de Berlin, dit quelque part (1) avoir employé avec avantage le même traitement.

Les docteurs Dixon et Defuisseaux se servent d'un appareil un peu différent pour le traitement de la phthisie par les vapeurs d'iode. En voici la description en quelques mots : Un flacon renversé renfermant de la teinture d'iode est maintenu au-dessus d'un vase de porcelaine qui contient de l'eau tenue en ébullition par une lampe à esprit-de-vin. Ce flacon est fermé par un bouchon troué que traversent quelques brins de coton à travers lesquels s'écoule incessamment par gouttes de la teinture d'iode (cinq gouttes environ par minute), laquelle, tombant dans l'eau en ébullition, se vaporise en même temps que l'eau. Cet appareil est placé dans la chambre du malade, qui respire ainsi sans

(1) *Hufeland's Journal.*

gêne et sans efforts, progressivement, un air chargé de vapeurs
d'iode. S'il faut en croire M. Defuisseaux (1), il aurait, en trois
semaines de l'usage de ce procédé dans un cabinet, maintenu à
15 degrés de température, fait disparaître les symptômes de la
phthisie chez un militaire âgé de vingt-cinq ans, qui, aux signes
généraux, joignait ceux du ramollissement de la matière tuberculeuse, de la formation des cavernes, matité sous les clavicules,
gargouillement et un peu de pectoriloquie.

Enfin, plus récemment encore, en 1851, un officier de santé
de Paris, M. Chartroule, a renouvelé cette méthode, qui a également été mise en usage par MM. Piorry, Langlebert et
Danger.

Seront-ils plus heureux que leurs devanciers? Nous avons
peine à le croire, et nous craignons que les nouvelles tentatives
ne soient pas couronnées de succès. En effet, pour qui connaît
l'action de l'iode sur la peau et les muqueuses, soit pur, soit en
vapeurs, soit en teinture, il sera facile de comprendre que cet
agent, qui, dans ces cas, agit comme caustique et comme irritant, donnera lieu aux symptômes suivants, symptômes que
nous avons observés bien des fois à la suite de l'administration
des vapeurs iodées: irritation de la membrane muqueuse, du
pharynx et des bronches, qui se propage à la poitrine; expectoration abondante de crachats, toux sèche et fatigante; coloration des pommettes, peau chaude, pouls fréquent. Les vapeurs
trop fortes d'iode peuvent même donner lieu à de la suffocation; de grandes précautions sont donc nécessaires pour mettre
à l'abri de tous ces accidents: nous le répétons, nous craignons
donc qu'elles ne puissent réaliser les espérances qu'on pourrait placer en elles.

Comme ses devanciers, le but de M. Chartroule est de porter
l'iode à l'état de pureté, immédiatement et directement sur
l'organe malade, et de l'y porter dégagé de toute combinaison
qui puisse en altérer ou en atténuer l'activité. A cet effet, et
autant en vue de faciliter la pénétration du médicament dans
les voies aériennes, et de réaliser les conditions les plus favorables à son absorption, que d'en assurer et d'en régulariser le

(1) *Annales de la Société de médecine de Gand*, juin 1842.

dosage, il a fait construire un appareil inhalatoire auquel il donne le nom de *iodomètre*. Cet appareil est construit sur ces deux principes : éviter la déperdition et suivre de l'œil la quantité de médicament absorbé dans un temps donné, maintenir à un degré uniforme et invariable l'air chargé de principes médicamenteux. Il se compose d'une lampe à esprit-de-vin à laquelle s'adapte, par une tige transversale, un tube à large diamètre percé à ses deux extrémités dont l'inférieure, rétrécie et sur laquelle est gravée une échelle de graduation, contient l'iode divisé en petits cylindres, tandis que l'extrémité supérieure, légèrement évasée, reçoit l'air extérieur, qui y arrive après avoir été préalablement chauffé à la flamme de la lampe dans un petit tube serpentin engagé dans l'ouverture du grand tube. Enfin de la partie moyenne de celui-ci part le tube à aspiration terminé par une embouchure sur laquelle le malade applique sa bouche. Une espèce de petit piston, adapté à la petite extrémité du tube qui renferme l'iode, sert à faire monter ou descendre à volonté la quantité de médicament qui devra se dissoudre dans l'air échauffé de l'appareil, avant d'arriver à la bouche du malade. Grâce à ce mécanisme, on peut évaluer et doser avec la plus grande précision la quantité d'iode consommée dans un temps donné.

Les malades ne sont pas soumis d'emblée à ce mode d'inhalation de l'iode, qui pour quelques-uns aurait une action trop irritante pour les amener graduellement à supporter sans inconvénient le contact immédiat de l'iode pur avec la muqueuse pulmonaire. M. Chartroule, avant de recourir à l'iodomètre, ouvre le traitement par l'usage de cigarettes iodées, composées de principes aromatiques et calmants, et d'une certaine proportion d'iode, qui en fait la base essentielle. L'usage de ces cigarettes a pour but et pour effet de préparer la bouche et les voies aériennes à l'influence de ce médicament. On commence par une très faible dose ; le début est d'une demi-cigarette. On continue pendant quelques jours, puis on passe aux cigarettes entières, et quand on juge que le malade est suffisamment préparé par ce traitement d'essai, on arrive aux inhalations, qui n'excluent pas la continuation de l'usage des cigarettes à titre de moyen adjuvant.

M. le docteur Brochin, auquel nous empruntons (1) tous ces détails sur le mode d'application du procédé de M. Chartroule, fait remarquer avec raison que M. Martin-Solon, sous le nom de *méthode atmiatrique*, a fait connaître, il y a une vingtaine d'années, l'exposé des principes de cette médication, qui, comme nous l'avons indiqué, remonte à 1829. D'ailleurs les faits rapportés par M. Chartroule ne sont pas suffisants pour démontrer l'efficacité des inhalations iodées dans la phthisie pulmonaire, qui, étant une maladie générale, ne pourrait guérir par un traitement direct et local, qui, s'il était utile, ne serait toujours qu'un adjuvant. La plupart de ceux qui ont employé cette médication ont reconnu que c'était principalement dans les bronchites chroniques, dans la phthisie commençante, qu'elle pourrait avoir des résultats avantageux.

Nous terminerons ce qui a trait aux inhalations iodées en rappelant que M. Langlebert a proposé en 1852 d'administrer l'iode et les iodures volatiles au moyen de trochisques semblables à ceux que l'on désigne sous le nom de *pastilles du sérail*. Voici la formule des trochisques :

Charbon de braise pulvérisé. . . . . 20 grammes.
Azotate de potasse pulvérisé. 3

Mêlez intimement et passez au tamis fin, puis ajoutez :

Iode. 20 grammes.

Mêlez de nouveau en triturant.

Le mélange étant parfaitement fait, ajoutez une suffisante quantité d'un mucilage très léger de gomme adragant pour faire pâte, puis divisez cette pâte en vingt trochisques. Faites sécher rapidement au soleil ou à l'étuve, et conservez dans des flacons bien bouchés. Chaque trochisque contient 0,50 d'iode.

Pour employer ces trochisques, il suffit de les allumer par leur sommet et de les placer sur le marbre d'une cheminée ou d'une table de nuit; la combustion continue d'elle-même, en vaporisant lentement l'iode dans l'atmosphère de la chambre.

(1) *Gazette médicale*, 1851, p. 622.

Enfin M. Danger, dans un travail qu'il a adressé à l'Académie de médecine (9 août 1853) sur l'iode appliqué au traitement de la phthisie pulmonaire, propose l'usage de l'iode pur, de préférence à toutes les autres préparations iodées qui seraient dépourvues de la propriété déshydrogénante que possède l'iode pur, propriété essentielle, précieuse pour le traitement de la phthisie pulmonaire.

Des faits énoncés dans le travail de M. Danger, il résulte que quel que soit le corps inassimilable dont on fasse usage pour combattre la phthisie pulmonaire, ce corps n'aura d'action spéciale que s'il est mis en contact immédiat avec l'organe malade ; que dans l'espèce, les préparations iodées, administrées par toute autre voie que celle de la respiration, doivent être considérées comme moyen hygiénique, et qu'en les administrant on ne peut espérer atteindre d'autre but que celui de rétablir ou de maintenir en bon état les autres fonctions.

Avoir un moyen efficace, prompt, facile de faire pénétrer jusqu'aux lobes pulmonaires des quantités précises d'iode pur, tel est le problème. Pour atteindre sa solution, M. Danger fait respirer de l'air pur, sec et chaud, qu'il sature d'iode amené à l'état de vapeur, au moyen d'un appareil dont le mécanisme est fort simple ; il consiste en un tube ouvert aux deux extrémités : l'une d'elles est préparée pour y appliquer la bouche, l'autre est contournée pour être prolongée dans la flamme d'une lampe à alcool, afin que le courant d'air appelé par la succion ne puisse circuler dans l'appareil que convenablement échauffé. Un petit cylindre d'iode est placé au centre du courant d'air chaud qui, par une disposition particulière de l'appareil, agit sur l'une des bases du cylindre, qu'il use progressivement. La différence de longueur, avant et après un certain nombre de succions, indique la quantité d'iode volatilisée que le courant d'air a entraînée.

M. Danger résume dans les termes suivants les résultats de l'ensemble de ses recherches.

Le moyen le plus propre à combattre la phthisie pulmonaire consiste :

1° A faire trois fois par jour au moins des aspirations à plein poumon d'air pur, chaud, sec et complétement saturé d'iode à la dose de 1 à 5 centigrammes par vingt-quatre heures, selon la force du sujet.

2° A respirer pendant quelques minutes, un quart d'heure après l'aspiration des vapeurs iodées, un air pur, mais chargé d'humidité, en se plaçant au-dessus d'un bol d'eau bouillante, dans laquelle on peut laisser tomber quelques gouttes d'acide acétique, pour faciliter l'expectoration et apaiser l'impression de sécheresse produite par l'iode sur les muqueuses.

3° L'iode qu'on veut introduire dans les poumons ne doit pas avoir d'autre véhicule que l'air atmosphérique ingéré le plus possible à l'aide d'un appareil approprié.

J'ai insisté longuement sur cette méthode de traitement parce que dans ces dernières années elle a été très en vogue ; mais jusqu'à présent ces inspirations n'ont pas paru jouir d'une propriété réellement efficace, et le silence qu'on garde à leur égard ferait penser qu'elles n'ont pas toute la valeur qu'on a voulu leur donner. Nous avons d'ailleurs énuméré brièvement les inconvénients de l'emploi des vapeurs d'iode.

Espérant remédier à ces inconvénients, et convaincu des heureux effets de cette médication dans la tuberculisation pulmonaire et les catarrhes chroniques, M. Barrère, ex-prosecteur de l'Ecole de médecine de Toulouse, a dirigé ses travaux sur ce sujet, et propose un procédé simple, facile, commode même, d'opérer les inhalations. Il fait priser aux malades de la poudre de camphre imprégnée, saturée de vapeur d'iode. On obtient le camphre iodé en plaçant dans une tabatière de la poudre de camphre et un sachet de mousseline contenant la centième partie en volume d'iode officinal. En agitant de temps en temps, on obtient au bout de quelques heures, surtout si le dégagement des vapeurs est activé par la chaleur de la main, une saturation de camphre dont la couleur se rapproche de celle de l'iode.

Le camphre iodé provoque l'éternument, il cause même un peu de cuisson aux narines s'il est concentré ; mais lorsqu'il est arrivé dans les voies aériennes, le sujet éprouve une sensation de chaleur bienfaisante, agréable, qui l'engage à respirer largement. Le camphre iodé une fois connu, est recherché avec avidité par beaucoup de personnes, et préféré au tabac à priser.

Le camphre, par sa vertu anaphrodisiaque, peut être d'ailleurs, dans certains cas, un heureux adjuvant, puisque les désirs vénériens sont une cause puissante du développement de la phthisie. (*Journal de méd. et de chirurg. pratique.*)

Voulant remédier aux inconvénients des inhalations des vapeurs pures de l'iode, un jeune médecin, **M. Titon** (1), vient de proposer de dissoudre l'iode dans du chloroforme (2), et de faire respirer de la *teinture chloroformée d'iode* aux phthisiqués; il espère, en administrant l'iode avec le chloroforme, tempérer son action irritante. Jusqu'à présent, M. Titon ne recommande cette manière d'administrer l'iode que par des considérations théoriques, qui ne sont confirmées dans son travail au moins, par aucune observation positive.

Tous les médecins qui ont appliqué les vapeurs d'iode au traitement de la phthisie n'ont pas tardé à les abandonner. Le mieux momentané que les malades paraissent éprouver, et qui consiste dans une expectoration plus facile, dans la meilleure qualité des crachats, dans le retour de l'appétit, n'est point suffisant pour persister dans leur emploi, puisque plus tard, elles déterminent de l'ardeur à la gorge et au larynx, de la sécheresse dans la poitrine, une toux plus forte et très souvent des hémoptysies. Mais cette propriété de rendre les crachats plus muqueux, de faciliter l'expectoration, pourrait engager à employer ces inhalations iodées dans les catarrhes chroniques rebelles à tous les traitements. L'alimentation iodée est encore le traitement qui nous paraît le meilleur dans la phthisie.

L'*iodure de potassium* a aussi été recommandé contre les affections tuberculeuses du poumon. Baron (3) pensait que les moyens qui sont efficaces contre les affections scrofuleuses externes devaient être utiles dans celles qui sont internes et dans la phthisie pulmonaire, maladie qui lui paraissait de la même nature. Parmi ces moyens, il mettait au premier rang l'iodure de potassium, qui lui a réussi dans les cas où la maladie n'était pas très avancée. C'est aussi dans la première

---

(1) Thèse inaugurale, 1854.

(2) Le chloroforme dissout l'iode jusqu'à complète saturation dans la proportion de 20 pour 100.

(3) *Extrait des recherches sur les maladies tuberculeuses,* par sir John Baron. (Trad. par madame Boivin). Paris, 1825, p, 479.

période de la phthisie pulmonaire que le docteur Hildrith conseille une solution d'iode et d'iodure de potassium dans la décoction de *cimicifuga racemosa*. Dans trois cas, qui offrent, en effet, quelques-uns des signes d'une affection tuberculeuse commençante, l'emploi de cette médication amena un changement assez prompt dans la marche de la maladie, qui se termina dans les trois cas d'une manière favorable (1).

C'est surtout le docteur Luedicke qui a préconisé l'iodure de potassium dans la phthisie. Suivant ce médecin, ce médicament serait un véritable spécifique contre cette grave affection pulmonaire. Dans un article qu'il a publié dans un journal allemand (2), il rapporte six observations dans lesquelles il aurait obtenu un succès marqué. Les malades qu'il a traités étaient atteints de fièvre hectique, de sueurs colliquatives nocturnes, expectoraient des crachats fétides, avaient une toux fatigante, étaient émaciés, sans appétit et sans sommeil.

Les doses de l'iodure de potassium ne doivent pas dépasser 10 à 15 centigrammes quatre fois par jour, si l'on veut qu'elles soient salutaires. Sous l'influence de cette médication, la fièvre hectique diminua de jour en jour, la toux devint plus facile et plus rare, et peu à peu les symptômes de la phthisie se dissipèrent, et au bout de six semaines, deux mois, les malades pouvaient reprendre leurs occupations. Il conseille en même temps un régime fortifiant de viandes pendant toute la durée du traitement, et défend les aliments gras ou acides.

D'autres praticiens ont encore essayé l'iodure de potassium contre la même maladie. M. Gouraud en aurait retiré des avantages chez trois malades qu'il a traités à l'hôpital de la Charité (3).

Nous pourrions encore citer plusieurs médecins qui ont employé l'iodure de potassium dans la phthisie pulmonaire à une époque où ce médicament était à peu près ordonné d'une manière générale à tous les malades qui paraissaient entachés d'une constitution faible, scrofuleuse et tuberculeuse, mais ce

<hr>

(1) *The american Journal of the medical sciences*, 1842.
(2) *Medicinische Zeitung*, 1843.
(3) *Journal des connaissances médico-chirurgicales*, t. X, p. 55, 2ᵉ partie.

médicament a été à peu près abandonné dans la phthisie depuis que l'huile de foie de morue a été préférée contre cette affection, à toutes les autres préparations iodées.

Iodo-hydrargyrate de potasse.—Dans le cahier de février 1834 du journal *The American Journal of the medical sciences* (*Gazette médicale*, année 1834, page 245), on lit que l'*iodo-hydrargyrate de potasse*, étudié en 1826 par le docteur Bansdorf, a été employé avec succès par le docteur Channing. Ses effets seraient de ralentir la circulation, d'augmenter les sécrétions bronchiques, et de rendre l'expectoration plus facile, de ramener vers l'état normal les sécrétions morbides du canal digestif, de donner de l'activité aux organes urinaires, et de favoriser la cicatrisation des ulcères superficiels. L'auteur rapporte plusieurs cas de phthisie où ce moyen aurait amené de l'amélioration dans deux cas et une guérison radicale dans un autre. Les malades prenaient trois fois par jour, dans de l'eau, cinq à six gouttes de la préparation suivante :

Deuto-iodure de potassium.............	4 gros.
Iodhydrate de potasse..............	1 gros.
Eau distillée................	1 once.

Iodure de fer.—M. le docteur Andral paraît être le premier médecin (1831) qui ait employé l'iodure de fer dans la phthisie pulmonaire. On lit dans le *Bulletin de thérapeutique* : « Un des phénomènes les plus saillants que l'on observe chez les phthisiques est l'imperfection de l'hématose ; c'est dans le but de modifier les qualités du sang chez ces malades, et de lui imprimer une vitalité plus énergique que M. Andral leur administre l'iodure de fer. » Mais c'est surtout M. Dupasquier, médecin de l'Hôtel-Dieu de Lyon, qui a cherché à généraliser ce médicament. Depuis, il a été expérimenté sur une grande échelle, dans plusieurs hôpitaux de Paris, par MM. Louis, Andral, Piédagnel, etc., mais avec des résultats bien différents et bien opposés.

Suivant M. Dupasquier, qui, depuis 1834 (1), l'administre à

(1) *Bulletin général de thérapeutique*, 1831, t. I, p. 229.

une foule de phthisiques au premier, second et troisième degrés, l'iodure de fer aurait, dans quelques cas, la vertu d'arrêter le développement de la dégénérescence tuberculeuse, de favoriser la résolution des tubercules et l'absorption de la matière tuberculeuse, et serait un remède infiniment plus utile que tous ceux employés jusqu'ici dans cette maladie. L'efficacité de cet agent serait bien plus grande, ou du moins plus évidente dans la première période que dans la deuxième, et dans celle-ci que dans la troisième.

D'un travail de M. Gilbert-Boissière (1), élève de M. Dupasquier, il résulte que, sur vingt-sept malades, sept sont morts avant la fin de la troisième période, et que, sur le reste des malades vivants, un seul est sorti complétement guéri. Que sont devenus les dix-neuf autres malades ? L'auteur n'en dit rien. Probablement qu'ils auront eu le sort des sept premiers.

Voici les phénomènes observés chez les malades soumis à l'usage du proto-iodure de fer. Pendant les premiers jours, la plupart des malades se plaignent de nausées et de vomissements ; ils ont de l'irritation au voile du palais, à la luette et dans le pharynx ; la respiration devient plus fréquente, la dyspnée augmente ; mais au bout de huit ou quinze jours de l'usage de ce médicament, tous ces symptômes décroissent simultanément et finissent par disparaître. Quelquefois de petites hémoptysies se manifestent dans les premiers jours de l'administration du remède ; mais elles cessent bientôt, et les malades qui y étaient sujets n'en voient plus reparaître. La toux et l'expectoration, d'abord surexcitées, se calment peu à peu, de sorte qu'au bout de trois semaines ou un mois, les malades ne toussent et ne crachent presque plus. Les crachats d'ailleurs changent de nature, et de purulents qu'ils étaient prennent un caractère muqueux et catarrhal.

Quant aux formes ou espèces de la phthisie, on a remarqué que le proto-iodure de fer n'avait d'action que sur la phthisie constitutionnelle, et que la phthisie accidentelle, celle surtout qui est consécutive à une phlegmasie aiguë ou chronique de la

____

(1) *Id.* 1841, t. XXI, p. 55.

(3) *De l'emploi du proto-iodure de fer dans la phthisie pulmonaire* (*Gazette médicale*, année 1842, p. 8 29).

muqueuse on du parenchyme pulmonaire, n'en était nullement modifiée.

L'influence du médicament a paru marquée sur les phénonènes de la digestion et de la nutrition. Sur les sept huitièmes des malades, dans un laps de temps compris entre huit et cinquante jours, l'appétit est revenu, les digestions se sont rétablies, la bouche a cessé d'être pâteuse ; les dégoûts, les nausées provoqués par les aliments ont disparu. La fièvre, l'amaigrissement ont cessé ; enfin il y a eu un retour entier de toutes les fonctions à l'état qui caractérise une santé parfaite.

En résumé, M. Boissière conclut avec M. Dupasquier des faits qu'ils ont observés, que le proto-iodure de fer agit à la manière du fer ; qu'il est tonique, astringent, résolutif. Comme tonique, il relève toutes les fonctions, et surtout la digestion, l'hématose et l'assimilation ; comme astringent, il fait cesser la sécrétion exagérée de la muqueuse bronchique et les sueurs nocturnes ; enfin, comme résolutif, il provoque la résorption des produits organiques déposés dans le parenchyme pulmonaire. A ces trois actions viendrait se joindre encore celle de favoriser, de hâter la cicatrisation des cavernes, si cette action n'était implicitement contenue dans les trois autres.

A l'occasion de ces conclusions, M. Payan fait remarquer avec raison (1) que si l'iodure de fer agit tout simplement à la manière du fer, toute autre préparation ferrugineuse, telle que le sulfate de fer, par exemple, qui serait à la fois tonique, astringente et résolutive, jouirait des mêmes avantages que l'iodure de fer dans la phthisie, et que, puisqu'il n'en est pas ainsi, il faut donc croire que la présence de l'iode dans ce sel ferreux n'est pas sans influence dans le traitement de cette affection, d'autant mieux que d'autres préparations iodées ont été reconnues par beaucoup de praticiens comme pouvant modifier avantageusement les tubercules pulmonaires.

Nous devons ajouter que M. Dupasquier recommande d'une manière toute particulière de se servir du proto-iodure de fer préparé selon ses procédés ; que celui qu'on trouve dans les pharmacies n'est pas pur ; que c'est un mélange de proto-

____

(1) Payan, page 210.

iodure ioduré, de deuto-iodure et de peroxyde de fer non combinés ; que ce proto-iodure est solide, tandis que la préparation qu'il recommande est liquide, et qu'il conseille de ne l'ordonner qu'à l'état de dissolution (1).

Le proto-iodure de fer se décomposant très rapidement au contact de l'air et sous l'influence de l'oxygène, on ne doit le préparer qu'au fur et à mesure qu'on l'emploie.

Le médicament étant liquide se mesure par gouttes ; il est facile de faire la conversion des gouttes en grammes, 15 gouttes pesant 1 gramme. C'est ordinairement par la dose de 15 gouttes que l'on commence l'administration du remède, et dès que la tolérance est établie, on augmente la dose, tous les deux ou trois jours, de 5 à 10 gouttes, jusqu'à ce que l'on soit arrivé à 120 gouttes, qui font 8 grammes, dose que l'on ne dépasse pas, mais que l'on continue, ou bien qu'on suspend pendant quelques jours, s'il se produit quelque phénomène insolite, pour recommencer ensuite à doses progressives. Ces phénomènes, qui exigent la suspension du proto-iodure, sont de la céphalalgie, de l'insomnie, des palpitations, quelquefois des vomissements, de la diarrhée, etc.

Tous les médecins qui ont expérimenté cette médication n'ont pas obtenu des résultats aussi satisfaisants que le médecin lyonnais ; MM. Andral, Louis et Piédagnel, à Paris, en ont éprouvé des résultats désastreux, et ils ont été obligés d'abandonner l'emploi d'un médicament, qui non-seulement ne remplissait pas le but qu'on voulait atteindre, mais qui encore accélérait notablement la terminaison fatale, et produisait les accidents les plus graves.

Il est bon de faire remarquer que M. Dupasquier a l'habitude d'associer au proto-iodure de fer des moyens pharmaceutiques et hygiéniques, qui probablement ont leur bonne part dans l'amélioration éprouvée par les malades. En effet, cet honorable médecin ne se fait faute pour ses phthisiques ni de vin de Bordeaux, ni de quinquina et autres toniques, ni surtout d'un

(1) Pour les détails de la préparation de ce médicament selon les procédés de M. Dupasquier, voir le *Bulletin de thérapeutique*, t. XXI, p. 55-175 et t. XXII, p. 173.

régime exclusivement animal et abondant, ni de vêtements chauds et d'exercice modéré, d'aucune enfin des conditions que les médecins recommandent pour enrayer dans sa marche la tuberculisation pulmonaire. Qu'on remarque aussi que la plupart des malades traités dans les hôpitaux appartiennent à la classe la plus pauvre de la société, ayant éprouvé les plus grandes et les plus pénibles privations. Placés subitement dans des conditions meilleures, bien nourris, bien chauffés, fortifiés par le régime et par la pharmacie, quoi d'étonnant qu'ils éprouvent un temps d'arrêt, une modification appréciable dans les phénomènes morbides de la phthisie. Il est donc indiqué, d'après tous ces faits, de mettre la plus grande prudence dans l'emploi du proto-iodure de fer, dont l'action physiologique est énergique et réclame une sérieuse attention.

Huile de foie de morue.—L'usage de l'huile de foie de morue se perd dans la nuit des temps chez les peuples pêcheurs, et quand le docteur Schenk fixa sur cette huile l'attention des médecins allemands, ce remède était déjà populaire dans toute l'Allemagne et la Hollande, et surtout dans les pays qui avoisinent la mer. L'emploi thérapeutique de l'huile de foie de morue, dont l'efficacité est aujourd'hui reconnue dans la phthisie pulmonaire, a été surtout préconisé par les médecins d'outre-Rhin. La découverte de l'iode dans cette huile, faite par le docteur Kopp (de Hanau), et confirmée par Hopfer, Hansmann, L. Gmelin, Stein, Girardin et beaucoup d'autres, fournit l'explication des bons effets de cette substance dans les maladies scrofuleuses où l'iode avait déjà si bien réussi, et l'expérience d'un grand nombre de praticiens, parmi lesquels nous compterons MM. Suerman, Schroeder van der Kolk, Loncg, Alexander Sebastian, Suringar, Klencke, Pereyra, Williams, Valshe, Turnbull, a prouvé que jusqu'à ce jour aucun agent pharmaceutique ne jouit au même degré que cette huile de la propriété d'arrêter, de neutraliser la diathèse tuberculeuse par son action générale sur l'organisme comme corps gras, et par son action spéciale comme produit iodé, deux qualités qui légitiment sa supériorité sur l'iode, l'iodure de potassium et l'iodure de fer, dans le traitement de la phthisie pulmonaire.

Dans un travail intéressant sur l'emploi de l'huile de foie de morue, publié dans *London Journal of medicine*, le docteur Williams, de Londres, fait connaître qu'il a prescrit l'huile de foie de morue à plus de 400 phthisiques à divers degrés. Sur 234 observations qu'il a recueillies, 9 sujets n'ont pu supporter le médicament, 19 n'en ont retiré aucun résultat appréciable, mais sur 206, il a produit les effets les plus tranchés. Tantôt la marche de la maladie a été momentanément arrêtée, tantôt les symptômes les plus alarmants s'amendaient au point que les malades semblaient complétement revenus à la santé. Ces derniers faits, au nombre de plus de 100, ont été observés dans la seconde période de la maladie, c'est-à-dire lorsque les tubercules commençaient à se ramollir, lorsque les bruits respiratoires étaient notablement affaiblis, les mouvements de la poitrine incomplets, la matité prononcée dans les régions sus et sous-claviculaires ou scapulaires ; enfin lorsque l'auscultation faisait percevoir des râles muqueux et crépitants au sommet des poumons, de la respiration soufflante, de la résonnance de la voix dans les mêmes points. La plupart de ces malades avaient de la toux depuis plusieurs mois, expectoraient des crachats mucoso-purulents, opaques, jaunâtres ou verdâtres, et avaient déjà éprouvé dans leur coloration, dans leur embonpoint et dans leur respiration, des changements de nature à exciter des alarmes et à leur faire réclamer les secours de l'art. Plusieurs d'entre eux avaient des sueurs nocturnes de temps en temps ; un certain nombre avaient eu des hémoptysies au début.

D'après tous les auteurs, les effets de l'huile de foie de morue sont des plus remarquables dans la phthisie. En quelques jours, la toux perd de son intensité, l'expectoration diminue de quantité et d'opacité, les sueurs nocturnes se suspendent, le pouls se ralentit et prend plus de volume ; enfin l'appétit, les forces, l'embonpoint, reviennent de jour en jour. En fait de signes physiques, le premier changement qui se manifeste consiste en une diminution et une cessation graduelle de la crépitation ; le murmure vésiculaire devient plus sec et plus clair, mais la matité et le caractère soufflant de la respiration, ainsi que la résonnance de la voix, persistent beaucoup plus longtemps. Il est rare de voir ces phénomènes diminuer notablement avant plusieurs semaines de l'emploi de l'huile, joint à l'usage continu des révulsifs sur la peau. Dans quelques cas, dans lesquels la maladie a une durée très ancienne, le rétablissement n'est jamais complet. La santé générale paraît excellente, et les symptômes généraux de la maladie disparaissent complétement ; mais il reste encore dans les bruits respiratoires et dans la résonnance de la poitrine des différences non douteuses entre les parties saines et les parties malades. Le plus souvent on entend encore du prolongement de l'expiration, avec un caractère plus ou moins tubaire, surtout à la racine du poumon, du côté affecté. Ces derniers signes, s'ils ne coïncident pas avec une matité très prononcée, sont loin de rien prouver contre la guérison, car ils paraissent tenir au froncement du tissu pulmonaire seul, ou joint à des adhérences pleurales et à d'anciens dépôts dans les glandes bronchiques, altérations que l'on rencontre si souvent après la mort chez les personnes qui n'ont jamais présenté le moindre symptôme des maladies de poitrine.

Dans le premier degré, c'est-à-dire quand les tubercules sont à l'état cru, l'huile de foie de morue calme la toux et la fièvre, ramène les forces et l'embonpoint, mais néanmoins, soit que les malades ne se jugeant pas gravement atteints se refusent à un traitement assidu et persévérant, soit pour toute autre cause, les résultats du médicament paraissent moins certains et moins rapides qu'à une période plus avancée, et, en réalité, disent ceux qui ont expérimenté l'huile de foie de morue associée aux révulsifs, elle a pour résultat principal de faire rétrograder la phthisie du deuxième degré au premier, dont la marche est plus lente, et qui peut rester longtemps stationnaire.

Mais ce qui est curieux et important à la fois, c'est surtout dans le troisième degré de la phthisie pulmonaire, lorsque, en outre des excavations pulmonaires, les forces semblent s'éteindre rapidement sous l'influence d'une abondante expectoration purulente, de la fièvre hectique, des sueurs nocturnes, de la diarrhée colliquative, etc.; c'est dans cette troisième période que l'on voit les effets les plus merveilleux de l'huile de foie de morue. M. Williams a traité ainsi 62 malades. Chez 34, il a obtenu une amélioration qui s'est maintenue; chez 11, il y a eu amélioration pendant un certain temps, mais la maladie a fini par reprendre sa marche et par se terminer par la mort ; enfin il en est 17 sur lesquels les renseignements précis faisant défaut, on ignore si l'amélioration aura persisté.

A quoi tient la propriété médicatrice de l'huile de foie de morue? C'est sans doute à la présence de l'iode, puisque des faits nombreux ont démontré depuis longtemps déjà que certains composés iodiques ont fourni des résultats très avantageux dans la phthisie, et aussi aux qualités nutritives de l'huile de foie de morue. Nous n'entrerons pas dans une pareille discussion, et si en effet l'huile de foie de morue a tant d'efficacité contre la phthisie, nous nous passerons volontiers d'en savoir le pourquoi.

Reste un point capital : Comment faut-il administrer l'huile de foie de morue?

D'abord presque tous les praticiens qui l'ont souvent employée, et M. Williams en tête, s'élèvent contre cette idée que la meilleure huile de foie de morue est celle qui a un goût empyreumatique. Ils préfèrent une huile parfaitement claire, transparente, sans goût, sans odeur ; telle enfin qu'elle existe dans les cellules du foie de la morue pendant la vie animale; autrement dit, ils emploient une huile pour l'extraction de laquelle on ne se sert ni de la putréfaction ni de la chaleur.

La meilleure manière de prescrire l'huile de foie de morue serait, d'après le plus grand nombre des praticiens, de la donner à la dose d'une cuillerée à soupe, deux ou trois fois par jour, une heure ou deux après le repas. A ce moment, la digestion n'est pas encore terminée, et l'huile pénètre avec les matières alimentaires, sans donner lieu à des éructations désagréables, si communes lorsqu'on l'administre avant ou avec le repas. On doit également donner cette huile dans un liquide d'une odeur agréable, telle que l'infusion d'orange composée, additionnée d'un peu de teinture et de sirop d'orange. Nous avons reconnu qu'il était bon, pour augmenter la quantité d'iode contenue dans l'huile de foie de morue, d'y ajouter soit du sirop iodé, soit de l'iodure de potassium.

Loin de nous l'idée de considérer l'huile de foie de morue comme un remède infaillible contre la phthisie ; mais de tous les remèdes préconisés jusqu'à ce jour contre cette redoutable et désespérante maladie, il est le plus efficace, et a souvent eu l'avantage, lorsqu'il n'a pas guéri, de prolonger de plusieurs mois, de quelques années même, l'existence des malades. Il n'empêche pas d'ailleurs l'emploi de certains autres moyens très précieux, d'un bon régime, de l'alimentation iodée, des opiacés, etc.

La phthisie ayant surtout pour effet d'appauvrir l'économie, ne pourrait-on pas admettre que l'huile de foie de morue agit aussi comme une substance nutritive, en réparant les pertes occasionnées par l'état morbide ? Cette opinion a été soutenue par Klencke, Bauer (de Tubingen), Schenke, etc. Il résulte, en effet, des recherches de MM. Sandras et Bouchardat sur la digestion que les huiles grasses, ingérées par les animaux, donnent lieu, eu égard à leur masse, à une proportion plus considérable de chyle que toute autre substance. Or par là même que l'huile de foie de morue est une huile animale jouissant de propriétés alimentaires très marquées, elle ne peut être remplacée par aucune huile végétale, et, par conséquent, par aucune de ces huiles iodées artificielles qu'on a vantées, mais à tort, comme devant guérir la tuberculisation.

En résumé, si nous ne pouvons pas dire d'une manière absolue que la phthisie pulmonaire ait trouvé dans l'huile de foie de morue un traitement toujours sûr et toujours efficace, il n'en est pas moins vrai que les résultats satisfaisants, obtenus par un grand nombre de praticiens de tous les pays, doivent fixer l'attention d'une manière toute spéciale, et affermir dans cette opinion que l'huile de foie de morue pure rend, dans le traitement de la phthisie pulmonaire, de plus grands services que tous les autres moyens connus de la matière médicale.

CHAPITRE XVI.

GOUTTE, RHUMATISME, SCIATIQUE, TRAITÉS PAR L'IODE.

L'époque où l'on commence à employer l'huile de foie de divers poissons contre les affections goutteuses et rhumatismales se perd dans les traditions et les usages vulgaires.

Pline (1), dans son *Histoire naturelle*, parle en ces termes de l'emploi de cette substance : *Quidam delphini jecur in fictili torrent, donec pinguitudo similis oleo fluat, ac perungunt. Pruritum scabiemque non hominum modo sed et quadrupedum efficacissime sedat jecur pastinaceæ decoctum in oleo.* PODAGRIS ARTICULARIBUSQUE MORBIS, *utile est oleum in quo decocta sint intestina ranarum, item vituli marini cujus et adeps prodest.* En Allemagne et en Hollande, l'huile de foie de morue a fait partie de la médecine populaire avant que les médecins eussent reconnu ses propriétés curatives.

La plupart des écrivains allemands attribuent à Schenck, de Liegen, la priorité de l'emploi de cette médication dans le traitement des cas opiniâtres de rhumatisme ; c'est en 1822 qu'il en aurait parlé avec quelques détails. Suivant M. Hughes Bennett (2), la priorité appartiendrait aux médecins de Manchester, qui depuis longtemps avaient constaté son efficacité dans le traitement du rhumatisme chronique. Depuis, un nombre considérable d'écrivains se sont occupés de ce sujet. M. Bennett conclut, des masses d'observations publiées par les médecins allemands, que la médication par l'huile de morue est surtout indiquée dans trois formes spéciales de la goutte et du rhumatisme, et que l'on désigne sous les noms d'*erratique* et de *locale*. Brefeed et Rombert, de Berlin, insistent spécialement sur la nécessité de ne pas confondre, quand il s'agit de l'emploi de cette médication, les névralgies avec le rhumatisme, parce que l'huile de morue est aussi inefficace dans le traitement des premières qu'elle est efficace dans celui du second.

En 1828, MM. Gendrin (3) et Bayle paraissent aussi avoir fait usage avec succès de l'iode contre la goutte (4) à l'intérieur et à l'extérieur.

Dans un traité récent qu'il vient de publier sur la goutte et ses complications, M. Spencer Wells aurait annoncé que de

(1) Vol. V, lib. xxxii, p. 164.

(2) *Traité sur l'huile de foie de morue considérée comme agent thérapeutique dans certaines formes de la goutte, dans le rhumatisme et les scrofules.* Londres, 1841, 180 pages in-8.

(3) *Académie des sciences*, séance du 17 mars 1828.

(4) *Bibliothèque thérapeutique*, t. I, p. 198.

tous les dissolvants chimiques qui peuvent neutraliser l'acide urique et l'urate de soude, qu'on trouve dans le sang et dans les excrétions des malades atteints de la goutte, l'iodure de potassium serait celui qui l'emporterait sur tous, à cause de la facilité avec laquelle il dissout l'urate de soude. Je l'ai administré, dit M. Wells, sur une très grande échelle, pendant les treize dernières années, dans presque toutes les formes de goutte, excepté pendant les attaques, et dans presque tous les cas avec les résultats les plus encourageants. La dose est de 40 centigrammes, à la dose de 0,05. J'ai vu des malades, ajoute-t-il, qui ont continué le médicament à cette dernière et faible dose pendant plusieurs mois, et en interrompant comme en reprenant l'emploi de ce médicament, j'ai pu m'assurer que l'amélioration dans la santé, qui accompagnait et suivait son emploi, était bien réellement le fait de cette petite quantité d'agent thérapeutique.

Le docteur anglais Clendinning (1) recommande l'iodure de potassium à l'intérieur dans la périostite syphilitique et dans le rhumatisme articulaire.

Tardini, en 1836 (2), a guéri une arthrite rhumatismale chronique par l'iodure de potassium qu'il a administré à la dose progressive de 10, 20, 30, 40 grains par jour.

Le docteur Taufflieb, de Bar (Bas-Rhin), a publié plusieurs observations (3) qui prouvent que l'huile de foie de morue, administrée convenablement, jouit de la propriété de guérir les arthrites chroniques, scrofuleuses et rhumatismales.

En rapprochant le résultat des expériences faites par un grand nombre de praticiens sur la propriété antirhumatismale, ou plutôt antiarthritique de l'huile de foie de morue, et les observations qui constatent l'efficacité de l'iode et de l'iodure de potassium dans les mêmes circonstances, on ne sera pas surpris des résultats qu'ont obtenus les chimistes qui ont voulu déterminer quelle était, dans l'huile de foie de morue et dans l'huile de foie de raie, qui possède des propriétés analogues, la partie active,

(1) *Gazette médicale*, 1835, p. 513.
(2) *Gazette médicale*, 1836, p. 382.
(3) *Gazette médicale*, p. 502, année 1835, et p. 705, année 1839.

puissante, curative. L'analyse de ces huiles a fait découvrir en elles la présence de l'iode à l'état d'iodure de potassium (1).

En France, le docteur Bouyer (de Marennes) a expérimenté l'iodure de potassium dans l'arthrite rhumatismale. Un premier succès qu'il avait publié (2) avait été attribué, par quelques confrères, à ce qu'il existait chez son malade un principe syphilitique. M. Bouyer a recueilli quatre nouveaux faits, à l'aide desquels il cherche à démontrer que ce médicament réussit également, et dans les cas où il n'y a pas de complication syphilitique et dans ceux où cette complication existe, lors même que les traitements antisyphilitiques ordinaires ont échoué. Ce médecin fait observer que l'iodure de potassium n'a aucun avantage contre le rhumatisme musculaire ni contre la sciatique, mais qu'il réussit particulièrement dans le rhumatisme articulaire chronique et la périostite chronique. Il a aussi de bons effets dans le rhumatisme articulaire aigu, mais seulement quand le traitement antiphlogistique a été constaté impuissant et incomplétement curatif. M. Bouyer cite une dame de quarante ans, atteinte depuis plusieurs années de douleurs aux poignets, aux genoux et aux articulations tibio-tarsiennes, et d'une périostite non syphilitique du tibia gauche, qui a été guérie en vingt-cinq jours par l'iodure de potassium. Une autre dame a été guérie en quinze jours, par le même moyen, d'un rhumatisme aux genoux et aux lombes extrêmement douloureux, dont l'état aigu avait été inutilement combattu, pendant deux semaines, par des émissions sanguines générales et locales, un régime antiphlogistique puissant et un vésicatoire aux lombes.

M. Bouyer administre l'iodure de potassium à dose progressive, en commençant par 25 ou 40 centigrammes, jusqu'à la dose de 2, 4 ou même 6 grammes. Il associe à la préparation d'iode une petite quantité d'opium, dans le but de diminuer l'action sur la muqueuse gastrique, et de s'opposer à l'action atrophiante du médicament sur les glandes.

Voici la formule de la potion iodurée dont il se sert. Il va

(1) Travail présenté à l'institut par M. Girardin. (Séance du 25 avril 1842.)
(2) *Gazette médicale*, p. 354, année 1840, page 486, année 1842).

sans dire que la préparation d'iodure de potassium y est augmentée successivement.

Iodure de potassium. . . . . 0,25 centig.
Sirop de pavot blanc. 30   grammes.
Eau distillée 60

A prendre en trois fois, le matin, à midi et le soir.

M. Bouyer a ajouté chez un de ses malades, au traitement intérieur, l'action locale de la pommade iodurée suivante :

Iodure de potassium. 4   grammes.
Iode. . . . . 0,50 centig
Axonge. 30   grammes.

Aux travaux nombreux sur l'emploi de l'iodure de potassium dans le traitement du rhumatisme articulaire aigu, M. Aubrun (1) est venu ajouter plusieurs observations importantes pour faire connaître les heureux résultats qu'il a obtenus, et desquelles il déduit que ce médicament est d'une grande efficacité dans le traitement du rhumatisme articulaire aigu ; qu'il peut, chez les sujets faibles, constituer toute la médication, mais qu'il est bon, chez les sujets pléthoriques, de commencer par une ou deux larges saignées, et de n'administrer l'iodure de potassium que vers le second septénaire; qu'enfin, par cette médication, les malades sont moins exposés aux roideurs musculaires et engorgements articulaires, que l'on observe assez souvent à la suite des affections rhumatismales.

On ne peut disconvenir, après toutes ces observations, que l'iodure de potassium ne soit pas efficace dans le rhumatisme articulaire ; mais nous croyons qu'on a peut-être un peu trop exagéré les avantages de cette médication, quand on l'a dite aussi puissante contre le rhumatisme que le mercure contre la syphilis, ou le quinquina contre la fièvre intermittente.

D'un autre côté, plusieurs médecins français, au nombre desquels nous comptons MM. Forget, de Strasbourg (2), Payan, d'Aix (3), ont essayé l'iodure de potassium, et ne lui ont trouvé

(1) *Gazette médicale de Paris*, 1842, p. 791.
(2) *Bulletin de thérapeutique*, t. XXV, p. 8.
(3) *Essai thérapeutique sur l'iode*, p. 282.

aucune propriété antirhumatismale. Ils pensent que lorsqu'on a cru avoir guéri des douleurs rhumatismales par l'iodure de potassium, on n'avait eu affaire qu'à des douleurs syphilitiques ou ostéocopes.

Cependant, suivant M. Payan, il est une espèce de rhumatisme où l'usage externe de l'iode convient très bien ; c'est dans le lumbago. Huit fois sur dix, des frictions avec de la pommade d'iodure de potassium, dans des lumbagos très douloureux, ont procuré une sédation, un soulagement qu'aucun autre moyen n'aurait produit aussitôt ni aussi complet. Il recommande d'une manière toute particulière ces frictions iodurées, qu'il conseille de faire matin et soir, pendant deux jours, avec 8 grammes de pommade.

Il est une autre préparation iodurée, savoir la teinture d'iode, que nous avons employée en badigeonnage et à l'intérieur, avec un succès constant, dans quatre cas de rhumatismes articulaires chroniques, compliqués d'épanchement de sérosité et de gonflement, avec mouvements très difficiles. Ces applications iodées, faites matin et soir, ou seulement une fois par jour, ont amené assez rapidement la solution des gonflements articulaires. Si ces badigeonnages avec la teinture d'iode produisent trop de cuisson, on les cesse pendant quelques jours pour y revenir ensuite. Il faut avoir soin, après chaque application, de recouvrir l'articulation d'une bande de flanelle. Ce traitement ne proscrit pas les traitements généraux connus contre ce genre d'affection, et, dans certains cas, l'iodure de potassium, administré à l'intérieur, serait un heureux auxiliaire.

La teinture d'iode, employée de cette façon, agit sur plusieurs éléments de l'affection articulaire. Elle calme promptement les douleurs ; elle hâte la résorption des liquides épanchés dans l'articulation ou infiltrés dans les tissus voisins. Ces applications ont encore un avantage, c'est de ne provoquer aucune douleur, même momentanée. Quand la peau est saine, comme il arrive dans les rhumatismes, on n'éprouve de l'application du remède que des démangeaisons peu vives, une légère chaleur dans les parties soumises à l'application du médicament. Ce sentiment dure peu, et toute douleur cesse. Les premières applications amènent quelquefois de la tension dans les téguments, qui incommode momentanément les malades. La peau devient jaune, puis brune, puis presque noire. Elle se ride, se plisse, se tanne, et tombe en écailles plus ou moins étendues, plus ou moins épaisses. Dans quelques cas, chez les personnes qui ont la peau fine et délicate, chez les femmes ou chez les malades dont l'épiderme est enlevé, ou chez lesquels il y a plaie, comme dans certaines tumeurs blanches, on voit la teinture d'iode produire des phlyctènes semblables à celles des vésicatoires. Jamais son emploi n'amène d'inflammation vive de la peau, ni d'érysipèle. Il est utile d'enlever soit avec les doigts, soit avec un cataplasme placé pendant quelques heures, les écailles qui se forment ordinairement. On augmente ainsi l'action du médicament qui aurait moins d'action sur ces écailles imperméables.

Ces applications locales de teinture d'iode nous ont, dans deux cas de sciatique chronique datant, l'une de quatre mois et l'autre de six mois, procuré deux guérisons. Aucun autre traitement n'a été employé en même temps.

La teinture employée à l'intérieur a été donnée à doses progressives. Nous avons commencé par quatre gouttes, trois fois par jour, pendant une semaine, puis nous avons augmenté de deux gouttes à chaque prise par semaine, de manière à arriver à vingt gouttes chaque fois, c'est-à dire à soixánte gouttes par jour, dans une tasse de tisane de chiendent.

On sait enfin que M. Izarié ou M. Devoisins (1) ont vanté l'action de l'iodure de potassium, dans les névralgies sciatiques, à la dose de 4 grammes par vingt-quatre heures, mais en y arrivant successivement, après avoir commencé par $0^{gr},50$. Quelques détails manquent dans les observations de M. Izarié, et il ne dit pas si les malades avaient été ou non atteints d'accidents syphilitiques. Dans tous les cas, quelle que soit la cause ou la nature de ces sciatiques, maladies souvent si difficiles à guérir, l'important est que la guérison ait été obtenue. Ce motif est donc suffisant pour engager nos confrères à employer cette médication dans les cas où tous les autres traitements auraient échoué.

(1) *Journal des connaissances médico-chirurgicales*, 1852.

CHAPITRE XVII.

DE L'IODE DANS LES MALADIES DES YEUX.

L'iode est un spécifique bien connu opposé à la cachexie scrofuleuse. Les composés iodés, administrés à l'intérieur, agissent directement contre l'élément scrofuleux ; mais ce n'est que secondairement que les localisations de cette diathèse en reçoivent l'heureuse influence ; de là retard dans la guérison, si l'on exclut l'application des topiques iodés, et si l'on met tout son espoir dans la modification constitutionnelle. C'est ce qu'on peut constater dans de nombreuses affections, dans les abcès froids, les abcès par congestion, les engorgements de toute nature, les inflammations spécifiques, etc.; c'est ce qui a été observé dans les ophthalmies scrofuleuses, dans les tumeurs lacrymales, dans les granulations palpébrales, dans les kératites, etc., que les traitements à la fois internes et externes modifient bien plus avantageusement que lorsqu'ils sont employés séparément.

L'application extérieure de l'iode sur les yeux ne peut-elle venir en aide à son ingestion par le tube digestif ou à son absorption par toute autre surface ; c'est ce que de nombreux praticiens ont eu l'idée de rechercher, et ils ont atteint ce but en appliquant l'iode sous différentes formes. Que de fois le médecin, en présence d'ophthalmies scrofuleuses rebelles à tous les moyens, de kératites, de granulations, de fistules lacrymales, etc., a gémi de son impuissance après avoir mis en usage tous les traitements ! Eh bien ! dans ces cas, les préparations iodées, appliquées localement et administrées à l'intérieur, ont été une ressource précieuse.

Dès la plus haute antiquité, on a reconnu des propriétés curatives au foie de divers poissons. C'est avec la vésicule hépatique enlevée à un poisson monstrueux que le fils de Tobie guérit son père d'une cécité datant de plusieurs années. Voilà donc une médication thérapeutique bien précise et bien ancienne ; aussi pouvons-nous dire *Nil sub sole novum*, car l'usage de l'huile de foie de morue se perd dans la nuit des temps chez les peuples pêcheurs. Les professeurs Græfe et Ammon l'ont employée avec succès pour combattre les affections de l'œil compliquées de rhumatisme. Le résultat de leur médication a été consigné dans le compte rendu de la clinique de Berlin de 1832 et dans le journal ophthalmique du professeur de Dresde. M. Caron-Duvillards (1) l'a mise en usage avec beaucoup de succès dans les conjonctives chroniques, dans quelques obscurcissements de la cornée. Il cite plusieurs faits d'ophthalmies scrofuleuses très intenses, guéries par des applications locales d'huile de foie de morue, à l'aide d'un pinceau de poils de martre. L'application de cette espèce de collyre produit une cuisson assez vive, pénétrante, qui dure huit à dix minutes, malgré l'abondante sécrétion de larmes que produit la médication.

Ce traitement ne doit être employé que lorsque l'inflammation est tout à fait abattue. Il faut surveiller l'action du médicament pour qu'il ne dépasse pas le but qu'on se propose, c'est-à-dire la résolution du liquide épanché dans les lames de la cornée. On touche une ou deux fois par jour, puis on augmente le nombre des applications au fur et à mesure que l'œil s'habitue à leur action.

Ce traitement local doit être secondé par un traitement interne approprié ; ce sera encore l'huile de foie de morue qu'on devra administrer à l'intérieur. Des faits déjà nombreux ont démontré l'efficacité de cette substance dans l'ophthalmie scrofuleuse, dans ces ophthalmies où les conjonctives oculaires et palpébrales sont rouges, boursouflées, avec complication de pustules, d'ulcérations de la cornée, de larmoiement, de photophobies des plus intenses, de ces ophthalmies enfin qui dépendent de la constitution strumeuse dont elles ne sont qu'une manifestation, et qui ne guérissent radicalement que lorsque la constitution elle-même est avantageusement modifiée par un traitement général convenable, comme celui qu'on conseille dans toutes les affections scrofuleuses.

Déjà M. Lugol avait aussi recommandé l'iode dans les ophthalmies scrofuleuses et dans le coryza de même nature. Il cite dans

(1) *Bulletin de thérapeutique*, t. IX, p. 254.

ses mémoires de nombreux cas de guérison obtenus par l'usage de l'iode à l'intérieur, de lotions iodées entre les paupières. Les bains locaux et les lotions iodurées pour baigner les yeux, le nez, les lèvres, étaient une solution iodée qui contenait de 15 à 25 centigrammes d'iode pour 1000 grammes d'eau distillée. Dans certaines ophthalmies palpébrales, dans les ozènes, etc., il se servait, dans le but d'exciter les surfaces, d'une solution plus concentrée, composée de 250 grammes d'eau distillée, de 15 grammes d'iodure de potassium et de 8 grammes d'iode. Quelques observations suffiront pour montrer l'efficacité de ce traitement.

Obs. I.—*Ophthalmie scrofuleuse purulente.*—*Coryza des plus intenses.*— Antoine Cretenet, âgé de seize ans, entra à l'hôpital Saint-Louis, le 4 mai 1830, pour une ophthalmie double purulente et un coryza scrofuleux des plus intenses. La lumière la moins intense lui était insupportable. Les paupières et leur pourtour étaient gonflés, d'un rouge érysipélateux du plus mauvais aspect. Au travers de leurs bords libres passait un gros bourrelet rouge, granulé, formé par la conjonctive qui avait acquis 2 ou 3 lignes d'épaisseur.

Le nez partageait l'état fluxionnaire des yeux. Les fosses nasales étaient remplies de croûtes ; les ailes du nez hypertrophiées, au point que le malade était obligé de respirer par la bouche.

Cette ophthalmie et ce coryza existaient depuis treize mois, et leur état actuel depuis huit jours. Cretenet avait eu plusieurs autres ophthalmies, des engelures très rebelles ; il avait des pustules de favus sur le cuir chevelu.

Voici le traitement mis en usage :

Le 5 mai, bains locaux ; injections de solution iodurée derrière les paupières et dans les narines, au moyen d'une petite seringue, et comme le danger de perdre les yeux était imminent, je plaçai un autre malade auprès de Cretenet, afin que les bains locaux et les injections fussent incessamment renouvelés.

Le 7 mai, la douleur était moins vive, la suppuration commençait à diminuer, et les parties molles étaient déjà moins imprégnées de pus. Nous commençâmes à entr'ouvrir les paupières pour voir la paupière, qui était rouge et gonflée.

Le 10 mai, la tuméfaction des parties molles avait beaucoup diminué. Cretenet pouvait ouvrir les paupières et supporter la lumière. La sécrétion était moins abondante et n'était plus si jaune. Le malade resta plusieurs heures de la journée sans bandeau.

Le 16 mai, le bourrelet avait disparu ; ce n'était plus qu'une ophthalmie ordinaire, qui le 27 mai était presque guérie.

Comme cette ophthalmie datait de treize mois, que le malade offrait un état ophthalmique presque habituel depuis plus de dix ans, qui ne pouvait guérir par un traitement local seul, il fut soumis pendant quatre mois à l'usage de l'eau minérale iodurée et aux bains hydro-sulfurés.

On peut lire un autre exemple dans le tome III, n° 68, de la *Lancette française*. C'est l'histoire d'un jeune homme de quinze ans, qui avait, depuis l'âge de trois mois, une ophthalmie double, un coryza, un impetigo disséminé sur tout le corps, des tubercules cervicaux, et chez lequel l'iode n'a pas eu une efficacité ni moins prompte, ni moins durable.

A en juger par les effets remarquables que les injections ou les badigeonnages de teinture d'iode produisent dans les écoulements blennorrhagiques, virulents ou non, de l'urètre ou du vagin, il n'était pas douteux que ce moyen serait excellent pour débarrasser les yeux de l'inflammation purulente, et que les ophthalmies purulentes seraient avantageusement combattues avec la teinture d'iode, employée en injections, lotions ou bains, en un mot, en applications directes sur les yeux, soit à l'aide d'une seringue ou d'un pinceau. Dans les ophthalmies scrofuleuses avec kératite, gonflement de la conjonctive, sécrétion abondante, photophobie, etc., il nous est souvent arrivé de badigeonner avec un pinceau les paupières, le pourtour de l'orbite, et l'œil lui-même lorsqu'on pouvait écarter les paupières, matin et soir, et d'obtenir des résultats aussi prompts que satisfaisants.

Les kératites, les scrofuleuses surtout, sont promptement modifiées et guéries par la teinture pure d'iode appliquée avec un pinceau sur les ulcérations de la cornée. Cette médication, que nous avons souvent mise en usage depuis cinq ou six ans, a été pour nous une ressource puissante et efficace dans bien des cas où tous les autres traitements avaient échoué ; elle n'a qu'un inconvénient, c'est qu'elle est très douloureuse et que ces attouchements de teinture iodique font souffrir les malades pendant plusieurs heures, particulièrement après les premières applications. La formule dont nous faisons usage est de la teinture pure d'iode (30 grammes, additionnés de deux grammes d'iodure de potassium); nous y ajoutons quelquefois du tannin, mais cette addition peut être omise sans grand inconvénient. Nous faisons ces applications tous les deux jours une seule fois, rarement tous les jours, avec un pinceau très fin, imbibé de teinture d'iode ; pour calmer la douleur, nous faisons appliquer ensuite sur le front et les yeux des compresses imbibées d'une décoction froide d'eau de pavot, avec addition de quelques gouttes de laudanum. Trois, quatre, cinq, six applications, rarement plus, ont toujours été suffisantes pour guérir les kératites ulcéreuses les plus rebelles. Sous l'influence de ces badigeonnages de la cornée, la photophobie diminue promptement et comme par enchantement. Chez les enfants, chez lesquels on ne peut parvenir à écarter facilement les paupières, nous barbouillons celles-ci et nous laissons tomber quelques gouttes de teinture pure dans le grand angle de l'œil. Ce traitement, qui est peu du goût des malades et des enfants surtout, est si efficace que nous conseillons à nos confrères de ne pas s'arrêter devant la douleur qu'éprouvent les malades, douleur d'ailleurs qui n'est pas plus vive que celle causée par la cautérisation avec la pierre infernale.

La photophobie, qui est un symptôme inséparable des kératites, disparaît aussitôt que la cause qui la produit, c'est-à-dire l'ulcération de la cornée, cesse d'exister. Ce n'est pas contre la photophobie considérée comme lésion nerveuse que la teinture d'iode agit, mais contre l'affection qui est la cause de la photophobie.

Des fumigations d'iode. — M. Bouchet, de Lyon, a cherché à obtenir les mêmes résultats en vaporisant l'iode, et en dirigeant sa vapeur sur les yeux affectés d'ophthalmie. Voici son procédé :

Il soumet à une faible chaleur la lame d'un couteau ou tout autre instrument analogue, sur lequel on dépose un petit grumeau d'iode de la grosseur d'une lentille. Au même moment, on approche l'œil du patient de la vapeur qui se produit, en ayant soin de le tenir ouvert. Le couteau, possédant peu de calorique, peut être mis à une distance de 4 à 5 centimètres, sans risquer de brûler les malades. Un corps quelconque, placé au devant de l'œil, s'oppose à la dispersion trop rapide de la vapeur, et fait que cet organe en reçoit davantage. Le procédé suivant est plus commode et plus avantageux. Il consiste à prendre une capsule de métal, chauffée au degré voulu; on y projette l'iode en poudre ou en fragments, et l'on applique dans son intérieur un tube de verre terminé d'un côté par un orifice évasé, et de l'autre par une œillère pouvant contenir l'œil, comme le petit vase qui porte ce nom. De cette manière, la vapeur est entièrement utilisée, l'œil y est soumis tout entier et aussi longtemps qu'on le désire, ce qui n'est pas le moindre avantage de ce petit appareil. De plus, le malade n'est point suffoqué par l'odeur pénétrante et désagréable qu'il respire avec l'autre procédé, et dont le médecin lui-même ne peut pas toujours se garantir.

M. Beauclair, qui fait connaître cette pratique (*Journal de médecine de Lyon*), cite seulement deux observations parmi plusieurs autres qu'il a recueillies.

A ces procédés, nous préférons les badigeonnages iodés, ou bien un collyre de même nature, ou quelquefois, lorsque nous ne pouvons écarter les paupières et que nous avons affaire à des malades indociles et craignant trop la douleur, l'application sur les yeux, pendant la nuit, d'un petit sachet iodé, comme ceux que nous employons pour les tumeurs blanches, les engorgements de toute nature; seulement, il faut avoir soin de les composer avec précaution et avec une dose minime d'iode, pour ne pas produire d'eschare sur les paupières; mais il est rare qu'on ne puisse pas toucher l'œil avec un petit pinceau trempé dans la teinture pure d'iode.

Granulations palpébrales. — Si la teinture d'iode appliquée localement dans les ophthalmies chroniques, dans les kératites, les albugos, les taches de la cornée, procure des guérisons rapides, elle n'est pas moins efficace dans les granulations palpébrales. Plusieurs fois nous l'avons employée avec un grand succès dans ces lésions, si souvent rebelles à tous les traitements. Le docteur Fromont fils (1) s'est livré à de nombreuses expériences sur l'emploi de cette préparation iodurée dans le traite-

(1) *Archiv. de médecine milit.*, et *Ann. d'ocul.* (juillet 1848.)

ment des granulations. Les cas où ce moyen lui a paru jouir de plus d'efficacité sont les suivants :

1° Dans les granulations vésiculeuses, lorsqu'il y a peu ou point de sécrétion ;

2° Chez les individus d'un tempérament lymphatique, et qui souffrent vivement et longtemps de la cautérisation au moyen de la pierre infernale ;

3° Lorsqu'après plusieurs cautérisations l'affection granuleuse augmente, se développe, et que l'irritation qui résulte du caustique persiste pendant plusieurs jours ;

4° Chez ceux qui, après avoir été cautérisés un grand nombre de fois, conservent une vive irritabilité, ou dont la boursouflure palpébrale démontre clairement que le nitrate d'argent ne produit pas son effet habituel ;

5° Dans le cas où, après des cautérisations successives, les granulations sont dures, dégénérées de leur état primitif, et font craindre qu'elles ne donnent naissance à des pannus ou à d'autres complications.

Enfin, M. Fromont dit avoir obtenu d'excellents effets de l'application de ce moyen dans l'état velouté des conjonctivites palpébrales chez des individus atteints de blépharite chronique.

La teinture d'iode s'applique au moyen d'un pinceau imbibé qu'on promène à plusieurs reprises sur toute la surface palpébrale. La douleur occasionnée par la teinture d'iode est aussi vive que celle qui résulte de l'attouchement avec le nitrate d'argent, mais elle a moins de durée. L'irritation qu'elle détermine n'est que passagère et ne dépasse pas une à deux heures.

Fistules lacrymales. — Le rétrécissement du canal nasal est souvent le résultat d'une inflammation, soit que cette inflammation, primitivement existante dans le sac, se propage au canal par continuité de tissu, soit, au contraire, qu'elle vienne des fosses nasales et se communique de bas en haut ; dans l'un comme dans l'autre cas, le rétrécissement du canal nasal est consécutif à une inflammation chronique, qui, en amenant l'engorgement de la muqueuse, diminue le diamètre du canal. Dans cet état de choses, on a quelque peine à s'expliquer la vogue dont a joui et dont jouit encore le traitement par la canule ; car rien ne semble plus contraire à la saine thérapeutique que de vouloir guérir une inflammation en plaçant un corps étranger au milieu de parties enflammées. Ce n'est que pour avoir perdu de vue la véritable étiologie de la fistule lacrymale que les praticiens se sont laissés entraîner dans une pratique défectueuse.

D'après ces considérations, et certain des bons effets des injections iodées sur les muqueuses enflammées, nous avons pensé qu'elles pourraient offrir une ressource avantageuse dans la fistule lacrymale, et l'emporter de beaucoup sur une méthode que l'ancienne Académie de chirurgie avait formellement réprouvée. Voici la formule que nous avons employée avec succès et avec laquelle nous avons guéri en peu de temps des fistules lacrymales.

<pre>
Eau distillée.   30   grammes.
Teinture d'iode.   10
Iodure de potassium. . . . .   0,50 centig.
Acide tannique.   0,25
</pre>

À l'aide d'une seringue d'Anel, on fait une ou deux fois par jour une injection dans les voies lacrymales, soit par le point lacrymal inférieur, soit par l'orifice inférieur du canal nasal, soit enfin dans la fistule quand elle existe, ou bien on se contente tout simplement de laisser tomber dans le grand angle de l'œil de la teinture d'iode préparée comme je viens de dire, et on l'abandonne à l'absorption naturelle des points lacrymaux. Dans les cas où l'on préfère recourir aux injections, il est bon à chaque injection de verser quelques gouttes de l'injection entre les paupières.

Ces injections ou ces applications iodées sont surtout efficaces au début de la tumeur lacrymale, alors que les muqueuses qui tapissent les voies lacrymales n'ont pas été hypertrophiées ni engorgées par une inflammation prolongée.

Le système des injections à travers les points lacrymaux est fatigant pour l'opérateur et le patient : aussi l'un et l'autre s'en dégoûtent-ils promptement. Il est donc préférable de laisser tomber quelques gouttes de solution iodée dans le grand angle de l'œil et d'appliquer ensuite une compresse imbibée de la solution qu'on a injectée en la laissant en place pendant plusieurs

heures. Le seul inconvénient de ce traitement, c'est de colorer
en jaune rouille la peau des paupières et de la joue. Le but de
ce traitement est de suspendre la sécrétion muqueuse ou purulente du sac lacrymal et de faire cesser la dacryo-blennorrhée
sans obstruction du canal nasal. Plusieurs fois je me suis servi
de la teinture pure d'iode additionnée d'iodure de potassium.

Je compte déjà plusieurs guérisons par ce moyen, que tout le
monde peut expérimenter.

Comme souvent les sujets atteints de fistule lacrymale sont
entachés de constitution strumeuse, on n'omettra pas de les
soumettre en même temps à un traitement iodé général. Ne
sait-on pas, d'ailleurs, que cette infirmité trouve parfois sa cause
dans la constitution scrofuleuse, qui a une influence réelle sur
l'oblitération du canal nasal, soit que cette oblitération soit due
à la forme anatomique des os nasaux, ou bien à l'épaississement
scrofuleux de la muqueuse qui tapisse le canal nasal. Le vice
syphilitique peut aussi en être la cause en produisant une exostose des parties osseuses qui forment le canal nasal. Dans l'une
comme dans l'autre circonstance, l'iodure de potassium sera
d'un très grand secours.

Nous empruntons à M. Payan, qui l'a employé deux fois avec
succès dans ces circonstances, la relation sommaire d'un de
ces cas.

Obs. II. — Nous traitâmes, en 1843, la dame L... d'une fistule lacrymale qui datait de quatre ans. Une canule introduite dut être retirée après
une quinzaine seulement de séjour. Traitée alors par le cathétérisme quotidien avec des bouts de bougie fine ou des cordes à boyaux. Pendant près
de trois mois, la guérison parut s'en être suivie complète ; mais après une
quinzaine, il y eut récidive, ce que voyant, surtout en considérant la constitution lymphatique de la malade et la tendance à l'engorgement du
pourtour du sac nasal, je fis prendre l'iodure de potassium à la dose de
demi-gramme jusqu'à un gramme et demi, pendant quarante jours, tout en
continuant le traitement par la dilatation avec la corde à boyau. Or, cette
fois, la guérison est restée permanente jusqu'à ce jour.

La modification antistrumeuse produite par ce médicament
n'a-t elle pas pu, dit M. Payan, contribuer à consolider la guérison. Nous l'avons cru, en considérant surtout le meilleur état
de santé survenu chez cette personne depuis ce traitement.

Lisfranc a plusieurs fois traité avec succès des fistules lacrymales par l'iodure de potassium à l'intérieur; les *Annales de
thérapeutique* en rapportent plusieurs exemples. Dans une leçon
clinique relatée dans la *Gazette des hôpitaux* (1843, pag. 261),
il rapporte le fait d'un sujet scrofuleux placé dans la salle Saint-
Antoine, n° 2, chez lequel on avait guéri une fistule lacrymale
par le seul emploi du sel d'iode donné à l'intérieur.

Obs. III.—J'eus à soigner, d'une fistule lacrymale qu'elle portait depuis
longues années, et pour laquelle on avait employé mille et un moyens,
une dame d'environ trente ans ; elle s'adressait à moi pour subir une opération qu'elle avait toujours repoussée jusqu'alors. En examinant cette
fistule, qui offrait un aspect hideux, je crus sentir l'os à nu. Cette circonstance et l'écoulement d'un pus fétide, ichoreux, me firent songer aux
injections iodées, que j'avais employées avec tant de succès dans des trajets fistuleux compliqués de carie ; de plus, il y avait une inflammation
très forte autour du sac, qui était largement ouvert, et dont les bords étaient
rouges, fongueux. Je pratiquai, matin et soir, une injection iodée par l'ouverture fistuleuse, et plaçai un peu de charpie, imbibée de teinture d'iode,
sur la fistule. Sous l'influence de ce traitement, le pus prit bientôt de meilleures qualités, son écoulement diminua, et tout l'œil, qui participait dans
presque toute son étendue à cette affection, s'améliora rapidement. Huit
jours après le commencement de ce traitement, les parties n'étaient plus
gonflées, la fistule était sur le point de se fermer, et les larmes commençaient à couler dans le canal nasal. Je cessai les injections, mais non la
teinture d'iode, dont la malade mettait quelques gouttes dans le grand angle
de l'œil, le soir en se couchant. Au bout de six semaines, la cure était
radicale

Quelques injections ont suffi pour guérir une tumeur lacrymale des plus graves qui avait résisté à tous les moyens, et qui
probablement aurait également résisté à l'introduction d'une
canule dans le canal. Ce moyen est si simple et si facile, que
j'engage les praticiens à l'essayer avant d'en venir à des opérations qui ont souvent des inconvénients graves. Les malades
accepteront d'autant mieux cette méthode de traitement, que
l'idée de subir une opération leur est toujours pénible et les
éloigne souvent de tout traitement. Le docteur Tavignot, qui
s'occupe spécialement des maladies des yeux, et auquel nous

avons fait part de cette méthode de traitement, nous a assuré depuis, avoir réussi plusieurs fois avec ces injections iodées dans le traitement des tumeurs et des fistules lacrymales.

M. Forget a communiqué à la Société médico-chirurgicale de Paris l'observation d'une fistule lacrymale traitée avec avantage par les injections iodées.

Obs. IV.—Une dame de soixante-cinq ans portait, depuis une vingtaine d'années, une petite tumeur lacrymale qui n'avait jamais acquis un grand développement, et qui s'affaissait sous une pression qu'elle exerçait de temps en temps, et qui donnait lieu à un écoulement de larmes par la narine, et quelquefois à l'intérieur de l'œil. A la suite d'un coup qu'elle reçut sur le front, elle eut une inflammation intense du sac lacrymal, que l'on combattit par les antiphlogistiques et tous les moyens appropriés. L'atonie du sac, après deux mois de traitement, était complète; il restait fort dilaté par un liquide muco-purulent. Quand je vis la malade, la tumeur avait le volume d'un œuf de pigeon.

M'étant assuré de la perméabilité des conduits lacrymaux et de l'obstruction du canal nasal, je pratiquai l'incision du sac, et j'introduisis une corde à boyau dans l'intérieur du canal. Celui-ci me paraissant suffisamment dilaté après six semaines de traitement, je cessai la corde à boyau et laissai se cicatriser l'ouverture du sac. Celui-ci n'était pas encore fermé, que déjà il présentait de nouveau un certain degré de dilatation, bien que de l'eau, injectée dans sa cavité, revînt abondamment et même en totalité par la narine correspondante. Ce n'était donc pas l'obstruction du canal nasal qui produisait cette dilatation, mais bien l'atonie du sac et la viscosité du liquide accumulé dans sa cavité. C'est alors qu'en vue de modifier la vitalité du sac, de changer le mode de sécrétion de la surface interne, je me décidai à y pratiquer une injection de teinture iodée (solution de Guibourt). Cette injection fut faite par le petit pertuis qui restait encore à la place de l'ancienne incision, au moyen d'une seringue à canule très étroite. J'injectai la quantité de liquide iodé nécessaire pour tendre les parois du sac; mais malgré tout le soin que je mis à ne pas aller au delà, une petite quantité de liquide injecté revint par les points lacrymaux, et causa une vive cuisson qui céda au bout de quelques minutes à des irrigations d'eau froide.

Cette injection iodée eut un résultat des plus avantageux. Le sac éprouva un mouvement de retrait marqué. Ses parois, plus fermes, plus denses, ne se laissèrent plus distendre par le liquide. La tumeur s'affaissa, et six semaines plus tard, la tumeur avait repris l'état primitif qu'elle avait avant le coup reçu sur le front.

Cataractes. — Pensant qu'on pourrait résorber le cristallin devenu opaque par l'iodure de potassium à l'intérieur, on a traité la cataracte avec ce médicament : un professeur de clinique chirurgicale à l'Université royale de Messine a publié un mémoire (1) *Sur l'efficacité des remèdes résolutifs dans le traitement de la cataracte*. Il cherche à démontrer la possibilité de la guérison de la cataracte par des topiques résolutifs ; il cite même des faits très nombreux tirés de sa propre pratique, qui prouvent la curabilité de la cataracte par cette méthode ; il soutient que pour bien établir ce mode de traitement, il faut agir comme la nature elle-même quand elle guérit spontanément la cataracte, c'est-à-dire provoquer, activer l'absorption dans les tissus malades. Dans ce but, l'application répétée de l'ammoniaque (2) aux environs de l'orbite, et l'usage interne de l'iodure de potassium peuvent, dit-il, être prescrits avec espoir de succès dans certaines limites. Cette médication, ajoute l'auteur, bien qu'efficace dans certains cas, échoue dans d'autres, mais elle peut toujours être essayée sans inconvénient, comme mesure préparatoire de l'opération.

Nous n'avons parlé de cette méthode de guérir la cataracte que pour ne rien omettre de ce qui a été dit des avantages de l'iodure de potassium, mais nous ne pouvons l'admettre. L'idée de guérir la cataracte sans opération est l'espoir des malades et fait le profit des charlatans. Tous les médecins expérimentés et de bonne foi sont d'accord pour regarder comme un fait exceptionnel la guérison sans opération de la véritable cataracte lenticulaire. Mon expérience personnelle, basée sur les nombreux faits que j'ai observés dans le service de Sanson dont j'ai été l'interne pendant plusieurs années, et l'opinion des ophthalmologistes les plus célèbres, me font croire que ceux qui ont guéri des cataractes sans opération, n'ont pas eu affaire à de véritables cataractes, mais à des affections curables qui y ressemblent de près ou de loin, à des inflammations de la capsule antérieure, à des opacités superficielles, inflammatoires ou chroniques et

____

(1) *Annales de la chirurgie française et étrangère*, novembre 1845.

(2) L'application du sachet iodé sur les yeux cataractés serait peut-être meilleure.

déjà organisées de la cornée, à des amblyopies, à des cataractes secondaires.

On conçoit, en effet, que ces maladies, proclamées des cataractes par certains guérisseurs, puissent disparaître sous l'influence des préparations iodurées. Les cristalloïdites, par exemple, donnent lieu à des exsudations qui peuvent en imposer aux yeux peu exercés, et être considérées comme des cataractes ; en qualité de phlegmasie exsudative, elles peuvent céder à l'emploi de moyens pharmaceutiques bien choisis et dirigés avec intelligence et persévérance ; il n'est donc pas étonnant, dès lors, que beaucoup de cristalloïdites dont le nombre est immense, comptent parmi les guérisons sans opération de cataractes véritables.

Les préparations iodurées pourraient encore triompher de quelques cataractes encore incomplètes, mais compliquées de syphilis, de la goutte, de rhumatisme. Dans ces cas, ces moyens particuliers, opposés à la maladie spéciale, pourraient quelquefois arrêter ou faire rétrograder l'opacité cristallinienne, mais ces faits sont excessivement rares, sinon problématiques, et il est probable que dans ce cas il y a eu confusion et qu'on a eu affaire à des inflammations de la cristalloïde.

Enfin, un certain nombre de cataractes secondaires peuvent être accessibles à l'action éminemment résolutive de l'iode, et M. Bax, de Rotterdam (1), a publié que la teinture d'iode avait été administrée à l'intérieur, et avec succès, dans des cas de cataracte secondaire. Nous engageons les praticiens à renouveler ces essais, mais seulement dans les affections que nous avons signalées ; car, dans les cataractes vraies, dans les cataractes lenticulaires, séniles, ils seraient tout à fait négatifs.

Nous terminerons ce que nous avons à dire sur les maladies des yeux traitées par les iodiques, par la relation *d'un collyre iodé, employé pour détruire les pailles de fer fixées dans la cornée.*

Le docteur Reissiger, n'ayant pu retirer avec les moyens ordinaires, la pointe d'une lancette ou d'une aiguille, et même une armature aimantée très forte, une pointe d'acier fixée profon-

______

(1) *Journal de la Société des sciences médicales et naturelles de Bruxelles,* année 1843, t. I, p. 176.

dément dans la cornée transparente d'un coutelier, ne vit d'autres ressources, huit jours après l'accident, que de recourir à la voie chimique pour enlever cette paille d'acier. Il prescrivit le collyre suivant :

Iode. . . . .   5 centigrammes.
Iodure de potassium.   50
Eau de rose. . . . .   100 grammes,

Dès la première application de ce collyre, la paille d'acier s'oxyda et son brillant disparut. Bientôt la rougeur de l'œil diminua, et en continuant l'usage de ce collyre, la paille d'acier diminua au point de ne pouvoir plus être distinguée qu'à l'aide d'une loupe. Le malade recouvra complétement la faculté visuelle.

Ce procédé a pour but de transformer le fer en iodure soluble, et il paraît de beaucoup préférable, non seulement à l'emploi de l'acide chlorhydrique dilué, mais encore à l'acide acétique également dilué dans un collyre, qui a été indiqué par MM. Krisner et Andrew (*Journal de chirurgie de Malgaigne*, t. III, p. 188).

CHAPITRE XVIII.

DE L'IODE DANS LES MALADIES DES ORGANES GÉNITAUX.

Hématurie. — Nous arrivons à un autre ordre de faits où nous démontrerons par des observations authentiques que les injections iodées, ou les applications de teinture d'iode en badigeonnage, sont très avantageuses sur les muqueuses enflammées ou non. L'impossibilité où l'on se trouve souvent de soulager ses malades avec le secours des moyens ordinaires généralement employés fait quelquefois sortir le praticien observateur des voies ordinaires, et l'engage à tenter des moyens nouveaux qui parfois lui donnent des résultats inespérés. En voici un exemple remarquable publié dans les *Annales de la*

Société médico-chirurgicale de Bruges, par P.-J. Van Wageninge, et rapporté par le *Journal des connaissances médico-
chirurgicales* (mars 1843, p. 117). Il s'agit d'un vieillard de
quatre-vingts ans, sujet depuis dix ans à une dysurie qui à la
fin se changea en une rétention momentanément complète,
accompagnée de douleurs atroces et alternant avec une incontinence d'urine. Le cathéter seul lui procurait un soulagement
passager ; encore son introduction ne se faisait elle-même qu'en
deux temps à cause d'une vive résistance de nature spasmodique. Ce malade n'avait jamais été sujet aux hémorrhoïdes.
Plus récemment enfin, il était survenu un besoin d'uriner qui
revenait toutes les cinq ou six minutes, suivi d'évacuation invo-
lontaire si le malade ne le prévenait promptement. L'urine était
trouble, la santé était d'ailleurs bonne, sauf l'existence d'un
catarrhe muqueux chronique.

Plus tard, le malade fut de nouveau en proie à son affection,
laquelle présentait toutes les circonstances ordinaires, excepté
que cette fois les urines étaient sanguinolentes. Le cathétérisme et les moyens internes usités en pareil cas ne furent
d'aucun effet. Ces symptômes persistèrent quatre jours de suite,
ce qui jeta cet homme dans un état si alarmant, qu'on invoqua
les secours de M. Van Wageninge. Quand ce praticien le vit,
il avait de la difficulté à émettre ses idées d'une manière claire
et intelligible, et il était tellement accablé qu'il pouvait à peine
tenir les yeux ouverts. Le médecin anglais eut recours d'abord
aux fomentations réfrigérantes dans le voisinage de la partie
malade, il fit administrer un lavement d'eau froide, et pratiqua
une injection dans la vessie avec 160 grammes du même liquide
et 45 grammes de vinaigre de vin, laquelle fut promptement
évacuée sans amener le moindre résultat. Voyant la nécessité
d'avoir recours à un moyen héroïque et se rappelant qu'une
injection iodée faite par lui pour une hydrocèle quelques jours
auparavant avait immédiatement provoqué une forte contraction du scrotum, il composa une injection avec 90 grammes d'eau
froide et 4 grammes de teinture d'iode ; il en injecta à peu près
la moitié dans la vessie du malade. Quelques minutes après, le
médicament occasionna de vives douleurs, et le restant du mélange fut injecté. Une demi-heure après cette seconde injection,

il s'établit une réaction intense par suite de laquelle le malade souffrit de violentes douleurs ; mais l'orage se dissipa bientôt, car dans une heure il avait entièrement récupéré ses sens. Il pouvait se tenir assis dans son lit et lâcher volontairement et avec facilité ses urines, qui dès lors furent claires et ne continrent plus de sang.

Leucorrhée, fleurs blanches. — En réfléchissant aux effets innocents de la teinture d'iode sur la muqueuse génito-urinaire, l'auteur, pensant que ce moyen pourrait être utile dans les fleurs blanches passives et les blennorrhagies, engagea ses confrères à essayer des injections de teinture d'iode dans ces affections. Pour répondre à cet appel, le docteur Van Steenkiste essaya ces injections d'après ces vues. Il a publié deux observations de leuchorrhée traitées avec succès (1). Ce praticien raconte que lorsqu'il fut consulté par la première de ces malades, qui était une femme de vingt-deux ans, de mœurs dissolues, il la trouva atteinte d'une leucorrhée ancienne très abondante. Elle présentait consécutivement tous les symptômes de l'anémie. Les grandes lèvres et les parties supérieures des cuisses étaient excoriées. La muqueuse vaginale était très pâle, le col utérin était rouge et tuméfié. L'auteur prescrivit : iode, 4 grammes ; alcool à 25 degrés, 60 grammes ; eau commune, 125 pour une injection.

Le 20, il en injecta environ 30 grammes dans le vagin vers neuf heures du matin ; la malade éprouva immédiatement de la chaleur et de l'irritation dans les parties. L'écoulement cessa complétement pendant trois heures ; il apparut à midi en plus grande quantité que jamais ; elle eut pendant une dizaine de minutes des douleurs très prononcées aux parties génitales accompagnées d'une vive céphalalgie, de spasmes généraux. Ces symptômes cessèrent bientôt et l'écoulement ne se montra plus jusqu'au lendemain. Vers sept heures, on injecta ce jour-là la même quantité de teinture d'iode ; les sensations de la veille se reproduisirent à un degré moins intense. Le soir, on vit se déclarer les menstrues qui depuis sept mois ne s'étaient pas montrées ; elles durèrent trois jours sans être mêlées d'aucune

_____
(1) *Journal des connaissances médico-chirurgicales*, mars 1843, p. 116.

matière. Le 25, il revint un écoulement moins abondant que le précédent. Le médecin eut alors recours à un autre procédé pour mettre plus longtemps les parois du vagin en contact avec la teinture d'iode. Il introduisit un spéculum à l'aide duquel il remplit le vagin de boulettes de charpie au nombre de cinq imbibées de la solution iodée, et les laissa à demeure dans l'intention de les ôter à une heure de relevée (il était alors neuf heures); mais dans l'intervalle la malade ressentit des douleurs expulsives qui chassèrent quatre de ces boulettes. Lorsque plus tard M. Van Steenkiste voulut la débarrasser de la dernière, il ne put plus introduire le spéculum, tant le vagin était resserré, et il eut bien de la peine à passer un spéculum brisé. Depuis cette époque, la leucorrhée a entièrement cessé, la santé était revenue, et la guérison pouvait être considérée comme radicale.

Peu de temps après, M. Van Steenkiste donna des soins à une seconde malade qui offrait les mêmes symptômes, et les résultats furent aussi satisfaisants. Les règles, qui étaient supprimées depuis cinq mois, reparurent également.

Blennorrhagies urétrales. — D'après ces faits et la recommandation faite par Wageninge d'essayer la teinture d'iode dans les blennorrhagies, nous avons traité avec succès plusieurs écoulements aigus et chroniques, des vaginites, des leucorrhées, des catarrhes de la vessie par les injections iodées et par le badigeonnage avec la teinture pure d'iode.

En 1846, nous comptions déjà sept exemples d'écoulements chroniques qui avaient résisté à tous les moyens connus et qui confirmaient les bons effets de cette médication, et prouvaient qu'il suffit de pratiquer ces injections pendant trois ou quatre jours, matin et soir, pour obtenir la guérison de ces écoulements, qui quelquefois font le désespoir des malades et le tourment des médecins, et sont probablement entretenus par des granulations de la membrane muqueuse urétrale. Depuis, nous les avons employés un grand nombre de fois avec le même succès et dans les écoulements aigus et dans les écoulements chroniques, ainsi que dans un cas où il existait un chancre induré situé dans le canal de l'urètre, dans la fosse naviculaire.

Voici à quelle occasion nous avons employé cette médication.

Nous avions parmi nos malades un malheureux qui depuis plus de six mois cherchait par tous les moyens à se débarrasser d'un écoulement peu abondant, mais que rien ne pouvait tarir; il s'était adressé en vain à plusieurs médecins. De notre côté, nous avions épuisé à peu près toute la série des remèdes conseillés en pareille circonstance : injections de toute espèce, copahu sous toutes les formes, capsules de composition différente, bougies dans l'urètre, un traitement mercuriel, etc., tout avait échoué. Notre malade était au désespoir et dans une position particulière telle qu'il aurait donné tout au monde pour se débarrasser promptement; il était sur le point de se marier, et déjà trois fois, pour des motifs plus ou moins plausibles, il avait été forcé d'ajourner l'époque de son mariage. Il fit soir et matin une injection avec eau : 100 grammes ; teinture d'iode, 10 grammes. Ces injections, répétées pendant trois jours, le guérirent radicalement.

Catarrhe vésical. — Une fois dans cette voie d'appliquer la teinture d'iode sur les muqueuses enflammées, nous avons pensé que cette médication pourrait être utile dans la phlegmasie chronique de la muqueuse vésicale, et que les injections iodées pourraient avantageusement remplacer les injections de nitrate d'argent, et surtout les cautérisations de même nature proposées par le professeur Lallemand. Ces cautérisations, outre qu'elles offrent des difficultés, peuvent devenir dangereuses par suite d'une irritation trop vive. De plus, il est difficile de toucher tous les points de la vessie avec la pierre infernale et uniformément, condition nécessaire dans les cystites chroniques. Par la cautérisation, on ne peut graduer la quantité d'azotate d'argent qu'on laisse sur la muqueuse vésicale, tandis qu'avec les injections tout est calculé d'avance, l'action du médicament est uniforme, et on peut le laisser aussi longtemps qu'on le juge convenable.

Parmi plusieurs cas que nous avons observés et qui établissent la valeur des injections iodées dans le catarrhe vésical chronique, nous relaterons le suivant :

Obs. I. — Un ancien négociant, maintenant chef de bureau au chemin de fer de Strasbourg, était atteint depuis longues années (au moins huit ans) d'un engorgement chronique de la prostate avec un catarrhe vésical très intense. Il est âgé de quarante-huit ans, d'une constitution lymphatique. Plusieurs fois il a été pris de rétention d'urine, soit à la suite d'excès de table, soit à la suite de fatigue; souvent il éprouve de vives douleurs au col de la vessie et dans le canal de l'urètre. Lorsqu'il a des rapports conjugaux ou des pollutions, le sperme est sanguinolent et souvent les dernières gouttes d'urine sont de même nature. Il rend des urines épaisses qui, en se refroidissant, laissent déposer au fond du vase des matières filantes ressemblant à du blanc d'œuf. Les besoins d'uriner sont fréquents. Il a eu plusieurs écoulements, et a fait de nombreux excès vénériens. Toutes les fois qu'il va à la garderobe il s'écoule après les urines une matière filante mêlée de sang. Tous les moyens mis en usage contre cet état n'ont produit aucune amélioration, ni le repos, ni le régime, ni les astringents, ni les lavements, ni le copahu, ni la térébenthine, ni les bains, etc. Cette maladie étant tout à fait locale, et après avoir échoué avec tous les moyens mis en usage en pareil cas, je pensai que des applications immédiates sur la muqueuse vésicale seraient plus avantageuses que tous les autres traitements. Je songeai aux injections iodées comme devant modifier la muqueuse vésicale, et par conséquent la sécrétion dont elle était le siége. Une sonde en gomme élastique étant introduite dans la vessie, je commençai par vider totalement la vessie de l'urine qu'elle contenait afin de ne pas laisser un liquide, qui aurait pu par sa présence empêcher l'action de l'injection iodée sur les parois vésicales.

Cette précaution prise, j'injectai environ 100 grammes du liquide suivant :

Teinture d'iode	10 grammes.
Iodure de potassium. . . . . } ãã 0,50 centig.	
Tannin. . . . . }	
Eau distillée.	120 grammes.

Cette injection ne fut pas très douloureuse: je la laissai séjourner pendant environ trois minutes, et la laissai ressortir par la sonde placée à demeure dans la vessie. Aussitôt l'injection sortie, je fis une injection avec de l'eau de guimauve et de pavot, et retirai la sonde aussitôt. Cette injection iodée produisit un bien sensible, et les urines, examinées les jours suivants, étaient moins albumineuses, les besoins d'uriner moins fréquents. Cinq jours après, je revins à une nouvelle injection qui fut faite de la même manière et avec le même liquide. Cette fois l'injection parut moins douloureuse, et les besoins d'uriner furent moins pressants que la première fois. Deux autres injections furent faites à huit jours d'intervalle, et depuis plusieurs années le malade est débarrassé de son catarrhe vésical, seulement lorsqu'il s'expose à un refroidissement, à un excès de table; ou

-une fatigue quelconque, les besoins d'uriner deviennent plus fréquents,
t l'avertissent du danger qu'il y aurait pour lui à ne pas mener une vie
igulière.

Dans deux autres cas j'ai obtenu les mêmes avantages des
jjections iodées, l'un chez un riche propriétaire, ancien négo-
ant, âgé de soixante-quatre ans et également atteint d'une
yperthrophie de la prostate, l'autre chez un tambour de la
irde nationale dont j'ai rapporté l'histoire à l'occasion des
igorgements de la prostate.

Vaginites, catarrhes utérins (1). — Depuis plusieurs années
jus avons employé avec beaucoup de succès les badigeonnages
ec la teinture pure d'iode dans les écoulements muqueux ou
rulents, utéro-vaginaux, dans les engorgements, les ulcéra-
jns et granulations du col de l'utérus. Nous pourrions citer de
jmbreux et remarquables exemples de guérison. Nous en rela-
'ons seulement quelques-uns.
Ayant observé depuis longtemps déjà que la teinture d'iode
jit un puissant modificateur des surfaces enflammées et des
jqueuses en particulier, je l'ai employée dans les vaginites
jguës et chroniques avec écoulement muqueux ou purulent.
ji communiqué plusieurs de ces observations à plusieurs
jciétés médicales et à un grand nombre de confrères qui, comme
oi, en ont obtenu des effets remarquables.
La muqueuse vaginale, touchée, badigeonnée avec un pin-

(1) A lire le mémoire de MM. Socquet et Guilliermond, de Lyon, publié en
j4, dans la *Gazette médicale de Lyon* et dans la *Gazette hebdomadaire de
jris*, 9 juin 1854, p. 585, on croirait que ces auteurs ont proposé une nou-
lle médication, fait connaître les premiers la combinaison de l'iode avec le
jnin, et qu'on leur doit les applications locales de la teinture iodique à
jverses maladies, entre autres aux écoulements vaginaux, utérins, aux engor-
jments, granulations et ulcérations du col de l'utérus, etc. Nous avons pris
jin d'indiquer à la page 100 de cet ouvrage à qui appartenait l'idée de com-
jner l'iode avec le tannin. Quant aux applications locales de teinture d'iode
jns les écoulements, les inflammations, les ulcérations des muqueuses, nous
js avons indiquées depuis longtemps déjà, et d'une manière toute particulière,
jur les engorgements du col utérin et les écoulements utéro-vaginaux muqueux
ju purulents. (*Gazette médicale de Paris*, 1850, p. 795. — *Union médicale*,
1853, p. 43.)

ceau ou un plumasseau de charpie trempée dans de la teinture d'iode, devient brune, sèche, comme racornie; elle éprouve un resserrement, une astriction qui la font ressembler plus ou moins à un parchemin. Appliquée sur les muqueuses enflammées et devenues le siége d'une sécrétion muqueuse ou purulente, la teinture iodurée modifie, change la nature de l'inflammation, et par conséquent des sécrétions ; et la matière sécrétée, qu'elle soit séreuse, muqueuse ou purulente, se coagule, se dessèche et change de nature. Si elle est de mauvaise nature et virulente, elle devient de bonne nature et reste débarrassée de tout principe contagieux... En activant ainsi les propriétés vitales des parties touchées, la teinture d'iode donne à toutes les parties un autre mode de vitalité qui les rend propres à se débarrasser des impuretés, des entraves qui s'opposent à leur retour au mode naturel qu'elles affectent dans l'état sain.

Les mauvaises qualités du pus ou des sécrétions sont modifiées, changées, les vaisseaux sont dégorgés, et en peu de temps les sécrétions, purulentes ou non, deviennent louables, par suite du changement dans l'état des surfaces suppurantes (1).

On lit dans le *Dublin medical Press*, 1854, que M. Russel s'est également bien trouvé des injections iodées dans la leucorrhée. Il cite trois observations à l'appui de cette pratique. M. Russel considère la leucorrhée comme dépendant d'une inflammation de la membrane muqueuse du vagin ou de la cavité utérine, ou des deux à la fois. Dans la majorité des cas de leucorrhées existant depuis plusieurs années, il existe une ulcération plus ou moins étendue. Dans cette condition, regardant l'affection comme essentiellement locale, son traitement est principalement local, et M. Russel n'a pas trouvé de médication qui égale celle des injections iodées. Les solutions qu'il a employées ont varié entre 5 à 20 centigrammes d'iode avec double quantité d'iodure de potassium dans 30 grammes d'eau. La préparation la plus faible est souvent désagréable et quelquefois douloureuse ; mais cette sensation n'est que passagère.

Voici la première des trois observations qu'il cite ; les injec-

(1) Ces observations sur la transformation des sécrétions purulentes de mauvaise nature par l'iode ont été publiées dans l'*Union médicale*, année 1853, p. 431, et dans la *Gaz. méd.*, 1840, 1846, 1849 et plusieurs autres journaux.

tions iodées furent suivies des mêmes résultats avantageux dans ces observations, qui étaient à peu près dans les mêmes conditions :

Obs. II. — Chez une domestique mulâtre, âgée de quarante-huit ans, qui était affectée de leucorrhée depuis douze ans, et qui pendant cet intervalle de temps avait été soumise à de nombreux traitements par différents médecins, sans aucun avantage. Elle était au lit dans un grand état de faiblesse et d'émaciation, la face cadavéreuse, le pouls rapide et faible, la peau froide, l'urine rare, éprouvant des douleurs très vives dans les régions lombaire et pelvienne, avec œdème des extrémités inférieures. L'écoulement vaginal était très considérable. Sa santé générale était sérieusement menacée par suite de ces pertes continues.

A l'examen, M. Russel reconnut que le vagin et le col de l'utérus étaient dans un état de subinflammation et privés d'épithélium ; les lèvres étaient tuméfiées et ulcérées ; le corps de l'utérus était sensiblement développé ; les sécrétions qui s'échappaient de ces différentes parties variaient essentiellement de caractère ; à l'extérieur elles ressemblaient quelque peu en quantité, consistance et couleur, à du jaune d'œuf mêlé de matière purulente et sanguinolente.

M. Russel lui ordonna la solution aqueuse suivante :

Iode.	5 centigrammes.
Iodure de potassium.	10 centigrammes.
Eau pluviale.	30 grammes.

Pour faire des injections dans le vagin deux fois par jour et pour être gardées quelques minutes après avoir préalablement bien lavé les parties par des injections faites avec de l'eau chaude et savonneuse, la malade étant placée dans une position horizontale et le bassin élevé.

Dès que cette solution cessa de faire éprouver une sensation de chaleur et d'excitation dans les parties, il l'augmenta graduellement jusqu'à tripler sa force comme tonique ; il administra la teinture de muriate de fer à la dose de 20 gouttes trois fois par jour.

L'amélioration se manifesta bientôt sous l'influence de ce traitement ; l'état d'irritation des parties diminua peu à peu ; l'écoulement mucosopurulent finit par cesser, les ulcérations du col guérirent, et au bout de trois mois de ce traitement, la malade avait recouvré sa santé et ses forces.

Convaincu par de nombreuses remarques des bons effets des applications iodées sur les muqueuses enflammées, ulcérées, je les ai appliquées avec succès sur les ulcérations de toute espèce, sur celles de la bouche, de la gorge, comme sur celles du col de la matrice, dans les catarrhes utérins, dans les vaginites aiguës ou chroniques, spécifiques ou non. Dans ces dernières années, il m'est souvent arrivé, pour combattre des écoulements blennorrhagiques intenses, de badigeonner le col de l'utérus et le vagin dans toute son étendue avec de la teinture pure d'iode, et je les ai guéris en quelques jours avec un seul badigeonnage.

En modifiant ainsi les sécrétions virulentes, le principe contagieux était entièrement détruit, et si sûrement que les femmes pouvaient avoir des rapports sexuels sans inconvénient aucun pour ceux qui les approchaient.

Obs. III. — Une jeune dame atteinte d'un écoulement très intense qu'elle avait contracté pendant l'absence de celui qui pourvoyait à ses nombreuses dépenses, vint me demander de l'en débarrasser sur-le-champ, se trouvant surprise par le retour inattendu du quidam auquel elle devait sa position luxueuse, position qu'elle aurait infailliblement perdue si son infidélité avait été la cause de résultats fâcheux. Elle désirait donc à tout prix être en état de recevoir convenablement son *ami*.

Certain que les moyens employés en pareille occurrence seraient impuissants à faire disparaître ce mal instantanément, et sachant par expérience que la teinture d'iode appliquée localement pouvait modifier des sécrétions de mauvaise nature et leur enlever leur principe virulent, je lui proposai dans ce but de badigeonner tout le vagin avec de la teinture d'iode, ce qu'elle accepta sur-le-champ. J'espérais en agissant ainsi enlever à l'écoulement ce qu'il avait de contagieux, et rendre les rapprochements sexuels exempts de danger. C'est ce qui eut lieu en effet.

Cette dame avait une blennorrhagie virulente des plus intenses, écoulement verdâtre, douleur en urinant, chaleur pénible dans le vagin, etc.

Le spéculum appliqué, avec plusieurs plumasseaux de charpie, je débarrassai le vagin de toutes les sécrétions qu'il renfermait au fur et à mesure que je retirais le spéculum. Celui-ci étant réappliqué, avec un pinceau trempé dans de la teinture d'iode, je badigeonnai le col de l'utérus, le vagin dans toute son étendue, les grandes et les petites lèvres, et fis une injection iodée dans le canal de l'urètre. Le badigeonnage du vagin et du col de la matrice ne fut pas douloureux, mais celui du méat urinaire et des parties externes de la génération fut très douloureux pendant plusieurs heures.

Ce badigeonnage produisit un premier effet que la malade exploita à son avantage. Les règles parurent et coulèrent avec abondance pendant quatre jours: ce qui lui fit gagner du temps. Les règles à peine passées, elle accourut me prier de faire un second badigeonnage; mais à l'examen au spéculum, le vagin et le col de la matrice n'étant plus le siége que d'un écoulement muqueux peu abondant, je conseillai un bain, quelques injections alumineuses, les soins de toilette ordinaire, et dès le lendemain les rapports sexuels eurent lieu, et n'eurent aucune suite fâcheuse. La guérison était radicale. Trois ans plus tard, s'étant encore trouvée atteinte d'une blennorrhagie, le même traitement fut mis en usage avec le même succès.

Obs. IV. — Une dame mariée, âgée de trente ans, de bonne constitution, n'ayant jamais eu d'enfant, bien réglée, jouissant habituellement d'une bonne santé, vit apparaître sans cause connue des fleurs blanches assez abondantes. Tourmentée de cet écoulement inhabituel, qui n'avait pas cédé à des injections de nature différente que lui avaient conseillées divers médecins, et qu'elle croyait, pour certaines raisons, devoir à son mari, vint me consulter : c'était en 1848. En l'examinant au spéculum, je trouvai que l'écoulement provenait du col de l'utérus; il y avait en effet un catarrhe utérin très prononcé, avec gonflement énorme du col compliqué de granulations très prononcées entre les lèvres. La matière qui s'écoulait de l'orifice du col était visqueuse, très épaisse et très difficile à enlever, même avec un pinceau de charpie. Sur le col, qui était rouge, gonflé, il y avait en plusieurs points de petites excoriations. La muqueuse vaginale était parfaitement saine.

Sachant par expérience d'une part, combien les injections, soit émollientes, soit astringentes, avaient peu de prise sur une affection de cette nature, et de l'autre ayant observé déjà l'efficacité de la teinture d'iode dans les ulcérations de la gorge et du col de l'utérus, dans les granulations palpébrales, j'eus recours aussitôt au badigeonnage du col de l'utérus et de son orifice avec un pinceau imbibé de teinture d'iode, et ensuite une boulette de charpie imprégnée du même liquide, et liée d'un fil par le milieu pour pouvoir la retirer, fut laissée à demeure sur l'ouverture de la matrice pendant cinq ou six heures.

Sous l'influence de ce traitement qui n'est nullement douloureux et qui fut répété tous les deux ou trois jours pendant deux semaines, toutes les lésions du col ainsi que l'écoulement disparurent promptement, et la malade retrouva sa bonne santé.

Dans quelques cas où ce traitement a été insuffisant pour guérir le catarrhe utérin, sans doute parce que le liquide iodique ne pénétrait pas assez avant dans l'intérieur du col ou dans la matrice, nous avons fait avec succès quelques injections iodées à l'aide d'une petite seringue à long manche et facile à introduire dans le spéculum ou à l'aide de notre stylet creux, celui dont nous faisons usage pour les fistules à l'anus, etc.; mais le moyen que nous préférons et qui nous a le mieux réussi dans ces cas, consiste à remplir d'iode en poudre la cuvette de la sonde porte-caustique de Lallemand et à l'introduire fermé (le spéculum étant appliqué et le col détergé autant que possible) dans l'intérieur du col utérin et jusque dans la matrice. Alors on retire la canule qui recouvre la cuvette, et imprimant au mandrin plusieurs mouvements de rotation, on touche avec l'iode le col dans toute son étendue, et souvent une partie de la cavité utérine. Cette manière de faire est très efficace, non douloureuse, et n'a d'autre inconvénient que de provoquer souvent les régles, ce qui s'observe encore quelquefois lorsqu'on se contente de badigeonner le col seulement.

Il est bien entendu que si ces écoulements chroniques de l'utérus ou du vagin dépendent d'un état général fâcheux, il faudra joindre à ce traitement local un traitement général approprié

Une seule application bien faite du col de la matrice à l'ouverture de la vulve suffit ordinairement. Par mesure de précaution je badigeonne les grandes et les petites lèvres et leurs replis, et fais une injection dans la partie antérieure du canal de l'urètre, mais avec un mélange à parties égales de teinture et d'eau, avec la précaution d'empêcher le liquide iodé de pénétrer dans la vessie.

Un fait qui m'a frappé à cause de son existence constante, et que je crois important de signaler à l'attention des praticiens, c'est que toutes les fois que j'ai badigeonné le vagin et le col de la matrice, j'ai provoqué des règles qui ont été quelquefois très abondantes. Cette remarque a son utilité et m'a engagé à badigeonner le col et une partie du vagin dans certains cas de règles difficiles ou d'aménorrhée complète. Il en ressort aussi cet enseignement, qu'il faudra se dispenser de cette pratique chez les femmes enceintes.

Aménorrhée, dysménorrhée, leucorrhée. — Coindet avait déjà signalé l'iode comme un puissant *emménagogue*. Bréra et Sablairoles ont rétabli la menstruation chez douze femmes atteintes de diverses maladies qui étaient la suite d'aménorrhée, et qui se sont dissipées en même temps. Coindet et Bréra ont encore obtenu des succès par l'iode dans plusieurs cas de chlorose. Nous en citerons quelques exemples :

Obs. V. — Une couturière âgée de vingt-deux ans, d'un tempérament lymphatique, avait éprouvé la plupart des accidents qui accompagnent une menstruation difficile. A dix-sept ans elle fut réglée, mais à des époques différentes ; à vingt ans les règles se supprimèrent sans cause connue. Depuis ce temps elle a été exposée aux symptômes inséparables de l'aménorrhée. On chercha à combattre cet état pathologique par plusieurs moyens, tels que bains de vapeurs dirigés vers les parties génitales, les demi-bains tièdes, les pédiluves sinapisés, l'application souvent répétée de sangsues aux cuisses et à la vulve, des lavements d'assa fœtida, des potions camphrées, éthérées et opiacées, des fomentations soit aromatiques, soit émollientes, sur l'hypogastre, des préparations martiales, des purgations avec le jalap et l'aloès, en un mot presque toutes les substances qu'on a si pompeusement décorées du nom d'*emménagogues*.

Alarmés de cet état, les parents consultèrent un praticien distingué, qui, prenant en grande considération le tempérament de la malade, lui ordonna l'usage modéré des bains froids, des lotions aromatiques, des frictions sèches, une nourriture tonique, un vin généreux pour boisson, un exercice varié et constant, des préparations ferrugineuses, etc. Quelque bien indiqués que fussent ces moyens, ils ne produisirent aucun effet, et la malade, découragée, abandonna toute espèce de traitement, bien décidée de laisser à la nature le soin de sa guérison.

Trois mois s'étaient déjà écoulés lorsque M. Sablairoles fut consulté. Il conseilla, en raison du tempérament lymphatique de la malade, la teinture alcoolique d'iode à la dose de 20 gouttes, à prendre en trois fois dans la journée dans une tasse de tisane mucilagineuse. Huit jours après, la dose fut augmentée de 20 gouttes, et des frictions furent faites matin et soir avec une pommade composée de : axonge, 15 grammes ; iode, 2 grammes, sur les glandes mammaires, à raison de l'étroite sympathie qui existe entre ces organes et l'utérus. Le seizième jour la teinture fut portée à 60 gouttes, et ne fut pas augmentée le reste du traitement, qui, continué ainsi pendant deux mois, rétablit enfin l'écoulement menstruel, et avec lui un équilibre parfait de toutes les fonctions.

Obs. VI. — La nommée V..., atteinte d'aménorrhée et leucorrhée, d'un tempérament lymphatique, âgée de dix-sept ans, fut soumise à la teinture d'iode. Elle en prit 30 gouttes par jour, en trois fois, dans un verre de tisane pectorale. Le huitième jour, cette préparation fut remplacée par des pilules composées de 5 centigrammes d'iode incorporé dans suffisante quantité d'extrait de sureau et de poudre de réglisse pour faire deux pilules, à prendre deux le matin et deux le soir, après lesquelles je faisais avaler un verre d'eau sucrée. Le vingt-quatrième jour la dose fut augmentée de deux pilules, ce qui faisait 15 centigrammes dans la journée : cinq le matin, cinq à midi et le reste le soir. A l'aide de ce traitement, la métrorrhée n'existait plus à la fin du mois, et le quarantième jour V.., dont les forces étaient bien rétablies, vit reparaître le flux menstruel, qui n'a plus éprouvé depuis la moindre interruption. (*Journal général de médecine*, t. XCVII, p. 3.)

M. Gœden (1) a administré l'iode avec succès dans plusieurs cas de leuchorrhée avec dysménorrhée.

Obs. VII. — Une dame âgée de trente-huit ans, d'un tempérament éminemment lymphatique, offrant des glandes cervicales engorgées, sujette à des éruptions teigneuses et à des ulcères à la tête, était affectée depuis son dernier accouchement, c'est-à-dire depuis six années, de fleurs blanches ; ce flux, dont elle avait été complétement exempte jusqu'alors, était presque continuel et se montrait plus abondant aux époques de la menstruation ; la matière excrétée était alors verdâtre et corrodait la cuisse ; la malade ne pouvait marcher et gardait le lit. Elle fut longtemps traitée par une foule de moyens qui n'eurent aucun effet. L'action que l'iode exerce sur les seins, et la sympathie de ceux-ci avec la matrice, suggérèrent à M. Gœden l'idée d'employer ce médicament. En conséquence il prescrivit huit gouttes de la teinture matin et soir, puis augmenta d'une goutte par jour, jusqu'à ce que la dose fût élevée à 15 gouttes ; il joignit à cela un élixir amer. L'écoulement diminua immédiatement, mais peu à peu, et cessa après six semaines de traitement. La constitution générale de la malade s'était améliorée d'une manière remarquable. Madame M..., continua de prendre de la teinture d'iode jusqu'à la seizième semaine inclusivement. Pendant les deux dernières semaines elle n'en prenait que tous les deux jours. L'usage de l'iode fut suivi de celui de quelques toniques.

Les autres observations de M Gœden offrant les mêmes résultats que celle que nous venons de rapporter, nous nous contenterons de les indiquer comme confirmant celle-ci.

M. Gimelle (2) avait aussi remarqué que l'iode occasionne des phénomènes particuliers dans certains cas de maladies des men-

(1) *Journal de médecine pratique de Hufeland.*
(2) *Journal universel des sciences médicales*, t. XXV, p. 5.

branes muqueuses des parties génitales. Il avait vu que ce médicament combattait avec un grand succès les écoulements anciens et abondants dont sont atteintes quelques personnes du sexe, sans qu'on puisse leur attribuer d'autre cause que l'idiosyncrasie de la personne qui en est affectée. Il en est de même de ceux qui reconnaissent pour cause une irritation primitive à laquelle a succédé un état fluxionnaire vers l'organe utérin, tels que l'inflammation de cet organe, un accouchement laborieux, etc., et qui persistent après la cessation de la cause qui les a produits. Ce médicament enfin combat la leucorrhée.

Il est bon de faire observer qu'on ne doit avoir recours à l'iode que lorsque les symptômes inflammatoires ont entièrement disparu, tant dans l'organe primitivement affecté que dans ceux sur lesquels l'irritation sympathique développe de la sensibilité.

Parmi les observations de leucorrhée guéries par l'iode que rapporte M. Gimelle, nous citerons seulement un extrait de la suivante :

Obs. VIII. — Madame de C..., âgée de vingt-huit ans, d'un tempérament lymphatique au plus haut degré, éprouvait depuis son enfance un écoulement leucorrhéique fort abondant, qui augmenta en quantité à l'époque de l'apparition des menstrues (dix-sept ans). Elle se maria un an après, devint enceinte et accoucha heureusement. Depuis cette époque, l'écoulement a persisté avec la même abondance. Pendant sept ans, elle a employé divers traitements sans succès, et elle avait entièrement renoncé à tout espoir de guérison, lorsqu'au mois de janvier 1824 il se développa plusieurs tumeurs glanduleuses à la base de la mâchoire inférieure; elles étaient mobiles sous le doigt, assez dures, indolentes; la peau qui les recouvrait était dans son état naturel. M. Gimelle avait employé pendant plusieurs mois les fondants les plus énergiques sans succès, lorsqu'il résolut de recourir à l'iode : ce cas était un de ceux où ce médicament était le mieux indiqué. Madame de C... en commença l'usage au mois de juin. Elle prit matin et soir 30 grammes de sirop dépuratif ioduré préparé avec soin. Le soir elle frictionna ses tumeurs avec 4 grammes de pommade d'iodure de potassium. Au quinzième jour l'appétit était augmenté, les glandes se dissipaient et l'écoulement avait considérablement diminué. Elle était plus forte qu'avant l'emploi de l'iode. Au quarantième jour, les glandes étaient entièrement dissoutes et l'écoulement était réduit à fort peu de chose. L'état général était de plus en plus satisfaisant. Au cinquantième tous les symptômes avaient disparu. Elle a encore continué le sirop dépuratif ioduré pendant six semaines, et depuis qu'elle a cessé tout traitement, elle n'a pas eu de rechutes.

MM. Trousseau et Pidoux pensent que les iodiques n'ont de résultats avantageux que lorsque les ferrugineux ont été préalablement administrés ; cependant plusieurs des observations que nous venons de rapporter et plusieurs autres qui sont consignées dans les auteurs prouvent le contraire, ce qui serait une preuve que l'iode, en même temps qu'il augmente le flux menstruel, agit également sur le sang, qu'il reconstitue. Nous croyons que dans ces cas l'iode et le fer, employés simultanément, produisent des résultats plus prompts et plus sensibles que lorsqu'ils sont employés séparément, et qu'il est utile par conséquent, dans certaines circonstances, de les administrer tous les deux en même temps.

Obs. IX.— *Hydrométrie traitée par les injections iodées, par M. Shanks* (1). — Le sujet de cette observation est une femme de cinquante-trois ans, d'un tempérament sanguin, qui avait eu dix enfants ; le plus jeune était né douze ans auparavant, en 1841. La menstruation avait cessé à l'âge de quarante-sept à quarante-huit ans. Les premiers symptômes de l'affection de l'utérus se déclarèrent à la suite d'une dysentérie chronique, et consistèrent en une tumeur située à la partie inférieure de l'abdomen.

Après un examen attentif, M. Shanks, après une consultation avec M. Fruyser, fut convaincu que le grand développement qu'avait pris l'abdomen de cette femme était le résultat de la distension de l'utérus, et que la grande quantité de fluide était contenue soit dans sa propre cavité (l'orifice interne du col étant fermé), soit dans un gros kyste intra-utérin qui distendait l'organe. Ce diagnostic était indiqué par la fluctuation abdominale très distincte, et qu'on reconnaissait par la palpation et par la distension du col et du segment inférieur de l'utérus, qu'on reconnaissait par l'examen vaginal et rectal. Ce diagnostic étant porté, on se décida à opérer; il n'y avait aucune ulcération du col, aucun écoulement ichoreux ou de mauvaise nature, qui indiquât quelque ulcération cachée ou toute autre affection.

Le 6 février 1854, après avoir essayé vainement d'introduire une bougie métallique de moyenne grosseur et différents cathéters, M. Shanks s'arrêta au porte-caustique utérin, et réussit à le faire pénétrer de 2 pouces dans l'orifice de la matrice, et trouvant une résistance élastique produite par le

(1) *The american Journal of the medical sciences.*

kyste, il dirigea la pointe de l'instrument, dans le sens du centre de la tumeur, à travers le kyste qui se trouvait dans la cavité : 2 onces d'un liquide épais et gélatineux, de couleur de miel, furent évacuées. On introduisit de nouveau l'instrument dans le kyste, et 18 pintes d'un fluide séro-sanguinolent furent tirées sans aucune difficulté. Au bout d'un mois, le liquide, s'étant reformé de nouveau, exigea une deuxième opération.

Le 7 mars, M. Shanks tira encore par le même moyen 14 pintes de liquide. Cette fois il avait davantage l'apparence d'un mélange de pus et de mucosités, ou de matière albumineuse et de sérum. Lorsque le kyste eut été évacué, M. Shanks injecta par le canal environ 20 onces (600 gr.) d'eau à laquelle il ajouta 3 gros (12 gr.) de teinture d'iode qu'il laissa quelques minutes dans le sac; puis il les fit sortir.

16 avril. — Six semaines après la dernière opération, l'opérée vint à la ville, distante à peu près de 20 milles du lieu de son habitation. Quoique la matrice fût encore très distendue, sa santé générale était beaucoup améliorée. Le 17 avril, M. Shanks tira encore 18 pintes de liquide et injecta 600 grammes d'eau avec 16 grammes de teinture d'iode. Elle partit trois jours après l'opération, et M. Shanks n'en eut plus de nouvelles.

Cette affection, prise par M. Shanks pour une hydrométrie, offre bien tous les caractères d'un kyste de l'ovaire.

CHAPITRE XIX.

MALADIES DIVERSES TRAITÉES PAR L'IODE.

De la morve et du farcin. — Nous avons encore si peu de faits qui puissent éclairer sur le traitement de la morve, qu'on doit recueillir avec soin tous ceux dont la connaissance peut jeter quelque jour sur cette question, qui a acquis une nouvelle importance depuis quelques années. C'est à ce titre seulement que nous consignons les faits qui suivent; malheureusement ils n'offrent pas tous les détails que nous aurions désirés.

La morve avait commencé à se développer chez un cheval qui fait le sujet de cette observation plusieurs semaines avant l'époque où il fut soumis au traitement par l'iode, et elle avait été constatée par les vétérinaires qui lui donnèrent des soins. Elle avait fait déjà beaucoup de progrès, il y avait des ulcérations dans les narines, autant au moins qu'on pouvait le constater, et un gonflement des glandes sous-maxillaires. Tous les moyens que l'on oppose ordinairement à cette maladie avaient été employés sans succès, et l'animal était arrivé à un tel état de faiblesse qu'il ne pouvait se tenir sur ses jambes. On l'avait condamné à être tué prochainement. Ce fut dans cette période avancée, dit le docteur Thomson (1), que je vis ce cheval qui appartenait à mon frère, et, désirant profiter de cette occasion pour essayer l'effet de l'iode, je dis au groom de lui administrer trois à quatre fois par jour, dans de l'eau, 150 gouttes de forte teinture d'iode. Cette médication fut continuée régulièrement pendant six semaines, durant lesquelles on ne donna pas moins de 450 gouttes par jour, et souvent plus de 500 et 600. Les effets avantageux de cette solution devinrent évidents en peu de jours, et au bout de sept semaines l'animal était presque complétement guéri. Aujourd'hui ce cheval est passé en d'autres mains et est regardé par son propriétaire comme le meilleur des chevaux qui sont dans son écurie. Depuis quatre ans que cette guérison a été opérée, il n'y a pas eu de récidive.

Le docteur Luedicke a publié, en 1842 (2), une observation faite en Prusse, qui laisserait quelque espérance d'entraver le cours de l'affection farcineuse chez l'homme par un traitement à l'iodure de potassium.

Elle a pour objet un homme de cinquante ans, qui présentait assez bien tous les symptômes de l'affection farcineuse, surtout en pensant que cet homme avait dans l'année soigné un cheval farcineux. Toutefois, Luedicke, craignant que ce ne fût un état syphilitique, voulut essayer à l'intérieur le sublimé, qui ne produisit que de la salivation, et non du mieux pour la santé. C'est alors qu'il ordonna l'iodure de potassium, qui détermina une amélioration très remarquable.

D'après le fait suivant, M. Payan pense que l'iodure de potassium pourrait bien avoir quelque efficacité contre l'affection farcineuse chez l'homme.

En 1843, M. Payan observa un nommé Levêque qui avait été atteint, à Constantine, quelques mois auparavant, d'une affec-

(1) *The Lancet.* Londres, 1837.
(2) *Journal des connaissances médico-chirurgicales*, 2ᵉ partie, t. X, p. 102.

tion farcineuse dont il avait eu le bonheur d'être traité avec succès, était entré à l'hôpital d'Aix atteint de plaies étendues aux faces internes des bras, des avant-bras et des jambes. Ces plaies étaient consécutives de solutions de continuité gangréneuses qui s'étaient antérieurement développées dans ces parties, par suite même de l'affection farcineuse. Depuis plus de trois mois ces plaies résistaient à beaucoup de traitements locaux employés, lorsqu'il s'avisa de les combattre par l'usage interne de l'iodure de potassium. Il prescrivit, en effet, 1 gramme de ce médicament dans la tisane de saponaire. Eh bien ! quoique cette dose ne fût pas portée au delà de 1 gramme et demi, la guérison de toutes ces ulcérations fut obtenue en vingt-huit jours, en même temps que survint une amélioration dans l'état général.

Ces faits ne sont pas suffisants, il est vrai, pour assurer la valeur indubitable de l'iodure de potassium dans les affections farcineuses ; mais tels qu'ils sont, ils sont de nature à encourager d'autres essais pareils, surtout quand il s'agit d'une affection qui est presque toujours au-dessus des ressources de l'art.

J'ai été témoin d'un fait qui viendrait à l'appui de ceux que je viens de relater. Mon beau-père avait acheté de l'administration des *Omnibus* de Paris un cheval qu'il voulait mettre à labourer. Rendu chez lui, il reconnut, ainsi que son vétérinaire, que cet animal avait aux épaules des ulcérations qui étaient farcineuses, et qu'il en avait également dans les fosses nasales. A cause de ces raisons, ce cheval fut placé dans une écurie séparée et soumis à l'usage de la teinture d'iode *intus* et *extra*, c'est-à-dire que les ulcérations des épaules et des fosses nasales furent lavées et pansées avec de la teinture d'iode pure, et que 8 à 10 grammes de teinture d'iode furent jetés chaque jour dans l'eau qu'il buvait. Sous l'influence de ce traitement, qui fut continué pendant plus d'un mois, cet animal devint un des plus vigoureux des attelages de mon beau-père, et lui rendit à la charrue tous les services qu'il pouvait attendre du meilleur cheval.

Névralgies, tics douloureux. — Que de maladies douloureuses et longues ne doivent leur incurabilité qu'à l'ignorance dans laquelle se trouve le praticien de la cause spécifique sous la

dépendance de laquelle elles se trouvent; Rul-Oyez (1),
Payan (2), Locher-Balber (3), etc., en citent plusieurs exemples remarquables dont nous allons présenter l'analyse.

OBS. I. — On lit dans le journal de médecine de Bruxelles qu'un
brigadier de la douane belge, nommé Frappez, âgé de quarante ans, présentait, depuis 1832, des maux de tête continuels à la région sincipitale
droite ; il avait là une douleur gravative qui ne lui laissait point de repos.
En juillet 1841, les symptômes prirent une intensité inaccoutumée : les
nuits étaient sans sommeil, les douleurs atroces ; il y eut des congestions
cérébrales, accompagnées de perte de connaissance, d'accès convulsifs épileptiformes, suivis de stupeur. Bientôt l'affaiblissement et l'émaciation
devinrent extrêmes, il ne put plus quitter le lit ; il y eut une fièvre hectique.
M. le docteur Rul-Oyez avait épuisé tout l'arsenal thérapeutique pour
opposer une barrière à la marche funeste de la maladie de Frappez, dont la
mort lui paraissait imminente. Il avait employé les antiphlogistiques, les
calmants ; il avait appliqué le traitement antisyphilitique, d'abord par le
sublimé et les sudorifiques, puis il avait sollicité la salivation par le calomel. Il avait été porté à cette médication spéciale par d'anciens chancres
qu'avait eus le sujet, et surtout par les douleurs qui étaient plus violentes
la nuit que le jour, et par l'insuccès des autres remèdes ; et il faut noter que
ces traitements mercuriels avaient seuls donné, pour un temps, un peu de
calme au malade ; mais le répit n'était pas long, et le mal de tête revenait
plus fort que jamais. Après la médecine rationnelle était venu l'empirisme :
le malade avait subi le traitement hydrosudopathique. La transpiration étant
établie, il avait été entortillé dans des couvertures de laine trempées dans
l'eau froide ; il avait pris des bains de tête froids, des douches froides, bu
de l'eau froide, et le tout sans succès. C'est au moment que M. Rul-Oyez
croyait la mort du sujet imminente, et qu'il le considérait comme atteint
d'une tumeur de l'encéphale, qu'il pensa à essayer l'iodure de potassium,
lequel, dans les symptômes tertiaires de la syphilis, a procuré des cures si
merveilleuses. Il en commença l'usage à la fin de décembre 1841 ; il débuta
par 0,50 centigrammes par jour. Dès la première semaine, une amélioration surprenante se déclara ; il vit le malade renaître à la vie, reprendre du
courage et de l'énergie ; il fit établir un séton à la nuque, et augmenta la
dose de l'iodure jusqu'à 6 grammes par jour. La guérison fut rapide : les
maux de tête cessèrent, les accès épileptiformes ne se reproduisirent plus,

(1) *Journal de médecine de Bruxelles*, 1843.
(2) Payan, *Essai thérapeutique sur l'iode*, 1851, p. 316.
(3) *Annales littéraires de médecine*, par C. Hecker, juin 1825. (Traduit de
l'allemand par Hollard.)

la fièvre s'arrêta, le malade reprit de l'appétit et de l'embonpoint. Il y a près de dix mois que Frappez est entièrement guéri ; il a repris ses fonctions depuis huit mois ; il a passé tout l'été sans maux de tête. L'iodure de potassium a été continué environ quatre mois, à haute dose, sans que le malade en ait éprouvé d'incommodité.

Obs. II. — M. Payan rapporte qu'un ouvrier charron vint le consulter, en 1844, pour une douleur très vive, très importune, qui revenait tous les soirs et durait une partie de la nuit. Cette douleur était très circonscrite et siégeait sur le milieu du front, sur la limite du cuir chevelu. On l'avait prise pour une névralgie périodique, et traitée par le sulfate de quinine, les opiacés, etc., mais sans aucun avantage. Soupçonnant une origine syphilitique, il prescrivit une potion contenant 1 gramme d'iodure de potassium à prendre en trois fois par jour. Or, au troisième jour de l'usage de cette potion, cette prétendue névralgie avait disparu. Le traitement fut continué quelque temps encore pour assurer la guérison, qui ne s'est pas démentie. Nous devons ajouter que le malade avait fait l'aveu qu'il avait eu un chancre quelque temps auparavant.

Obs. III. — Une autre fois, une douleur sternale très vive, surtout au toucher, et qu'on avait aussi prise pour une névralgie, et inutilement traitée par une application de sangsues, des cataplasmes, de la pommade belladonée, fut encore calmée, dit M. Payan, comme par enchantement, par l'iodure de potassium à l'intérieur. C'était chez une femme qui se défendait pourtant bien d'avoir été contaminée ; mais malgré ses dénégations, la nature de la douleur me fit insister sur l'usage de l'iodure de potassium, qui effectivement produisit en peu de jours la guérison. Des renseignements plus précis sur les habitudes de cette femme me démontrèrent mieux encore que ce n'était pas sans raison que j'avais soupçonné ici une cause syphilitique.

Obs. IV. — Une domestique de trente-cinq ans éprouvait habituellement une douleur de tête qui acquérait beaucoup d'intensité à chaque apparition des menstrues, lesquelles se montraient, du reste, régulièrement ; 8 grammes de teinture d'iode eurent pour effet une augmentation considérable du flux menstruel, et par suite la disparition de la céphalalgie.

Obs. V. — Une demoiselle de vingt-cinq à trente ans était affectée depuis huit mois d'un mouvement convulsif de la paupière et de la lèvre supérieure. Locher-Balber, remarquant que cette espèce de spasme était plus intense aux époques menstruelles, le combattit par la teinture d'iode. Ce médicament eut pour effet, au bout de quelques semaines, une telle diminution du mouvement convulsif, qu'il était presque imperceptible. Pendant tout ce temps le flux menstruel fut très abondant.

Nous trouvons que le docteur Locher-Balber a prescrit avec succès ce médicament contre le tic douloureux, les céphalalgies. Il est probable que dans ces faits la cause de la maladie sera restée ignorée, et que l'on aura cru avoir affaire à de véritables tics douloureux, tandis qu'il n'existait qu'une douleur ostéocope limitée.

Obs. VI. — Le premier exemple est celui d'une dame de vingt-cinq ans, d'une bonne constitution, qui était sujette, depuis sa puberté, chaque fois que l'époque de la menstruation était arrivée, à des céphalalgies telles qu'elle était contrainte de garder le lit. Quelquefois des douleurs de dents ou des douleurs très intenses remplaçaient les maux de tête. 15 grammes de teinture d'iode l'ont délivrée de toutes ces incommodités, et depuis ce temps les règles se montrent régulièrement et sans que leur apparition soit précédée d'aucune sensation pénible.

De notre côté, nous pourrions rapporter plusieurs faits de ce genre que nous avons observés; nous nous contenterons de rappeler celui de la malade que nous avons citée à propos des engorgements du foie. Cette femme avait des douleurs de tête horribles, des insomnies, etc., qui disparurent promptement sous l'influence de l'iodure de potassium.

Voilà plusieurs faits où l'iodure de potassium a triomphé de douleurs que l'on avait prises pour des névralgies simples, mais dont la cause et la nature étaient réellement syphilitiques. Deux fois M. Payan dit avoir essayé par l'iodure de potassium la véritable névralgie faciale, et deux fois il a échoué.

On pourrait conclure de ces faits que bien des névralgies diverses reconnaissent une origine syphilitique, et qu'elles durent longtemps ou restent incurables parce que le traitement spécifique qui leur convient n'est pas mis en usage. Dans ces cas, un praticien instruit n'hésitera donc pas, après avoir essayé tous les traitements, à recourir à l'iodure de potassium. M. Payan cite encore un exemple de névralgie gastro-intestinale due à une cause syphilitique latente qui a été considérablement améliorée par l'iodure de potassium après avoir résisté à tous les remèdes.

Si nous croyons qu'on a souvent confondu des douleurs purement ostéocopes avec diverses névralgies, nous ne prétendons pas que les névralgies non syphilitiques ne trouveront jamais un remède dans les iodiques.

Affections nerveuses.

Chorée. — M. Manson (1) a essayé l'iode sur soixante-douze individus atteints de chorée, dont dix-neuf hommes et cinquante-trois femmes. Il aurait guéri la moitié environ des malades. Malgré ces succès dans une maladie ordinairement assez difficile à guérir, ce mode de traitement est pour ainsi dire abandonné des médecins, soit à cause du peu de rapport qui paraît exister entre l'iode et cette névrose, soit à cause de l'inefficacité constatée plus tard de ce produit contre cet état morbide. Quelques faits cependant tendent à établir que la chorée se lie quelquefois tellement à une disposition scrofuleuse, syphilitique que les praticiens qui les ont observés ont même cru devoir admettre une chorée scrofuleuse ou syphilitique qu'ils ont traitée par une médication spéciale, et dans des cas de ce genre, l'iodure de potassium paraît avoir été éminemment utile. Le docteur Muller de Bernwillière (Haut-Rhin) a adressé en 1848 à l'Académie de médecine (2) un travail sur cette question avec deux observations très intéressantes à l'appui. M. le docteur Costilhes a fait connaître un cas très intéressant de chorée syphilitique.

La première de ces deux observations a rapport à une jeune fille de douze ans, scrofuleuse, affectée depuis une douzaine de jours de chorée, et qui ne se présenta à M. Muller que lorsqu'elle ne put plus porter la cuiller à la bouche ni tenir la jambe tranquille. Trente-deux jours de traitement et 32 grammes d'iodure de potassium firent justice de ces accès choréiques. Dès le huitième jour la malade avait récupéré la faculté de se servir de son bras pour manger.

La deuxième observation avait été faite chez une jeune fille de dix ans qui était également scrofuleuse. Dès les premiers

(1) Traduct. et extr. de l'ouvrage anglais publié à Londres en 1825, par M. Manson, médecin de l'hôpital général de Nottingham.

(2) *Compte rendu de l'Académie de médecine,* mai 1848.

jours les symptômes consistèrent en des mouvements involontaires des extrémités gauches et en des mouvements rapides de
la tête vers l'épaule gauche. La guérison s'est opérée d'une
manière sensible et graduelle, dans l'espace de vingt-deux jours,
avec 19 grammes d'iodure de potassium.

Ce qui décida M. Muller à employer l'iodure de potassium
dans ces deux cas, c'est qu'il avait déjà observé plusieurs fois
des malades chez lesquels la chorée et la scrofule avaient paru
se développer simultanément et suivre une marche parallèle-
ment progressive, telle que les deux affections paraissaient être
intimement unies et dépendre l'une de l'autre. Quoi qu'il en
soit, que la chorée soit due à une cause scrofuleuse ou bien
qu'elle y soit étrangère, peu importe, l'iodure de potassium
n'en a pas moins produit un résultat très remarquable et que
nous ne pouvions passer sous silence.

Épilepsie. — L'iodure de potassium a encore été proposé
contre l'épilepsie par **M. Magendie** : Déjà, dit-il, j'ai observé
dans quelques cas des effets très avantageux ; mais pour les
obtenir la dose a dû être élevée jusqu'à 2 grammes et même
4 grammes par jour. (*Formulaire* de Magendie, p. 289.)

Voici la formule dont il se servait habituellement :

Iodure de potassium	16 grammes.
Iode.	1 décigramme.
Eau de menthe. . . . . }	ãã 90 grammes.
Eau de fleurs d'oranger. . . . . . . }	

Une cuillerée à bouche trois fois par jour.

Peut-être que les succès obtenus par **M. Magendie** dépendent
de ce que l'épilepsie était due à la présence de quelques tumeurs
scrofuleuses ou syphilitiques qui ont fondu sous l'influence des
préparations iodiques, car l'abandon de ce traitement dans
l'épilepsie nous porte à croire qu'il est considéré comme peu
efficace par les praticiens.

Paralysies. — Par suite des nombreux succès que **M. Manson**
avait obtenus par l'iode dans les tumeurs de toute nature, il fut
conduit à penser que ce médicament pourrait être utile dans les
cas de paralysies produites par des tumeurs scrofuleuses, syphi-

litiques ou des fluides comprimant soit le cerveau, soit la moelle épinière, ou même par l'épaississement de leurs membranes. Les résultats de ses essais sont certainement dignes d'intérêt.

Sur cinq paraplégiques auxquels il administra l'iode concurremment avec les purgatifs, un fut guéri, deux éprouvèrent du soulagement, un resta dans le même état, et un autre succomba malgré les moyens mis en usage. Il obtint des succès très variables dans onze cas d'hémiplégie ; le fait le plus remarquable est celui d'un soldat privé en grande partie des mouvements du côté droit du corps à la suite de deux attaques qu'il avait eues assez longtemps auparavant. Il avait un tremblement très fort dans la main droite ; le sentiment était très imparfait dans tout le côté, il sentait une vive douleur dans l'occiput et au bas du dos, il articulait difficilement et se plaignait d'avoir la mémoire très mauvaise et l'ouïe dure. Constipation, excrétion de l'urine très difficile (10 à 15 grains de gomme gutte en pilules, teinture d'iode, 20 gouttes trois fois par jour dans de l'eau, qu'on porte bientôt à 30). Trois mois après le malade se sent beaucoup mieux, la main tremble moins, la mémoire est meilleure, l'articulation facile. Après être resté encore deux mois soumis au même traitement (les purgatifs et l'iode), le malade sort de l'hôpital, ne conservant qu'un léger tremblement de la main et du bras, jouissant des mouvements du côté droit comme de ceux du gauche, ayant recouvré à la fois l'ouïe, la mémoire et la parole facile.

Le docteur Barthey (1) nous apprend qu'il a guéri deux paralysies rhumatismales de la face par l'usage de l'iodure de potassium. Les malades en prirent 75 centigrammes par jour en trois prises, et des frictions avec une pommade iodurée furent pratiquées derrière les oreilles.

Dans l'un des cas, la paralysie n'avait pu être guérie par les saignées, les sangsues, les vésicatoires et autres antiphlogistiques employés pendant six semaines par divers médecins. Par l'iodure de potassium, la guérison était complète au bout d'un mois.

Le second malade était l'auteur lui-même.

____

(1) *The London medical Gazette,* 1843.

Est-ce en vertu de sa propriété antisyphilitique, ou bien en vertu d'une action antiparalytique, que l'iodure de potassium a agi dans ces deux cas? Cette paralysie n'aurait-elle pas trouvé sa cause dans une exostose? Cette dernière opinion est probable, et toutes les paralysies qui ont été guéries par l'iodure de potassium provenaient peut-être de la compression de quelques tumeurs ou exostoses syphilitiques. Nous avons observé un cas de cette espèce dans le service de M. Bazin , à l'hôpital Saint-Louis ; nous l'avons rapporté dans un autre chapitre de ce livre (1).

Le fait suivant, que nous trouvons dans le livre de M. Payan (2), serait cependant une preuve que l'iodure de potassium pourrait être une ressource nouvelle pour le malade dans certaines paralysies, dont la cause ne serait pas due à la syphilis.

Obs. VII. — Il s'agit d'un enfant de dix ans, né de parents sains, qui ont toujours habité la campagne où ils jouissent d'une honnête aisance, et qui n'avait jamais fait de maladie sérieuse, lorsqu'il vint à être affecté de paralysie, sans avoir fait aucune chute, sans avoir éprouvé d'accident, sans avoir présenté aucun signe de diathèse tuberculeuse, sans que rien même fît soupçonner chez lui quelque habitude vicieuse. Cette paralysie, complète sous le rapport de la motilité, n'atteignait ni la sensibilité de la peau, ni les fonctions des intestins et de la vessie. Bien qu'après un examen attentif aucun indice ne pût faire soupçonner l'existence d'une lésion matérielle de la moelle épinière, des exutoires furent appliqués le long du rachis ; mais ils échouèrent complétement. Alors on tenta l'emploi empirique de l'iodure de potassium , à la dose progressive de 50 à 60 centigrammes en solution aqueuse. Or sous l'influence de ce moyen, la motilité reparut peu à peu, et après dix jours l'enfant recouvra tout à fait l'usage de ses membres, et la guérison s'est maintenue depuis (3).

M. Payan a essayé deux fois de traiter par l'iodure de potassium des paraplégies que n'avaient pu améliorer les exécutoires le long du rachis, les excitateurs internes de l'innervation, etc. Il a échoué dans les deux cas.

(1) *Abcès par congestion,* p. 544.

(2) *Loc. cit.,* p. 312.

(3) *Journal de méd.* publié par la Société des sciences médicales et naturelles de Bruxelles, t. VIII, p. 446.

Hypertrophies du cœur. — Dans le but de diminuer les hypertrophies des ventricules du cœur, M. Magendie a employé l'iodure de potassium à haute dose, malheureusement l'expérience n'a pas confirmé ses espérances. Plusieurs médecins, entre autres MM. Barbier, d'Amiens (1), Payan (2) ont administré l'iode contre l'hypertrophie du cœur, et ils déclarent qu'ils n'en ont retiré aucun avantage; bien plus, il surexcitait l'action de cet organe et faisait naître des palpitations.

Glossite. — Nous trouvons dans le journal des Indes orientales pour 1835 (*The India journal of medical science*), sous le titre de *Glossite* une observation qui nous semble digne de quelque intérêt. Cependant, comme elle laisse à désirer quelques détails, nous nous contenterons de rapporter les principaux faits consignés dans la communication du médecin indien, et quelques-unes des réflexions dont il la fait suivre.

Obs. VIII. — *Glossite chronique guérie par l'iode* (3). — Le sujet était un vieil écrivain musulman, qui rapporta que le gonflement dont il se plaignait remontait au moins à six mois, et qu'il avait été en augmentant graduellement. La langue dépassait à la fois les lèvres et empêchait que le malade pût prendre aucune nourriture. Du reste, sous tous les autres rapports, sa santé paraissait bonne ; sa maladie avait commencé pendant la convalescence d'une fièvre rémittente grave, n'avait pas déterminé de fortes douleurs; quelques élancements qu'il ressentit dans la langue furent le premier et le seul symptôme qui appela son attention sur la partie malade. Au moment où il fut observé, la langue était d'un rouge brillant, et à son élasticité on aurait dit qu'elle était distendue par de l'air. Quatre sangsues appliquées procurèrent l'écoulement d'une grande quantité de sang, mais sans soulagement. On employa ensuite trois vésicatoires, appliqués à quelque distance de la partie malade, et sans avantage. L'iode parut alors le moyen dont on pût obtenir le plus de succès, le malade n'ayant pas voulu consentir à l'emploi des scarifications profondes. Des vésicatoires furent appliqués, et leur surface pansée avec un onguent composé d'un demi-gros d'iode pour une demi-once de cérat. Au bout de dix jours, l'amendement était manifeste, le volume de la langue était diminué de moitié, la déglutition et la respiration se faisaient en toute liberté.

(1) *Traité de matière médicale*, 1837, 2ᵉ édit., p. 665.
(2) Payan, *loc. cit.*, p. 325.
(3) *Gazette médicale*, p. 570.

L'auteur fait ressortir avec raison la promptitude avec laquelle a agi l'iode dans ce cas déjà ancien et où plusieurs moyens avaient échoué. Il dit qu'il l'emploie avec succès dans tous les cas de gonflement des glandes et dans le traitement de la dysménorrhée et du goître.

Obs. IX. — *Fistule spontanée de l'œsophage traitée avec succès par les injections d'huile de foie de morue.* — L. P..., âgé de seize ans, d'une constitution lymphatique, de petite stature, et ayant une forte déviation de la colonne vertébrale, fut atteint, le 20 du mois de décembre 1846, d'une douleur dans l'épaule gauche. Peu à peu cette douleur se transmit vers la partie moyenne et latérale du cou du côté gauche, où, après une huitaine de jours, on commençait à s'apercevoir d'une tumeur diffuse avec un peu de rougeur à la peau. Il en résulta un abcès; qui, après l'incision, resta fistuleux. Il fut prescrit des injections avec de la teinture d'iode. Ce liquide passait en partie dans l'œsophage : une certaine quantité en était vomie, une autre portion passait dans l'estomac du malade. Cette circonstance ne permit pas de continuer longtemps les injections, et après avoir suspendu tout traitement pendant quelque temps, et voyant que la plaie fistuleuse continuait de suppurer, il fut résolu de faire des injections avec de l'huile de foie de morue. Cette injection passa dans l'œsophage, comme les injections de la teinture d'iode; mais comme cette circonstance de l'introduction de cette huile ne pouvait que contribuer à la guérison, l'auteur de cette observation, M. Verriest, résolut de persister de cette manière dans son emploi. La quantité que l'on put injecter diminua de jour en jour, et après quatre semaines le malade fut radicalement guéri, au moyen d'une cicatrice rétractée, adhérente. La durée de la maladie fut de six mois. (*Annales de la Société médico-chirurgicale de Bruges; — Revue médicochirurgicale,* t. IV, p. 236, ann. 1848.)

Rétrécissement de l'œsophage guéri par l'iodure de potassium. — Les rétrécissements organiques de l'œsophage sont heureusement une affection très rare, mais ils constituent un accident redoutable dont la terminaison est souvent fatale; il nous paraît donc important de signaler aux praticiens les cas où l'iodure de potassium a été très efficace. En examinant les observations de rétrécissements organiques de l'œsophage consignés dans les journaux et les livres de médecine, je ne puis me défendre de cette opinion, que très souvent le traitement médical a été entièrement négligé, et qu'on avait de prime abord recours au traitement chirurgical dans l'ignorance même où l'on était de la cause qui avait pu produire le rétrécissement. Cependant on rencontre dans les auteurs plusieurs faits qui ont été radicalement guéris par un traitement médical convenablement fait. Dans plusieurs observations empruntées à Ruysch (1), à Haller (2), à Paletta (3), on trouve plusieurs succès par l'emploi des pilules mercurielles longtemps continuées.

Sans vouloir admettre que les rétrécissements de l'œsophage ont plus souvent pour cause la syphilis, les scrofules, la diathèse cancéreuse, je pense que toutes les fois qu'on sera appelé à traiter un rétrécissement de l'œsophage dont la cause restera obscure ou inconnue, on devra, avant de songer au traitement chirurgical, le soumettre à un double traitement par le mercure et l'iodure de potassium.

Le fait suivant, publié par le docteur Rul-Oyez (4), a à nos yeux un grand intérêt, soit que les symptômes présentés par la malade soient rapportés à une syphilis constitutionnelle, soit qu'ils aient eu pour origine un engorgement glanduleux, scrofuleux, squirrheux ; le diagnostic essentiel n'est pas ici établi ; toujours est-il que l'iodure de potassium a eu une efficacité des plus remarquables.

Obs. X. — Madame Léonard, d'Anvers, mère de famille, âgée de trente-cinq ans, présentait, depuis deux ans, les symptômes d'un rétrécissement de l'œsophage. Voici les symptômes : douleur comme d'une brûlure dans la gorge, à la hauteur de la partie supérieure du sternum, devenant insupportable pendant les repas ; impossibilité d'avaler des aliments solides, les pultacés ne passent qu'à force de boire une grande quantité d'eau ; rejet fréquent des matières alimentaires, mêlées de mucosités peu après leur introduction ; sensation d'étouffement et de suffocation pendant la déglutition ; émaciation progressive, couleur jaune-paille de la face, toux sèche, mouvements fébriles le soir, sueurs nocturnes, affaiblissement considérable, aménorrhée depuis trois mois. Cette malade avait été soumise à divers traitements qui avaient été complétement inefficaces, lorsqu'elle s'adressa, dans le mois de

(1) *Adv. anatom. med. chirurg. decad.*, 1, art. 10, 24.
(2) *Opuscula patholog.*, obs. 78.
(3) *Exercit. patholog.*, 1820.
(4) *Journal de médecine de Bruxelles*, janvier 1843.

mai 1842, à M. le docteur Rul-Oyez, qui ne fut pas plus heureux par l'usage des émollients, des antispasmodiques, de la ciguë, de la jusquiame noire, de la belladone à hautes doses. Il allait passer à la dilatation de l'œsophage et à la cautérisation, lorsqu'à cause de l'ignorance de la cause, de la nature intime du mal, il eut la pensée de recourir à l'iodure de potassium. Il commença ce médicament à la dose de 50 centigrammes : le résultat fut remarquable. A peine la malade en avait-elle fait usage pendant quelques jours que la déglutition s'opéra avec facilité ; bientôt elle put avaler des aliments solides sans être obligée de boire de l'eau en abondance ; la menstruation se rétablit ; la toux, la fièvre, les sueurs nocturnes, disparurent, et la malade reprit rapidement des forces. Elle n'a pris l'iodure de potassium que pendant deux mois, et seulement jusqu'à la dose de 4 grammes par jour. Il y a aujourd'hui quatre mois qu'elle se trouve entièrement guérie de sa pénible maladie.

OEdème de la glotte. — L'iodure de potassium serait encore appelé, par son action bienfaisante, à guérir certains œdémes de la glotte quand cette grave maladie reconnaît une cause syphilitique. L'observation suivante est trop remarquable pour ne pas la consigner ici ; c'est un résultat merveilleux et inespéré obtenu par l'iodure de potassium.

Obs. XI. — Une femme de cinquante ans est admise dans le service de M. Legroux, à l'hôpital Beaujon, pour un œdème de la glotte. Elle présente tous les symptômes de cette grave affection : voix rauque, presque aphone, petite, toux fatigante, oppression, gêne extrême de la respiration, présentant le caractère bruyant du cornage chez les chevaux. Cet état existait depuis trois mois, mais à un moindre degré ; la difficulté de respirer devint telle, deux ou trois jours après son entrée, que l'on pensait devoir recourir à la trachéotomie pour éviter la suffocation, qui était imminente dans certains moments. M. Legroux ayant examiné avec soin la bouche et la gorge, y aperçut l'apparence de quelques cicatrices qui lui firent penser que l'œdème de la glotte pourrait bien être consécutif d'ulcérations syphilitiques. Dans cette idée, et malgré les dénégations de la malade sur cette cause, il fit administrer l'iodure de potassium à la dose de 1 gramme par jour. Dès le troisième jour de l'administration de ce précieux médicament, la respiration était moins bruyante et plus facile, l'oppression avait sensiblement diminué, la face moins congestionnée, meilleure. L'amélioration a été tellement rapide qu'au huitième jour de l'administration du remède, tous les symptômes de l'œdème de la glotte avaient disparu, la respiration était complétement libre, et la malade pouvait être considérée comme guérie. On continua le médicament malgré cela. Ce n'est plus que dans les très grandes respirations que l'on perçoit encore dans le tube aérien un léger bruit de frôlement (1).

Quelque temps après la publication de ce fait, le docteur Reynaud, de Montauban, en fit connaître un autre à peu près semblable. Il se rapporte à une femme qui, deux ans auparavant, avait dû suivre un traitement antisyphilitique, et chez laquelle le docteur Reynaud, appelé en toute hâte en avril 1845, trouva tous les symptômes de l'œdème de la glotte, ceux èntre autres qui sont énumérés dans la précédente observation. Vu la presque certitude de l'origine syphilitique, cette malade fut traitée par l'iodure de potassium et la liqueur de Van Swiéten, et le traitement fit encore cesser promptement les accidents graves et procura une guérison définitive.

M. Payan a aussi observé, en 1843, à l'Hôtel-Dieu d'Aix, une malheureuse femme qui, l'année précédente, avait été traitée par lui avec tout le succès désirable par l'iodure de potassium pour de nombreuses exostoses, accompagnées de douleurs ostéocopes, et qui cette fois était atteinte de tous les symptômes d'un œdème de la glotte très avancé, consécutif d'une laryngite chronique. Ce ne fut que très tard, alors que cette malheureuse était dans le marasme, qu'en souvenir du traitement qu'elle avait dû subir un an auparavant on s'avisa de s'adresser à l'iodure de potassium, qui produisit une amélioration sensible pendant une dizaine de jours. Ce moyen ayant été suspendu, la maladie reprit sa première gravité, et cette femme finit par succomber avec toutes les angoisses qui accompagnent l'œdème de la glotte et de la laryngite chronique.

L'autopsie fit voir un certain boursouflement de la muqueuse laryngée à sa partie supérieure et quelques végétations dans la partie supérieure de la cavité du larynx; elles étaient incontestablement syphilitiques. Il est probable que si l'on eût persévéré dans l'usage de l'iodure de potassium, ce cas eût offert un succès de plus en faveur de la médication iodurée contre l'œdéme de la glotte.

(1) *Bulletin de thérapeutique*, 1846, t. XXX, p. 301.

De l'emploi des injections iodées dans le traitement de la dysentérie chronique. — Considérant les avantages des applications de la teinture iodique sur les muqueuses enflammées, irritées, M. Delioux a eu l'idée de chercher à modifier, à l'aide du même agent, les lésions qui entretiennent la diarrhée et la dysentérie. Il a formulé des lavements iodés de la manière suivante :

Teinture alcoolique d'iode.	10 à 20 grammes.
Iodure de potassium.	1 à 2
Eau.	200 à 250

On peut joindre avec beaucoup d'avantage à cette préparation un ou deux grammes d'extrait de ratanhia, ou bien au lieu d'eau ordinaire faire usage d'une décoction de ratanhia, ou de monœsia, ou de toute autre substance renfermant de l'acide tannique. Ces lavements nous ont été très utiles pour arrêter le dévoiement dans le choléra.

M. Delioux fait administrer préalablement un lavement émollient pour vider l'intestin, afin que l'injection iodée agisse immédiatement et dans toute sa force sur la muqueuse. La plupart du temps ces lavements ne déterminent que peu ou point de coliques; mais ces accidents, qui ne présentent aucune gravité, sont promptement dissipés par l'administration d'un lavement laudanisé. Il arrive parfois qu'après le premier ou le second lavement les déjections alvines augmentent pour diminuer ensuite en changeant de caractère; d'autres fois elles diminuent ou se suppriment immédiatement. Sur douze cas mentionnés dans le mémoire de M. Delioux, l'affection intestinale a été notablement amendée ou guérie dix fois; deux fois il y a eu insuccès, mais non aggravation.

En résumé, la teinture d'iode, à la dose de 10 à 30 grammes, maintenue soluble dans l'eau, soit à la faveur de 1 à 2 grammes d'iodure potassique, soit, ce qui vaut beaucoup mieux, en l'administrant dans une décoction de plantes contenant de l'acide tannique, est bien supportée par le gros intestin et est un bon moyen thérapeutique dans le traitement de la dysentérie chronique et dans les ulcérations du gros intestin.

De la teinture d'iode dans la fièvre typhoïde. — Dans le cours d'une épidémie de fièvre typhoïde qui sévissait à Paris en 1853, M. Aran a obtenu, à l'hôpital de la Pitié, de bons effets de la teinture d'iode administrée à la dose de 15 à 30 gouttes dans les vingt-quatre heures par cinq gouttes à la fois, soit sur un morceau de sucre, soit dans un sirop quelconque. Dans ces cas, il faudrait préférer un sirop renfermant de l'acide tannique, celui de quinquina, par exemple, pour que la solution de l'iode soit complète.

Sous l'influence de cette médication, la langue, qui était sèche, collante et râpeuse même, ne tardait pas à s'humecter; le ventre, devenant plus souple, se détendait et cessait d'être douloureux; enfin, le dévoiement diminuait d'une manière très notable : le nombre des garderobes tombait de dix à douze à deux ou trois dans les vingt-quatre heures; dans quelques cas même elles se supprimaient complétement. M. Aran a soumis à ce traitement huit malades à diverses périodes de la maladie, et un seul a succombé, et encore après une période adynamique de quatre ou cinq jours, et après le développement d'une énorme parotide. Les sept autres sont entrés rapidement en convalescence, et une malade a dû à l'administration de ce moyen la suspension de vomissements rebelles qui existaient depuis le début.

La plupart des malades ont pris le médicament sans en éprouver ni dégoût, ni nausées, ni vomissements, et sans aucun phénomène qui pût indiquer une action fâcheuse sur l'estomac ou sur les organes digestifs.

Déjà le docteur Smyth (1), en 1841, avait traité avec succès plusieurs sujets atteints de fièvre typhoïde par l'iodure de potassium. Le médecin irlandais avait été déterminé à employer cette médication par les succès qu'en avait obtenus déjà un autre médecin, le docteur Morisson, dans des cas analogues.

Appelé à visiter de pauvres gens qui avaient la fièvre, l'auteur signale surtout une famille, composée de sept membres, qui en étaient tous atteints et étaient tous couchés dans la même chambre.

(1) *Dublin medical Press,* janvier 1841.

Obs. XII. — Paichili, le chef de la famille, rapporte qu'il est malade depuis douze jours, mais qu'il n'a pris le lit que quand il n'a plus pu faire autrement, et qu'il a été saigné le neuvième jour. Son pouls est à 90, filant, lent et déprimé ; sa langue est brune, sa physionomie anxieuse, mais sans expression, la stupeur prononcée, la peau sèche ; enfin, tous les signes d'une dissolution imminente. On prescrit un lavement, puis 2 décigrammes d'iodure de potassium, à prendre dans un peu de vin, et une dose semblable à prendre cinq heures après la première. Après la première dose, une réaction bienfaisante se manifeste, et à la suite de la troisième l'amélioration était évidente et considérable. Il y avait une moiteur générale, le pouls était à 80, plein et mou ; la langue, humide, commençait à se nettoyer ; il y avait de l'incohérence dans les idées. Le malade demanda des aliments, sa convalescence fut rapide.

L'auteur rapporte encore une observation analogue où la même médication, employée à une époque avancée de la maladie et sous les influences d'accidents d'une gravité extrême, fut suivie des mêmes résultats heureux, et il cite, mais sans détails, trois autres cas semblables où il obtint un succès aussi prononcé du même traitement.

Hydrocéphale aiguë. — Quelques praticiens ont songé à faire usage de l'iode dans le traitement de l'hydrocéphale aiguë et de l'encéphalite des enfants.

M. Seyfér, de Heilbronn, croit que l'hydrocéphale aiguë est toujours liée à une cachexie scrofuleuse, et, partant de cette idée, il considère les préparations d'iode comme souveraines dans cette affection. Il cite cinq cas, dans trois desquels la maladie n'étant, dit-il, qu'à sa première période, il a administré avec succès 50 à 75 centigrammes d'iodhydrate de potasse dissous dans 90 grammes d'eau, et une infusion de 2 grammes d'arnica dans 90 grammes de véhicule, dont l'enfant devait prendre alternativement une cuillerée à bouche d'heure en heure, et des frictions faites, matin et soir, sur la tête rasée, avec une pommade composée soit de 60 centigrammes de proto-iodure de mercure, soit de 30 centigrammes de deuto-iodure de mercure, sur 15 grammes d'axonge, en prenant de la première gros comme une aveline ou de la seconde gros comme un haricot. Dans un cas où l'enfant, pâle, boursouflé, paraissait peu impressionnable à l'action de l'iodure de potas-

sium, il administra avec le plus grand succès : iode, 5 centigrammes; alcool, 1 à 2 gouttes; calomel, 40 centigrammes;
sucre, 8 grammes, à diviser en trente-deux paquets et à donner
trois paquets par jour. Enfin, dans un cinquième cas, où l'on
avait employé les sangsues, le calomel et les fomentations
froides sans résultat, les frictions de deuto-iodure de mercure,
faites toutes les trois heures, amenèrent une forte diurèse et
une salivation, suivies de guérison.

Or, il est important de savoir ce que M. Seyfer entend par
première période de l'hydrocéphale aiguë : c'est, dit-il, l'état
dans lequel on remarque quelquefois pendant des mois entiers
les symptômes suivants : amaigrissement très prononcé, cachexie scrofuleuse profondément enracinée, grande faiblesse,
tristesse, somnolence, chaleur fugace, changement de couleur à
la face, marche vacillante, quelquefois déjà céphalalgie. Ces
symptômes sont communs à trop de maladies pour qu'il soit
possible d'en conclure l'existence de l'hydrocéphale; aussi ne
pensons-nous pas qu'il faille attacher une grande valeur à ces
faits. (*Medicin correspond. Blatt*, et *Gazette médicale*, Paris,
avril 1843.)

Le docteur Christiern (1) aurait obtenu un beau succès par
l'iodure de potassium dans cette effrayante maladie. Chez un
malade où tout avait échoué, saignées, évacuants, révulsifs cutanés, M. Christiern eut recours à une solution iodurée composée de : iodure de potassium, 60 centigrammes, et iode,
15 centigrammes, pour 50 grammes d'eau; une cuillerée à café
de cette potion fut administrée toutes les quatre heures. En
même temps on faisait des frictions avec la pommade d'iodure
de mercure. Au bout de quatre jours de cette nouvelle médication, la pupille commença à recouvrer la sensibilité, les convulsions diminuèrent, le pouls se ralentit; peu de temps après, le
bras et la jambe gauche, qui étaient paralysés depuis le commencement de la maladie, recouvrèrent leurs fonctions normales.

Déjà M. Charles Fluder (2) avait fait connaître deux autres

(1) *Gazette des hôpitaux*, 1843, p. 380.
(2) *Gazette des hôpitaux*, 1843, p. 254.

cas d'hydrocéphale aiguë, compliquée d'épanchement et d'un état comateux contre lesquels on avait inutilement prescrit les mercuriaux et les autres traitements ordinairement usités en pareille circonstance, et dont cependant l'iodure de potassium triompha.

M. le professeur Golfin a publié dans la *Gazette médicale de Montpellier* (1) un travail qui atteste les bons effets des préparations iodiques dans l'hydrocéphale aiguë des enfants à la seconde période, c'est-à-dire dans la période d'épanchement ou de compression. Il relate trois cas remarquables par leur gravité et par l'intensité des désordres fonctionnels caractéristiques de la troisième période, dans lesquels la médication suivante a eu un plein succès.

Frictions toutes les quatre heures avec 4 grammes d'une pommade composée de :

Proto-iodure de mercure.	2 grammes.
Iodure de potassium.	3
Camphre	2
Cérat de Galien.	32

Le cas dans lequel ce traitement manifesta toute sa puissance fut celui d'un jeune garçon âgé de quatre ans et demi. Au septième jour, lorsque la pommade fut appliquée, la maladie était parvenue à une époque si avancée de la troisième période, et les symptômes dont elle se composait offraient les signes d'un épanchement et d'une compression si considérable qu'une mort prochaine semblait imminente : la tête s'était renversée en arrière, la face était très pâle, la paupière du côté gauche close, celle du côté droit à demi ouverte, les pupilles étaient dilatées et immobiles, l'assoupissement était profond, la déglutition abolie, la moitié gauche du corps paralysée, tandis que la moitié droite était agitée par des convulsions presque continuelles, le pouls était à peine sensible, etc. Dans cet état, au bout de quarante heures du traitement par la pommade iodique, une réaction énergique s'établit : les urines coulèrent, la paralysie et les convulsions se dissipèrent par degrés. Le quatrième jour, les

(1) Février et mars 1847.

symptômes étaient réduits à un peu de céphalalgie et un léger assoupissement ; le septième jour, tous les symptômes avaient disparu, et le petit malade fut complétement rétabli dans l'espace de quinze jours.

M. le professeur Golfin affirme que depuis qu'il a recours à ce traitement, dans la seconde et la troisième période, le plus grand nombre des malades a guéri, et souvent même avec une rapidité qui l'avait étonné, tandis que par les autres traitements il compte très peu de succès.

L'expérience du professeur de Montpellier nous paraît bonne à suivre dans cette redoutable affection, et sans vouloir considérer les préparations iodées comme un agent sûr contre l'hydrocéphale aiguë, nous n'hésitons pas, d'après ce fait, à les recommander aux praticiens lorsque quelques cas graves de cette maladie se présenteront dans leur pratique. Toutefois, de nouveaux faits ne seront pas inutiles pour donner encore plus de valeur à cette méthode de traitement et confirmer l'action résolutive de l'iodure de potassium et du proto-iodure de mercure dans cette grave maladie.

L'encéphalite des enfants paraît avoir été traitée avec succès par l'iodure de potassium par le docteur Raeser, qui bientôt fut imité par le docteur Zimmermann (1). Qu'il nous suffise de signaler ces faits en attendant que des observations plus nombreuses viennent établir la valeur réelle de cette médication. Nous croyons d'ailleurs qu'il serait bon d'y avoir recours si l'on avait employé sans succès tous les moyens recommandés en pareille circonstance.

Hydropisies, ascites, anasarque.—Le docteur Coster, un des premiers, le premier peut-être, indiqua les bons effets de l'iode dans différents cas d'épanchements séreux. Ses premières observations remontent à 1827, et ont été consignées dans le *Bulletin de thérapeutique* (2). Nous les rapporterons brièvement, ainsi que quelques autres plus récentes, parce qu'elles prouvent que l'iode, employé soit à l'intérieur, soit à l'extérieur et sous

(1) *Gazette des hôpitaux*, 1843, p. 380.
(2) Tome VII, p. 51.

des formes différentes, peut guérir des affections graves, et considérées souvent comme incurables.

Obs. XIII. — Un ancien professeur de latin, âgé de soixante-quinze ans, d'une haute stature, de constitution dite lymphatique, surchargé d'embonpoint, jouissant d'une bonne santé maintenue par une vie des plus régulières, fut atteint en 1827 d'œdématie considérable aux extrémités inférieures, qui gagna successivement les cuisses, le scrotum, les cavités abdominale et thoracique. Il y avait une respiration anxieuse, une menace de suffocation, surtout dans la position horizontale qui finit par devenir impossible; toutefois, l'action du cœur était normale. La distension de l'abdomen était telle qu'il fut question de pratiquer la paracentèse. Avant d'en venir à ce moyen extrême, je proposai l'emploi de l'iode. Ne voyant pas de contre-indication, il fut administré trois fois par jour, à l'intérieur, d'après la formule suivante :

<pre>
Iodure de potassium. . . . .   0,30 centigr.
Iode   0,15
Eau distillée   30   grammes.
</pre>

Les doses furent de 5 à 6 gouttes d'abord, et progressivement jusqu'à 15 gouttes, dans un peu d'eau sucrée. Deux vésicatoires placés aux cuisses furent pansés avec la pommade d'iode ainsi préparée :

<pre>
Iodure de potassium.   2   grammes.
Iode. . . . .   0,75 centigr.
Axonge.   30   grammes.
</pre>

Et pour faire pénétrer largement le médicament dans le tissu cellulaire, je prescrivis des frictions tous les jours, à la plante des pieds, avec la même pommade iodée. Enfin, une certaine quantité de la même préparation était placée dans le creux de chaque aisselle. Sous l'influence de cette médication active, qui fut seule employée, les extrémités inférieures, qui étaient énormément tuméfiées, diminuèrent peu à peu, la respiration devint plus libre, l'abdomen se distendit, et, au bout de deux mois, il ne resta d'autre trace de cette hydropisie générale qu'un peu d'enflûre vers les malléoles. Aujourd'hui la personne vit encore, sans autre infirmité qu'une vieillesse de quatre-vingt-douze ans. Depuis la guérison, il s'est manifesté une fois un peu de bouffissure à la face et de l'œdème aux pieds : l'emploi de la dissolution d'iode a empêché cet état de faire des progrès.

Obs. XIV. — Un ancien officier de frégate, âgé de soixante-neuf ans, était atteint d'une anasarque générale. Je fus appelé pour lui donner des soins en 1832. J'employai le même traitement que dans le cas précédent, excepté que l'iode ne fut pas donné à l'intérieur, l'état des voies digestives paraissant s'y opposer. Tous les symptômes d'hydropisie avaient disparu après vingt-cinq jours de traitement. Une récidive eut lieu six mois après. Comme j'étais absent, la femme du malade consulta un *boulanger* qui avait une recette imprimée contre l'hydropisie. Il ne la vendait pas, mais il en indiquait le dépôt chez le pharmacien voisin. Le malade mourut.

Obs. XV. — Le sujet de cette observation est une dame de quarante ans, maigre, d'une constitution éminemment nerveuse, traitée autrefois à la Guadeloupe pour une affection hépatique, dont elle ne paraît plus souffrir aujourd'hui ; mais, en revanche, elle est sujette à de violentes palpitations de cœur qui, avec d'autres symptômes, m'ont fait diagnostiquer une hypertrophie de cet organe. Mais ce qui inquiétait le plus la malade, c'était une œdématie considérable des pieds et des jambes qui commençait à envahir l'abdomen et la poitrine. Soumise au traitement que j'ai indiqué, toute trace d'hydropisie a disparu au bout d'un mois de traitement.

Dès 1832, Jahn avait vanté les bons effets de l'iodure de potassium contre l'ascite ; Bradfield en avait recommandé avant lui l'emploi à l'intérieur (1829), et Hoffmann avait réussi à guérir une hydropisie générale rebelle à tout autre moyen par la teinture d'iode. M. Thirion, de Namur, a communiqué à l'Académie de médecine de Belgique, dans sa séance du 30 septembre 1848, plusieurs observations d'hydropisies guéries par l'iodure de potassium, et a appelé aussi l'attention sur cette médication trop négligée peut-être ; il rapporte à l'appui trois observations intéressantes.

Obs. XVI. — La première concerne un docteur en médecine âgé de quarante-sept ans, qui, du 14 octobre 1846 au 1er janvier 1847, prit 740 grains d'iodure de potassium, et se guérit d'une hydropisie qui, ayant obligé une première fois à la ponction, avait fourni 27 livres d'eau limpide. Il prenait par jour 8 grammes d'iodure de potassium, dissous dans 75 grammes d'eau distillée ; une cuillerée à soupe toutes les deux heures et demie.

Obs. XVII. — La seconde observation a trait à un jeune garçon de quinze ans, scrofuleux, sujet à des engorgements au cou et aux aines, devenu hydropique à la suite d'un refroidissement. Il prit 6 grains d'iodure de potassium dans 90 grammes d'eau distillée, une cuillerée à soupe toutes les deux heures. Le traitement, commencé le 15 décembre 1846, fut cessé le 22 mars 1847. La guérison était radicale. Le malade avait pris 800 grains d'iodure de potassium.

Obs. XVIII. — Un domestique de vingt-trois ans, affecté d'une maladie du cœur (rétrécissement ventriculo-aortique), et par suite d'une hydropisie, fut guéri après avoir pris la dose énorme de 3960 grains d'iodure de potassium. Ce médicament fut pris à la dose de 12, à 15 et à 20 grains par jour.

M. Martin-Solon a conseillé (1) l'application de la teinture d'iode sur l'abdomen pour résoudre les épanchements dans la cavité péritonéale, et M. Ricord sur le scrotum pour guérir l'hydrocèle, et il y a quelques années (1847), M. Burguet, de Bordeaux, a guéri une ascite par des applications d'iodure d'amidon sur l'abdomen. Voici cette observation :

M. Burguet, se rappelant que l'iodure d'amidon avait été conseillé par quelques médecins contre la péritonite puerpérale, pensa que le topique pourrait être également utile contre l'ascite ; en conséquence, il ordonna que l'abdomen de la malade fût couvert d'une couche assez épaisse d'amidon ioduré (1 gramme et demi d'iodure sur 100 grammes d'amidon). Dès les premiers jours, il fut facile de reconnaître que les urines, la sueur et les crachats exhalaient une odeur très prononcée d'iode. Bientôt l'infiltration des membres s'effaça, et, sans autre médication, l'ascite disparut rapidement. Pour empêcher la peau de se parcheminer, comme cela arrive promptement quand on la recouvre d'iodure de potassium, M. Burguet avait soin d'y faire faire de fréquentes lotions.

Les hydropisies qui pourraient être le mieux modifiées, et qui même indiqueraient l'emploi de l'iode employé, soit à l'intérieur, soit à l'extérieur, seraient celles qui dépendent d'une lésion organique quelconque, des engorgements des viscères abdominaux, du foie, de la rate, des ganglions mésentériques, des maladies du cœur, d'une péritonite chronique, celles enfin où les injections iodées ne sont pas applicables.

____

(1) *Dict. de méd. et de chirurg. pratique*, t. X, p. 519.

L'emploi de l'iode dans les hydropisies, et par conséquent dans tous les engorgements des viscères abdominaux, est peut-être plus rationnel que celui de tout autre moyen analogue, attendu que l'iode n'a pas seulement pour but de faire cesser l'œdème, soit en activant l'absorption ou en augmentant la sécrétion urinaire, mais qu'il tend encore à diminuer l'état d'engouement, d'obstruction, d'hypertrophie de certains viscères qui font obstacle au cours du sang, cause fréquente de l'hydropisie. Nous rappellerons que Bardsley a traité avec succès l'hydropisie ascite dépendante d'un engorgement du foie par l'iode ou l'iodure de potassium à l'intérieur. Plus récemment, le docteur Weihe a publié, en 1843, des faits où l'iodure de potassium à l'intérieur et les frictions avec la vératrine avaient guéri l'engorgement chronique du foie compliqué d'ascite. Ces essais sont si rationnels que nous engageons les praticiens à les multiplier. Dans les cas d'engorgements des viscères compliqués d'ascite, nous avons employé plusieurs fois avec avantage une ceinture de flanelle iodée que les malades portent continuellement, ceinture dont l'usage est également très favorable dans les engorgements des viscères abdominaux, soit du foie, de la rate, de l'utérus et des ganglions mésentériques, etc., etc. La facilité avec laquelle se fait l'absorption de l'iode à travers les tissus organiques, par les voies cutanées, est si grande qu'il est bon d'en profiter, surtout dans les cas où les voies digestives sont en mauvais état. La pénétration de l'iode à travers les parois des ceintures ou des sachets est si active qu'il faut d'abord diviser l'iode en y ajoutant de la poudre d'amidon, ensuite le renfermer dans plusieurs couches de ouate recouvertes de plusieurs couches de flanelle épaisse, et, à l'extérieur, d'un taffetas gommé. Sans ces précautions, d'abord il s'évaporerait trop facilement, et produirait ensuite des eschares superficielles sur la peau.

Anasarque passive guérie par l'iode. — M. Buisson (1) a cité dans sa thèse l'observation suivante :

Obs. XIX. — Une dame Chovot, portière, rue Leclerc, n° 1, avait vu se développer après la cessation des menstrues, sur les parties latérales et

(1) Thèse de la Faculté de médecine, 1825, n° 223.

inférieures du cou, deux tumeurs dont les pulsations étaient plus fortes lorsqu'elle se mettait en colère, ce qui lui arrivait assez souvent, ou lorsqu'elle s'occupait à un ouvrage pénible. Quelque temps après, ses jambes se tuméfièrent sur le soir. L'œdème, qui avait marché assez lentement pendant un mois, envahit rapidement les cuisses, et gagna bientôt l'abdomen. Le médecin appelé employa d'abord avec succès les vésicatoires et les diurétiques, mais bientôt ils furent sans effet. Fatiguée de se voir dans le même état depuis trois mois, et croyant que l'opération qu'elle avait vu pratiquer autrefois à un malade qu'elle soignait (elle avait été garde-malade) la débarrasserait de cette énorme quantité d'eau qui l'accablait, madame Chovot me fit appeler le 5 juillet. Sa figure était plombée. L'œdème occupait principalement les paupières et la partie inférieure des joues. La poitrine était d'une maigreur excessive. La percussion faisait entendre un son clair du côté droit ; du côté gauche, surtout en bas, il était obscur. Je crus reconnaître un anévrysme du cœur. Les membres thoraciques étaient peu œdématiés ; mais à partir de la base de la poitrine, tout le reste du corps avait acquis un volume énorme. On sentait avec peine les apophyses épineuses des vertèbres lombaires. Les cuisses et les jambes étaient froides. Le pouls était mou, irrégulier. La soif assez forte. Pensant que l'iode pourrait être employé dans les hydropisies à cause de ses propriétés excitantes du système lymphatique, je saisis avec empressement l'occasion de m'assurer de ce que je présumais. Je lui administrai 10 gouttes de teinture d'iode en un demi-verre d'eau sucrée, et je lui fis des frictions sur les cuisses et sur l'abdomen avec la même teinture.

Le 6, en me voyant entrer, elle se mit à pleurer en m'appelant son *sauveur*. Elle avait uriné cinq fois dans la nuit et très copieusement ; elle n'urinait ordinairement qu'une fois tous les deux jours. Mêmes frictions. Dix gouttes de teinture d'iode comme la veille. La sécrétion de l'urine fut si abondante qu'il fallait la changer de linge à chaque instant. Les 7, 8, 9, même prescription, même succès. Le 10, outre la sécrétion toujours abondante de l'urine, dévoiement séreux accompagné de coliques. L'iode fut cessé à l'intérieur. L'abdomen et les cuisses avaient perdu la moitié de leur volume. Le 20, elle était très bien ; elle pouvait se tenir debout ; la respiration était facile. Le 3 août, elle se regardait comme guérie, et le 15, elle alla habiter avec son mari une petite maison hors Paris, au delà du Gros-Caillou. Depuis je l'ai perdue de vue.

Grossesse, allaitement. — Dans un travail adressé à l'Académie des sciences (séance du 20 mai 1850), le docteur Delfrayssé, de Cahors, a prescrit la médication iodurée pour ralentir le développement du fœtus, dans les cas de vice de conformation du bassin. Dans les deux observations que M. Delfrayssé a rapportées à l'appui de son opinion, il s'agit de femmes rachitiques auxquelles l'iode a été administré pendant les deux derniers mois de la gestation, et dont l'accouchement s'est heureusement terminé pour la mère et pour l'enfant. Ne pourrait-on pas supposer que cet heureux résultat est dû plutôt à l'action de l'iode sur la santé générale de la mère qu'à son influence sur le développement du fœtus? Quoi qu'il en soit, voici la formule : Il conseille de donner aux femmes mal conformées, pendant les deux ou trois derniers mois de la grossesse, de 6 à 8 gouttes d'une solution qui contient 1 gramme d'iode pur, et 2 grammes d'iodure de potassium pour 30 grammes d'eau distillée. L'iode, en vertu de ses propriétés fondantes, diminuerait et affaiblirait la nutrition de l'utérus, et par suite celle du fœtus que la matrice renferme. Du septième au neuvième mois, la croissance de l'enfant s'arrêterait sous l'influence de cette médication, sans qu'on ait rien à redouter pour sa vie ni pour sa santé.

Dans son premier mémoire sur l'emploi de l'iode, Coindet conseille de ne point en faire usage chez les femmes enceintes, parce qu'il dispose aux ménorrhagies. Cette recommandation peut être utile dans les premières semaines ou les premiers mois de la gestation ; mais plus tard l'iode ne paraît pas avoir les mêmes inconvénients. Wallace le prescrivait chez les femmes enceintes syphilitiques pour prévenir l'infection de l'enfant. Rayer en fit autant chez une jeune personne entrée dans son service pour une ulcération spécifique de la gorge. Malgré l'état de gestation assez avancée de la malade, il ordonna les pilules de Sédillot qui, n'amenant pas la guérison, furent remplacées par l'iodure de potassium à la dose de 1 gramme d'abord, puis de 2 grammes. Au bout de cinq semaines, la cicatrisation de l'ulcère était complète. L'enfant vint au monde bien portant, et n'offrant aucune apparence d'affection syphilitique. Cette pratique est d'ailleurs celle de MM. Ricord, Cullerier et de tous les praticiens.

Allaitement. — Si la médication iodurée administrée à la mère agit sur l'enfant qu'elle porte dans son sein, elle agit encore sur lui lorsqu'elle l'allaite. Je n'ai pas besoin d'insister sur les indications nombreuses que peut fournir ce fait important de physiologie.

Traitement de la galactorrhée par l'iode, par le docteur Rieseberg, de Carslath (1). — La galactorrhée est un accident fort incommode et fort grave de la lactation ; elle peut être portée au point de compromettre gravement la santé des femmes, l'épuisement et la fièvre hectique peuvent en être la consé· quence. Quand on songe à ces tristes effets et à l'impuissance des moyens ordinairement employés en pareil cas, on doit s'es- timer heureux qu'on ait enfin trouvé un remède sur l'efficacité duquel on puisse désormais compter. L'iode est ce médicament qu'on peut employer sans craindre qu'il ne produise l'atrophie des mamelles. Ces craintes de quelques médecins sont exagé- rées, et nous n'avons jamais remarqué que l'iode, employé même à hautes doses, amenât de tels effets. Dans le cas du docteur Rieseberg, que nous allons rapporter, il n'y a rien eu de semblable, et la reproduction de la galactorrhée, après un accouchement subséquent, ne laisse aucun doute à cet égard. Mais quand on songe que la ciguë, dont les effets sont, d'après les observations de Bénédict, de Breslau, et du professeur d'Outrepont, presque souverains contre la galactirrhée, produit si facilement en même temps l'atrophie des mamelles, on doit se féliciter d'avoir à sa disposition un médicament dont l'action atrophiante sur les malades n'est pas aussi constante qu'on a bien voulu le dire.

Obs. XX. — La femme S..., maintenant âgée de trente-six ans, brune, d'une force médiocre, d'un tempérament lymphatique, accoucha pour la première fois, en 1838, d'un enfant qu'elle commença de nourrir, mais qu'elle' fut obligée de sevrer à cause de la difficulté qu'il avait à prendre le sein. La sécrétion du lait n'en continua pas moins, et ne cessa qu'au bout de dix semaines avec la première époque menstruelle, sans qu'on eût rien fait d'ailleurs pour obtenir ce résultat.

Dans le cours de la seconde grossesse (1840), on s'efforça d'allonger le mamelon. On n'y réussit qu'incomplétement à gauche, et l'on échoua tout à fait à droite. De ce côté, l'enfant ne put jamais teter, et à gauche, il n'y parvint qu'à l'aide d'un bout de sein d'ivoire flexible. Il s'établit bientôt, même à droite, un écoulement continuel de lait si abondant que les vête- ments en étaient constamment mouillés. La peau des seins devint rouge, et se couvrit d'une éruption de petites vésicules miliaires. La rougeur et

(1) *Berli med. Zeitung.*

l'éruption s'étendirent jusqu'à la peau du ventre. Le lait était extrêmement fluide et semblable à une légère eau de savon ; il était évident qu'il était d'une mauvaise qualité. L'enfant fut donné à une nourrice. L'eau blanche fut employée pour faire disparaître les rougeurs et l'éruption. Une légère compression fut exercée sur les seins dans l'espoir d'affaisser les conduits galactophores, mais sans succès. On employa de même sans résultat le sulfate de potasse, les diaphorétiques, les vésicatoires au bras, les applications froides sur les mamelles, les astringents à l'extérieur et à l'intérieur, les toniques. L'écoulement continuait, la femme maigrissait et dépérissait de jour en jour, et commençait à avoir de la fièvre. Enfin, au bout de dix-huit semaines, le docteur Rieseberg eut recours à l'iode, et douze jours après, la galactirrhée disparut à l'apparition des menstrues. En tout, on avait administré 5 grains d'iode pur, et 1 gros 5 grains d'iodhydrate de potasse. La femme recouvra en peu de temps toute sa santé.

En novembre 1841, troisième accouchement. L'enfant ne fut pas même présenté au sein ; on lui donna tout de suite une nourrice. D'abord la sécrétion du lait parut se tarir ; mais au bout de quatorze jours, le lait recommença à couler avec autant de persistance que précédemment, et quelquefois en telle quantité que la femme était obligée, ce dont M. Rieseberg fut lui-même témoin, de le verser hors de ses chaussures où il s'était accumulé. Au bout de huit jours, la femme commençait à maigrir. Aussitôt on eut recours à l'iode, et l'on obtint bientôt le même succès qu'en 1840. Avec 1 grain d'iode et 15 grains d'iodhydrate de potasse pour 7 onces d'eau, on n'obtint rien ; avec 2 grains d'iode et 1 scrupule d'iodhydrate pour la même quantité de liquide, l'écoulement du lait n'eut plus lieu que pendant la nuit. Une troisième mixture avec 2 grains d'iode et un demi-gros d'iodhydrate n'était pas épuisée que la galactirrhée avait entièrement disparu. Le rétablissement fut si complet que la femme est actuellement enceinte pour la quatrième fois.

Cette observation nous paraît très importante, surtout si l'on considère la pauvreté des ressources thérapeutiques à opposer à la galactorrhée. Dans ce cas, l'iode a été, à n'en pas douter, l'unique agent de la guérison, alors que tous les autres remèdes avaient été inefficaces. Dans un cas à peu près semblable, M. Pétrequin eut l'idée de narcotiser la glande mammaire par des applications stupéfiantes faites deux fois par jour avec de l'huile de morphine. Ce traitement local eut un heureux résultat.

____

(1) *Bulletin de thérapeutique*, t. **X**, p. **11**.

Diabète sucré. Iodure de fer. — Une maladie qui fait le désespoir des malades et des médecins, c'est le diabète. Cette maladie est inexplicable dans sa nature, et l'on n'a pas de traitement satisfaisant pour la combattre. Parmi les médicaments qui ont été essayés contre cette singulière affection, l'iodure de fer a paru, dans deux cas que nous allons relater, procurer des effets satisfaisants. Ces deux observations méritent un certain intérêt : l'une appartient à M. Combette, l'autre à M. Martin-Solon.

Obs. XXI. — En 1842, un homme fort et d'une bonne constitution voit, sans cause connue, ses digestions se troubler, sa peau devenir chaude et aride, sa bouche sèche, sa soif continuelle ; il urine outre mesure, ses forces se perdent : il a le diabète. Cet état durait depuis trois mois, lorsqu'il consulta un médecin qui reconnaît la maladie, et le met immédiatement à un régime animal exclusif et à l'usage du bon vin. Deux mois entiers, il mange de la viande, il use d'un vin généreux : il n'est pas mieux ; il se décide alors à se faire admettre à l'Hôtel-Dieu, où il est couché salle Sainte-Anne, n° 4, service de M. Rostan. Il est pâle, amaigri, ses chairs sont flasques ; il rend par vingt-quatre heures 15 litres d'urine claire et citrine qui, analysés par M. Bouchardat, donnent une forte proportion de matière sucrée. Il est mis aussitôt par M. Combette, qui fait le service, au régime suivant : Viande rôtie, un demi-kilogramme ; bouteille de vin de Bordeaux ; bouillon gras sans pain ; fort peu de pain pour manger la viande ; limonade et tisane de chicorée pour boisson. A ce régime, qui avait été déjà suivi pendant deux mois sans aucun succès et sans aucune espèce d'amélioration, on ajoute 1 gramme d'iodure de fer divisé en quatre pilules, à prendre dans les vingt-quatre heures. Trois jours s'étaient à peine écoulés qu'il y avait un mieux notable dans l'état général, et que les urines étaient réduites à 12 litres par jour. La diminution fut tellement rapide que, le dixième jour, les urines ne dépassaient guère les boissons ingérées que de 1 litre, et que déjà l'analyse n'indiquait dans ce fluide que des traces de sucre. L'amélioration fut croissante à tel point que, le vingtième jour, le malade voulut quitter l'Hôtel-Dieu ; il était complétement guéri. Déjà, depuis huit jours, la soif était dissipée, les urines ne contenaient plus de sucre, et étaient à peu près à l'état normal pour la quantité. Les forces étaient revenues. Dans la dernière semaine du traitement, l'iodure de fer avait été porté à 1^{gr},25 en cinq pilules. Ce malade, vu en ville depuis sa sortie, a été trouvé dans un état de santé soutenu.

La rapidité de cette guérison est remarquable, et elle appartient évidemment à l'iodure de fer, puisque le régime animal et tonique tout seul n'avait pas précédemment amené d'amélioration. Quelques mois plus tard, ce médicament fut encore essayé à l'hôpital Beaujon par M. Martin-Solon, chez un homme de trente ans, couché au n° 46 de la salle Beaujon. Il était fort amaigri lorsqu'il est entré à l'hôpital. Le malade prend 1 gramme d'iodure de fer par jour, et ne mange d'autres féculents que trois échaudés. On le nourrit de viande, de poisson, d'œufs, de bouillon. Au bout de trois semaines, il y a moins de sucre dans les urines, et le malade a repris des forces, quoiqu'il n'ait pas pris exactement l'iodure.

Ces seuls faits ne suffisent pas pour établir la valeur de l'iodure de fer dans le diabète sucré. De nouvelles expériences sont donc nécessaires, et les résultats que nous venons de faire connaître doivent y encourager, et avec d'autant plus de raison que le diabète est souvent une affection incurable. (*Bulletin de thérapeutique*, t. XXIII, p. 377, 456.)

Pneumonie au troisième degré. — Ce serait encore une très heureuse application des iodiques, si de nouveaux faits venaient confirmer ceux qui ont été publiés (1) par **M.** le docteur G.-L. Upshur, de Norfolk, en Virginie, dans le traitement de la pneumonie au troisième degré. Ce médecin, s'appuyant sur dix faits qu'il aurait observés, s'efforce de démontrer l'utilité de l'iodure de potassium dans la troisième période ou la période suppurative de la pneumonie. Ces faits ne sont pas rapportés avec détail, et ceux qu'il a publiés sont si incomplets qu'il faut craindre qu'il n'y ait eu quelque erreur de la part de l'auteur. Avant d'émettre une opinion sur l'utilité de ce médicament dans la troisième période de la pneumonie, il nous paraît prudent d'en appeler à l'expérience de plusieurs autres praticiens. Nous avons d'autant plus raison d'espérer que cette médication sera essayée de nouveau que l'état pathologique auquel elle s'adresse est très grave et au-dessus des ressources de l'art.

Dans la première observation de M. G.-L. Upshur, il est seulement dit que les crachats perdaient leur teinte rouillée pour

(1) *The medical Examiner*, 1843. — *Journal des connaissances médico-chirurgicales*, septembre 1845.

prendre un aspect plus décidément purulent. La période suppurative avançait, dit-il, et si rapidement que le malade n'avait pas la force d'expectorer le pus, et était menacé de suffocation. Les pouvoirs de la vie étaient épuisés, lorsque l'auteur, en désespoir de cause, eut l'idée d'employer l'iodure de potassium, à la dose de 1 gramme et demi en vingt-quatre heures, dans une infusion. L'état de la malade s'améliora dès le lendemain : l'expectoration se fit mieux, le pouls diminua de fréquence, l'appétit revint, et huit jours après, la malade put s'asseoir.

L'auteur cherche à poser les indications où ce médicament convient, et à expliquer ses effets.

Il pense que l'iodure de potassium est indiqué chez les sujets anémiques, à sang appauvri, ou présentant des phénomènes typhoïdes, lorsque l'élément inflammatoire a été abattu par les antiphlogistiques, et que la période suppurative commence.

Selon sa manière de voir, l'iodure de potassium tend à provoquer l'absorption de la lymphe coagulable, répandue dans le parenchyme des poumons pendant le second degré, et dont la conversion en pus sert ensuite à exciter la fréquence de la toux et la fièvre hectique du troisième degré, symptômes qui se prolongent souvent bien longtemps après que l'état inflammatoire est passé ; c'est un stimulant direct des poumons, qu'on emploie au moment même où ceux-ci ont le plus besoin de stimulus, etc.

Fièvres intermittentes rebelles.— Dans plusieurs cas de fièvre intermittente, existant depuis plusieurs mois et même plusieurs années, rebelle au sulfate de quinine, M. le docteur Seguin, d'Albi, a employé la teinture d'iode avec un grand succès. Il a publié dans le *Bulletin de thérapeutique* (1) un article intéressant sur ce sujet. Voici, du reste, comment il fut amené à avoir recours à la teinture d'iode.

Obs XXII. — Il y a quelques années, dit ce praticien, j'eus l'occasion de donner des soins à un jeune militaire, qui venait de passer dix-huit mois à l'hôpital de Strasbourg pour y être traité de fièvre d'accès (type tierce). Durant ce séjour, on avait employé inutilement le quinquina sous toutes

____

(1) *Bulletin de thérapeutique*, t. XXXI, p. 179.

les formes, ainsi qu'une foule d'autres agents médicamenteux. Les accès reparaissaient toujours après avoir été suspendus pendant un temps plus ou moins considérable. Il fut envoyé dans le midi, dans l'espoir que, sous l'influence d'un climat plus doux et de l'air natal, la fièvre disparaîtrait, ce qui n'eut pas lieu. Quand je le vis pour la première fois, il avait un teint terreux, sa peau était sèche et rude ; il était d'une maigreur extrême, les jambes étaient œdématiées ; il avait un engorgement considérable de la rate. Dans le but de résoudre ce dernier, je conseillai l'usage de la teinture d'iode à la dose de trente gouttes par jour, à prendre en trois fois dans une petite quantité d'eau sucrée. Je ne fus pas peu étonné de la suspension complète des accès à partir de ce moment-là, tandis que l'engorgement viscéral persista, quoique le malade continuât à prendre longtemps encore le médicament iodé. Les eaux d'Andabre le firent, du reste, disparaître très rapidement. Quelques mois après, à la suite d'un excès de table, les paroxysmes se manifestèrent de nouveau. On administre le sulfate de quinine, les accidents persistent ; on donne la teinture d'iode *ut suprà*, et ils disparaissent rapidement.

M. Seguin ne douta plus dès lors de la vertu fébrifuge de l'iode, et attendit une nouvelle occasion, qui ne tarda pas à se présenter.

Obs. XXIII. — Une autre militaire, attaché au 3ᵉ régiment d'artillerie, vint réclamer ses soins pour des accès de fièvre contractés en Algérie depuis plusieurs mois, et qui avaient résisté tant en Afrique qu'en France au sulfate de quinine, et à plusieurs autres fébrifuges puissants. Avant d'administrer la teinture d'iode, il eut recours de nouveau aux préparations de quinquina, mais ce fut sans succès. Il employa la teinture d'iode. Dès les premiers jours de son administration, les paroxysmes baissèrent sensiblement et disparurent bientôt complétement.

Le fait le plus remarquable qui acheva de convaincre M. Seguin de l'efficacité de la teinture d'iode est le suivant. Il est fort intéressant sous plusieurs rapports.

Obs. XXIV. — Marie, âgée d'une cinquantaine d'années, fut prise d'accès de fièvre à la suite d'une grande frayeur. Les accès, qui d'abord revenaient régulièrement tous les deux jours, ne revêtirent plus tard cette forme que pendant la première quinzaine du mois, et affectèrent le type quarte pendant les derniers quinze jours de la période mensuelle. Cet état morbide résista pendant seize ans consécutifs à toutes les médications que plusieurs praticiens expérimentés purent lui opposer. Les accidents étaient suspendus, mais non détruits. Dans les derniers temps, les accès avaient acquis une intensité telle qu'ils déterminèrent une vive agitation, un véritable délire, accompagné de cris, de chants, et parfois de lipothymies. Telle était la situation de Marie... lorsqu'elle fut soumise à l'action de la teinture d'iode. Comme dans les cas précédents, les premières doses atténuèrent notablement la durée et la violence des accès, et la quatrième dose les supprima complétement. Quatre mois après, il y eut une récidive ; le même médicament en triompha avec plus de rapidité encore, et depuis quatre ans, la malade n'en a plus éprouvé la moindre atteinte.

Voulant savoir si son action était constante, et, dans le cas contraire, quels étaient les cas où elle se manifestait d'une manière incontestable, M. Seguin déclare qu'il a obtenu des résultats opposés, sans pouvoir souvent en apprécier la véritable cause. Voici les remarques qu'il a faites : Dans bien des cas où le sulfate de quinine ne produisait aucun résultat avantageux, la teinture d'iode triomphait parfaitement des accès. Il a remarqué encore que dans les fièvres intermittentes récentes, ce médicament n'avait plus la même valeur, mais il est vrai de dire qu'il y a eu rarement recours avant d'avoir préalablement employé le sulfate de quinine, mais c'est principalement dans les cas de fièvre intermittente chronique rebelle aux préparations de quinquina que la teinture iodique lui a rendu de grands services.

Voici comment M. Seguin recommande d'administrer l'iode chez les adultes ; il commence par 30 gouttes de teinture à prendre en trois fois, à une heure d'intervalle, pendant la pyrexie, dans une petite quantité de tisane ou d'eau sucrée ; il élève successivement la dose, suivant l'effet produit, jusqu'à 40, 50 ou même 60 gouttes, et en fait continuer l'usage plusieurs jours après la disparition des accès fébriles. Chez les enfants, la dose ne doit pas dépasser 10, 12 et 18 gouttes.

Cet honorable confrère ne prétend pas que la teinture d'iode doive être mise au même rang que le quinquina, mais il a voulu prouver seulement que dans certains cas donnés, et alors que le spécifique par excellence échoue, le praticien peut trouver dans l'usage du nouveau médicament qu'il propose un moyen précieux pour combattre les fièvres intermittentes périodiques. C'est une nouvelle et heureuse application de l'iode.

Iode contre les affections mercurielles, saturnines, contre la salivation. — Ce serait résoudre un important problème thérapeutique que de trouver un produit qui, ingéré dans l'économie, pût, quand elle est saturée de mercure ou de plomb, et malade par eux, en faciliter l'élimination. L'iodure aurait cette bienfaisante propriété de neutraliser les pernicieux effets du mercure et du plomb, introduits dans l'économie par une voie quelconque, soit par la bouche, soit par l'absorption cutanée. De nombreux faits le démontrent.

Déjà le docteur Gusmann (1) avait observé que l'iodure de potassium était d'autant plus utile dans la syphilis secondaire, que celle-ci avait été modifiée par l'emploi de mercuriaux. Voulant savoir si ce médicament n'aurait pas une action spécifique contre les maladies mercurielles non syphilitiques, il l'employa chez un fondeur et deux doreurs affectés d'hydrargirose, et reconnut son efficacité.

Plus récemment, M. le docteur Melsens a adressé à l'Académie des sciences (séance du 5 février 1849) un Mémoire sur l'emploi de l'iodure de potassium pour combattre les affections mercurielles et saturnines, dans lequel nous voyons que la médication proposée par l'auteur et par M. Nathalis Guillot repose : 1° sur la propriété que possèdent tous les composés insolubles formés par les sels de mercure et la matière qu'on rencontre dans l'économie, de se dissoudre dans l'iodure de potassium ; 2° sur la rapidité et la facilité avec laquelle l'économie se débarrasse de l'iodure de potassium. Afin de prouver que l'expérience confirme leurs théories, les auteurs citent plusieurs cas de guérison complète sur des malades atteints du tremblement mercuriel. L'un d'eux a été complétement guéri sans cesser de travailler le mercure. On a constaté chez ce malade que le mercure éliminé par les urines sous l'influence de l'iodure de potassium s'y trouvait à l'état d'iodure. S'il est très rassurant de posséder un excellent prophylactique de maladies dont les conséquences sont si rapidement funestes, il est important d'être prévenu que, dans quelques cas, l'administration de l'iodure de potassium peut devenir très dangereuse, si ce sel ren-

____

(1) *Journal des connaissances médico-chirurgicales,* t XII, Ire part., p. 247.

contre certains composés de mercure dans l'économie. Il résulte encore de la discussion des faits du Mémoire de MM. Guillot et Melsens, qu'avec la médication par l'iodure de potassium, l'empoisonnement chronique par le mercure ne s'obtient qu'après un empoisonnement aigu préalable, empoisonnement que le médecin est complétement le maître de diriger, d'après la résistance des malades, mais qui doit être de sa part l'objet d'une attention très scrupuleuse.

C'est, sans aucun doute, en vertu de cette propriété remarquable qu'a l'iode de neutraliser les effets du mercure et de l'éliminer de l'économie, qu'il est utile pour empêcher la salivation. On sait, en effet, combien il est important et aussi combien il est difficile d'arrêter cette sécrétion pathologique, contre laquelle tous les remèdes indiqués dans ce but échouent fort souvent. Le docteur de Knod de Helmentreit a fait connaître en 1832, dans un journal allemand (1) (*Journal der practischen hei'runde*, Berlin), l'efficacité de l'iode dans la salivation. M. Kluge l'a employé avec le succès le plus décidé. Les douleurs, le gonflement le plus violent des glandes salivaires et le flux le plus abondant ont cessé après quatre ou six jours de l'emploi de l'iode; même les ulcéres mercuriels ont été promptement cicatrisés. La dose était de 10 centigrammes par jour; on la portait successivement jusqu'à 20 centigrammes. Voici la formule :

Iode.	0,25	centigr.
Faites dissoudre dans alcool	8	grammes.
Ajoutez eau de cinnamomum.	75	grammes.
Sirop.	15	

A prendre tous les jours par demi-cuillerées à bouche, puis par cuillerées entières.

Empoisonnement par les narcotiques. —Quelques auteurs, parmi lesquels figure M. Bouchardat, ont proposé une solution aqueuse d'iode comme antidote des poisons narcotiques. A l'article SOLANÉES VIREUSES, on lit dans le *Formulaire* du pharmacien en chef de l'Hôtel-Dieu qu'il faudra d'abord faire vomir

____

(1) *Gazette médicale*, 1833, p. 672.

et purger pour chasser la substance toxique, puis administrer de l'eau iodurée pour neutraliser celle qui n'a pas été évacuée, puis calmer les accidents au moyen de boissons tempérantes froides, de bains froids.

Le fait suivant, qui fut adressé en 1848 à l'Académie de médecine par M. le docteur Le Roy des Barres, de Saint-Denis, est venu confirmer les idées théoriques qui ont fait attribuer une semblable propriété à l'iode.

Obs. XXV. — Une femme de cinquante-sept ans avale par erreur 30 grammes de teinture de colchique mêlés à 15 grammes de sulfate de soude, dans du bouillon. Au bout de cinq minutes, douleurs atroces dans l'estomac et les intestins, avec une anxiété extrême. Appelé peu de temps après, M. Le Roy des Barres trouve la malade très agitée, et d'autant plus inquiète qu'elle se savait empoisonnée. La face était pâle, grippée ; les yeux cernés ; l'estomac et les intestins étaient le siége de douleurs intolérables ; sentiment d'étouffement et de strangulation ; pouls faible, ne donnant que 50 pulsations par minute ; extrémités froides. Malgré une si grande perturbation, la vue était intacte et l'intelligence parfaite.

M. Le Roy fait vomir avec 5 centigrammes de tartre stibié dans 20 grammes d'eau. La malade rejette plusieurs fois un liquide jaunâtre qui exhalait une odeur alcoolique semblable à celle de la teinture de colchique. Il administre ensuite une tasse à café d'eau iodée, qui paraît calmer légèrement les crampes d'estomac et les coliques intestinales. Une heure après, nouvelle tasse d'eau iodée. Les vomissements sont continuels ; des crampes se manifestent dans les muscles des jambes et des bras ; les extrémités sont froides, les mains violacées. M. Le Roy prescrit des frictions sur les membres, des cataplasmes sur l'abdomen, des sinapismes aux pieds et la continuation de l'eau iodée. Treize heures après l'ingestion du poison, les symptômes étaient encore très inquiétants. Le pouls marquait 63 pulsations.

Le lendemain, même état, avec accélération du pouls (90). La chaleur est plus régulièrement répartie. La langue est aride, la soif vive, les urines nulles par défaut de sécrétion ; mais les phénomènes spasmodiques tels que les crampes, les soubresauts, le sentiment de strangulation avaient disparu. (10 sangsues à l'épigastre, tisane de chiendent et de guimauve avec sirop de gomme, cataplasmes, lavements émollients, diète absolue.) Dans l'après-midi, soulagement marqué. La malade urine abondamment. A dater de ce moment, l'amélioration continue. Le cinquième jour, la fièvre avait disparu, et la guérison fut complète.

La commission chargée d'examiner cette observation approuva l'administration de l'eau iodée comme antidote à la vératrine, principe actif du colchique, mais elle pensa que l'action de ce principe avait dû être contrebalancée aussi par le sulfate de soude pris avec la teinture.

Moyen de faire disparaître les taches d'iode. — Après avoir fait des injections iodées, il arrive souvent que les doigts ou d'autres parties sont tachés par la teinture d'iode. Ces taches disparaissent habituellement d'elles-mêmes au bout de douze ou vingt-quatre heures ; mais si l'on veut les faire disparaître immédiatement, il suffit de faire des lotions avec l'alcool, et quelque foncées que soient les taches d'iode, elles s'effacent à peu près complétement. On avait recommandé le lait dans le même but, mais il n'enlève pas les taches d'iode, surtout lorsque ces taches ne sont pas fraîches.

FORMULAIRE THÉRAPEUTIQUE

DES

PRÉPARATIONS IODÉES.

Dans ce dernier chapitre, nous allons faire connaître toutes les formes pharmaceutiques sous lesquelles l'iode et ses composés ont été prescrits, et autant que cela sera nécessaire, le *modus faciendi*, les doses, les modes d'emploi, en un mot toutes les notions proprement dites qui s'y rattachent et qui sont si nécessaires au praticien. Nous indiquerons, parmi ces préparations, celles qui doivent être préférées et qui sont le plus fréquemment mises en usage ; il en est plusieurs dont nous aurions pu nous dispenser de parler ; mais nous avons dû les comprendre dans ce travail, d'abord pour que le praticien y trouvât tout ce qui se rattache à la médication iodique, ensuite pour qu'il connût celles dont l'emploi est peu ou n'est pas usité ; seulement, nous aurons le soin, chaque fois que l'occasion s'en présentera, de la signaler au lecteur.

Pour rendre la recherche de ces nombreuses formules plus facile, nous avons cru devoir les présenter dans l'ordre alphabétique et faire suivre ce Formulaire d'un mémorial thérapeutique des maladies qui réclament l'usage des préparations iodées. De cette manière, le praticien pourra trouver sur-le-champ la formule dont il a besoin.

Albumine iodée sèche. (Renault.)

Albumine sèche du commerce.......	100 grammes.
Eau...............................	1000
Teinture alcoolique d'iode au 10ᵉ....	100
Eau..............................	200

On pulvérise l'albumine, on la met macérer pendant environ vingt-quatre heures dans l'eau froide, afin qu'elle s'hydrate et se dissolve en partie. On verse dans la teinture l'eau qui doit en précipiter l'iode dans un grand état de division, puis, sans avoir filtré le liquide albumineux, on y verse par petites portions successives et en agitant la teinture étendue d'eau. Cela fait, on porte le tout au bain-marie, on l'y maintient sans cesser d'agiter, jusqu'à ce que le résidu de l'évaporation cesse de perdre de son poids. Finalement on pulvérise et l'on passe au tamis.

Desséchée, l'albumine iodée est en poudre d'un jaune clair, inodore, de saveur à peine iodique, tout à fait sans action sur le décoctum d'amidon.

Cette préparation, qu'on a faite pour remplacer l'huile de foie de morue, est loin de valoir ce médicament. M. Soubeiran pense, d'après quelques faits dont il a été témoin, que l'albumine ne change pas les propriétés de l'iode ; cette préparation doit donc être considérée comme un médicament nouveau qui permet d'administrer sans crainte un agent thérapeutique d'une haute valeur.

1 gramme d'albumine sèche contient 10 centigrammes d'iode. Avec cette préparation et beaucoup d'autres analogues, on ne sait jamais au juste la quantité d'iode qu'on administre, et souvent l'iode se transforme en acide iodhydrique.

Des bains.

Les bains iodés, qui ont fait partie pendant un certain temps du traitement des maladies scrofuleuses à l'hôpital Saint-Louis, ont été abandonnés à cause de leur prix trop élevé. Pour cette même raison, et parce qu'on ne les trouve pas dans les établissements particuliers de bains de la ville, que leur préparation demande certaines précautions, les médecins les ordonnent bien rarement, ou pour mieux dire ne les ordonnent pas du tout. Cependant leur efficacité dans les maladies strumeuses est des plus manifestes ; ils accélèrent beaucoup la guérison. Nous venons de dire que pour les hôpitaux, et nous ajouterons que pour bien des malades en ville, le prix élevé de ces bains était la principale raison qui empêchait d'en faire usage ; mais ce prix peut être de beaucoup moins considérable en préparant les bains iodés autrement que ne le faisait Lugol, et en y mettant une quantité d'iode beaucoup moins grande. En économisant le médicament iodique, les effets de ces bains n'en sont pas moins bons, ainsi que nous l'ont appris nos observations. On sait combien les eaux minérales thermales sont actives et salutaires, quoique l'analyse chimique ne démontre dans la plupart que de très faibles proportions de principes constituants: On a souvent demandé quel pouvait être le principe commun par lequel ces eaux agissaient si efficacement sur l'économie. Beaucoup de praticiens n'ont pas été éloignés d'attribuer cette efficacité à la présence du calorique ; serait-ce donc ce même agent qui augmenterait les effets de l'iode dans les bains iodurés ? Quelque explication que l'on admette, il n'en est pas moins démontré qu'une dose assez minime d'iode suffit dans les bains iodés pour qu'ils produisent de bons effets.

Lugol, qui le premier a recommandé les bains iodurés dans les affections scrofuleuses, a donné les formules suivantes :

Bains iodurés. (Lugol.)

Pour les enfants.

	Nos 1.	2.	3.	4.
Iode	2,5	3,0	4,0	5,0 grammes.
Iodure de potassium.	5,6	6,0	8,0	10,0
Eau distillée.......	600,0	600,0	600,0	600,0

Pour les adultes.

	Nos 1.	2.	3.	4.
Iode	8,0	10,0	12,0	16,0 grammes.
Iodure de potassium.	16,0	20,0	24,0	32,0
Eau distillée.......	600,0	600,0	600,0	600,0

Triturez l'iode et l'iodure de potassium dans un mortier de verre ou de porcelaine, ajoutez peu à peu l'eau et conservez chaque bain dans une bouteille.

Ces solutés sont d'un rouge brun et doivent être versés dans le bain de 300 litres d'eau pour l'adulte, de 200 litres pour les adolescents, de 75 à 100 litres pour les enfants de huit à douze ans, de 25 à 50 litres pour les enfants au-dessous de cet âge.

Ces bains, en raison de l'iode libre qu'ils contiennent, ne peuvent être pris dans des baignoires de métal (cuivre ou zinc), mais seulement dans des baignoires de bois.

M. Lugol donnait avec raison une grande importance à l'emploi de ces bains iodurés. Outre l'action générale, profonde, qu'ils impriment à l'économie, ils ont une action locale prononcée. La peau est rubéfiée légèrement ; quelquefois cette rubéfaction est très prononcée, l'épiderme est écaillé, surtout au bras et aux jambes. En sortant de ces bains, les malades ont la peau teinte légèrement en jaune, coloration qu'ils conservent quelquefois plusieurs jours.

Pour éviter tous les inconvénients qui ne sont d'aucune utilité, telle que la rubéfaction de la peau, sa teinte jaune, etc., etc., et qui démontrent que les bains du docteur Lugol étaient trop chargés d'iode, nous les avons remplacés par des bains qui sont d'un prix bien moins élevé, bien plus faciles à préparer, et qui, sans avoir tous les inconvénients que nous venons de signaler, ont sur l'économie des résultats tout aussi avantageux. Nous les faisons préparer en ajoutant dans chaque bain ordinaire une décoction de plantes marines, ou mieux des cendres de varech... On peut au besoin, et si l'on désire les rendre plus actifs, y ajouter une certaine quantité d'iodure de potassium.

Ces bains, que nous avons expérimentés, nous ont toujours paru très efficaces.

Pendant que les malades sont au bain, s'ils ont des ulcérations au nez, aux yeux ou autres parties de la tête, nous recommandons, comme Lugol, de les baigner dans l'eau du bain. Lugol préparait encore des bains locaux (*pédiluves*, *brachiluves*, *manuluves*) iodurés, en ajoutant à l'eau un soluté ioduré assez concentré en quantité suffisante pour la teindre en jaune.

Il serait beaucoup plus simple de toucher les parties malades des mains, du bras et des pieds avec de la teinture d'iode, et d'administrer à l'intérieur une préparation iodique, si les affections n'étaient que le symptôme d'un état pathologique général.

Bain d'iodure potassique. (Bain ioduré.)

M. Dorvault a proposé de remplacer les bains de Lugol par la préparation suivante ; mais ces bains présentent également dans la pratique l'inconvénient d'être d'un prix trop élevé.

> Iodure potassique................ 50,0 grammes.
> Eau distillée.................... 450,0

F. s. a. un soluté et conservez dans une bouteille. Il est destiné à être versé au moment du besoin dans une baignoire pour adulte. Afin que le bain soit plus concentré et partant plus actif avec la même quantité d'iodure, il n'y aurait qu'à réduire la quantité d'eau ordinaire du bain.

La dose d'iodure pourrait être portée à 100, 200, 300 et 500 grammes, s'il en était exceptionnellement besoin, sans crainte d'accident.

Bain d'iodure de potassium ioduré.

> Iode.......................... 10,0 grammes.
> Iodure de potassium............ 40,0
> Eau........................... 450,0

Dissolvez. — Liquide rouge-brun.

Indiqué lorsqu'il y a plaies syphilitiques ou scrofuleuses, ou encore lorsque toute l'économie a besoin d'être excitée pour être apte à recevoir l'action du remède.

Ce bain a beaucoup d'analogie avec le bain ioduré du docteur Lugol ; mais dans le cas de plaies, d'ulcères, il est bien plus simple de toucher ces plaies avec de la teinture d'iode ou de les panser avec de la poudre d'iode, puis de soumettre les malades à un traitement général interne, que de leur administrer des bains qui, outre les inconvénients que nous avons signalés, deviennent très dispendieux.

Beurre ioduré et bromuré.

On a encore proposé, pour remplacer l'huile de foie de morue, un mélange de beurre, d'iodure de potassium, de bromure de potassium et de chlorure de sodium. M. Trousseau a conseillé le mélange suivant à consommer en tartine :

Beurre frais...................... 125,0 grammes.
Iodure de potassium............... 0,5
Bromure de potassium.............. 0,2
Sel de cuisine.................... 2,0

De toutes les préparations iodiques qui ont été faites, c'est bien certainement celles-ci qui sont les moins heureuses.

Badigeonnages iodurés. (Boinet.)

Teinture d'iode................... 100 grammes.
Iodure de potassium............... 4

On touche avec un pinceau trempé dans la préparation ci-dessus les plaies de mauvaise nature, le vagin dans le cas d'inflammation aiguë ou chronique, virulente, les ulcères et les ulcérations de toute espèce, les tumeurs, les engorgements chroniques ; ils sont très efficaces dans l'érysipèle, la variole, la teigne, certaines affections cutanées, les ulcérations de la cornée, les granulations palpébrales, les ophthalmies scrofuleuses, purulentes, etc.

Badigeonnage de teinture d'iode dans les affections cutanées chroniques.

Toucher avec un pinceau ordinaire trempé dans la teinture d'iode les parties malades.

Baume ioduré, contre le goître.

Iodure de potassium.............. 15,0 grammes.
Alcool à 54°..................... 60,0

Faites dissoudre ; d'autre part prenez :

Savon animal..................... 23,0 grammes.
Alcool à 54°..................... 60,0

Faites dissoudre à une douce chaleur, mêlez les deux solutés, aromatisez à volonté et coulez dans des flacons à large ouverture ; bouchez exactement après refroidissement. Cette préparation est incolore et solide.

M. Schaeuffele, pharmacien distingué de Thann, a proposé la modification suivante :

Savon animal....................	60,0 grammes.
Iodure de potassium..............	42,0
Alcool à 85°....................	500,0
Essence de citron...............	4,0

Dissoudre l'iodure dans l'alcool, faire fondre le savon dans le soluté au
bain-marie ; aromatiser, filtrer et distribuer en flacons.

Cette préparation est incolore, solide.

Le baume ioduré est employé avec succès en Suisse contre le goître. Son
usage peut être étendu à combattre d'autres affections, les engorgements
scrofuleux, les engelures. On l'emploie en friction ; c'est une préparation
fort convenable.

Baume contre les engelures. (Lejeune.)

Camphre.......................	3,0 grammes.
Teinture de benjoin.............	15,0

Faites dissoudre et ajoutez :

Iodure de potassium..............	15,0
Acétate de plomb liquide..........	30,0
Alcool ramené à 54 degrés par de l'eau	
de rose......................	60,0

D'autre part :

Savon animal....................	30,0
Alcool, comme ci-dessus...........	60,0

Faites dissoudre à une douce chaleur, mêlez les deux solutés avant que
le dernier soit entièrement refroidi ; aromatisez à volonté, et coulez dans
des flacons à large ouverture. Bouchez.

Cette préparation n'est pas homogène ; elle laisse déposer de l'iodure de
plomb, qui se forme par le mélange de l'iodure de potassium avec l'acétate
de plomb, tandis que la liqueur surnageante contient de l'acétate de potasse
et un peu d'iodure potassico-plombique.

On s'en frotte matin et soir les parties atteintes d'engelures, en ayant
soin d'agiter le flacon chaque fois au moment de s'en servir.

Biscuits d'iodure de potassium. (Dorvault.)

Iodure de potassium..............	10,0 grammes.
Pâte à biscuit (brisée, maigre)......	q. s.

On dissout l'iodure dans son poids d'eau distillée, et l'on mêle intimement le soluté à la pâte; on étend la masse à l'aide d'un rouleau, on la divise à l'emporte-pièce, et l'on fait cuire au four.

Cette dose est pour cent biscuits de 10 grammes chacun qui contiennent 1 décigramme chacun d'iodure de potassium; un à dix biscuits par jour.

A ces biscuits, qui doivent avoir une action irritante sur la muqueuse de l'estomac, et qui ne peuvent convenir aux malades peu fortunés, nous préférons le pain iodé, la bière et le chocolat iodés tels que nous les faisons préparer.

Bougies urétrales d'iodure de potassium, bougies iodurées. .

Cire blanche........................	16,0 grammes.
Axonge.............................	24,0
Iodure potassique..................	10,0
Chlorhydrate de morphine..........	0,2
Eau...............................	5,0

Ces bougies sont blanches; elles ont été proposées, ainsi que les bougies aginales, les pessaires, les suppositoires iodurés, etc., dans les cas de blennorrhagies chroniques, rebelles aux autres moyens, dans les cas d'engorgements, de tuméfaction et de légères ulcérations de l'urètre, du vagin et du pourtour de l'anus; mais ces instruments, ainsi recouverts d'une couche médicamenteuse iodée, sont peu usités. Les badigeonnages avec la teinture d'iode iodurée et additionnée de tannin valent mieux.

Boisson iodée.

Iodure de potassium..............	4,0 grammes.
Eau distillée....................	1000,0

Trois fois par jour une cuillerée à café.

Tous les quatre jours augmenter d'une cuillerée à café, jusqu'à prise d'une cuillerée et demie à bouche à la fois; alors suspension pendant huit jours et reprise comme précédemment.

Dans les engorgements chroniques de la prostate, dans tous les engorgements chroniques, dans les affections cutanées chroniques, dans les scrofules, la syphilis constitutionnelle.

Cette préparation iodée est excellente, nous en faisons souvent usage, mais la bière iodée convient mieux et est d'un usage plus agréable.

Cataplasme ioduré. (Lugol.)

On prépare la pâte du cataplasme ordinaire comme d'habitude, et lorsqu'il est suffisamment refroidi, on ajoute la quantité de *soluté ioduré rubé-fiant* dont on veut charger le cataplasme ; il est composé de :

Iode	30,0 grammes.
Iodure de potassium..............	60,0
Eau distillée....................	375,0

Lugol employait ce mode d'application dans quelques cas de tumeurs tuberculeuses très dures. Il n'appliquait ce cataplasme qu'après la friction sur la tumeur avec la pommade ou après le pansement ioduré, s'il y a des ulcérations. Il l'employait aussi pour hâter la chute des croûtes dans l'esthiomène.

Chocolat d'iodure de fer. (Pierquin.)

Iodure de fer....................	7,0 grammes.
Chocolat.........................	500,0

Une demi-tasse par jour, puis une tasse dans la chlorose. Dans tous les cas où l'iode doit être administré, nous préférons le chocolat préparé avec les préparations naturelles d'iode.

Chocolat bromo-ioduré. (Lunier.)

Iodure de potassium ou de fer.......	} aa 20 grammes.
Bromure de potassium.............	
Cacao des îles en pâte.............	} aa q. s.
Sucre blanc en poudre.............	

Pour faire une masse de 250 grammes que vous diviserez en tablettes de 30 grammes, à prendre de 1 à 5 tablettes par jour.

Depuis qu'on a démontré que l'iode et le brôme étaient des produits indis-pensables dans l'alimentation, héroïque dans bien des maladies, la pharmacie a cherché à faire mieux que la nature et a fait beaucoup plus mal ; elle s'est évertuée, par exemple, pour remplacer l'huile de foie de morue, à faire des huiles iodées artificielles, des huiles bromo-iodurées, des chocolats, des biscuits, des sels, des beurres, des solutions, des pilules bromo-iodurés, etc., etc., et a donné toutes ces nouvelles compositions comme très efficaces sans les avoir expérimentées, si ce n'est dans les prospectus, qu'elle lance de tous côtés ; mais toutes ces compositions, quelles qu'elles soient, ne peuvent et ne pourront jamais remplacer les produits naturels, et l'iode ou le brôme administrés sous ces nouvelles formes ne produiront jamais les mêmes effets que l'iode et le brôme tels qu'on les trouve dans la nature, dans l'huile de foie de morue naturelle, dans les fucus, dans les eaux minérales, dans les lichens, le sel marin, etc. Qu'on veuille donc bien ne pas perdre de vue, lorsqu'il s'agit de l'alimentation, que c'est l'iode et le brome à l'état de molécules organiques, molécule vivante, si je peux m'exprimer ainsi, qu'on doit recourir, et que tous ses composés minéraux où pharmaceutiques doivent être réservés pour l'usage médical.

Collyre ioduré. (Magendie.)

Eau de rose.........................	180,0 grammes.
Iodure de potassium................	1,2
Iode................................	0,1

F. s. a. Soluté.

S'en servir quatre fois par jour contre les ophthalmies scrofuleuses chroniques, même compliquées d'ulcération de la conjonctive et de la cornée.

Dans les cas douloureux, il fait ajouter de la morphine à ce collyre.

Collyre ioduré. (Desmarres.)

Eau distillée......................	20,0 grammes.
Iodure potassique..................	1,0
Iode...............................	0,01 à 0,03

Comme le précédent, de coloration rouge, vineuse, contre les taches de la cornée, lorsqu'il n'y a aucune trace d'inflammation.

Il vaut mieux, dans ce cas, toucher les taches de la cornée, matin et soir, avec un pinceau très fin trempé dans la teinture d'iode pure.

Collyre ioduré. (Reiniger.)

Iodure potassique.................	0,50 gramme.
Iode..............................	0,05
Eau de rose.......................	100

Coloration du précédent.

Ce collyre est destiné par son auteur à dissoudre les paillettes de fer fixées dans la cornée.

Collyre contre les taches de la cornée. (Evermann.)

Iodure de potassium...............	1 gramme.
Eau distillée.....................	50

Contre les taches de la cornée, suite d'une ophthalmie scrofuléuse négligée. Les badigeonnages à la teinture d'iode sont préférables.

Collyre d'iodure de potassium. (Dorvault.)

Iodure de potassium.............   1 gramme.
Hydrolat de laitue..............   99

Liquide incolore.

Pour baigner les yeux dans les cas d'engorgement des paupières, pour dissiper les bourrelets muqueux ou sanguins de la cornée opaque et les taies commençantes de la cornée transparente.

Dans les cas d'extrême sensibilité du système oculaire, on pourra additionner ce collyre d'un peu de laudanum ou de chlorhydrate de morphine.

Dragées de proto-iodure de fer. (Gille.)

Iode pur et cristallisé..............   1000 grammes.
Limaille de fer décapé.............   2000
Sucre...........................   1950
Gomme arabique.................   2000
Eau distillée....................   2000

F. s. a. 20,000 pilules qu'il faut recouvrir de sucre. Chaque pilule est de 0,25 centigrammes.

Eau antidotaire iodurée.

Iodure de potassium..............   4,0 grammes.
Iode...........................   0,3
Eau............................   1100,0

Coloration rouge vin.

A boire par demi-verrées dans les empoisonnements par les alcalis végétaux ou les plantes qui en contiennent.

Eau iodurée pour boisson. (Lugol.)

	Nos 1.	2.	3.
Iode..................	0,04	0,05	0,05
Iodure de potassium.....	0,08	0,10	0,12
Eau distillée..........	250,0	250,0	250,0

A boire dans la journée dans les affections scrofuleuses.

Cette eau, d'une belle couleur ombrée, était préparée pour les enfants, qui la boivent facilement, surtout si elle est légèrement sucrée ; mais il ne faut faire l'addition du sucre qu'au moment, car autrement il y aurait décoloration du liquide. Cette boisson n'est plus employée, et la bière iodée lui est de beaucoup préférable.

Eau gazeuse iodo-ferrée. (Mialhe.)

Eau................................	325,0 grammes.
Bicarbonate de soude............	4,0
Tartrate de fer et de potasse..... ā̃ā	0,5
Iodure potassique...............	
Acide citrique...................	5,0

Une ou deux demi-bouteilles par jour.

Eau gazeuse iodurée. (Mialhe.)

Iodure de potassium...............	0,5 gramme
Bicarbonate de soude...............	2,0
Acide citrique pur.................	2,5
Eau pure...........................	300,0

On dissout les deux composés salins dans l'eau, on filtre, on introduit le produit filtré dans une demi-bouteille à eau gazeuse ; on ajoute l'acide citrique, on bouche immédiatement, et l'on assujettit convenablement le bouchon.

Cette eau contient 5 centigrammes d'iodure potassique par chaque 30 grammes de véhicule.

Eaux minérales naturelles iodurées.

Les eaux minérales qui renferment de l'iode et qui sont les plus employées sont celles de Challes, d'Heilbrun. On les prend à la dose de 1 verre à un litre par jour ; on les prend également en bains.

Emplâtre iodé. (Roderburg.)

Iode pur...........................	2,0 grammes.

Divisez-le avec quelques gouttes d'alcool, ajoutez-y alors quelques gouttes d'huile d'olive, puis incorporez le tout dans emplâtre simple, ramolli par la chaleur, 32,0 grammes. Malaxez avec soin.

Emplâtre ioduré. (Roderburg.)

Iodure de potassium................	5,0 grammes.

Broyez l'iodure avec quelques gouttes d'alcool, puis incorporez-le dans 40 grammes d'emplâtre simple ramolli à la chaleur.

Emplâtre fondant et calmant iodé. (Boinet.)

Emplâtre de Vigo............		16,0 grammes.
Extrait de belladone.........	} ãã	4,0
Extrait de ciguë............		
Iode en poudre très fine.......		1,0

Mêlez et étendez sur de la peau ou de la toile. Contre les engorgements squirrheux. La composition de cet emplâtre peut donner naissance à un iodure de mercure, ou même à un bi-iodure, mais jamais il ne nous a paru être suivi d'effets fâcheux.

Gargarisme ioduré. (Ricord.)

Eau distillée.....................	200,0 grammes.
Iodure potassique................	0,6
Teinture d'iode..................	2,0

On peut augmenter progressivement la proportion d'iodure et celle de teinture.

Gargarisme ioduré. (Gauthier.)

Eau distillée.....................	140,0 grammes.
Iodure potassique	0,6
Teinture d'iode..................	2,0

Ces deux gargarismes, qui se ressemblent beaucoup par la composition, sont destinés à combattre les ulcères syphilitiques de la bouche, de la gorge. On les fait renifler dans les cas d'ozène, dont ils enlèvent la fétidité; enfin, on peut encore s'en servir en lotions dans les cas d'ulcérations de la peau. Les badigeonnages avec la teinture pure d'iode iodurée produisent des effets plus prompts.

Gargarisme ioduré. (Cullerier.)

Iodure de potassium..............	1,0 gramme.
Sirop de miel....................	30,0
Eau d'orge......................	125,0

Dans les mêmes cas que ci-dessus.

Huile iodée. (Berthé.)

Iode	5 grammes.
Huile d'amandes douces..........	1000

M. Berthé prépare cette huile iodée en chauffant au bain-marie. Elle est parfaitement transparente , sans odeur, n'a pas la saveur désagréable de l'huile iodée préparée au moyen de la vapeur d'eau.

Huile iodo-phosphorée. (Berthé.)

Pour préparer l'huile iodo-phosphorée, **M.** Berthé dissout le phosphore dans une petite quantité d'huile et ajoute ce soluté au reste de l'huile, en même temps que l'iode.

Huile iodée. (Marchal, de Calvi.)

Iode	1,0 gramme.
Huile d'amande douce.	19,0

Faites dissoudre. Liquide rougeâtre.

1 gramme de cette huile , émulsionnée avec quantité suffisante d'eau e de gomme, constitue l'*émulsion iodée* du même auteur.

Toutes ces huiles iodées ont été proposées pour remplacer l'huile de foie de morue, mais elles ne peuvent le faire que très imparfaitement, de même que l'huile iodée de **M.** Personne.

Huile de foie de morue bromo-iodurée. (Lunier.)

Iodure de potassium ou de fer. . . . . . . }	ãã 0,25 centigr.
Bromure de potassium ou de fer. . . . }	
Huile de foic de morue.	500　　grammes.

F. s. a. une mixture à prendre de une à cinq cuillerées par jour.

Huile bromo-iodurée. (Lunier.)

Iodure de potassium ou de fer. . . . . . }	ãã 0,50 centigr.
Iodure de potassium ou de fer. . . . . . . }	
Huile d'amandes douces ou de pied de	
bœuf.	500 grammes.

F. s. a. une mixture à prendre une à cinq cuillerées par jour.

Huile de foie de morue ou de raie.

Elle agit par l'iode qu'elle contient.

On l'administre pure à la dose de 2 à 6 cuillerées à bouche par jour.

Très efficace contre les scrofules, le rachitisme, les tumeurs des os, le rhumatisme articulaire, les bronchites chroniques, les phthisies commen-çantes, etc.

Injection iodée. (Lugol.)

	Nos 1.	2.	3.
Iode	0,05	0,15	0,20
Iodure de potassium	0,10	0,20	0,40
Eau distillée	500,0	500,0	500,0

Lugol se servait de ces solutions iodurées pour faire des injections dans les yeux, dans les trajets fistuleux, pour baigner les yeux, dans les cas de coryza ou d'ozène.

Injection iodée. (Velpeau.)

Teinture d'iode	50 grammes.
Eau distillée	100

Pour injecter dans la tunique vaginale, contre l'hydrocèle, dans les kystes synoviaux.

Injection iodurée. (Boinet.)

Teinture alcoolique d'iode	50 grammes.
Iodure de potassium	2
Eau distillée	50

Dans les hydrocèles, dans les abcès de toute espèce, dans les hydropisies des kystes de l'ovaire, dans les différents kystes, les hydarthroses, etc.

Injection iodurée. (Boinet.)

Teinture alcoolique d'iode	100 grammes.
Iodure de potassium	4

Dans les fistules à l'anus, dans les trajets fistuleux, dans les kystes et les abcès qui exigent des injections répétées et successives.

Injection iodurée. (Boinet.)

Teinture d'iode	12	grammes.
Iodure de potassium	0,50	
Eau distillée	100	

Dans l'ascite, les blennorrhagies chroniques, les flueurs blanches, etc.

Injection iodo-tannique. (Boinet.)

Teinture d'iode	100 grammes.
Tannin	4
Iodure de potassium	2

Dans les vaginites chroniques ou aiguës, dans les ulcérations du col de l'utérus. Cette préparation doit être employée plutôt en badigeonnages qu'en injections.

Injection iodurée. (Bonnet, de Lyon.)

Iode	5 grammes.
Iodure de potassium	10
Eau	40

Dans les hydarthroses.

Injection iodurée. (Guibourt.)

Iode	5 grammes.
Iodure de potassium	5
Alcool à 90 degrés	50
Eau distillée	100

Lavement iodé. (Cadet.)

Gomme arabique	15 grammes.
Eau	150

Ajoutez après dissolution :

Teinture d'iode	5 gouttes.

Contre l'aménorrhée, la dysménorrhée, les scrofules. Mauvaise et insignifiante préparation.

Lavement d'iodure de potassium.

Iodure potassique	1 gramm.
Eau distillée	250

Lorsque les voies digestives sont irritées, on peut avoir recours à ces lavements. Ingéré ainsi, l'iodure de potassium agit à peu près avec la même intensité que par la bouche.

Lavement avec la teinture d'iode. (Delioux.)

Teinture d'iode du Codex	de 6 à 20 grammes.

Contre la dysentérie.
Un ou deux lavements suffisent pour la guérison.

Lavement iodé.

Teinture d'iode	15 à 25 grammes.
Iodure de potassium..............	} āā 0,25
Tannin	
Eau de riz ou eau distillée..........	125 à 150
Laudanum.....................	19 gouttes.

Pour un lavement qu'on renouvelle deux fois dans les vingt-quatre heures.

C'est surtout quand il y a du ténesme qu'on ajoute du laudanum.

Limonade gazeuse iodurée. (Mialhe.)

En ajoutant à l'eau gazeuse iodurée un mélange de 25 grammes de sirop de limon et 25 grammes de sirop simple, on obtient une sorte de limonade d'une saveur agréable. Nous préférons la solution d'iodure de potassium coupée avec le vin pour boisson journalière, ou mieux la bière iodée.

Liniment ioduré composé. (J. Cloquet.)

Alcoolat de romarin...............	40 grammes.
Teinture d'iode	8
Ammoniaque.....................	2
Baume tranquille..................	16

Mêlez. — Liquide hétérogène.
Avoir soin d'agiter au moment de s'en servir.

Liniment contre les engelures. (Cadet.)

Teinture d'iode..................	4 grammes.
Laudanum de Rousseau............	8
Huile d'amande douce.............	60
Eau de chaux....................	60

Au bout de quelques instants, ce n'est plus l'iode qui agit dans cette préparation, mais l'iodure calcique.

Lotion contre la gale. (Cazenave.)

Iodure potassique................	} āā 6 grammes.
Iodure de soufre.................	
Eau distillée....................	1000

F. s. a. un soluté.

Le docteur Cazenave se loue de cette préparation, qu'il emploie avec des bains sulfureux.

Lotion iodo-sulfureuse. (Baumès.)

Iodure de potassium...............	3 grammes.
Sulfate de potasse.................	5
Eau distillée.....................	200

Contre les éruptions papuleuses, tuberculeuses et squameuses, sans symptômes d'irritation. Comme la précédente, elle pourrait servir contre la gale.

Lotion iodo-ammonio-camphrée.

Iodure potassique.................	
Chlorure ammonique..............	ãã 2,5 grammes.
Alcool camphré faible.............	100

Dans les engorgements synoviaux et goutteux des articulations, dans les tumeurs blanches et les engelures.

Mellite iodé. (Hannon.)

Iode	0,10 gramme.
Miel de Narbonne.................	40,0

Triturez l'iode avec un peu de sucre et ajoutez le miel. 1 gramme sur une tartine de beurre ou de confitures ; on élève la dose progressivement.

Mellite iodé n° 2. (Hannon.)

Huile d'olive....................	10,0 grammes.
Iode	1,0

Triturez dans un mortier chauffé.

Huile ci-dessus..................	1 goutte.
Miel	1 cuillerée à café.

Une à quatre cuillerées à café par jour.

Mixture ou boisson antisyphilitique. (Plisson.)

Infusion de feuilles d'oranger........	500 grammes.
Iodure de potassium...............	0,5
Sirop de potassium................	50

A prendre en trois doses dans la journée. On augmente tous les cinq jours la dose d'iodure de 2 décigrammes ; en arrivant, si les accidents l'exigent, jusqu'à 2 et 3 grammes par jour.

Mixture antiblennorrhagique.

Iodure de potassium.	2	grammes.
Copahu	15	
Huile de cubèbe	15	
Eau de potasse	30	
Chlorhydrate de morphine	0,1	

Mêlez.

Une cuillerée à café toutes les quatre heures dans une tisane d'orge.

Mixture antigoitreuse, (Veret.)

Iodure de potassium	0,4	gramme.
Sirop de gomme	45,0	
Teinture de cannelle	15,0	
Eau distillée	125	

Une cuillerée à soupe tous les matins à jeun. Usitée en Suisse pour dissoudre les engorgements strumeux.

Mixture contre la galactorrhée. (Roeseberg.)

Iode	0,1	gramme.
Iodure de potassium	1,0	
Eau	200,0	
Sirop de sucre	30,0	

A prendre par cuillerées dans la journée.

Pastilles d'iodure de potassium. (Giordano.)

Iodure de potassium	3,4	grammes.
Sucre	83,0	
Mucilage de gomme adragante	q. s.	

Faites des pastilles de 6 décigrammes. De une à six par jour.

Pastilles iodurées au moka. (Pierquin.)

Iodure de potassium	4,0	grammes.
Café moka porphyrisé	1,0	
Sucre en poudre	122,0	
Mucilage adragant préparé avec un fort infusé de café	q. s.	

F. s. a. Trois cents tablettes.

Contre les flueurs blanches, le goître, l'aménorrhée, le carreau, les scrofules.

L'iodure potassique étant déliquescent à l'air, et le sucre l'étant aussi, la forme de pastilles n'est nullement convenable au sel iodique.

Pâte sthénique. (Hannon.)

On prépare cette pâte en ajoutant assez d'huile iodée (Voy. *Mellite iodée*, n° 2) à la pâte de lichen, pour que chaque morceau de pâte représente une goutte d'huile iodée, ou 5 milligrammes d'iode.

Deux à cinq morceaux par jour.

Pastilles d'iodoforme. (Bouchardat.)

Iodoforme...........................	4,0 gramme.
Sucre blanc.........................	68,0
Essence de menthe..................	1,0
Mucilage de gomme adragante.......	q. s.

F. s. a. des tablettes de 4 gramme.

Cinq à six par jour dans les affections scrofuleuses, etc.

Pastilles d'iodure de fer.

Iode	16,0 grammes.
Fer porphyrisé......................	8,0
Eau................................	125,0

Faites chauffer au bain-marie, jusqu'à ce que vous ayez obtenu un liquide incolore. Filtrez.

D'autre part, mêlez.

Sucre blanc granulé................	625,0 grammes.
Essence de menthe.................	4,0

F. s. a. Pastilles à la goutte du poids de 4 décigrammes.

On en administre 10 chaque jour, et l'on élève successivement la dose dans la chlorose et les affections scrofuleuses et syphilitiques.

Pilules d'iode. (Bréra.)

Iode...............................	0,05 gramme.
Poudre de réglisse.................	1,2
Rob de sureau	q. s.

F. s. a. 8 pilules. 4 à 8 dans la journée comme emménagogue, etc.

Pilules d'iodure de potassium. (Pierquin.)

Iodure de potassium...............	15 grammes.
Eau distillée.....................	23
Pain biscoté......................	q. s.

F. s. a. 300 pilules, dont chacune contiendra 0^{gr},05 d'iodure.

Contre le goître, la leucorrhée, les tumeurs blanches, etc.

Pilules bromo-iodurées. (Lunier.)

	Nos 1.	2.
Iodure de potassium ou de fer......	1,20	0,80
Bromure........................	0,80	
Poudre et sirop de gentiane........	q. s.	

F. s. a. 40 pilules, à prendre une à trois par jour au moment des repas.

Pilules antiscrofuleuses. (Vogt.)

Iodure de potassium...............	0,9 gramme.
Eau distillée.....................	q. s.
Éponge brûlée....................	} ãã 19,0
Extrait de douce-amère............	

F. s. a. 180 pilules; 6 trois fois par jour.

Dans la scrofule, le goître, la coxalgie, la syphilis constitutionnelle, la teigne, les tumeurs blanches.

Pilules antiscrofuleuses. (Bailly.)

Éponge calcinée..................	2,0	grammes.
Sulfate de potasse................	1,0	
Baume de soufre..................	10	gouttes.
Sirop de sucre....................	q. s.	

F. s. a. des pilules de 20 centigrammes. 2 à 4 par jour, en deux fois.

Pilules d'Helmentreit.

Iode	0,35 gramme.
Extrait de gentiane...............	4,0

F. s. a. 24 pilules; 3 ou 4 par jour, dans la salivation scorbutique ou mercurielle.

Pilules d'iodhydrargyrate d'iodure de potassium. (Puche.)

Bi-iodure de mercure............ 0,4 grammes.
Iodure potassique................ 0,4
Sucre de lait.................... 3,0
Mucilage........................ q. s.

F. s. a. 32 pilules gélatinisées. 1 à 4 par jour dans la syphilis compliquée de scrofules.

Pilules de deuto-iodure ioduré de mercure. (Gibert.)

Bi-iodure de mercure............ 0,1 gramme.
Iodure de potassium............. 5,1
Gomme arabique pulvérisée........ 0,5
Miel........................... q. s.

Divisez en 20 pilules.

2 pilules le matin à jeun ; elles représentent 25 grammes de sirop d'iodure de mercure. Boire de l'eau de gomme pour empêcher l'action irritante sur la muqueuse gastrique.

Pilules d'iodure de potassium.

Iodure de potassium............. 5,0 grammes.
Poudre de guimauve............. 5,0
Sirop simple................... q. s.

F. s. a. 100 pilules.
Dose jusqu'à 20 et plus par jour.

Nous dirons d'une manière générale que la forme pilulaire convient peu à l'iode et à l'iodure de potassium.

Pilules iodées. (Hannon.)

Iode .... 0,10 gramme.
Mie de pain.................... q. s.

Pour faire 20 pilules. On en prend 1, à 4 par jour au moment du repas. En général, l'usage de l'iode en pilules ne vaut pas grand'chose.

Pilules d'iodoforme. (Bouchardat.)

Iodoforme...................... 2,0 grammes.
Extrait d'absinthe.............. q. s.

F. s. a. 36 pilules. On en prendra 3 par jour dans les affections scrofuleuses, dans les engorgements lymphatiques, les goîtres, l'aménorrhée.

Pilules d'iodure de fer.

Proto-iodure de fer...................... 4,0 grammes.
Miel.................................... 4,0
Poudre de réglisse.................... q. s.

F. s. a. 36 pilules. 1 le matin et l'autre le soir. On élève successivement la dose jusqu'à 20.

C'est une des meilleures préparations contre la chlorose, les engorgements scrofuleux, les exostoses.

Pilules de proto-iodure de fer. (Perrens.)

Iode............................... 1 gramme.
Fer en poudre non oxydé.......... 1
Miel blanc...................... 19
Poudre de réglisse.............. 2

Broyez rapidement dans un mortier de fer l'iode et la limaille, de façon à opérer un mélange exact, ajoutez le miel, broyez vivement, et quand la masse, de brune qu'elle était, sera devenue noire et n'exhalera plus une odeur d'iode, incorporez-y de vive force la poudre de réglisse et divisez rapidement en 25 pilules argentées.

Pilules contre le cancer. (Boinet.)

Savon médicinal.................... 4 grammes.
Gomme ammoniaque 2
Iodure de fer...................... 1
Bromure de fer.................... 0,50 centigr.
Extrait de ciguë.................. 1,50
Extrait d'aconit.................. 1,50

Divisez en pilules de 20 centigrammes. De 2 à 4 de ces pilules par jour; les continuer pendant longtemps, six mois au moins.

POMMADES IODURÉES.

Pommade d'iode. (Bréra.)

Iode.............................. 1,0 gramme.
Axonge.......................... 20,0

En frictions contre le goître et les tumeurs scrofuleuses (à peu près inusitée).

Pommade d'iodure de potassium.

Iodure de potassium.................. 4,0 grammes.
Axonge............................. 30,0

Triturez d'abord le sel avec quelques gouttes d'eau et mieux d'alcool ;
puis ajoutez peu à peu l'axonge.

En frictions soir et matin, sur le goître, les engorgements scrofuleux.

Pommade d'iodure de potassium ioduré.

Iode............................. 1,0 gramme.
Iodure de potassium.............. 15,0
Axonge........................... 90,0

Mêmes usages que la précédente.

Pommade iodurée. (Lugol.)

	Nos 1.	2.	3.	4.
Iode..............	0,6	1,0	1,2	1,4 gramme.
Iodure de potassium.	5,2	8,0	10,0	12,0
Axonge............	60,0	60,0	60,0	60,0

En frictions sur les tumeurs tuberculeuses, sur celles des os, pour panser
les ulcères tuberculeux et cutanés, la scrofule esthiomène, ainsi que les
orifices extérieurs des fistules scrofuleuses.

L'action locale de cette pommade est vive pendant les premières heures.

Pommade iodurée. (Riecke.)

Iodure de potassium............... 4,0 grammes.
Savon médicinal................... 2,0
Eau de rose....................... 8,0
Onguent rosat..................... 24,0

Mêlez.

Pommade iodurée belladonée. (Hervez de Chégoin.)

Iodure de potassium............... 2,0 grammes.
Extrait de belladone.............. 0,5
Axonge............................ 30,0

Mêlez.

Pommade iodurée opiacée. (Foy.)

Iodure de potassium...............   4,0 grammes.
Iode   0,0
Axonge..........................   60,0
Laudanum de Rousseau............   8,0

Pour le pansement des ulcères scrofuleux.

Pommade fondante. (Gray.)

Iodure de potassium...............   4,0 grammes.
Alcool..........................   4,0

Triturez et ajoutez :

Axonge..........................   30,0
Pommade mercurielle............   30,0
Camphre........................   8,0

F. s. a.

Pommade fondante. (Walther.)

Iodure de potassium.............. } āā 4,0 grammes.
Carbonate de soude.............. }
Onguent rosat...................   22,0

Contre le gonflement chronique des testicules.

Pommade antiherpétique. (Blasius.)

Iodure de potassium...............   1 à 4 grammes.
Onguent gris   15,0

Contre diverses affections cutanées.

Pommade d'iodure de potassium.

Iodure de potassium...............   1,0 gramme.
Axonge balsamique..............   10,0

En frictions sur les engorgements glanduleux, lymphatiques, les tuméfactions rhumatismales et goutteuses indolentes, les tumeurs blanches, les exostoses, les engelures.

On fait faire les frictions douces et prolongées sur la partie malade avec gros comme un haricot, une noisette. On peut y ajouter 5 ou 10 centigrammes de chlorhydrate de morphine pour la rendre calmante.

Pommade d'iodure potassique iodurée.

Iodure de potassium......	1,0 gramme.
Iode......	0,1
Axonge balsamique......	10,0

Usages *ut suprà*, et pour le pansement des ulcères scrofuleux, syphilitiques.

Pommade contre les maladies chroniques de la peau.

Iodure de soufre......	0,60 à 4,0 grammes.
Axonge	30,0

Pommade contre les engorgements glandulaires chroniques.

Deuto-iodure de mercure......	0,25 gramme.
Axonge	30,0

Pommade contre les engorgements glandulaires chroniques, cancéreux.

Axonge	50 grammes.
Bromure de potassium......	2
Iodure de fer......	2
Brome liquide......	10 gouttes.

F. s. a.

POTIONS IODURÉES.

Potion iodurée. (Ricord.)

Iodure de potassium	0,5 gramme.
Sirop de pavots......	30,0
Eau distillée	94,0

A prendre en trois fois dans la journée dans de la tisane de salsepareille, de houblon ou de saponaire. Elle peut être prise pure.

Potion iodurée. (Payan.)

Iodure de potassium......	0,25 à 0,75 gramme.
Eau distillée de laitue......	200,0
Sirop simple	30,0

A prendre en quatre fois dans les vingt-quatre heures. Tous les quatre ou cinq jours on élève la dose de l'iodure de 25 centigrammes jusqu'à ce qu'on soit arrivé à 1,5 gramme. Passé cette dose, on fait prendre la potion dans une tisane appropriée.

Potion antiphthisique. (Magendie.)

Soluté d'iodure potassique...........	15 gouttes.
Acide prussique médicinal...........	12
Eau de laitue	125 grammes.
Sirop de guimauve................	30

Une cuillerée à café d'heure en heure.

Potion antirhumatismale. (Wardeleworth.)

Iodure de potassium................	2 grammes.
Sirop de safran....................	15
Eau de menthe....................	175

Trois ou quatre cuillerées par jour dans le rhumatisme articulaire aigu.

Potion antirhumatismale. (Bounyer.)

Iodure de potassium...............	0,25 gramme.
Sirop de pavot blanc..............	15,0
Eau distillée.....................	90,0

Pour une potion à prendre en trois fois, le matin, à midi et le soir.

Contre le rhumatisme aigu.

Potion anti-épileptique. (Magendie.)

Iodure de potassium..............	15	grammes.
Iode............................	0,1	
Eau de fleurs d'oranger........... }	ãã 90,0	
Eau de menthe.................... }		

Une cuillerée à bouche trois fois par jour.

Potion iodée contre la salivation mercurielle. (Kluge.)

Iode...........	0,3 gramme.
Alcool.........................	8,0

Faites dissoudre et ajoutez :

Eau de canelle...................	80 grammes.
Sirop de sucre	16

Demi-cuillerée au commencement, puis une cuillerée quatre fois par jour.

Potion fondante. (Pharm. batave.)

Bugrane	30,0 grammes.
Eau...............................	q. s.

Pour obtenir 180 grammes de décocté, ajoutez :

Soluté de Coindet.................	40 gouttes.
Sirop de sucre....................	30,0 grammes.

Dans les maladies scrofuleuses.

Potion stimulante iodurée. (Formulaire de Radius.)

Iodure de potassium...............	0,1 gramme.
Sulfate de magnésie...............	15,0
Tartre stibié.....................	0,025
Eau...............................	184,0

Une cuillerée à café trois à quatre fois par jour dans la scrofule.

Potion d'iodure de potassium. (Dorvault.)

Iodure de potassium...............	0,5 gramme.
Eau distillée.....................	125,0
Sirop d'écorces d'oranger..........	25,0

A prendre en trois fois dans la journée.

Afin de ne pas dégoûter les malades, on peut varier la saveur de cette potion en substituant au sirop d'écorces d'oranges, ceux de fleurs d'oranger, de menthe, de tolu, de gomme, de capillaire.

Potion à l'huile de foie de morue.

Huile de foie de morue............	32 grammes.
Eau de laurier cerise.............	8
Gomme arabique....................	16
Eau,..............................	125
Sirop de fleurs d'oranger..........	48

A prendre par cuillerées toutes les heures.

POUDRES IODÉES.

Poudre iatraleptique iodée. (Mojsisovies.)

Iode..............................	0,03 gramme.
Lycopode	0,10

Formez par trituration une poudre homogène.

Trois doses semblables par jour en frictions sur la langue.

Poudre hydragogue (Jahn, pharm. de Phœbus.)

Iode	0,05 gramme.
Calomélas.......................... }	aa 1,0
Digitale..........................	
Sucre	60,0

Une poudre homogène à diviser en seize prises ; en prendre une toutes les trois heures dans l'hydrocéphale.

Poudre de Sency.

Cette poudre, qui a obtenu l'approbation de l'Académie de médecine, est constituée par une algue, *l'Hutchinsia atro-rubescens*, selon M. Guibourt ; par un *Sphærococcus* selon M. Léveillé, et par une vingtaine de végétaux marins selon son auteur, M. Bazière. Nous savons que toutes ces plantes contiennent de l'iode.

La poudre antiscrofuleuse d'Arnauld de Villeneuve, réformée, a probablement servi de modèle à celle de Sency. En voici la formule :

Eponges charbonnées en vase clos....	
Racine de zostère................	
Poivre noir......................	
Poivre long	
Gingembre........................	aa part. égal.
Canelle.	
Pyrèthre.........................	
Os de sèche......................	
Sel ammoniac.....................	

F. s. a. Une poudre dont on prendra 3 à 12 décigrammes par jour dans du vin blanc.

La poudre contre le goître, proposée par M. Bouchardat, pour remplacer la poudre de Sency, rappelle la même origine :

Poudre d'éponge à peine torréfiée....	20 grammes.
Chlorhydrate d'ammoniaque........	1
Charbon végétal.................	1

On l'administre par prises de 1 gramme. Aux malades âgés de plus de dix ans, on en donne trois prises par jour. On porte la dose au fond de la bouche avec une cuiller à café, et l'on fait avaler la poudre toute sèche.

Poudre iodée contre les maladies chroniques de la peau.

Fleurs de soufre.................	1 gramme.
Iode	4

Pulvérisez et mêlez dans un mortier de verre, mettez le tout dans une capsule de porcelaine, chauffez jusqu'à complète fusion et versez rapidement sur un moule de cartifane (fil tortillé sur de petits morceaux de fils de mer).

Chez les enfants.................. 2 centigr. 1/2 par jour.
Chez les adultes................ 1 décigramme.

On peut porter la dose à 3 décigrammes.

Se servir, pour excipient, de la gomme arabique et de la poudre de réglisse.

Réactif de la quinine. (Bouchardat.)

Iode........................... 10 grammes.
Iodure de potassium............. 20
Eau............................ 500

Dissolvez et filtrez. Quelques gouttes de ce soluté précipitent en jaune brunâtre l'urine quinique.

Saccharure iodé. (Hannon.)

Iode........................... 0,10 gramme.
Sucre pulvérisé................. 20,0

Triturez dans un mortier de manière à obtenir un mélange parfaitement homogène, et divisez ce sucre en 20 prises. On en prend de 1 à 4 par jour sur une tartine de beurre ou de confitures.

Sachet ioduré. (Breslau.)

Iodure de potassium............. 10 grammes.
Sel ammoniac................... 80

Pilez séparément les sels bien desséchés ; mêlez-les et formez-en un sachet qu'on appliquera sur le goître et les autres engorgements lymphatiques.

Sachet résolutif. (Tanchou.)

Iodure de potassium............. 5 grammes.
Éponges torréfiées.............. 10
Sel ammoniac................... 40
Sel marin...................... 10

Contre les tumeurs du sein. On peut y ajouter, selon les cas, du camphre, de l'opium, de la valériane, etc.

Sachet dit collier de Morand.

Sel ammoniac.......................
Sel commun décapité............. } ãã part. égal.
Éponges calcinées.................

Faites une poudre ; répandez-la sur une corde de coton en forme de cravate, recouvrez d'une mousseline piquée en lozanges, et appliquez sur le goître du côté de la poudre. On renouvelle ce collier tous les mois.

Sachet maturatif du docteur Brault.

Iode en poudre................. 0,10 à 0,20 gramme.

Placé sur une feuille de ouate, recouverte de deux autres feuilles de la même épaisseur. Le tout est introduit dans un sachet de taffetas gommé.

Dans les adénites aiguës, pour en hâter la résolution ou la maturation, suivant les cas.

Sachet résolutif. (Boinet.)

Iode en poudre................... } ãã 0,50 centigr.
Sel ammoniac.................... }
Brome........................... 0,25
Amidon en poudre............... 10   grammes.

Savon d'iodure de potassium. (Béral.)

Savon amygdalin non terminé..... 500 grammes.
Soluté d'iodure de potassium à p. ég. 20

Mêlez et laissez saponifier.

A l'intérieur en pilules ; à l'extérieur en lotions.

Savon résolutif contre les engelures. (Cadet.)

Camphre .... 4 grammes.
Teinture de benjoin 21

Ajoutez à la solution en triturant :

Iodure de potassium............. 8
Extrait de Saturne.............. 15

Ajoutez encore en mêlant bien :

Huile d'amandes douces.......... 130
Lessive des savonniers........... 60
Essence de lavande 2

Contre les engelures non ulcérées.

Sel bromo-ioduré. (Lunier.)

Iodure de potassium ou de fer........ } āā 0,25 gramme.
Bromure ....
Sel gris de cuisine   200

Mélangez avec soin, et conservez en vase clos de 10 à 20 grammes par jour en salaison.

Sirop d'iode. (Henry.)

Teinture d'iode.............. ...   20 grammes.
Sirop de sucre..................   320

Mêlez la teinture au sirop froid.

Mauvaise préparation, qui est complétement abandonnée.

Sirop d'iodure de potassium. (Cadet.)

Iodure de potassium.............   4 grammes.
Sirop simple   500

Sirop d'iodure de potassium ioduré alcoolique. (Puche.)

Teinture d'iodure de potassium ioduré.   15 grammes.
Eau de menthe...................   15
Sirop de menthe.................   500

Sirop antisyphilitique. (Mistler.)

Racine de saponaire..............)
Racine de patience..............
Douce-amère..................... } āā 30 grammes.
Gaïac,...........................
Houblon ....)

Faites macérer dans 750 grammes d'eau, passez et ajoutez :

Sucre......................... 1500 grammes.

Clarifiez, faites un sirop et ajoutez encore :

Iodure de potassium.............   12 grammes.
Hydrolat de fenouil.............   300
Sirop de morphine..............   30

Quatre à huit cuillerées par jour dans la tisane de chiendent.

Sirop de Bochet.

Salsepareille ....
Sassafras. ....
Squine .... } ãã 1000 grammes.
Gaïac ....
Sené ....

Faites deux décoctions avec quantité suffisante d'eau, réunissez les liqueurs et réduisez-les par évaporation à 8000. Ajoutez :

Sucre .... } ãã 5000 grammes.
Miel...............................

Clarifiez, cuisson à 28 degrés, passez et ajoutez :

Teinture d'iode.................. 125 grammes.

Ce sirop est très usité dans le Lyonnais contre le goître, le rachitisme, les scrofules, la syphilis constitutionnelle et la goutte.

Sirop de deuto-iodure ioduré de mercure. (Gibert.)

Bi-iodure de mercure............. 1 grammes.
Iodure potassique................ 50
Eau. 50

Dissolvez, puis ajoutez :

Sirop de sucre marquant 30° à froid. 2400 grammes.

Une cuillerée par jour pour commencer, puis une cuillerée matin et soir

Sirop iodo-ferré. (Mialhe.)

Sirop simple..................... 500 grammes.
Tartrate de potasse et de fer....... }
Iodure de potassium.............. } ãã 8
Eau de cannelle.................

Une à deux cuillerées par jour pour les adultes.

Sirop de coquelicots ioduré (Vidal.)

Sirop de coquelicots............. 500 grammes.
Iodure de potassium.............. 10

Sirop de salsepareille ioduré. (Ricord.)

Sirop de salsepareille............ 500 grammes.
Iodure de potassium............... 15

Trois à douze cuillerées par jour dans une tisane amère.

Sirop antiscrofuleux. (Boinet.)

Sirop de gentiane.................. ⎫
Sirop de quinquina................. ⎬ aã 500 grammes.
Sirop de fleurs d'oranger.......... ⎭
Iodure de potassium............... 15
Tartrate de fer ammoniacal........ 18

Trois à six cuillerées par jour dans une tisane quelconque.

Dans les scrofules, le rachitisme, les constitutions lymphatiques, la syphilis constitutionnelle, le goître.

Sirop d'iodure de potassium. (Dorvault.)

Iodure de potassium............... 10 grammes.
Eau............................... 20
Sirop simple...................... 800
Sirop de fleurs d'oranger......... 200

Une à quatre cuillerées et plus par jour dans de l'eau ou une tisane appropriée.

En remplaçant le sirop simple par des sirops médicamenteux, dont l'effet, approprié à l'état des malades, vient s'ajouter à celui de l'iode, tels sont les sirops de salsepareille, de quinquina, de saponaire, de raifort composé (antiscorbutique), on obtient le sirop de salsepareille, de saponaire, de quinquina, de raifort ioduré, dont les praticiens peuvent obtenir de bons effets.

Sirop de raifort composé, iodé. (Dorvault.)

Sirop de raifort composé.......... 500 grammes.
Iodure de potassium............... 1

Pour les enfants, de deux à quatre cuillerées par jour dans une tisane de houblon.

Autre sirop de raifort iodé. (Boinet.)

Dans le sirop de raifort préparé à froid de M. Dorvault, nous avons fait ajouter par 30 grammes de sirop 10 gouttes de teinture d'iode.

Ce sirop doit être préféré à tous les autres. Il est facile à administrer chez les enfants comme chez les grandes personnes ; il est utile dans toutes les affections scrofuleuses, lymphatiques, syphilitiques, dans le rachitisme, la carie des os, certaines affections cutanées, etc.

Sirop sthénique iodé (Hannon.)

Sirop de gomme..................	150 grammes.
Sirop de baume de tolu...........	50
Alcool.........................	10
Essence de lavande...............	5 gouttes.
Essence de romarin...............	5 gouttes.

Dissolvez les essences dans l'alcool, passez les sirops, mêlez et ajoutez une goutte d'huile iodée par cuillerée à café de sirop. (Voy. *Mellite iodé*, n° 2.)

Deux à quatre cuillerées à café de ce sirop par jour, une heure avant le repas.

Sirop avec le proto-iodure de fer. (Ricord.)

Sirop sudorifique................	500 grammes.
Proto-iodure de fer	4

De deux à six cuillerées par jour.

C'est une préparation très efficace, souvent employée dans les maladies syphilitiques constitutionnelles.

Soluté atrophique. (Magendie.)

Iodure de potassium..............	15 grammes.
Eau distillée de laitue...........	250
De menthe.....................	8
Sirop de guimauve..............	30

Une cuillerée à bouche matin et soir dans un peu d'eau. On peut porter la dose à deux cuillerées matin et soir. Peu usité.

Contre l'hypertrophie du ventricule du cœur. Lorsqu'il y a accélération des battements du cœur, on remplace l'eau de menthe par celle de fleurs d'oranger, et l'on ajoute 4 à 8 grammes de teinture de digitale.

Soluté d'iodure de potassium.

Iodure de potassium............	2 grammes.
Eau...........................	30

Telles sont les proportions prescrites par Bories, Cadet, Foy, Magendie,

Pierquin, Radius, Soubeiran ; elles sont trop fortes, mais dans les autres auteurs elles varient beaucoup.

Soluté de Coindet.

Iodure de potassium	2,0 grammes.
Iode	0,5
Eau distillée...................	30,0

Six à dix gouttes trois fois par jour dans de l'eau et une tisane.

Solution bromo-iodurée. (Lunier.)

	Nos 1.	2.
Iodure de potassium ou de fer.	1,20	0,80 grammes.
Bromure...................	0,80	1,20
Extrait de gentiane..........	1	
Eau de fontaine.............	40 cuillerées.	

F. s. a. une solution à prendre de une à trois cuillerées par jour au moment des repas.

L'extrait de gentiane doit être supprimé, quand on veut que la solution soit à peu près insipide.

Soluté ioduré de Lugol.

Iode	1,2 gramme.
Iodure de potassium..............	2,4
Eau distillée...................	23,0

Ce soluté contient, dit Lugol, 1/24 de son poids d'iode ; mais en tenant compte de l'iode de l'iodure, on voit qu'il contient en réalité sensiblement un huitième de ce corps.

Cette préparation est en quelque sorte la base du traitement antiscrofuleux du docteur Lugol. C'est à elle qu'il avait le plus souvent recours pour l'usage interne de l'iode. Il en donnait chez les adultes 6 gouttes le matin à jeun et 6 gouttes dans l'après-midi, une heure avant le dîner, dans un demi-verre d'eau sucrée. Chaque semaine il augmentait la dose de 2 gouttes par jour, jusqu'à 30 ou 36 gouttes dans les vingt-quatre heures.

Pour les enfants, il débutait par 2 gouttes deux fois par jour, qu'il augmentait graduellement jusqu'à 5 gouttes le matin et autant dans l'aprèsmidi. Cette préparation est à peu près abandonnée, mais elle prouve que Lugol n'administrait pas les préparations iodées à très hautes doses.

Soluté ioduré caustique (Lugol.)

Iode .... 30 grammes.
Iodure de potassium............... 30
Eau 60

Pour châtier la peau rouge, hypertrophiée, imprégnée de pus, les ulcères tuberculeux et cutanés, l'esthiomène. Ce soluté ranime les chairs molles et fongueuses avec une rapidité étonnante.

Soluté ioduré rubéfiant. (Lugol.)

Iode .... 30 grammes.
Iodure de potassium............... 60
Eau distillée..................... 375

Pour exciter favorablement les ulcères scrofuleux de toute nature, tuberculeux, cutanés, esthiomènes, celluleux, ainsi que l'orifice extérieur des trajets fistuleux produits par la carie; pour toucher les ulcères des paupières et même du globe de l'œil. Il peut servir aussi pour les injections des fistules à l'anus, des trajets fistuleux, des abcès froids ou chauds, des kystes, etc.; il sert encore, après guérison, à toucher les ulcères cicatrisés afin de les rendre plus lisses, moins proéminents, moins livides.

Soluté ioduré. (Payan.)

Iodure potassique................. 16 grammes.
Eau distillée..................... 500

Une cuillerée à bouche de ce soluté dans un verre d'eau ou de tisane édulcorée, qu'on boira ensuite en deux ou trois fois.

Soluté ioduré. (Lisfranc.)

Iodure de potassium............... 1 gramme.
Eau distillée de tilleul........... 180

En trois doses, dans les vingt-quatre heures, à intervalles égaux, chacune dans un verre d'eau sucrée, contre les engorgements du col utérin. Tous les huit ou dix jours Lisfranc augmentait la dose d'iodure de 30 centigrammes.

Soluté ioduré. (Cooper.)

Iodure de potassium............... 0,15 gramme.
Tisane de salsepareille........... 50,0

A prendre trois fois par jour contre le chancre primitif simple.

Soluté d'iodure de potassium. (Ph. Londres.)

Iode............................	0,3 gramme.
Iodure de potassium	0,6
Eau distillée....................	30,0

La *Pharmacopée de Dublin* prescrit :

Iode............................	8 grammes.
Iodure de potassium.............	31
Eau distillée....................	384

Soluté résolutif calmant.

Iodure de potassium	5 grammes.
Chlorhydrate de morphine.........	1
Alcool à 21 degrés...............	100
Essence de roses.................	5 gouttes.

En frictions matin et soir, ou appliqué sur une flanelle pour calmer les douleurs des tumeurs du sein et les résoudre.

Soluté d'iodure de potassium.

Iodure de potassium.............	1 gramme.
Eau distillée....................	100

Le prendre dans une tisane quelconque, au goût du malade, de une à trois cuillerées à bouche par jour. On peut le prendre pur.

Soluté d'iodure de potassium ioduré.

Iode............................	0,1 gramme.
Iodure de potassium.............	1,0
Eau distillée..............	100,0

Ut suprà.

Soluté d'iodure de potassium ioduré concentré.

Iode............................	1 gramme.
Iodure de potassium.............	9
Eau distillée....................	90

Ce liquide est destiné, en raison de sa grande concentration, à être employé par gouttes et étendu dans l'eau ou une boisson appropriée, à la dose de 5 à 10 gouttes deux fois par jour.

Teinture d'iode. (Codex.)

```
Iode ............................  30 grammes.
Alcool..........................  375
```

Faites dissoudre par trituration dans un mortier. Cette préparation con-tient un douzième de son poids d'iode.

4 à 8 gouttes dans un demi-verre d'eau sucrée, trois fois par jour. On arrive progressivement à 20 gouttes trois fois par jour. Cette préparation ne doit pas être employée à l'intérieur. Elle irrite l'estomac et les intestins par les particules d'iode métallique.

Cette préparation, dans laquelle nous ajoutons 1 gramme d'iodure de potassium, pour rendre la solution de l'iode plus complète, ou 50 centi-grammes de tannin, est très en usage à l'extérieur, soit pour pratiquer des injections dans tous les kystes, les abcès, les fistules, etc., soit pour badi-geonner les plaies de mauvaise nature, les muqueuses inflammées, les tumeurs, les engorgements, etc., etc.

Teinture d'iode composée. (Ph. Londres.)

```
Iode ..........................  31 grammes.
Iodure de potassium............  63
Alcool rectifié................  900
```

10 à 20 gouttes par jour dans un liquide approprié.

Teinture éthérée d'iode. (Magendie.)

```
Éther sulfurique...............  4,0 grammes.
Iode ..........................  0,3
```

5 à 10 gouttes dans une tisane appropriée. Mauvaise préparation dont on ne fait plus usage.

Teinture d'iodhydrate de fer. (Pierquin.)

```
Iodure de fer..................  8 grammes.
Alcool rectifié................  64
Eau pure.......................  64
```

15 à 20 gouttes dans la journée, dans une boisson appropriée, contre l'aménorrhée et les flueurs blanches.

Tisane de chiendent iodurée. (Magendie.)

```
Tisane de chiendent............  1000 grammes.
Iodure de potassium............  2
Sirop de menthe................  60
```

Par verres dans les vingt-quatre heures dans la syphilis, dans le rhuma-tisme.

Tisane de houblon iodurée. (Usphur.)

Infusion de houblon.............. 250,0 grammes.
Iodure de potassium 1,3

En trois fois dans les vingt-quatre heures. Dans la pneumonie chronique.

Tisane de salsepareille iodurée. (Magendie.)

Tisane de salsepareille............ 1000 grammes.
Iodure de potassium 4
Sirop d'écorce d'orange........... 100

Par verrées dans les vingt-quatre heures.

Maladies syphiliques anciennes, rhumatismes chroniques.

Tisane de saponaire iodurée. (Ricord.)

Infusion de saponaire .... 1000 grammes.
Iodure de potassium.............. 2
Sirop de sucre................... 60

Usage *ut suprà*. A prendre dans les vingt-quatre heures.

Topique pulvérulent ioduré. (Chaberly.)

Amidon en poudre............... 60,0 grammes.
Iode en poudre 0,50
Acétate de morphine............. 0,45

Faites une poudre homogène. On saupoudre une peau de cygne que l'on maintient sur le lieu engorgé. Dans les tumeurs du sein principalement.

Topique pulvérulent iodé.

Amidon en poudre............... 100,0 grammes.
Iode en poudre................... 60,0
Acétate de morphine............. 0,10

Pour panser les ulcères de toute nature, les plaies sanieuses engorgées, les chancres, les bubons suppurés.

Topique ioduré. (Houche.)

Iode........................... 1 gramme.
Iodure potassique................ 3
Eau distillée.................... 200
Alcool......................... 50

En compresses, contre les démangeaisons dartreuses.

Topique iodé. (Schoenlein.)

Sel marin.......................	180 grammes.
Sulfate de magnésie..............	60
Teinture d'iode.................	2
Eau.............................	500

On imbibe de ce liquide des compresses que l'on applique sur les tubercules et scrofules des glandes lymphatiques externes. Elles produisent une assez vive irritation et même une éruption pustuleuse à la peau. La teinture d'iode, étendue avec un pinceau sur les tumeurs et les engorgements lymphatiques, etc., produit de meilleurs effets et avec moins d'embarras.

Vin ioduré.

Vin blanc.....................	500 grammes.
Iodure de potassium.............	5

Une cuillerée à bouche trois fois par jour ou en mangeant.

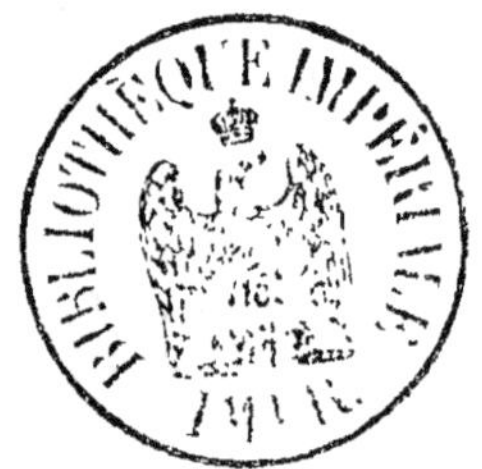

TABLE DES MATIÈRES.

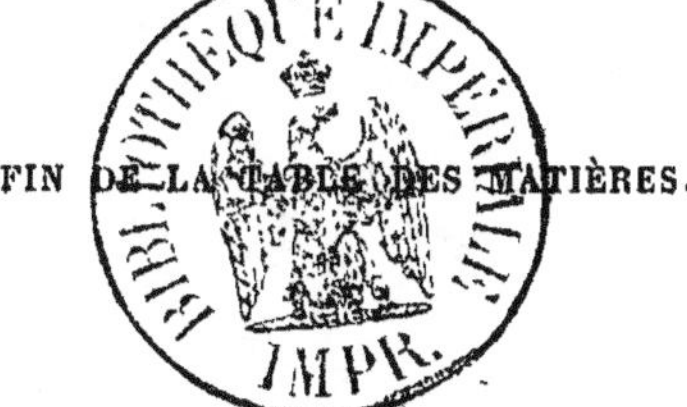

FIN DE LA TABLE DES MATIÈRES.

www.ingramcontent.com/pod-product-compliance
Lightning Source LLC
LaVergne TN
LVHW050117060726
842524LV00001B/17